新编急危重症诊断与处理措施

（上）

朱永林等◎主编

吉林科学技术出版社

图书在版编目（ＣＩＰ）数据

　　新编急危重症诊断与处理措施/ 朱永林，赵琴，金
玉姬主编. -- 长春 : 吉林科学技术出版社，2016.3
　　ISBN 978-7-578-0329-2

　　Ⅰ．①新⋯ Ⅱ.①朱⋯ ②赵⋯ ③金⋯Ⅲ.①急性病
—诊疗②险疗—诊疗 Ⅳ．①R459.7

　　中国版本图书馆CIP数据核字(2016) 第068543号

新编急危重症诊断与处理措施
XINBIAN JIWEIZHONGZHENG ZHENDUAN YU CHULI CUOSHI

主　　编　朱永林　赵　琴　金玉姬
出 版 人　李　梁
责任编辑　孟　波　陈绘新
封面设计　长春创意广告图文制作有限责任公司
制　　版　长春创意广告图文制作有限责任公司
开　　本　787mm×1092mm　1/16
字　　数　954千字
印　　张　39
版　　次　2016年3月第1版
印　　次　2017年6月第1版第2次印刷

出　　版　吉林科学技术出版社
发　　行　吉林科学技术出版社
地　　址　长春市人民大街4646号
邮　　编　130021
发行部电话/传真　0431-85635177　85651759　85651628
　　　　　　　　　　　　　85652585　85635176
储运部电话　0431-86059116
编辑部电话　0431-86037565
网　　址　www.jlstp.net
印　　刷　虎彩印艺股份有限公司

书　　号　ISBN 978-7-5578-0329-2
定　　价　155.00元

编委会

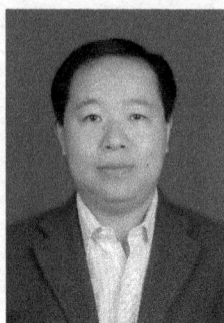

朱永林,男,1972年生,郑州大学第二附属医院,副主任医师,1995年毕业于新乡医学院,从事神经内科专业,2005年郑州大学神经病学硕士研究生毕业,从事老年医学至今,擅长老年心脑血管病及老年合并多种疾病的综合诊治,共完成省级课题2项,发表论文20篇,主编著作2部。

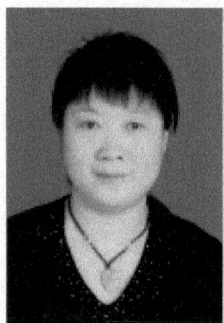

赵琴,女,1966年生,兰州大学第二医院,主管护师,1987年毕业于甘肃省卫生学校,2005年毕业于兰州大学继续教育学院护理大专,2008年毕业于兰州大学继续教育学院护理本科。并于1987年至今先后在急诊门诊、急诊内科病房、急诊外科病房、急诊ICU病房从事临床护理工作。对急、危、重病人的抢救及护理有着丰富的护理经验。2005年获得兰州大学第二医院"优秀护士"称号;2012年获得兰州大学第二医院"优秀护士"称号。

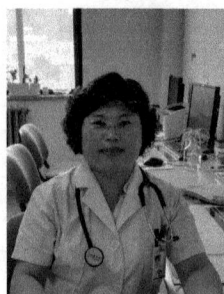

金玉姬,女,1964年生,医学博士,青岛市第六人民医院,副主任医师,副教授。青岛市医学会肝病专业委员会委员,日本肝脏病学会会员。1988年毕业于白求恩医科大学医疗系,2000年获白求恩医科大学内科学硕士学位,2004年获日本国立香川医科大学博士学位。1998年曾被国家教委公派留学到日本国立香川医科大学系统学习有关肝脏病的诊断和治疗方法,先后在日本、美国等国家进行了相关的临床基础研究。20余年来一直致力于肝脏疾病的临床和科研工作,对各种病毒性肝炎、肝硬化、脂肪肝、自身免疫性肝炎等肝病诊治方面具有丰富的临床经验,在肝脏再生研究方面取得了显著的成绩,已发表30多篇学术论文,承担多项科研课题。

前　言

由于急危重症患者的并且危重且复杂多变,医务人员必须动态掌握患者病情变化,给予准确救治方案并根据患者实际病情变化及时合理地调整救治方法,因此,急危重症的救治要求医务人员必须拥有高素质、高水平,必须要求急危重症救治相关的医务人员具备跨专业、多学科能力具备。如何更妥善的救治患者,提高抢救水平,是每个医务人员必须思考的问题。近年来,急危重症救治领域的进展迅速,广大临床医务人员急需掌握最新的理论技术,并出色地运用于临床救治当中。为此,本编委会特组织在急危重症救治领域具有丰富经验的医务人员,在繁忙工作之余编写了此书。

本书内容涉及临床各系统内外科常见急危重症的诊断与救治措施,包括:急诊常见症状的评估与救治、ICU 常见危重症患者的监护、神经系统急危重症、心血管系统急危重症、心脏疾病的核医学应用、呼吸系统急危重症、消化系统急危重症、内分泌系统急危重症、泌尿系统急危重症、血液系统急危重症、感染性疾病、老年急危重症、小儿急危重症、急性中毒以及常见急危重症的护理。

针对涉及各种疾病,书中均进行了详细介绍,包括疾病的病因病理、发病机制、临床表现、诊断与鉴别诊断、救治流程、救治关键、救治方案、并发症处理、预后及预防等。

为了进一步提高临床医务人员的救治水平,提高救治率,本编委会人员在多年临床救治经验基础上,参考诸多书籍资料,认真编写了此书,望谨以此书为广大医务人员提供微薄帮助。

本书在编写过程中,借鉴了诸多内科相关临床书籍与资料文献,在此表示衷心的感谢。由于本编委会人员均身负急危重症临床救治工作,故编写时间仓促,难免有错误及不足之处,恳请广大读者见谅,并给予批评指正,以更好地总结经验,以起到共同进步、提高医务人员临床救治水平的目的。

《新编急危重症诊断与处理措施》编委会

2016 年 3 月

目　　录

第一章 急诊常见症状的评估与救治

第一节 急性胸痛

急性胸痛是急诊科常见症状,病因繁多,严重性悬殊极大。胸痛包括非创伤性和创伤性胸痛,本节所讲的主要是非创伤性胸痛。急性非创伤性胸痛既包括任何解剖学胸部范围内的原因所导致的任何不适,也包括躯体其他部位疾患放射至胸部的疼痛。不同病因所致急性胸痛的危重程度差异巨大,疼痛程度常与预后不完全平行,诊治措施的不同可致预后相差甚大。

一、病因

常见致命性病因包括:急性冠状动脉综合征(acute coronary syndrome,ACS)、主动脉夹层、急性肺栓塞、张力性气胸;常见低危性病因包括:稳定型心绞痛、自发性气胸、反流性食管炎、食管裂孔疝、胆结石、胆囊炎、急性肋软骨炎、心脏神经症、胸膜炎、心包炎等。其中,ACS是致命性非创伤性胸痛的最常见病因,占90%以上。具体病因见表1-1。

表1-1　急性胸痛的病因

分类		病因
心血管系统疾病		急性冠状动脉综合征、稳定型心绞痛、心肌病、梗阻性肥厚型心肌病、急性心包炎、二尖瓣病变、主动脉瓣狭窄、主动脉夹层、主动脉瘤破裂、主动脉窦瘤破裂、肺栓塞、肺动脉高压、梅毒性心血管病等
非心血管系统疾病	呼吸系统疾病	气胸、胸膜炎、胸膜肿瘤、血胸、血气胸、脓胸、肺炎、急性气管支气管炎、肺癌等
	消化系统疾病	反流性食管炎、食管裂孔疝、食管癌,胆结石、胆囊炎、肝癌、肝脓肿等
	胸廓疾病	急性肋软骨炎、肋间神经炎、带状疱疹、急性皮炎、蜂窝织炎、肌炎、非化脓性肋软骨炎(Tietze病)、肋骨骨折、胸椎疾病、流行性胸痛(Bornholm病)、胸腹壁血栓性静脉炎(Mondor病)等
	纵隔疾病	纵隔气肿、纵隔炎、纵隔肿瘤等
	其他病变	颈椎疾病、膈疝、膈下脓肿.急性白血病、多发性骨髓瘤、强直性脊柱炎、脾梗死、心脏神经症等

二、病情评估与危险分层

(一)病情评估

对急性胸痛患者,应立即评估意识、呼吸、脉搏、心率、血压、氧饱和度等基本生命体征,"先挽救生命、再辨别病情",识别引起胸痛的致命性疾病。

1.识别危及生命的症状和体征　包括无脉搏、呼吸困难或停止、突发晕厥或抽搐、发绀、大汗淋漓、血压<90/60mmHg、氧饱和度<90%、咳粉红色泡沫样痰、双肺湿啰音、四肢湿冷等,需立即抢救。

2.初步识别 ACS 和非 ACS 疾病　无危及生命的情况或经抢救处理生命体征稳定后,识别胸痛的病因。

提示 ACS 的胸痛特征:胸痛为压迫性、紧缩性、烧灼感或沉重感;无法解释的上腹痛或腹胀;放射至肩部、背部或左臂或双上臂、颈部、下颌、牙齿、耳;胃灼热(烧心),胸部不适伴恶心和(或)呕吐,伴持续性气短或呼吸困难;伴无力、眩晕、头晕或意识丧失,伴大汗。须注意,女性、糖尿病患者和老年患者有时症状不典型。

提示非 ACS 疾病的胸痛特征:以胸闷、呼吸困难、咯血为主,伴有轻微胸痛;刀割样或撕裂样胸痛,部位随时间延长向上或下逐渐移动;胸痛为锐痛,与呼吸或咳嗽有关;疼痛部位多变、不固定;胸痛与体位或按压身体局部有关;胸痛的持续时间很短(<15s)。非典型胸痛不能完全除外 ACS。

3. 尽早完成体格检查　主要注意颈静脉有无充盈、胸痛与呼吸的关系、双肺呼吸音是否对称一致、双肺有无啰音、双上肢血压是否一致、心音是否可听到、心脏有无杂音、腹部有无压痛和肌紧张等情况。

4. 了解相关病史　向患者本人或其家属了解病史,包括此次胸痛发作时间,既往胸痛史,既往心脏病、糖尿病和高血压等病史,既往药物治疗史,既往药物过敏史等情况。

5. 尽早完成相关辅助检查　10min 内完成第一份心电图,并尽快完成血气分析、心肌损伤标志物、D－二聚体、肝肾功能、血常规、血生化等实验室检查;患者身体条件许可情况下,完成床旁胸部 X 线、床旁超声心动图、主动脉增强 CT 或胸部 CT 检查等。

(二)危险分层

评估病情的同时开展危险分层。存在危及生命的症状或体征时应评估为极高危,需立即抢救。经抢救生命体征稳定后,应早期初步诊断,怀疑为 ACS、主动脉夹层、急性肺栓塞、张力性气胸等的患者应评估为高危患者,需迅速检查治疗,避免病情恶化;考虑为其他疾病,如自发性气胸、带状疱疹、急性肋软骨炎等往往不会危及生命,可评估为低危患者,应逐步完善检查,对症处理。

若判断为 ACS,需进一步进行评分以评估危险性,这对于判断 ACS 患者预后有重要意义,并可指导选择合理的临床治疗方案。目前常用的 ACS 危险分层评价方法包括:心肌梗死溶栓治疗(thrombolysis in myocardial infarction,TIMI)评分和全球急性冠状动脉事件注册(global registry of acute coronary events,GRACE)评分。

1. TIMI 评分　TIMI 评分包括 7 项指标:年龄≥65 岁;至少具有 3 个冠心病危险因素;冠状动脉狭窄≥50%;心电图 ST 段变化,24h 内至少有 2 次心绞痛发作;7 天内使用阿司匹林;心肌损伤标志物水平升高。每项指标计 1 分,相加后得到 TIMI 危险计分(表 1－2)。低危:0～2 分;中危:3～4 分;高危:5～7 分。

表 1－2　不同 TIMI 危险计分的心血管事件发生率

TIMI 危险计分(分)	心血管事件* 发生率(%)
0、1	4.7
2	8.3
3	13.2
4	19.9
5	26.2
6.7	40.9

＊心血管病事件包括 14 天内的总的死亡、新发生或复发的 MI,严重缺血需紧急血运重建

2. GRACE 评分　GRACE 评分系统包括 8 项指标:年龄、心率、动脉收缩压、血肌酐、心

电图 ST 段变化、心功能 Killip 分级、入院时心搏骤停、心肌损伤标志物水平升高。GRACE 评分系统虽较为复杂，但其变量容易获得，且评分可通过向相应软件输入变量直接得到。GRACE 评分＞140 分者考虑为病情危重，需行急诊介入手术。

三、诊断思路与流程

（一）根据病情，判断患者胸痛的病因性质

1.心血管系统疾病

（1）心脏疾病：如 ACS、肥厚型心肌病、主动脉瓣狭窄、二尖瓣脱垂、二尖瓣狭窄。多在劳累、情绪波动、饱食、排便、输血输液等增加心脏负荷诱因下出现，常表现为心前区或胸骨后压榨样剧痛，持续时间多在 10～15min 以内，严重者在 20min 以上，可伴肩臂、后背、腹部、下颌等放射痛。疼痛可在休息、含服硝酸酯类药物后逐渐缓解。辅助检查：心电图可有 ST－T 段缺血改变，或心肌酶学有动态变化；心脏彩色多普勒超声有助于诊断心肌病、心脏瓣膜病变。

（2）心包炎：咳嗽、体位变化可使疼痛加剧，早期即有心包摩擦音，心电图除 aVR 外，其余导联均有弓背向下的抬高，T 波倒置，无异常 Q 波。

（3）主动脉夹层：胸骨后持续性剧痛，疼痛一开始即达高峰，常放射至背、胁肋、腹、腰和下肢，两上肢血压和脉搏可有显著差异，可有主动脉瓣关闭不全的表现，但一般无心肌酶学显著升高，行主动脉增强 CT 和超声检查有助于诊断。

（4）肺栓塞：可发生胸痛、咯血、呼吸困难和休克，但有右心负荷急剧增加的表现如发绀、肺动脉瓣区第二心音亢进、颈静脉充盈、肝大、下肢水肿等，心电图典型表现为 $S_I Q_{III} T_{III}$ 征（即 I 导联 S 波加深，III 导联出现 Q/q 波及 T 波倒置），肺动脉增强 CT 检查有助于鉴别。

2.呼吸系统疾病

（1）胸膜炎和累及胸膜的肺炎：为炎症累及壁胸膜所致，为单侧和刀割样锐痛，吸气时加重，行胸部 CT 检查可帮助鉴别。

（2）自发性气胸：多见于瘦高体型男性青壮年，X 线检查可见局部肺纹理消失，行胸部 X 线、CT 检查有助于诊断。

3.消化系统疾病　可根据病史、诱因、体格检查、心电图、血清生化标志物、CT 和超声、胃镜检查等协助诊断。

4.胸廓疾病

（1）颈、胸椎骨质增生，椎间盘突出，胸脊髓外肿瘤压迫神经后根，疼痛常呈持续性，有神经压迫症状，可行 CT 检查明确诊断。

（2）带状疱疹：可见数个或成簇的水疱沿一侧肋间神经分布并伴剧痛，疱疹不超过体表中线。

5.纵隔疾病　纵隔气肿常表现为剧烈胸痛，向肩部放射，伴呼吸困难、发绀，可有皮下气肿，常因食管穿孔所致，可行胸部 CT 检查鉴别。

（二）诊断为 ACS 者，进一步明确亚型

1.ST 段抬高型心肌梗死（ST－elevation myocardial infarction，STEMI）　根据症状、心电图 ST 段抬高或新发左束支传导阻滞等典型改变，结合心肌损伤标志物可明确。

2.不稳定型心绞痛（unstable angina pectoris，UA）/非 ST 段抬高型心肌梗死（NSTEMI）　根据临床表现、心电图改变及心肌损伤标志物可作出诊断。

（三）怀疑 ACS 者,进入 ACS 筛查流程

1. 就诊时心电图和肌钙蛋白正常患者,需重复观察 6h 后心电图或肌钙蛋白变化。若患者持续胸痛,或需应用硝酸甘油缓解,提示高危,建议早期、连续复查心电图和肌钙蛋白。

2. 若患者复查心电图示 ST-T 段动态变化或肌钙蛋白升高或血流动力学异常,则提示为 UA 或 NSTEMI,进入 UA/NSTEMI 救治流程。

3. 若患者就诊后间隔 6h 或胸痛后 6～12h 心电图无 ST-T 段动态变化或肌钙蛋白没有升高,提示患者近期发生心肌梗死或死亡的风险为低危或中危,危险分层可用 TIMI 评分或 GRACE 评分。

（四）非 ACS 疾病筛查流程

未确诊 ACS 者,均需结合病史、胸痛特点、体征等,如有必要接受主动脉或肺动脉 CT 检查明确诊断,尽快排除主动脉夹层、肺栓塞或张力性气胸等致命性疾病,进一步完善相关辅助检查以确定病因。

四、救治原则

（一）紧急处理原则

若患者存在生命危险,立即建立静脉通路和吸氧,并给予药物对症处理,以求尽快稳定生命体征,必要时进行心肺复苏。

（二）ACS 的紧急处理

1. STEMI 的紧急处理　立即进入 STEMI 救治流程,目标是尽可能降低再灌注时间,挽救生命,改善预后。治疗措施包括:进行心肌再灌注治疗(急诊经皮冠状动脉介入术或溶栓治疗),并给予抗血小板、抗凝及优化心肌能量代谢等对症处理。

2. UA 或 NSTEMI 的紧急处理　治疗关键是准确进行危险分层,早期识别高危患者,根据不同危险分层给予相应介入或药物治疗方案。

3. ACS 筛查流程后提示 UA 或 NSTEMI,按照 UA/NSTEMI 流程处理。

4. ACS 筛查流程复查结果为阴性者,可进行危险分层:低危患者若没有其他引起胸痛的明确病因,可出院后 72h 内行心脏负荷试验或冠状动脉 CT 检查并于门诊就诊;中危患者建议请心内科医生会诊,出院前行上述检查。

（三）非 ACS 疾病治疗原则

1. 怀疑主动脉夹层、肺栓塞或张力性气胸等致命性疾病者,需迅速对症治疗,避免病情恶化,并急请相应专科协助诊治。

2. 怀疑其他低中危疾病者,应对症处理,逐步完善检查,症状缓解后到相关专科门诊进一步诊疗。

五、注意事项

1. 急性胸痛病因繁多、严重性悬殊极大,预后常与疼痛程度不完全平行,早期诊断、危险分层十分重要。

2. 对急性胸痛患者,应立即评估生命体征,先救命,再辨病。

3. ACS 是致命性非创伤性胸痛最常见的病因,对于急性胸痛患者必须常规做心电图检查。

（王军虎）

第二节　急性腹痛

急性腹痛是急诊常见的主诉之一,占全部急诊就诊患者主诉的 10%。其中大于 65 岁的腹痛患者中需要住院处理的可高达 65%。由于有些引起腹痛的疾病可以迅速致人死亡,所以首先应对生命体征进行评估。接下来进行问诊,注意了解:腹痛的发生时间、部位、程度、规律、性质(撕裂样痛、绞痛、隐痛),外伤情况等;伴随症状,如食欲缺乏、恶心、呕吐、腹泻、便血、发热、排尿等情况;女性月经及性生活等。

一、病因

首先确定部位,然后分析原因,如出血、缺血、梗阻、穿孔、炎症(表 1−3)。

表 1−3　急性腹痛的常见病因

腹痛性质	腹腔内疾病	腹腔外疾病
弥漫性腹痛	腹膜炎、胰腺炎、胃肠炎、主动脉夹层、肠梗阻、肠系膜上动脉缺血、早期阑尾炎等	糖尿病酮症酸中毒、急性溶血、重金属(如铅)中毒、腹型过敏性紫癜、系统性红斑狼疮等
右上腹痛	急性胆囊炎、胆绞痛、急性肝炎、肝破裂、消化道穿孔、胰腺炎、急性阑尾炎等	带状疱疹、急性冠状动脉综合征、右下肺炎、肺栓塞等
右下腹痛	急性阑尾炎、肠炎、憩室炎、异位妊娠、卵巢黄体破裂、卵巢囊肿蒂扭转、盆腔炎、输尿管结石、疝等	腹壁血肿、精囊炎、腰肌损伤等
左上腹痛	胃炎、胰腺炎、脾破裂、脾梗死、腹主动脉瘤等	急性冠状动脉综合征、左下肺炎、肺栓塞等
左下腹痛	憩室炎、异位妊娠、卵巢黄体破裂、卵巢囊肿蒂扭转、盆腔炎、输尿管结石、疝等	腰肌损伤等

二、病情评估与危险分层

首先根据生命体征进行评估,如果不平稳,则表明病情危重。同时可以根据腹痛的持续时间及程度来判断。持续时间长的剧烈疼痛多表明病情急重。若患者有心、脑等器官的基础疾病,其危险程度亦增加,病情随时有急转恶化的可能,尤其应该引起重视。老年人阑尾炎腹痛更弥散,多半没有反跳痛。另外,也需要注意到艾滋病患者腹痛的情况,这些患者可由巨细胞病毒感染所引起的腹泻导致,也可以是卡波西肉瘤导致的肠梗阻,还可以是巨细胞病毒等引起的胆系感染。

三、诊断思路与流程

先按部位诊断(表 1−3)。对于腹痛的性质,则按下述流程进行诊断(图 1−1)。

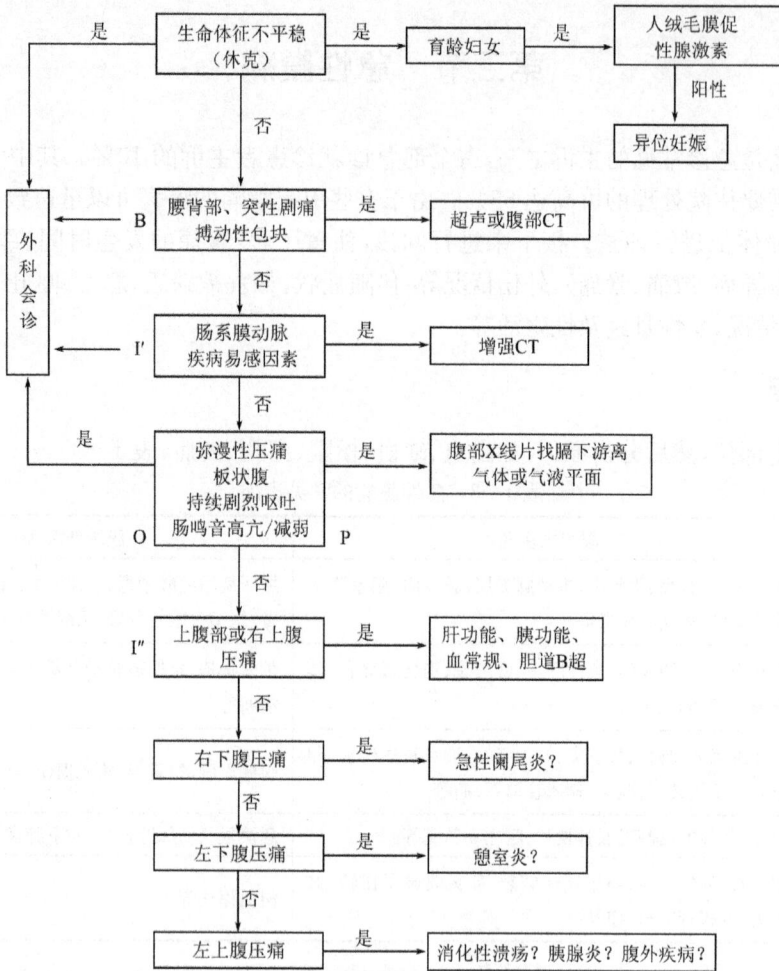

图1-1　急性腹痛的诊断流程图

B(bleeding,出血):非外伤性出血,如异位妊娠、脾破裂、腹主动脉瘤破裂,肝癌破裂、消化道出血。I'(ischemia,缺血):肠系膜血管阻塞、主动脉夹层。O(obstruction,梗阻):胃肠梗阻,胆管、胰管、输尿管阻塞。P(perforation,穿孔):胃肠道穿孔。I"(inflammation,炎症):急性阑尾炎、肝炎,胰腺炎等

在进行上述诊断的过程中,应该注意以下情况。对于上腹痛原因不明的老年人,尤其是具有心脏病危险因素者,应进行心电图检查。诊断盆腔炎或泌尿系感染时,要注意与阑尾炎相鉴别。年龄大于50岁的腹痛原因不明者,应该进行腹部超声或CT检查以除外主动脉夹层。

四、救治原则

首先要对患者的全身情况进行正确评估,稳定患者的生命体征,然后早期诊断;其次,要注意判断是否为外科疾病、是否需要手术治疗,并与外科医生协调好;再次,若需要进行手术治疗,则确定何时手术,做好术前的各项检查,并做好准备工作,让患者在恰当的手术时机得到治疗。

五、注意事项

1.不论是什么主诉,以维持生命体征为第一要务。明确是否有大量呕吐、是否意识不清,

如有,则须马上进行呼吸道保护。未明确诊断前,应禁食、水观察,同时静脉补液,以防脱水。

2.在整个诊治过程,一定要注意首先除外危及生命的几个疾病,如腹主动脉夹层、实质性器官(肝、脾)破裂出血、肠系膜动脉缺血、空腔脏器(胃、肠、阑尾)穿孔等。若的确存在上述情况,注意掌握外科手术时机。

3.腹痛有部分原因是腹腔以外疾病,诊断时需要考虑。尤其是对危及生命的疾病,如急性心肌梗死、肺栓塞的识别。

4.对于有肠梗阻或肠麻痹的患者,给予胃管进行胃肠减压,并进行肛诊。许多临床医生因为肛诊的不方便而将其忽略,但这个简单的检查可以帮助判断直肠、下段结肠的解剖情况,因此可以进行这部分肠梗阻的原因鉴别。对于有感染倾向的患者,尽早应用抗生素。

5.镇痛 是否镇痛一直是值得讨论的问题。过去的主张是不轻易应用药物,以免影响诊断。现在倾向于适当使用镇痛药物,以减轻患者痛苦。以吗啡类为佳,可不掩盖腹部体征。解热镇痛药物有抗炎作用,可以掩盖早期腹膜炎的表现,不建议使用。

(王军虎)

第三节 急性头痛

头痛(headache)是临床常见的症状,一般头颅上半部(包括眉弓、耳轮上缘和枕外隆突连线以上部位)的疼痛统称头痛。病程在2周内的为急性头痛,病程在3个月内的为亚急性头痛,病程大于3个月为慢性头痛。急性头痛主要为急性发作的头部疼痛,是神经急危重病常见症状,给患者带来极大痛苦,有时甚至威胁患者生命。

一、病因

引起急性头痛的原因很多,可分为器质性和非器质性两大类(表1—4)。

表1—4 急性头痛的常见病因

器质性头痛	非器质性疾病
颅内疾病	偏头痛
颅脑外伤(脑挫裂伤、硬膜下血肿、硬膜外血肿等)	丛集性头痛
急性脑血管病(高血压性脑出血、脑室出血、蛛网膜下腔出血等)	紧张性头痛
颅内感染性疾病(如病毒性脑炎、化脓性脑膜炎等)	慢性阵发性偏侧头痛
颅内肿瘤(神经胶质瘤、脑膜瘤等)	神经性头痛等
颅内压降低或增高等	
颅外疾病	
全身感染性疾病	
内分泌代谢病	
中毒性疾病	
五官科疾病如鼻窦炎	
药物戒断等	

二、病情评估与危险分层

很多疾病都能导致急性头痛,关键是对引起急性头痛的病因进行全面分析,明确诊断。要对病情轻重进行合理评估,对一般疾病引起的头痛作一般处理,对危重疾病引起的头痛要高度重视。要有危险分层意识,由非器质性病变引起的没有生命危险的急性头痛属于低危,由器质性病变引起的有生命危险的急性头痛属于高危。对高危情况如蛛网膜下腔出血、严重的颅内感染等要做好医患沟通,避免出现不必要的医疗纠纷。对诊断不明确的严重急性头痛患者按高危进行观察与处理。

三、诊断思路与流程

对急性头痛的诊断要全面分析,根据病史、查体及实验室检查的有关资料,结合所掌握的理论知识作全面而辨证的分析,找出其规律性,以利于明确诊断。

按头痛的起病方式、头痛部位、头痛发作及持续时间、头痛程度、伴随症状和加重或缓解因素等方面进行分析,常可很快作出初步诊断,或进一步缩小思考和检查范围(图1-2)。

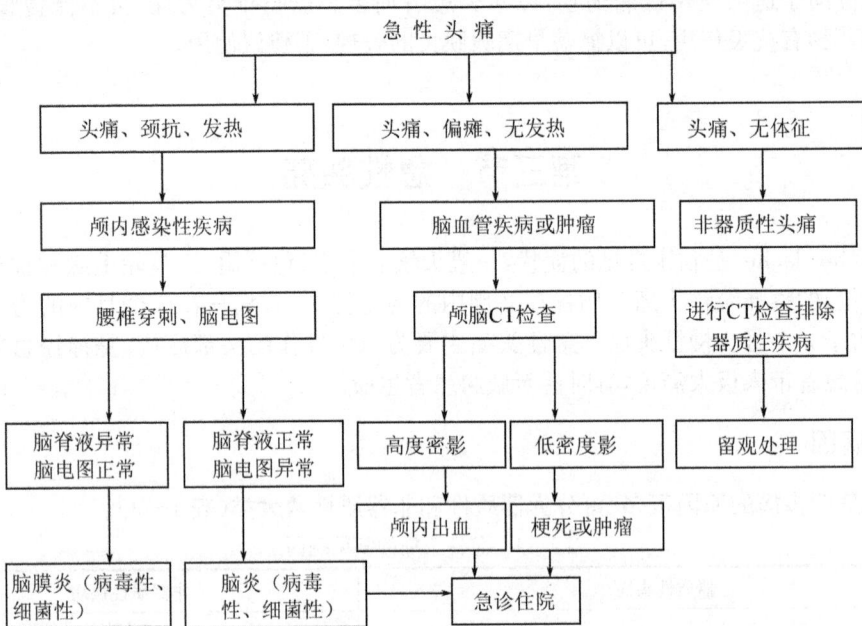

图1-2 急性头痛的诊断流程

四、救治原则

(一)急诊处理

1. 镇痛镇静　无论任何原因所致头痛,特别是剧烈难以忍受者,均需立即给予镇痛处理,可给予异丙嗪与氯丙嗪镇静,给予曲马多、布洛芬等镇痛。

2. 伴随呕吐症状怀疑颅内压增高者即刻给予高渗性脱水剂进行降颅内压治疗。

(二)迅速明确诊断,针对病因进行治疗

1. 头痛突然发生、无发热、无偏瘫体征但脑膜刺激征阳性者要高度怀疑原发性蛛网膜下腔出血或脑室出血,在镇静镇痛、降颅内压情况下立即作颅脑 CT 检查或腰椎穿刺检查。

2. 头痛突然发生、伴随偏瘫体征而有或无脑膜刺激征者要高度怀疑脑出血,在镇静镇痛、降颅内压情况下立即作颅脑 CT 检查。

3. 头痛急性发生、伴随发热、脑膜刺激征阳性者要怀疑颅内感染性疾病,在镇静镇痛、降颅内压情况下立即作腰椎穿刺检查及脑电图检查,必要时作颅脑 CT 检查。

4.头痛突然发生,而神经系统无阳性体征,且以往有类似发作者要高度怀疑血管功能性头痛,排除器质性头痛后给予镇静、镇痛等对症处理。

5.偏头痛给予麦角胺咖啡因、曲普坦类药物(triptans)等治疗。

(三)综合治疗

诊断明确前根据经验或相关指征采取抗感染、脱水降颅内压等综合治疗,诊断明确后给予病因治疗。有手术适应证者积极做好术前准备,如立体定向微创颅内血肿清除术等。

(王军虎)

第四节　发热

临床上按热度高低将发热分为低热(37.3～38℃)、中度发热(38.1～39℃)、高热(39.1～41℃)及超高热(41℃以上)。因发热的病因复杂,诊断困难,其常是急诊的复杂疑难病症。

一、病因

按有无病原体侵入机体分为感染性发热和非感染性发热两大类,以前者多见,占发热病因的60%～70%。引起感染性发热的病原体有细菌、病毒、支原体、衣原体、立克次体、螺旋体、真菌及寄生虫等。不论急性还是慢性、局灶性还是全身性感染均可引起发热。非感染性发热是由病原体以外的其他病因引起的发热。详见表1-5。

表1-5　发热的常见病因

类型		病因
感染性发热	病毒感染	流行性感冒及其他病毒性上呼吸道感染,急、慢性病毒性肝炎,流行性出血热,严重急性呼吸综合征,艾滋病,传染性单核细胞增多症,流行性乙型脑炎,脊髓灰质炎等
	细菌感染	急性细菌性上呼吸道感染,细菌性肺炎,支气管扩张并发感染,胸膜炎,结核病,炭疽,心包炎,感染性心内膜炎,急、慢性泌尿系感染,急、慢性胆道感染,急、慢性腹腔感染(包括急腹症),局灶性细菌感染如肝脓肿、肺脓肿、膈下脓肿、肾周脓肿、臀肌脓肿、脑脓肿及浅部化脓性感染(疖、痈、皮下急性蜂窝织炎),脓毒症,急性细菌性痢疾,伤寒或副伤寒,流行性脑脊髓膜炎等
	支原体、衣原体感染	鹦鹉热,支原体肺炎,衣原体肺炎等
	立克次体感染	斑疹伤寒,恙虫病
	螺旋体感染	钩端螺旋体病,回归热,鼠咬热
	真菌感染	深部真菌感染与真菌性脓毒症(包括隐球菌病、念珠菌病、曲霉菌病)等
	寄生虫感染	疟疾、急性血吸虫病,阿米巴肝脓肿、丝虫病、人旋毛线虫病等
非感染性发热	吸收热	物理和机械性损伤:大面积烧伤,创伤,大手术后,骨折,内脏出血和热射病等血液系统疾病:白血病,恶性淋巴瘤,恶性组织细胞病,骨髓增生异常综合征,多发性骨髓瘤,急性溶血,血型不合输血等。肿瘤:血液恶性肿瘤之外的各种恶性肿瘤
	变态反应性疾病	药物热,血清病
	结缔组织病	风湿热,系统性红斑狼疮,结节性多动脉炎,皮肌炎,多发性肌炎,成人Still病,干燥综合征、硬皮病,原发性血管炎,白塞综合征
	中枢性发热	中暑,颅内出血或颅内肿瘤,间脑综合征,自主神经功能紊乱和感染后低热
	其他病因	甲状腺功能亢进症,甲状腺危象,亚急性甲状腺炎,痛风,严重脱水,输液或输血反应,坏死性肉芽肿及原因未明等

二、病情评估与危险分层

(一)病情评估

发热的临床表现多种多样,引起发热的病因复杂。尽管感染性发热占多数,但有近10%的患者最终亦不能明确病因。为提高发热病因的诊断率,降低由发热引起的机体病理生理变化而导致的脏器功能不全或衰竭,要关注病史和病情特点。

1.识别热度、热程、热型,区分是急性发热还是慢性发热。急性发热病程在2周以内,以感染性疾病最为常见。慢性发热指发热持续3周以上,发热病因较复杂。

2.初步判断是感染性发热还是非感染性发热,了解引起这两类发热的常见疾病的诊断依据。

3.尽快筛查出危及生命的高危发热患者。

4.进行全面细致的体格检查,重点检查皮肤、黏膜有无皮疹及出血点,精神意识状态及肝脾、淋巴结是否肿大。

5.仔细、反复询问病史,了解患者的基础病、免疫及营养状况、用药史及近期住院史。关注发热伴随症,如:①发热伴寒战多见于脓毒症、大叶性肺炎、亚急性细菌性心内膜炎、流行性脑脊髓膜炎、急性胆道感染、药物热、急性肾盂肾炎、输液或输血反应。②发热伴黄疸、右上腹痛应考虑肝、胆道系统的感染。③发热伴局部淋巴结肿大常提示局部急性炎症病变,伴全身性淋巴结肿大是广泛性淋巴组织病变或全身性感染的病征。④发热伴意识障碍、头痛或抽搐应考虑中枢神经系统感染。⑤发热伴多系统症状,要考虑脓毒症或全身多部位感染。⑥发热伴全身多部位出血可见于某些血液病,也可见于重症感染及某些急性传染病。

6.进行全面深入的辅助检查。辅助检查可补充病史与体格检查的不足,尤其对一些仅以发热为主要症状而缺乏明确反映脏器损害的症状和体征的患者有重要的诊断与鉴别诊断意义。除常规检查外,要做各种体液和传染病的病原学及血清学检查、炎症和肿瘤标志物的血清学检查、结缔组织病相关检查及活体组织检查等。

(二)危险分层

评估病情的同时进行危险分层。危及生命的发热的患者需进入重症监护病房,在生命体征监护下进行诊治。对不危及生命的发热的患者主要采取病因治疗。对慢性不明原因发热的患者,进行深入全面细致的检查,多学科会诊查找病因。

发热患者具备下列其中一项或以上者应视为高危发热患者:①年龄大于75岁;②发热伴不同程度的意识障碍;③发热伴抽搐或精神障碍;④发热伴呼吸窘迫;⑤发热伴血流动力学不稳定;⑥发热伴内环境紊乱;⑦发热伴低氧血症;⑧发热伴免疫缺陷性疾病;⑨发热伴多器官损害;⑩发热伴全身皮疹或出血;⑪发热伴基础病,尤其是患有糖尿病者。

三、诊断思路与流程

对大部分发热患者通过仔细询问病史、仔细查体可明确诊断。对小部分患者根据病史和体格检查结果指导选择相关的辅助检查以明确诊断。有少数患者,通过各种检查也难以做出病因诊断,需要继续密切观察病情变化或按可能性较大的病因进行经验性诊断治疗。发热诊断的流程见图1-3。

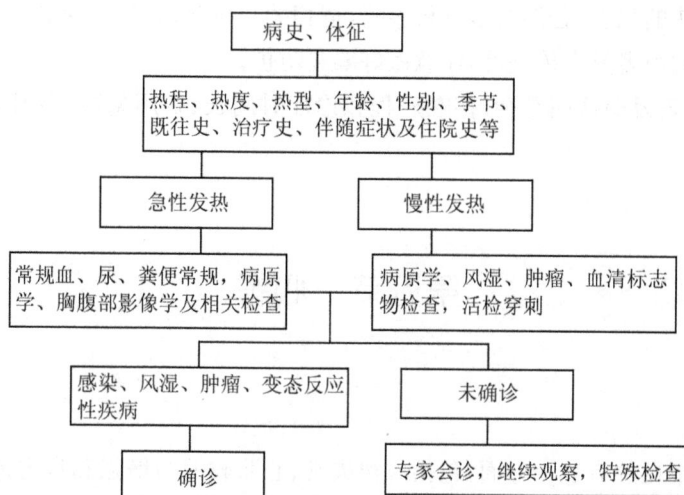

图1-3　发热诊断的流程

在临床实践中,以发热为主诉就诊者是急诊最常见情况之一,其中以急性发热最常见。引起急性发热的原因很多,绝大多数为感染性发热,以呼吸道、泌尿道和消化道感染最为多见。除需要鉴别这些系统感染性疾病外,还要注意某些急性传染病和其他系统的感染。这些疾病的发热常伴有不同的临床表现和相应系统或部位的症状和体征,不难诊断。其中要重视脓毒症,这是目前急诊常见的全身性严重感染,其常见致病原有:金黄色葡萄球菌、需氧性革兰阴性杆菌、表皮葡萄球菌、肠球菌、厌氧菌及真菌等。其次为结核病、伤寒、副伤寒及少见的人感染猪链球菌病、炭疽等。脓毒症、脓毒性休克和中枢神经系统感染强调早期综合救治。

四、救治原则

主要是病因治疗。根据热程、热度、年龄及临床表现反映的病情变化作为诊断、评估病情和预后的重要参考。对于低热和中度发热,在疾病未得到确诊和有效治疗时,不宜采取解热治疗。即使是高热患者,未有依据诊断感染性发热和诊断未明确前,也不要轻易应用抗菌药和解热药。

1.高危发热患者　收入监护病房加强医疗护理,建立静脉通路,实施气道管理,必要时予以呼吸支持治疗。立即采集血、痰、尿标本进行病原学及相关辅助检查,可疑感染性发热可进行初始经验性抗菌药治疗,尽快根据病原学检查结果针对致病原用药。

2.对于轻度的局限性细菌或病毒感染患者,可选择院外口服抗菌药治疗。

3.支持、对症治疗　卧床休息,补充水、电解质,进食清淡饮食,补充营养及对症治疗。高热时可采取物理降温和适当的药物降温。

4.注意纠正和维护重要脏器的功能。

5.稳定内环境和进行免疫调理治疗。

6.防治基础病发作和并发症。

五、注意事项

1. 对复杂发热的患者,若涉及多学科疾病,请相关专科会诊,共同诊治。

2. 部分发热的患者具有传染性,注意做好隔离防护。

3. 交代病情,若发热病因复杂,存在病程和诊疗时间长、费用高甚至难以确诊的可能,应做好记录。

(王军虎)

第五节　心悸

一、病因

心悸的病因常见的有三个方面,包括心律失常、心肌收缩力增强和自主神经功能紊乱,具体见表1-6。

表1-6　心悸的常见病因

类型		病因
心律失常	缓慢性心律失常	窦性心动过缓、病态窦房结综合征、二度或三度房室传导阻滞等
	快速性心律失常	窦性心动过速、阵发性室上性心动过速、心房扑动或心房颤动伴快速心室率、室性心动过速等
	其他心律失常	房性期前收缩、房室交界区性期前收缩、室性期前收缩等
心肌收缩力增强	生理性原因	健康人在剧烈活动、大量吸烟、饮酒、饮浓茶或咖啡或精神过度紧张之时,应用某些药物如麻黄碱、咖啡因、氨茶碱、肾上腺素类、阿托品、甲状腺片等
	病理性原因心血管疾病	感染性心内膜炎、心肌病、心包炎、心肌炎、脚气性心脏病等
	非心血管疾病	贫血、高热、甲状腺功能亢进、低血糖发作、嗜铬细胞瘤.胸腔积液、气胸、活动性肺结核、腹水、肠梗阻等
自主神经功能紊乱		心脏神经症等

二、诊断思路与流程

应立即评估其神志、呼吸、脉搏、心率、血压、氧饱和度等基本生命体征,面对血流动力学不稳定患者时,需迅速而正确地做出诊断。应注意只有排除器质性病变,才能诊断功能性疾病;只有排除病理性原因,才能考虑生理性原因。诊断思路:询问病史,进行体格检查,尽快明确有无心律失常及性质,明确有无器质性心脏病。

1. 询问病史　应详细了解心悸的诱因、发作持续时间、伴发症状、既往史等。

(1)发作诱因:了解患者发病前有无大量饮浓茶及咖啡、过量吸烟及饮酒等;有无服药史;注意有无外伤、精神刺激等。若心悸多在静息时发生,转移注意力(如聊天、适量运动等)后症状可消失,一般为神经功能紊乱。

（2）发作的频率、病程：了解患者心悸发作为阵发性还是持续性，发作和终止是突然的还是渐缓的，以及整体病史的长短。心律失常如室上性心动过速所引起的心悸多表现为突发突止，此时还应注意患者是否伴有意识改变及周围循环障碍等，以便及时处理。

（3）伴随症状：①伴心前区疼痛：见于急性冠状动脉综合征、心肌炎、心包炎等，亦可见于心脏神经症。②伴发热：见于急性传染病、风湿热、心肌炎、感染性心内膜炎等。③伴晕厥或抽搐：见于高度房室传导阻滞、心室纤颤或室性心动过速、病态窦房结综合征等。④伴呼吸困难：见于急性心肌梗死、心力衰竭、心肌炎、心包积液、肺栓塞、重度贫血等。⑤伴消瘦及出汗：见于甲状腺功能亢进、结核、低血糖发作等。⑥伴贫血：见于多种原因引起的急性失血，同时可伴有出汗、血压下降或休克。慢性贫血所导致的心悸多在劳累后明显。⑦伴失眠、头晕及乏力等神经衰弱表现：多见于心脏神经症。

（4）既往病史：询问患者有无心血管疾病（如高血压、冠心病、心脏瓣膜病等）、内分泌疾病（甲状腺功能亢进、糖尿病、嗜铬细胞瘤等）、肾疾病（如肾性贫血等）、神经症等。

2.体格检查 首先进行生命体征和一般检查，然后按照头、颈、胸、腹、四肢等顺序进行检查。

（1）生命体征：监测体温、血压、心率、呼吸、脉搏、氧饱和度等。

（2）头部：是否存在二尖瓣面容、突眼，睑结膜有无苍白，口唇有无发绀等。

（3）颈部：甲状腺大小、有无震颤、血管杂音、有无颈静脉怒张等。

（4）胸部：有无心界扩大；有无病理性杂音等。

3.尽快完善相关辅助检查

（1）测定血常规、血生化、血糖、甲状腺功能等，以明确病因是否为非心血管疾病。

（2）心电图或动态心电图可明确心律失常性质，必要时可行心脏电生理检查以确定心悸是否为心律失常所致。

（3）超声心动图明确有无器质性心脏病并评价心功能。

三、救治原则

明确病因，积极治疗原发病，根据心律失常类型做相应处理，对无心律失常者对症治疗。如属机体对内、外环境突然变化的正常应激反应，无需特别治疗；机体神经功能失调所致心悸，可给予心理治疗；对于病理性原因所致者应积极治疗原发病（图1—4）。

```
                          心悸
                           │
                        血流动力学
                     ┌─────┴─────┐
              血流动力学稳定        血流动力学不稳定
                  │                    │
               心电图          立即建立静脉通路，吸氧，并给予药物对
              ┌──┴──┐         症处理，以求尽快稳定生命体征，必要时
          有心律失常  无心律失常    进行电复律、心肺复苏等
              │        │               │
    病史、体格检查及  多种原因所致  焦虑状态   生命体征稳定后
    进一步检查：胸部  的心肌收缩力    │
    X线片、超声心动  增强        心理治疗
    图等            │
    器质性心脏病   进一步检查：血
      ┌──┴──┐    常规、血生化、
     有     无    甲状腺功能等
      │            │
   冠心病       病理性原因：针对病因治疗
   高血压性心脏病  生理性原因：无需特别处理
   心肌病
   心瓣膜病
   病毒性心肌炎
   心包疾病
```

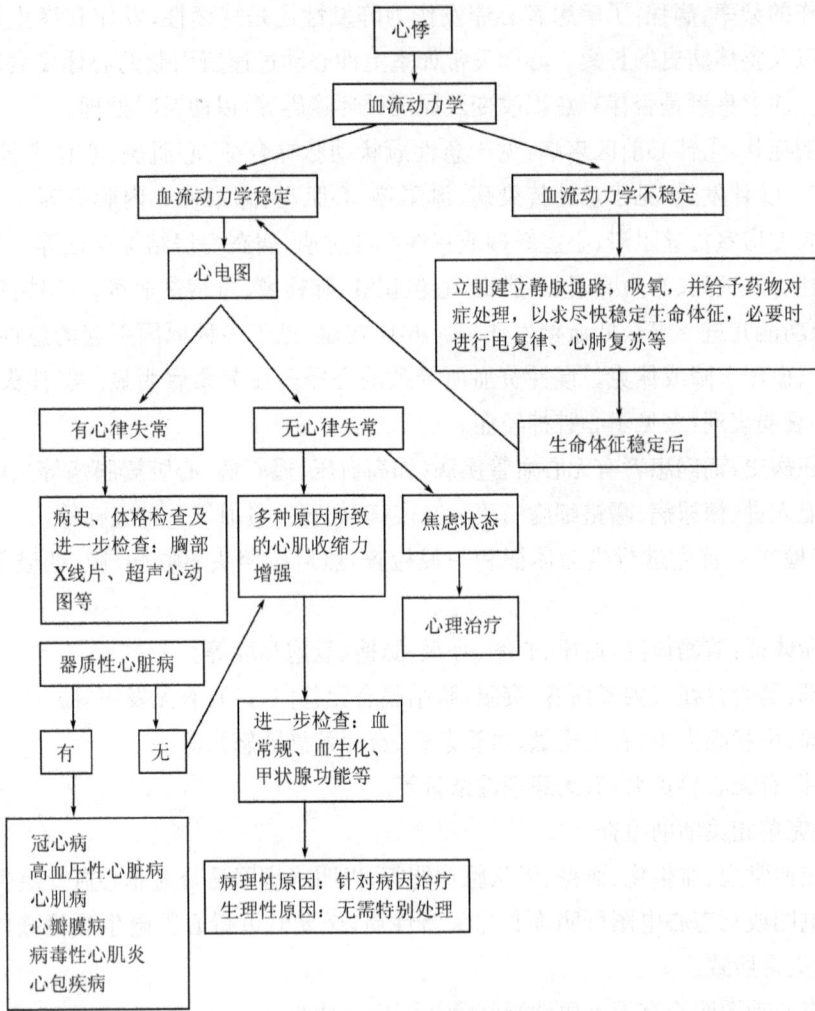

图 1-4　心悸的救治流程

四、注意事项

1. 应仔细询问病史，进行体格检查，以求明确诊断。

2. 注意患者的生命体征情况，及时处理。

（王军虎）

第六节　呼吸困难

呼吸困难（dyspnea）是指患者主观上感到空气不足、气急、呼吸费力或呼吸不适，临床表现为呼吸频率、幅度和节律的改变，辅助呼吸肌参与呼吸，严重时可出现端坐呼吸、鼻翼扇动、发绀等。

一、病因

呼吸困难的常见病因见表 1-7。临床上以呼吸系统疾病及心源性呼吸困难多见。

表1-7　呼吸困难的常见病因

类型		病因
呼吸系统疾病	肺部疾病	大叶性或支气管肺炎、肺脓肿.肺水肿、肺不张、肺尘埃沉着症、慢性阻塞性肺气肿、慢性阻塞性肺疾病、肺梗死、弥漫性间质纤维化、传染性非典型肺炎(严重急性呼吸综合征)、急性呼吸窘迫综合征等
	呼吸道梗阻	喉、气管、大支气管的炎症、水肿、肿瘤或异物所致的狭窄或阻塞,如急性会厌炎、急性喉炎、喉水肿、喉与气管异物、气管肿瘤、气管受压(甲状腺肿大、纵隔肿瘤等)、支气管哮喘、支气管肺癌等
胸壁、胸廓与胸膜疾病		气胸、大量胸腔积液、广泛显著的胸膜粘连增厚、胸廓外伤、严重胸廓及脊柱畸形等
神经-肌肉疾病与药物不良反应		脊髓灰质炎和运动神经元疾病累及颈髓、急性多发性神经根神经炎、重症肌无力、药物(肌松剂、氨基糖苷类抗生素、克林霉素等)导致呼吸肌麻痹等
横膈疾病与运动受限		重度肠胀气、膈肌麻痹、大量腹水、过度肥胖、腹腔巨大肿瘤、胃扩张和妊娠晚期等
心血管系统疾病		心力衰竭、急性冠状动脉综合征、心瓣膜病、高血压性心脏病、心肌病、心肌炎、心包积液等
中毒性疾病	各种原因引起的酸中毒	急慢性肾衰竭、糖尿病酮症酸中毒、肾小管性酸中毒等
	急性感染与传染病	感染性毒血症等
	药物和化学物质中毒	吗啡类、巴比妥类、苯二氮䓬类药物、有机磷农药或灭鼠剂中毒,化学毒物或毒气如一氧化碳、亚硝酸盐、苯胺、氯气、氨、光气、二氧化硫、氰化物等中毒
血液和内分泌系统疾病		重度贫血、白血病、输血反应、甲状腺危象等
神经精神性疾病	器质性颅脑疾病	脊髓灰质炎、重症肌无力、格林-巴利综合征、颅脑外伤、脑血管意外、脑炎、脑膜炎、脑脓肿及脑肿瘤等
	精神或心理疾病	癔症、抑郁症等
其他		中暑、高原病、肺出血性钩端螺旋体病等

二、病情评估与危险分层

(一)病情评估

1.对于呼吸困难患者,应立即评估神志、呼吸、脉搏、心率、血压、氧饱和度等基本生命体征,迅速进行必要的体格检查,判断并识别有无呼吸停止、气道阻塞、严重低氧血症、心律失常、血流动力学障碍、低血压、休克等危及生命的症状和体征,并立即实施抢救。

2.尽快完善相关的辅助检查　进行血常规、D-二聚体、电解质检查,血气分析、胸部X线检查、胸部CT检查、心电图、超声心动图、肺功能检测、纤维支气管镜、支气管造影、肺部血管造影等。

(二)危险分层

早期对呼吸困难患者进行危险分层。出现呼吸弱或不规则、严重发绀、氧饱和度极低等危及生命的体征时应评估为极高危,需立即抢救。经抢救生命体征稳定后,给予初步诊断,怀疑为气道阻塞、急性肺栓塞、急性肺水肿、张力性气胸等的患者应评估为高危,需迅速给予相关的检查和对症处理;其他如哮喘、肺心病、肺炎、胸膜炎等生命体征平稳者,可评估为低危,应逐步完善相关检查,进行病因治疗。

三、诊断思路与流程

(一)呼吸系统疾病

1.上呼吸道疾病　常见于喉及气管内异物、喉水肿或肿物。有异物吸入史、过敏史等相关病史,表现为吸气性呼吸困难、三凹征,可听见喉鸣音,用喉镜或支气管镜进行咽喉部或支气管上段检查时可发现阻塞性病变或异物。

2.支气管及肺部疾病　急性支气管炎、肺炎、支气管哮喘、急性肺水肿等,有相关病史,肺部可闻及干湿啰音,胸部 X 线或 CT、血常规检查等可诊断。

3.肺血管疾病　如急性肺栓塞。多有长期卧床、手术后、持续性心房颤动等病史,突然出现呼吸困难,伴胸痛、咯血等症状,给予 D－二聚体、肺动脉造影等检查可诊断。

4.其他　如气胸、胸腔积液等,胸部 X 线检查可明确诊断。

(二)心血管系统疾病

1.急性左心衰竭　常有冠心病、高血压等病史,呼吸困难常于夜间发作,端坐呼吸,咳粉红色泡沫样痰,双肺可闻及干湿啰音,超声心动图、胸部 X 线、心力衰竭标志物脑钠尿肽检查等可诊断。

2.急性冠状动脉综合征　常伴有心前区或胸骨后压榨样剧痛,心电图可有 ST－T 段缺血性改变,或心肌酶谱有动态变化。

3.其他　心肌炎、心瓣膜病等。心电图、心肌酶谱、心脏彩色多普勒超声检查等可诊断。

(三)中毒性疾病

包括一氧化碳、有机磷农药、药物中毒等,常有毒物接触史。

(四)血液和内分泌系统疾病

包括重度贫血、糖尿病酮症酸中毒、甲状腺危象等,有贫血、糖尿病、甲状腺功能亢进等相关病史,血常规、血糖、血酮体、甲状腺功能检查等有助于诊断。

(五)神经精神性疾病

包括严重颅脑病变,如出血、肿瘤、外伤史等,常伴有神经系统症状和体征,颅脑 CT、颅脑 MRI 可协助诊断。精神刺激后出现的呼吸困难常为癔症。

呼吸困难的诊断流程见图 1－5。

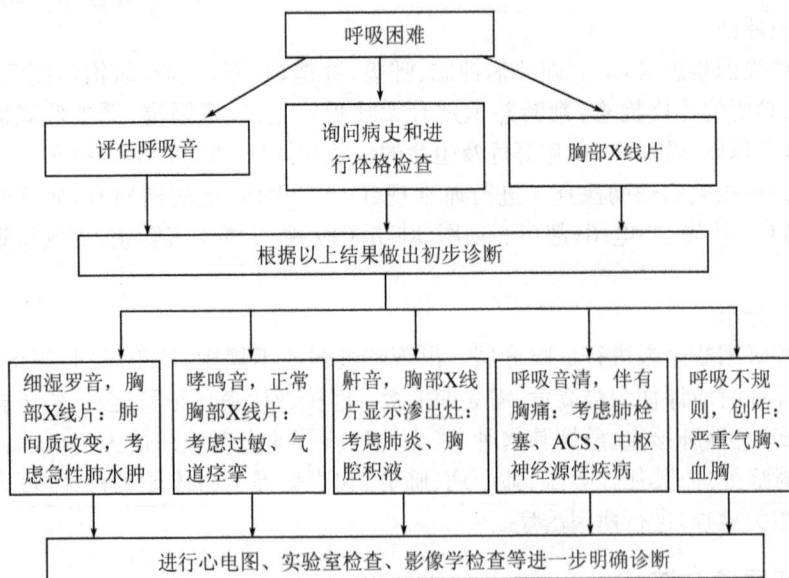

图 1－5　呼吸困难的诊断流程

四、救治原则

呼吸困难的初始评估和处理主要包括开放气道,听诊呼吸音,观察呼吸模式变化,考虑有无辅助呼吸肌参与,给予心电、血压监护,监测生命体征和氧饱和度,反复评估意识状态,有无心脏、肺部疾病或创伤史。保持充分的通气和氧合,维持血流动力学稳定,及时发现并处理致命性或不稳定性呼吸困难是首要处理原则,继而考虑原发病和相关并发症的处理。呼吸困难的救治流程见图1—6。

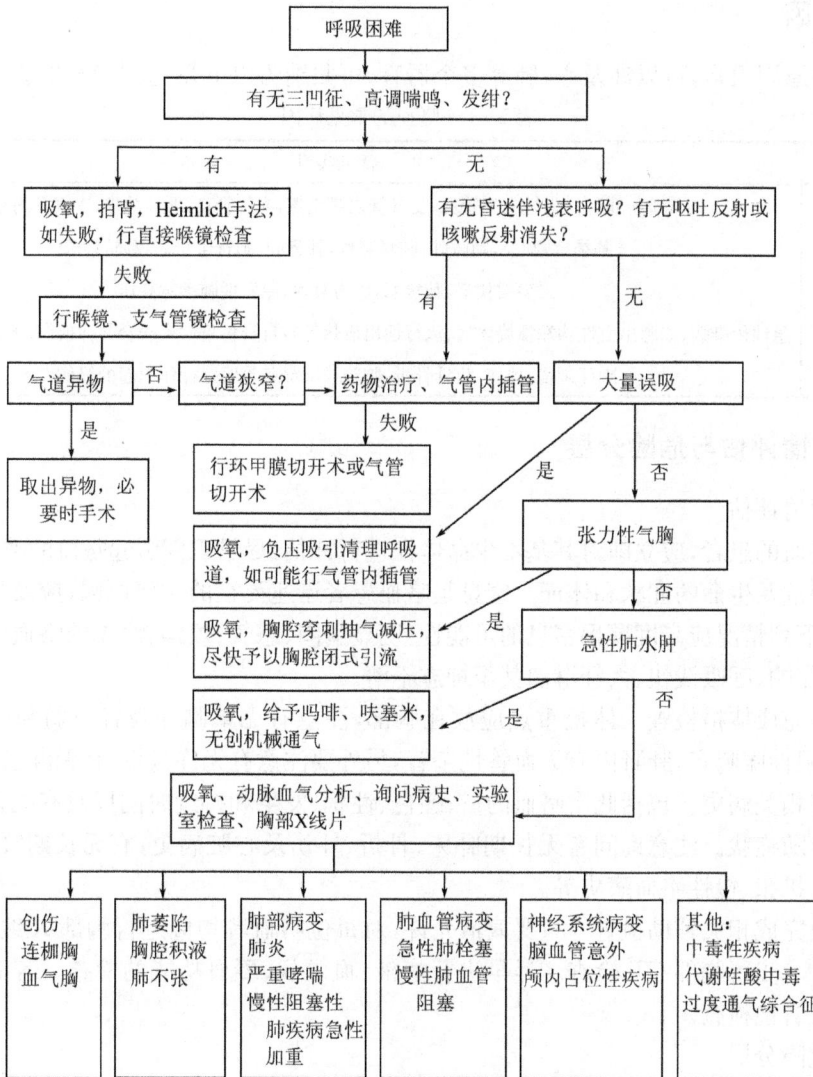

图1—6　呼吸困难的救治流程

五、注意事项

1.引起呼吸困难的疾病很多,病因复杂,识别致命性呼吸困难十分重要。

2.对于呼吸困难患者,注意呼吸的频率、幅度以及节律的变化。

（王军虎）

第七节　咯血

声门以下的呼吸道或肺组织出血,经口腔排出称为咯血(hemoptysis)。通常大咯血是指:每次咯血量>300ml,或24h内咯血量超过500ml。大咯血时血液从口鼻涌出,常可阻塞呼吸道,造成窒息而死亡。

一、病因

咯血的原因很多,可以涉及心、肺等多个器官,可归纳为以下几类(表1-8)。

表1-8　咯血的常见病因

器官系统	常见病因
支气管	支气管扩张,急、慢性支气管炎,支气管内膜结核,支气管良、恶性肿瘤,支气管内结石
肺	肺结核,肺炎,肺脓肿,肺真菌病,肺囊肿,肺寄生虫病,肺转移癌
心血管	二尖瓣狭窄,肺栓塞,心力衰竭,原发性肺动脉高压
全身性	急性传染病(如肺出血性钩端螺旋体病、流行性出血热等),自身免疫性疾病合并肺损伤,子宫内膜异位症
外伤	胸部刺伤、挫伤,肋骨骨折,胸腔或肺穿刺等医疗操作引起的损伤

二、病情评估与危险分层

(一)病情评估

对于咯血的患者,应立即对其基本生命体征进行评估,尽早识别引起咯血的致命性疾病。

1. 识别危及生命的症状和体征　窒息是咯血患者迅速死亡的主要原因,应及早识别和抢救,如出现下列情况应高度警惕窒息的可能性:明显胸闷、憋气、烦躁、原先的咯血突然减少或停止、喉部作响、呼吸浅快、大汗淋漓甚至神志不清。

2. 尽早完成体格检查　体检重点应放在胸部,注意有无单侧呼吸音减弱和(或)出现啰音,有无局限性喘鸣音,肺野内有无血管性杂音,另外要注意有无杵状指,有无淋巴结肿大等。

3. 了解相关病史　包括此次咯血的量、颜色、性状、发生和持续时间以及有无发热、咳痰、关节痛等伴随症状。注意询问有无长期卧床、骨折、外伤及心脏病史,有无长期吸烟史,既往有无支气管扩张、慢性咯血病史等。

4. 尽快完成相关辅助检查　只要病情允许,对每位咯血者均应进行胸部X线检查,对可疑病灶可进一步行胸部CT检查。尽早进行痰液、血常规、凝血功能的检查。若病情允许可行纤维支气管镜检查。

(二)危险分层

在病情评估的同时进行危险分层。对存在窒息、出血性休克的症状和体征者应评估为极高危,需立即给予抢救。经抢救生命体征稳定后,应早期进行病因诊断,怀疑急性肺栓塞、肺水肿等的患者应评估为高危,此类患者如不及时给予处理,病情可迅速恶化,危及生命。若考虑为其他疾病,如支气管扩张、支气管肺癌、肺结核等,在短时间内往往不会危及生命,可评估为低危,应逐步完善检查,进行对症处理及病因治疗。

三、诊断思路与流程

1.根据咯血的表现和特点,排除口腔、鼻咽及齿龈等部位出血和消化系统疾病所致的呕血。

2.明确病变性质　①发热伴咳嗽、多痰、外周血白细胞和(或)中性粒细胞增高,见于肺部感染性疾病;②低热、盗汗、乏力、结核菌素试验阳性、痰涂片抗酸杆菌阳性或痰培养示结核分枝杆菌、胸部 X 线片有肺部特征性异常表现,见于肺结核;③长期吸烟史、慢性病程、乏力、少量咯血、消瘦、胸部 X 线片提示有占位性病变、纤维支气管镜检查有阳性发现等,见于肺部恶性肿瘤;④急性发病伴流行病学史,多见于传染病;⑤伴心血管症状和体征,见于心脏疾患;⑥伴有肺外症状或其他脏器功能损害,见于胶原疾病、免疫性疾病或血液病。

3.判断严重程度　咯血的严重程度决定于咯血量、速度及持续时间。咯血量的估计存在一定的困难,因有时混入痰液、唾液,以及有时吞入胃内。此外,应注意咯血的严重程度还与患者的年龄、基础状态、基础疾病有关(图1-7)。

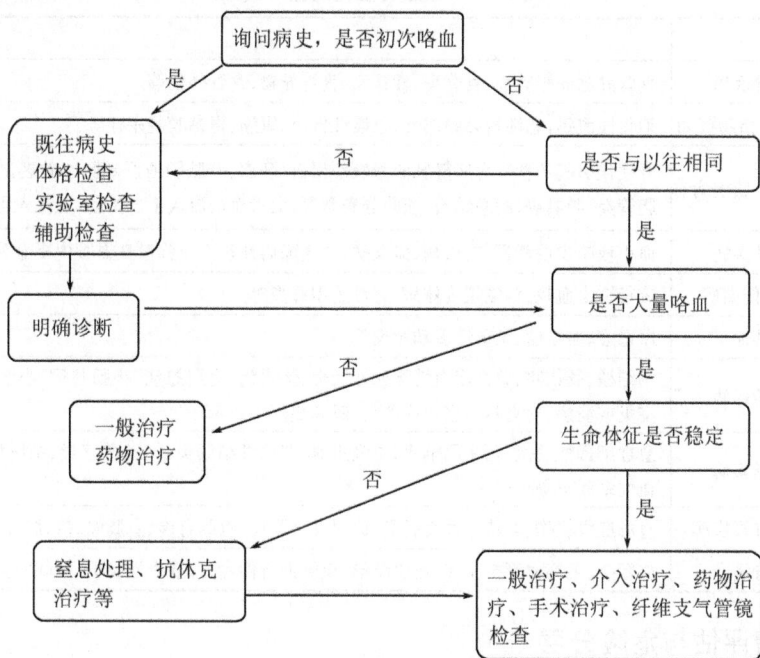

图 1-7　咯血的诊治流程

四、救治原则

咯血急诊治疗的原则是:①制止出血;②保持呼吸道通畅,防治窒息;③维持患者的生命体征;④同时进行病因治疗及防治并发症。

五、注意事项

1.对咯血患者时刻注意保持呼吸道通畅,防止窒息。

2.对咯血患者,应立即进行生命体征评估,先维持生命体征,后对因治疗。

(王军虎)

第八节　呕血与便血

呕血(hematemesis)是指上消化道(指屈氏韧带以上的消化器官,包括食管、胃、十二指肠、肝、胆、胰)疾病或全身性疾病所致的急性上消化道出血,血液经口呕出。便血(hematochezia)是指消化道出血,血液由肛门排出。少量出血不造成粪便颜色改变,须经隐血试验才能确定者,称为隐血(occult blood)。

一、病因

呕血与便血常见的病因见表1—9。呕血最主要的三大病因:消化性溃疡、食管胃底静脉曲张破裂和急性胃黏膜病变。临床接诊呕血患者时,可首先考虑上述三种疾病。若病因未明,也应考虑一些少见疾病,如血管畸形、血友病、肿瘤等。

表1—9　呕血与便血的主要病因

类型		病因
呕血与便血	食管疾病	食管静脉曲张破裂、食管炎、食管癌、食管异物、食管外伤等
	胃、十二指肠疾病	消化性溃疡,急性胃黏膜病变、急慢性胃炎、胃癌、胃黏膜脱垂症等
	肝、胆、胰疾病	肝硬化引起的食管胃底静脉曲张破裂出血、肝癌、肝脓肿或肝动脉瘤破裂出血、急性出血性胆管炎、胆囊癌、胆系结石、胰腺癌破裂等,大量血液流入十二指肠,反流入胃引起呕血
	血液疾病	血小板减少性紫癜、白血病、血友病、再生障碍性贫血及弥散性血管内凝血等
	急性传染病	流行性出血热、钩端螺旋体病、急性重型肝炎等
	其他	尿毒症、血管瘤、结节性多动脉炎等
便血	小肠疾病	肠结核、肠伤寒、急性出血性坏死性肠炎、钩虫病、克罗恩病、小肠肿瘤、小肠血管瘤、空肠憩室炎或溃疡、梅克尔憩室炎或溃疡、肠套叠等
	结肠疾病	急性细菌性痢疾、阿米巴痢疾、血吸虫病、溃疡性结肠炎、结肠憩室炎、结肠癌、结肠息肉、缺血性结肠炎等
	直肠肛管疾病	直肠肛管损伤、非特异性直肠炎、放射性直肠炎、直肠息肉、直肠癌、痔、肛裂、肛瘘等
	血管病变	血管瘤、毛细血管扩张症、血管畸形、血管退行性病变,缺血性肠炎、静脉曲张等

二、病情评估与危险分层

(一)病情评估

1. 初次评估和管理　对意识丧失、呼吸停止及大动脉搏动不能触及的患者,立即开始心肺复苏。

2. 紧急评估

(1)意识判断:意识障碍既是急性失血严重程度的重要表现之一,也是患者呕吐误吸导致窒息死亡和坠积性肺炎的重要原因。

(2)气道评估。

(3)呼吸评估:评估患者的呼吸频率、节律是否正常,是否有呼吸窘迫的表现(如三凹征),是否有氧合不良(发绀或血氧饱和度下降)等。

(4)血流动力学状态:对疑有上消化道出血的患者应当及时测量脉搏、血压、毛细血管再充盈时间,借以估计失血量,判断患者的血流动力学状态是否稳定。出现下述表现表明患者血流动力学状态不稳定,应立即收入抢救室开始液体复苏:心率＞100 次/分,收缩压＜90mmHg(或在未使用降压药物的情况下收缩压较基线水平下降超过 30mmHg),四肢厥冷,出现晕厥、少尿或其他休克的表现,以及持续的呕血或便血。

3.二次评估　消化道大出血患者在解除危及生命的情况、液体复苏和初始经验性治疗,或初次评估病情较轻、生命体征稳定时,开始二次评估,即全面评估。二次评估的内容主要包括:病史、全面查体和实验室检查等。通过此次评估对患者病情严重程度、可能的疾病诊断、有无活动性出血及出血预后作出判断。

4.治疗后再次评估　经积极治疗后再次评估患者出血是否得到有效控制。

(二)危险分层

在病情评估的同时进行危险分层,常用的有消化道出血严重程度分级和急性上消化道出血 Rockall 再出血和死亡危险性评分,后者用于预后分析。严重消化道出血收入重症监护病房者需进行急性生理学和慢性健康评估以及序贯性器官衰竭评估。

三、诊断思路与流程

(一)判断是否为呕血

呕血首先需要与鼻腔、口腔、咽喉等部位的出血或咯血相鉴别。

(二)估计出血量

根据患者的红细胞计数、血红蛋白及血细胞比容测定,也可估计失血程度。在连续测定中,三者迅速下降,表示继续出血,血红蛋白每下降 10g/L 提示出血量约 400ml。

(三)实验室及其他检查

①血、尿、粪便常规检查。②其他血液学检查:肝功能、肾功能、淀粉酶等检查对病因诊断有一定帮助。③内镜检查:是呕血病因诊断的重要手段。④X 线钡餐检查:可显示病变部位、大小等。⑤选择性动脉造影:对内镜及钡餐检查均无阳性发现的呕血患者,可考虑选择性腹腔动脉造影,必要时还可经动脉导管局部注入止血药或栓塞剂。

(四)判断出血是否停止

下列征象提示有继续出血或再出血,需及时处理:①经内科积极治疗不能止血而仍有呕血,或呕血转为鲜红色,黑便次数增多,粪质稀薄且色暗红,伴肠鸣音亢进。②周围循环衰竭的表现经积极补充血容量后未见明显改善,或好转后再度恶化,或中心静脉压正常后又下降。③红细胞计数、血红蛋白与血细胞比容持续下降。④胃管内抽出新鲜血。⑤补液与尿量足够的情况下,血尿素氮持续或再次增高。

四、救治原则

1.一般急救治疗　①卧床休息,保持呼吸道通畅,防止呕血时引起窒息。②对烦躁不安者可酌情应用地西泮类药物。③必要时行中心静脉压及心电监护。④呕血时患者应暂禁饮食,消化性溃疡所致呕血主张在出血停止后早进饮食,一般呕血停止 12～24h 即可进流质饮食,早进饮食可中和胃酸,维持营养及水、电解质平衡,并促进胃肠蠕动。食管静脉曲张破裂出血应在出血停止 48～72h 后进食。

2.液体复苏　①输血对于短期内大出血,尤其有循环衰竭的患者是首选治疗。②当血红蛋白低于 70～90g/L,收缩压低于 90mmHg 时应立即输入足量的全血或浓缩红细胞。③肝硬化者应输新鲜血,输血量应小于出血量,以避免门静脉压力增高导致再出血的危险。④输血、补液的同时注意补充电解质,维持酸碱平衡并注意补充凝血因子。

3. **止血** 可使用抑酸剂、垂体后叶素、生长抑素及其类似物、全身止血药物如云南白药及维生素 K 等,进行局部止血、三腔二囊管压迫止血、内镜下止血。

4. **介入治疗** 进行选择性血管造影及栓塞治疗,适用于内科保守治疗无效以及内镜下止血失败者。

5. **手术治疗** 经积极内科治疗未能有效止血或反复出血者,以及介入治疗无法进行或介入治疗失败者,应及早考虑行紧急外科手术治疗。

6. 病因治疗。

五、注意事项

1. 急性呕血与便血应注意首先争取稳定患者的生命体征,然后查找病因。

2. 大量输入红细胞时应同时输注适量新鲜血浆和血小板,对于老年心脏病患者应注意控制输血速度。

3. 对药物难以控制的出血应果断考虑介入栓塞或外科手术治疗。

（王军虎）

第九节　黄疸

黄疸(jaundice)是由于血液中胆红素浓度增高,使巩膜、皮肤、黏膜以及其他组织和体液发生黄染的临床征象,是高胆红素血症的临床表现。血清总胆红素超过 $34.2\mu mol/L$ (2.0mg/dl)时,肉眼可观察到组织黄染的称为显性黄疸。血清总胆红素在 $17.1\sim34.2\mu mol/L$ (1.0～2.0mg/dl)时,肉眼通常难以观察到组织黄染,称为隐性黄疸。在摄食较多富含胡萝卜素的水果、蔬菜或服用某些药物时,可出现巩膜或皮肤发黄,但血清总胆红素不高,称为假性黄疸。

一、病因

黄疸的常见病因列于表1-10。

表1-10　黄疸的常见病因

黄疸类型		病因
溶血性黄疸		先天性溶血性贫血、后天获得性溶血性贫血如自身免疫性溶血性贫血、药物及中毒引发的溶血,阵发性睡眠性血红蛋白尿等
肝细胞性黄疸		各型急慢性病毒性肝炎、肝硬化、肝癌、钩端螺旋体病、四氯化碳中毒、药物性肝炎、严重脓毒症、中毒等
胆汁淤积性黄疸	肝外阻塞	胆管内因素:如结石、蛔虫、血凝块阻塞等
		胆管壁因素:如胆管狭窄、胆管癌、壶腹癌、胆管炎等
		胆管外因素:如胰腺癌、胰腺炎、肝门区淋巴结转移癌的压迫等
	肝内阻塞	肝内泥沙样结石、原发性肝癌侵犯肝内胆管或形成癌栓、华支睾吸虫病等
	肝内胆汁淤积	病毒性肝炎、药物性肝病、中毒、严重脓毒症、原发性胆汁性肝硬化、妊娠期胆汁淤积等
先天性非溶血性黄疸		Gilbert 综合征、Crigler－Najiar 综合征等

二、病情评估于危险分层

黄疸可表现为慢性渐进性过程,也可表现为急性进展过程,所反映的疾病可以是相对良性的,也可以为预后凶险。近期病情评估与危险分层主要考虑伴随症状或体征以及重要脏器的功能情况。

当合并以下情况时应视为高危情况:①意识障碍;②血流动力学紊乱,出现低血压和末梢组织灌注不足;③严重感染;④急性溶血;⑤黄疸迅速加深,总胆红素水平显著升高,超过正常值5倍以上,并合并有肝功能异常,血清白蛋白水平明显降低;⑥严重凝血功能障碍,有出血倾向,凝血酶原时间延长;⑦合并低氧血症或呼吸衰竭。

三、诊断思路与流程

黄疸的诊断包括病因以及分类诊断。黄疸的程度常与疾病的严重程度不完全平行。突然出现的黄疸常见于急性肝炎、急性胆囊炎、胆石症及大量溶血。缓慢或较隐匿发生的黄疸多为癌性黄疸,或为慢性溶血和先天性非溶血性黄疸。

(一)根据黄疸的起病方式、进展情况以及伴随症状和体征进行诊断

1.发热　病毒性肝炎、胆道系统感染、恶性组织细胞病、癌性黄疸尤其是肝癌合并感染及组织坏死;发生溶血时,多先有寒战、高热,而后出现黄疸。

2.腹痛　胆石症先有腹痛,继而出现黄疸;胆道蛔虫症常先有急性上腹绞痛,后出现黄疸;病毒性肝炎可有肝区隐痛或胀痛;溶血性黄疸出现溶血危象时可伴有上腹及腰背酸痛;肝癌、肝脓肿侵犯肝包膜时可出现肝区剧烈疼痛;肝外伤或肝癌引起肝破裂造成血腹时,可引起腹部剧烈疼痛。

3.皮肤、黏膜改变　急性溶血性黄疸时巩膜呈浅柠檬色,皮肤色较深,无瘙痒;肝细胞性黄疸时皮肤和巩膜呈浅黄色至金黄色,皮肤有时瘙痒;胆汁淤积性黄疸时皮肤初期呈金黄色,以后可呈暗黄、黄绿或绿褐色,皮肤瘙痒显著,常出现在黄疸之前。皮肤、黏膜瘀点、瘀斑及口鼻出血可见于肝细胞性黄疸及严重脓毒症或休克。

4.肝大　急性肝炎或中毒性肝炎时呈轻度至中度肝大,质软而有触痛。肝损害严重时,黄疸进行性加深,无肝大,甚至出现肝缩小。慢性肝大可呈硬度增加,边缘变钝。肝脓肿接近肝表面时,局部皮肤出现红肿、压痛等炎症征象。慢性右心衰竭时,下腔静脉回流受阻形成肝淤血,肝可肿大并有压痛。

5.胆囊肿大　均属于肝外阻塞。癌性阻塞性黄疸(如胰头癌、壶腹周围癌、胆总管癌等)时胆囊肿大且表面平滑,可移动,无压痛;急性胆囊炎时胆囊肿大,可有触痛,可合并胆囊积液、化脓。

6.腹水　多见于肝硬化失代偿期、肝癌、急慢性肝炎,多为漏出液,并发腹膜炎时可有腹痛,腹水为渗出液或脓性。血性腹水多见于肝癌。

(二)根据血中胆红素不同升高水平进行诊断

1.以非结合胆红素增高为主　多见于溶血性黄疸。此时结合胆红素亦有相应增高,尿中

尿胆原增加而胆红素阴性。急性溶血发作时,常伴有发热、寒战、腰背酸痛、贫血,尿呈酱油色,为血红蛋白尿。由输血引发的溶血性黄疸,有明确的输血史。

2.以结合胆红素增高为主　多见于胆汁淤积性黄疸。此时尿中胆红素阳性,尿胆原减少或消失,粪中尿胆原减少或消失。

3.非结合和结合胆红素均增高　多见于肝细胞性黄疸。肝细胞对胆红素的摄取、结合和排泄功能发生障碍,导致血液中非结合胆红素潴留、增高,同时又因肝细胞受损及肝小叶结构破坏,致使结合胆红素不能正常地排入细小胆管而经肝细胞反流入血,最终导致血中非结合和结合胆红素均增高,其中以结合胆红素增高为主。

四、救治原则

(一)对高危患者,救治重点应为纠正脏器功能不全或衰竭

1.对合并呼吸衰竭者应保持呼吸道通畅,纠正低氧血症,必要时采用机械通气支持呼吸。

2.对合并休克者应给予补液、血管活性药物保证基本血压。同时积极纠正电解质平衡紊乱和酸碱失衡、低蛋白血症。

3.对凝血时间显著延长者可酌情静脉输注凝血因子和新鲜血浆,补充维生素 K,纠正凝血功能障碍。

(二)积极找寻引发黄疸的病因并去除

1.对于由输血及药物引发的溶血性黄疸应立即停止输血和停用药物,并给予肾上腺皮质激素治疗。

2.对于肝细胞性黄疸应针对不同的肝损害病因做相应的抗微生物治疗,并给予抗氧化、保肝、降酶治疗。

3.对肝衰竭者可考虑血液净化或人工肝支持。

4.对于肝外阻塞和肝内阻塞导致的胆汁淤积性黄疸应根据病因选择手术或介入方法解除阻塞。

5.对于由严重脓毒症、休克引发的肝内胆汁淤积性黄疸,应加强感染控制、抗炎症反应及抗休克治疗。

五、注意事项

1.黄疸的病因较多,发病机制复杂,多个发病机制可以并存,如严重脓毒症可导致肝细胞损伤和肝内胆汁淤积性黄疸。

2.合并全身表现的黄疸,尤其是有感染中毒表现者,应多学科联合救治。

(王军虎)

第十节　呕吐与急性腹泻

一、呕吐

呕吐(vomiting)是指将胃或部分小肠的内容物经食管、口腔排出体外的现象。多伴有恶心的先兆,并常有头晕、流涎、心悸等表现。

(一)病因

呕吐的常见病因见表1—11。

表1—11　呕吐的常见病因

发生机制	常见病因
反射性	消化系统疾病:急性消化道感染性疾病、胃十二指肠溃疡、幽门梗阻、幽门痉挛、胃黏膜脱垂症、上消化道肿瘤、胃内肉芽肿;功能性消化不良;肠系膜上动脉综合征;胃切除术后空肠输出袢功能性梗阻
	腹腔脏器疾病:腹腔脏器急性炎症、神经病变所致假性肠梗阻综合征
	急性中毒
	呼吸道感染疾病:急性肺炎、剧烈咳嗽
	循环系统急症:高血压脑病、急性心肌梗死.主动脉夹层动脉瘤破裂、低血压
	泌尿生殖系疾病:急性肾盂肾炎、肾结石、胆结石、急性附件炎、急性盆腔炎、异位妊娠破裂、卵巢囊肿蒂扭转
	其他:闭角型青光眼、屈光不正
中枢性	中枢神经系统疾病:脑血管病变(脑出血、Wallenberg综合征、椎基底动脉供血不足)和中枢神经系统感染(乙型脑炎、病毒性脑膜炎/脑炎、脊髓灰质炎、流行性脑脊髓膜炎、结核性脑膜炎、真菌性脑膜炎、脑脓肿等),脑外伤、脑肿瘤、脑积水、癫痫、偏头痛
	药物不良作用:阿片类药物、洋地黄类药物、依米丁、硫酸铜、甲睾酮、化疗药物(如环磷酰胺、氟尿嘧啶、丝裂霉素)
	急性中毒
	代谢障碍:体内毒素的刺激、电解质紊乱(低钠血症)、尿毒症、糖尿病酮症酸中毒、内分泌危象(甲状腺危象、甲状旁腺危象.肾上腺危象);妊娠呕吐,急性全身性感染,放射性损害
	前庭功能障碍:迷路炎、梅尼埃病、晕动病神经症;功能性呕吐、神经性厌食症

(二)病情评估与危险分层

就呕吐本身而言,呕吐可将摄入胃内的有害物质排出,或减轻胃部不适,一般预后良好。但并发以下情况时应引起高度注意:

1.频繁呕吐　可导致水、电解质平衡紊乱(如低钠、低钾等)和酸碱平衡失调,营养障碍。

2.剧烈呕吐　可发生食管贲门黏膜撕裂伤。

3.呕吐伴意识障碍　有并发气道梗阻、呼吸衰竭的风险。

4.呕吐伴急性腹膜炎　可出现感染性休克及多器官功能衰竭。

5.呕吐伴心血管疾病　可诱发心律失常,甚至增加猝死的风险。

(三)诊断思路

1.询问病史　①先兆表现;②和食物、药物、体位、精神因素的关系;③呕吐物的性状与量,呕吐的伴随症状;④毒物、化学物质接触史;⑤酗酒史、既往发作史、腹部疾病或腹部手术史、颅脑疾病或外伤史;⑥慢性疾病如高血压、心脏病、肾病、糖尿病等内分泌系统疾病病史。

2. 呕吐的特点和常见疾病见表 1—12。

表 1—12　不同疾病呕吐的特点

呕吐的特点	常见疾病
进食不洁食物、宿食或伴腹痛、腹泻	急性细菌性食物中毒
有毒物接触史	急性中毒
呕吐为喷射性,伴剧烈头痛或意识障碍	急性脑出血、高血压脑病
伴头痛、发热和(或)脑膜刺激征	中枢神经系统感染
呕吐为喷射性,伴头痛,不伴恶心,与饮食无关,吐后头痛可缓解	颅内肿瘤
呕吐频繁、严重,呕吐量大	幽门梗阻合并胃扩张与潴留
呕吐物中混有胆汁,口中有苦感	高位小肠梗阻.胆系疾病、妊娠及晕动病
呕吐伴剧烈头痛	高血压脑病、青光眼
有脑外伤史	颅内出血
呕吐伴眩晕、耳鸣	前庭功能障碍性呕吐
反复呕吐而无导致呕吐的病理性因素或有明显心理因素	功能性呕吐
全身性疾病导致的呕吐	原发病的表现:如尿毒症者血肌酐增高,病毒性肝炎者肝酶异常,糖尿病酮症酸中毒者血糖增高、尿酮体阳性

(四)救治原则

1. 出现误吸引发的气道梗阻时,首先清理气道,保持呼吸道通畅。紧急情况下行经口气管内插管、呼吸机支持治疗。

2. 对低血压或休克者,应积极补液,增加有效循环血量。

3. 通过病史、体征,结合辅助检查,尽快判明引发呕吐的原因,并进行病因治疗。

4. 纠正水、电解质平衡紊乱和酸碱失衡。

5. 对呕吐剧烈或频繁者可酌情使用具有中枢性镇吐作用的药物和抗组胺药物。急性食物中毒或急性中毒,以及病因未明时,不宜盲目使用镇吐药物。

二、急性腹泻

正常人排便次数一般为每日 1~3 次或每周 2~3 次不等,平均每日 1 次。粪便平均质量为 150~200g,含水分 60%~85%。腹泻(diarrhea)是指排便次数明显超过日常频率,排粪量增加,粪质稀薄,水分含量增加。急性腹泻发病急,病程一般为 1~3 周,可伴有黏液、脓血和肠痉挛所致的腹痛。

(一)病因

导致急性腹泻的常见疾病见表 1—13。

表1-13　急性腹泻常见病因分类

类型	病因
急性细菌性食物中毒	沙门菌属、金黄色葡萄球菌、变形杆菌、嗜盐菌、肉毒杆菌、副溶血弧菌、致病性大肠埃希菌等所致的中毒
急性肠道感染	病毒感染:如轮状病毒、肠腺病毒、Norwalk病毒等感染 细菌感染:如痢疾志贺菌(志贺菌属)、产毒性大肠埃希菌、沙门菌属、霍乱弧菌、弯曲杆菌属、厌氧的产气荚膜梭菌感染 寄生虫感染:梨形鞭毛虫、隐孢子虫、溶组织阿米巴原虫、血吸虫感染 真菌感染:白念珠菌感染
急性中毒	植物类:发芽马铃薯、白果、火麻仁(大麻仁) 动物类:河豚、动物肝、鱼胆 毒蕈
药物	泻药、高渗性药物(甘露醇)、拟胆碱能药物(新斯的明)、抗生素、抗肿瘤化疗药和某些降压药(利血平、胍乙啶)
全身性疾病	急性全身性感染:如脓毒症、流行性感冒、脊髓灰质炎、急性病毒性肝炎、麻疹、肺炎、钩端螺旋体病、回归热、伤寒和副伤寒 过敏性紫癜 变态反应性胃肠病 尿毒症 异基因骨髓移植后移植物抗宿主病 甲状腺危象 其他:急性放射性肠炎、急性溃疡性结肠炎
旅行者腹泻	旅途中或旅行后发生,多数为细菌感染所致

(二)病情评估与危险分层

急性腹泻可以合并恶心、呕吐、腹痛、里急后重、发热等症状,严重时并发电解质与酸碱平衡紊乱、休克等,也可以是某些疾病的消化道表现。对患者病情演变与预后的评估应注意伴随表现、病因,尤其是感染性腹泻病原菌的致病力以及原发疾病情况。

1.起病急骤、早期出现明显全身感染中毒表现、严重电解质平衡紊乱及脏器功能损害、凝血功能障碍甚至休克者,提示预后不良。如中毒性细菌性痢疾、急性出血性坏死性肠炎、急性中毒等。

2.粪便性状为严重脓血便、次数频繁、粪便量明显增多者更易出现全身并发症如脓毒症、严重脱水、电解质平衡紊乱和酸碱失衡。

3.药物引发的急性腹泻,一般很少有并发症,停药后消失,预后良好。

4.全身性疾病导致的腹泻的病程及疾病转归和原发病病情程度相关。

(三)诊断思路与流程

急性腹泻的诊断首先是病因诊断,同时要注重并发症的诊断。病因诊断主要依靠病史、症状、体征,并结合辅助检查,尤其是粪便检查结果。急性腹泻最常见的原因是急性细菌性食物中毒与肠道感染。急性腹泻在诊断与鉴别诊断方面须注意以下情况:

1.起病情况与病程　①急性细菌性食物中毒:发病前2~24h有进食不洁食物史和(或)进食有毒食物(如毒鱼、毒蕈)应考虑,应注意采集流行病学调查资料,明确是否有集体或家人在短时间内发病且有相类似表现。②肠道感染：发热、脓血便、血白细胞增高。③食物过敏：通常在食后几小时突觉脐周剧烈疼痛，水样泻2～4次后自行缓解。④抗生素相关性腹泻及伪膜性肠炎：长期应用广谱抗生素，突然发生腹泻，一般在停用可能的药物后，腹泻迅速缓解。⑤急性放射性肠炎：在放疗期间发生腹泻或伴有血便。⑥急性中毒所致腹泻：有明确的毒物接触史。

2.区分感染性腹泻和非感染性腹泻　见表1-14。

表1-14　感染性腹泻与非感染性腹泻鉴别要点

腹泻类型	特点	常见疾病
感染性腹泻	粪便中含有渗出液、炎性细胞和血液，可伴有感染中毒表现	急性食物中毒、急性肠道感染、全身感染性疾病
非感染性腹泻	粪便中无或较少炎性细胞，可含有未消化食物，常无全身感染中毒表现	胃炎、胃癌、胃泌素瘤术后及胃空肠吻合术、变态性肠病、非感染性炎症性肠病、手术史、中毒史或服药史

（四）救治原则

腹泻往往是某种疾病的症状表现，病因治疗与对症支持治疗都很重要，前者是治疗的根本，后者对患者尽快稳定病情、防止器官功能恶化具有重要的作用。在病因未明的情况下，应慎重使用止泻药和镇痛药，以免造成误诊和漏诊（图1-8）。

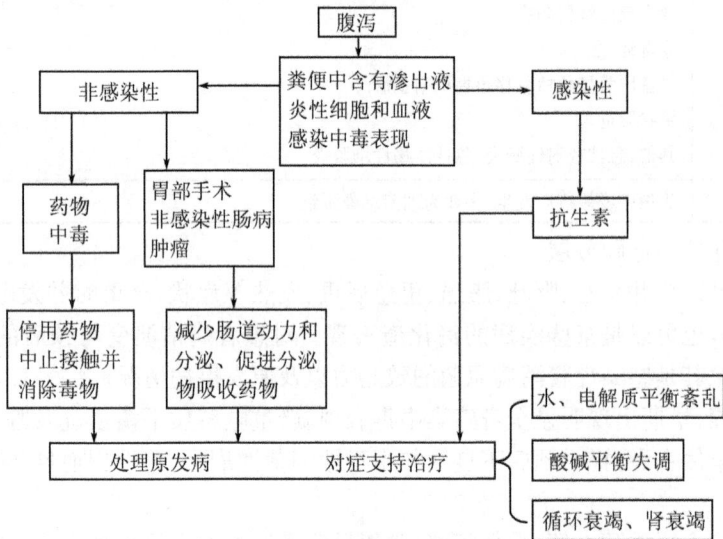

图1-8　急性腹泻的救治流程

（王鲁民）

第十一节　排尿困难

排尿困难是指排尿不畅、排尿费力，排尿时须增加腹压才能排出。有时甚至需要屏气用力，乃至用手压迫下腹部才能将尿排出。

一、病因

排尿困难的常见病因见表1-15。

表1-15　排尿困难的常见病因

类型	病因
梗阻性	前尿道病变:见于前尿道狭窄、肿瘤、结石、异物、先天畸形,阴茎包皮嵌顿、阴茎异常勃起等后尿道病变:见于后尿道炎症、水肿、肿瘤、结石、异物,或前列腺肥大、前列腺癌、前列腺炎症或积脓等原因而压迫后尿道 膀胱颈病变:见于膀胱颈部炎性狭窄、纤维化、挛缩、肿瘤、结石、异物,或见于妊娠子宫,盆腔肿瘤、卵巢囊肿压迫膀胱颈
功能性	神经系统或肌肉本身的功能障碍:如脊髓损伤、糖尿病神经源性膀胱 手术后排尿困难:如会阴区手术或产伤可反射性引起尿道括约肌痉挛 精神心理障碍:如神经症患者在公共厕所可能出现排尿困难 药物导致的排尿困难:各种松弛平滑肌的药物如阿托品、溴丙胺太林、山莨菪碱,使用麻醉药物,长期使用利尿剂等

二、病情评估与危险分层

国际前列腺症状评分(international prostate symptom score,IPSS)列出前列腺增生症主要的7种排尿症状(排尿不尽、排尿间隔小于2h、间断性排尿、憋尿困难、尿线变细、排尿费力、夜尿次数增多)。这7种排尿症状可作为排尿困难的症状表现(不一定单指前列腺增生一种因素所致的排尿困难,也适用于其他病因导致的排尿困难),每个症状根据发生频率分成6个评分段(无,发生率少于1/5、少于1/2、约1/2、多于1/2,几乎总是),分数分别为0~5分。总的评分由每个症状的评分叠加,分数的范围是0~35分。0分代表没有症状,而35分代表症状最为严重。根据不同的评分,可以将症状程度分为轻、中、重度:0~7分为轻度症状,一般不需要治疗,等待观察,对生活质量几乎不会造成明显影响;8~18分为中度症状,患者的临床症状比较明显,已经影响到生活质量,应该给予药物治疗,必要时行导尿术;19~35分为重度症状,需要药物治疗,如果药物治疗效果不理想,可以考虑导尿术、膀胱穿刺术、手术治疗。IPSS应作为排尿困难病情评估的重要依据。

除了根据排尿症状对排尿困难进行病情评估,还要结合排尿困难导致靶器官损伤的危险因素,对排尿困难进行危险分层。排尿困难导致靶器官损伤的危险因素包括:男性>55岁,女性>65岁,合并严重尿潴留;合并血尿、蛋白尿;合并脓尿,合并反复泌尿系统感染;直肠指诊表明前列腺肥大达正常腺体2倍以上,中间沟不明显或消失,表面平滑,超声显示前列腺增大;膀胱结石或肾、输尿管积水;膀胱残余尿量≥39ml;血尿素氮、肌酐水平升高;血清前列腺特异抗原(prostatic specific antigen,PSA)水平升高。

根据IPSS及导致靶器官损伤危险因素情况,将排尿困难进行如下危险分层:

1. 低危　IPSS≤7分,无导致靶器官损伤危险因素者。
2. 中危　8分≤IPSS≤18分,无导致靶器官损伤危险因素者;或IPSS≤7分,伴有1~2个靶器官损伤危险因素者。
3. 高危　IPSS≥19分,暂无靶器官损伤危险因素者;或IPSS≤18分,同时合并3种或更多靶器官损伤危险因素者。
4. 超高危 IPSS≥19分,同时合并1~2种靶器官损伤危险因素者;或IPSS≤18分,同时合并3种或更多靶器官损伤危险因素者。

三、诊断思路与流程

首先要仔细询问病史,如有无排尿困难病史,有无腰腹或会阴区绞痛史,是如何缓解的,每次发作后有无到医院检查、诊断、治疗、用药等情况；有无外伤史及手术史，如有无头部、脊柱、骨盆、盆腔脏器、会阴部的外伤史或手术史；有无泌尿系结石、尿路感染、血尿、糖尿病病史，有无插入导尿管史、行尿道镜史等。患者的年龄、性别对诊断也有一定意义。如老年男性以前列腺增生症和前列腺癌多见，成年男性以尿道狭窄、前列腺炎、神经性膀胱功能障碍多见，婴幼儿以包茎、尿道外口狭窄、尿道结石、先天性后尿道瓣膜多见；女性患者应注意妊娠子宫、卵巢囊肿、盆腔肿瘤等膀胱外病变压迫或神经性膀胱功能障碍的可能性。排尿困难的程度与病情相关。轻者表现为排尿延迟、射程短；重者表现为尿线变细、尿流淋漓且不成线；更严重的排尿困难为膀胱内有尿而不能排出，称尿潴留。当尿液因不能排出而在膀胱内迅速积聚产生急性尿潴留时，患者膀胱迅速膨胀、壁变薄，由于膀胱逼尿肌高频率收缩，虽有强烈尿意却不能排出尿液，患者常出现下腹部难以忍受的胀痛，常将手置于下腹，痛苦不已，有时从尿道口溢出少许尿液，但不能减轻下腹疼痛。长时间的排尿困难可导致慢性尿潴留，多表现为排尿不畅、尿频、尿后淋漓不尽，有时出现尿失禁现象，可出现尿逆流及肾损害，往往有明显上尿路扩张、肾积水，甚至出现尿毒症症状。

如合并尿潴留，在体格检查时可见：耻骨上区半球形膨胀的膀胱，用手按压有明显尿意，叩诊呈浊音。直肠指诊可确定前列腺的大小、质地、表面光滑度、触痛以及肿瘤等。B超检查对诊断前列腺疾病、泌尿系结石、膀胱内尿潴留情况有帮助；X线检查有助于发现隐性脊柱裂和脊柱损伤；前列腺液常规检查对诊断前列腺炎导致的排尿困难有一定意义；尿动力学检查是最有效、精确的手段之一，通过尿动力学分析仪检测尿路各部压力、流率及生物电活动，从而了解排尿的功能、机制和引起排尿功能障碍的病理生理学变化，从而明确排尿困难的确切病因；膀胱镜检查对膀胱颈部狭窄、结石、肿瘤的诊断有帮助。

四、救治原则

排尿困难的救治原则是解除病因，恢复排尿。如病因不明或梗阻一时难以解除，应先做尿液引流解除痛苦，然后进一步检查以明确病因并进行治疗。针对排尿困难常用的辅助治疗如下：①局部热敷法：热敷下腹部，并配合温水坐浴；②针灸刺穴法：针灸关元、中极、三阴交等穴位；③加压按摩法：在排尿时按摩下腹部，并逐渐加压，可促进排尿；④呼吸调息法：吸两次气，呼一次气，反复进行，直到排尿为止；⑤通下排便法：用开塞露一支，注入肛门，有便意时排便，一般尿液会随粪便排出；⑥条件反射法：拧开水管或用水杯倒水，让流水声刺激排尿中枢，诱导排尿。

针对合并急性尿潴留的患者，应尽快排空膀胱，减轻患者痛苦。导尿术是解除尿潴留最常用、最简便的方法，导尿时要注意无菌操作。尿潴留在短时间不能解除者，应留置导尿管作持续引流，1周左右再拔除。急性尿潴留患者在无法插入导尿管时，可采用耻骨上膀胱穿刺术或耻骨上膀胱穿刺造瘘术，持续引流尿液。如梗阻原因不能解除，可永久性引流尿液。

针对合并慢性尿潴留的患者：若为机械性梗阻病变引起，有上尿路扩张、肾积水、肾功能损害，应先行膀胱尿液引流，待肾积水缓解、肾功能改善后，针对病因择期手术或采取其他方法治疗，以解除梗阻；若为动力性梗阻引起，多数患者需自行间歇性清洁导尿，自行导尿困难或上尿路积水严重者，可作耻骨上膀胱穿刺造瘘术或其他尿流改道术。

五、注意事项

急性尿潴留引流尿液时，应间断地、缓慢地放出尿液，以避免因快速排空膀胱、膀胱内压突然降低而引起大出血。

（王鲁民）

第十二节　水肿

水肿（edema）是指血管外的组织间隙中有过多的体液积聚。急诊常见急性左心衰竭、急性肺水肿、急性脑水肿、黏液性水肿昏迷等，还常见于肾炎、肺心病、肝硬化、营养障碍及内分泌失调等疾病。

一、病因

根据水肿的类型，水肿的常见病因见表1—16。

表1—16　水肿的常见病因

类型		病因
局限性水肿		静脉梗阻性水肿：如下肢静脉曲张等
		淋巴梗阻性水肿：常见于丝虫病的淋巴水肿等
		炎症性水肿：常见于丹毒所致的局部水肿
		变态反应性水肿：常见于血管神经性水肿等
全身性水肿	心源性水肿	充血性心力衰竭、缩窄性心包炎、心包积液、心肌硬化等
	肺水肿	肺微血管静水压升高性肺水肿常见于心肌梗死、高血压和主动脉等疾患引起的左心衰竭，二尖瓣狭窄及肺静脉闭塞性疾病引起肺静脉压升高时，肺微血管静水压升高；微血管和肺泡壁通透性增加性肺水肿；弥漫性肺部感染，吸入有毒气体；肺淋巴回流障碍，高原肺水肿易发生在3000米以上高原，过量运动或劳动为诱发因素
	脑水肿	各类颅脑损伤；颅内占位性病变；颅内炎症（脑炎、脑膜炎、脑室炎、脑脓肿及败血症所致颅内弥漫性炎症），脑血管病变，外源性或内源性中毒，脑代谢障碍；脑的放射性损害等
	肝源性水肿	肝硬化、肝坏死、肝癌、急性肝炎等
	营养不良性水肿	原发性食物摄入不足
		继发性营养不良性水肿，见于多种病理情况（如胃肠疾患、妊娠呕吐、精神神经疾患、口腔疾患等）、消化吸收障碍（如消化液不足等）、排泄或丢失过多（如大面积烧伤和渗出、急性或慢性失血、蛋白尿等）
	肾源性水肿	急性肾小球肾炎、慢性肾小球肾炎、肾病综合征、肾盂肾炎、肾衰竭期、肾小管病变等
	内分泌性水肿	结缔组织病所致的水肿：常见于红斑狼疮、硬皮病及皮肌炎等

二、病情评估与危险分层

临床上根据水肿程度可分为轻、中、重三度。

轻度水肿：水肿仅发生于眼睑、眶下软组织、胫骨前、踝部皮下组织，指压后可出现组织轻度凹陷，平复较快。有时早期水肿仅有体重迅速增加而无水肿征象出现。

中度水肿：全身蜂窝组织均有可见性水肿，指压后可出现明显的或较深的组织凹陷，平复缓慢。

重度水肿：全身组织严重水肿，身体低垂部皮肤紧张、发亮，甚至可有液体渗出，有时可伴有胸腔、鞘膜腔积液及腹水。

三、诊断思路与流程

主要识别水肿可导致的相应器官功能障碍。如肺水肿可引起呼吸功能障碍;心包积液可影响心脏泵血功能;喉头水肿可致气道阻塞甚至窒息;脑水肿可致颅内压升高,甚至形成脑疝,危及生命。生命重要器官急速发生的水肿危害较大。早期诊断、早期处理有利于稳定生命体征,只有这样才有可能有效救治急危重症。

(一)急性左心衰竭的诊断要点

根据有引起急性左心衰竭的病因、突然出现的呼吸困难、咳大量白色或粉红色泡沫样痰、两肺布满湿啰音及哮鸣音等临床表现,诊断并不困难。一些特殊检查如心电图及胸部 X 线摄片等对了解心力衰竭的病因或血流动力学改变的程度有帮助。急性左心衰竭应与下列伴有呼吸困难的疾病相鉴别:

1. 急性肺栓塞　常有突然出现的呼吸困难,烦躁、发绀、休克,与急性左心衰竭相似。

2. 自发性气胸　多发生于原来健康的青壮年或有肺气肿、肺大疱、肺结核等病史者;发作时胸痛剧烈,刺激性干咳;患侧胸廓膨胀,肋间隙增宽,叩诊为过清音,听诊呼吸音减低或消失而无干湿啰音及哮鸣音;胸部 X 线检查可确诊。

3. 支气管哮喘　多发生于青少年,常有反复发作的病史,且发作多在冬春季,也可有家族史,常突然发作、突然停止,胸部 X 线片示心脏正常,肺野透亮度增加。而心源性哮喘多见于中年以上,多发生于高血压、冠心病、二尖瓣狭窄的患者,常在夜间熟睡后突然发作,多有相应的心脏体征,若一时难以鉴别,可先注射氨茶碱缓解症状后进一步检查,但不能应用吗啡和肾上腺素。

4. 成人呼吸窘迫综合征　常由创伤、感染、休克、误吸、氧中毒等因素引起,喜平卧而不愿端坐,肺动脉楔压≤18mmHg,X 线片示双肺弥漫性间质浸润等,可与急性左心衰竭鉴别。

5. 其他原因引起的肺水肿　如农药中毒、海洛因中毒及高原性肺水肿等。

(二)急性肺水肿的诊断要点

1. 临床表现　①有引起急性肺水肿的原发病的相应症状。②患者有严重呼吸困难,强迫体位,呼吸浅速,焦躁不安,发绀,大汗,咳嗽,咳白色或粉红色泡沫样痰,有时伴有哮喘样发作。③肺水肿早期肺部可闻及哮鸣音,之后布满水泡音,心源性者有心脏体征。

2. 辅助检查　①胸部 X 线检查有助于与高压性和渗透性肺水肿鉴别。②血气分析:多表现为低氧血症、呼吸性碱中毒、血 pH 正常到轻微偏碱性。许多肺水肿患者动脉血气分析还能明确提示是呼吸性酸中毒还是代谢性酸中毒,两者常可同时存在。

3. 鉴别诊断　心源性与渗透性肺水肿的鉴别:了解原发病或发作诱因;心源性肺水肿患者呼吸困难症状更加明显,多为端坐呼吸,卧位时明显加重;胸部 X 线检查有助于鉴别,详见表 1—17。

表 1—17　心源性与渗透性肺水肿 X 线检查的鉴别

项目	心源性肺水肿	渗透性肺水肿
心脏大小	扩大	正常
上叶血管	扩张	正常
KerleyB 线	存在	无
肺阴影	中央模糊	周围斑片
支气管充气征	不常见	常见

（三）急性脑水肿的诊断要点

急性脑水肿所致颅内压增高,根据头痛、呕吐、视神经盘水肿三个主要症状,诊断不难,应该注意颅内压增高时婴幼儿视神经盘水肿不一定出现,儿童的头痛主诉有时不明显,呕吐可能是唯一主征。颅内压增高明确诊断后,应进一步寻找病因。行急诊颅脑 X 线摄片、CT 扫描及 MRI、腰椎穿刺等辅助检查有助于诊断。

（四）变态反应与微血管壁通透性增高所致水肿的诊断要点

变态反应性水肿常见于血管神经性水肿、接触性皮炎等,出现呼吸困难。关注是否有呼吸困难、口唇发绀青紫的急性喉头水肿表现;还常见于炎症、缺氧、酸中毒等。

四、救治原则

（一）急性左心衰竭的救治原则

急性左心衰竭的救治原则以增强心肌收缩力和减轻心脏负荷为主。防止左心衰竭发展到急性肺水肿阶段是降低死亡率的关键。对于急性左心衰竭的初发阶段及时采取下列措施,往往可使病情很快得到控制:

1.保持适当体位　使患者采取坐位或半坐卧位,两腿下垂,以减少静脉回流。必要时加止血带轮流结扎四肢。

2.吸氧。

3.应用吗啡　特别适用于间质性肺水肿及早期肺泡内水肿期,有镇静、抑制过度兴奋的呼吸中枢、扩张小动脉及静脉、增加内脏循环血量等作用。但对肺水肿晚期、休克及呼吸衰竭者,则禁用吗啡及哌替啶,以免加重对呼吸的抑制。

4.应用血管扩张剂　对于血压高而急需降压者应用硝普钠需作血压和心电监护,二尖瓣狭窄及主动脉瓣狭窄者忌用。

5.快速利尿　已有心源性休克者不用。

6.应用强心剂　①最常用的是强心苷类,适用于以心肌收缩功能异常为特征的心力衰竭;及室上性因素所致的心室率过大,对心房颤动或室上性心动过速诱发的心力衰竭尤为适宜。②磷酸二酯酶抑制剂:如系单纯二尖瓣狭窄引起的肺水肿,则不宜用强心剂,以免因右心排血量增加而加重肺淤血。此时宜利尿或用扩血管药,但伴心房颤动、心室率快时可使用洋地黄。

7.应用氨茶碱　在难以判断心源性哮喘或支气管哮喘时,使用该药较为安全。

8.应用消泡剂及机械辅助呼吸　在肺泡性水肿阶段,应尽早使用消泡剂以改善通气。对极严重的肺水肿,有神志不清、休克而痰液较多时,宜作气管内吸痰、气管内插管配合机械辅助呼吸,对血容量低、气胸、肺大疱及急性心肌梗死患者,应用机械辅助呼吸应慎重。

9.应用肾上腺皮质激素。

10.纠正酸中毒。

（二）急性肺水肿的救治原则

对于急性肺水肿应尽快去除病因,进行氧疗和镇静,控制输液,加快利尿,增加心肌收缩力,减轻心脏负荷,使用血管扩张剂和肾上腺皮质激素。对严重者尽早使用机械辅助呼吸,以改善缺氧。

（三）急性脑水肿的救治原则

应降低颅内压，尤其是即将发生或已经发生脑疝时，脱水剂与利尿剂联合应用是急救的主要措施；应用血清白蛋白和浓缩血浆；手术治疗的目的在于去除病灶，清除急性脑水肿的病因；减小脑体积和扩大颅内容积，从而降低颅内压，此乃治疗脑疝的最终方法。

五、注意事项

1. 注意病情交代　如高血压性肺水肿病情发展极快，死亡率高，而渗透性肺水肿患者的预后相对较好。应将病情向患者的家属交代清楚，让其有充分的思想准备。

2. 动态观察病情变化，及时处理危急症状。

（王鲁民）

第十三节　眩晕

眩晕（vertigo）是患者主观的一种运动错觉，空间关系的定向障碍和平衡感觉障碍导致感到周围物体或自身在旋转，是视觉、本体觉、前庭功能障碍所致的一组症状。多由前庭系统及小脑功能障碍所致。常伴眼震。与头晕不同。

一、病因

按病变所在部位分为周围性眩晕和中枢性眩晕两类，前者多为前庭周围病变引起。后者由|脑干内前庭核以上中枢传导通路损害引起。其特点见表1-18。

表1-18　周围性和中枢性眩晕的特点

特点	周围性眩晕	中枢性眩晕
起病	突然	渐起
持续时间	短，几秒到几小时、几天	久，几天到几个月
头位	多有关	多无关
听力下降	多有	不明显
耳鸣	多有	不明显
恶心、出汗	频繁	少见
中枢神经系统症状	无	有
程度	严重	不定或轻
频度	发作性	持续性
眼震	旋转、水平	垂直、多变

周围性眩晕中，良性阵发性位置性眩晕（benign paroxysmal positional vertigo，BPPV）、前庭神经元炎（vestibular neuronitis）和梅尼埃病（Menieres disease）是主要病因（表1-19）。

表 1—19　眩晕的病因及其特点

眩晕类型及发病率	病因	特点
周围性眩晕(70%)	BPPV	头部处在一定位置时出现。时间短,症状重,病情轻
	前庭神经元炎	上呼吸道感染史。无耳鸣、耳聋。不易复发
	梅尼埃病	听力下降伴有耳鸣、耳内闷胀感,反复发作
	迷路炎	多合并化脓性中耳炎
	晕动病	乘船、乘车诱发
	突发耳聋	一侧突然耳聋、耳鸣
	内耳药物中毒	耳毒性药物史,听力下降
中枢性眩晕(30%)	颅内血管性疾病:脑后循环缺血、高血压脑病,小脑出血	症状轻,病情重,平衡失调,共济失调,一侧脑神经与另一侧运动感觉损害
	颅内肿瘤:听神经瘤.小脑肿瘤等	原发病表现
	颅内感染:颅后窝蛛网膜炎、小脑脓肿	神经系统症状
	颅脑外伤	外伤史
	颅内脱髓鞘疾病:多发性硬化.延髓空洞症	伴有脑干症状

二、病情评估与危险分层

1. 前庭核与脑干血管运动中枢、迷走神经核连接,损害时伴有恶心呕吐,面色苍白,出汗及血压、呼吸、脉搏改变。周围性眩晕自主神经症状明显,多为水平性眼震。中枢性眩晕自主神经症状轻或不明显,多有脑干、小脑或顶颞叶损害症状。

2. 眩晕的症状、起病的快慢和前庭代偿功能有关。如起病急,自身前庭代偿功能尚未建立,患者眩晕重,视物旋转感明显;前庭功能代偿后,患者眩晕逐渐消失,多数前庭周围性眩晕呈短暂发作性病程。慢性化脓性中耳炎者,感染向颅内扩散时可波及迷路,发生浆液性或化脓性迷路炎。

3. 中枢性眩晕症状轻但病情严重。警惕脑后循环缺血(posterior circulation ischemia, PCI),栓塞是 PCI 的最常见病因。常见栓塞部位是椎动脉颅内段和基底动脉远端。PCI 包括脑后循环的短暂性脑缺血发作(transient ischemic attack, TIA)和脑梗死。常以多发症状出现。对疑为 PCI 的患者应进行神经 MRI 检查。磁共振弥散加权成像(diffusion weighted imaging, DWI)用于超早期脑缺血的诊断,对急性病变最有诊断价值。

三、诊断思路与流程

眩晕的诊断思路和流程见图 1—9。其中,Dix—Hallpike 试验是诊断后半规管 BPPV 的金标准。

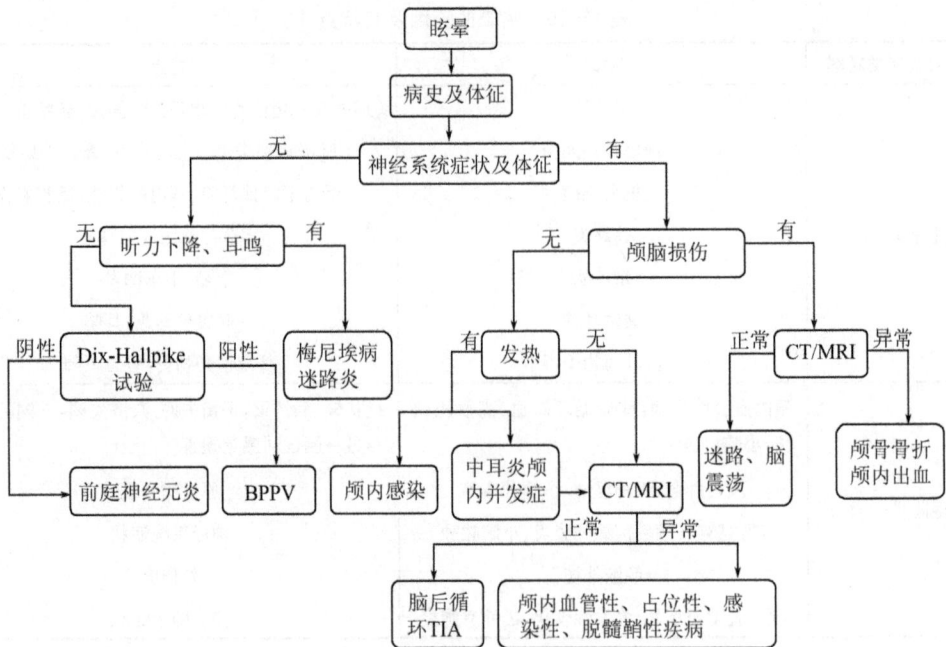

图 1-9 眩晕的诊断思路和流程

四、救治原则

（一）病因治疗

1.积极进行病因治疗对危重患者要监测生命体征。避免搬动患者。急性发作期安静闭眼卧床休息。耳性眩晕时健侧耳向下侧卧。

2.对 PCI 的急性期处置与脑前循环缺血性卒中相同。积极开展脑卒中单元的组织化治疗模式。对起病 3h 内的合适患者可开展静脉阿普替酶（rt-PA）溶栓治疗。有条件者可进行动脉溶栓治疗，治疗时间窗可适当放宽。对不适合溶栓治疗且无禁忌证者，予以阿司匹林每天 100～300mg 治疗。

3.体位疗法　是 BPPV 的首选。

（二）药物治疗

1.镇静药　抑制前庭反应，减轻眩晕引发的呕吐。常用药物为地西泮、茶苯海明等。

2.血管扩张剂　改善内耳和脑部血液循环，较重者配合使用镇静止晕药。

3.抗胆碱能药物　扩张微血管，抑制前庭系统活性。常用阿托品、氢溴酸东莨菪碱及胞磷胆碱等。

4.利尿剂　改善膜迷路积水。

（三）手术治疗

症状严重、药物治疗无效者可考虑手术破坏迷路或切断前庭神经。

五、注意事项

1.要区别眩晕与头晕　后者无平衡障碍，无外界环境或自身旋转的运动幻觉。眩晕有明显的自身或他物旋转感；呈阵发性，伴有眼震、平衡失调及自主神经症状。头晕常为头重脚轻、眼花等,由心血管系统疾病、全身中毒、代谢性疾病、眼病、贫血等疾患引起。

2. 了解中枢性眩晕中各种血管性疾病的危险因素　注重对脑神经和共济运动(眼球运动、面部感觉、听觉、前庭功能)的检查,对以头晕、眩晕为主诉者,要进行 Dix－Hallpike 试验以排除 BPPV。

(王鲁民)

第十四节　晕厥

晕厥(syncope)是意识短暂丧失的常见原因,又称为昏厥,为大脑半球或脑干短暂的灌注降低而导致的突发的一过性意识丧失,伴姿势性张力不能维持的临床综合征。晕厥在普通人群中常见,女性发病率多于男性,直立位、坐位及仰卧位均可发病,一般为突然发作,历时数秒至数分钟,很快恢复,很少留有后遗症,临床上以快速发作、持续时间短及自限性为特点。晕厥可因血管迷走神经反射、直立性低血压、心排血量减少引起全脑灌注降低或脑后循环缺血,导致脑干选择性低灌注所致。

一、病因

任何原因导致全脑或脑干血流灌注不足均可产生晕厥,引起晕厥的病因见表 1－20。

表1－20　晕厥的病因

类型	病因
反射性晕厥	血管迷走反射性晕厥 直立性低血压性晕厥 情景相关性晕厥(咳嗽、排尿等) 颈动脉窦性晕厥
心源性晕厥	冠心病 心动过缓 心动过速 心室内占位性病变 先天性心脏病
脑源性晕厥	高血压性脑病 缺血性脑血管病 主动脉弓综合征
其他	药物性晕厥 精神性晕厥 癔症性晕厥

反射性晕厥是因血压调节异常、心率反射弧障碍及自主神经功能不全导致血压急剧下降、心排血量突然减少,从而使全脑或脑干的血流灌注降低所致;心源性晕厥是各种原因导致心排血量急剧减少所致;脑源性晕厥乃短暂性全脑或脑干供血不足所致,患者突发意识障碍,但面色无明显变化,血压正常。

二、病情评估与危险分层

重点检查心血管及神经系统,临床检查可提示 45％晕厥的病因,心电图阳性率总体上较低。

大多数晕厥患者需进行病情评估。伴胸痛、不能解释的气短、充血性心力衰竭病史或瓣膜性疾病的患者需要住院。心电图有室性心律失常、缺血、QT 间期显著延长或新发束支传导阻滞等表现的患者也需要住院。对下述患者需持续监测:年龄大于 45 岁、心血管或充血性心脏病史、家族猝死史、有严重并发症如糖尿病或劳累后晕厥。

晕厥的急诊评估常不能得出确切结论。通过病史采集、体格检查、12 导联心电图检查仍有多达 50％的患者不能明确诊断。45 岁以下,无明显症状、体征及心电图变化的患者危险性较低,可门诊治疗。

晕厥的短期死亡风险与结构性心脏疾患、心力衰竭、心律失常相关,因此强调危险分层。冠状动脉或脑血管疾病、糖尿病、高血压等慢性疾病史可增加晕厥后死亡风险。既往用药史对危险分层有重要意义。严重心脑血管疾病反复晕厥发作,属于高危,随时有死亡的风险,应特别重视。

三、诊断思路与流程

诊断晕厥应详细询问病史并进行体格检查。体检多无阳性发现,但详细的病史询问可提供重要的信息,诊断流程见图 1—10。病史和查体有所发现时,根据病情做心电图、心脏超声、颅脑 CT、电解质、血糖、血常规、妊娠试验、粪便隐血等检查。

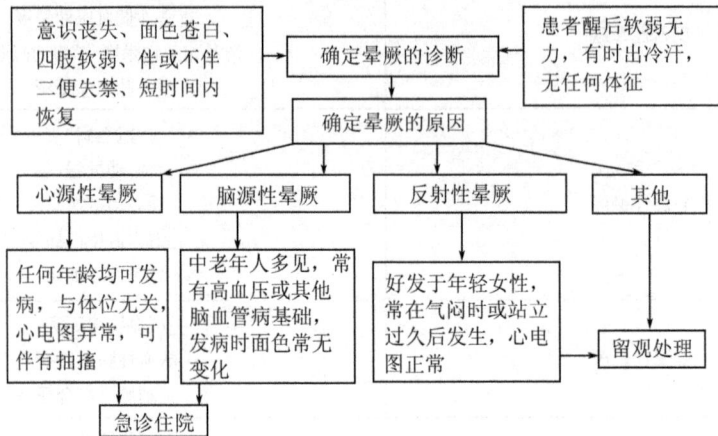

图 1—10 晕厥的诊断流程

四、救治原则

对晕厥患者应紧急处置,争取尽快明确诊断,对因治疗。

1. 发作现场应避免跌倒以致外伤。

2. 病情危重时可行现场心肺复苏。

3. 立即送医院进行处理 ①吸氧,保持呼吸道通畅。②病情危重者持续进行心电、血压监护。③对症支持治疗,完善相关检查。对反射性晕厥,应避免发生晕厥的诱因;对严重的心源性晕厥、脑源性晕厥应积极治疗原发疾病。④对病因复杂诊断不明确者应定期随诊。

（王鲁民）

第十五节　意识障碍

意识障碍(disturbance of consciousness)是指对周围环境以及自身状态的识别和觉察能力出现障碍,为急诊科常见的一类临床综合征,病因复杂。意识障碍由各种原因引起高级中枢功能活动受损,在临床实践中,可表现为嗜睡、意识模糊、昏睡和昏迷,同时还存在一种特殊的意识障碍如谵妄。判断意识障碍的程度,尽早、正确分析其病因,合理诊断,及时救治,有着非常重要的临床意义。

一、病因

意识障碍的常见病因分为神经系统疾病和非神经系统疾病,见表1-21。

表1-21　意识障碍的常见病因

神经系统疾病	非神经系统疾病
脑血管病	急性感染性疾病
脑出血	败血症
脑梗死	感染中毒性脑病
短暂性脑缺血发作	内分泌与代谢性疾病
颅内占位性病变	低血糖
原发性或转移性颅内肿瘤	糖尿病性昏迷
脑内肉芽肿	尿毒症
脑寄生虫囊肿等	肝性脑病
颅脑外伤	肺性脑病
脑挫裂伤	甲状腺危象
颅内血肿等	甲状腺功能减退
脑弥漫性病变	艾迪生病
颅内感染性疾病	库欣综合征
弥漫性颅脑损伤	水、电解质平衡紊乱
蛛网膜下腔出血	物理性损害
脑水肿	热射病
脑变性及脱髓鞘性病变	电击伤
癫痫发作	中毒

人的意识需要完整而正常的中枢神经系统来维持。当脑干网状上行激活系统抑制或双侧大脑皮质广泛性损害时,觉醒状态减弱,意识内容减少或改变,即可造成意识障碍。

二、病情评估与危险分层

（一）病情评估

1.判断意识障碍的程度

(1)嗜睡:是最轻的意识障碍,是一种病理性疲倦,患者处于持续的睡眠状态,轻微的刺激即可唤醒,醒后能正确回答和做出各种反应,但当刺激去除后很快再入睡。

(2)意识模糊:是意识水平轻度下降、较嗜睡深的一种意识障碍。患者能保持较简单的精神活动,但对时间、地点、人物的定向力发生障碍。

(3)昏睡:是接近昏迷的一种意识障碍,觉醒功能严重受损,处于熟睡状态,不易唤醒,在较强刺激下可被唤醒,醒后语言含糊、答非所问,各种反射活动存在,但很快再入睡。

(4)昏迷:是严重的意识障碍,觉醒状态及意识内容完全丧失,任何刺激均不能唤醒。按其程度可分为:

①轻度昏迷:对外界刺激无反应,自主活动、语言活动及随意活动消失,对疼痛刺激有痛苦反应或肢体退缩等防御反应,各种生理反射(吞咽、咳嗽、角膜、瞳孔对光反射等)存在或迟钝,可有病理反射,可伴谵妄或躁动,生命体征平稳或不平稳。

②中度昏迷:随意活动消失,对疼痛刺激无反应,剧烈刺激可出现防御反射,角膜反射消失,瞳孔对光反射迟钝,眼球无转动,体温、脉搏、呼吸无明显改变,生命体征平稳或不平稳。

③深度昏迷:全身肌肉松弛,所有反射(生理反射、浅反射、深反射及病理反射)消失,生命体征不平稳,有自主呼吸,但节律可不规则。

(5)谵妄:是一种特殊类型的意识障碍。在意识模糊的同时,伴有明显的精神运动兴奋,有定向力丧失、感觉错乱、躁动不安、言语杂乱症状,见于感染中毒性脑病、颅脑外伤、药物中毒、代谢障碍等。有些可康复,有的发展为昏迷。

意识障碍的程度评估方法很多,以 Glasgow 昏迷量表法较常用,见表1—22。

表1—22 Glasgow 昏迷量表

睁眼动作	评分	言语反应	评分	运动反应	评分
自动睁眼	4.	正常回答	5	可按指令动作	6
呼唤睁眼	3	回答错误	4	能确定疼痛部位	5
刺痛睁眼	2	语无伦次	3	对疼痛有肢体退缩反应	4
无反应	1	只有发音	2	肢体异常屈曲(去皮质强直)	3
		无反应	1	肢体异常伸展(去大脑强直)	2
				肢体无反应	1

说明:总分 15 分,最低 3 分。根据得分多少,评估其意识障碍程度。13～14 分为轻度意识障碍,9～12 分为中度意识障碍,3～8 分为重度意识障碍(多呈昏迷状态)

2.根据患者的病史、症状、体征及辅助检查认识急危重症 对于意识障碍的患者,判断意识程度的同时,应该立即简单询问病史和症状(发病急缓、外伤史、既往史及伴随症状),评估其生命体征(体温、脉搏、血压、呼吸、血糖),进行体格检查(瞳孔、眼球、脑膜刺激征、病理反射及其他各种反射等)、眼底检查及辅助检查(血常规、血气分析、酮体、颅脑 CT 等)。

(1)识别危及生命的症状、体征及相关疾病:昏迷前如有剧烈头痛、呕吐,可能有颅内高压,应考虑脑肿瘤、脑脓肿、脑出血、脑膜炎等。

①伴发热:先发热然后有意识障碍可见于重症感染性疾病;先有意识障碍然后有发热,见于脑出血、蛛网膜下腔出血、巴比妥类药物中毒等。

②伴呼吸缓慢:是呼吸中枢受抑制的表现,可见于吗啡、巴比妥类、有机磷农药等中毒、银

环蛇咬伤等。

③伴瞳孔散大：可见于颠茄类、酒精、氰化物等中毒以及癫痫、低血糖状态等。

④伴瞳孔缩小：可见于吗啡类、巴比妥类、有机磷农药等中毒。

⑤伴有双侧瞳孔不等大：可能有颅内高压、脑商、脑出血、大面积脑梗死等。

⑥伴心动过缓：可见于颅内高压，房室传导阻滞以及吗啡类、毒蕈等中毒。

⑦伴高血压：可见于高血压脑病、脑血管意外、肾炎、尿毒症等。

⑧伴低血压：可见于各种原因的休克。

⑨伴皮肤黏膜改变：出血点、瘀斑和紫癜等可见于严重感染和出血性疾病，口唇呈樱桃红色提示一氧化碳中毒。

⑩伴脑膜刺激征：见于脑膜炎、蛛网膜下腔出血等。

(2)识别危及生命的异常辅助检查结果：血常规提示重度贫血、凝血功能异常、重度酸中毒、胆碱酯酶活性低下，颅脑 CT 提示大面积脑出血、小脑出血等都需要及时抢救处理，否则危及生命。

(二)危险分层

意识障碍是危险系数大、涉及危及生命的疾病广而多的一类临床综合征，可按意识障碍的程度进行分层，但它们相互之间可能出现转化或进展，所以都不能忽视。特别对于昏迷者，可能存在威胁患者生命的状况，如生命体征不平稳、颅内高压等，需要立即抢救处理，并尽早进行病因诊断。

三、诊断思路与流程

1. 鉴别是否为意识障碍

(1)木僵：常见于精神分裂症患者。表现为对外界刺激均无反应，不言不动，甚至不吃不喝，面部表情固定，二便潴留。常伴有自主神经紊乱，如流涎、低体温等。

(2)精神抑制状态：见于癔症或受严重的精神打击。源于精神因素，起病突然，对外界刺激无反应，呼吸急促或屏住呼吸，僵卧不动，急速轻眨眼，翻开双眼睑可见眼球活动，神经系统检查正常。

(3)闭锁综合征：只有眼睑及眼球垂直运动。头面及四肢运动功能丧失，不能言语，实际上意清楚，其思维表达方式可以通过眼睑及眼球运动回答。见于脑桥肿瘤、血管病及脱髓鞘疾病等。

(4)晕厥：是意识突然、短暂丧失，但很快恢复的一类临床综合征。多由于大脑一过性血液灌注不足引起，包括心源性晕厥、神经源性晕厥、反射性晕厥等。

2. 评估意识障碍的程度及危险分层。

3. 确定意识障碍的疾病诊断。

(1)迅速、准确地询问病史：包括起病方式、首发症状、伴随症状、发生环境及既往病史等。

(2)全面而有重点地查体：掌握生命体征，重点进行神经系统检查及一般检查，便于迅速按病因诊断，缩小疾病范围。随机根据提供的线索确定查体的重点。注意生命体征、瞳孔、眼球、巩膜、面容、唇色、口腔及耳部情况、呼出的气味及脑膜刺激征等。

(3)进行必要的实验室检查：如血常规、电解质、血糖、肝肾功能、凝血功能、血气分析、心电图、胸部 X 线、脑脊液、颅脑 CT 或 MRI、脑血管造影等检查。

(4)根据病史、体征及相关检查,分析、判断病因。

四、救治原则

对于意识障碍患者立即明确其意识障碍程度,评估生命体征的危急程度,并给予及时、有效的处置。具体过程如图1—11。

```
                    ┌──────────┐
                    │ 意识障碍 │
                    └──────────┘
                         │
  ┌──────────────────────────────┐     ┌──────────┐      ┌──────────────────┐
  │ 确定意识障碍程度及病情评估    │────→│ 气道阻塞 │──┐   │ 保持呼吸道通畅,  │
  │ Glaagow昏迷量表                │     └──────────┘  ├──→│ 气管内插管或切开  │
  │ 有无气道阻塞                   │     ┌──────────┐  │   │ 以保证有效通气    │
  │ 有无呼吸频率、节律异常         │────→│ 呼吸异常 │──┘   └──────────────────┘
  │ 有无脉搏、血压                 │     └──────────┘
  │ 有无低血糖                     │     ┌────────────┐    ┌──────────┐
  └────────────────────────────────┘───→│ 无脉搏、血压│──→│ 心肺复苏 │
                                         └────────────┘    └──────────┘
```

图1—11 意识障碍的诊断和治疗流程

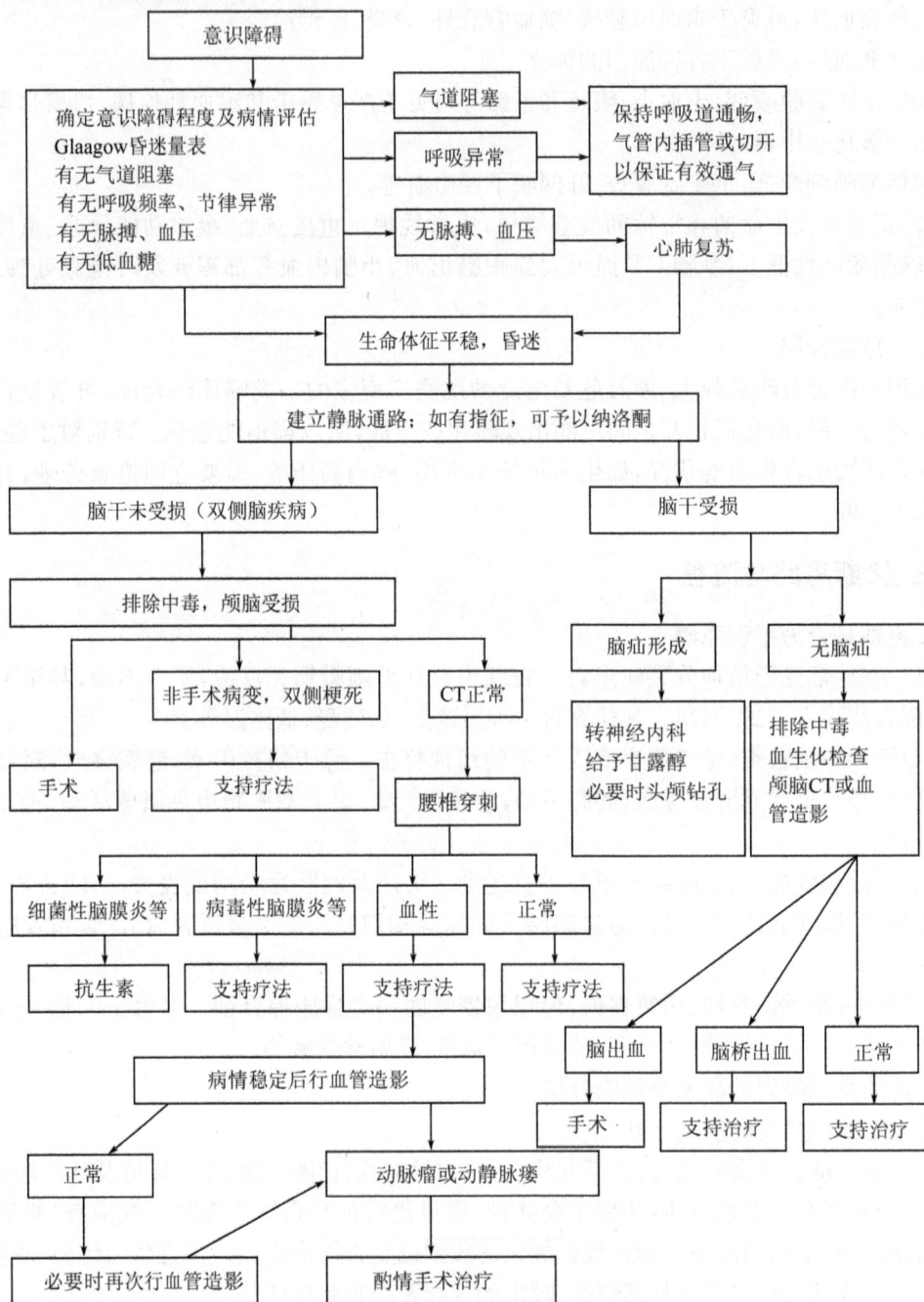

(一)急救处理原则(危重症)

1.保持呼吸道通畅,给氧,必要时使用呼吸中枢兴奋剂、行气管切开或气管内插管辅以人工呼吸。

2.维持有效的循环功能,给予强心、升压药物,纠正休克。

3.急诊查血常规、尿常规、电解质、肝肾功能、凝血功能、血气分析等。

4.对颅内压增高者给予脱水、降颅内压药物,如甘露醇、呋塞米、甘油、皮质醇激素。必要时行侧脑室穿刺引流。

5.预防及控制感染治疗。

6.控制过高血压和过高体温。

7.控制抽搐发作,必要时用地西泮、苯巴比妥等,如出现谵妄、抽搐不止可用人工冬眠疗法。

8.纠正水、电解质平衡紊乱,补充营养。

9.给予脑代谢促进剂及脑促醒药物,前者如ATP、辅酶A、胞磷胆碱等,后者如纳洛酮、醒脑静注射液、安宫牛黄丸等。

10.注意口腔、呼吸道、泌尿道及皮肤的护理,病情稳定后转入ICU进一步诊治。

(二)病因治疗

对意识障碍尤其是昏迷患者的病因治疗为主要的针对性治疗。对于昏迷的患者要求尽早明确病因诊断,及时针对病因治疗。

(三)其他治疗

其他治疗主要包括预防感染、止血、抑酸、保护脑细胞、营养支持等。

五、注意事项

1.意识障碍危险程度高,病情的判断与评估尤为重要。

2.意识障碍病因繁多,不易明确,病情发展迅速,威胁生命概率大,掌握意识障碍的急诊救治原则不容忽视。

(1)患者出现意识障碍时,严密观察并警惕其加深而进入昏迷。

(2)昏迷时,应保持头侧位,避免出现呕吐物误吸。

(3)保持呼吸道通畅,要将患者的衣领纽扣解开,如果患者口腔有分泌物,要及时吸出。可用口咽通气管,必要时行气管内插管或气管切开进行有效通气。

(4)出现瞳孔不等大及脑膜刺激征等颅内高压时及时合理地应用脱水药物。

(5)维持血压平稳,控制抽搐发作。

3.保证生命体征平稳后尽快、尽早明确病因诊断,针对病因治疗。

(王鲁民)

第十六节　抽搐

抽搐(tic)属于不随意运动,是指各种具有骨骼肌痉挛症状的局限性或全身性癫痫样发作,或其他非自主性发作的全身性(至少是双侧的)骨骼肌痉挛,主要包括惊厥(伴有或不伴有意识丧失的抽搐,一般为全身性、对称性)和手足搐搦(tetany)。

一、病因

病因可分为特发性和症状性，见表1—23。

表1—23　抽搐的常见病因

类型		病因
特发性病因		先天性脑部不稳定状态、部分脑损害引发的小儿惊厥
症状性病因	脑部疾病	脑感染、外伤、肿瘤、血管疾病、脑寄生虫病、先天性脑发育不全及原因未明的大脑变性等
	全身性疾病	感染、内源性或外源性中毒、心血管疾病、代谢障碍、风湿病及突然撤药等淹溺、窒息、触电、热射病等
	神经症	癔症性抽搐及惊厥

二、病情评估

由于异常放电神经元的部位不同，临床上可出现短暂的运动、感觉、意识、行为及自主神经等单独或组合出现的功能障碍，通常可分为全身性和局限性抽搐两种。

1. 全身性抽搐　以全身骨骼肌痉挛为主要表现，典型者为癫痫大发作，先表现为强直性即持续性收缩，后为阵挛性即断续性收缩。

2. 局限性抽搐　以身体某一局部连续性肌肉收缩为主要表现，多见于口角、眼睑、手、足等，部分患者自一处开始，依大脑皮质运动区的排列形式逐渐扩展。

三、诊断思路与流程

1. 病史采集

(1)一般情况：年龄、职业等。婴幼儿常见先天性疾病所致的抽搐；青壮年以外伤、原发性癫痫、急性感染为多见；中老年人以颅脑肿瘤或外伤、脑血管意外等为主，老年人以脑血管病、脑肿瘤、神经退行性变为主。

(2)家族史、既往史和服药中毒史：家族中有无相关病史，有无服用抗癫痫药，精神疾病和类似发作史。既往有无颅脑外伤或手术、脑血管意外或肿瘤及感染病史，若有相应病史考虑是否为该种疾病的延续或者并发。同时询问有无大量服药中毒史。

(3)发病情况：包括抽搐时间、程度、范围(全身性还是局部性)，发病间隔时间(持续性还是间歇性)以及伴随症状。

2. 体格检查　包括神经系统检查及一般内科检查。

3. 辅助检查

(1)考虑颅内疾病(神经系统疾病)的患者可行颅脑 CT 或 MRI 检查；如考虑中枢神经系统感染可能需加做脑脊液检查；考虑癫痫发作可行脑电图检查。同时常规检查血糖、电解质。

(2)考虑颅外疾病相应检查：血尿粪常规、电解质、肝肾功能、心肌酶谱、内分泌功能、动脉血气分析、心电图、X 线检查、毒物分析等。

四、救治原则

评估患者的生命状态。包括检查生命体征和神志、瞳孔。倘若出现呼吸或心搏停止，则马上进行心肺脑复苏，如图1—12。

抽搐发作

是否全身抽搐

是　　　　　　　　　　　　否

全身性强直阵挛发作持续状态（癫痫持续状态）抢救流程

评估：
神志、呼吸、脉搏、血压、瞳孔、皮肤黏膜、GCS评分、血氧饱和度、血糖、四肢肌力及肌张力主要的病理反射，同时考虑可能的病因（如中毒电解质平衡紊乱、癫痫小发作）

| 中毒环境 | 询问病史（癫痫、用药史） | 高温环境、长时间运动后 | 其他发作：如酸碱失衡 |

| 急性中毒按急性中毒流程处理 | 癫痫小发作保持气道通畅吸氧对症治疗 | 中暑按热痉挛处理 | 保持气道通畅吸氧对症治疗 |

再次评估：
神志、呼吸、脉搏、血压、瞳孔、皮肤黏膜、GCS评分、血氧饱和度、血糖；必要时做心电图

院前　　生命体征平稳后，严密监护，转送医院做好保护措施，防止呕吐、窒息、受伤

院内　　完善各项检查，必要时专科会诊

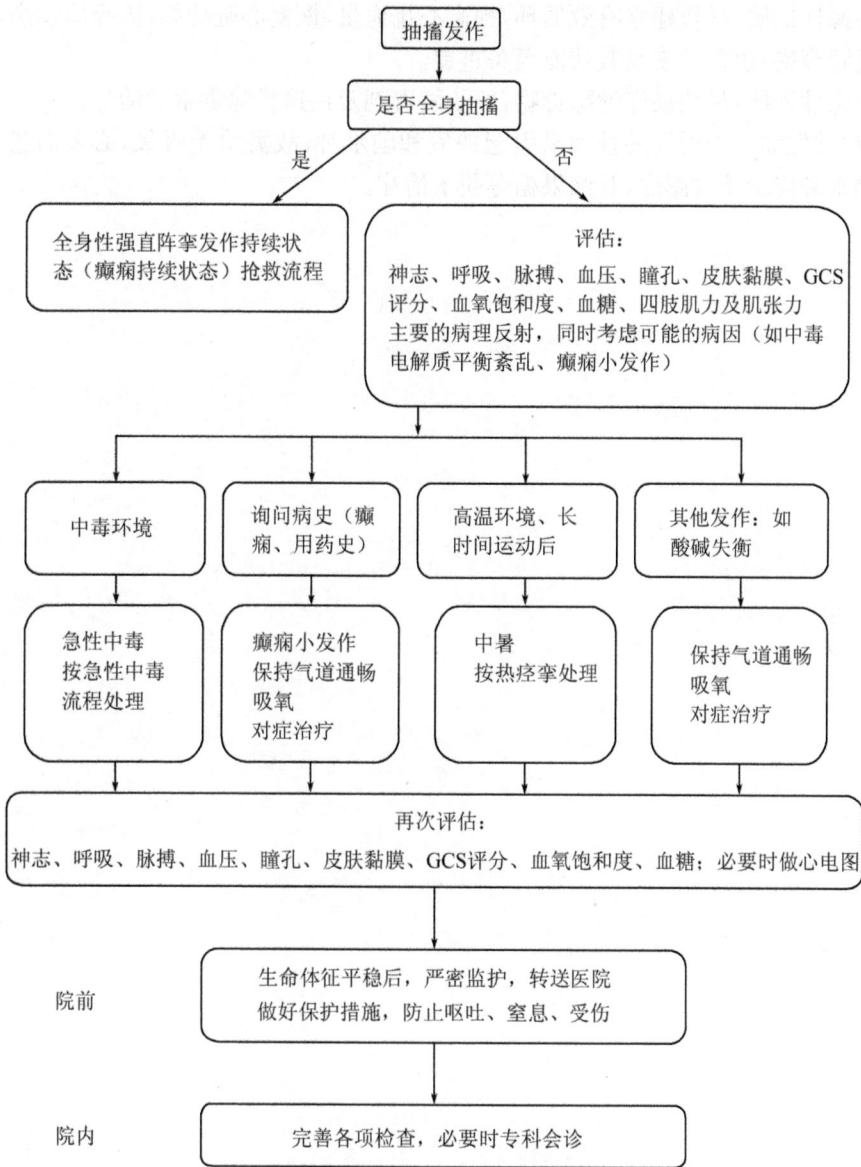

图1—12　抽搐的诊断及救治流程

1.一般处理　卧床静息，保持头侧位，防止误吸。

(1)监测生命体征，判断神志、瞳孔。

(2)保持呼吸道通畅，吸氧。

2.控制抽搐发作　通常选择速效抗惊厥药，如地西泮、苯巴比妥钠、水合氯醛或副醛、硫酸镁等。

3.病因治疗

(1)发热、惊厥：以降温为主，使体温降至38℃以下。

(2)手足搐搦：补钙及维生素 D。

(3)脑源性抽搐：相应地控制颅内引起抽搐的原因，脱水降颅内压，必要时施行外科手术治疗。

(4)心源性抽搐:尽快建立有效循环,提高心排血量,恢复心脏功能,治疗原发病。

(5)肝肾衰竭:改善并恢复其功能至关重要。

(6)中毒性抽搐:尽快彻底清除毒物,给予解毒剂及快速排除毒素的治疗。

4.防治并发症　长时间的抽搐易引起缺氧和脑水肿,故需给予吸氧,必要时进行高压氧疗;对于脑水肿应给予甘露醇、甘油果糖等脱水治疗。

(王鲁民)

第二章　ICU 常见危重症患者的监护

ICU 急危重症患者病情复杂多变,常常不是单一脏器功能衰竭,有时存在两个或两个以上的多脏器功能衰竭。若不紧急治疗,可产生严重后果,甚至威胁患者的生命。医护人员在抢救过程中,要抓主要环节,当机立断,密切观察病情变化,获得抢救工作的主动权。

第一节　心脏围手术期患者的监护

一、体外循环的概念

体外循环是利用插在上下腔静脉内或右心房的腔静脉导管将静脉血通过重力引流出来,再使之通过人工肺(氧合器)进行氧合并排出二氧化碳后,储存在储血器中,经微栓过滤器过滤后,用单向血泵经插在主动脉的导管泵入体内。其实质是以人工心、肺代替了心脏和肺的功能。

二、术前护理

(一)心理护理

患者病情重,病程长,手术的费用和风险很高,因此患者的思想负担很重。护士要以热情的态度、精湛的护理技术取得患者的信任;注意开导患者,告知手术的必要性,鼓励与同类手术成功的患者交流,建立对手术成功的信心;同时要保持病房环境整洁、安静,增加患者的舒适度;加强健康教育,使患者了解疾病的注意事项,术前观看录像,使患者了解监护室状况,手术后配合事宜,气管插管时如何与医护人员交流等,减轻焦虑和恐惧;术前晚适当用药,保证充足的睡眠。

(二)根据患者心肺功能状态,制定护理计划

1. 心功能Ⅳ级患者术前心功能需达到Ⅲ级方能手术。心力衰竭者术前加强强心、利尿,观察腹水及双下肢水肿消退情况,记录出入量,防止电解质紊乱。为改善心脏功能,大多数患者术前服用洋地黄类强心药,用药期间应观察心率变化及有无洋地黄中毒表现,如患者出现心率减慢,胃肠道不适,黄视、绿视等,应及时监测血中洋地黄浓度,调整用药量。出现心慌、胸闷、气急等情况应立即卧床休息,入厕时必须有人陪伴。

2. 观察患者有无咽干、发热、咳嗽等上呼吸道感染症状,积极应用抗生素控制感染,加强对患者呼吸道管理,保持呼吸道通畅。

(三)评估患者的营养状态,加强营养指导

根据病情及患者饮食习惯,制定食谱;饮食宜清淡可口、高蛋白、高热量;创造良好的就餐环境,增加患者食欲;记录食物摄入和剩余情况,保证足够的蛋白和热量摄入;遵医嘱术前适当补充白蛋白、氨基酸以纠正低蛋白状态,严重贫血者给予输血治疗。

三、心脏手术术后患者的接诊

(一)患者人 ICU 前准备

1. 备好麻醉床。

2. 准备有创动脉测压和无创动脉测压装置。

3. 呼吸机处于待机状态。

4. 备好监护设备、吸氧装置、量杯、体温计等。

5. 患者进入 ICU 前,打开心电监护仪和呼吸机并检查其性能。

(二)患者入室接诊

1. 患者入室后,根据医嘱调整呼吸机参数,将患者小心平放至监护床上,先接呼吸机,再接脉搏氧探头,测血压,连接心电导线,连接有创动脉测压,调零点。根据患者情况,合理设置报警限。

2. 插肛温探头或测腋温。

3. 检查中心静脉压管道和各血管活性药管道是否通畅、药物输入剂量。

4. 导尿管接尿袋。

5. 妥善固定肢体和各引流管,向麻醉师了解术中情况。

四、心脏手术术后监测与处理

(一)中枢神经系统功能的监护

患者送回 ICU 一般处于麻醉未清醒状态,在清醒之前应严密观察患者的意识、瞳孔大小及对光反应、肢体活动情况等。观察有无呕吐、烦躁不安、谵妄、嗜睡、昏迷,以了解大脑皮质的功能状态,判断有无脑缺血、缺氧、脑栓塞及脑水肿等。患者术后清醒应呼唤患者,嘱其活动手指和足趾,排除脑栓塞的可能。

(二)循环系统功能的监护

1. 严密观察心率和心律的改变 体外循环术后早期,由于麻醉药物影响、手术创伤、缺血、缺氧、酸碱平衡失调、电解质紊乱等原因易出现心律失常。常见心律失常有窦性心动过缓、窦性心动过速、室上速、房颤,严重者室速、室颤。一旦出现心律失常应立即通知医师,分析原因,迅速处理。

2. 血流动力学监测

(1)监测血压:根据血压的变化调节补血、补液速度及血管活性药的用量。维持血流动力学的稳定,保证重要器官灌注。

(2)常规监测中心静脉压(CVP):上腔或下腔静脉插管的压力可代表 CVP,CVP 的正常值为 $5\sim12cmH_2O$,CVP$<5cmH_2O$ 表示血容量不足,CVP$>20cmH_2O$ 提示右心功能不全或血容量过多。

(3)对一些较复杂的心脏手术患者,常在术中通过左心导管监测左房压,Swan-Ganz 漂浮导管可随时测量右房压、右室压、肺动脉压、肺小动脉楔压,并可用热稀释法随时测定心排血量、体循环血管阻力和间接推测出左心房压力,还可测定中心静脉血氧张力(PVO_2)判断组织灌注是否充分。

3. 观察体温和四肢末梢温度 测量体温 1 次/2 小时,术后 $1\sim2h$ 内患者体温往往偏低,中心温度与末梢温度相差＞2℃提示为末梢循环不良,四肢冰凉,因此,应注意保暖,直至体温升至36℃。当肛温升高38.0℃以上时可给予物理降温或药物降温。如头部、腹股沟处放置冰袋,若效果不佳,可用酒精擦浴或吲哚美辛栓直肠给药,维持体温在37.5℃以下。

4.尿量的观察与处理　尿量是反映肾组织灌注、体液平衡的重要指标,临床通过对尿量、颜色、比重的观察与分析来判断患者的心功能、肾功能和血容量等。术后早期由于血液稀释,出现渗透性利尿,尿量多、颜色清。如果体外循环时间长或输入异型血,红细胞破坏严重,可现出血红蛋白尿,尿呈浓茶色,这时应加强利尿,尽快清除游离血红蛋白,输入碳酸氢钠,碱化尿液,防止血红蛋白沉积于肾小管内引起肾衰竭。术后出现尿量少,低于 1ml/(kg·h),需排除导尿管阻塞、打折、位置不当等物理因素,及时查找原因对症处理。

5.出入量的管理

(1)严格控制液体输入的速度和量,防止容量负荷过重,诱发心力衰竭或肺水肿。术后早期输入液体一般在 1ml/(kg·h),儿童在 1～2ml/(kg·h),严重血容量不足时,在监测 CVP下,可间断快速补血补液。

(2)患者所用血管活性药物的种类多,各血管活性药物不可与常规液体同一通道,最好单独从中心静脉输入。用量大时,如多巴胺、多巴酚丁胺最大用至 20μg/(kg·min),更换药液的动作要迅速,更换时要关闭三通,防止药液反流,防止输液速度改变引起血流动力学改变。

(3)术后早期每小时记录尿量,保持尿量＞1ml/(kg·h)。并观察其颜色及酸碱度,凡尿量＞30ml/h 以上则表不一般循环功能良好;若 pH 低则提示有酸中毒的可能。术后早期因稀释性利尿,尿量增多,注意防止电解质紊乱,尤其是低钾的可能;尿量少时首先检查尿管是否阻塞、扭曲、打折,尿量确实减少时应通知医师。

(三)呼吸功能的监护

1.术后持续监测血氧饱和度并密切观察患者口唇、甲床、指趾端、颜面皮肤,判断有无缺氧及二氧化碳潴留,并分析原因,妥善处理。

2.一般患者清醒后 4～6h 拔除气管插管,给予鼻导管或面罩吸氧,流量 4～6L/min,而且要严密观察患者有无发绀、鼻翼煽动、呼吸困难等表现,如发现以上症状时要及时查明原因,必要时重新气管插管,呼吸机辅助呼吸。危重症患者需呼吸机支持数日甚至数周。机械通气时要合理调节参数,对肺动脉高压者,应轻度呼碱,有利于肺动脉扩张;持续监测动脉血氧饱和度,防止供氧不足;患者痰液较多,要及时吸痰,动作要迅速,防止肺动脉因缺氧而痉挛,在吸痰前后可给予 100%氧气吸入 1～2min。吸痰时要严格无菌操作,尤其是气管切开患者,应洗手、戴手套,防止肺部感染和交叉感染。

3.听诊两肺呼吸音是否对称、有无痰鸣音、管状呼吸音,拔除气管插管后要鼓励患者咳嗽,给予雾化吸入稀释痰液,定时翻身叩背,听诊两肺呼吸音,防止肺不张、肺炎。必要时可经鼻导管或气管镜吸痰。小儿呼吸道比较细软,术后不会有效咳嗽,痰液多时很容易出现呼吸道堵塞、肺不张,因此要特别注意听诊两肺呼吸音,加强翻身、叩背,鼻导管吸痰。

4.监测动脉血气　心脏术后重症患者需对动脉血氧分压(PaO_2)、二氧化碳分压($PaCO_2$)、氧饱和度(SaO_2)的变化反复进行动态监测,以便了解肺的功能和判断治疗的反应。PaO_2 反应了氧经肺泡膜弥散到血管内的程度,是判断有无低氧血症的重要指标;$PaCO_2$ 反映了肺通气的状况,$PaCO_2$ 高时应检查是否有气道痉挛、痰液阻塞;SaO_2 则反映了肺内氧合情况。

（四）电解质的监测

体外循环术后由于低温、手术创伤、血液稀释、细胞破坏等，易造成电解质紊乱，如血中钾、钠、镁、氯等值发生变化，尤以血钾变化最显著，对患者的心脏影响也最大。

1. 低血钾　心电图表现为 T 波低平，ST 段压低，心律失常如早搏和心动过速。尿量多时需注意补钾，每排出 100ml 尿补钾 1～3mmol；低血钾时注意避免过度通气，纠正呼吸性碱中毒。补钾量根据血钾值计算：需补氯化钾量（mmol）＝（正常血钾值－测得血钾值）×0.3×体重（kg），从中心静脉补充。

2. 高血钾　心电图表现 T 波高耸，呈双凹波峰；QRS 波宽大，ST 段压低。高血钾时立即停止补钾，纠正酸中毒，静脉注射葡萄糖和胰岛素，促使钾向细胞内转移；静脉注射钙剂对抗钾的毒性；利尿排钾。

3. 低血钙　心电图表现 Q－T 间期延长，房室传导阻滞，表现为心肌收缩无力，血管扩张、血压下降、肌肉抽搐等。大量输血时，静脉注射氯化钙或葡萄糖酸钙预防和纠正低血钙。

（五）出凝血状况的监护

体外循环对血液成分的破坏，肝素反跳以及大量输入库存血，使血液凝固功能受影响。

1. 心包、纵隔、胸腔引流管的护理

（1）接诊前 4h，应每 15～30min 挤压引流管 1 次，保持其通畅，并观察引流液的量、颜色、有无血凝块等，因肝素反跳，渗出血液较多时，遵医嘱静脉推注鱼精蛋白，注意匀速推入，防止鱼精蛋白过敏，1h 内需频繁挤压引流管，防止血液凝固，堵塞引流管。

（2）严密观察心包和纵隔引流液的量和性质，如果引流液偏多，而后突然减少或引流不畅，经挤压引流管无效，且伴有心率快、脉压差小、血压低、尿量少、精神差、末梢凉者，应考虑心包填塞可能，应迅速通知医师。如果引流液较多，且颜色鲜红，成人＞200ml/h，小儿＞4ml/（kg·h），无减少趋势，可能胸腔内有活动性出血，应通知医师及时处理。

2. 抗凝剂应用注意事项　心脏瓣膜术后应用抗凝剂时，要定期监测凝血酶原时间，注意观察患者皮肤黏膜有无出血倾向，拔针后穿刺点按压时间应适当延长。

（六）药物的使用与监护

体外循环术后镇静、止痛和血管活性药使用较多，需合理选择并注意监测其效果及不良反应。

1. 镇静剂　术后清醒而不能拔管者，需充分镇静止痛。镇静剂会引起不同程度血压下降，小儿要根据体重严格控制量，防止血压骤降引起生命危险；大剂量使用易导致患者不易清醒；芬太尼和吗啡会抑制呼吸和胃肠运动，因此只用于使用呼吸机的患者。

2. 血管活性药　如心率缓慢，可静脉滴注异丙肾上腺素，如低血压明显，则采用其他作用较强的正性肌力药物，如多巴胺、多巴酚丁胺、间羟胺、肾上腺素等。在滴注高浓度升压药同时，需滴注硝普钠或硝酸甘油扩张血管，减少血管阻力。为保证各药物持续匀速进入体内，需用微量泵推注药物。各管道要标示清楚。根据心率、血压变化调整药物的速度，并注意观察药物的不良反应。

3. 糖皮质激素类药物　因体外循环的全身炎症反应，术中、术后大量输血等，术后 3d 常规给予皮质激素，最常用的是地塞米松。使用期间要防止感染及电解质紊乱。

（七）预防感染

心脏术后患者是医院内感染的易感人群，患者术后机体抵抗力的下降，皮质激素的应用，呼吸机及各种侵入性导管的使用大大增加了感染的概率。医护人员要加强无菌观念、严格无菌操作。接触患者前要洗手,尽早拔除各种侵入性导管。患者体温升高要怀疑感染的可能,必要时做血培养、痰培养和导管培养以助诊断。一旦出现感染,应及时拔除导管,合理使用抗生素。

(八)心脏手术术后并发症的监护与处理

1. 出血　出血原因主要是术中止血不彻底、有活动性出血和体外循环术后因凝血机制紊乱引起的广泛性渗血。一般心脏手术患者术后引流量约 200～500ml。发绀型心脏病因侧支循环丰富而较非发绀型心脏病术后渗血量多。早期引流量往往较多,3～4h 后逐渐减少。如果术后 4～5h 后出血量仍较多,≥2ml/(h·kg),在排除患者体位变化致引流量增多的情况下,临床出现心率增快,血压不稳定,血红蛋白进行性下降时,应考虑到出血的可能。渗血较多时,可给予止血药物;肝素反跳给予鱼精蛋白予以中和;考虑有活动性出血,应再次开胸探查、止血,不宜延误。

2. 心包填塞　分急性心包填塞和迟发性心包填塞。急性心包填塞是指手术后早期出现的心包填塞,多发生在术后 36h 内。正常情况下心包内仅有液体约 15ml,压力很低。体外循环术后如果出血较多,而心包腔又引流不畅,造成血液或血块在心包腔内积聚,一般达到 150～250ml 以上时,即可引起急性心包填塞症状。

迟发性心包填塞一般指手术后 5d 以后发生的心包填塞,常见于换瓣术后需抗凝治疗的患者。多由于凝血机制障碍渗血增加所致。急性心包填塞导致静脉回流受阻和心脏舒缩功能障碍。体外循环术后早期,患者如果出现下列情况,应注意急性心包填塞的发生:

(1)引流量较多,且引流管内有条索状血块挤出,或原先持续较多的引流突然停止或减少。

(2)患者血压下降,脉压差缩小,脉搏细弱、奇脉、心率加快。

(3)中心静脉压明显升高,颈静脉怒张。

(4)尿量减少,患者可在出现不典型上述症状时,突然出现心搏骤停。X 线检查可显示纵隔增宽,心影增大,B 超提示心包积液。

迟发性心包填塞的临床表现是患者术后早期康复顺利,但数日后出现胸闷气急、咳痰增多、肝脏增大、下肢水肿加重,血压较以前降低,心率增快。处理方法:保持心包纵隔引流管通畅是预防心包填塞的重要措施,如出现心包填塞应立即给予心包穿刺或开胸进行血块清除。重新装置心包引流管。

3. 心律失常　心律失常的原因是术前心功能障碍;术中低温,心跳停搏及手术本身对心脏的刺激和损伤;体外循环血液稀释;术后疼痛;低血容量;发热;水、电解质、酸碱平衡失调,如低血钾、酸中毒等;缺氧导致血中儿茶酚胺浓度升高,增加心脏的应激性,易诱发心律失常。开胸术后心律失常较常见,多数能自行纠正,对心功能无明显影响,严重心律失常可影响心排血量,组织灌注不良,甚至引起猝死。患者可表现为心悸、胸闷。

(1)窦性心动过速:成人正常心率 60～100 次/分,婴幼儿一般 100～160 次/分,儿童一般80～140 次/分,术后窦性心动过速最常见,最有效的方法是去除病因,如降低体温、补充血容量、改善供氧、纠正酸中毒等,必要时给予药物治疗,常用药物有洋地黄和 β 受体阻滞剂。

(2)窦性心动过缓:多见于麻醉未清醒时。心率>50 次/分可不处理,心率<50 次/分,血压正常者可给予阿托品;伴血压降低者则应用微量泵给予异丙肾上腺素。

（3）心房颤动：经充分供氧，应用洋地黄类或胺碘酮，可控制心率，改善症状。

（4）室上性心动过速：可给予颈动脉窦按压，确信没有心肌缺血时，可应用毛花苷丙、β_1受体阻断剂如艾司洛尔等。

（5）室性早搏：偶发的室性早搏可不作处理，而频发室早＞5次/分、多源性室性早搏、室早呈二联律或三联律、RonT等易发生室颤，应积极治疗。首选利多卡因，可静脉注射 1mg/kg，若无效则隔5～15分重复静脉注射。除药物治疗外，尚应去除缺血、缺氧、低钾、酸中毒等诱因。

4. 低心排血量综合征　体外循环术后，由于心脏排血量显著减少以致重要脏器灌注不足或引起休克时称为低心排血量综合征，心排血量低于 2.0L/(min·m²)。原因是术后出血较多，利尿剂的使用，手术后血容量补充不足造成低血容量，术后血管床的扩张，体液在第三间隙的滞留均可引起有效血容量减少；术前心肌损害，术中操作或畸形纠治不满意造成心功能差；术后心包缝合过紧或心包填塞可引起心脏舒缩障碍，血液回流受阻；麻醉药物、手术中温度的改变及全身的应激状态、手术后用药、酸碱平衡的紊乱均可引起血管舒缩功能异常，增加体循环和肺循环阻力，加重心脏的前后负荷，引起低心排血量综合征。心脏术后患者一旦出现烦躁不安、肢体湿冷、缺氧加重、脉搏细速、血压下降、尿量减少等症状时提示低心排血量综合征的存在。低心排血量综合征是体外循环术后最常见的并发症，也是导致患者死亡的最主要原因。因此对术后出现低心排血量综合征的患者，要严密观察病情变化，通过仔细全面检查，分析原因，采取及时有效的措施进行治疗。对心内畸形纠治不满意者应及时进行二次手术。

5. 呼吸系统并发症　引起呼吸系统并发症主要原因是通气不足与通气－血液比例失调。通气不足主要与麻醉、术后呼吸抑制或肺顺应性下降有关；而肺部感染、肺不张、灌注肺、肺部血栓、气栓均可引起通气－血流比例失调，而造成患者出现呼吸功能不全或呼吸衰竭。轻度病变时，患者临床表现轻微，出现咳嗽、痰多等症状。急性呼吸衰竭多在术后早期出现，多继发于低心排血量综合征等严重并发症。患者在机械通气时多表现为持续性低氧血症，自主呼吸患者可出现呼吸加快、呼吸困难，缺氧严重时出现烦躁不安、大汗淋漓、末梢发绀。为此，心脏手术术后患者要加强氧疗和呼吸道管理，及时排出痰液，限制补液速度和量，防止肺水肿和左心衰竭。如果出现急性呼吸衰竭，立即给予半卧位，镇静、强心、利尿，必要时应用机械通气。

6. 急性肾功能不全　急性肾功能不全是指肾排泄功能在数小时至数周内迅速减退，血尿素氮及血肌酐持续升高，肌酐清除率下降，低于正常的一半时，引起水、电解质及酸碱平衡失调和氮质血症。急性肾衰竭是体外循环术后常见而严重的并发症之一，多继发于严重的低心排血量综合征、呼吸衰竭等严重并发症。年老患者，肾功能不全、肾实质水肿、肾栓塞、肾缺血患者均可发生急性肾衰竭。临床主要表现为尿少及由于肾排泄能力下降引起的高钾、水肿、血尿素氮和肌酐浓度增高等，尿量＜0.5～1ml/(kg·h)，尤其是在应用髓袢利尿药或短时间快速补液后尿量仍不增加时，应警惕急性肾衰竭的发生。处理方法是去除或尽量减少肾脏损害因素，充分的术前准备，熟练的手术技巧，减少体外循环的时间，术后保证足够的肾灌注，发生血红蛋白尿时要碱化尿液、利尿以防止肾小管阻塞。如果出现急性肾衰竭应尽早进行透析治疗。

五、心脏手术后的基础护理

(一)防治压疮和中心静脉血栓

病情危重者常使用大量的强心、升压药物,使外周血管强烈收缩,皮肤血流减少,组织供氧不足,加之长期制动,受压部位极易发生压疮。要在病情允许情况下,使患者身体稍微侧卧,受压部位悬空,防止长期受压;已发生压疮者在病情稳定后及时处理,加强营养,促进创面愈合。长期卧床患者,每2h翻身皮肤护理,每4h帮助患者四肢做被动运动1次,每次15min,解开制动的肢体,观察有无肿胀、淤血。病情许可时,教会患者在床上做肌肉等长收缩运动,防止血栓形成。

(二)加强营养,增强机体免疫力,促进伤口愈合

一般拔除气管插管6h后可进食少量水或流质饮食,术后早期需限制患者水分的摄入,一次进食不宜过多,防止膈肌上抬,影响呼吸,同时也增加心脏负担。体外循环时间长且病情危重者,易出现暂时性肠麻痹,故应待肠鸣音恢复后方可进食。如有呕吐和显著腹胀,尚需胃肠减压,以免影响心肺功能,小儿患者尤需防止出现急性胃扩张,常需胃肠减压。长期呼吸机支持患者需保证蛋白和热能摄入,术后第二天,可鼻饲少量混合奶、要素饮食或能全力等,鼻饲时应调节营养液的浓度、温度、速度,观察消化吸收情况,有无腹胀、腹泻,一般降低浓度和速度可减少腹泻的发生。严重营养不良者,可采用静脉补充营养制剂,但其成本高,且增加心肺负担,影响正常生理状况,一般不主张采用。

(三)心理护理

由于长期制动,不能与家人见面,缺乏与人沟通,各种镇静剂的不良反应,睡眠形态的紊乱(ICU的环境使患者很少能进入深睡眠状态),患者易失去认知和定向能力,出现精神症状。表现为烦躁不安、幻觉、抑郁、昏睡。应加强心理护理,防止出现ICU精神症状。

1.护士应注意观察患者情绪,及时沟通,必要时ICU护士在术前探望患者,了解病情,安慰患者,交代手术后如何配合,对消除患者的紧张感,建立对医护人员的信任是很有益处的。

2.护士应尽可能在患者身边,多与患者沟通,使患者有正确的时空概念。

3.工作人员之间在ICU不能闲聊和大声讲话,以免影响患者休息,加重患者疑虑。

4.将可能引起精神症状的药物改用其他药物。

(四)康复护理

1.运动指导 心脏术后病情平稳,主张早拔管、早活动、早出院。术后1~2d开始在床上进行上下肢各关节的主、被动屈伸运动,鼓励患者咳嗽,以减少呼吸道并发症和静脉血栓的形成。拔除气管插管和引流管后,鼓励患者坐起,自行饮水和进餐,逐渐增加活动量,活动以不引起心悸、胸痛和呼吸困难为宜。出院后应坚持锻炼,自行料理生活起居和家务劳动,但需避免过度劳累、紧张和兴奋,运动以步行、骑自行车及太极拳为主。

2.用药指导 心脏术后往往需服用一段时间的强心、利尿药物。瓣膜置换患者还需终身服用华法林抗凝。服用强心药要教会患者数脉搏,注意有无胃肠道不适或黄视、绿视现象,观察记录每日的尿量,防止电解质紊乱;服用华法林的患者出院后每月复查1次凝血酶原时间,稳定后可3~6个月复查1次,服药期间注意有无牙龈出血、皮肤紫癜、月经出血增加等异常情况,一旦出现,及时停药复查凝血酶原时间。

(杜晓峰)

第二节　急性左心衰肺水肿患者的监护

当肺泡毛细血管内压快速超过 30mmHg 时,血管内的液体即会渗出到肺组织间隙和肺泡内,引起突发性呼吸困难、发绀、咯血性泡沫痰及肺部湿啰音等特征表现,称为急性肺水肿。可见于多种心肺疾病、吸入刺激性气体、重症胰腺炎、脑外伤、高原肺水肿等疾病,最常见的为急性左心衰竭所引起的心源性肺水肿,本书特作重点介绍。

引起急性心源性肺水肿的疾病有下列四类:

①急性弥漫性心肌损害,如急性心肌炎、急性广泛性心肌梗死等。

②急性机械性阻塞,如严重的二尖瓣或主动脉瓣狭窄、二尖瓣口黏液瘤或血栓嵌顿、左室流出道梗阻、严重高血压等。

③急性容量负荷过重,如急性心脏乳头肌功能不全、腱索断裂、瓣膜或室间隔穿孔、主动脉窦瘤破入心脏、静脉输血或输液过多过快等情况。

④急性心室舒张受限,如急性心包压塞、严重的快速性心律失常等。

一、急性心源性肺水肿的发病机制

上述各种病因使左心室排血受阻,在室内舒张末期压力升高,继而逆行引起左心房压和肺静脉压升高,肺循环血流回心受阻,发生肺淤血,肺毛细血管压随之升高,使液体外渗急速增加,而血管和淋巴管引流还来不及相应增加,从而引起肺水肿。

二、临床表现

急性心源性肺水肿典型发作为突然出现的严重呼吸困难,呼吸可达 30～40 次/分。端坐呼吸,频发咳嗽,面色苍白、口唇青紫、大汗,常咯出泡沫样痰,严重者可从口腔和鼻腔内涌出大量粉红色泡沫痰,发作时心率、脉搏增快、心音低钝、心尖可闻及舒张期奔马律,血压开始升高,随后降至正常或低于正常。脉搏细数,两肺布满湿啰音和哮鸣音,此时心音常被肺部啰音所掩盖。

三、一般监护

1.减轻心脏负荷

(1)休息:限制体力活动,保证充足的睡眠。根据心功能情况决定休息原则。轻度心衰者(心功能二级)可适当活动,增加休息;中度心衰者(心功能三级)应限制活动,增加卧床休息;重度心衰者(心功能四级)应绝对休息,待病情好转后,活动量可逐渐增加以不出现心力衰竭症状为限,对需要长期卧床的患者定时帮助其进行被动的下肢运动。

(2)饮食:低钠、低盐、低热量易消化饮食为宜,应少量多餐,避免过饱。控制钠盐的摄入,一般限制在每日 5g 以下,切忌盐腌制品。中度心衰的患者,每日盐的摄入量应为 3g;重度者控制在 1g 以内。

(3)防止便秘,保持大便通畅注意患者大便情况,有便秘者饮食中需增加粗纤维食物,必要时给缓泻剂或开塞露。

2.缓解呼吸困难

（1）注意室内空气的流通，患者的衣服应宽松，以减少患者的憋闷感。

（2）给予舒适的体位，采取半卧或坐位。

（3）吸氧一般为低流量吸氧，流为2L/min，肺源性心脏病为1～2L/min。

3.控制液体量

（1）精确记录液体出入量，维持液体平衡。

（2）每日测量体重，宜安排在早餐前，使用同一体重计。

（3）严格控制钠和水的摄入。

4.应用洋地黄类药物的护理

（1）给药前应先检查心率，若心率低于60次/分，则禁止给药。

（2）注意询问患者有无恶心、呕吐、乏力、黄视、绿视或当患者心电图出现各种心律失常表现时，应及时通知医生。

（3）嘱患者服用地高辛时，若上次药漏服，再次服药时不要补服，以免剂量增加而致中毒。

（4）当患者发生洋地黄中毒时，应立即停用所有洋地黄制剂及排钾利尿剂，遵医嘱给予纠正心律失常的药物。

5.应用利尿剂者，监测有无电解质平衡失调、利尿剂过量的表现

（1）低钾：乏力、腹胀、肠鸣音减弱、心律失常等。

（2）低镁：易怒、惊厥、心律失常等。

（3）高钾：尿量减少、心电图改变。

（4）利尿剂过量的表现：体重下降严重，低血压，虚弱，BUN升高，肌酐升高、低血钾、低血钠、低血容量、嗜睡、体位性低血压、肌肉痉挛、代谢性碱中毒。

利尿剂的应用时间选择早晨或日间为宜，避免夜间排尿过频影响休息。

6.创造安全、信任的环境　工作人员在患者面前避免不必要的谈话，医务人员在抢救时必须保持镇静，操作熟练，忙而不乱，使患者产生安全感与信任感，以减少患者的误解和恐惧或焦虑，鼓励家属适当探视，必要时可留家属陪伴患者，护士应与患者及家属保持密切接触，提供情感支持。

四、急性肺水肿的紧急处理

1.病情监测　严密监测血压、呼吸、血氧饱和度、心率、心电图，检查血电解质、血气分析等，准确记录出入量。观察呼吸频率和深度、意识、精神状态、皮肤颜色及温度、肺部啰音的变化，若发现患者有意识障碍、四肢湿冷、血压下降等休克表现时，立即报告医生，配合抢救。

2.体位选择　立即协助患者取坐位，双腿下垂，以减少静脉回流，减轻心脏负荷。

3.氧疗　通过氧疗将血氧饱和度维持在95％～98％的水平是非常重要的，以防出现脏器功能障碍甚至多器官功能衰竭。首先应保证气道开放，立即给予高流量鼻导管酒精湿化给氧（氧流量6～8L/min、酒精30％～50％），有助于消除肺泡内的泡沫。病情严重的给予面罩给氧或采用无气管插管的通气支持，包括持续气道正压通气（CPAP）或无创性正压机械通气（NIPPV）。

4.正确应用药物　迅速开放两条静脉通道，遵医嘱正确使用药物，观察疗效与不良反应。

（1）吗啡：吗啡可使患者镇静，降低心率，同时扩张小血管而减轻心脏负荷。早期给予吗啡3～5mg静脉注射，必要使可重复应用1次。观察患者有无呼吸抑制或心动过缓。

(2)利尿剂:如呋塞米 20~40mg 静脉注射,4h 可重复 1 次。

(3)血管扩张剂:可选用硝普钠、硝酸甘油或酚妥拉明静脉滴注,严格按医嘱定时监测血压,有条件者用输液泵控制滴速,根据血压调整剂量,维持收缩压在 100mmHg 左右,对原有高血压者血压降低幅度(绝对值)以不超过 80mmHg 为度。

①硝普钠:为动、静脉血管扩张剂。一般剂量 12.5~25μg/min 开始。硝普钠含有氰化物,连续使用不得超过 24h。硝普钠见光易分解,应现配现用,避光滴注。

②硝酸甘油:可扩张小静脉,降低回心血量。一般从 10μg/min 开始,每 10min 调整 1 次,每次增加 5~10μg。

③酚妥拉明:为 α 受体阻滞剂,以扩张小动脉为主。以 0.1mg/min 开始,每 5~10min 调整一次,最大可增至 1.5~2.0mg/min。

(4)洋地黄制剂:尤其适用于快速心房颤动或已知有心脏增大伴左心室收缩功能不全的患者。可用去乙酰毛花苷丙静脉注射,首剂 0.4~0.8mg,2h 后酌情再给 0.2~0.4mg。

(5)氨茶碱:对解除支气管痉挛有效,并有一定的正性肌力及扩血管、利尿作用,缓慢静脉滴注给药。

(6)其他:如地塞米松 10~20mg 静脉注射,可改善心肌代谢和减轻肺毛细血管通透性。或用止血带轮流结扎四肢,以减少回心血量。

5.积极治疗原发病　治疗原发病,避免可导致增加心力衰竭危险的行为(如吸烟、喝酒),积极解除加重急性左心衰竭的诱因,避免感染(尤其是呼吸道感染)、过度劳累、情绪激动、输液过多过快等、做好基础护理和生活护理。

(杜晓峰)

第三节　静脉血栓栓塞患者的监护

肺栓塞(PE)是指各种栓子阻塞肺动脉系统时所引起的一组以肺循环和呼吸功能障碍为主要临床表现和病生理特征的临床综合征,导致肺栓塞的栓子可以是脂肪、羊水和空气,当栓子为血栓时,称为肺血栓栓塞症(PTE)。

PTE 与中心静脉血栓形成(DVT)是一种疾病过程中的不同部位、不同阶段的表现,两者合称为静脉血栓栓塞症(VTE)。

一、危险因素

1.高危因素
(1)长期卧床、治疗性制动、长途旅行等。
(2)下肢骨折。
(3)大手术后。
(4)有静脉血栓栓塞史。
(5)恶性肿瘤,尤其是胰腺和前列腺的肿瘤。
(6)妊娠。
2.一般危险因素
(1)肥胖。

（2）患有心血管疾病如脑卒中、急性心肌梗死、心力衰竭等。

（3）高龄。

（4）吸烟每日25支以上。

（5）使用中心静脉导管。

（6）人工假体植入。

（7）使用雌激素如口服避孕药。

二、临床表现

1.肺栓塞

（1）呼吸困难：多于栓塞后即刻出现不明原因的呼吸困难及气促，并在活动后明显，呼吸频率>20次/分，为PTE最多见的症状。

（2）胸痛：PTE引起的胸痛包括胸膜炎性胸痛或心绞痛性胸痛。

（3）晕厥：可为PTE的唯一或首发症状，表现为突然发作的一过性意识丧失。

（4）烦躁不安、惊恐甚至濒死感：由于严重的呼吸困难和剧烈胸痛引起，为PTE的常见症状。

（5）咯血：常为小量咯血，急性PTE时，咯血主要反映局部肺泡的血性渗出，并不意味病情严重。当呼吸困难、胸痛和咯血同时出现时称为"肺梗死三联征"。

（6）咳嗽：早期为干咳或伴有少量白痰。

（7）颈静脉充盈或异常波动，心率加快，严重时可出现血压下降甚至休克。

2.中心静脉血栓形成的表现　如肺栓塞继发于下肢中心静脉血栓形成，可伴有患肢肿胀、周径增粗、疼痛或压痛、皮肤色素沉着和行走后患肢易疲劳或肿胀加重。

三、护理措施

护理措施主要有如下几方面：

1.纠正缺氧，应立即根据缺氧严重程度选择适当的给氧方式。

2.患者应绝对卧床休息，抬高床头，指导患者进行深慢呼吸、采用放松疗法等方法减轻恐惧心理，以降低耗氧量。

3.严密监测患者的呼吸、心率、血压、血氧饱和度、动脉血气及肺部体征的变化，当出现呼吸加速、浅表、动脉血氧饱和度降低、心率加快等表现，提示呼吸功能受损、机体缺氧。

4.监测患者有无烦躁不安、嗜睡、意识模糊、定向力障碍等缺氧的表现。

5.监测患者有无颈静脉充盈度增高、肝大、肝颈静脉回流征阳性、下肢水肿及静脉压升高等右心功能不全的表现。当较大的肺动脉栓塞后，可使左心室充盈压降低，心排血量减少，因此需严密监测血压和心率的改变。

6.溶栓治疗后如出现胸前导联T波倒置加深可能是溶栓成功、右心负荷减轻、急性右心扩张好转的反应。严重缺氧的患者可导致心动过速和心律失常，须严密监测患者的心电改变。

7.遵医嘱及时、正确给予抗凝药及溶栓制剂，监测疗效及不良反应。

8.消除再栓塞的危险因素。

（1）急性期：患者绝对卧床休息，避免下肢过度屈曲，一般在充分抗凝的前提下卧床2～

3周。

(2)保持大便通畅,避免用力,以防下肢血管内压力突然升高,使血栓再次脱落形成新的危及生命的栓塞。

(3)恢复期:预防下肢血栓形成,患者仍需卧床,下肢需进行适当的活动或被动关节活动,穿抗栓袜或气压袜,不可只在小腿下放置垫子或枕头,以免加重下肢循环障碍。

(4)观察下肢中心静脉血栓形成的征象:由于下肢静脉血栓形成以单侧下肢肿胀最为常见,因此需测量和比较双侧下肢周径,并观察有无局部皮肤颜色的改变,如发绀等。

9.如患者出现右心功能不全的症状,遵医嘱给予强心剂,限制水、钠摄入,并按肺源性心脏病护理。

10.患者心排血量减少出现低血压甚至休克时,遵医嘱给予静脉输液和升压药物,记录液体出入量,当患者同时伴有右心功能不全时尤应注意液体出入量的调整,平衡低血压需输液和心功能不全需限制液体之间的矛盾。

11.当患者突然出现严重呼吸困难和胸痛时,医务人员应保持冷静,避免紧张慌乱的气氛加重患者的恐惧心理,用患者能理解的词句和方式解释设备、治疗措施和护理操作,缓解患者的焦虑情绪,取得患者的配合。

12.遵医嘱应用镇静、止痛、镇咳等相应的对症治疗措施,注意观察疗效和不良反应。

四、健康指导

对患者进行指导,主要内容有:

1.指导患者避免长时间坐位、架腿坐位、站立不活动、穿束膝长筒袜等,以防止增加静脉血流淤滞。

2.指导卧床患者进行床上肢体活动,病情允许时协助患者早期下床活动,不能活动的患者进行被动关节活动,不能活动的患者将腿抬高至心脏以上水平,以促进下肢静脉血液回流。

3.穿加压弹力抗栓袜,促进下肢血液回流。

4.指导患者适当增加饮水量,防止血液浓缩。

5.指导患者遵医嘱应用抗凝药防止血栓形成。

6.长期卧床的患者出现一侧肢体疼痛、肿胀,应注意DVT发生的可能,在存在相关发病因素的情况下,突然出现呼吸困难、胸痛、咯血等症状应注意PTE的可能,需及时就诊。

(杜晓峰)

第四节　急性呼吸衰竭患者的监护

由于多种突发致病因素使通气和换气功能迅速出现严重障碍,在短时间内发展为呼吸衰竭。因机体不能很快代偿,如不及时抢救,将危及患者生命。

一、临床表现

急性呼吸衰竭主要表现为:

1.**呼吸困难**　早期表现为呼吸频率增加,病情严重时出现呼吸困难,辅助呼吸肌运动增加,可出现三凹征。

2. 发绀　是缺氧的典型表现。当 SaO_2 低于 90％时,出现口唇、指甲和舌发绀。发绀的程度与还原型血红蛋白含量相关,因此红细胞增多者发绀明显,而贫血患者则不明显。

3. 精神—神经症状　可迅速出现精神错乱、狂躁、昏迷、抽搐等症状。CO_2 潴留加重时导致肺性脑病,出现抑制症状,表现为表情淡漠、肌肉震颤、间歇抽搐、嗜睡甚至昏迷等。

4. 循环系统表现　多数患者出现心动过速,严重缺氧和酸中毒时,可引起周围循环衰竭、血压下降、心肌损害、心律失常甚至心脏骤停。CO_2 潴留者出现体表静脉充盈、皮肤潮红、温暖多汗、血压升高。

5. 消化和泌尿系统表现　严重呼吸衰竭时可损害肝、肾功能,并发肺心病时出现尿量减少。部分患者可引起应激性溃疡而发生上消化道出血。

二、护理措施

护理措施有:

1. 保持呼吸道通畅　及时清除呼吸道分泌物,遵医嘱应用支气管舒张药,缓解支气管痉挛,上述方法不能保持气道通畅时建立人工气道以方便吸痰和机械通气治疗。

2. 氧疗　Ⅰ型呼吸衰竭可给予较高浓度吸氧(35％～50％);Ⅱ型呼吸衰竭应低浓度吸氧(<35％)。

3. 增加通气量,减少 CO_2 潴留应用呼吸兴奋剂,对于呼吸衰竭严重,用药不能有效改善缺氧和 CO_2 潴留时需考虑机械通气。

4. 抗感染及病因治疗。

5. 纠正酸碱平衡失调,急性呼衰患者常容易合并代谢性酸中毒,应及时加以纠正。

6. 给予高蛋白、高脂肪、低糖饮食,必要时给予鼻饲、静脉营养。应少食多餐,进食时维持氧疗,防止气短和进餐时血氧降低。

7. 支持治疗　重症患者需转入 ICU 进行积极抢救和监护,预防和治疗肺动脉高压、肺源性心脏病、肺性脑病、肾功能不全和消化道功能障碍,尤其要防治多器官功能障碍综合征。

三、健康教育

应对患者及家属进行健康教育,主要包括:

1. 给予患者及家属心理支持,保持良好的精神状态,增强治疗疾病的信心,积极配合治疗。

2. 指导患者加强营养,适当活动,增强机体免疫力,预防呼吸道感染。

3. 遵医嘱定期复查。

(杜晓峰)

第五节　急性呼吸窘迫综合征患者的监护

急性呼吸窘迫综合征(ARDS)是多种原因引起的一种急性呼吸衰竭,患者原来的心、肺功能大多正常,由于肺外或肺内的原因引起了肺毛细血管渗透性增加形成肺水肿,导致进行性呼吸困难、顽固性低氧血症、肺顺应性降低,胸片显示两肺弥散性浸润阴影。

一、临床表现

ARDS 临床表现如下：

1. 呼吸窘迫，呼吸频率快，>35 次/分，出现发绀，逐步加重，高浓度氧疗后不能纠正。

2. 烦躁不安、焦虑、大汗等表现。

3. 早期仅闻及双肺干性啰音、哮鸣音，后期出现呼吸音减低，有水泡音等。

4. 最常见的体征为　呼吸急促、心动过速，呼吸用力增加的体征（吸气时肋间肌的收缩和辅助呼吸肌的应用）。若 ARDS 是由脓毒血症或严重创伤所致，即常有低血压或休克的体征。

5. 血气分析检查　$PaO_2 < 8kPa(60mmHg)$，$PCO_2 > 4.6kPa(35mmHg)$。

二、治疗原则

1. 纠正低氧血症　机械通气是 ARDS 的关键性治疗措施。ARDS 通气治疗的基本原则是：提供患者基本的氧合和通气需要的同时，应尽力避免通气所致肺损伤。就是说，以最低的吸氧浓度，最小的压力或容量代价来完成有效的气体交换。ARDS 的通气方式中首选无创性通气。应用呼吸机辅助时，主张遵循"肺保护策略"的原则，常用通气模式为压力预置型通气（PPV）和容量预置型通气（VPV）。

2. 适当补液　一方面要维持适当的有效循环血量以保证肺和心、脑、肾等重要脏器的血流灌注；另一方面，又要避免过多补液，增加肺毛细血管流体静压，增加液体经肺泡毛细血管膜外渗而加重肺水肿。通常情况下，ARDS 患者的每日入量应限于 2000ml 以内，允许适量的体液负平衡。胶体液的补充一般限于血浆低蛋白者。

3. 应用肾上腺皮质激素　肾上腺皮质激素的作用是：①抗炎作用，减轻肺泡壁的炎性反应；②减少血管渗透性，保护肺毛细血管内皮细胞；③稳定细胞溶酶体作用，维护肺泡细胞分泌表面活性物质功能；④缓解支气管痉挛；⑤减轻组织的纤维化。

4. 基础疾病与对症治疗　减轻或消除致病因素，采取脱水、抗感染治疗等。

三、监护

（一）呼吸功能监护

1. 动脉血氧分压（PaO_2）　PaO_2 是评价肺功能的基本指标。在 ARDS 患者，即使 $FiO_2 > 60\%$，PaO_2 常低于 $6.67kPa(50mmHg)$。一般 $PaCO_2$ 的变化是：早期因过度通气而降低，中期可正常，晚期因通气不足而升高。

2. 肺泡-动脉血氧分压差[$P_{(A-a)}O_2$]　$P_{(A-a)}O_2$ 是判断氧从肺泡进入血液难易的标志，反映氧的交换效率。正常值 $< 1.33kPa(10mmHg)$，吸纯氧 15min 后可达 $4.67 \sim 6.67kPa(35 \sim 50mmHg)$。任何原因所致的通气/血流比例失调、弥散功能障碍或肺内分流增加均可使 $P_{(A-a)}O_2$ 增大，当吸入纯氧时，消除了前两项引起的 $P_{(A-a)}O_2$ 增大，此时反映了肺内分流的增加。ARDS 患者因肺内广泛存在大量肺泡群萎陷，肺内分流量明显增加。因此，无论是在呼吸空气或吸纯氧时，$P_{(A-a)}O_2$ 均明显增加。当吸入纯氧 15min 后，ARDS 患者的 $P_{(A-a)}O_2 > 26.7 \sim 66.7kPa(200 \sim 500mmHg)$。

3. 氧合指数　ARSD 患者由于存在严重肺内分流，PaO_2 降低，提高吸氧浓度并不能提高 PaO_2，因此氧合指数常降至 $100 \sim 250$。

4.呼出气的 CO_2 浓度　呼出气的 CO_2 浓度在潮气末最高,接近肺泡气中 CO_2 水平。呼出气的 CO_2 浓度或分压可用无创的方法连续监测。呼气末的 CO_2 分压($P_{ET}CO_2$)基本反映了整体肺的肺泡气中的 CO_2 分压,同 $PaCO_2$ 有良好的相关性。呼出气的 CO_2 浓度正常值为 5%,$P_{ET}CO_2$ 正常值为 $5.1kPa(38mmHg)$。$P_{ET}CO_2$ 的绝对值和相对变化值对临床均有很大的指导意义。

动脉血－呼气末 CO_2 分压差$[P_{(a-ET)}CO_2]$可作为选择最佳 PEEP 的指标。由于 $P_{ET}CO_2$ 受血液运送 CO_2 的影响,如通气量不变,呼出气 CO_2 量发生变化,即可反映肺血流状态。因此 $P_{(a-ET)}CO_2$ 反映了肺内通气/血流比值的关系,通气/血流比值增大,$P_{(a-ET)}CO_2$ 也增大;$P_{(a-ET)}CO_2$ 正常,说明通气/血流比值也适当。PEEP 可减少肺内分流量,改善通气/血流比值,使 $P_{(a-ET)}CO_2$ 降低,$PaCO_2$ 增高。但若 PEEP 过大,使心排血量下降,$PaCO_2$ 反而降低,因而可以认为 $P_{(a-ET)}CO_2$ 最小时的 PEEP 为最佳的 PEEP。

5.呼吸指数　呼吸指数＝$P_{(A-a)}O_2/PaO_2$,正常值 $0.1\sim0.37$。ARDS 患者因 $P_{(A-a)}O_2$ 增大和 PaO_2 降低,呼吸指数常 >1。

(二)临床监护

对于 ARDS 患者,应加强临床监护,发现下列病情变化,及时报告医生并协助迅速处理。

1.生命体征变化

(1)呼吸:观察呼吸频率:若呼吸频率 >28 次/分,常为病情加重的预警信号;观察呼吸节律和形态;观察呼吸肌疲劳情况:表现为呼吸浅快,吸气时胸骨上窝、锁骨上窝、肋间隙凹陷;观察膈肌衰竭情况:表现情况为反常呼吸,即吸气时下胸壁内陷,呼气时腹壁外凸;观察中枢性呼吸衰竭情况:表现为呼吸浅慢、节律不整或睡眠呼吸暂停。

(2)心律和心率:心率增快:见于低氧血症,高碳酸血症等;心率减慢:见于严重低氧血症,当 $PaO_2\leq25mmHg$ 时,可发生房室传导阻滞或猝死。

(3)血压:血压升高见于急性二氧化碳潴留。$PaCO_2$ 上升 $10mmHg$,血压亦即升高,脉压差加大;血压下降见于严重低氧血症,重症可发生休克。

(4)意识状态:急性缺氧可表现为兴奋、烦躁、头痛,严重者意识障碍、惊厥;急性二氧化碳潴留表现为头痛,严重者可有瞳孔缩小、嗜睡或昏迷;慢性二氧化碳潴留者,$PaCO_2$ 虽升高达到 $10.6kPa(80mmHg)$,但由于代偿机制,患者仍可清醒。在合并缺氧时,同时 $pH<7.2$,可出现嗜睡或昏迷。

2.皮肤黏膜色泽变化

(1)皮肤苍白、口唇发绀等缺氧表现。

(2)皮肤潮红、多汗、结膜充血等 CO_2 潴留表现。

(杜晓峰)

第六节　重症胰腺炎患者的监护

急性胰腺炎是指胰腺分泌的消化酶引起胰腺组织自身消化的化学性炎症。重症伴腹膜炎、休克等并发症。

一、临床表现

临床表现为:

1. 急性上腹痛。
2. 恶心、呕吐、腹胀。
3. 发热。
4. 血、尿淀粉酶增高。
5. 腹膜炎。
6. 低血压或休克。

二、体征

患者体征主要有：

1. 患者表情痛苦，呈急性重症面容，呼吸急促、脉搏增快、血压下降。

2. 腹肌紧张，全腹显著压痛和反跳痛，伴麻痹性肠梗阻时有明显腹胀，肠鸣音减弱或消失。可出现移动性浊音，腹水多呈血性。

3. 少数患者由于胰酶或坏死组织液沿腹膜后间隙渗到腹壁下，致两侧腰部皮肤呈暗灰蓝色。呈 Grey－Turner 征，或出现脐周皮肤青紫，称 Cullen 征。

4. 如有胰腺囊肿或假性囊肿形成，上腹部可叩击肿块。胰头炎性水肿压迫胆总管时，可出现黄疸。

5. 低血钙时有手足抽搐，提示预后不良。

三、并发症

主要并发症有：

1. 局部并发症有胰腺脓肿和假性囊肿。

2. 全身并发症　急性肾衰竭、急性呼吸窘迫综合征、心力衰竭、消化道出血、胰性脑病、弥散性血管内凝血、肺炎、败血症、高血糖等，病死率极高。

四、应急措施

如患者出现神志改变、血压下降、尿量减少、皮肤黏膜苍白、冷汗等低血容量性休克的表现，应积极配合医生进行抢救。

1. 迅速准备好抢救用物。
2. 患者取平卧位，注意保暖，给予吸氧。
3. 尽快建立静脉通道，遵医嘱输注液体、血浆或全血，补充血容量。
4. 必要时测中心静脉压，以决定输液量和速度。
5. 如循环衰竭持续存在，遵医嘱用升压药。

五、护理措施

1. 患者绝对卧床休息　以降低机体代谢率，增加脏器血流量，促进组织修复和体力恢复，协助患者取弯腰、屈膝侧卧位，以减轻疼痛，剧痛辗转不安者应防止坠床，周围不要有危险物品，以保证安全。

2. 饮食营养护理　遵医嘱禁食水，行胃肠减压，以减少胰腺的分泌，此期间给予静脉营养，合理安排各种营养物质滴注的先后顺序，向患者及家属解释禁饮食的意义，患者口渴时可含漱或湿润口唇,做好口腔护理,疼痛基本消失后可少量进食碳水化合物流质饮食,应缓慢逐渐恢复正常饮食,禁食油腻,以利于胰腺功能逐步恢复。

重症胰腺炎患者长期不能进食,且机体处于高分解代谢状态,患者多处于负氮平衡状态,需加强营养治疗。早期行胃肠外营养,待胃肠道功能恢复、病情稳定后逐步转向肠内营养。

3.止痛　遵医嘱应用止痛药,禁用吗啡,以防 Oddi 括约肌痉挛,加重病情。监测用药后患者疼痛有无减轻,疼痛的性质和特点有无改变,若疼痛持续并伴高热,应考虑可能并发胰腺脓肿,如剧烈疼痛,腹肌紧张,压痛和反跳痛明显,提示并发腹膜炎,应报告医生及时处理。

4.观察记录呕吐物　观察记录呕吐物的量、性质,行胃肠减压者,观察记录引流量和性质。观察患者皮肤黏膜的色泽与弹性有无变化,判断失水程度。

5.定时留取标本　监测血、尿淀粉酶,血糖、电解质、血气的变化及生命体征的变化。

6.注意有无多器官功能衰竭的表现　如尿少、呼吸急促、脉搏细速等。

7.准确记录出入量　准确记录 24h 出入量,作为补液依据,维持水、电解质平衡,禁食患者每天的液体入量需达到 3000ml 以上,以维持有效循环血容量,纠正酸碱平衡失调,给予静脉营养期间,尽可能行中心静脉置管,以防止静脉炎的发生。

六、健康指导

健康指导内容主要有:

1.帮助患者及家属正确认识胰腺炎易复发的特性,强调预防复发的重要性。教育患者积极治疗胆道疾病,注意防治胆道蛔虫,消除诱发胰腺炎的因素。

2.平时应养成规律进食习惯,避免暴饮暴食。腹痛缓解后应从少量低脂、低糖饮食开始逐渐恢复正常饮食,避免刺激性强、产气多、高脂肪、高蛋白饮食,告知患者饮酒与胰腺炎的关系,强调戒酒的重要性。

3.遵医嘱门诊随访,密切观察腹部体征,若出现左上腹剧烈疼痛应及时就诊。

4.保持良好的精神状态,避免情绪激动和过度疲劳。

(杜晓峰)

第七节　糖尿病酮症酸中毒患者的监护

糖尿病代谢紊乱加重时,脂肪动员和分解加速,大量脂肪酸在肝脏经 β 氧化产生大量乙酰乙酸、β-羟丁酸和丙酮,三者统称为酮体。血清酮体积聚超过肝外组织的氧化能力时,血酮体升高称为酮血症,尿酮体排出增多称为酮尿,临床上统称为酮症。乙酰乙酸和 β-羟丁酸均为较强的有机酸,大量消耗体内储备碱,若代谢进一步加剧,血酮继续升高,超过机体的处理能力时,便发生代谢性酸中毒,称为糖尿病酮症酸中毒。

一、临床表现

患者临床表现主要有:

1.多数患者在发生意识障碍前感疲乏、四肢无力、极度口渴、多饮、多尿,随后出现食欲减退、恶心、呕吐。

2.常伴有头痛、嗜睡、烦躁、呼吸深快有烂苹果味。

3.病情进一步发展,出现严重失水、尿量减少、皮肤弹性差、眼球下陷、脉细速、血压下降。

4.晚期各种反射迟钝甚至消失,嗜睡以至昏迷。

二、急救配合与护理

1.迅速建立液路 酮症酸中毒患者常有严重脱水,血容量不足,组织微循环灌注不足,补液后胰岛素才能发挥正常的生理效应。因此应立即建立2条静脉通路,一条用于胰岛素专用液路,另一条用于补液,准确执行医嘱,记录24h液体出入量,确保胰岛素和液体的输入。

2.绝对卧床休息 患者绝对卧床休息,注意保暖,行心电监护,密切监测心律、心率、脉搏、呼吸、血压的变化,严密观察患者意识、血糖、血酮体、血钾、血气分析等,意识清醒的患者可与其简单对答交流,动态观察患者意识变化。昏迷患者应观察瞳孔大小及对光反应情况,经常呼唤患者,做好详细记录。

3.监测血糖 遵医嘱定时监测血糖变化,及.时准确做好各种标本的采集和送检。

4.保持呼吸道通畅 给予低流量持续吸氧,密切观察呼吸的频率及节律,呼气中有烂苹果味是否减轻。协助患者咳嗽、咳痰,及时清除呼吸道分泌物,昏迷患者将头偏向一侧,及时给予气管内吸痰,防止窒息。遵医嘱给予雾化吸入,以稀释痰液利于排出。

5.加强基础护理 预防感染,避免与其他感染性疾病患者及呼吸道疾病患者接触,病房保持清洁,温湿度适宜,每天定时通风,床单清洁、干燥、平整,指导患者养成良好的卫生习惯,保持口腔清洁,昏迷患者按昏迷常规护理,口腔护理2次/日,定时为患者翻身,1次/2h,留置尿管患者保持尿管固定通畅,会阴护理2次/日,做好病情记录。

6.饮食护理 遵循糖尿病的饮食治疗原则,但患者由于酸中毒病情较重,有厌食、恶心、食欲不振等症状,应根据患者每天所需的热量制定符合患者病情的个体饮食方案,昏迷患者可鼻饲流质饮食,流质饮食中应加菜泥或菜汁。对意识清楚有咀嚼功能的患者应给予高纤维饮食,防止便秘,对肥胖、高血压的患者,摄入食盐应控制在3g/日,行胰岛素注射后30min进食。合理搭配饮食,宜食高蛋白、低脂、粗纤维含量较多的食物和蔬菜,增加胃肠蠕动促进排空,有利于控制血糖,如瘦肉、牛奶、南瓜、鱼类等,忌食油腻,禁食高胆固醇、高脂肪、油炸食物,忌烟酒。用胰岛素和口服药物治疗时,按时间服药,按时间进餐,以防低血糖发生。

7.适量运动 因人而异进行运动疗法,避免劳累,以餐后半小时运动为宜。患者外出时口袋中备糖块、饼干,感到全身乏力、出大汗、哆嗦、眼前发黑等低血糖症状发生时急用。

8.加强心理疏导 消除患者焦虑、恐惧、郁闷的情绪,提高患者的生活质量。

三、健康指导

患者健康指导内容如下:

1.指导患者及家属增强对疾病的认识,使患者积极配合治疗。

2.向患者详细讲解口服降糖药及胰岛素的名称、剂量、给药时间和方法,教会患者及或家属测定血糖方法,皮下注射胰岛素方法。

3.强调饮食治疗和运动疗法的重要性,并指导患者掌握具体实施及调整的原则和方法,做到生活规律,戒烟酒,注意个人卫生。

4.患者及家属应熟悉急性并发症发生时,如:低血糖反应、酮症酸中毒、高渗性昏迷等的主要临床表现、观察方法及处理措施。

5.告知患者定期复诊,患者外出时随身携带识别卡,发生紧急情况时能及时处理。

(杜晓峰)

第八节 感染性休克患者的监护

休克(shock)是机体在多种病因侵袭下引起的以有效循环血容量骤减、组织灌注不足、细胞代谢紊乱和功能受损为共同特点的病理生理改变的综合征。休克发病急,进展快,若未能及时发现及治疗,细胞损害广泛扩散时,可导致多器官功能障碍综合征(MODS)或多系统器官衰竭(MSOF),发展成为不可逆性休克引起死亡。

感染性休克(septic shock)主要由于细菌及毒素作用所造成。常继发于以革兰阴性杆菌为主的感染,如胆道化脓性感染、急性化脓性腹膜炎、绞窄性肠梗阻、泌尿系感染及败血症等,亦称内毒素性休克。革兰阴性杆菌释放的内毒素与体内的抗原抗体复合物作用,可引起血管痉挛及血管内皮细胞损伤;同时,内毒素可促使体内多种炎性介质释放,引起全身炎症反应综合征(SIRS)。

感染性休克是重症监护病房内的主要死亡原因之一。

一、临床表现

感染性休克的血流动力学有低动力型(低排高阻型)和高动力型(高排低阻型)两种。

1.低动力型(低排高阻型) 临床表现为冷休克。冷休克时外周血管收缩,阻力增高,微循环淤滞,大量毛细血管渗出,使血容量和心排血量降低。表现为体温突然降低、躁动不安、淡漠或嗜睡;面色苍白、发绀、花斑样;皮肤湿冷;脉搏细数,血压降低,脉压差减小(<30mmHg)尿量骤减(<25ml/h)。

2.高动力型(高排低阻型) 临床表现为暖休克。暖休克较少见。常出现于革兰阳性菌感染引起的休克早期,主要为外周血管扩张,阻力降低、心排血量正常或稍高。患者表现为神志清醒、疲乏、面色潮红、手足温暖、血压下降、脉搏慢搏动清楚。皮肤表现为干燥潮红,手足温暖,患者常有高热,若体温突升至40℃以上,则病情危重。但革兰阳性菌感染的休克后期亦可转变为冷休克。休克晚期心功能衰竭,外周血管瘫痪即成为低排低阻型休克。

3.全身炎症反应综合征(SIRS) 表现为:①体温>38℃或<36℃;②心率>90次/分;③呼吸急促>20次/分或过度通气,$PaCO_2$<4.3kPa;④白细胞计数>$12×10^9$/L或未成熟白细胞>10%。SIRS最终导致微循环障碍、代谢改变及器官功能衰竭。

二、监护

感染性休克的病理生理变化比较复杂,血流动力学又有不同的类型,故治疗比失血性休克困难。一般在休克未纠正以前,以治疗休克为主,同时抗感染。休克控制后,着重治疗感染。

1.取休克体位 仰卧中凹位,头部和躯干抬高20°～30°,下肢抬高15°～20°,以利于膈肌下移促进肺扩张,增加肢体回心血量,改善重要脏器的血供。

2.血流动力学监测 感染性休克主要以高心排血量和低外周血管阻力并导致组织灌注不足为特征。监测中心静脉压(CVP)、中心静脉压血氧饱和度($ScvO_2$)、心脏指数(CI)、心率

(HR)、平均动脉压(MAP)、体循环阻力指数(SVRI),并监测复苏前、复苏后动脉血气分析,记录血乳酸及剩余碱水平。在连续血流动力学监测下进行充分的液体复苏治疗,力求在 6h 内达到早期复苏目标:①CVP 8～12mmHg;②收缩压(SBP)＞90mmHg,MAP≥65mmHg;③尿量≥0.5ml/(kg・h);④$ScvO_2$≥0.70。若液体复苏后 CVP 达到 8～12mmHg,而 $ScvO_2$ 仍未达到 0.70,需要输入浓缩红细胞使血细胞比容达到 30%以上,或输入多巴酚丁胺以达到复苏目标。

3. 严密观察病情 密切观察患者的意识、面唇色泽、肢端皮肤颜色、温度、尿量、体温、呼吸变化。准确记录出入量,留置尿管,动态监测尿量与尿比重。

4. 维持有效的气体交换 保持气道通畅,给予面罩吸氧,氧浓度为 40%～60%,氧流量为 6～10L/min,加强叩背排痰。严重呼吸困难者,应协助医生紧急行气管插管或气管切开,及时应用呼吸机辅助呼吸。密切观察呼吸频率、节律、深度,动态监测动脉血气,昏迷患者应将头偏向一侧,及时清除呼吸道分泌物,防止舌后坠及气道分泌物引起窒息。

5. 用药监护

(1)应用抗生素:尽早处理原发感染灶。对未确定病原菌者,可根据临床判断联合使用广谱抗生素,再根据药物敏感试验结果调整为敏感而较窄谱的抗生素。严格按时间要求输入抗生素。

(2)补液监护:迅速建立 2 条以上静脉输液通道,确保液体顺利输入。

(3)血管活性药物:经补充血容量休克未见好转时,可考虑使用血管扩张剂。应用血管活性药时应用注射泵,保证单位时间内给药浓度和速度,监测血压变化,防止血压骤降或骤升引起不良后果,严防液体外渗。

(4)纠正酸碱失衡:感染性休克的患者,常有不同程度的酸中毒,应予以纠正。轻度酸中毒,在补足血容量后即可缓解。严重酸中毒者,经静脉输入 5%碳酸氢钠 200ml,再根据血气分析结果补充用量。

(5)糖皮质激素:糖皮质激素能抑制体内多种炎性介质的释放、稳定溶血酶体膜、减轻细胞损害,缓解 SARS 临床常用氢化可的松、地塞米松或甲基泼尼松龙缓慢静脉注射。应用时注意早期、足量,至多用 48h,密切观察胃液颜色、量及性质,观察有无急性胃黏膜病变的发生和免疫抑制等并发症。

(6)其他治疗:营养支持,处理 DIC 和重要器官功能不全。

6. 加强基础护理 感染性休克暖休克高热时体温可升至 40℃以上,应予以物理降温,应用冰帽置于头部,冰袋放于腋下、腹股沟等处降温,也可用 4℃等渗盐水 100ml 灌肠;必要时采用药物降温;调控室内温度。口腔护理 2 次/日,预防口腔黏膜病变;更换体位 1 次/2 小时,预防压疮发生;加强各种管道护理,预防相关并发症的发生。

7. 加强与患者及其家庭成员的沟通 及时向患者及家属通报病情,做好患者及其家属的心理护理,使他们对该病有所了解,便于配合治疗和护理。

(杜晓峰)

第九节 急性加重期慢性阻塞性肺疾病患者的监护

慢性阻塞性肺疾病(COPD)是一种具有气流受限特征的肺部疾病,气流受限不完全可逆,呈进行性发展。当慢性支气管炎和(或)肺气肿患者肺功能检查出现气流受阻并且不能完全可逆时则诊断为COPD,急性加重期是指在短期内咳嗽、咳痰、气短和(或)喘息加重、脓痰量增多、伴发热等症状。

一、临床表现

患者临床表现为:

1. 咳嗽。

2. 咳痰、脓痰量增多。

3. 气促或呼吸困难。

4. 体重下降,食欲减退。

5. 发热。

二、实验室检查

1. 肺功能检查

(1)重度:$FEV_1/FVC<70\%$,$30\%\leqslant FEV_1<50\%$预计值,有或无慢性咳嗽、咳痰症状。

(2)极重度:$FEV_1/FVC<70\%$,$FEV_1<30\%$预计值,或$FEV_1<50\%$预计值,伴慢性呼吸衰竭。

2. 动脉血气分析　随着病情进展可出现低氧血症、高碳酸血症、酸碱平衡失调。

三、护理措施

1. 保持气道通畅

(1)应用支气管扩张药,常选用β_2受体激动剂如沙丁胺醇气雾剂,严重喘息者可给予较大剂量雾化治疗,密切观察药物疗效和不良反应。

(2)发生低氧血症者给予鼻导管持续低流量吸氧,氧流量为$1\sim2L/min$,应避免氧浓度过高引起二氧化碳潴留。

(3)遵医嘱进行雾化吸入,协助患者有效咳痰,指导患者进行呼吸功能锻炼:训练患者缩唇呼吸、腹式呼吸,以加强胸、膈呼吸肌肌力和耐力,改善呼吸功能。

2. 观察病情变化

(1)遵医嘱用药,根据病原菌种类及药物敏感试验,选用抗生素积极治疗,如出现持续性气道阻塞,可使用糖皮质激素,注意观察疗效和不良反应。

(2)观察咳嗽、咳痰、呼吸困难的程度,监测动脉血气分析和水、电解质、酸碱平衡情况。

3. 采取舒适的体位　晚期患者宜采取身体前倾位,使辅助呼吸肌参与呼吸,室内保持合适的湿温度,冬季注意保暖,避免直接吸入冷空气。进行心理疏导,缓解焦虑情绪,与患者及家属共同制定和实施康复计划。

四、健康指导

1. 使患者了解COPD的相关知识　识别使病情恶化的因素,戒烟是预防COPD的重要措施,避免粉尘和刺激性气体的吸入,避免和呼吸道感染患者接触,预防感冒。

2. 心理疏导　引导患者适应慢性病并以积极的心态对待疾病,培养生活兴趣,缓解焦虑、紧张的精神状态。

3.饮食指导 应进食高热量、高蛋白、高维生素饮食,正餐进食量不足时,应安排少量多餐,避免在餐前和进餐时过多饮水,餐后避免平卧,有利于消化。腹胀的患者应进软食,细嚼慢咽,避免进食产气食物及易引起便秘的食物。

4.康复锻炼 使患者理解康复锻炼的意义,充分发挥患者的主观能动性,制定个体化的锻炼计划,选择空气新鲜、安静的环境,进行步行、慢跑等体育锻炼,合理安排工作和生活。

5.家庭氧疗 指导患者及家属了解氧疗的目的、必要性、注意事项、安全措施,氧气装置周围严禁烟火,防止氧气燃烧爆炸,氧气装置定期更换、清洁、消毒。

(杜晓峰)

第十节 重症支气管哮喘患者的监护

支气管哮喘是嗜酸性粒细胞、肥大细胞和 T 淋巴细胞等多种炎性细胞参与的气道慢性炎症。这种炎症使易感者对各种激发因子具有气道高反应性,并引起气道缩窄、反复发作性的喘息、气急、胸闷或咳嗽等症状,常在夜间和(或)清晨发作和加重。重症患者症状频繁发作,严重影响睡眠,体力活动受限,PEF 或 PEV_1>60%预计值,PEF 变异率>30%。

一、临床表现

患者临床表现为:

1.呈端坐呼吸,呼吸频率>30 次/分,哮鸣音响亮而弥漫,PaO_2<60mmHg,$PaCO_2$>45mmHg,血氧饱和度≤90%,常有焦虑和烦躁。

2.明显发绀,大汗淋漓,心率加快>120 次/分,收缩压下降或出现奇脉。

3.随着病情加重出现嗜睡、意识模糊,而哮鸣音减弱或不出现。

二、应急措施

持续雾化吸入 β_2 受体激动剂,或合用抗胆碱药,或静脉滴注沙丁胺醇或氨茶碱。静脉滴注糖皮质激素,维持水、电解质及酸碱平衡,纠正缺氧,如病情恶化缺氧状态不能纠正时,进行机械通气。

三、护理措施

护理措施包括:

1.观察哮喘发作的前驱症状,如鼻咽痒、喷嚏、流涕、眼痒等黏膜过敏症状,哮喘发作时,观察患者的意识状态、呼吸频率、节律、深度及辅助呼吸肌是否参与呼吸运动等,监测呼吸音、哮鸣音变化,动脉血气和肺功能情况,了解病情和治疗效果,做好机械通气准备。

2.有明确过敏者,应尽快脱离过敏原,保持室内宽敞明亮,适宜的温湿度,注意室内空气流通,不放花草,避免使用皮毛、羽绒或蚕丝织物,避免接触一切可疑变应原。

3.端坐呼吸者提供床旁桌支撑,以减少体力消耗。给予心理疏导和安慰,缓解紧张情绪。

4.重症哮喘患者常伴有不同程度的低氧血症,应遵医嘱给予鼻导管或面罩吸氧,氧流量为 1~3L/min,吸入氧浓度一般<40%。为避免气道干燥和寒冷气流的刺激而导致气道痉

挛,吸入的氧气应尽量温暖湿润。在给氧过程中,监测动脉血气分析,经一般治疗无效,或患者出现神志改变,$PaO_2 < 60mmHg$,$PaCO_2 > 50mmHg$ 时,应准备进行机械通气。

5.雾化吸入,指导患者进行有效咳痰,必要时吸痰。

6.饮食以营养丰富、高维生素的流质或半流质饮食为主,少食油腻食物,忌食易过敏的食物如鱼、蛋等;痰液黏稠时多饮水,哮喘发作时,患者呼吸增快,出汗常伴脱水,应适量增加饮水,避免进食冷、硬、油煎食物及与哮喘发作有关的食物,戒烟酒。

四、健康指导

1.提高患者对疾病的认识　指导患者增加对哮喘的诱发因素、发病机制、控制目的和效果的认知,提高患者的治疗依从性。

2.避免诱发因素　指导患者注意保暖,带围巾或口罩避免冷空气刺激,避免接触刺激性气体及预防呼吸道感染,适当锻炼身体,有效控制哮喘发作的诱发因素,如避免摄入引起过敏的食物;避免强烈的精神刺激和剧烈运动;避免持续的喊叫等过度换气动作;不养宠物等。

3.自我监测病情　指导患者认识哮喘发作的先兆表现和病情加重的征象,学会哮喘发作时的紧急自我处理方法。

4.正确用药　指导患者及家属掌握正确的药物吸入技术,嘱患者随身携带止喘气雾剂,出现哮喘发作时,立即吸入并保持平静,以减轻哮喘发作。指导患者了解自己所用药物的名称、用法、用量、注意事项,与患者共同制定长期管理、防止复发的计划。

5.给予心理疏导　保持有规律的生活和乐观情绪,指导患者充分利用社会支持系统,为其身心康复提供各方面的支持。

(杜晓峰)

第十一节　急性肾功能衰竭患者的监护

急性肾功能衰竭(acute renal failure,ARF)是由多种原因引起的肾功能迅速恶化、代谢产物潴留,水、电解质和酸碱平衡紊乱为主要特征的一组综合征,包括由肾前性氮质血症、肾源性和肾后性原因引起的急性肾衰。

一、病因和发病机制

1.肾前性急性肾功能衰竭　各种原因引起的心排血量减少和血容量不足而引起肾灌注量减少和肾小球滤过率下降,形成肾前性氮质血症。如严重脱水、失血、烧伤、急性溶血及感染性休克等。

2.肾性急性肾功能衰竭　急性肾实质性疾病,如肾小球肾炎、溶血性尿毒综合征、紫癜性肾炎及肾毒性物质(如汞、砷、磺胺药、卡那毒素等)引起急性肾小管坏死。

3.肾后性急性肾功能衰竭　各种原因引起的急性尿路梗阻,导致急性肾衰竭,见于:结石、肿瘤、血块、坏死肾组织或前列腺增生所致的尿路梗阻;肿瘤蔓延、转移或腹膜后纤维化所致的粘连、压迫输尿管而引起尿路梗阻。

二、少尿期的临床表现

临床表现依病因及肾损害程度而异，且常被原发病所掩盖。一般分三期即少尿期、多尿期和恢复期，其中少尿期的临床表现如下。

1. 尿量减少　尿量急剧减少，甚至无尿。

2. 进行性氮质血症　由于肾小球滤过率降低引起少尿或无尿，致使排出氮质和其他代谢物质减少，血浆肌酐和尿素氮升高，其升高速度与体内蛋白分解状态有关。

3. 水、电解质紊乱和酸碱平衡紊乱　出现水中毒、高钾血症、代谢性酸中毒、低钙血症、高磷血症、低钠血症和低氯血症。

4. 心血管系统表现　主要表现高血压、心功能衰竭、心律失常、心包炎。

三、急性肾功能衰竭患者的监护

(一)病情观察

1. 观察尿量　记录每小时及 24h 尿量，在排除肾前与肾后性致尿少因素后，每小时及 24h 尿量仍明显低于正常，要考虑肾功能损害的存在，少尿期持续时间愈长，预后愈差。当 24h 尿量增至 400ml 以上，即为多尿期的开始。

2. 监测血流动力学

(1)记录血压、心律、心率、中心静脉压的动态改变，当数值增高时，要注意液体出入平衡，观察有无水肿及心衰的出现。

(2)观察心电图变化：血钾的升高使 T 波增高，甚至 QRS 波增宽，易发生严重的心律紊乱。

3. 定时检验

(1)血、尿常规测定，每日早晨一次，临床可见尿颜色及比重改变，应严密观察，并分析其改变原因。

(2)血肌酐、尿素氮测定，每日一次。

(3)血 K^+、Na^+、Cl^-、CO_2CP 每日测定一次，每 3d 测定血 Ca^{2+}、Mg^{2+} 及血气分析。

4. 其他

(1)贫血及出血倾向：如发现口鼻黏膜和皮肤出现淤斑，应警惕 DIC 的发生。

(2)每 24h 计算出入量：保持水、电解质平衡，以便及时纠正其紊乱。

(3)X 线胸片心影扩，肺门增宽提示血容量过多，心脏功能可能出现异常，参照血流动力学的指标予以早期治疗。

(二)少尿或无尿期监护

1. 限制入水量，消除水中毒　严格限制水入量，"量出为入"，宁少勿多，每日输液量＝显性失水＋不显性失水－内生水。每日测体重，使体重每日减轻 0.5kg，血钠高于 130mmol/L，中心静脉压在正常范围内。

2. 饮食和营养　少尿期早期禁食蛋白质，三天后组织分解代谢减慢，可食少量蛋白质。给患者食用低蛋白、高糖、高维生素饮食。严格控制含钾的食物，减少钾、钠、氯的摄入。

3. 纠正电解质紊乱和酸中毒　纠正高钾血症，可采用禁钾、抗钾、转钾和排钾，纠正酸中毒补充碱性液。低钠血症的纠正关键是控制水的入量。

4.预防感染　感染是急性肾衰竭的死亡原因之一,一般多发生肺、泌尿系统的感染,应注意消毒隔离,严格无菌操作,应用抗生素,但要特别避免使用对肾脏有毒性作用的药物。按要求做好口腔护理和尿管护理。定时更换体位,防压疮的发生。

5.透析疗法护理　急性肾衰竭患者,血尿素氮高于25mmol/L,血肌酐高于442mmol/L或血钾高于6.5mmol/L,水中毒经一般处理无好转,酸中毒不易纠正者,即需要透析疗法。血液透析效果好。

四、应急措施

当血钾超过6.5mmol/L,心电图表现异常,最有效的方法为血液透析,准备透析前应给予紧急处理,措施如下:

1.5％碳酸氢钠100～200ml静脉滴注。

2.10％葡萄糖酸钙10～30ml缓慢静脉推注。

3.静脉滴注25％葡萄糖200ml＋胰岛素16～20U。

4.呋塞米20～200mg肌内注射或用葡萄糖稀释后静脉注射。

(杜晓峰)

第十二节　急性肝功能衰竭患者的监护

肝脏功能不全(hepaticinsufficiency)是指当某些致病因素严重损伤肝细胞(包括肝实质细胞和枯否细胞)时,可引起肝脏形态结构的破坏(变性、坏死、硬化)和肝功能(代谢、分泌、合成、解毒和免疫)的异常,进而出现黄疸、出血、继发性感染、肾功能障碍和脑病等病理过程或临床综合征。

肝脏功能衰竭(hepaticfailure)是肝脏功能不全最为严重的表现,即急速而严重的肝脏损害,导致其合成、解毒、排泄和生物转化等功能的严重障碍而失代偿,相继出现以凝血机制障碍、高黄疸、中枢神经系统功能紊乱(肝性脑病)、肾功能衰竭(肝肾综合征)等为主的一组临床症候群。

一、病因

在我国引起肝脏功能衰竭的主要病因是肝炎病毒(主要是乙型肝炎病毒),其次是药物及肝毒性物质(如乙醇、化学制剂等)。在欧美国家,药物是引起急性、亚急性肝衰竭的主要原因;酒精性肝损害常导致慢性肝衰竭。儿童肝衰竭还可见于遗传代谢性疾病。

二、肝功能衰竭发生、发展的过程、分类

分类:2006年我国颁布了肝衰竭指南,启用了新的分类方法,现在肝衰竭被分为四类:急性肝衰竭(acute liver failure,ALF)、亚急性肝衰竭(subacute liver failure,SALF)、慢加急性(亚急性)肝衰竭(acute－on－chronic liver failure,ACLF)和慢性肝衰竭(chronic liver failure,CLF)。急性肝衰竭的特征是,起病急,发病2周内出现以Ⅱ度以上肝性脑病为特征的肝衰竭症候群;亚急性肝衰竭起病较急,发病15天～26周内出现肝衰竭症候群;慢加急性(亚急性)肝衰竭是在慢性肝病基础上出现的急性或亚急性肝功能失代偿;慢性肝衰竭是在肝硬化

基础上,肝功能进行性减退导致的以腹水或门静脉高压、凝血功能障碍和肝性脑病等为主要表现的慢性肝功能失代偿。

分期:根据临床表现的严重程度,亚急性肝衰竭和慢加急性(亚急性)肝衰竭可分为早期、中期和晚期。

1.早期

(1)极度乏力,并有明显厌食、呕吐和腹胀等严重消化道症状。

(2)黄疸进行性加深(血清总胆红素≥171μmol/L或每日上升>17.1μmol/L。

(3)有出血倾向,30%<凝血酶原活动度(prothrombinactivity,PTA)≤40%。

(4)未出现肝性脑病或明显腹水。

2.中期 在肝衰竭早期表现基础上,病情进一步发展,出现以下两条之一者:

(1)出现Ⅱ度以下肝性脑病和(或)明显腹水。

(2)出血倾向明显(出血点或淤斑),且20%<PTA≤30%。

3.晚期 在肝衰竭中期表现基础上,病情进一步加重,出现以下三条之一者:

(1)有难治性并发症,例如肝肾综合征、上消化道大出血、严重感染和难以纠正的电解质紊乱等。

(2)出现Ⅲ度以上肝性脑病。

(3)有严重出血倾向(注射部位淤斑等),PTA≤20%。

三、肝衰竭患者的临床表现

基本临床表现如下:

1.健康状况全面衰退和显著乏力 患者虚弱,高度乏力,起床活动也感困难,生活不能自理等。

2.消化道症状严重 患者食欲极度减退、厌油、上腹闷胀、恶心呕吐和呃逆不止、腹胀、肠鸣音减少或消失。

3.黄疸进行性加深 患者表现为巩膜,皮肤黄染进行性加深。

4.出血倾向明显 患者皮肤紫癜或淤斑,自发性齿龈出血或鼻出血。

5.焦虑和烦躁 患者有时表现坐卧不安,性情烦躁、焦虑、无所适从。

6.低热 由于进行性肝细胞坏死或功能衰退的肝脏不能清除来自肠道的内毒素等毒性物质而出现持续低热。

7.肝臭 肝衰竭患者,特别是肝性脑病患者,常发出一股似水果腐烂的臭味,称为肝臭。

8.肝性脑病 急性肝衰患者,表现为急性肝性脑病,常伴重度黄疸。慢性肝衰竭患者,表现为慢性肝性脑病,黄疸不一定很深,甚至可以没有黄疸。

9.腹水 是急性肝衰竭的中晚期表现,也是慢性肝衰竭的常见表现。

四、监护

1.消除诱因 引起肝性脑病的诱发因素主要是医源性的,如大剂量利尿剂、过量放腹水、导泻不当,血制品与含氨药及镇静剂使用不当,感染控制不力,误服对肝脏有毒性的药物,合并肝性腹水、严重贫血、低血糖、心力衰竭、出血等。在消除诱因中应注意下列问题:

(1)配合医生掌握利尿药的注意事项,避免快速利尿。

(2)准确记录24h出入液量,防止大量进液,引起低血钾、稀释性低血钠、脑水肿等从而诱发或加重肝性脑病。

(3)每天测体重、腹围1次,严密观察腹水变化情况,放腹水1次量不能超过3000ml,防止水、电解质紊乱和酸碱平衡失衡。

(4)慎用库存血。

(5)禁用吗啡、哌替啶、巴比妥类安眠药和镇静药物。如临床确实需要,可用地西泮、扑尔敏等,但用量宜小,为常用量的1/3~1/2。

(6)肝性脑病患者由于肠蠕动减弱,易发生便秘,可口服或鼻饲50%硫酸镁30~50ml导泻,也可用生理盐水或弱酸溶液(盐水+白醋或稀盐酸)灌肠,忌用肥皂水灌肠。

(7)如发生感染应遵医嘱及时、准确地给予抗生素控制感染。

(8)告知患者戒除烟酒。

(9)一旦出现肝性脑病先兆症状,应严禁蛋白质摄入。

2.昏迷患者护理

(1)体位:患者取仰卧位,头略偏一侧以防头皮压伤或舌后坠阻塞呼吸道。

(2)保持呼吸道通畅,必要时行气管切开术。

(3)确保安全,可使用床挡保护,必要时用约束带。

(4)皮肤护理:定时为患者翻身,保持床褥及患者衣服干燥、平整,防止发生压疮。

(5)排泄护理:尿潴留患者给予留置导尿,定时记录尿量、颜色、气味。尿失禁患者尽量不采用导尿法。

(6)口腔、眼护理:对患者定时做口腔护理,对眼睑闭合不全、角膜外露的患者可用生理盐水纱布覆盖眼部。

(7)必要时用冰帽,降低颅内温度,减少脑细胞消耗,保护脑部功能。

3.药物护理 遵医嘱进行药物治疗,观察药物的作用、不良反应及用药注意事项,如静脉注射精氨酸速度不宜过快,以免引起流涎、面色潮红、呕吐等反应。

4.肠道护理 灌肠可清除肠内积血,使肠内保持酸性环境,减少氨的产生和吸收,协助患者取左侧卧位,用37~38℃的温水100ml加食醋50ml灌肠,1~2次/口,或乳果糖500ml+温水500ml保留灌肠(肝性脑病者禁用肥皂水灌肠),使血氨降低。急性肝功能衰竭患者病情危重,变化快,病死率高,临床护理人员要密切观察病情变化,认真分析病情,准确判断病情。发现异常情况及时向医生汇报,以便及时准确地处理,防止并发症的发生,以便更好地挽救肝衰竭患者的生命。

5.饮食护理 遵循饮食治疗原则,给予低脂、高热量、低盐、清淡、新鲜、易消化的食物,戒烟酒,忌辛辣刺激性食物。可进流质和半流质饮食,少量多餐,合理调整食谱,保证食物新鲜可口。刺激食欲,以利营养成分吸收,促进肝细胞再生和修复。避免进食高蛋白饮食,有腹水和肾功能不全患者应控制钠盐摄入量(≤1g/d)。少尿时可用利尿剂,有肝性脑病先兆者,忌食蛋白,防止血氨增高而致昏迷,有消化道出血者应禁食。

6.心理护理

(1)尊重患者,护理操作前应耐心解释。

(2)多与患者沟通,帮助其解决困难。

(杜晓峰)

第十三节　心、肝、肾脏器移植患者的监护

一、心脏移植患者的监护

（一）监护室的消毒与隔离制度

心脏移植术后患者需经保护性隔离 3～4 周，近年来隔离的时间虽已逐渐缩短，但仍需要有一单独的隔离房间作为术后监护室。其消毒与隔离方法要求如下。

1. 对监护室的要求

（1）监护室应分为内、外两室，内室为绝对隔离室，外室为相对隔离室。

（2）监护室应有正压气流系统，有高效空气过滤装置，滤过 0.09μm 的微粒应达 99.9％。术后患者的监护工作均在无菌层流设备的隔离室内进行。此外，室内还应有调温与调湿装置。

（3）术前一天，监护室的门、窗、墙壁、地面、一切用物表面以及室内空气均应进行严格的清洁与消毒，患者将进入监护室前，任何人均不准进入或滞留其内。患者进入监护室后，仍应按常规进行室内物品清洁及空气消毒工作，控制和消除室内尘埃、悬浮物和其附带的细菌，杜绝空气感染源。

（4）术后 10d 内，每日做室内空气和物品表面细菌监测一次，10d 后每周做 2 次。

2. 对入室医务人员的要求

（1）凡入室医务人员必须洗手、更鞋、穿灭菌衣裤、戴口罩和帽子。医务人员每次给患者做处置前后均用消毒液洗手。

（2）严格控制入室人员，室内仅留医师 1 名，护士 1～2 名。进行超声，X 线拍片等检查时可进 1 名技术人员。室内应设有对讲机和闭路电视监视系统，以供观察病情、会诊和家属探视之用。

3. 对各种用物的要求

（1）凡医疗用物，必须经过高压蒸汽灭菌处理或采用一次性无菌用品。必要时用环氧乙烷消毒处理。

（2）隔离衣、工作衣、患者的床单、被罩、枕套、衣裤、袜等均需经高压蒸汽灭菌，每日一换。口罩、帽子、鞋套、应为一次性无菌物品。

（3）患者的生活用具如牙刷、餐具等尽量采用 1 次性无菌物品。

4. 对入室医疗仪器的要求

（1）所有入室物品需经清洁消毒处理。如床旁 X 线机、彩色超声波诊断仪等用消毒液擦拭后方可进入隔离室；X 线暗盒用高压灭菌后的布袋装好再接触患者摄片；超声波探视头清洁消毒后再接触患者。

（2）听诊器为室内专用，每次使用前后均作清洁消毒处理。

5. 其他

（1）未经削皮及清洁处理的水果不能送人隔离室内，以免患者接触可能存在的霉菌。

（2）室内禁摆放花卉、植物。

（二）术后监护

1. 循环系统监护　循环系统监护是心脏移植术后重点内容之一。术后供心由于缺血和再灌注损伤，心功能受到不同程度的抑制，受心者原已增高的肺血管阻力又会使供心后负荷加重，故早期循环系统常出现两大并发症，即心功能不全和各种心律失常。因此，术后循环功能的严密监护非常重要。

(1)血流动力学的监护：心脏移植术后常见的死亡原因是右心衰竭或低心排综合征，所以应尽可能保持患者血流动力学稳定。常规监测直接动脉压、中心静脉压、心律、必要时监测肺动脉压、左心房压等。每隔 15min 记录 1 次，稳定后可延长至 30min 至 1h 记录一次。参考动力学指标、纵隔心包引流量、尿量等选用补液的种类和数量，以维持合适的血容量。一般成人每日总量不超过 1800ml。血细胞比容低于 30%，则应适当输全血。术后最初 24～48h 还可酌情给予白蛋白和利尿药，以帮助排除第三间隙的水分。

(2)应用正性肌力药物中的监护：应用正性肌力药物可增加心排血量，改善微循环。心脏移植过程中，供心因缺血和再灌注损伤，高能磷酸盐储备减少，心肌水肿，心功能常暂时受抑制，故术后早期常需给予正性肌力药以增加心排血量，改善外周灌注。正性肌力药物的选择，依医师个人的经验习惯而定。常用的药物为异丙肾上腺素、多巴胺或多巴酚丁胺。ICU 护士应熟悉掌握此类药物的药理作用和常用剂量。静脉输注时醒目标明其药名、浓度，用微量泵控制速度，密切观察用药效果，及时调整用药的浓度和速度，确切保证用药通路畅通。

(3)体位性低血压的监护：由于供心缺乏神经调节机制，故易发生体位性低血压。护士在协助患者坐起或离床站立时应重视这一点，发现问题时要及时采取相应的措施。

(4)心电监护：新移植的供心在采取过程中神经被切断，不再受自主神经支配，故术后心率的变化与普通心脏手术后不同。供心在术后早期心率很不稳定，可快可慢，虽为窦性节律但不受呼吸影响，如发生室上性心动过速时按压颈动脉窦或眼球无效。供心心率的变化主要依赖体液因素来调节，在代谢需求量增加或减少的情况下，如发热、运动等，心率的变化较迟缓。此外，供心对药物的反应与普通心脏手术后的反应也不尽相同。如阿托品不能增快心率，地高辛可增加心肌收缩力但减慢心率作用不明显。这些，是心脏移植术后的一个特点。床旁连续心电监护可以及时地监测出心律失常并准确反应心律失常的性质。此外，还应每日描记标准 12 导联心电图和心脏超声心动图。心电图资料应妥善保存，标明日期时间，避免混乱。

2. 呼吸系统监护　心脏移植术后呼吸系统监护在一般心内直视手术后常规监护基础上侧重以下几方面。

(1)呼吸支持以保证循环功能稳定：术后呼吸支持是保证循环功能稳定的前提。由于术后最初几小时，患者体温偏低，血流动力学尚未稳定，麻醉剂及镇静药物的作用尚未消失，甚至电解质及酸碱失衡，故初回 ICU 可用控制性通气方式，以减少因呼吸做功所；的耗氧量，并改善气体交换频率。用呼吸机期间，一般每间隔 4～6h 监测动脉血气分析一次。回监护室作第一次动脉血气分析，若结果正常，可将吸入氧浓度逐步降至 0.4，以防止长时间吸入高氧对肺造成损害，但必须保持动脉血氧分压于 10.7～13.3kPa(80～100mmHg)之间。

患者完全清醒，血流动力学稳态，自主呼吸有力，可将呼吸机改为同步间歇指令通气。根据患者的自主呼吸频率、潮气量的变化，适当调节 SIMV 的频率和潮气量，利于呼吸肌的锻炼。SIMV 频率的调节以动脉血氧分压为 9.33kPa(70mmHg)二氧化碳分压为 4.67～6.0kPa(35～45mmHg)，pH 为 7.35～7.45 为宜。

(2)机械通气期间的监护

①血压、脉搏、体温监测:机械通气初期及每当对潮气量、PEEP 值、吸/呼比做调整时都会影响血压的变化。为防止平均气道内压升高,心排血量减少而引起血压下降,应当增加测定血压的次数。脉搏增快除发热、焦虑等因素外,也意味着氧消耗量和二氧化碳增多,应随之调整通气量及吸氧浓度。

②胸部体检及 X 线监测:机械通气时需注意呼吸频率、节律、幅度、胸廓活动度、呼吸音以及呼吸是否与呼吸机同步。若湿性啰音增多或痰鸣音增多,气道阻力增加,应及时吸痰。床边 X 线摄影对发现肺不张、气压伤及肺部感染等机械通气的并发症有重要意义,同时也能帮助确定插管的位置。

③皮肤颜色的观察:皮肤潮红、多汗,表浅静脉充盈,血压升高,头痛,嗜睡,提示通气不足,二氧化碳潴留,应增加呼吸机频率和潮气量。在呼吸机治疗过程中,出现表浅静脉充盈,提示外周静脉压增大,此时应调低吸气压力或缩短吸气时间。

④神经精神症状的观察:神经精神症状可反映缺氧和二氧化碳潴留的情况。

⑤保持呼吸道通畅:根据需要给予气管内吸痰,吸痰时严格无菌操作,吸痰前后给高浓度氧吸入 1～2min。

(3)脱离呼吸机拔管后的护理:拔管后数日应继续用面罩湿化给氧。积极鼓励并设法协助患者咳嗽排痰,让患者做深呼吸,必要时作肺部理疗,可帮助清除呼吸道分泌物,有利于防止肺部并发症。拔管后数日内仍坚持 4～6h 做 1 次口腔护理。选择合适的漱口液,保持口腔唾液的 pH 值在 5.6～7.0 之间。

(4)实验室检查:试验室检查包括每 4h 测定血常规、血电解质、血气。每日测定血小板计数、白细胞计数、凝血酶原时间、血肌酐、尿肌酐、肝功及肾功。每日清晨测定环孢素 A 谷值。必要时做病理学及免疫学检查。

3.排斥反应的监护 排斥反应是心脏移植术后早期死亡的主要原因之一。特别是超急性排斥反应,它是全心功能衰竭的原因之一,一旦出现,移植器官表现为静脉淤血,颜色变暗,功能迅速恶化。此时药物治疗难以达到有效地效果,只有通过辅助循环来争取时间,等待再次心脏移植。因此,对排斥反应要做到早期发现和及时处理。

(1)病情的动态观察:正常情况下术后 1 个月内患者的体力应逐渐恢复。如患者有倦怠、低热、活动能力低下、轻微气短或劳累后呼吸困难等现象,应疑有排斥反应。值得注意的是,如果患者倦怠、纳差发生在冲击疗法后,可能为激素突然减少所致。

(2)体格检查:颈静脉怒张,各种心律失常,特别是舒张期奔马律,新出现的不明原因的相对性低血压、肺部啰音、心脏扩大等,都有比较重要的临床意义。有时心肌活检的结果处于模棱两可的边缘状态,则可参考体检,决定是否实行免疫抑制治疗。

(3)胸部 X 线检查:出现排斥反应时胸片会显示广泛浸润性改变。

(4)超声心动图检查:对诊断排斥反应有相当重要价值,可发现心室舒张期和收缩期功能异常,心室壁增厚以及心包积液增多。

(5)导联心电图检查:12 导联心电图能及时反应心率和心律的改变。

4.免疫抑制药应用中的监护 心脏移植术后应用的免疫抑制药主要为环孢素 A、泼尼松、硫唑嘌呤。免疫抑制药应用中的监护如下:

(1)注意药物储存:环孢素 A 口服液应存于原装容器内,温度在 30℃ 以下,但要避免冷冻。

(2)注意药物溶媒的选择:药物溶媒的选择和溶解的方法以及保存的条件直接关系到药效,环孢素A注射液应以0.9%氯化钠和5%葡萄糖液稀释。

(3)注意用药方法:为促进药物的吸收和减少胃肠道反应,应将环孢素A口服液加入牛奶、果计内服用。

(4)注意用药时间:投药时间一致对维持药物在体内水平很重要。

(5)监测环孢素A谷值:使用环孢素A时要经常测定其血药浓度,以保证效果,防止毒副作用发生。

(6)定期检查肾功能(尿素氮、肌酐、肌酐清除率)和肝功能(胆红素、碱性磷酸酶)注意血压变化。

(7)注意监测白细胞数:服用硫唑嘌呤期间,需检测血常规,观察有无白细胞数减少。

5.并发症的监护及处理

(1)右心衰竭:右心衰竭是心脏移植术后并发症之一,右心衰竭的发生可在体外循环停止后立即出现,表现为右室扩大,右室收缩无力,中心静脉压增高,有时肺动脉压力也可以正常或低于正常,主要是由于衰竭的心脏射血分数降低。目前,随着供体和受体匹配的条件越来越严格,右心衰竭很少发生在术后即刻,而是更多发生于ICU病房。

如右心衰竭是由于PVR增高引起的,首先应改善患者的氧合状态,纠正低氧血症及酸中毒。在此前提下,重点应用降低肺小动脉阻力的药物,首选前列腺素E,初始剂量为25ng/(kg·min),以后逐渐增加。同时还可应用多巴胺或米力农,增强右心室收缩力。

(2)术后出血:术后出血也是心脏移植术后的早期并发症之一。心脏移植患者术后凝血异常是术后出血的高危因素之一,右心衰竭、肝功能异常也可能导致术后出血。如患者术后凝血酶原时间延长且心包、纵隔引流较多,应适当地给予新鲜血浆。对于去神经的心脏来说,心包填塞的体征和症状往往不典型。当出现血压不稳定、尿量减少及外周循环不良时,应考虑到心包填塞的可能。一旦怀疑心包填塞应积极进行二次开胸探查。

(3)心律失常:心脏移植术后早期,患者首先出现的是结性心律。多数情况下在24h内,仍有约5%的患者由于窦房结动脉损伤而不能恢复窦性节律,甚至需要安装永久起搏器。为了维持术后早期心率在90~120次/分,可适当应用异丙肾上腺素或应用心房起搏。

心脏移植术后早期,也可以出现室上性心动过速,其发生的机制与常规心脏直视手术相似,此外还应考虑到排斥反应的可能性。室上性心动过速持续5d以上,是进行心肌活检的重要指征。

心房颤动或扑动可引起心室率过快,导致心排血量降低,因此应适当的进行药物治疗。

(4)术后早期高血压:术后早期高血压较常见,与多种因素有关。术后早期高血压的治疗主要依靠硝普钠,此类药使动脉和静脉均扩张,减少静脉回心血量,能有效降低血压。若高血压持续时间较长或术后48h仍需硝普钠进行控制,则应增加口服扩血管药物。

二、肝脏移植患者的监护

肝脏移植已成为终末期肝病患者的有效治疗手段。接受肝移植的患者一般都在术前经受了慢性肝病的折磨而较虚弱,肝病本身又会导致患者易受感染、营养不良和多脏器功能衰竭。再者,肝脏移植手术需要长时间麻醉、大量输液,可能造成血流动力学不稳定。而术后的免疫抑制药增加了患者受感染的危险,其药物毒性会损害多个器官的功能。因此,术后患者供肝功能、循环、呼吸、代谢、肾功能、排斥等方面都存在不利因素,并发症发生率高,早期发现并能够及时处理,是患者能否康复的关键。

(一)植入新肝功能的观察

通常情况下,肝功能在 72~96h 迅速改善至正常或接近正常水平。简单可靠的判断方法是:有持续的深金黄色胆汁分泌;24~72h 内患者肝功能指标逐渐好转。否则,应尽快查明原因并给予处理。

植入肝无活力的判断依据:①早期出现肝功能衰竭表现,胆汁呈水样或明显减少甚至无胆汁分泌,钾离子浓度明显上高,代谢性酸中毒,急性低血糖,持续加重的凝血功能障碍。②急性排斥反应:表现为术后 5~7d 发热、食欲不振、腹部钝痛、精神症状、腹水、肝功能异常、血胆红素升高、凝血机制障碍等。③多普勒超声检查确认肝血流状态,如有异常行肝动脉造影、腹部 CT 等检查确诊。

(二)血流动力学监测

术前及术后早期常规保留有创动脉压监测及 Swan—Ganz 漂浮导管监测平均动脉压、心排指数、心脏每搏射血指数、左室收缩功能指数、氧输送等血流动力学及氧动力学指标。常规监测生命体征,准确输入血管活性药物。

(三)凝血功能监测

1.术后需立即监测的指标 凝血酶原时间、部分凝血活酶时间、血小板、全血细胞计数、D—二聚体。

2.纠正凝血功能,达到以下目标 出血停止或逐渐改善;凝血酶原时间<20s;血小板计数>$50×10^9$/L 而并非达到正常水平。

(四)呼吸系统监护

移植术后常见的呼吸系统并发症有胸腔积液、肺不张、肺水肿、肺炎。术后早期应常规做好人工气道的管理及呼吸功能监测,包括呼吸频率、潮气量、气道压力、SpO_2 及动脉血气分析,预防肺部感染、肺不张;严密监测 CVP 并使之维持在 6~10cmH_2O,降低肺水肿和胸腔积液的发生率。拔除气管插管后,要做好胸部理疗,包括深呼吸、呼吸功能锻炼、咳嗽等。

(五)出入量监测

严密监测 CVP、PAWP、每小时出入量以及腹腔引流量。了解腹腔内液体丢失及有无持续性出血。术后补液应在 CVP、PAWP 指导下进行,尤其是术后早期应控制总液量和晶体液量,避免循环血容量的过度增加和晶体液输入过量。

(六)肾功能监测

术前存在肾功能不全、低血容量、出血、低血压、严重感染、药物毒性作用是引起肝移植患者术后肾功能损害的因素。血浆尿素氮、肌酐、血肌酐清除率是判断肾功能的指标,应定时监测。应注意观察患者的尿量,尿量减少时,警惕肾损害的同时,及时纠正有效循环容量不足。术后早期可给予 2~5μg/(kg·min)剂量的多巴胺以维持足够的尿量。出现少尿型肾衰竭时,可采取以下措施:给予一定量的呋塞米,1h 后无效,检查患者有无输液过量或肺水肿的表现,从静脉给予 20%的甘露醇 0.5g/kg,15min 内输完。2h 后仍无效,再给首剂 4 倍剂量的呋塞米。2h 后仍未见好转,则需要严格控制入量。必要时行血液超滤。

(七)镇静、镇痛

术后应充分止痛,除非需要确切了解患者神经系统的状况,可给予吗啡 0.5～1mg/h 微量泵持续给药;或异丙酚 1～3mg/(kg·h)微量泵持续输入。

(八)术后营养支持

肝移植患者术前多处于营养不良状态,术后营养状况直接影响术后恢复。如无并发症,于术后 2～3d 开始进流质饮食,不能经口进食者,给予胃管营养和静脉营养相结合的方法。因长期大量使用糖皮质激素,应避免胃或十二指肠造口。

(九)预防感染

感染性并发症是肝脏移植患者术后死亡率增加的主要原因之一,感染性并发症的有效预防和治疗极其重要。呼吸道、腹部(胆道)及血液是最常见的感染部位。术后应严密观察,及时发现感染征象。术后 1 周内,每日做口咽分泌物、呼吸道分泌物、腹腔引流液、胆汁、尿液和血液细菌培养检查,1 周后,可酌情减少。各项操作、处置严格遵守无菌原则。严格遵医嘱使用抗生素。

(十)早期并发症的监护

1.术后出血　术后应在常规监测凝血功能的同时,注意观察并记录腹腔引流液的性质和量,计算失血量,并给予输液、输血和冰冻血浆来补充失液、失血量尤其在患者凝血机制纠正后,腹腔引流液仍持续为血性引流液,应高度警惕,并做好开腹探查止血的准备。

2.肝外并发症

(1)胸腔积液:术后早期,几乎所有的患者都会出现右侧胸腔积液,多为血清或略带血性,无菌。积液通常可自行吸收,引起呼吸困难或肺功能不全,则需要做胸腔穿刺。

(2)神经系统并发症:神经系统并发症发生率约为 20%,患者即时出现的颅内出血的发病率最局,通常在 1 周出现。单一的神经病变也较常见,因术中牵拉左臂丛神经和腓总神经而引起。震颤、麻痹等是环孢素 A 和 FK506 免疫抑制治疗的常见不良反应。

(3)胃肠道并发症:在移植术后的前几周,颊部及食管的单纯疱疹和念珠菌感染,常引起吞咽不适。此外,应激性溃疡和皮质醇引起的胃溃疡,是患者出现上腹痛和消化道出血的原因。以胃黏膜保护剂和% 受体拮抗药进行预防。如果患者出现腹泻,应仔细检查,明确原因。

(十一)免疫抑制药应用中的监护

肝移植术后通常使用的免疫抑制剂有环孢素 A、硫唑嘌呤、甲泼尼龙和 FK506。口服环孢素 A 的吸收依赖十二指肠内的胆酸,所以其生物效能受 T 管引流的影响,当胆汁的内引流恢复后,应减少药物剂量。其不良反应包括肾功能损害、肝功能损害、中枢神经系统毒性及白细胞增多等;皮质类固醇是用于肝脏移植后免疫抑制联合治疗方案的组成部分,其抑制免疫而增加了感染的危险,还常有非胰岛素依赖性高血糖、代谢性碱中毒和精神症状等不良反应;硫唑嘌呤作为辅助免疫抑制药,主要用于肾功能或神经系统功能不良而不能耐受全剂量环孢素 A 治疗的患者。硫唑嘌呤的主要不良反应是中性粒细胞和血小板减少,一旦出现就要减量,因为这种药会有肝脏毒性作用,所以一般不以此药作为长期免疫抑制的维持治疗;FK506静脉用药一定要用生理盐水或葡萄糖溶液稀释;不能与环孢素 A 配伍使用;其不良反应与环孢素 A 相似。

三、肾脏移植患者的监护

肾脏移植是救治慢性肾功能衰竭的最佳方法,也是最早开展的大器官移植手术。

（一）适应证及禁忌证

1.适应证　肾脏功能衰竭终末期患者为肾脏移植的适应证。但是,为了达到良好的治疗效果,应对移植的受者进行认真评估,包括原发病种、年龄、全身状况,是否有心、肺、肝脏、脑部疾患及并发症等。

2.禁忌证　全身性恶性肿瘤、顽固性心功能衰竭、慢性呼吸衰竭、严重血管病变、严重泌尿系先天畸形、凝血机制紊乱、精神病、艾滋病毒感染者。

（二）术后监护

1.术后早期临床监护

（1）生命体征监护:肾移植术后早期,生命体征的监护与一般大手术相同,应严密监护生命体征,测量体温4次/日,体温升高,提示感染或排斥反应发生。持续心电监护,注意观察心律、心率、血压、呼吸变化,术后早期,如出现血压下降、心率、呼吸增快,要警惕有无出血。

（2）各种管道的监护

①引流管（条）的监护:早期引流液多为血性,易凝固阻塞引流管,定时挤压引流管,保持引流通畅;患者活动时,保持引流管的位置低于伤口,记录引流液的颜色和量。烟卷引流条一般放置3d左右;乳胶管一般5~7d。

②尿管监护:保持尿管通畅。早期尿为血性或有血块,应及时挤压尿管或进行膀胱冲洗,避免阻塞,以防输尿管与膀胱吻合口的破裂。严禁尿液反流,准确记录每小时尿量。

2.出入液量的管理　入量应参考尿量而定。即刻恢复肾功能者,每小时尿量可达300~1000ml,应补充足够的液体量,液体应以等渗葡萄糖、盐水和平衡液为主,辅以碳酸氢钠溶液。对术后少尿或无尿的患者,在排除入量不足的情况下,应限制液体入量。注意电解质的监测,尿量多时,要注意低钾、低钠和低钙的发生;尿量少时,应注意有无高钾和水负荷过重。

3.少尿或无尿的观察与处理　严密观察并记录患者出入量,如出现少尿或无尿,首先应排除尿管阻塞、输尿管和膀胱吻合口狭窄、下尿路梗阻等肾后性因素,超声及腹部平片检查可协助排除。对肾前性少尿者,应采取补足液体,并适当给予利尿药物治疗。排除容量不足引起少尿或无尿者则采取限制液体入量,行彩色多普勒超声或移植肾脏穿刺活检,以确定是否肾动脉栓塞、静脉血栓、急性排斥反应、急性肾小管坏死。在少尿期间应行血液透析,加强液体入量、体重及血钾的监测。

4.排斥反应的监护　排斥反应是引起移植肾丧失功能的主要原因,可分为超急性、加速性、急性和慢性排斥反应四类。

（1）超急性排斥反应:一般发生在移植肾脏血液循环开放即刻至48h内。大多见于再次移植、多次妊娠、反复输血的患者或ABO血型不合的移植,发生率为0.1%~1.0%。表现在移植肾脏颜色由红色转变为暗紫色,表面有斑点状坏死,移植肾脏由硬变软,失去弹性;患者由少尿到无尿。一旦出现超急性排斥反应,应尽快切除移植肾脏,以免引发强烈的反应如高热、寒战、高血压、移植肾区胀痛及血尿等全身中毒症状,危及患者的生命。

（2）加速性排斥反应:加速性排斥反应既可是体液性又可是细胞性的排斥反应,多发生于再次移植的患者。病理改变主要有肾小球和肾小动脉广泛性血管损坏,内皮细胞肿胀,中性粒细胞黏于血管壁的现象和管腔内不同程度的血栓形成,间质出血梗死等。常发生于术后3~5d,临床上可有体温上升、尿少或血尿、高血压、乏力、食欲不振、移植肾肿胀并有压痛和质地变硬、血肌酐迅速上升等。

(3)急性排斥反应:急性排斥反应是细胞介导的排斥反应,是临床最常见的排斥反应。多发生在移植后 7d 至半年内,也可发生于数年后。发生率为 30%～75%,其频度、强度、发生时间和临床表现,受到供、受者之间组织相容性程度、移植手术后免疫抑制药物有关。组织病理改变有间质性和血管性改变。间质性损害以肾间质水肿、淤血和淋巴细胞浸润为主;血管性损害为肾小动脉纤维素性坏死和血管内血栓形成。

急性排除反应的临床表现,有移植肾区疼痛、移植肾区体积明显增大、质地较硬、有压痛,伴有尿量减少、发热、血压升高、关节酸痛和疲乏无力等症状。化验血肌酐和尿素氮升高,彩色多普勒显示血流搏动系数(PI)和阻力系数(RI)均高于正常。移植肾脏穿刺活检可确诊。急性排斥反应经及时、正确治疗,大多数可逆转。

(4)慢性排斥反应:慢性排斥反应多发生于术后半年以后,患者主要表现为缓慢进行性肾功能减退,伴有蛋白尿、进行性贫血、高血压、肾脏体积缩小等一系列表现。慢性排斥反应的病因错综复杂,无有效治疗方法,以防止和延缓其进行性恶化为目的,给予低蛋白饮食、活血化瘀药物,防治高血脂,调整免疫抑制药物及剂量等措施。

5.并发症的监护及处理

(1)尿瘘:尿瘘是术后早期的并发症,可发生于下尿路的任何部位。常见的原因:一是取肾和修肾时误伤而未发现和修复;二是供肾输尿管血供受损伤;三是手术当中的失误。尿瘘引流管中引流液显著增多,有尿的气味和成分,患者明显尿量减少,静脉注射靛胭脂后引流液呈蓝色。对术后出现的尿瘘,应立即手术探查。

(2)感染:伤口感染,可见伤口及周围红肿、疼痛,并有脓性分泌物;移植肾周围感染可有体温升高、移植区肿胀,出现败血症症状,B超检查可明确诊断。

(3)出血和血肿:移植肾区胀痛,伤口引流液持续为血性,量较多,血尿、排尿困难以及膀胱痉挛,均提示有出血的可能,应及时通知医生,进行进一步检查、确诊,采取必要措施。

(4)消化道并发症:消化道出血和溃疡常发生在术后早期,尤其是发生急性排斥反应大剂量激素治疗或合并严重感染时,发生率较高。应暂停进食,并给予抑酸及保护胃黏膜等措施,必要时给予止血药物治疗。

(杜晓峰)

第三章　神经系统急危重症

第一节　颅内压增高

颅内压(intracranial pressure,ICP)升高是 CNS 急症遇到的最重要和最普遍的临床问题之一。不可控制的颅内压增高是外伤性颅脑损伤患者的主要死因。随着对颅内压增高病理生理认识的深入,以及神经影像和监测技术的发展,颅内压增高的诊断治疗水平有了很大的提高。本节主要介绍颅内压增高的监测和处理,由于儿童颅内压增高有其自身的特征,故专门进行介绍。

一、颅内压监测和颅内压增高的处理

颅内压力通常用蛛网膜下腔的脑脊液压力来表示。颅内压是在水平侧卧位时经腰椎穿刺所测得的脑脊液压力:正常成人为 $70\sim200mm\ H_2O$,儿童为 $50\sim100mm\ H_2O$。凡由各种致病因素引起颅内容积增加,侧卧位腰椎穿刺所测得的脑脊液压力超过 $200mm\ H_2O$,即为颅内压增高。若出现头痛、呕吐、视力障碍及视乳头水肿等一系列临床表现时,称为颅内压增高综合征。颅内压增高是临床常见的许多疾病共有的一组症候群。

颅内压增高有两种类型,即弥漫性颅内压增高和局灶性颅内压增高。局灶性颅内压增高首先是局部压力增高,再通过扩散波及全脑。弥漫性颅内压增高通常预后良好,能耐受的压力限度较高,可以通过生理调节而得到缓冲,压力解除后神经功能恢复较快;而局灶性颅内压增高调节能力较差,可耐受的压力限度较低,压力解除后神经功能恢复较慢。

(一)正常颅内压调节机制

根据 Monroe－Kellie 原理,除了血管与颅外相通外,颅腔(包括与之相连的脊髓腔)基本上是一个不能伸缩的容器,其总容积不变。颅内有 3 种内容物,即脑组织、血液及脑脊液,它们的体积在一定范围内可互相代偿。由于颅腔的总容积不变,而在不同的生理和病理情况下颅内容物的体积可变,于是就形成了两者之间的矛盾,需要有精确的生理调节机制来保证两者之间的平衡。如果颅内容物中某一成分体积增加,就必然会导致其他成分的代偿性体积缩减来适应,这是维持正常颅内压的基本原理。若某种成分的体积增加超过了一定的限度,超出了这一生理机制的调节范围,就可导致颅内压增高。3 种内容物中,脑组织体积最大,但对容积代偿所起的作用最小,因而正常颅内压主要是靠脑脊液和脑血流量的调节来维持。一般来说,颅腔内容物容积增加 5%,尚可获得代偿,超过 8%～10%时则出现明显的颅内压增高。

(二)颅内压增高的机制

1.脑水肿　各种原因引起的颅内压增高多伴有脑水肿,因此,首先介绍脑水肿的 4 种类型:①血管源脑性水肿。系由于脑毛血管内皮细胞通透性增加,血－脑屏障破坏,血管内蛋白质渗往细胞外间隙,使细胞外间隙扩大所致。临床常见,通常以脑白质部分水肿为著。常见于脑外伤、脑肿瘤、脑血管意外、脑炎和脑膜炎等病变的脑水肿早期。②细胞毒性脑水肿。系因神经元、胶质细胞和血管内皮细胞膜上的钠泵功能障碍,Na^+、Cl^- 进入细胞内增多,细胞内渗透压增加,水分大量进入细胞内,从而引起细胞内水肿。常见于脑缺血缺氧、一氧化碳及有

机磷中毒、败血症、毒血症及水、电解质失衡等。此类水肿以灰质明显。③间质性脑水肿。由于脑室系统内压力增加,使水分与Cl^-进入脑室周围的细胞间隙所致。见于脑积水。④渗透压性脑水肿。当血浆渗透压急剧下降时,为了维持渗透压平衡,水分子由细胞外液进入细胞内,引起脑水肿。

2.脑脊液量增加　由于脑脊液循环通路阻塞或脑脊液生成过多(如脉络膜丛乳头状瘤、侧脑室内炎症等)、脑脊液吸收减少(如颅内静脉窦血栓形成、蛛网膜下腔出血、蛛网膜粘连等),均可致脑脊液量增加,引起颅内压增高。

3.颅内血容量增加　颅内静脉回流受阻或过度灌注,致颅内血容量增多、脑血流量增加。脑外伤后脑血管扩张,颅内占位性病变、高血压脑病、呼吸道梗阻、呼吸中枢衰竭时CO_2积聚(高碳酸血症)引起的脑血管扩张,都导致脑血容量(cerebral blood volume,CBV)增加,可引起颅内压增高。

(三)颅内压增高的病因

颅内压增高的原因主要包括两方面:颅腔内容物体积增大和颅内占位性病变使颅腔容积相对变小。

1.颅内血肿　脑出血后,颅内压的增高与出血的量、出血部位以及出血速度有关。血肿的占位及血肿周围组织的水肿、肿胀是颅内压增高的主要因素。当血肿或水肿的压力引起一定程度的脑组织移位时,可影响室间孔或导水管的脑脊液循环,使侧脑室内的压力增高,从而使颅内压进一步显著升高;当脑内血肿破入脑室时,更加重这种颅内压增高。小脑的血肿或梗死,更易于阻碍脑脊液从第四脑室流出,因而颅内压增高发生较早且较严重。蛛网膜下腔出血时,进入蛛网膜下腔的血液、继发的脑水肿肿胀都可以使颅内压增高;尤其是发病数日后,大量红细胞阻塞蛛网膜颗粒,使得脑脊液回吸收入血液大为减慢,脑脊液滞留,颅内压持续增高。

2.颅内肿瘤　颅内肿瘤分为原发性和继发性肿瘤两大类。一般肿瘤体积越大,颅内压增高越明显,但肿瘤的部位、性质和生长速度对颅内压也有很大的影响。中线部位的肿瘤往往阻塞脑脊液的循环通路,在早期就可造成颅内压的增高。肿瘤周围的水肿也是颅内压增高的重要因素。

3.颅内感染　各种脑膜炎、脑炎,既可以刺激脉络丛分泌过多的脑脊液,又可以引起颅底部炎性粘连,造成脑脊液循环受阻,引起梗阻性及交通性脑积水;各种细菌、真菌、病毒的毒素可以损伤脑细胞及脑血管,导致脑水肿;脓肿、肉芽肿等还具有占位效应,占据颅腔内的空间。

4.脑寄生虫病　脑寄生虫病如脑血吸虫病、脑包虫病、脑绦虫病、脑肺吸虫病等,既可因囊泡、肉芽肿的占位等引起颅内压的增高;又可阻塞脑脊液的循环通路,造成梗阻性脑积水;还可因寄生虫分泌的毒素损伤脑细胞及脑血管,造成细胞毒性及血管源性脑水肿。这些都可造成颅内压的增高。

5.先天性畸形　多种先天性畸形造成颅腔容积变小,可引起颅内压增高,如颅底凹陷和先天性小脑扁桃体下疝畸形、狭颅症等。

6.脑缺氧　各种原因造成的脑缺氧,如窒息、麻醉意外、CO中毒,以及某些全身性疾病如肺性脑病、癫痫持续状态、重度贫血等,均可造成脑缺氧,进一步引起血管源性及细胞毒性脑水肿。

7.中毒　铅、锡、砷等中毒,某些药物中毒如四环素、维生素A过量等,自身中毒如尿毒症、肝性脑病等,均可引起脑水肿,促进脉络丛分泌脑脊液,并可损伤脑血管的自动调节作用,从而形成高颅压。

8.内分泌功能紊乱　年轻女性、肥胖者,尤其是月经紊乱及妊娠时,易于发生良性颅内压增高。可能与雌激素过多、肾上腺皮质激素分泌过少,从而产生脑水肿有关。肥胖者颅内压增高可能与部分类固醇溶于脂肪组织中不能发挥作用,造成相对性肾上腺皮质激素过少有关。

(四)临床表现

头痛、呕吐、视乳头水肿是颅内压增高的三主征。

1.头痛　头痛是颅内高压的常见症状,发生率为80%～90%。初时较轻,逐渐加重,并呈持续性、阵发性加剧,清晨时加重是其特点。头痛与病变部位常不相关,多在前额及双颞,后颅窝占位性病变的头痛可位于后枕部。急性颅内压增高者,由于脑室系统产生急性梗阻,所以头痛极为剧烈。肿瘤内出血,可产生突发而剧烈的头痛。

2.呕吐　呕吐不如头痛常见,但可能成为慢性颅内压增高患者的唯一主诉。其典型表现为喷射性呕吐,与饮食关系不大而与头痛剧烈程度有关。位于后颅窝及第四脑室的病变较易引起呕吐。

3.视神经乳头水肿　视乳头水肿是颅内压增高最客观的重要体征,发生率为60%～70%。虽然有典型的眼底所见,但患者多无明显自觉症状,一般只有一过性视物模糊、色觉异常,或有短暂的视力丧失。这些视觉症状只持续数秒,少数可达30秒左右,称为"弱视发作"。弱视发作常见于慢性颅内压增高的晚期.常与头痛程度一致。如果弱视发作频繁,提示颅内压的增高持续存在,最终导致视力永久性丧失。

眼底表现:早期眼底改变有视乳头充血、鼻侧与上下侧边界欠清、生理凹陷变浅等。若乳头虽无隆起但有乳头充血,并有视网膜静脉充盈,加压于眼球不能见乳头面视网膜中央静脉搏动(简称静脉搏动),则诊断可以成立。水肿进一步发展,上述各种眼底改变越来越明显。乳头水肿充血、隆起逐渐增加,并向四周扩展,使境界更加模糊乃至完全消失;乳头高出于视网膜平面,一般越过3.0D,严重者可越过7.0D;视网膜静脉怒张迂曲,动静脉管径之比为1:2、1:3,甚至超过1:4;水肿的乳头表面及其周围,可见线状或火焰状出血斑,数量和大小不一。视神经乳头水肿经历一段时间之后,水肿逐渐消退,最后形成继发性视神经萎缩,乳头呈灰白色,境界仍不清楚。此时若颅内压增高得以解除,视力的恢复往往也不理想,甚至继续恶化和失明。但我们要注意视乳头水肿程度与颅内压高度不一定成正比,与颅内占位病变位置的关系似乎更为密切。

4.脉搏、血压及呼吸的变化　急性或亚急性颅内压增高时,血压增高,脉搏缓慢(50～60次/分),若压力继续增高,脉搏可以增快。呼吸多为频率改变,先深而慢,随后出现潮式呼吸,也可浅而快,过度换气亦不少见。急性颅内压增高典型的"两低一高",即脉搏缓慢、呼吸深慢、血压增高,称为Cushing征。

5.意识及精神障碍　颅内压急剧增高时可致昏迷,或呈不同程度的意识障碍,如意识模糊、嗜睡等。慢性颅内压增高时,轻者记忆力减退、注意力不集中,重者可呈进行性痴呆、情感淡漠、大小便失禁。老年及中年患者精神症状多见。

6.其他症状和体征　头晕、猝倒、头皮静脉怒张。小儿患者可有头颅增大、颅缝增宽或分裂、前囟饱满隆起、头颅叩诊时呈破罐声、头皮和额眶部浅静脉扩张。

7.脑疝　急性和慢性颅内压增高者均可以引起脑疝。前者发生较快,有时数小时就可出现;后者发生缓慢,甚至不发生。

（五）诊断

全面详细地询问病史和进行认真的神经系统检查,可发现许多颅内疾病在引起颅内压升高之前已有一些局灶性症状和体征,能初步做出诊断。当发现有视乳头水肿、头痛及呕吐三主征时,颅内压增高的诊断大致可以确定。但由于患者的自觉症状常比视乳头水肿出现得早,应及时做以下辅助检查,以尽早诊断和治疗。

1.CT　目前 CT 是诊断颅内占位性病变的首选辅助检查措施。它不仅能对绝大多数占位性病变做出定位诊断,而且还有助于定性诊断。CT 具有无创伤性特点,易于被患者接受。

2.MRI　在 CT 不能确诊的情况下,可进一步行 MRI 检查,以利于确诊。MRI 同样也具有无创伤性,但检查费用高、检查时间较长。

3.DSA　数字减影血管造影(digital subtraction angiography,DSA)主要用于疑有脑血管畸形或动脉瘤等疾病的病例。DSA 图像清晰,检出率高。

4.颅脑 X 线片　颅内压增高时,可见颅骨骨缝分离、指状压迹增多、鞍背骨质稀疏及蝶鞍扩大等征象。

5.腰椎穿刺　腰穿测压对颅内占位性病变患者有一定的危险性,有时引发脑疝,故应当慎重进行。

（六）鉴别诊断

1.颅脑损伤　任何原因引起颅脑损伤导致的脑挫裂伤、脑水肿和颅内血肿,均可使颅内压增高。急性重型颅脑损伤患者早期即可出现颅内压增高。少数患者可以较迟出现,如慢性硬膜下血肿等。颅脑损伤后患者常迅速进入昏迷状态,伴呕吐。脑内血肿可依部位不同而出现偏瘫、失语、抽搐发作等。颅脑 CT 能直接地确定颅内血肿的大小、部位和类型,并能发现脑血管造影所不能诊断的脑室内出血。

2.脑血管性疾病　需鉴别的主要为出血性脑血管病,高血压脑出血最为常见。一般起病较急,颅内压增高的表现在 1～3 天内发展到高峰。患者出现头痛、头晕、呕吐、肢体瘫痪、失语、大小便失禁等,常有不同程度的意识障碍;发病时常有显著的血压升高,多数患者脑膜刺激征阳性;脑脊液压力增高并常呈血性;脑 CT 可明确出血量的大小与出血部位。

3.高血压脑病　高血压脑病是指由于血压骤然剧烈升高而引起急性全面性脑功能障碍。常见于急进型高血压、急慢性肾炎或子痫,偶见于嗜铬细胞瘤,或服用单胺氧化酶抑制剂同时服用含酪胺的食物、铅中毒、库欣综合征等。常急骤起病,血压突然显著升高至 250/150mmHg 以上,舒张压增高较收缩压更为显著;常同时出现严重头痛、恶心、呕吐、颈项强直等颅内压增高症状;神经精神症状包括视力障碍、偏瘫、失语、癫痫样抽搐或肢体肌肉强直、意识障碍等;眼底可呈高血压眼底、视网膜动脉痉挛,甚至视网膜有出血、渗出物和视神经乳头水肿。CT 检查可见脑水肿、脑室变窄;脑电图显示弥漫性慢波,α 节律丧失,对光刺激无反应。一般不做腰椎穿刺检查。

4.颅内肿瘤　颅内肿瘤可分为原发性颅内肿瘤和转移瘤。脑肿瘤引起颅内压增高的共同特点为:慢性进行性的颅内压增高。在病程中症状虽可稍有起伏,但总的趋势是逐渐加重,少数慢性颅内压增高患者可突然转为急性发作。根据肿瘤生长的部位可伴随不同的症状,如视力和视野的改变、锥体束损害、癫痫发作、失语、感觉障碍、精神症状、桥脑小脑角综合征等。

颅脑 CT 或 MRI 可明确肿瘤生长的部位以及部分肿瘤的性质。

5.脑脓肿 脑脓肿常有原发感染灶,如耳源性、鼻源性或外伤性。血源性初起时可有急性炎症的全身症状,如高热、畏寒、脑膜刺激症状。实验室检查示血液白细胞增多、血沉加快、脑脊液白细胞数增多等。但在脓肿成熟期后,上述症状和体征消失,只表现为慢性颅内压增高,伴有或不伴有局灶性神经系统体征。脑脓肿病程一般较短,精神迟钝较严重。CT 扫描常显示圆形或卵圆形密度减低阴影,静脉注射造影剂后边缘影像明显增强,呈壁薄而光滑之环形密度增高阴影,此外,脓肿周围的低密度脑水肿带较显著。

6.其他脑部感染性疾病 脑部感染是指细菌、病毒、寄生虫、立克次体、螺旋体等引起的脑及脑膜的炎症性疾病。呈急性或亚急性颅内压增高,少数表现为慢性颅内压增高。起病时有感染症状,如发热、全身不适、血象增高等。部分病例有意识障碍、精神错乱、肌阵挛及癫痫发作等,严重者数日内发展至深昏迷。有些可出现精神错乱,表现为呆滞、言语动作减少、反应迟钝或激动不安、言语不连贯,记忆、定向常出现障碍,甚至有错觉、幻觉、妄想及谵妄。神经系统症状多种多样,重要特点为常出现局灶性症状,如偏瘫、失语、双眼同向偏斜、部分性癫痫、不自主运动。其他尚可有颈项强直、脑膜刺激征等。脑脊液常有炎性改变,如脑脊液白细胞增多,蛋白量增多,或有糖或氯化物的降低,补体结合试验阳性等。颅脑 CT 可见有炎性改变。

7.脑积水 由于各种原因所致脑室系统内的脑脊液不断增加,同时脑实质相应减少、脑室扩大,并伴有颅压增高时称为脑积水,也称为进行性或高压性脑积水。在不同的时期其临床表现亦不同。婴儿脑积水主要表现为婴儿出生后数周或数月头颅迅速增大,同时囟门扩大并隆起、张力较高,颅缝分开、头形变圆、颅骨变薄变软。头部叩诊呈"破壶音",重者叩诊时有颤动感。额极头皮静脉怒张。脑颅很大而面颅显得很小,两眼球下转露出上方的巩膜。患儿精神不振、迟钝、易激惹、头部抬起困难。可有抽搐发作、眼球震颤、共济失调、四肢肌张力增高或轻瘫等症状。脑室造影可见脑室明显扩大。CT 检查可发现肿瘤、准确地观察脑室的大小,并可显示脑室周围的水肿程度。

8.良性颅内压增高 良性颅内压增高又名"假性脑瘤",系患者仅有颅内压增高的症状和体征,但无占位性病变存在。病因可能是蛛网膜炎、耳源性脑积水、静脉窦血栓等,但经常查不清。临床表现除慢性颅内压增高外,一般无局灶性体征。

9.其他 全身性疾病引起颅内压增高的情况在临床上也相当多见。如感染中毒性脑病、尿毒症、水和电解质及酸碱平衡失调、糖尿病昏迷、肝昏迷、食物中毒等。这些病发展到严重程度均可出现颅内压增高的表现。结合疾病史及全身检查多能做出明确的诊断。

(七)治疗

1.颅内压监测 降低 ICP 治疗在避免病情加重和降低死亡率方面起着十分重要的作用。准确和及时的 ICP 监测是成功治疗 ICP 增高所必需的。持续的 ICP 监测有如下优点:①有利于维持有效的脑灌注压(CPP)。脑灌注压等于平均动脉压(MAP)减去 ICP。已经证明增高的 ICP 可以降低 CPP,一般认为维持 CPP 在 70mmHg 以上比较适当。②颅内压监测可以提供并发症的早期预警。持续增高的 ICP 可以提示有逐渐加重的颅内血肿、脑水肿或脑积水。③ICP 值有判断脑损伤的预后作用。

(1)适应证:颅内压监测被用于包括外伤性颅脑损伤、蛛网膜下腔出血、颅内血肿和脑缺血在内的脑损伤患者。判断什么样的患者适合行 ICP 监测有时很困难。一般来说,如果 ICP

增高到需要治疗,或需要评估 ICP 来决定处理决策时,即可考虑放置 ICP 监测器。在所有临床适应证中,ICP 监测对严重脑外伤的治疗是最有用的,它有利于提前发现继发性脑损伤。

决定对什么样的患者行 ICP 监测,要基于临床和影像学的表现。目前尚无 ICP 监测的通用标准。脑外伤治疗指南推荐 ICP 监测用于严重脑外伤,并有异常 CT 表现的入院患者。严重脑外伤被定义为心肺复苏后或 GCS 评分 3～8 分。异常的 CT 影像显示为血肿、挫伤、水肿或基底池受压。此外,ICP 监测也适合于有严重脑损伤而 CT 影像正常的患者,但这类患者在入院时应有以下 2 条或更多征象:年龄超过 40 岁;单侧或双侧病理征阳性;收缩压小于90mmHg。颅内压监测一般不用于轻、中度脑损伤。

颅内压监测的首要目的是通过客观数据维持适当的脑灌注,当停止降颅内压治疗 24～72 小时,颅内压仍维持正常水平,即可以停止监测。

(2)禁忌证:没有 ICP 监测的绝对禁忌证,只有相对禁忌证。凝血功能障碍可以显著地增加操作相关出血的风险,如果可能,放置颅内压监测器应当延迟,直到国际标准化比率(international normalized ratio,INR)、凝血酶原时间(prothrombin time,PT)和部分凝血活酶时间(activated partial thromboplastin time,APTT)正常。总之,PT 应该少于 13.5 秒,INR 应该少于 1.4 秒,血小板计数应该超过 100000/mm³。对于有服用抗血小板药物史的患者,应该给予输注血小板,并用出血时间来评价血小板功能。不论是医源性的还是病理性的免疫抑制,都是颅内压监测的相对禁忌证。

(3)颅内压监测仪的类型:ICP 监测仪有几种,分类主要依据监测仪的放置位置以及测定颅内压的技术(表 3-1)。选择颅内压监测仪考虑以下几点因素:①患者的临床表现;②是否需要同时做脑脊液引流;③使用的设备伴随的风险及系统的适用性;④医生个人对所使用仪器的熟悉程度和是否容易置入等。

表 3-1　颅内压检测仪的选择

类型	优点	缺点	说明
脑室	可调粮、准确、可信、可引流 CSF,费用低	感染和出血	金标准是插入侧脑室
脑实质	比脑室侵入性小,准确、可信、容易且置入快	不可调整、费用高、不能引流 CSF	插入脑实质
蛛网膜下腔	比脑室侵入性小	不能引流 CSF	插入蛛网膜下间隙
硬膜下	比脑室侵入性小	准确性差、不能引流 CSF、过时	插入硬膜下间隙
硬膜外	比脑室侵入性小	准确性差、不能引流 CSF、过时	插入硬膜外间隙

2.高颅内压的一般治疗　ICP 升高可以作为 CNS 疾病有力的和独立的预后指标,特别是对于颅脑损伤和脑卒中患者,不可控制的颅内高压是首要死亡原因。对于严重颅脑损伤的患者,如 ICP 持续超过 20mmHg(270mm H_2O),则明显预后不良。CPP 是脑血流量(cerebral blood flood,CBF)的决定因素。脑压的自身调节使 CPP 可波动于 50～150mmHg。当 CPP 超过自身调节的范围,CBF 变为直接依赖于 CPP。在这种情况下,CPP 必须维持在最小临界值上以防止脑血流灌注不足,并且低于最大临界值以防止充血、血管性水肿和 ICP 增高。

(1)头位:头抬高 30°可以明显降低 ICP,且不降低 CPP 或 CBF。颈部维持在中性位,可避免压迫颈静脉。

(2)镇静及肌松药物使用:因为激动、焦虑、疼痛和躁动会引起颅内压增高和脑代谢增加。镇静药的使用对 ICP 升高患者的管理可以起到有效的作用,特别是对于重度脑损伤的患者,但是镇静药物能掩盖神经系统症状,必须谨慎使用。要避免镇静药剂量过大引起继发低血压,这种情况更易于发生在有潜在的血容量减少的患者。

丙泊酚(propofol)用于神经外科 ICU 的患者日益广泛,尤其是脑损伤患者。丙泊酚有以下潜在的优点:剂量范围广,半衰期短(24~64 分钟),有效的抗抽搐作用和神经保护作用。初始剂量少于 20mg/(kg·min),每 5 分钟增加不超过 10mg/(kg·min)。与地西泮和阿片制剂相反,长期应用丙泊酚不会引起成瘾和停药反应。但是长时间使用可能需要增加剂量,这是否是由于药物耐受或清除率增加还不清楚。

丙泊酚可引起低血压,尤其是在低血容量患者。如果患者应用异丙酚前有正常血容量,丙泊酚的低血压倾向可以减少。长时间(>48 小时)、高剂量(>66mg/(kg·min))应用丙泊酚可以产生乳酸酸中毒,心动过缓和小儿患者的高脂血症,这是一种罕见的并发症,首先在儿科报道,也在成人中观察到,被称为丙泊酚综合征,特征为心力衰竭、代谢性酸中毒和横纹肌溶解,高血钾和肾衰竭也伴随这种综合征,高三酰甘油血症和胰腺炎是罕见合并症。

在 ICU 病房,吗啡(morphine)、芬太尼(fentanyl)和舒芬太尼(sufentanil)是常用的镇痛药物,并且不改变 ICP。依托咪酯(etomidate)可以使气管内插管易于进行。然而,即使是速效制剂的依托咪酯也可能引起合并颅脑损伤的患者肾上腺功能减退。依托咪酯应该避免使用。咪达唑仑(midazolam)可以单独应用或合并吗啡注射,但必须降低剂量以防止低血压,需要时咪达唑仑可以被氟马西尼(flumazenil)拮抗,但是过快的拮抗可以引起难以控制的 ICP 增高。

虽然药物性麻痹可以降低难治性颅内压增高患者的 ICP,但对于严重脑损伤患者而言,早期、常规、长期使用神经肌肉阻断剂以维持 ICP,并不能提高所有患者的预后,这是因为这些药物的使用延长了患者在 ICU 的时间,引起颅外并发症,如与药物麻痹有关联的肺炎和呼吸衰竭等。

(3)脱水疗法

1)甘露醇:甘露醇(mannitol)是使用最广泛的降颅压药物,通过渗透作用、利尿作用和血流动力学作用降低颅内压。一般予 20%甘露醇 250ml 快速静脉滴注,每天 2~4 次。

传统上将其降颅压作用归结为脑缩水,即将脑细胞间隙的水分拉入血管腔,这种作用有赖于血浆和细胞间的渗透压梯度。血—脑屏障(BBB)对甘露醇作用影响很大,BBB 受损时渗透压梯度不能建立,明显限制渗透性利尿剂的作用,但是甘露醇总能降低增高的 ICP。当给以甘露醇 1g/kg 静脉滴注,超过 10 分钟,血浆渗透压将上升 20~30mmol/L,并持续 3 小时(甘露醇利尿的作用也有利于降低颅内压)。

从脑实质中直接减少水分仅仅是应用片露醇后颅内压降低的部分因素。随着甘露醇进入血液后,水分从组织中进入血浆,这种直接的扩血容作用通过减少红细胞的体积、刚度和黏着度,以减少血液黏滞度。改变的血流动力学通过减少血管阻力,增加 CBF 和 CPP。甘露醇直接的血液流变学作用可能才是其降低 ICP 的主要机制。甘露醇开放 BBB 的作用,可能是使内皮细胞脱水而引起紧密连接分离。如果在一个脑水肿区域内皮细胞肿胀,甘露醇可以通过减轻内皮细胞肿胀以增加毛细血管直径,增加 CBF。

快速输入甘露醇后可以立即出现低血压,特别是在低血容量的患者。肾衰竭是甘露醇的一种最严重的副作用,可能机制包括:肾输入小动脉收缩、背小管肿胀、小管空泡形成、管腔内钠聚集及血浆渗透压增加。传统的临床实践治疗指南推荐血浆渗透压超过 320mmol/L 不应使用甘露醇,以避免肾功能衰竭。然而最近有报道认为,渗透压和肾功能衰竭间没有明显关联。干预条件下的患者似乎是在高危因素下缓慢出现肾功能受损。

推荐间断大剂量使用甘露醇($0.25\sim1g/kg$),这样可以减少 ICP 的反弹。对于反弹现象,广泛认可的解释是:有渗透作用的溶质进入水肿的大脑,并聚集产生有害的渗透梯度反转。

2)甘油果糖:甘油果糖注射液(glycerol and fructose)为无色澄明的高渗液体,味微甜、微咸。通过高渗透性脱水,能使脑组织水分含量减少,降低颅内压。甘油果糖降低颅内压作用起效较缓,持续时间较长,经血液进入全身组织后 $2\sim3$ 小时分布达到平衡。进入脑脊液及脑组织较慢,清除也较慢。大部分代谢为 CO_2 及水排出。神经系统方面适应证:①用于脑血管病、脑外伤、脑肿瘤、颅内炎症及其他原因引起的急慢性颅内压增高、脑水肿。②用于脊椎骨折后缓解脊髓、神经根压迫症状。③用于脑外科手术中缩小脑体积。用法用量:成人一般一次 $250\sim500ml$,静脉滴注,一天 $1\sim2$ 次,250ml 需滴注 $1\sim1.5$ 小时。根据年龄、症状可适当增减。一般无不良反应,偶可出现溶血现象。禁忌证:①有遗传性果糖不耐症患者禁用。②严重循环系统功能障碍、尿崩症、糖尿病患者慎用。

3)高渗生理盐水:高渗生理盐水(hypertonic solutes,HTS)已经被证实对于降低 ICP 有效,特别是当其他治疗方法失败时。HTS 降低 ICP 的作用机制可能有:①增加脑组织和血管间的渗透压梯度,使液体从细胞间隙进入血管内。②影响血流动力学,增高 MAP:细胞间隙液体进入血管腔可增加血浆容量;HTS 还可通过激素的作用增加心排血量。更高的 MAP 有利于防止液体负荷过重和血液稀释。③影响血管调节,HTS 治疗可增加毛细血管内径和血浆容量。通过增加 CBF,可抵抗血管痉挛和血流灌注不足;通过使上皮细胞和红细胞脱水,可以增加血管内径并提高红细胞通过颅内毛细血管的移动力。④HTS 治疗的同时也防止过度灌注引起的 ICP 增高,通过提高 CBF 和减少肺水肿直接提高大脑氧输送和氧分压。总之,HTS 对多个系统产生复合的作用。直接的作用是通过降低 ICP、改善心血管功能以减少继发脑损伤,从而改善预后。

应用 HTS 治疗也有潜在的副作用:①理论上 HTS 治疗的最严重并发症是出现脑桥中央脱髓鞘。血清钠快速升高后破坏有髓神经纤维,通常影响深层白质,桥接部位最易受损。②应用 HTS 导致肾功能不全,甚至有肾衰竭的案例。但相比其他渗透性利尿剂,应用 HTS 更少发生这种情况。③过度使用 HTS 可继发出血,常伴随有原发的出血。使用 HTS 引起凝血障碍的一种解释是,随着快速的血管内容量扩张,血浆成分被稀释。④应用 HTS,如果没有同时给予 K^+ 或醋酸盐,可出现低钾血症和高氯性酸中毒。这种情况可以通过预防性给予氯化钾和使用溶解醋酸盐的 HTS 避免。⑤ICP 反弹:单次给予 HTS 或连续输注 HTS 后停药可能出现 ICP 反弹。但是与甘露醇相比,因 HTS 通过 BBB 的可能性更小,引起脑水肿反弹的可能性小。

研究显示,应用 HTS 治疗可使血 Na^+ 增高 $10\sim15mmol/L$,可以改善 ICP 超过 72 小时。高渗性生理盐水不论一次性给予,还是连续输注,都可降低 ICP。还没有证据支持某一浓度的 HTS 较其他浓度对脑水肿更有效,一般用 3%氯化钠溶液。

(4)过度换气:脑血管系统对 CO_2 的反应是调节 CBF 的主要机制。$PaCO_2$ 可影响小动脉,对大血管没有显著的影响。在活体,血管周围局部的 $PaCO_2$ 和 pH 变化可以影响血管内皮、平滑肌细胞和管外细胞(管周神经元和胶质细胞),改变血管直径。$PaCO_2$ 在 $20\sim60mmHg$,每 1mmHg 的变化大约引起 3%的 CBF 改变。$PaCO_2$ 和 ICP 之间不是线性关系,人类的 $PaCO_2$ 值在 $30\sim50mmHg$ 时影响最大。

过度换气对多数严重脑损伤患者的益处在于,通过降低脑血容量达到快速降低 ICP。研究表明,对于严重脑损伤患者,仅仅 0.5ml 血容量的变化就可以产生 ICP 的变化。但过度换气影响 CBF 对脑的氧合,并对代谢有害。正电子发射断层扫描(PET)对严重脑损伤患者成像显示,不论如何改进 CPP 和 ICP,即使中等程度的过度换气($PaCO_2 < 34mmHg$),也可以减少 CBF,并增加脑组织损害。因此,过度换气多临时用于需要紧急降低 ICP 的情况。

(5)巴比妥类药物:巴比妥类药物可以降低与脑肿胀相关的 ICP,但机制尚不明确。可能的机制为:①巴比妥引起了血流动力学的改变;②巴比妥可引起剂量依赖性的可逆性的神经活性的抑制,从而降低脑代谢;③通过液体一代谢的双重自动调节,参与减少脑脊液和脑血流量,从而降低 ICP;④巴比妥改变了大脑血管的紧张度;⑤巴比妥扮演了自由基清道夫的角色,抑制对脂质膜的过氧化损伤。

巴比妥治疗最为常见而重要的并发症是动脉低血压,这是由于戊巴比妥对心肌的抑制和对全身血管阻力的降低而引起的。戊巴比妥引起的低血压的治疗首选容量替代,如果必要的话给再给予血管活性药物如多巴胺、去氧肾上腺素。实验研究提示,治疗巴比妥昏迷相关的低血压,容量复苏好于血管加压。在用巴比妥治疗颅内高压期间的并发症还包括低血钾、呼吸并发症、肝功能障碍、肾功能障碍、低体温等。何时开始进行巴比妥治疗的指征还没有明确界定。由于巴比妥治疗相关的严重低血压以及对神经学检查的干扰,巴比妥昏迷只限于对其他治疗方法产生抵抗的颅内高压患者。

戊巴比妥(narcoren nembutal)和硫喷妥钠(pentothal)是相对短效的巴比妥类药。硫喷妥钠给药的最大负荷剂量是 5~10mg/kg,而后以 3~5mg/(kg·h)持续给药。戊巴比妥同时采用负荷剂量和维持剂量的方式给药。以负荷剂量 10mg/kg 给药 30 分钟,而后以 5mg/kg 每小时给 3 次药。这样在第 4 次给药后就可提供一个治疗水平的血药浓度。血浆和脑脊液的戊巴比妥水平不能准确地反映戊巴比妥的生理效应,推荐监测脑电图而不是监测戊巴比妥水平。如采用巴比妥治疗,还需要置入 Swan－Ganz 导管来监测患者心排血量、肺泡内楔压和周围血管阻力。

(6)低温:在脑外伤的实验模型中,轻度和中度低温的良好效果已经得到证实;在梗死模型中,缺血期间低温可减小梗死的范围,低温对暂时性缺血比永久性缺血更为有益。目前研究认为,低温对神经保护作用的机制可能有:①低温可以降低脑代谢率;②通过自动调节减少脑脊液和脑血流量,从而降低颅内压;③减轻脑水肿,减轻血一脑屏障障碍,及减少细胞外神经递质的兴奋性,减少自由基的释放。

低温的不利影响包括心率失常的高发生率、凝血障碍、血小板减少、肺部感染、低温诱发的多尿、伴高血清淀粉酶和脂肪酶的胰腺炎、电解质紊乱。因此,低温的应用需执行严格的程序,以防止副作用的发生。虽然低温在动物实验中效果明显,但在临床应用效果不尽如人意。一些前瞻性实验和病例报道提示,亚低温可能有利于改善严重脑外伤和大脑中动脉梗死患者的预后,降低死亡的风险;然而多元分析并不能证明这些是低温的作用。因此,虽然临床上对重型脑外伤患者使用亚低温治疗已得到推广,但对其作用仍存争议。应注意高龄、幼儿、休克、心肺功能障碍者不宜行该治疗。

实施方法:一般首剂给予冬眠合剂 1 号(哌替啶 100mg,氯丙嗪 50mg,异丙嗪 50mg)的半量肌内注射,待患者逐渐进入冬眠状态,对外界的刺激反应明显减弱、瞳孔缩小、对光反射迟钝、呼吸平稳、频率相对较慢、深反射减弱或消失后,即可采取综合性物理降温措施。每 4~6

小时可重复肌内注射 1/4 量的冬眠合剂 1 号,同时可使用苯巴比妥钠或水合氯醛,加强冬眠效果,减轻寒战反应。物理降温主要使用头戴冰帽,在颈、腋窝、腹股沟等体表大血管处放冰袋。冰毯机的使用使降温更平稳。降温速度以每小时下降 1℃ 为宜,肛温降到 32～34℃。体温过低易引起心率失常、低血压、凝血功能障碍等并发症;体温过高,高于 34℃ 则治疗效果不佳。低温维持时间最短 24 小时,最长 5～7 天,复温采用自然复温法,如有自然复温困难者可以使用控温毯调节至 36～37℃ 帮助复温。

(7)类固醇激素:糖皮质激素在颅内原发性或转移性肿瘤的治疗中已成为一种有价值的辅助治疗方法,可改善肿瘤周围的血管源性脑水肿所引起的局部神经功能缺损症状和精神症状。类固醇药物的准确作用机制仍不清楚。

类固醇也能改善脑脓肿引起的血管源性脑水肿,然而对于类固醇是否可用于脑脓肿的治疗,存在争议。一些研究者认为,脑脓肿患者使用类固醇激素后预后更差,因为类固醇的使用抑制了抗生素在感染部位的作用。因此,有人推荐类固醇只限于对即将发生致命脑疝的脑脓肿患者使用。目前可以明确的是,类固醇降低了儿童患者耳聋的发生和神经缺损的出现,皮质类固醇现在是儿科脑膜炎患者的标准治疗。然而值得提出的是,至今为止死亡率没有因此下降。

在很多情况下,包括脑外伤、缺血性卒中、脑出血和缺氧性脑病等,并没有证据显示类固醇的常规使用是有害或是有益。但一般不建议使用。临床常用类固醇类激素有地塞米松和甲泼尼龙。①地塞米松:一般入院给予地塞米松 40～50mg 静脉注射,每 6 小时 1 次,连用 3～5 天后视病情逐渐减量至停药,同时应用 H_2 受体拮抗剂以预防应激性溃疡。②甲泼尼龙:甲泼尼龙是一种中效激素类衍生物。剂量以 30mg/kg 为佳,小于 15mg/kg 或大于 60mg/kg 都被证实无明显疗效。第 1 天按体重 30mg/kg 计算(冲击剂量),加入 0.9% 氯化钠溶液 250ml 中快速静脉滴注,30 分钟内滴完;间隔 6 小时后再次重复给药;然后改为 500mg 静脉滴注,每 6 小时 1 次;维持 1～2 天后,逐渐减量为每 12 小时 40～80mg。全程共约 10 天。

3. 颅内高压的外科治疗

(1)脑脊液引流:脑脊液引流是最为有效而快速地降低颅内压的方法。即使是很少量的脑脊液引流也可有效降低颅内压。脑室导管不仅可以测量颅内压,也可以用于治疗颅内高压。但由于脑室穿刺术需要穿破患者的脑实质,就有发生脑室穿刺术相关血肿的风险,发生需要手术清除的血肿的风险为 0.5%;感染也是一重要的并发症,脑室穿刺术相关感染的危险因子包括:脑室出血伴有脑内出血、神经外科手术、颅内压为 270mm H_2O 或更高、脑室置管超过 5 天。虽然对颅内压监测和脑室穿刺术是否预防性应用抗生素仍无一致的观点,多数医疗机构选择应用。其他并发症还包括的置管失败、导管阻塞和癫痫发作。

(2)去除占位性病变:如果颅内压的增高是由于空间占位性病变的存在,仅用药物治疗是不能有效降低颅内压的。患者的病情常常因为颅内病灶的去除而得到改善。有外伤性颅内血肿的患者常常需手术治疗,但需考虑到血肿大小、部位、血肿的占位效应和临床情况。

多数的自发性大脑中动脉出血位置较深,在基底核和丘脑,因此对自发性的大脑血肿是否手术,仍然存在争议,除非手术治疗是用于挽救生命。目前没有证据显示,对于位置较深的大脑出血,手术去除血肿的疗效好于药物治疗。当评估自发性大脑出血患者的手术指征时应当考虑到某些因素:有明显占位效应,且即将发生脑疝的患者,应急诊手术去除病灶;昏迷患者当有上位脑干反射和伸肌姿势反射丧失的迹象时,就不要考虑外科手术干预;对于小脑的出血,倾向手术去除血肿,尤其是有梗阻性脑积水和脑干受压或血肿的直径大于 3cm 时。

对于脑肿瘤的患者,手术指征需综合考虑到一些因素,如肿瘤的数量、大小、所在部位、肿瘤类型,以及对放疗和化疗的预期反应等。

(3)去骨瓣减压:在颅内压增高相关的 CNS 疾病的治疗中,去骨瓣减压术的价值已得到广泛的证实。在严重颅脑外伤以及脑水肿的患者,GCS 评分高于 6 分时,去骨瓣减压术能明显改善预后。欧洲脑损伤联合会和脑损伤基金联合会、美国神经外科医生协会在对严重脑损伤的指南中,将去骨瓣减压术列为对非手术治疗效果不佳的脑水肿的治疗选择之一。多数大脑中动脉卒中的患者会发生双侧脑水肿和脑移位,导致 80% 的患者死亡,去骨瓣减压术成为恶性大脑中动脉梗死的相关治疗措施后,死亡率下降到 16%~40%。有报道,对于静脉窦血栓形成继发的出血性脑梗死患者,在瞳孔散大前行去骨瓣减压会有较好的功能预后。

二、儿童中枢神经系统急症相关颅内压增高

(一)儿童正常的颅内稳态

颅内硬膜间隙包括 3 个主要部分:脑组织、脑脊液(CSF)和脑血容量(CBV)。脑组织占据了容量的 80%,CSF 占 10%,CBV 占 10%。小婴儿和儿童 CSF 的比例相对较大。随着心脏的收缩和舒张,CBV 交替增加与减少,CSF 在颅内和椎管的蛛网膜下腔之间的流动,处于动态平衡状态,限制可能发生的 ICP 变化。允许硬膜腔容量增加的主要因素是椎管内硬膜外静脉的收缩。在正常平衡状态下,硬脊膜外静脉处于扩张状态,硬脊膜腔不完全扩大。当颅内容量增加,硬膜外静脉收缩,CSF 就流到硬脊膜腔直到其完全扩大。因此,伴随着 ICP 一个小的增加,硬脊膜腔容量就有一个小的增加。婴儿囟门未闭,当囟门扩张时允许颅内容量轻度增加,但是这不足以阻止急性颅内高压的发生,囟门未闭不能保护性对抗 ICP 升高。

1. 颅内压的调节因素　CSF 是 ICP 调节的最主要因素。CSF 自由地从侧脑室通过 Monro 孔进入第三脑室;通过导水管进入第四脑室;通过 Luschka 孔和 Magendie 孔进入蛛网膜下腔和颅腔;主要经过大脑表面的蛛网膜绒毛吸收,这与矢状窦关系密切。当 CSF 通路通畅时,CSF 的流动和吸收占硬膜腔缓冲能力的 80%。如果 CSF 的自由流通被阻断,或是由于疾病导致 CSF 循环和吸收紊乱,CSF 对颅内其他成分容量的改变所起的缓冲作用即被干扰,ICP 将会升高。

CBV 是硬膜腔中对 ICP 起缓冲作用的第二因素。70%~80% 的 CBV 存在于静脉系统,但只有很小的一部分来用来调节 ICP。静脉窦收缩可以弥补增加的 ICP,但此过程只发生在 ICP 升高的后期阶段,而且是在 ICP 非常高时。

ICP 代偿中的第三因素是脑组织本身。尽管多年来认为脑组织是不可压缩的,但在遇到扩大的肿块时,脑组织事实上可压缩。如急性硬膜外血肿,在 CT 扫描时经常可以看到,脑组织在数分钟或数小时内被压缩数厘米。脑组织的压缩能力取决于脑组织的弹性,这受脑组织水肿的程度及动脉压的影响,压力越高和血管自动调节能力越低,脑组织压缩就越严重。

由于 3 种颅内成分的作用能相互改变彼此的体积,颅腔一定范围内容量的增加可不引起 ICP 升高。额外的容量(如生长的肿瘤)可通过 CSF 的减少、静脉血容量的降低或周围脑组织或被压缩来代偿。真正能代偿的容量取决于病变扩大的速度、病变的部位及对脑脊液通路通畅性的影响。压力—容量指数反映了容量和 ICP 之间的关系,在患儿病程的不同时间点,ICP 对容量增加的耐受性不同,随着时间的变化,治疗方案需相应改变。

2.脑血管的压力自动调节　囟门未闭的婴儿正常 ICP 是 5mmHg(67mm H_2O),囟门闭合后正常 ICP 不超过 7.5mmHg(100mm H_2O)。ICP 升高似乎主要与局部和全身血流量对脑的影响,及脑血管的压力自动调节功能有关。CPP 的重要性在于它是血流通过脑的驱动力,当脑血管的压力自动调节功能完整时,在一定范围内 CBF 不随血压和 ICP 的变化而改变。在成人,CPP 的自动调节功能范围在 50～150mmHg。在儿童,这个范围变窄,压力自动调节功能在某种程度上被削弱。例如在新生儿,MAP 在 50mmHg 左右,ICP 在 5mmHg,平均正常 CPP 只有 40～45mmHg。

ICP 升高可引起 CBF 不足,如果 CPP 很低,会发生全脑血供不足,一旦 CBF 低于正常的 25%,脑缺血就会发生。脑血管的压力自动调节功能受创伤、缺氧、局部缺血、感染及肿瘤的影响。因此,临床医生很难推断各年龄阶段患者 CPP 的最低阈值。近期研究显示,成人脑损伤后,CPP 在 70mmHg 以下,CBF 可能会下降,故推荐 CPP 维持在 70mmHg 以上,在儿童没有这种指南。不过,多数儿童在创伤后的压力自动调节功能是完整的。

(二)儿童颅内压增高常见疾病

1.头部创伤及颅内血肿　脑外伤、颅内血肿、凹陷性颅骨骨折、蛛网膜下腔出血、脑肿胀均能导致 ICP 升高。在儿童 75% 的严重脑损伤(GCS<8 分)伴有 ICP 的增高。儿童昏迷的原因很少是由颅内高压造成的,主要是由于创伤、损伤所致的脑功能紊乱。在复苏之前,由于通气不足,$PaCO_2$ 升高,PaO_2 降低,可致 ICP 升高。因此,第一步通常是标准的 ABC 复苏。复苏时需注意避免休克,引起休克的原因有长骨骨折、活动性出血、腹腔器官破裂或肺损伤等。

复苏之后如果患儿处于休克,需要液体复苏。如果血压很低,首先要做的是重建正常血压。在进行 CT 扫描和外科手术前,如果怀疑患儿存在颅内血肿,可静脉应用甘露醇(0.5～1g/kg)来降低 ICP 和预防脑疝的发生。在医院间转运昏迷患儿时,必须监测 SaO_2、动脉血压。

当患儿病情稳定时,需行 CT 检查,引起脑组织明显移位的占位需要手术去除(例如硬膜外或硬膜下血肿);许多小的硬膜外血肿能很快自行吸收,可行保守治疗;儿童的硬膜下血肿,可通过前囟穿刺,排出血性 CSF,可很快缓冲升高的 ICP 而不需要外科手术;小的脑内血肿在儿童也很少行血肿清除术,因为在清除血肿的同时,会损害部分正常的脑组织,通常通过控制 ICP 可以使受损的脑组织部分恢复。

开放性、凹陷性颅骨骨折需要紧急手术,这些儿童多不昏迷,手术实施的时间越早,脑感染的风险就越低。在急诊室就应该使用抗生素,并预防破伤风的发生。外科手术必须尽可能保留所有的骨片,即使是污染的骨片,也应在清洗后放入高强度碘伏 5 分钟,然后连接起来,关闭颅骨缺损。这样既避免了二次手术,又不增加感染率。多数穿透性颅骨损伤(例如狗咬伤、飞镖伤)需要外科探查来确定是否有硬脑膜的损伤。

将近 70% 的 GCS 评分<6 分的儿童,在 CT 上显示有蛛网膜下腔出血。蛛网膜下腔出血阻塞了蛛网膜绒毛,升高 ICP 并提高 CSF 流出压,也阻塞了 CSF 通路,阻断了颅内各个腔室间 CSF 的自由流通。一般急性脑积水很少见,但是局部脑肿胀、挫伤、血肿或水肿阻塞 Monro 孔会导致单侧脑室扩大,如 CT 检查发现脑室扩大,可选择脑室穿刺来监测 ICP 并进行引流。

2.血管疾病　在儿童,颅内自发性出血最常见的原因是动静脉畸形(arteriovenous malformation，AVM)破裂，动脉瘤破裂很少见。AVM可存在于颅腔或脊髓的任何部位，症状和体征取决于破裂发生的部位。最常见的症状是急性起病的剧烈头痛，逐渐出现颈强直和畏光。如果出血进入蛛网膜下腔或脑室系统，可以出现昏迷。出血进入脑实质，就会发生与出血部位有关的神经性功能缺失(例如偏瘫、失语症、偏盲)。也可能发生惊厥，但更常见于未破裂的AVM。

从头痛、神经性功能缺失到意识改变的速度，因出血量和部位不同而不同。儿童，尤其是青少年，在急诊室出现歇斯底里表现时，常不容易联想到是颅内出血，只有在血肿扩大后出现昏迷才会受到关注。因此，对任何有急性发作的剧烈头痛或神经性功能缺失的儿童，均需要适当治疗并行头颅放射学检查。在腰椎穿刺之前，最好能行颅脑CT扫描，如存在大的脑实质内血肿，局部脑组织移位，应禁忌腰椎穿刺。

如果CT发现颅内出血，应行血管造影。血管造影的时机取决于意识变化情况及血肿的部位和类型。在手术之前，最好能行血管造影来弄清病变部位，以便于在一次手术中去除血肿和AVM。当然，如果血肿大或患者有脑疝的体征，意识状态迅速恶化，就必须紧急手术去除血肿，而不应等待血管造影。由于手术残余AVM受血肿或水肿的压迫，血管造影或许不能显示AVM，因此，一旦ICP正常和血肿消退，就需要再次造影。残余AVM一般在ICP控制、患者意识状态改善、脑水肿消退后再手术。如果血管造影未发现病变，3~6个月后需要重新造影以确保没有剩余的AVM。只有蛛网膜下腔出血，而没有颅内病变，需行脊髓造影以排除脊髓AVM。

当出血主要或全部在蛛网膜下腔时，需怀疑动脉瘤破裂可能，必须尽快行动脉造影，以便于紧急手术夹闭动脉瘤。要注意创伤性、霉菌性以及巨大动脉瘤，在儿童通常比在成人更致命。早期手术夹闭动脉瘤可阻止再出血。如果发生血管痉挛，在没有动脉瘤破裂风险的前提下，首先应予控制性高血压、高血容量。在儿童，尽管动脉造影引起痉挛偶有发生，但严重的症状性痉挛并不常见。在成人，钙通道阻滞剂应用于血管痉挛有效，但在儿童没有类似的研究。

海绵状血管瘤通常表现为发作性或慢性进行性头痛及神经功能缺失，因为出血源自静脉而不是动脉，常缺乏剧烈的发作性头痛而使诊断变得更难。通常ICP不是急性升高，但是几天后可能会发生脑肿胀和水肿，部分患儿出现视乳头水肿。通常需要进行全面的神经放射学检查，出现症状时，病变需要切除。

3. 脑积水　在婴儿，由于颅腔的扩大和颅内压的缓慢上升，脑积水很少以一种急症表现出来，因此脑积水不是常见急症。当患儿出现呕吐和烦躁时，需要注意排除脑积水，体检时需要触诊囟门和检查有无斜视和落日征，需要经常测量和记录头围的大小，如果头围的大小有变化或怀疑ICP有升高，必须行CT检查。

在囟门闭合的较大的患儿，脑积水的临床表现多样。最常见的是剧烈头痛，通常在早晨或午夜最严重，呕吐后缓解，部分头痛患儿伴随有位置觉变化和视觉模糊，头痛发作间期患儿表现可以正常。这些症状是ICP波动的结果，表现为一种严重的失代偿状态，患儿可死于这种压力的波动。有以上这些症状的患儿需要紧急行CT或MRI检查以评估颅内状况。临床检查可能发现双眼向上凝视障碍、动眼神经或外展神经麻痹、视乳头水肿、反射亢进、Babinski

征(巴宾斯基征)阳性或颅骨叩诊"破壶"音。

有些患儿可能表现为严重的共济失调、学习成绩差或偶有轻度痴呆。有些患儿可能表现为昏迷而没有任何阳性体征。在上述每一个情况中,考虑存在 ICP 升高,适当进行放射性检查是很重要的。患儿治疗得越早,视力恢复的概率就越大,可以做脑脊液分流术,通常是脑室腹腔分流。由于中脑导水管狭窄而导致的急性脑积水患儿,可通过第三脑室造瘘术治疗。使用甘露醇、类固醇激素没有价值,除非必须通过这些措施来临时缓解症状。

如果脑积水继发于一种病理情况(例如肿瘤或出血),其治疗方式取决于患儿的临床状态。如果患儿意识不清,需要紧急行脑室外引流、脑室腹腔分流或第三脑室造瘘来减轻压力;如果患儿意识正常,在手术切除肿瘤之前,应用类固醇激素治疗几天,以便于进行全面的放射学评估和选择最佳的外科治疗方案。

慢性硬膜下积液可发生于婴儿,经常会有呕吐、烦躁、嗜睡、贫血和囟门隆起的表现,诊断主要靠 CT 检查。如果需要紧急治疗来降低 ICP,最好的方法就是囟门穿刺。部分患儿病因为滥用药物,但毕竟是少数,病因有时不明,或许是出生时桥静脉撕裂和哭闹、紧张后反复出血的结果,最终治疗通常是硬膜下腔—腹腔分流。

4. 大脑的假性肿瘤 大脑假性肿瘤的患儿,通常表现为剧烈头痛、进行性视觉丧失、动眼神经或外展神经麻痹。检查必须包括眼底检查,因为视乳头水肿或苍白或许是仅有的体征。有的患儿头痛轻微,但其视力已严重受损,通常这样的患儿已看过医生,但因为没有行眼底检查而错过了诊断,这种情况通常出现在超重儿、青春期前儿童或青少年,但也会发生在幼儿。CT 或 MRI 检查显示正常或脑室局部没有异常,通过腰椎穿刺证实 CSF 压力明显升高。可以用类固醇激素、乙酰唑胺或呋塞米进行治疗。如果眼底检查显示中心暗点、清晰度丧失或视乳头水肿,需要紧急减压,通常通过腰大池—腹腔分流来解决。此病虽有 CSF 压力升高,但一般不会发生脑室扩大。在使用类固醇激素、使用抗生素、过量使用维生素 A 后会发生脑室扩大,但是在多数情况下病因不明,困难就在于在发生不可逆的视力丧失之前做出诊断。

5. 肿瘤 多数脑肿瘤呈慢性表现,但也有部分脑肿瘤表现为一种神经系统急症,这是慢性 ICP 升高失代偿的结果,其机制为急性脑积水、占位效应引起的脑疝、肿瘤出血、肿瘤引起的癫痫发作以及肿瘤致血管闭塞导致的急性卒中。

最常见的急性表现是脑积水,常见于胶质瘤,多数生长在中线和后颅窝。临床表现为长期的早晨头痛、呕吐,或者与肿瘤部位有关的局部神经受损的表现。可通过 CT 或 MRI 确诊。治疗包括皮质激素的应用、脑室引流、第三脑室造瘘或肿瘤切除等,主要取决于患儿的状态、脑室的大小及肿瘤的大小和部位。如果扫描未见颅内肿瘤,必须注意脊髓肿瘤。因此,必须进行系统的神经学检查。

存在头痛或伴有脑疝体征的急性意识丧失患儿,通常存在较大的幕上肿瘤伴周围水肿,并且过去常有头痛病史。如果患儿已昏迷,要做 CT 或 MRI 检查明确诊断。治疗主要取决于意识变化的速度、患儿的反应、肿瘤的部位、影像上中线偏移的程度。急诊手术切除肿瘤时,如果存在与病变有关的急性 ICP 问题,手术时最好先降低 ICP。

儿童肿瘤中有出血的占 5%～10%,通常出现在生长迅速的肿瘤,例如髓母细胞瘤。临床常表现为头痛和急性的意识水平下降,症状和体征像其他的颅内出血,但是常有先期的头痛或局部神经受损的表现。CT 扫描时易被误认为是源于 AVM 破裂的出血。紧急处理是标准的 ABC 方案,最终治疗取决于患儿的状态,包括手术和药物治疗。

癫痫发作在脑肿瘤患儿中不是很常见,但在皮质肿瘤或当有肿瘤转移至皮质时会出现,在肿瘤复发时更常见。

6. 感染 脑膜炎经常伴随 ICP 的升高,这是因为蛛网膜绒毛的阻塞以及 CSF 在发炎的蛛网膜下腔流通不畅所致。但 ICP 升高不是脑膜炎治疗中的主要问题,一般不需要进行监测和治疗。脑炎时 ICP 多正常,但在出血性脑炎(例如单纯疱疹病毒),ICP 或许会很高,行 ICP 监测会有所帮助。

在结核性脑膜炎,急性脑积水很常见,有时需要脑室引流。急性脑积水也可以发生在其他形式的脑膜炎中,慢性真菌性脑膜炎可表现为脑积水,CT 显示颅内存在需要引流的脑积水。

脑脓肿不常见,引起脑脓肿最常见的原因是窦腔感染,尤其是额窦,额窦的炎症产生脓毒性血栓性静脉炎可引起额叶脓肿。其他可引起脑脓肿的病因有先天性心脏病和心内膜炎,通常表现为伴随或不伴发热的剧烈头痛,脓肿破裂进入脑室时可发生急性昏迷、高热、多脏器功能障碍等;局部神经受损的表现取决于脓肿的部位;白细胞计数和血沉通常会升高。脑脓肿的诊断由病史和 CT 扫描后的结果来确定。根据脓肿的部位、类型和数量,治疗方式不同。如果患者有意识的改变,且脓肿大并有水肿,则需要对脓肿紧急穿针抽液以缓解 ICP 和预防脑疝,有时需要重复抽液和适当应用抗生素,一般不进行引流和脓肿切除,急性抽液的另一个理由是取脓液培养以选择合适的抗生素。

硬膜外积脓很少见,但是通常出现在颅内手术、鼻窦感染或创伤后。临床表现为剧烈头痛、反应迟钝,很少有局部体征,除非有潜在的脓毒性静脉血栓或硬膜下积脓。过去的治疗总是紧急开颅清除脓肿,这种方法不适用于所有病例。如何处理应取决于患者的具体状况,如血液培养结果、病变的部位和大小;如果病变小,钻孔冲洗可能就足够;如果病变比较大,就需要开颅清除脓肿。

硬膜下积脓通常来源于脑膜炎或有大脑血栓性静脉炎的鼻窦炎,这种病变,尤其在儿童,经常在半球内或两个半球间弥散。ICP 升高通常是因为潜在的脑炎和脑肿胀,而不是积脓的组织,这点在决定是否实施外科手术时起重要作用,因为脑组织会肿胀和感染,手术可导致进一步的皮质损伤。硬膜下积脓引起的癫痫发作很难控制,传统的方法是需要紧急开颅清除脓肿,现在已不推荐。在一些患儿,如果用抗生素后感染能控制,临床情况能改善,可避免手术;需要外科手术者,也可在急性脑炎和 ICP 升高被控制后再进行手术。

儿童中枢神经系统急症中,许多急性的症状和体征是颅内压升高的结果。颅内高压如果不被控制,能引起继发性脑损害和死亡,及时治疗能避免局部或广泛的脑缺血。当怀疑颅内高压时,必须要尽快找出病因,通常通过影像学检查(CT 或 MRI)来完成。对于意识丧失的儿童,阻止或处理颅内高压的主要治疗手段是紧急建立气道和通气,进一步的治疗取决于颅内高压的病因,有的要紧急手术,有的要保守治疗。尽管控制或阻止高 ICP 不能保证患儿一定有好的结果,但在许多恢复好的儿童中仍是一种主要的有益因素。控制 ICP 是处理罹患 CNS 急症的患儿最重要的方法之一。

(朱永林)

第二节　脑疝

脑疝是当颅内某分腔内(包括椎管)发生病变时,该分腔与临近分腔之间的压力平衡受到破坏,脑组织从高压力区向低压区移位,导致脑组织、血管、脑神经等重要结构受到挤压、牵拉和移位,从而产生的一系列临床症状和体征。通常,发生脑疝的前提是病变的体积扩大,超过了脑组织和脑脊液的代偿能力,从而引起了颅内压力的增高;不过,当脑疝发生在局部组织(比如在颞叶或后颅窝内),或由于椎管内压力下降引起脑疝时,可以没有全脑颅内压增高。总体而言,脑疝是一个具有解剖特征的综合征,其临床症状取决于脑疝发生的速度。如果病变进展较慢,比如慢性硬膜下血肿或缓慢增长的肿瘤,可能导致严重解剖学意义上的脑疝,但神经系统症状可能甚轻,致残率较低。与此相反,如果病变组织扩张迅速或压力梯度波动明显,则可导致严重而广泛的神经功能缺失,假如未能得到迅速及有效的救治,致残率和死亡率都很高。本章主要阐述脑疝的识别和处理。

引起脑疝的病因以外伤性或自发性的颅内血肿最为多见,脑梗死所致的局部或弥漫性脑水肿也是常见病因。其他致病原因包括:急性脑积水、肝性脑病、肿瘤生长相关的血管性水肿以及医源性腰段脑脊液瘘等。脑疝最常发生于小脑幕部位,向上及向下疝出均常见,统称为小脑幕切迹疝;脑组织穿越枕骨大孔进入椎管也较为常见,称为枕骨大孔疝。

一、小脑幕切迹的解剖

小脑幕是位于大脑小脑间裂隙的弓状硬膜层,中线部位较高,倾斜向下并与侧面的岩骨及后部的枕骨横窦沟相衔接。小脑幕的这种略微凹陷的同心圆样结构在受压时变形较小,且能将压力从脆弱的中脑分散开。小脑幕切迹由鞍结节边缘延伸,向后交汇于直窦和大脑大静脉。

(一)脑池

小脑幕的游离边缘与中脑侧面之间的空间构成了环池。环池大小因人而异,在43%的尸检样本中发现环池部位没有丝毫空间,中脑和硬膜直接接触,而某些人的环池宽度可达7mm。颞叶钩回的内侧边缘通常突出于幕切迹的边缘,与很多解剖结构相邻。Adler 和 Milhorat(2002)将幕切迹按大小分成 8 个类型,并且指出,小脑实质－脑干－小脑幕边缘之间的关系以及脑干的位置在不同个体间存在着很大差异。因此,不同个体对源于幕上或幕下因素所致脑疝存在潜在敏感性的差异。

小脑幕切迹的蛛网膜下腔空间分成了数个脑池,这些脑池内脑脊液的液压缓冲能力可以起到保护中脑的作用:

"脚间池"位于大脑脚的前内侧,"脑桥周池"位于脚间池之下:一些人将两者统称为"基底池"。

位于中脑侧面的是"环池",或称为"中脑周围池"。如果放射学证据显示环池受挤压消失,可以确认小脑幕切迹疝的发生。当 CT 显示脑内血肿和颅脑损伤时,环池受压的患者通常预后不良,而基底池和环池仍然存在的患者,预后良好的可能性远远大于基底池和环池受压的患者。

在中脑后部是"四叠体池",亦称为"大脑大静脉池"。

（二）脑神经

小脑幕切迹周围的关键结构包括第Ⅲ对脑神经（动眼神经）、后交通动脉、大脑后动脉和中脑。动眼神经从大脑脚内侧发出，穿过后床突前外侧的蛛网膜下腔间隙，进入海绵窦上界的硬膜。当动眼神经行走于蛛网膜下腔时，钩回内侧缘与之毗邻。动眼神经的长度、走行及其与颅底解剖关系在个体间存在广泛差异。控制瞳孔括约肌的神经纤维位于动眼神经的外围，并且对外部压力非常敏感；因此，如果由于占位效应压迫钩回以致挤压该神经，或从底部传递过来的压力使该神经牵张、与硬膜边缘相扭结，均可导致瞳孔括约肌功能缺失，产生瞳孔扩大，这是小脑幕切迹疝的标志性临床症状。

（三）血液供应

在动眼神经上方及侧面是后交通动脉，该动脉起始于颈内动脉，向后走行，与起始于基底动脉分叉部的大脑后动脉相吻合。大脑后动脉走行于动眼神经及小脑幕游离缘的侧面，当承受向下的压力传导时，该动脉极易发生梗塞。在大脑后动脉下方，小脑上动脉起始于基底动脉，走行于小脑幕底部两侧，当后颅窝组织向上疝出时（小脑幕切迹上疝），小脑上动脉极易受累。

中脑的血供是由起始于基底动脉远侧的脚间动脉及大脑后动脉近端发出的细小的穿动脉所提供的。在底部，起始于基底动脉的细小周围动脉供应中脑的外侧部分。这些动脉都是功能性的"终末动脉"，在中脑实质内很少有交通。因此，当机械性压迫造成这些小血管的梗塞时可导致严重的局部缺血。

（四）神经组织

中脑位于岛叶内侧，小脑幕切迹以下，前部由大脑脚、中部的被盖构成，后部为上下丘构成的顶盖。各种联结大脑皮质、基底核、丘脑、脑干上部核团和低位脑干以及脊髓的神经纤维通路均经过该区。动眼神经核、滑车神经核、黑质、红核、导水管周围灰质以及网状激动系统的神经元也位于此区。中脑导水管近端从第三脑室后部发出，于中脑中央经过，该处的占位效应极容易导致导水管的梗阻，造成脑积水。

二、小脑幕切迹疝的发病机制和病理表现

小脑幕切迹疝通常是指脑实质从小脑幕上方空间向内侧及尾侧方向移位，越过小脑幕切迹。20世纪20年代Meyer所做的经典病理学研究描述了钩回的内侧移位，环池受挤压，动眼神经和中脑受挤压并移位的情况。头部CT可见中线移位，环池和侧脑室受压变形（图3-1）。同侧钩回的表面经常由于小脑幕的坚韧边缘的压迫而形成一条深沟（图3-2）。动物模型证实，一侧幕上颅内容物的增多可以导致颅内压逐渐增高，以幕上同侧颅内压最高，小脑幕之下压力较低，脊髓蛛网膜下腔内压力最低；结果导致颞叶的钩回向内疝入同侧环池，同时牵拉、扭转、挤压动眼神经，挤压中脑及中脑导水管。垂体柄可能于鞍膈处被牵拉，导致垂体梗死。

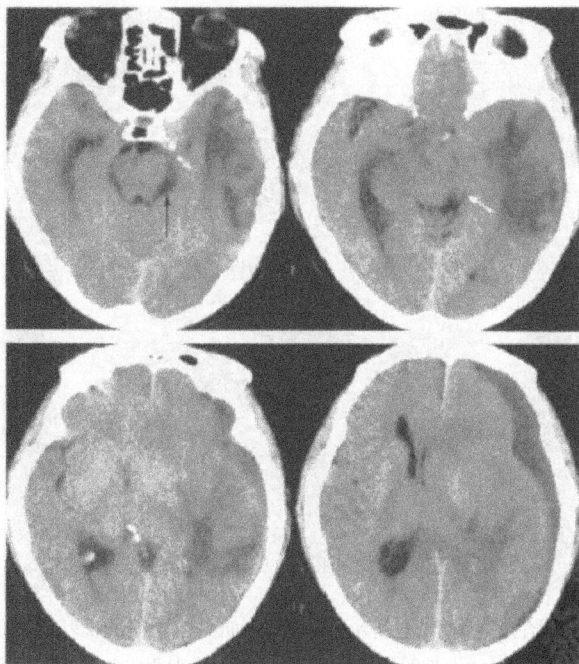

图 3—1　硬膜下血肿 CT 表现

CT 显示左联叶脑挫裂伤、左额颞顶部硬膜下血肿，左侧颞叶疝至左侧环池（白箭头），同侧环池增宽（黑箭头），脑干略受压变形，同侧侧脑室及中线结构向对侧移位，第三脑室、大脑大静脉池明显受压变形

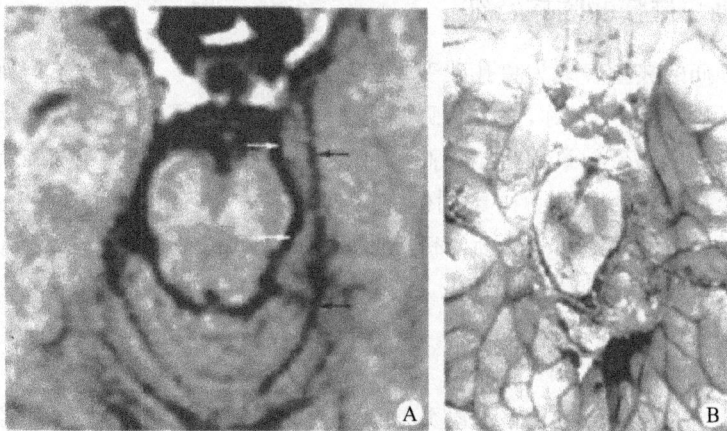

图 3—2　小脑幕切迹疝 MRI 表现

A. MRI 示脑疝时颞叶的边缘（白箭所示）位于小脑幕缘（黑箭所示）的内侧；B. 尸体解剖显示小脑幕切迹疝后左侧颞叶将脑干压迫向右侧，小脑幕压迫颞叶钩回形成一条深沟

　　由于中脑向对侧移位，对侧大脑脚受到小脑幕的挤压，临床及病理学称之为"Kernohan 切槽现象（Kernohan's notch phenomenon）"。同时伴随有脑干向下移位。小脑幕切迹成导致后循环动脉的扭曲和供应脑干上部细小灌注分支的牵拉和梗塞，可能造成这些小动脉破裂，脑干出血（Duret 血肿）。出血也可能是由于脑干向下移位，引起血管梗塞缺血，移位组织继而舒张伴随梗死部位的再灌注所致。脑疝时大脑后动脉通过小脑幕裂孔，常常受到挤压而闭塞，导致一侧或双侧枕叶的特征性梗死（图 3—3）。

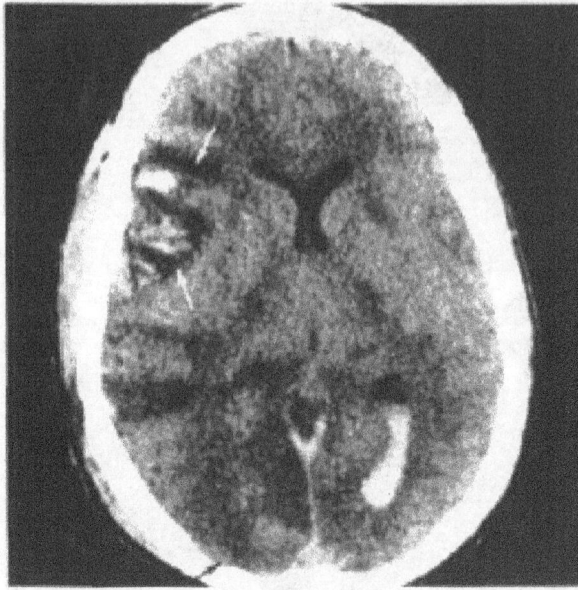

图 3-3　右侧脑挫裂伤（白箭所示）所致的脑疝引起同侧的枕叶梗死（黑箭所示）

　　组织学改变包括了钩回内的脂质空泡形成、神经元水肿、细胞核侧移。继而，幸存的神经元核浓缩，纤维性神经胶质增生。脑干内亦出现水肿，伴随神经元和白质的缺血性改变。静脉、小静脉和毛细血管的血栓形成，缺血和挤压进一步加剧。

三、小脑幕切迹疝的临床特征

　　小脑幕切迹疝的典型表现为瞳孔改变，初期同侧瞳孔扩大，形状多不规则，光反射消失；意识水平改变；运动反应不对称，通常对侧偏瘫。随着脑疝进展，双侧瞳孔扩大，并且固定，光反应消失。由于颅内病变导致颅内压增高，大脑半球功能障碍以及中脑网状激动系统受压，意识水平改变通常进展为昏迷。由于同侧大脑脚受挤压后，偏瘫通常发生在颅内病变的对侧，开始可能较轻微，但因为脑干逐渐受挤压而加重为偏瘫。在大约 25% 病例中，由于中脑移位及对侧大脑脚与对应小脑幕边缘相抵，偏瘫出现于扩大瞳孔的同侧，即"Kernohan 切槽现象"。

　　（一）瞳孔功能改变

　　瞳孔大小和反应性取决于交感和副交感神经系统的相互作用。交感神经起源于下丘脑和脑干，走行于颈段脊髓，与上胸段脊髓的中间外侧束发生突触联结，节前纤维穿经上胸段脊髓的腹侧根向上至颈中、下交感神经节，与颈上交感神经节形成突触联结。节后纤维继而沿着颈内动脉上升，伴随鼻睫神经进入眶上裂，再而成为睫长神经。交感神经不仅支配瞳孔扩大肌，而且支配提上睑肌。

　　副交感神经支配起始于中脑动眼神经核背侧的 Edinger—Westphal 核。节前纤维位于动眼神经的周围部分，从脚间窝向前，沿小脑幕切迹边缘的硬膜进入海绵窦。这些纤维对机械性牵拉或挤压非常敏感。当动眼神经进入眶上裂后，副交感纤维进入睫状神经节并形成突触联结。节后纤维形成睫短神经并穿入巩膜，支配平滑肌纤维以收缩瞳孔。

　　小脑幕切迹疝不仅导致了直接的压迫作用，同时还牵拉或扭转同侧动眼神经，压迫中脑的动眼神经核和 Edinger－Westphal 核。这些均导致了副交感神经作用逐渐缺失,因而持续的交感神经支配造成了同侧瞳孔的扩大,并且初期瞳孔形状多不规则。随着中脑受压和缺血的进展,可能出现双侧副交感神经支配和交感神经支配的丧失,其结果就是瞳孔(直径 4～5mm)居中并固定。Marshman 等(2001)发现,在极少数病例中,扩大并固定的瞳孔位于颅内病变对侧,这可能是由于半球病变的占位效应牵拉了对侧动眼神经及中脑中线上中部位的结构所致。

伴随着作用在动眼神经及动眼神经核上的压力增加,可以出现同侧眼外肌麻痹,并由于展神经的持续作用,该侧眼球偏向外侧。由于中脑背部受损,可以出现上睑下垂和上视不能。

(二)意识障碍

正常人的意识水平表现为觉醒程度和意识性行为两方面神经功能。正常的觉醒状态取决于完整的网状激动系统功能,而意识性行为反映了半球皮质的功能。

网状激动系统是一个弥散性的神经元网络,构成了脑干的中央核心部位,在中脑特别明显。网状激动系统不是孤立的,其神经元与来自每个主要的感觉通路的侧支传入冲动广泛地发生连接,特别是脊髓丘脑束和三叉神经。大量的纤维连接向上进入腹侧丘脑、丘脑、下丘脑以及前脑基底结构,如边缘系统。其他的纤维连接弥散性延伸并反向进入新皮质。

网状激动系统的刺激导致了大脑皮质的全面激活,并部分阻断了来自丘脑和边缘系统的抑制性传入冲动。觉醒与否取决于网状激动系统的完整性。脑疝时,中脑的直接受压或缺血均可导致网状激动系统功能障碍,引起意识水平下降。另外,导致脑疝形成的病变可以通过直接作用或弥漫性颅内压增高影响大脑半球皮质,从而减少意识性行为,破坏认知功能。此外,皮质病损的进展也可以造成意识水平和认知功能的下降,这与中线移位的程度有一定相关性。因此,小脑幕切迹疝的标志之一——意识水平改变可能是由于中脑受压网状激动系统功能受到抑制,亦可能源于局部性或弥漫性大脑半球功能障碍。

(三)偏瘫

偏瘫是小脑幕切迹疝的第 3 个临床表现。大部分偏瘫源于同侧大脑脚的皮质脊髓束受压,因此表现为对侧肢体偏瘫。不过,运动性轻瘫亦可能源于同侧半球直接受压。如之前所说,在大约 25％病例中,对侧大脑脚与小脑幕边缘相挤压,偏瘫可发生于扩大瞳孔的同侧。

四、其他类型脑疝

(一)小脑幕切迹上疝

小脑幕切迹上疝是当后颅窝内病变导致了组织向上越过小脑幕切迹时,出现的类似小脑幕切迹下疝的临床改变。其结果是中线结构的嵌顿和受压。常见的原因有血肿、梗死以及其他的小脑病变,如囊肿和肿瘤,较少见的原因有经迷路开颅术所致的脂肪脱垂进入后颅窝。其发病机制通常为后颅窝内的压力增高,使小脑蚓部的上行性移位,压迫小脑幕内的中脑背部。如果小脑蚓部自身存在占位或幕切迹比较宽大,更容易导致小脑幕切迹上疝。为了控制继发脑积水以及监测颅内压所行的分流术或脑室造瘘术可能会加剧经小脑幕的压力梯度(图3－4)。

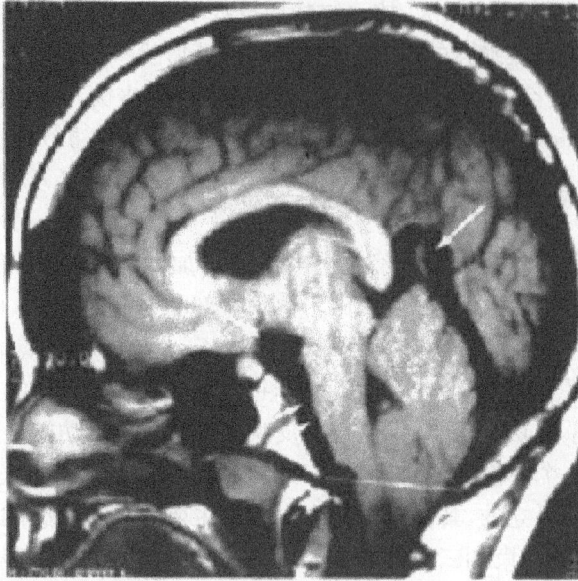

图 3—4　囊肿—腹腔分流术后

鞍上囊肿(长箭所示)患者行囊肿—腹腔分流术后,脑桥周池和环池体积缩小(双箭所示),小脑分别向下从枕骨大孔和向上从小脑幕疝出(箭头所示)

从病理上说,发生小脑幕切迹上疝时,可以存在中脑受压变形、中脑导水管受压、第四脑室底变形、Galen 静脉移位闭塞。这种静脉的闭塞可以导致继发性的间脑缺血性梗死,小脑上动脉的远端可能被下方的小脑幕压迫,从而导致小脑半球的缺血、梗死及水肿,从而使情况进一步恶化。

小脑幕切迹上疝的临床表现,在某些方面与小脑幕切迹下疝不同。意识水平可以恶化,甚至昏迷,常有瞳孔变小,光反射迟钝。这种瞳孔变化是因为桥脑直接受压(即所谓"脑桥瞳孔"),并且由于失去桥延区交感神经的拮抗,中脑的副交感冲动直接刺激瞳孔所致。

小脑幕切迹上疝的另一特点是眼球垂直活动障碍,这是因为顶盖受压。同时也可以表现为眼球向下的共轭运动偏斜或凝视偏斜、屈肌或伸肌亢进的姿势性反射、陈—施呼吸或过度通气。

Reich 等认为,可以根据矢状位 MRI 上导水管的近端开口向头侧偏移程度来诊断小脑幕切迹上疝(位于幕切迹上)。MR 上同时可以看到第四脑室底变形、脑室弯曲及脑干移位。他们注意到,MRI 可以在临床发现脑疝之前显示小脑幕切迹上疝的存在。因此,MRI 可以用于随访小脑幕切迹上疝的发展及恢复,这与临床过程及预后紧密相关。

(二)小脑扁桃体下疝

小脑扁桃体经枕骨大孔下疝是脑疝最终发展的一种类型,可以导致神经系统功能快速衰竭。小脑扁桃体下疝绝大多数是由于小脑下部的占位所致,小脑扁桃体经枕骨大孔向下移位,导致小脑扁桃体直接受压缺血梗死、延髓受压及 Luschka—Magendie 孔(第四脑室孔)的闭塞。小脑扁桃体下疝的另一个结果就是桥脑和延髓直接挤压在斜坡上。任何脑室流出通道的闭塞,无论是幕上还是幕下,都可能会导致梗阻性脑积水。

巨大的幕上占位也可引发小脑扁桃体下疝。幕上的巨大占位可导致颅压升高和脑干的整体移位。在腰椎穿刺后,枕骨大孔以下的脑脊液压力减低,头尾两端的压力梯度差加大,幕上的占位就可以导致小脑扁桃体下疝,从而导致临床情况迅速恶化。Reich 等通过矢状位 MRI 证明,由幕上占位所致的枕骨大孔疝常伴有小脑幕切迹疝,当占位除去后,影像学和临床情况都可以好转。

发生小脑扁桃体下疝后,延髓直接受压于前方的低位斜坡和枕骨大孔,常可导致延髓腹侧面出现横贯性沟槽。小脑扁桃体、低位小脑、低位脑干和脊髓上段的缺血梗死可能因为椎动脉及其分支和脊髓前动脉起始部的闭塞而发生。组织学的改变包括发生疝的组织和受压组织的水肿和脂质空泡,以及脑干神经元出现核固缩和细胞质减少。

临床上,由于小脑扁桃体快速下疝、延髓受压,可导致突发的呼吸和循环衰竭。由于呼吸循环停止继发的昏迷比脑干本身受压造成的昏迷要常见的多。早期可能出现的体征包括桥延区受压的表现,如桥脑瞳孔、眼球横向活动障碍或外展神经和脑桥网状结构功能障碍所致核间性眼肌麻痹。由于上部脑干的功能完好,有些眼球垂直活动仍可存在,并可见眼球浮动。

桥延区受压的运动方面的体征可以包括伸肌亢进的姿势反射,但由于下行的皮质脊髓束受压,更多时候最初出现的是肢体的软瘫。呼吸改变包括间歇呼吸、叹气样呼吸和共济失调性的呼吸模式,但潮式呼吸(即陈—施呼吸)不常见,潮式呼吸是半球或中脑—间脑损伤的特点。

由于小脑扁桃体下疝可导致快速的心肺功能衰竭,任何与小脑扁桃体下疝相关的潜在体征都应该得到及时观察,并采取措施以降低颅压稳定病情,同时应设法立即明确诊断,去除导致脑疝的颅内占位。

(三)腰椎穿刺术并发的脑疝

在腰椎穿刺术(简称腰穿)纳入临床操作不久,人们就发现视乳头水肿的患者腰穿检查可能诱发脑疝,可以有小脑幕切迹疝,更常见的是小脑扁桃体下疝。在颅内占位的患者行腰穿放出部分脑脊液后数分钟内,也可能延迟至数小时甚至更久而发生脑疝。在脑脊液循环正常时,腰池脑脊液压力的下降可以被颅腔脑脊液向椎管内移位所平衡,而不发生脑的移位。当脑脊液在脑和脊髓的蛛网膜下腔的流动有一定程度受阻时,由于腰穿可以降低枕骨大孔水平以下的脑脊液压力,使脑组织发生头尾端的移位,容易诱发脑疝。腰穿可以加剧已经存在或即将发生的脑疝,可以是小脑幕切迹疝,也可以是小脑扁桃体下疝,而脑疝又可以导致蛛网膜下腔的进一步梗阻,因此,往往在腰穿完成后临床才表现出脑疝的症状。

事实上,腰穿后的脑疝是比较少见的。大部分的临床报道和早期的综述已经指明,高颅压的患者的发生率小于1.2%。

脑疝的危险性使得对任何怀疑颅内占位或高颅压的患者,在行腰穿前,必须要行诊断性的影像学检查,如颅脑 CT。有较大的幕上或幕下的占位、中线移位及非交通性的脑积水的患者,都应避免行腰穿。如果占位效应小,发生脑疝的可能性很小,并且脑脊液检查对临床诊断非常重要的情况下,腰穿也可以考虑。

五、低血压、低氧及其他因素对脑疝判断的影响

因为脑疝的明确最终依赖于床边的神经系统查体,所以及时准确的观察显得十分重要。严重的全身性的低血压、低氧或低温均可减弱神经系统的反应能力,导致脑疝的误诊。

(一)心脏停搏和全身性的低血压

全身性的低血压是严重头部外伤的常见并发症,可以使预后明显恶化,降低生存率。Andrews(1987)等对 36 例脑外伤的患者进行回顾,分析在其头部外伤后严重的低血压或心脏停搏对首诊时的神经系统查体的影响。每个患者在入院时,都有持续的脑疝,作者对其均进行了神经系统的查体。10 例患者心脏停搏复苏成功,7 例患者最初收缩压低于 60mmHg,19 例患者最初血压为 60～90mmHg。GCS 评分的中位数为 3 分(3～8 分),每个组神经系统的发现均相似。在 10 例有心脏停搏复苏史的患者中,4 例(40%)有瞳孔不等大,6 例(60%)瞳孔散大固定,10 例均没有角膜反射。9 例(90%)为软瘫,1 例为双侧伸肌亢进。7 例最初收缩压低于 60mmHg 的患者中,2 例(29%)瞳孔不等大,所有 7 例都无角膜反射,且都为软瘫。19 例最初收缩压于 60～90mmHg 的患者,均无软瘫,其中 9 例(47%)有瞳孔不等大,8 例角膜反射存在;4 例为偏瘫,4 例表现为伸肌亢进,11 例(58%)为软瘫。

所有患者均行外科探查和(或)影像学检查以评估导致脑疝的潜在病变。10 例心脏停搏复苏的患者中,仅 1 例(10%)有明显的占位性病变,7 例严重低血压的患者中仅 1 例(14%)有血肿。两组患者最初的临床体格检查,对定位病灶、鉴别颅内占位的存在与否,都没有明显意义。相比较而言,19 例血压于 60～90mmHg 的患者中,13 例(68%)有中轴外的血肿(P<0.01),包括 78% 最初瞳孔不等大的患者。每一个病例,血肿均在瞳孔散大侧(P<0.05)。这个研究表明,收缩压大于 60mmHg,是维持脑灌注的基础条件,也是进行准确的神经系统查体的前提条件。在更严重的低血压患者中,或有心脏停搏的患者中,神经系统查体发现的、反映的是广泛的脑缺血,而不是脑疝。

(二)全身性低氧

全身性的低氧在严重脑外伤患者中,比低血压更加常见,约占最初评估患者中的 30% 或更多。低氧对神经系统的影响常被全身性的低血压所复杂化,后者的发生是因为低氧对心肌和周围血管的影响所致。在没有低血压的情况下,正常人可以耐受极低的 PaO_2,而没有太多的神经系统症状或后遗症状。Gray 曾报道 22 例 PaO_2 为 20mmHg 或更低的患者,8 例清醒,7 例嗜睡,7 例昏迷。严重的低氧常导致代谢性脑病样的临床表现,有意识水平的下降,甚至最终昏迷,同时有呼吸模式的改变、扑翼样震颤、肌阵挛以及屈肌或伸肌亢进的姿势反射。而脑干反射却通常保存完好,直至严重的脑缺氧发生。此时,会有瞳孔散大及角膜反射消失。

因此,必须清楚认识到低氧等各种代谢性损伤可以进一步抑制神经系统,这在严重的脑外伤者尤为重要。并且低温、严重的高血糖或低血糖、低钠血症或药物中毒,均可导致意识水平的改变。在对昏迷患者初步评估时,无论有无脑干功能障碍,上述病因均应被考虑到,尤其是临床病史不是很清楚时。

六、脑疝的治疗

急性脑疝的治疗依赖于对临床情况的认识及诊断的完善。持续的脑疝将会导致大脑半球中线结构以及脑干不可逆转的缺血性损伤,导致永久性的损害或死亡。

早期的治疗目标是保证脑灌注压、供氧,在防止、纠正高碳酸血症的前提下,降低颅内压,如果脑疝的病因尚不清楚,应急诊颅脑 CT 检查,以发现是否存在可以去除的占位性病变。颅内压的降低和足够的供血、供氧是非常关键的第一步。血压的管理、通气的控制和静脉输注甘露醇是达到目标的基本治疗。这些措施可以提高颅内压增高情况下(如颅内占位)脑组织的顺应性,直至明确诊断并采取特异性治疗。

(一)初期复苏和管理

1. 管理气道、呼吸与循环 严重的脑外伤、颅内出血或弥漫性的脑水肿等,无论其病因是什么,对急性脑疝患者最初的治疗都一样,即要求足够的复苏。首先,必须保证患者的气道通畅。面罩给纯氧通常可满足入院前需要。一旦患者到达急诊室,对未行气管插管的患者,应立即行气管插管。脑外伤的患者,应摄颈椎侧位片,以排除是否有颈椎骨折或脱位。即使颈椎 X 线片无阳性发现,在置管过程中,都应做轻柔的颈椎轴向牵引,避免颈椎过屈过伸;因为即使颈椎平片完全正常,仍有约 20% 的患者存在颈髓损伤。如有颈椎骨折或脱位,应行经鼻插管(如患者无颅底骨折)或气管切开。对住院患者,如轻型或中型颅脑损伤或开颅术后者,出现脑疝征象时,气管插管也是至关重要的第一步治疗。

一旦气道建立,应给予控制性的纯氧通气,以提高动脉的氧合作用、逆转高碳酸血症以及呼吸性酸中毒。高 CO_2 分压可使血 pH 升高,导致呼吸性酸中毒,过度通气可以很快降低动脉血的 CO_2 分压,从而收缩脑血管、降低脑血流量和颅内压。在颅内血肿增大导致小脑幕切迹疝的患者,过度通气可暂时逆转瞳孔不等大和偏瘫,此时,应迅速明确诊断,针对病因(如血肿)治疗。过度通气是美国脑外伤基金会、美国神经外科医师协会(AANS)及重型颅脑损伤的重症监护指南认为唯一具有确定作用的处理方法。

过度通气也具有一定危险性,主要是由于血管过度收缩所诱发的脑缺血。因此,如果颅内占位明确,过度通气应该停止,使 CO_2 分压正常化。如果没有明确的颅内占位,则应该使 CO_2 分压恢复到 $30\sim35mmHg$。如果需要进一步过度通气,则需要其他监测的指标,如脑动静脉氧差(cerebral arteiovenous oxygen difference,$AVDO_2$)监测,避免脑缺血。过度通气通过血管收缩降低颅内压的作用仅在脑血管对 CO_2 反应性完好的情况下有效,因此,对局限性病灶的患者,如颅内血肿患者,由于还有大量的脑组织反应完好,过度通气效果也好;相反,弥漫性脑损伤的患者其反应性较低。不过,由于大多数脑疝患者的病灶是局限性的,所以一开始给予过度通气仍然是一种十分可行的治疗。

弥漫性病变的患者需要持续治疗高颅压,长期的过度通气有争议。因为考虑到缺血的危险性,随着时间的延长,过度通气所起的脑血管收缩作用将会消失,因此,很多有经验的医生都建议将 CO_2 分压控制于 $30\sim35mmHg$。

防止并快速纠正全身性的低血压以保证脑灌注是非常重要的。从一开始就应该建立充分的血管通路,需保证必须的血容量,维持血压的稳定,通常使用平衡盐,如林格液。如果血压最初是正常的,应该避免过度输液,因为这将加重脑水肿或导致肺水肿。

在脑外伤患者,全身性低血压最常见的原因是失血性休克。这种情况下,血容量的复苏应该包括成分性输血。多发伤的患者可能会有其他原因的低血压,如心肌挫伤或心脏压塞所致的低心排血量。脊髓损伤,也可以表现为全身性的血管阻力降低。如果血压对初期的血容量复苏无反应,或临床表现与失血性休克不相符合,就应该考虑是否存在上述的情况。

用晶体及成分血扩容来治疗失血性休克的同时,必须快速找到出血点,予以控制。出血的位置包括胸腔、腹腔、盆腔及长骨的骨折部位。对严重脑外伤的患者并发上述多发伤时,神经外科医生应积极和其他外科专科医生协同处理。

在严重脑外伤患者复苏早期,高钠溶液可以治疗高颅压这个观点备受关注。高钠溶液对降低 ICP 提高 CPP 均有效;但和常规复苏药物以及静脉输注甘露醇相比,并没有明显的优势。Qureshi 等报道,幕上占位的患者发生脑疝后,在联合使用高钠溶液和甘露醇后,脑疝可被逆转。

在失血性休克并发脑疝的患者,使用高钠溶液可能更佳,因为这些患者甘露醇是禁忌应用的。

2.甘露醇的应用 急性脑疝患者的复苏治疗包括静脉输注甘露醇。除了失血性休克,推荐立即快速注射甘露醇 1.0~1.5g/kg。甘露醇是与葡萄糖相似的六碳糖,不被代谢分解,也不通过血-脑屏障。它在血管内保存原有形态,由于其影响血液黏滞性,可以使得血管收缩。甘露醇也可以增加红细胞的可变形性、稀释血液及提高红细胞的血氧转运能力。所有这些因素都可以快速降低脑容量,提高脑顺应性,降低 ICP。甘露醇也可以增加脑组织各个部位的血流量,包括脑干。此外,甘露醇可延迟脑的渗透性脱水。因为甘露醇输注的心血管效应,在心血管情况不稳定或失血性休克的情况下,甘露醇的使用常是禁忌的。为了避免快速注射甘露醇后发生低血压的危险性,一般输注甘露醇的上限为 0.1g/(kg·min)。

在严重脑外伤的初期治疗中,甘露醇的输注剂量一般认为是 0.25~1.5g/kg。Cruz 等做了前瞻性的随机临床对照研究,以比较文献报道的硬膜下血肿的患者中,早期使用常规剂量甘露醇和大剂量的区别。在常规剂量组的患者,接受 0.6~0.7g/kg 的甘露醇,而大剂量组的患者,在没有瞳孔异常的情况下,接受 1.2~1.4g/kg 的甘露醇,有双瞳不等大的情况时,接受 2.2~2.4g/kg 的甘露醇治疗。结果,小剂量组患者较大剂量组,有明显的脑缺氧和脑水肿恶化的情况。瞳孔不等大患者术前情况改善,也是大剂量组好于常规剂量组。在外伤性颞叶血肿导致瞳孔不等大的患者中,大剂量的甘露醇(1.4g/kg)比常规剂量(0.7g/kg)更有效。这些结果看来都强烈支持临床小脑幕切迹疝患者应使用大剂量甘露醇的观点,特别是已明确存在血肿时。

(二)后续的治疗

在上述最初的治疗措施实施后,尽快明确并直接解除脑疝的原因十分重要。如果可能,一旦完成气管插管、有选择地过度机械通气及大剂量甘露醇静脉输注后,在血流动力学稳定的患者,应立即行颅脑 CT 检查。CT 对急性颅内出血及其他可能导致脑疝的占位性病变,如脑水肿、脑肿瘤或脑积水,均非常敏感。怀疑颅内病变的患者拟行腰穿的,也应先予颅脑 CT 检查,因为除非腰穿非常必要,明确的颅内占位是腰穿的禁忌证。

由于胸腔或腹腔创伤而血流动力学不稳定的患者,部分应先直接手术去除危及生命的病变。这可能致使术前不能行颅脑 CT。如果患者心脏停搏尚未复苏,或低血压尚未纠正,根据所见的脑疝的临床表现进行定位常常是错误的,但考虑在瞳孔散大侧行探查性的钻孔却是合理的。因为绝大多数导致脑疝的创伤性病灶都位于硬膜外或硬膜下,所以在颞、额、顶区的钻孔术常可快速而准确的发现病灶。在非单侧症状的脑疝,应双侧行钻孔术。术中行脑实质的超声检查可以发现脑实质内的血肿或其他的占位性病变,这样使探查钻孔术更具有目的性和诊断意义。

有心脏停搏或全身性低血压的患者,考虑其颅内病变发生率低,不适合行钻孔探查术;但 ICP 监测仍是合理的;如果 ICP 低,则情况平稳的患者可无需进一步的针对颅内情况的处理;如果 ICP 明显升高,则可进一步手术探查及脑超声检查,以明确可治疗的占位的存在。

在最初的颅脑 CT 检查,或探查后,如果可行,外伤所致的占位性病变应立即予外科处理。对血肿清除后仍存在的脑肿胀,应考虑行部分脑叶切除,或去大骨瓣减压,或两者均实施。去骨瓣减压已被认为是大脑半球梗死所致的脑疝有效的治疗措施,尤其是非优势半球。行去骨瓣减压时,应尽可能将骨瓣做大,以此对大脑半球充分减压。除以上提到的外科处理外,在患者的后续治疗中应行 ICP 监测。

非创伤性病变所致的脑疝也多有急诊手术指征。这些情况包括脑叶或非优势半球自发性出血的血肿清除,以及脑积水的急诊脑室外引流。小脑幕切迹上疝或小脑扁桃体下疝的患者,急诊处理包括责任病灶的去除和后颅窝减压,以解除小脑和脑干受压。

但也有一些情况,如在优势半球内较大较深部位的血肿,或脑干的血肿或患者年龄较大或有凝血功能障碍,这些情况下,无手术指征。

七、脑疝的预后

尽管所有发生脑疝的患者预后均不乐观,但也不是毫无希望。对那些有明确的可手术去除颅内占位性病变的,特别是通过过度通气及甘露醇治疗后可以逆转的年轻患者,功能恢复通常相当不错。

对继发于头部外伤的小脑幕切迹疝患者,有报道总体死亡率高达 70%。在接受外科治疗的患者中,9% 恢复良好,9% 恢复一般。预后的好坏与脑疝的进展速度、持续时间、有无可手术去除的占位病灶、合并其他系统损伤对基础生命体征的影响情况等密切相关,患者的年龄也是重要的预后因素。

非外伤因素所致脑疝的患者,除了导致脑疝的病因外,大脑本身的功能是完好的。如急性脑积水、肿瘤相关的脑水肿、大脑半球梗死或腰穿导致的小脑扁桃体下疝的患者,正确适当的复苏和病因去除能使脑成逆转,则可获得较满意的预后。

(朱永林)

第三节　短暂性脑缺血发作

TIA 是指中枢神经局灶性短暂性缺血导致一过性神经功能缺损,通常持续数分钟,多数30 分钟内恢复,不留有神经功能缺损,颅脑 CT、MRI 显示无与临床症状相关的结构影像学异常。往往因症状来得快,消失也快,恢复后不留任何后遗症而易被人忽视。实际上,TIA 症状虽轻,但后果严重,如不及时治疗,据统计,有 25%~40% 的患者,在 5 年内将产生严重的脑梗死,而威胁患者的生命。

一、发病机制

本病的病因绝大多数是动脉粥样硬化,其发病有多种学说。①微栓子学说:主动脉-颅脑动脉粥样硬化斑块的内容物及其发生溃疡时的附壁血栓凝块的碎屑,可散落在血流中成为微栓子,或来源于心脏的微栓子,循血流进入视网膜或脑小动脉,可造成微栓塞,引起局部缺血症状。微栓子经酶的作用而分解,或因栓塞远端血管缺血扩张,使栓子移向末梢而不足为害,则血供恢复,症状消失。②血流动力学改变:患者原已有某一动脉严重狭窄或完全闭塞,平时靠侧支循环尚能勉强维持该局部脑组织的血供。在血容量或血压降低时,脑血流量下降,该处脑组织因侧支循环供血减少而发生一过性脑缺血,脑血流恢复后临床症状消失。③头部血流的改变和逆流:急剧的头部转动和颈部伸屈,可能改变脑血流量而发生头昏和不平衡感,甚至触发短暂性脑缺血,特别是有动脉硬化、颈椎病等更易发生本病。④血液成分的改变:各种影响血氧、血糖、血脂、血液黏度和凝固性的血液成分改变和血液病理状态,如严重贫血、红细胞增多症、白血病、血小板增多症等均可能成为短暂性脑缺血的触发因素。

二、临床症状

多见于中老年患者,突然发病,迅速恢复,无后遗症。通常有高血糖、高血压、心脏病等疾病史。

(一)颈内动脉系统 TIA

颈内动脉系统血管供应大脑前 3/5 的结构。运动功能障碍最常见,其主要的表现为对侧肢体的无力、笨拙、使用不灵活,特别是上臂,有时也累及面部、腿或整个半身,可单独或同时发生。一般被描述为肢体"发沉"、"发死"或"不能活动"。感觉功能障碍的表现,主要为偏侧舌头或面部针扎样感觉,也可见于同侧肢体的麻木感。如果患者仅仅表现为单侧肢体的感觉或(和)运动障碍,则有时难以与椎一基底动脉系统 TIA 鉴别,因为运动和感觉传导通路的行程中,两个血系统供应其不同部位。单眼视力障碍伴对侧肢体症状,提示为颈动脉系统 TIA。颈动脉提供眼部循环的供血,其病变导致发作性黑矇,但同向偏盲亦可引起视力缺失,应注意鉴别。对血管的其他检查则可以发现导致 TIA 的可能病因,如颈动脉分叉处的杂音提示颈动脉狭窄,但严重的狭窄或梗阻,则反而无杂音。检查眼底,有时可以发现流过视网膜血管的栓子,可以证实是微栓子所致的 TIA。

(二)椎一基底动脉系统 TIA

椎一基底动脉缺血主要累及脑干、枕叶、额叶内侧。椎一基底动脉系统 TIA 的诊断不容易,其异常表现如下:眩晕、共济失调、复视、言语困难、吞咽困难、摔倒发作、单侧或双侧视觉缺失、短暂性全脑遗忘症、单侧或双侧面部麻木、单侧或双侧感觉丧失、偏瘫或双侧肢体瘫痪,甚至四肢瘫痪、记忆力障碍等。多数情况下,孤立的症状难以做出明确的定位诊断,往往需要几个症状同时发生。眩晕为椎一基底动脉缺血最常见的症状,然而该症状实际上更常见于躯体疾患或前庭末梢器官的病变。视觉丧失为第二位常见症状。眩晕应与头晕、晕厥、意识模糊及"头发轻"相区别。眩晕是一种自身或周围环境在运动的幻觉。单纯眩晕合并有其他脑干或顶枕叶功能障碍才考虑诊断 TIA。有时眩晕与共济失调难以鉴别。发生于脑干的病变有一些特殊的症状,如复视、吞咽困难、摔倒发作。复视是最有用的脑干神经功能损害的症状;面部及嘴部针刺及麻木感也可出现,可能伴有对侧肢体的感觉及运动症状(交叉性的感觉运动障碍双侧感觉丧失或不同的发作中出现不同侧的偏瘫,常提示为椎一基底动脉 TIA 的发作;耳聋及耳鸣不常见。

三、影像学检查

(一)CT

颅脑 CT 检查的主要目的是明确颅内可能引起 TIA 样表现的其他结构性病变,如肿瘤、慢性硬膜下血肿、巨大动脉瘤、血管畸形、脑内小的出血灶等。CTA 可以初步观察颅内和颈部的血管狭窄。

(二)MRI

MRI 弥散加权可显示缺血病灶,在发现脑内缺血性病变的灵敏性方面比颅脑 CT 明显高,特别是在发现脑干缺血性病变时更佳。MRA 也可发现颅内和颈部血管病变。

(三)SPECT 及 PET 检查

单光子发射型计算机体层摄影（single photon emission computed tomography，SPECT）是用影像重建的基本原理，利用放射性示踪剂的生物过程，放射性示踪剂注入血液循环后，按脑血流和脑代谢情况进行分布，并以 CT 技术进行断层显影和重建，而达到了解脑血流和脑代谢之目的。SPECT 在 TIA 中发现脑血流量减低区的时相上较颅脑 CT 及 MRI 发现得早。正电子发射计算机断层扫描（positron emission tomography，ECT）PET 是利用 CT 技术和弥散性放射性核素测定局部脑血流量和局部脑代谢率的方法。PET 是当前研究脑功能、缺血性脑血管病的病理生理和治疗中监视脑血流和脑代谢最有效的工具。

（四）DSA

DSA 为脑血管造影技术中的金标准。TIA 患者的脑血管造影，主要表现为较大的动脉血管壁（颈内动脉及颅内大动脉）及管腔内有动脉粥样硬化性损害，如溃疡性斑块、管腔狭窄、完全性闭塞。动脉造影的阳性率为 40%～87%，以颈动脉颅外段及椎动脉为主。

（五）颈椎片

颈椎正侧片可以发现颈椎对椎动脉的影响。

四、诊断

TIA 诊断往往是回顾性诊断，患者就诊时临床症状已消失，要求详细询问病史、体格检查，并做相关检查排除其他疾病。对于 50 岁以上、首次检查不能明确的患者，建议遵循以下诊断程序：第一步应全面检查全血及血小板计数，血脂、血糖甚至糖耐量，凝血酶原时间及部分凝血活酶时间，血沉；ECG、TCD、颅脑 CT 或 MRI。第二步为明确病因：经胸或食管心脏超声检查、MRA、脑血管造影以及抗磷脂抗体、抗心脂抗体。为更进一步筛选血栓前状态，可做蛋白 C、蛋白 S、抗凝血酶Ⅲ、凝血酶时间的检查等。

早期诊断的线索：①下述情况提示为颈内动脉系：颈动脉搏动减弱或测不出，颞浅动脉搏动消失（颈总动脉）；眼眶部杂音；于颈总动脉分叉处的局限性杂音；视网膜动脉压降低（正常两眼相差<10%）；眼底镜检查可见栓子。②下述情况提示椎－基底动脉系：由于突然改变姿势、头伸展或旋转，以及上肢运动而引起的症状；直立性低血压；与患者年龄相比血压较低，两上肢收缩压相差 20mmHg 以上。

五、鉴别诊断

（一）局灶性癫痫

癫痫发作常为刺激性症状，如抽搐、发麻症状，常按皮质的功能区扩展。老年患者局灶性癫痫常为症状性，脑内常可查到器质性病灶。过去有癫痫病史或 EEG 有明显异常（如癫痫波等），有助鉴别。

（二）有先兆的偏头痛

其先兆期易与 TIA 混淆，但多起病于青春期，常有家族史，发作以偏侧头痛、呕吐等自主神经症状为主。而局灶性神经功能缺失少见。每次发作时间可能较长。

（三）内耳眩晕症

常有眩晕、耳鸣、呕吐。除眼球震颤、共济失调外，很少有其他神经功能损害的体征和症状。发作时间多较长，可超过 24 小时，反复发作后常有持久的听力下降。一般起病年龄较轻。内耳眩晕症还见于良性位置性眩晕。

（四）昏厥

亦为短暂性发作，但多有意丧失，无局灶性神经功能损害，发作时血压过低。

（五）颅内占位病变

偶有颅内肿瘤、脑脓肿、慢性硬膜下血肿等占位病变，在早期或因病变累及血管时，引起短暂性神经功能损害。但详细检查可发现神经系统阳性体征，追问病史可发现症状逐渐加重或出现颅内压增高症状，CT 和 MRI 检查可资鉴别。

（六）眼科病

视神经炎、青光眼、视网膜血管病变等，有时因突然出现视力障碍而与颈内动脉眼支缺血症状相似（即发作性黑蒙），但多无其他局灶性神经功能损害。

（七）短暂性全脑遗忘症

常发生于中老年人，发作时出现顺行性遗忘，通常伴有逆行性遗忘，逆行性遗忘的时间可上溯达数周、数月，甚至更长。每次发作可持续数小时，之后患者恢复记忆并能回忆起过去的事情，但会永远忘掉发作期的记忆。除了有些头痛、恶心、迷惑外，患者意识清楚，无其他神经系统症状。患者可以进行日常生活甚至开车，但可能会重复问同样的问题，这是由于有顺行性遗忘的缘故。通常上述现象需要与癔症、酒精中毒性遗忘或部分复杂性癫痫相鉴别。该病的预后很好，虽可以复发，但不会有引起较严重的脑血管病变的危险。这一点与其他脑缺血不同。

（八）原因不明的摔倒发作

常罹患中老年女性，总是在行走时发作，发作前无先兆，无意识丧失，也无肢体无力。可以反复发作，也可神秘地消失。该发作的原因不明，也无较严重的预后。突发的双下肢无力可见于脑干缺血、双大脑前动脉由同一侧颈内动脉供血而梗阻时。

（九）精神因素

癔病性发作、严重的焦虑症、过度换气综合征等神经功能性紊乱有时类似 TIA，应注意鉴别，更要避免将 TIA 误诊为神经官能症。

六、治疗

TIA 有 1/2~3/4 患者在 3 年内发展为脑梗死，经过治疗可使短暂性脑缺血发作终止发作，或发作减少者占 79.6%，不治疗自动停止发作者仅占 20.38%。因此，对 TIA 应当进行积极治疗，降低血液黏稠度，调整血液的高凝状态，控制和维持血压在正常范围内，终止和减少 TIA，预防或推迟脑梗死的发生。

（一）抗血小板聚集治疗

主要是抑制血小板聚集和释放，使之不能形成微小血栓。此类药物安全方便，易被患者接受。常用肠溶阿司匹林 50~100mg，每天 1 次；双嘧达莫（潘生丁）50~100mg，1 天 3 次。氧氯吡格雷，75mg/天，口服。

（二）抗凝治疗

若患者发作频繁，用其他药物疗效不佳，又无出血疾患禁忌者，可抗凝治疗。常用药物肝素、双香豆素等。如肝素可用超小剂量 1500~2000U 加入 5%~10%葡萄糖溶液 500ml 静脉滴注，每天 1 次，7~10 天为 1 个疗程。必要时可重复应用，疗程间隔时间为 1 周，但在应用期间，要注意出血并发症。

藻酸双脂钠是一种新型类肝素类药物,能使纤维蛋白原和因子Ⅷ相关抗原降低,使凝血酶原时间延长,有抗凝、溶栓、降血脂、降低血液黏度的作用。口服 50～100mg,1 天 3 次;静脉滴注 2～4mg 加 10％葡萄糖溶液 500ml,20～30 滴/分,10 天为 1 个疗程,可连用 2～3 个疗程。

(三)扩血管治疗

可选用盐酸倍他司汀、桂利嗪、盐酸氟桂利嗪、甲磺酸双氢麦角碱片、长春西汀等。常用剂量:盐酸倍他司汀 10mg,每天 3 次;桂利嗪 25mg,每天 3 次;盐酸氟桂利嗪 6mg,每天 2 次;甲磺酸双氢麦角碱片 3mg,每天 3 次;长春西汀 5mg,1 天 3 次,口服。

(四)活血化瘀中药

丹参、川芎、桃仁、红花等,有活血化瘀,改善微循环,降低血液黏度的作用,对治疗 TIA 有一定作用,可选用。

脑血管造影或多普勒证实有颈内动脉狭窄者,药物治疗无效时,可考虑颈内动脉内膜切除术或介入颈内动脉支架治疗。

七、预防

适当控制脂肪的摄入,饮食忌过咸、过甜。戒烟,戒酒。认真管理血压。有卒中家族史和其他血管危险因素的人定期查血小板聚集功能。一级预防是指未发生卒中前预防发生动脉粥样硬化和小动脉硬化;二级预防是指发生卒中后预防复发,主要服用抗血小板聚集药物,同时仔细寻找患者卒中的危险因素。

(朱永林)

第四节　脑梗死

脑梗死(cerebral infarction,CI)又称缺血性脑卒中(cerebral ischemic stroke,CIS),是指局部脑组织因血液循环障碍,缺血、缺氧而发生的软化坏死。

脑梗死主要是由于供应脑部血液的动脉出现粥样硬化和血栓形成,使管腔狭窄甚至闭塞,导致局灶性急性脑供血不足而发病;也有因异常物体(固体、液体、气体)沿血液循环进入脑动脉或供应脑血液循环的颈部动脉,造成血流阻断或血流量骤减而产生相应支配区域脑组织软化坏死者。前者称为动脉硬化性血栓形成性脑梗死(atherothrombotic brain infarction,ABI),占本病的 40％～60％,后者称为脑栓塞(cerebral embolism,CE),占本病的 15％～20％。此外,尚有一种腔隙性脑梗死(lacunar infarction),系高血压小动脉硬化引起的脑部动脉深穿支闭塞形成的微梗死,也有人认为少数病例可由动脉粥样硬化斑块脱落崩解导致的微栓塞引起,由于 CT 和 MRI 的普及应用,有人统计其发病率相当高,占脑梗死的 20％～30％。脑梗死是脑血管病中最常见者,约占 75％,病死率平均 10％～15％,致残率极高,且极易复发,复发性脑卒中的死亡率大幅度增加。

一、脑血栓形成

脑血栓形成是指脑动脉狭窄或闭塞、血栓形成,引起相应脑组织缺血缺氧,出现神经功能的缺损。动脉硬化是脑血栓形成最常见的病因。其他如动脉炎、结缔组织病、血液病、烟雾病、肌纤维发育不良、血管夹层等。

（一）病因病理

1.动脉粥样硬化性血栓性脑梗死　最常见的病因是动脉硬化，其次是高血压、糖尿病、高尿酸血症、高黏血症、真性红细胞增多症、高凝状态、高脂血症以及血管壁病变如结核性、化脓性、梅毒性病变及钩端螺旋体感染、结缔组织病、变态反应性动脉炎等。由于动脉粥样硬化好发于大血管的分叉处及弯曲处，故脑梗死多发于大脑中动脉和大脑前动脉的主要分支以及颈内动脉的虹吸部及起始部、椎动脉及基底动脉中下段等。病理方面，脑动脉闭塞6小时以内脑组织改变尚不明显，8～48小时缺血的中心部位软化、组织肿胀、坏死。灰白质界限不清，镜检见组织结构混浊，神经细胞及胶质细胞变性、坏死、毛细血管轻度扩张。周围可见液体或红细胞渗出。动脉阻塞2～3天后，周围水肿明显；7～14天，病变区明显变软，神经细胞消失，脑组织开始液化，吞噬细胞大量出现，星形细胞增生；21～28天胶质细胞及毛细血管增生，小病灶形成胶质瘢痕，大病灶形成卒中囊。

2.分水岭脑梗死　常见病因与动脉硬化性血栓性脑梗死相似，病变部位位于相邻血管供血区之间的分水岭区或边缘带。一般认为分水岭梗死多由于血流动力学障碍所致，典型者发生于颈内动脉严重狭窄或闭塞伴全身血压降低时，也可由心源性或动脉源性栓塞引起，其病理表现同动脉硬化性血栓性脑梗死。

3.腔隙性脑梗死　腔隙性梗死的病因与以上的相同，但病变血管多为直径100～400pm的深穿支动脉，故病灶多位于壳核、尾状核、内囊、丘脑、桥脑基底部及放射冠等，病灶直径一般为0.2～15mm，由于软化坏死组织被吞噬而残留小空囊腔，多个囊腔存在即腔隙状态。发病率相当高，占脑梗死的20％～30％。

脑组织供血动脉完全中断5分钟，神经细胞就会死亡。临床症状取决于缺血的时间、缺血的程度及侧支血供情况。急性脑梗死病灶包括缺血中心区和缺血半暗带，缺血中心区和缺血半暗带是一个动态过程，随着缺血时间的延长，缺血程度的加重，缺血中心区不断扩大，缺血半暗带缩小。缺血中心区神经元损伤是不可逆的，因此，我们拯救的是缺血半暗带的脑细胞。治疗的核心包括血管再通和缺血神经元保护。缺血再通是指闭塞血管重新开放，恢复缺血组织血供。再通的时间越早脑组织损伤越轻，一般认为再通的时间在3～4.5小时以内为好。进展性脑卒中和后循环脑卒中可适当延长。

（二）临床表现

脑梗死好发者于50～60岁或以上的人群，常有动脉粥样硬化、高血压、风湿性心脏病、冠心病或糖尿病，以及吸烟、饮酒等不良嗜好的患者。约25％的患者病前有TIA发作病史。起病前多有前驱症状表现，如头痛、头晕、眩晕、短暂性肢体麻木、无力。起病一般较缓慢，患者多在安静和睡眠中起病，多数患者症状经几小时，甚至1～3天病情达到高峰。

脑梗死发病后多数患者意识清醒，少数患者可有程度不同的意识障碍，一般生命体征无明显改变。如果大脑半球较大面积梗死、缺血、水肿，可影响间脑和脑干的功能，起病后不久出现意识障碍甚至脑疝、死亡。如果发病后即有意识不清，要考虑椎一基底动脉系统脑梗死。堵塞的动脉不同，产生的临床症状不同。

1.颈内动脉血栓形成　可出现单眼一过性黑矇或失明；对侧偏瘫、偏身感觉障碍或偏盲，优势半球受累伴失语症，非优势半球可有体象障碍；可以出现严重的意识障碍，侧支循环充分可以无任何临床症状。

2.大脑中动脉血栓形成　主干闭塞导致对侧偏瘫、偏身感觉障碍及偏盲；优势半球受累出现失语症，非优势半球出现体象障碍。主干闭塞临床症状严重，常伴有意识障碍，又称为"恶性脑梗死"。皮质支闭塞往往表现为失语、肢体瘫痪、感觉障碍等。

3.大脑前动脉血栓形成　患者可出现淡漠反应、缄默等精神异常，可有尿潴留、强握及对侧中枢性面瘫、舌瘫与下肢瘫；优势半球病变可出现失语和上肢失用。

4.大脑后动脉血栓形成　引起对侧同向性偏盲、复视及眼球活动障碍；病侧小脑性共济失调、意向性震颤、对侧感觉障碍和舞蹈—手足徐动症等。根据闭塞的部位不同，可出现丘脑综合征、红核丘脑综合征、Weber综合征、红核（Benedikt）综合征等。

5.基底动脉尖综合征　是指栓塞在基底动脉尖部，影响双侧小脑上动脉和大脑后动脉供血，临床症状变化差异大，可以伴发意识障碍，双侧枕叶、颞叶、丘脑及中脑可分别或同时受累。

6.小脑后下动脉闭塞综合征　也称延髓背外侧（Wallenberg）综合征。表现为眩晕、呕吐、交叉性感觉障碍、同侧Horner征、饮水呛咳、吞咽困难、声音嘶哑、同侧小脑性共济失调，这些症状可完全或部分表现出来。

（三）辅助检查

1.CT　CT显示梗死灶为低密度，可以明确病变的部位、形状及大小，较大的梗死灶可使脑室受压、变形及中线结构移位，但脑梗死起病4～6小时内，只有部分病例可见边界不清的稍低密度灶，而大部分的病例在24小时后才能显示边界较清的低密度灶（图3—5），且小于5mm的梗死灶，后颅凹梗死不易为CT显现，皮质表面的梗死也常常不被CT察觉。增强扫描能够提高病变的检出率和定性诊断率。出血性梗死CT表现为大片低密度区内有不规则斑片状高密度区，与脑血肿的不同点为：低密度区较宽广及出血灶呈散在小片状（图3—6）。

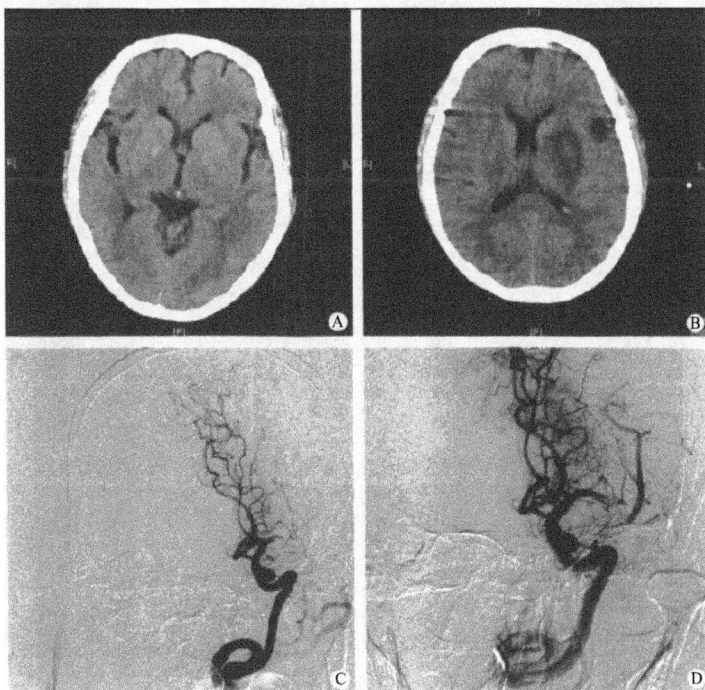

图3—5　脑梗死CT、DSA表现

女性,60岁,不语伴右侧肢体无力4小时就诊;A.入院时CT无异常;B.次日CT示左大脑中动脉供血区低密度灶;C、D.DSA示左大脑中动脉闭塞,机械溶栓后开通

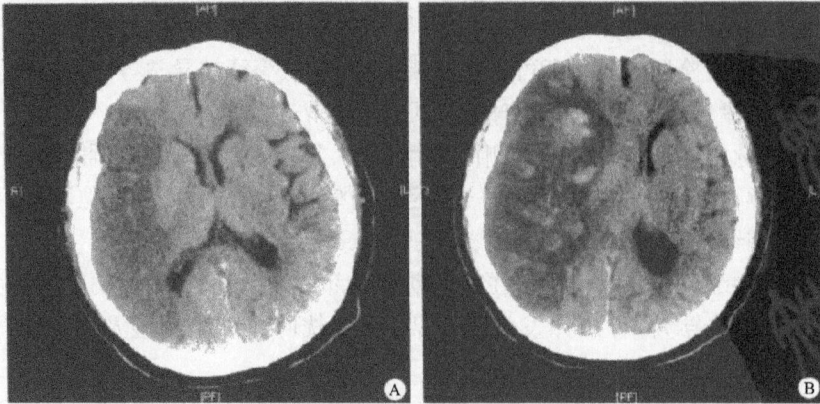

图3-6 出血性梗死CT表现

男性,72岁,突发左侧肢体不能活动8小时入院。A.CT检查右侧大脑半球低密度灶;B.次日昏迷,复查CT示梗死灶内伴出血(小片状高密度灶),中线移位明显

2.MRI MRI对脑梗死的检出极为敏感,对脑部缺血性损害的检出优于CT,能够检出较早期的脑缺血性损害,可在缺血1小时内看到改变。起病6小时后,大梗死几乎都能被MRI显示,表现为T_1加权低信号,T_2加权高信号,DWI和Flair可更好地显示梗死灶(图3-7)。

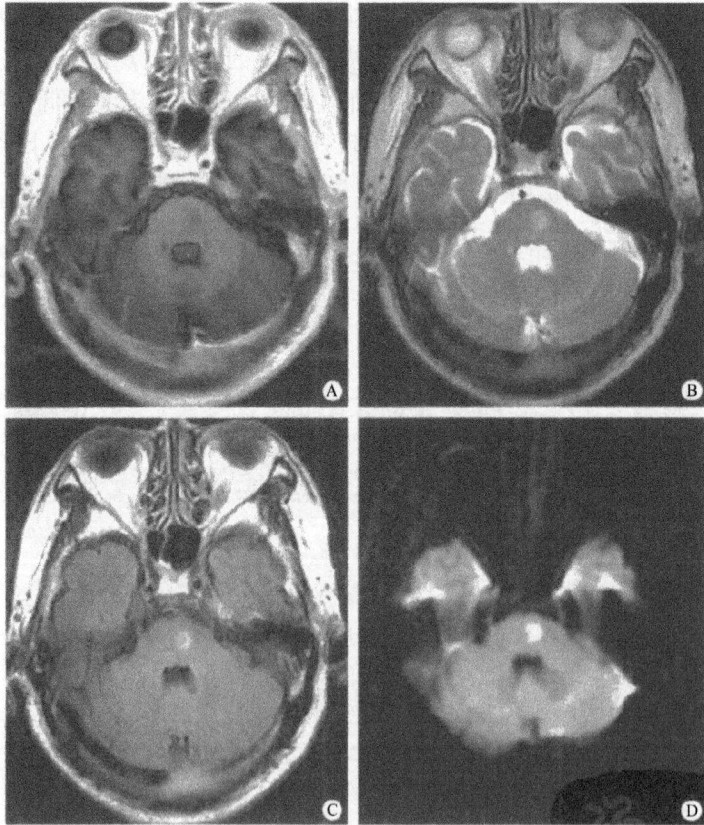

图3-7 脑梗死MRI表现

梗死灶位于脑干:A.T_1WI呈稍低信号;B.T_2WI呈高信号;C.T_2-Flair呈高信号;D.DWI呈明显高信号

3.常规检查 血、尿、粪便常规及肝功能、肾功能、凝血功能、血糖、血脂、心电图等作为常规检查,帮助筛查卒中危险因数。有条件者可进行动态血压检查。胸片应作为常规以排除癌栓,并可作为以后是否发生吸入性炎的诊断依据。

4.其他 经颅多普勒、颈动脉彩色 B 超可了解脑血流和血管狭窄情况。MRA、DSA 颈动脉造影可明确有无颈动脉狭窄或闭塞(图 3—8)。

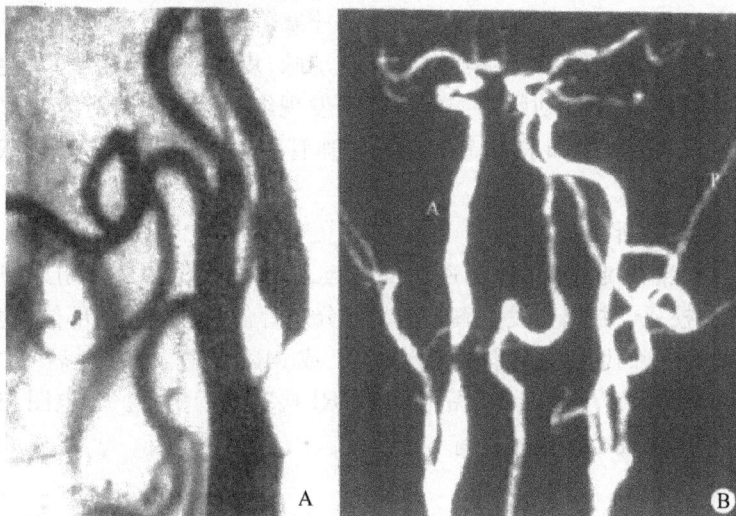

图 3—8 脑梗死 DSA、MRA 表现
A. DSA 颈动脉造彩显示颈内动脉起始段狭窄;B. MRA 显示右侧颈内动脉狭窄

(四)诊断

中老年患者,有脑卒中危险因素,静息状态下急性起病,明确的神经功能缺损,CT 或 MRI 排除脑出血。需鉴别的疾病:①脑出血:活动状态起病,有明显头痛、呕吐,血压升高,CT 检查明确诊断。②颅内肿瘤:特别要警惕肿瘤卒中发作,CT 检查可资鉴别。

二、脑栓塞

脑栓塞是指随血流各种栓子进入颅内血管引起血管闭塞,导致相应脑组织缺血缺氧,产生各种功能障碍。栓子来源最多是心源性的,常见于心房颤动、心脏瓣膜病变、心肌梗死、心房黏液瘤等,其他有脂肪栓塞、空气栓塞、血管斑块脱落栓塞等。

(一)病因病理

引起脑栓塞的原因很多,按栓子的来源可分为三类:

1.心源性 是脑栓塞中最常见者。风湿性心脏病左房室瓣狭窄合并心房颤动时,左心房扩大,血流缓慢瘀滞,易发生附壁血栓,血流不规则易使血栓脱落形成栓子,造成栓塞;亚急性细菌性心内膜炎瓣膜上的炎性赘生物质地较脆易于脱落,导致栓塞;心肌梗死或心肌病时心内膜病变形成的附壁血栓脱落均可形成栓子。此外,心脏外科手术亦可导致栓子形成脑栓塞。其他尚有心脏黏液瘤、左房室瓣脱垂等少见病因。

2.非心源性 主动脉弓及其发出的大血管动脉粥样硬化斑块和附着物脱落(血栓栓塞)也是脑栓塞的重要原因,常发生微栓塞引起 TIA。少见的有肺部感染、败血症等引起的感染性脓栓、长骨骨折引起的脂肪栓塞、癌细胞栓塞、寄生虫卵栓塞、减压病的空气栓塞以及异物栓塞等原因。

3. 来源不明　少数病例虽经检查仍未明确栓子来源者。

脑栓塞所引起的病理改变与脑血栓基本相同，但可多发，且出血性梗死常见，占30%～50%，这是因为栓塞发生时血管壁因缺血缺氧而受损，当栓子碎裂前行，血流恢复时受损血管易发生渗血所致；此外，有时固体栓子形态欠规则，栓塞时不能将血流完全闭阻，少量血流可通过栓塞所损伤的血管壁流出。脑栓塞的病变范围受栓子大小及侧支循环的影响，一般比血栓面积大，水肿更严重，面积较大者可致脑疝。脑栓塞可多发，当栓子来源未消除时，还可反复发生。并可同时出现肺、脾、肾等脏器以及末梢动脉、皮肤黏膜栓塞灶，炎性栓子可引起脑炎、动脉炎甚至脑脓肿、细菌性动脉瘤或在血管中发现细菌栓子。脂肪栓塞常为多发性小栓塞，大脑白质可见弥散性瘀斑和水肿，镜下见毛细血管中有脂肪球，周围有环状出血。寄生虫卵栓塞可发现虫卵等。

(二)临床表现及诊断

患者多在活动状态下起病，病情迅速达到高峰，因不同部位的血管闭塞产生不同的血管闭塞综合征表现。梗死合并出血发生率较高。部分患者合并身体其他部位栓塞的表现，如肺栓塞、肠系膜动脉栓塞、四肢供血动脉栓塞等。CT或MRI检查：24小时后CT表现为低密度病灶，合并出血者可见低密度病灶内高密度影，MRI检查更为敏感。心电图和超声心动图检查对发现心律失常和发现心源性栓子有一定意义。

三、治疗

治疗目的为消除病因、保护脑功能、促进神经功能恢复、减少及预防复发。一般安排在卒中单元内接受治疗，遵循综合治疗和个体化治疗相结合的原则。

(一)一般治疗

1. 饮食和护理　急性期应尽量卧床休息，加强皮肤、口腔、呼吸道及大、小便的护理，注意水、电解质的平衡。如起病48～72小时后仍不能自行进食者，应给予鼻饲流质饮食，以保障营养供应。监测生命体征，预防和处理并发症。

2. 保持气道通畅　特别是有慢性呼吸道疾病、昏迷及有延髓麻痹的患者，及时吸痰，定时翻身拍背，必要时给予呼吸道支持和辅助呼吸。

3. 血压调控　有关脑梗死急性期的血压调控，虽然目前没有统一的标准，大多数学者主张应遵循慎重适度的原则。梗死急性期的血压增高，对于大部分患者无需急于进行降压治疗，应严密观察病情变化。对于血压增高者，首先要分清血压是持续性增高还是暂时性的改变。主要通过：①询问病史了解患者是否既往有高血压病史；②临床上寻找有无靶器官损害的依据，包括高血压性视网膜病变、心电图或超声心动图提示左心室肥大、肾功能损害导致的蛋白尿等。对于无高血压病的患者，短暂性血压增高无需采取干预血压的措施，主要是对症处理。如果存在明显颅内压增高的情况，可以通过积极脱水降颅压的方法治疗。适当给予镇静药，松弛患者紧张情绪。梗死患者急性期一般不需要降低血压，如收缩压>220mmHg，舒张压>120mmHg时可以选择静脉用缓慢降血压药物，24小时血压下降为10%左右。血压过低，适当升高血压，增加脑灌注。

4. 血糖控制　卒中急性期常规监测血糖，血糖控制在8mmol/L左右，建议选择胰岛素，避免出现低血糖反应。

5. 防止深静脉血栓形成　鼓励患者早期进行主动和被动运动，防止深静脉血栓形成，必要时皮下注射低分子肝素 4000U,每天 1～2 次。

6.水、电解质紊乱　脑卒中时常伴发低钾血症、低钠血症、高钠血症,电解质紊乱可以进一步加重脑损伤,严重时危及生命。对有意识障碍的患者、高热的患者等,常规监测水、电解质,出现紊乱及时纠正。

7.脑水肿的治疗

(1)甘露醇:临床常用 20％的甘露醇。脑梗死范围大或伴有出血时,常有病灶周围的脑水肿,依病情选用 20％的甘露醇 125～250ml 快速静脉滴注,每 6～8 小时 1 次,静脉滴注的速度要快,最好是静脉推注,要求在 15～30 分钟内注完。甘露醇用量不宜过大,一般控制在 1000ml/天以下;对于老年患者或肾功能欠佳的患者,应控制在 750ml/天以下;并分 4～6 次给药。一般应用 3～5 天后应减少剂量,使用时间以 7～10 天为宜。近年来多数学者认为除用于抢救脑疝外,快速小剂量输入(125ml)可获得与一次大剂量输入类似的效果。应用甘露醇期间要密切监控患者的肾功能变化,注意监控水、电解质变化。

(2)10％甘油果糖:一般为 10％甘油果糖 250～500ml 缓慢静脉滴注。甘油果糖注射液降颅压高峰出现时间比甘露醇晚,故在抢救急性颅内高压如脑疝的情况下,首先还是推荐使用甘露醇。但是甘油果糖降压持续时间比甘露醇长约 2 小时,并具有无反跳现象,对肾功能损害轻和对电解质平衡干扰少的特点,更适用于慢性高颅压、肾功能不全或需要较长时间脱水的患者。

(3)利尿性脱水剂:如呋塞米、利尿酸钠可间断肌内或静脉注射。常用呋塞米 20～40mg 肌内注射或缓慢静脉滴注 1～1.5 小时后视情况可重复给药。注意水和电解质紊乱和对其他代谢的影响,另外注意呋塞米能抑制肾脏排泄庆大霉素、头孢菌素和地高辛,当与前两者合用时可增加其肾脏和耳毒性,在肾功能减退时,此相互作用更易发生。

(4)人血白蛋白:人血白蛋白是一种中分子质量的胶体,在产生胶体渗透压中起着重要作用,有利于液体保留在血管腔内。具有增加循环血容量和维持血浆渗透压的作用。每 5g 人血白蛋白在维持机体内胶体渗透压方面约相当于 100ml 血浆或 200ml 全血的功能。急性脑血管病患者用人血白蛋白治疗提高了胶体渗透压。提高胶体渗透压可以作为治疗脑梗死和脑出血的中间环节,同时人血白蛋白又有降低颅内压的作用。

8.神经保护剂

(1)钙通道阻滞剂:脑梗死发生后由于脑组织缺血缺氧病灶内神经细胞处于钙超载状态,应用钙通道拮抗药能阻止过多的钙流入胞浆和线粒体,能减轻超载状态防止细胞死亡,可以减轻脑血管平滑肌痉挛,改善脑微循环,增加脑血流供应。

常用的药物如尼莫地平,发病 12～18 小时内开始应用,4～8mg 加入 5％葡萄糖溶液 500ml 中静脉滴注 1 次/天。尼莫地平 50ml 与 5％葡萄糖溶液 500ml 或生理盐水 500ml 以 1 ∶4 的速度静脉滴注,1 次/天;或者尼莫地平 20～40mg,3～4 次/天,口服。桂利嗪 25mg,3 次/天口服。氟桂利嗪 5～10mg,每晚 1 次口服。低血压、颅内压增高者慎用。

(2)兴奋性氨基酸受体拮抗药:有报道镁盐可减少缺血性脑梗死的范围。

(3)γ—氨酪酸(gamma—aminobutyric acid,GABA)受体激动药:GABA 是脑内主要的抑制性神经递质,与主要的兴奋性递质谷氨酸相抗衡,即缺血时,刺激 GABA 受体能抑制机体受损,其激动药 Muscimol 或与地佐环平(MK—801)合用能有效对抗脑缺血损伤。

(4)自由基清除剂:自由基超氧化物、过氧化氢和羟自由基的形成将导致脂质膜的过氧化损伤、蛋白质氧化和 DNA 损伤。所以自由基清除剂理论上可保护脑缺血损伤。动物实验证实有效的自由基清除剂有谷胱甘肽过氧化酶、过氧化氢酶、维生素 E、CuZn－SOD 和 Mn－SOD 等。

(5)神经营养因子:脑缺血损伤后大量神经保护因子的基因表达增加。如神经营养因子(neurotrophic factor,NTF)、神经生长因子(nerve growth factor,NGF)和转化生长因子(transforming growth factor,TGFS)等,它们在缺血的自我保护中起保护作用。

(二)溶栓治疗

血栓和栓塞是脑梗死发病的基础,因而理想的方法是使缺血性脑组织在出现坏死之前恢复正常的血流。脑组织获得脑血流的早期重灌注,可减轻缺血程度,限制神经细胞及其功能的损害。近年来通过国内外大量的临床研究认为在血液稀释、血管扩张和溶栓等治疗中,溶栓治疗成为急性脑梗死最理想的治疗方法。

选择溶栓的时间窗和适应证等是目前重点研究的课题之一。动物实验大鼠为 4 小时左右,猴为 3 小时,人也应该是 3 小时左右,提出发病后 6 小时溶栓的疗效可疑。一般文献报道发病后 6 小时内是溶栓的时间窗。另外由于溶栓药物的应用带来了严重出血的危险,是否具备有经验的专科医生和良好的影像学设备及监护抢救措施亦非常重要。无论是动脉溶栓,还是静脉溶栓要严格掌握适应证和禁忌证。

1.适应证

(1)尽早开始溶栓治疗,至少在症状发生的 4～6 小时内,可以预防大面积脑梗死,挽救缺血半暗区和低灌注状态。

(2)年龄<75 岁。

(3)无意识障碍,但对基底动脉血栓,由于预后差,即使昏迷也不为禁忌。

(4)脑 CT 扫描排除脑出血,且无神经功能缺损相对应的低密度区。

(5)溶栓治疗一般在发病后 6 小时以内进行,若是进展性卒中可以延长到 12 小时以内进行。

2.禁忌证

(1)单纯性共济失调或感觉障碍。

(2)临床神经功能缺损很快恢复。

(3)活动性内出血或出血性素质和出血性疾病、凝血障碍性疾病、低凝血状态。

(4)口服抗凝药物及凝血酶原时间>15 秒者,或 48 小时内用过肝素且部分凝血活酶时间延长、低蛋白血症。

(5)颅内有动脉瘤、动静脉畸形、肿瘤、蛛网膜下腔出血、脑出血。

(6)6 个月内有过脑血管病史(无明显肢体瘫痪的腔隙性梗死不受影响),6 周内做过大手术或有严重创伤。

(7)治疗前血压明显增高,收缩压>180mmHg 或舒张压>110mmHg。

(8)其他:曾发生过脑出血或出血性脑梗死者;3 周内有胃肠道及泌尿系出血,活动性肺结核者;月经期、妊娠期产后 10 天以内;严重的肝、肾功能障碍者;血小板数 C100×10^9/L;溶栓药物过敏者;急性亚急性细菌性心内膜炎患者。

3.溶栓常用的药物

(1)组织型纤溶酶原激活剂(tissue type plasminogen activator,rt－PA):经 FDA 批准的

溶栓药,用法:每千克体重 0.9mg,最大不过 90mg,其中 10% 静脉推注。剩余 90% 在 1 小时内静脉滴注完成。3 个月后的总疗效为 30%~50%,痊愈者为 12%。颅内出血的并发症约 6%。目前认为溶栓治疗加上脑保护剂是急性缺血性卒中的最佳治疗方案。rt－PA 溶栓治疗应在神经科医师的指导下于发病后 3 小时内在急诊监护条件下进行。一些慎重选择的病例,可以延长到 12 小时以内,基底动脉梗死治疗时间窗可以适当延长。

(2)尿激酶:目前临床试验结果证实尿激酶是一种有效、安全的溶栓制剂,尿激酶用量各地报道不一致。急性溶栓常用量一般 50 万~75 万 U 的加入生理盐水 250ml 中静脉滴注。用药期间应做凝血功能的监测以防止出血。也有报道静脉给药:50 万~150 万 U 加生理盐水 100~200ml 静脉滴注 2 小时内滴完。最初半小时可快速给予 50 万~100 万 U,临床症状明显改善时,放慢静脉滴注速度。动脉给药一般为 50 万~75 万 U。

(3)蛇毒治疗:现临床应用的蛇毒制剂很多,有安克洛酶(ancrod)、巴曲酶(batroxobin)、蛇毒抗栓酶 3 号、降纤酶和蝮蛇抗栓酶(清栓酶)等。本类药物副作用甚微,使用相对安全。降纤酶为新型强力单成分溶血栓微循环治疗剂,具有增强纤溶系统活性,降低血浆纤维蛋白原浓度、降低血液黏度、减少血小板聚集作用,能快速溶栓,使心脑缺血部位恢复功能,达到治疗和防止复发的效果。

常用降纤酶注射剂首次 10U 加生理盐水 250ml。静脉滴注 90 分钟以上,以后隔天或每天静脉滴注 1 次,5U/d,连用 2 次,5 天为 1 个疗程,不合并应用其他抗凝、溶栓、抑制血小板聚集药物。能溶解血栓,改善梗死灶周围缺血半暗 K 的血液供应,减轻神经细胞的损伤过程,从而使临床症状与体征好转或消失。同时还具有降低血黏度,抑制红细胞聚集,抑制红细胞沉降,增强红细胞的血管通过及变形能力,降低血管阻力改善微循环作用。

4.溶栓治疗并发出血的主要影响因素

(1)溶栓治疗的时间较晚,超过 6~12 小时。

(2)溶栓治疗前有明显的高血压,一般收缩压>180mmHg 或者舒张压>110mmHg。

(3)颅脑 CT 扫描显示有与神经功能缺损相对应的低密度区。

(4)溶栓药物剂量过大。

(三)抗凝治疗

抗凝剂对早期的脑梗死具有一定的治疗作用,可用于不完全性缺血性卒中,尤其是椎－基底动脉血栓,抗凝治疗是通过抗凝血药物干扰凝血过程中的某一个或某些凝血因子而发挥抗凝作用。

对于动脉性血栓形成目前试用抗血小板聚集药进行预防。抗血小板聚集药能阻止血小板活化,防止血栓形成,减少卒中复发,改善预后。阿司匹林每天 50~150mg,长期使用注意防止消化道反应。氯吡格雷,消化道刺激明显减少,每天 75mg。双嘧达莫(25~50mg/次,每天 3 次)和阿司匹林联合使用可提高疗效,减少药物副作用。

对于刚形成的血栓还可用纤维蛋白溶解药进行治疗。常用药有:肝素钙(低分子肝素),184~200AXaIU/(kg·d),分 2 次皮下注射。双香豆素前 2 天与肝素合用,第 1 天用 100~200mg,分 2~3 次口服,以后维持量为 25~75mg,1 次/天。肠溶阿司匹林 50~75mg,1 次/天。其他药物尚有华法林、醋硝香豆素(新抗凝片)等,原则上使用这类药物应使凝血酶原时间保持在正常值的 2~2.5 倍,每疗程不应少于 3~6 个月,治疗期间如发生出血时,应即停用,并予维生素 K 治疗。

四、卒中单元治疗模式

卒中单元(stroke unit)是一种卒中治疗的管理模式,是指为卒中患者提供相关的系统性药物治疗、肢体康复、语言训练、心理康复和健康教育。卒中单元的核心工作人员包括临床医生、专业护士、物理治疗师、职业治疗师、语言训练师和社会工作者。

从以上概念可以把卒中单元的特点概括为:①针对住院的卒中患者。因此它不是急诊的绿色通道,也不是卒中的全程管理,只是患者住院期间的管理。②卒中单元不是一种疗法,而是一种病房管理系统,在这个系统中并不包含新的治疗方法。③这个新的病房管理体系应该是一种多元医疗模式(multidiscipline any care system),也就是多学科的密切合作。④患者除了接受药物治疗,还应该接受康复和健康教育。但是,卒中单元并不等于药物治疗加康复治疗,它是一种整合医疗(integrated care)或组织化医疗(organized care)的特殊类型。⑤卒中单元体现了对患者的人文关怀,体现了以人为本,它把患者的功能预后以及患者和家属的满意度作为重要的临床目标,而不像传统病房的治疗只强调神经功能的恢复和影像学的改善。

卒中单元可分为以下4种基本类型。①急性卒中单元(acute stroke unit):收治急性期的患者,通常是发病1周内的患者,在这种卒中单元中强调监护患者住院数天,一般不超过1周。②康复卒中单元(rehabilitation stroke unit):收治发病1周后的患者,由于病情稳定,更强调康复,患者住院数周,甚至数月。③联合卒中单元(combined acute and rehabilitation stroke unit):也称完善卒中单元(comprehensive stroke unit),联合急性和康复的共同功能收治急性期患者,但住院数周,如果需要可延长至数月。④移动卒中单元(mobile stroke unit):也称移动卒中小组(mobile stroke team),此种模式中没有固定的病房,患者收治到不同病房,一个多学科医疗小组去查房和制定医疗方案,因此没有固定的护理队伍。也有作者认为,此种形式不属于卒中单元,只是卒中小组(stroke team)。

卒中单元是卒中医疗的常见方式,建立卒中单元不是一件困难的事情,因此有必要强调所有的患者都必须收治到卒中单元进行治疗。

为了推行卒中单元,各个国家的卒中指南都强调了急性期患者应该收入卒中单元,其中近年出版的英国皇家医学会指南(2000年)、欧洲卒中促进会指南(2000年)、美国卒中协会指南(2003年)尤其强调收治卒中单元(如康复早期介入、多元医疗小组)的必要性。

(朱永林)

第五节　癫痫持续状态

癫痫(epilepSy,EP)是由多种病因引起的大脑神经元异常放电所致的脑功能障碍综合征。临床表现为发作性运动、感觉、意识、自主神经、精神等不同程度障碍,最常见者为抽搐发作。

脑部疾病或全身性疾病所引起的癫痫发作,称继发性癫痫。无明显原因可寻的癫痫发作,称原发性癫痫。癫痫可表现大发作、小发作、精神运动性发作、局灶性发作、肌阵挛、自主神经性发作、癫痫持续状态等类型。多数学者认为:若癫痫发作频繁,抽搐间期意识没有完全恢复,或1次发作持续30min以上者称为癫痫持续状态。各种类型的癫痫均可发生癫痫持续状态,但以癫痫大发作持续状态为最常见,且病情凶险,病死率及致残率最高。

一、病因和诱因

(一)病因

1. 原发性(特发性)癫痫　此类患者的脑部目前条件下尚不能发现可以解释发病的结构变化或代谢异常,常在儿童期起病,与遗传有着密切关系。

2. 继发性(症状性)癫痫　继发于多种器质性脑部病变和代谢障碍,2岁前或20岁后发病多见。

(1)先天性疾病:染色体异常、遗传性代谢障碍、脑畸形、先天脑积水等。

(2)外伤:产伤是婴幼儿继发性癫痫的常见原因。成人闭合性脑外伤癫痫发病率为5%,开放性损伤和颅内有异物存留者发病率更高,可达40%,昏迷时间越长,发病率越高。

(3)颅内肿瘤:发生在额、顶、颞等区的肿瘤致癫痫的可能性大。

(4)颅内感染:各种脑炎、脑膜炎、脑脓肿、脑猪囊尾蚴病等。

(5)脑血管病:脑动脉硬化、脑出血、脑梗死等。

(6)变性疾病:脑萎缩、老年性痴呆、多发性硬化等。

(7)其他:药物、食物及各种毒物中毒,代谢紊乱及内分泌疾病(如低血糖、低血钙、尿毒症)等。

(二)诱因

常见诱因包括:①抗癫痫药突然停用或减量;②癫痫控制不及时;③环境因素的改变;④疲劳、饥饿、饮酒、情感冲动;⑤内分泌改变(经期性癫痫,妊娠性癫痫)。

二、临床表现

下面是癫痫大发作持续状态的主要表现,如常以尖叫开始,突然意识丧失,摔倒,肌肉呈强直性抽动,头后仰或转向一侧,眼球上蹿或斜视,口吐白沫,牙关紧闭、唇舌咬破,大小便失禁。可有短暂性呼吸停止,发绀,瞳孔扩大,对光反应消失。病理反射阳性。发作停止时,进入昏睡,醒后感全身酸痛和疲惫,对整个过程全无记忆,发作全过程为5~15min,为大发作的临床特点。若大发作1次30min以上或连续多次发作,发作间歇意识未恢复,可为大发作持续状态。

三、辅助检查

1. 血液常规、生化检查　包括血钠、血钙、血糖、血镁等。

2. 脑电图　发作持续状态的脑电图均有癫痫性异常放电,故对癫痫诊断十分重要。

3. 脑脊液　可做脑脊液常规、生化、囊虫抗原抗体、乳酸测定等检查,寻找癫痫病因。

4. 头颅CT　有助于头颅外伤、颅内占位性病变、急性脑血管病、脑猪囊尾蚴病等引起的癫痫发作鉴别。

四、诊断依据

根据以往有癫痫病史,并有引起癫痫发作的诱因,目睹有意识丧失及全身强直－阵挛持久发作或反复发作,发作间期意识没有完全恢复,或一次性发作持续30min以上,癫痫持续状态的诊断可以建立。如想进一步明确病因则需详细了解病史、体检及相关检查等。

（一）病史

了解既往有无类似发作史，家族性发作史，有无难产、头颅外伤、脑炎等病史。如儿童期起病，有类似发作史或有家族发作史，原发性癫痫可能性大。既往有脑炎病史而发作的癫痫，继发性癫痫可能性大，可能与脑炎愈合后遗留的瘢痕和粘连有关。

（二）体格检查

重点观察意识、体温、心率（脉搏）呼吸、血压、皮肤黏膜、口中气味、头颅外伤及神经系统定位体征。如患者有慢性支气管炎史，体检皮肤发绀，双肺有干湿啰音，出现意识不清，癫痫样抽搐，可能为肺性脑病；血压急剧增高伴有神经系统定位体征，可能为急性脑血管病；颈项强直可考虑脑膜炎或蛛网膜下隙出血；皮下有囊虫结节的抽搐，需要考虑脑猪囊尾蚴病；伴有发热可能为严重感染；口中有酒味、农药味等可考虑为中毒所致；突发的不明原因的癫痫大发作，抗痫治疗不理想，要考虑灭鼠药（氟乙酰胺及敌鼠强）中毒的可能；严重心动过缓或心律失常，发作时有心搏停止、心音及脉搏消失，可能为心源性脑缺氧综合征。

五、鉴别诊断

部分病例初次发作即为大发作持续状态，应和下列疾病鉴别。

1. 晕厥 晕厥有短暂的意识丧失，有时伴有上肢的短促阵挛。晕厥患者脑电图正常有助于鉴别。

2. 癔症性抽搐 区别在于癫痫发作一般有固定形式；癔症性抽搐常乱而无一定形式。癫痫大发作时瞳孔散大，对光反应消失，有病理反射，常咬破舌头，尿失禁等，脑电图异常；而癔症性抽搐无上述现象，患者常有自卫性，很少伤及自己，脑电图正常。

3. 其他原因所致的抽搐 如破伤风、狂犬病等引起的强直性抽搐，可通过病史，怕声，怕光，恐水及受外界刺激可诱发抽搐等特点来鉴别。

六、急诊处理

癫痫持续状态的诊断和治疗需要同时进行，因为癫痫损害大脑，发作持续时间越长，损害程度越严重。如果癫痫时间超过5min需立即干预。癫痫持续状态治疗原则：①选强有力、足量的抗惊厥药物，及时控制发作；②维持生命体征，预防和控制并发症；③寻找并治疗原发病；④正规抗癫痫治疗。

（一）一般治疗

1. 患者平卧，将头偏一侧，松解衣领、腰带以利呼吸通畅。用开口器或缠纱布的压舌板，置于患者上下门齿之间，以防咬破舌头。吸出口腔内唾液与食物残渣，以防窒息。

2. 迅速给氧，严密观察体温、脉搏、呼吸、血压。如抽搐停止后，呼吸仍未恢复，应立即人工呼吸协助恢复。

（二）从速控制发作

1. 地西泮（安定） 是癫痫持续状态的首选药物。作用快，注射后1～3min内即可生效。静注数分钟即可达血浆有效浓度，但作用时间短，半衰期30～60min。成人常用10～20mg缓慢静注，每30min重复应用。为防止呼吸抑制，最好采用经稀释后的地西泮缓慢静注，速度不超过2mg/min。同时密切观察呼吸、心率和血压。

2. 苯巴比妥钠 静注地西泮同时或地西泮控制抽搐不理想，可用苯巴比妥钠0.1～0.2g

肌内注射。因起效较慢,临床常和地西泮交替使用。

3.苯妥英钠 为起效慢、作用时间长的抗惊厥药。静注后 60min 左右血浆达有效浓度,半衰期 10～15h。在用苯巴比妥钠控制不佳时,可考虑应用。成人每次 200～500mg,用注射用水稀释成 5%～10% 溶液,以不超过 50mg/min 的速度缓慢静注。控制发作后可改口服。因起效缓慢,故在此药起效前,注射地西泮辅助之。不良反应为低血压、心脏传导阻滞、心力衰竭。老年人慎用。应用时应监测血压及心电图。

4.硝西泮和氯硝西泮 硝西泮的疗效与地西泮相近,但静注剂量需增加 1 倍。氯硝西泮是广谱的治疗癫痫持续状态药物,半衰期为 22～32min,作用迅速,多数在几分钟内可控制发作,疗效维持时间比地西泮长,在 1 次静脉注射 1～4mg 后,60% 的患者可控制长达 24h。对大发作效果显著,但对呼吸、心脏抑制比地西泮强,应注意观察。

5.水合氯醛 用 10% 水合氯醛 20～30mL,加入等量生理盐水保留灌肠或鼻饲。

6.副醛 抗惊厥作用较强,较安全。成人剂量 8～10mL,加等量植物油稀释后做保留灌肠。

7.丙戊酸钠注射剂(德巴金) 静脉注射,首次剂量为 15mg/kg,以后以 1mg/(kg·h) 的速度静脉滴注,达到每日总量 20～30mg/kg。国内市场上的德巴金,每瓶含 400mg 丙戊酸钠粉剂,用注射用水配成溶液后直接静脉推注,亦可加入 0.9% 生理盐水中静脉滴注。

8.利多卡因 对于地西泮类一线抗癫痫药物无效者,可选用利多卡因。本药无呼吸抑制作用,起效快,安全,亦不影响觉醒水平。成人剂量:利多卡因 50～100mg 加入 5% 葡萄糖液 20mL 中,静脉注射。因疗效持续甚短,应在 30min 内再给利多卡因 50～100mg 加入 5% 葡萄糖液中以 1～2mg/min 的速度缓慢滴注,以延长疗效。治疗中要心电监护,有心脏传导阻滞及心动过缓者慎用。

9.全身麻醉 以上方法治疗失败时,在监测生命体征的情况下可试用乙醚全身麻醉,或用硫喷妥钠静脉注射。

(三)维持生命功能,预防和控制并发症

癫痫持续状态可引起严重脑水肿,神经细胞水肿时更易于放电而利于癫痫发作。常规给予甘露醇、肾上腺皮质激素。根据病情可给予抗感染、降温、纠酸、维持水与电解质平衡。

(四)病因治疗

继发性癫痫要尽量查明病因,病因治疗及控制发作同时进行。

(五)正规抗癫痫治疗

发作被控制直至清醒前,可采用鼻饲给维持量抗癫痫药。若鼻饲有禁忌,可每 6～8h 肌内注射苯巴比妥钠 0.1g,直至患者完全清醒,尔后根据病因不同,发作类型不同,给予正规抗癫痫治疗。

七、预后

癫痫大发作持续状态,如发作不能控制,昏迷将加深,体温升高,呼吸与循环均可衰竭。发作较长可导致脑水肿,酸中毒,电解质紊乱,继发感染等,病死率高达 21.3%～44%。如能从长时期的癫痫持续状态中恢复过来,部分患者可留有永久性脑损害。

(郭东)

第六节　急性脑血管病

急性脑血管病(acute cerebro vasculardisease，ACVD)又称脑血管意外、脑卒中或卒中，是一组病起急骤、伴有脑局部血液循环和功能发生障碍的疾病。其发病率、病死率、致残率较高。随年龄增长，脑血管意外的发病率呈陡直上升。按病因与病理，急性脑血管病可分为缺血性和出血性卒中2大类。前者主要包括短暂性脑缺血发作、脑梗死(脑血栓形成和脑栓塞)；后者主要包括脑出血、蛛网膜下腔出血。若同时或先后有缺血及出血病损者，又称混合性卒中。按发病临床过程，可分为可逆性、进展性和完全性卒中。

一、病因和诱因

(一)病因

1.血管病变　动脉粥样硬化，脑动脉炎(风湿、结核、梅毒、钩端螺旋体病等)，脑血管发育异常(动脉瘤、血管畸形)等。

2.血液成分改变

(1)血液黏稠度增高：高血脂、高血糖、高蛋白血症、红细胞增多症、血小板增多症、白血病等。

(2)凝血机制异常：血小板减少性紫癜、血友病、弥散性血管内凝血，或妊娠、产后、手术后等所致的高凝血状态。

3.血流动力学改变　如高血压，低血压，脑动脉痉挛，心脏功能障碍等。

(二)诱因

主要有精神紧张、情绪激动、过度疲劳、用力过猛、用力排便、气候变化等。

研究认为，与脑血管疾病有关的致病危险因素有：年龄、高血压、心脏病、糖尿病、动脉粥样硬化、高血脂、吸烟、酗酒等。其中高血压是最重要的危险因素，年龄、心脏病和糖尿病是缺血性脑血管病的主要危险因素，酗酒是出血性脑血管病的主要危险指标。

二、临床表现

急性脑血管病的临床表现随病因、发病机制和病损部位不同而异，但发病急骤、口眼歪斜和半身不遂为其主要共性。即临床主要表现为全脑损害症状和局部神经功能损害症状。

1.全脑症状　由于出血、梗死后脑水肿和颅内压增高所致头痛、头晕、呕吐及意识障碍等。

2.局灶症状　根据脑血管受损的部位不同而异，多为失语、吞咽困难、饮水发呛、面瘫、偏瘫、交叉瘫等。

三、辅助检查

(一)常规检查

血、尿常规，血脂，血糖，肝、肾功能，心电图等。

(二)头颅CT

对脑血管病的诊断和鉴别诊断有很大价值。又可显示脑血管病变的部位、范围、脑水肿情况，对脑血管病的治疗疗效观察、判断预后提供直观的证据。

1.缺血性卒中　CT特征是阻塞动脉分布区出现低密度影，因其改变程度取决于缺血区脑组织的病理变化,故发病后12h内可无异常发现,12h后半数以上可见低密度影。2～3周的病变区密度因脑水肿消退而相对增高,与正常脑组织密度接近,出现所谓"模糊效应"而易漏诊。2个月后,梗死区水肿、占位效应消失,坏死的脑组织被吞噬消除,成为一个低密度囊腔。可伴有局限性脑萎缩。

2.出血性卒中 CT特征是出血区血肿密度增高,CT值达60～80HU,血肿周围为低密度的水肿带,占位效应表现为中线结构向对侧移位。出血量计算公式为:$\pi/6X$ 长×宽×高(cm)=出血量(mL)。第2周～2个月期间,血肿开始吸收、密度影呈向心性缩小,边缘模糊,密度减低。2个月后为囊状低密度区。

3.蛛网膜下隙出血 CT特征是在蛛网膜下隙、脑沟与脑池部位可见密度增高影,出血量大时形成高密度的脑池铸型。

(三)磁共振(MRI)

与CT相比,对缺血性卒中的早期诊断优于CT,即发病2h后常能显示异常,4h后肯定能显示异常;对CT上的"盲区"(脑干、颅后窝及靠近骨质部位均不受骨质伪影干扰)病变清晰可见;多发性梗死灶、腔隙性梗死(直径<1.5cm)均能准确显示。

四、诊断与鉴别诊断

(一)确立是否为卒中

对中老年患者,尤其伴有高血压、动脉硬化者,如发病急骤,突然出现全脑损害症状和(或)局灶性神经系统体征,即应考虑有急性脑血管病可能。如以全脑症状昏迷为主要临床表现者,要和其他颅内病变及全身性疾病(如颅内感染、占位及中毒等)引起的昏迷相鉴别。如以局灶症状为主要临床表现者,要和外伤性颅内血肿、颅内肿瘤出血等相鉴别。

(二)确立卒中的类型

重点在于区别急性脑血管病是缺血性的还是出血性的,以利急救处理。两组疾病鉴别见表3－2。一般通过分析患者年龄,起病与病程,症状和体征等,即可初步区别。

表3－2 急性脑血管病的鉴别诊断

鉴别要点	缺血性卒中		出血性卒中	
	脑血栓	脑栓塞	脑出血	蛛网膜下隙出血
常见病因	动脉粥样硬化	心脏病、瓣膜病	高血压	动脉瘤或脑血管畸形
发病年龄	老年(60岁以上)	青壮年	中老年(50～60岁)	不定
起病形式	较慢(小时、日)	最急(秒、分)	急(分、小时)	急(分)
诱因	安静、休息时	多在心律转换时	活动、激动时	活动、激动时
头痛	不常见	无	常有	剧烈
呕吐	无	可有	多见	多见
昏迷	常无	可有	多见	可有
偏瘫	有	有	有	无
脑膜刺激征	无	无	可有	明显
高血压	可有	无	有	无
头颅CT	病灶呈低密度区	病灶呈低密度区	病灶呈高密度区	蛛网膜下隙或脑室内呈高密度区
MRI	TIW低信号区	TIW低信号区	TIW脑内高信号区	TIW蛛网膜下隙或脑室内高信号区

病程动态呈可逆性的,症状持续时间短暂,不超过 24h 即完全恢复者为短暂性脑缺血发作(transient ischemic attack,TIA)。不超过 3 周而完全缓解者为可逆性卒中。6h 至数日内症状进展呈阶梯式加重,为进展性卒中。发病 6h 之内达到高峰,为完全性卒中,临床多见于脑出血、脑栓塞及少数颈内动脉或大脑中动脉主干的脑血栓形成,常表现完全性瘫痪或昏迷。

(三)确立卒中的病因

CT 或 MRI 可直接明确脑血管病的病因及定位,进一步完善诊断及治疗。但在患者生命体征不稳定或血压骤然增高时,不应即时做 CT,应先采用脱水、降压、吸氧等处理,待病情允许时方可考虑。

五、急诊处理

(一)缺血性卒中

目的是增进缺血区的血液供应和氧的利用,减轻脑软化的发生。

1. 一般处理　急性期应卧床休息,加强支持疗法,注意水、电解质的平衡。对吞咽困难、饮水发呛者,可采用鼻饲流质。有意识障碍者要加强呼吸道及皮肤的护理,防止肺部感染及压疮的发生。

2. 血管扩张药　此类药物可降低血管阻力,增加侧支循环,增加脑血流量,缩小病灶范围,促进病灶周围组织恢复功能。但近年来不少学者认为,在发病 24h 后脑水肿逐渐加重,病变处血管处于麻痹状态,此时使用血管扩张药对病灶区血管不起作用,而使正常部位血管扩张,使病灶区的血流更加减少,产生所谓"脑内盗血综合征"。所以一般不主张使用血管扩张药。如果要用,要在发病 3h 之内或在 3 周以后血管调节恢复正常后使用。常用药物有罂粟碱、烟酸、碳酸氢钠、普乐林(葛根素)等。

3. 抗凝、抗血小板药

(1)右旋糖酐-40:可增加血容量、改善微循环、降低血黏度,使血小板的集聚性降低。常用量 500mL/d,10～15d 为一疗程。

(2)阿司匹林:0.3g 口服,1 次/d。

(3)双嘧达莫:口服 50～100mg/次,3 次/d。

(4)藻酸双酯钠:具有抗凝、降低血黏度,降低血脂、改善微循环作用。用量:2～4mg/kg 加入葡萄糖液 500mL 中静滴,1 次/d,10d 为一疗程。口服 100mg/次,3 次/d。

(5)肝素钠:对凝血过程各环节均有影响。用法:6000～12500U 加入 5% 葡萄糖液 500mL 中静滴,20 滴/min,8～12h/次,持续应用不超过 72h。用药期间注意测定全血凝血时间,如不具备化验条件,不能应用。

4. 溶栓治疗　利用溶栓的药物将形成的血栓溶解,使血管再通,理论上讲是一种可取的治疗方法。多数学者主张在脑梗死形成的超早期(发病 6h 之内)进行溶栓治疗,此时,虽然脑血管闭塞造成脑组织缺血,但其周围区域即"缺血半暗区"的神经组织仅出现代谢性损伤、功能障碍。溶栓后一旦恢复血流灌注,其神经功能有恢复的可能。而缺血 6h 后,将出现不可逆的神经损伤。

临床采用静脉溶栓及动脉溶栓 2 种方法。

(1)静脉溶栓治疗。通过静脉注射方式进行溶栓抗凝。常用药物:①链激酶:20 万～50 万 U 加入生理盐水 100mL 中静滴,30min 滴完。以后 5 万～10 万 U/h 静脉维持,一般用 12h

～5d。②尿激酶：30万U加入5％葡萄糖液500mL中静滴，连用3d，以后用10万U/d静脉维持，共用7d。

（2）动脉介入溶栓治疗。在数字减影血管造影的引导下，通过股动脉插入导管做全脑血管造影，明确血管闭塞部位，而后在闭塞的血管处注入溶栓药物（尿激酶），使溶栓药物直接与血栓接触，溶解血栓，使闭塞的血管再通。理论上讲，动脉介入溶栓疗法优于静脉溶栓，但其并发症有颅内出血、再灌注损伤、再闭塞以及受医院的条件限制，动脉溶栓目前尚未能广泛开展。用药期间，注意检测全血凝血功能，防止体内出血及脑出血。

5. 防治脑水肿　大面积脑梗死脑水肿明显，可常规给予甘露醇、山梨醇、肾上腺皮质激素、利尿药等，一般可用3～7d。

6. 脑保护药　脑组织对缺氧极为敏感，当脑梗死发生后如不经处理，在缺血区的中心，脑血流量完全停止，脑细胞几乎完全死亡。应用脑保护药就是减轻或避免局灶性脑损害。

（1）钙通道阻滞药：选择性扩张脑血管、增加缺血区的脑血流量、抗动脉粥样硬化、维持红细胞的变形能力及抗血小板集聚作用。如尼莫地平可静滴或口服。

（2）巴比妥类：降低脑耗氧量，减少乳酸产生，增加脑内葡萄糖、糖原和磷酸肌酸水平，提高对脑缺血、缺氧的耐受性；可清除自由基，稳定细胞膜和阻止钙离子进入细胞内，防止脑血管痉挛及脑自溶；降低颅内压，减轻脑水肿；扩张脑血管，增加脑血流，促进脑的循环和功能恢复。因这类药对呼吸有抑制，目前未普遍开展，仅限用于设备完善的加强监护病房（ICU）中，且用法及剂量也未统一。

此外维生素E、维生素C、甘露醇等均有消除脑内自由基，促进可逆性损害的恢复，对脑有保护作用。

7. 脑细胞活化药　促进脑细胞代谢，减轻脑细胞损伤，促使神经功能恢复，防止和减少脑损害的后遗症。

（1）脑活素，能通过血-脑屏障进入神经元细胞，促进蛋白质合成，并影响其呼吸链，增强抗缺氧能力，激活腺苷酸环化酶和催化其他激素系统，从而促进脑细胞功能恢复。用法：20mL加入生理盐水100mL中静滴，1次/d，10～20d为一疗程。

（2）胞二磷胆碱，是核酸衍生物，磷脂酰胆碱合成的主要辅酶，通过促进磷脂酰胆碱的合成而改善脑功能；又能增强上行网状结构激活系统的功能促使苏醒；可降低脑血管的阻力，增加脑血流量，改善脑血液循环，促进大脑物质代谢。用法：0.5～1.0g加入5％葡萄糖液250mL中静滴，1次/d，10～14d为一疗程。

（3）细胞色素C，为细胞呼吸激活药，对细胞氧化还原过程具有迅速的酶促作用，增加脑血流和脑氧代谢率，从而改善脑代谢。用法：40～60mg加入10％葡萄糖液500mL中静滴，1次/d。用药前须做皮试。

（4）三磷酸腺苷（ATP），参与体内脂肪、蛋白质、糖、核酸的代谢，可通过血-脑屏障，为脑细胞提供能源。

（5）辅酶A（CoA），为体内乙酰化反应的辅酶，是线粒体膜上丙酮酸脱氢酶系的辅酶之一，对糖、脂肪、蛋白质的代谢起着重要作用，可促进受损细胞恢复功能。用法：常与ATP、胰岛素（RI）组成"能量合剂"，即ATP 40mg＋CoA 100U＋RI（6～8）U加入5％葡萄糖液500mL中静滴，可提高疗效。

8. 对症治疗　控制血糖、血压、感染及高压氧疗等。

（二）出血性卒中

稳定出血所引起的急性脑功能紊乱，防止再出血及降低颅内压。

1.一般处理

（1）保持安静：有条件就地抢救，需检查头颅 CT 或送住院过程中尽量减少搬动患者，尤其注意对头部的保护，必要时吸氧、降颅压等，病情稍平稳后由医务人员护送。发病后应绝对卧床，脑出血应卧床 2～4 周，蛛网膜下隙出血应卧床 4～6 周。

（2）监测生命体征：包括意识、瞳孔、呼吸、脉搏、血压、体温等。

（3）保持呼吸道通畅：有意识障碍者，应采取侧卧位，吸痰、给氧，必要时气管切开。

（4）降温治疗：头部放置冰袋或冰帽，或者人工冬眠，以降低脑代谢率，减少脑耗氧量，有利于脑功能恢复和减轻脑水肿。

（5）支持疗法：静脉输液补充水分和营养，液体量在 1500～2500mL/d。起病 3d 后病情稳定但仍不能进食者，应行鼻饲流质饮食。应用脱水药物易丢失电解质，应定期复查血电解质，及时补充。

（6）防治并发症：按时翻身拍背，保持床单清洁卫生，防止压疮发生。插导尿管者，需定期膀胱冲洗。应用抗生素。

2.降低颅内压、控制脑水肿　即刻应用 20%甘露醇 250mL 快速静滴，血压过高时可加用呋塞米 20～40mg 静推，4～6h 重复应用。对血压不高者也可酌情使用地塞米松 5～10mg 静推或静滴。

3.控制血压　控制血压可预防继续出血及再出血，选用作用温和、不良反应小的降压药。血压一般降至(18.7～20.0)/(12.0～13.3)kPa(140～150)/(90～100)mmHg，不宜低于平时的基础血压水平。

4.止血药　脑出血并非因凝血机制障碍所致，一般认为止血药效果并不理想，但对蛛网膜下隙出血则有一定的止血作用，可能与蛛网膜下隙出血后有继发性纤溶活动增强有关。用法：氨基己酸(EACA)6～12g 加入 5%葡萄糖液 500mL 中静滴，1 次/d。或氨甲苯酸(PAM-BA)0.4～0.6g 加入 5%葡萄糖液 500mL 中静滴，1～2 次/d。可连用 1～3 周。

5.防治脑血管痉挛　脑血管痉挛是蛛网膜下隙出血的严重并发症，主要由于出血后血凝块的直接刺激和红细胞破坏后氧合血红蛋白浓度升高引起，使症状再度加重。一般发生在出血 3d 以后，7～8d 达高峰，持续 2～3 周，发生率可达 30%～50%。

6.钙通道阻滞药　尼莫地平 120mg/d，分 3 次口服，连用 3～4 周，有较好疗效。

六、预后

一般缺血性脑血管病预后尚好，但对大面积梗死患者，尤其伴有意识障碍者，其预后如同脑出血。脑出血预后取决于出血的部位、出血量。除灶性脑出血外，大多脑出血均预后较差。下面几点可帮助判断预后：①昏迷时间长、程度深，预后不良；②脑室、脑干出血预后不良；③脑出血患者体温突然升高，预后不良；④并发心、肺功能障碍，或消化道出血，预后不良；⑤血压持续升高，降压治疗无效；或血压显著下降，甚至休克，预后不良。

（郭东）

第七节 重症肌无力

重症肌无力(MG)是自身抗体所致的神经肌肉接头处传递障碍的自身免疫性疾病。临床表现为受累骨骼肌极易疲劳,经休息和服用抗胆碱酯酶药后减轻。

一、病因及发病机制

随意运动有赖于神经肌肉突触的结构和功能的正常。本病乙酰胆碱(ACh)的释放量不少于常人,但受体减少,大部分 ACh 分子直接被胆碱酯酶水解或在增宽的突触间隙中流失。当进行随意动作而发生连续神经冲动时,由于突触前膜中的囊泡补充不及时,ACh 释放量逐渐减少,致使 ACh 和受体结合的几率更少,肌纤维因终板电位不足而不起反应,临床上即出现肌肉疲劳表现。

本病乙酰胆碱受体(AChR)的减少因自身免疫反应所致。大多数的重症肌无力患者血清中能测到抗 AChR 抗体;血浆交换治疗后,肌无力症状可暂时好转。本病的发病机制可能是体内产生的 AChR 抗体,在补体介导下作用于突触后膜,使 AChR 大量破坏,导致突触后膜传递障碍而产生肌无力。

多数重症肌无力患者伴有胸腺异常,10%~20%患者合并胸腺瘤,约 70%患者有胸腺肥大。胸腺切除术后,大多数患者临床症状减轻。在正常和增生的胸腺中都存在一种"肌样细胞",其膜表面亦具有 AChR,当机体受到病毒或其他非特异性因子感染后,可导致"肌样细胞"膜上的 AChR 构型发生变化,刺激机体的免疫系统产生 AChR 抗体。然后引起神经肌肉接头处 AChR 的形态学改变而致病。

二、病理

早期肌肉无明显变化,晚期有肌肉萎缩。镜下可见肌纤维坏死、肿胀,吞噬细胞、淋巴细胞浸润。突触后膜皱褶丧失或减少,突触间隙增宽。免疫化学染色可见突触后膜上有 IgG－C_3－AChR 免疫复合物沉积。大多数患者有胸腺淋巴小结生发中心增生,10%~20%合并有胸腺瘤。病理形态有淋巴细胞型、上皮细胞型和混合型 3 种。

三、临床表现

1. 发病年龄 各组年龄均可发病,女性多于男性,40 岁以前发病者以女性居多,中年以后发病者以男性多见,患胸腺瘤者也较多见。

2. 受累肌肉 眼外肌最常见,其次为由颅神经所支配的肌群、颈肌、肩胛带及髋部的屈肌。

眼外肌障碍产生一侧或双侧眼睑下垂、斜视和复视。面肌受累时皱纹减少,表情动作无力。咬肌受累时进食连续咀嚼困难,需中断休息。累及延髓各肌时,发生吞咽困难,不能连续下咽,饮水呛咳,语音逐渐低沉,多说话后出现鼻音。颈肌受累则抬头无力。四肢肌肉受累则四肢肌无力,如上肢抬举困难、下肢行走无力。

3. 症状特征 症状具有波动性,朝轻暮重,活动后加重,休息后减轻。

4. 肌无力危象 患者突然发生延髓支配肌肉和呼吸肌严重无力,以致不能维持换气功能时称为危象。如不及时抢救将危及患者生命,肌无力危象是本病的主要死亡原因。

(1)肌无力性危象:是疾病发展、病情加重或抗胆碱酯酶药量不足所致。静脉注射腾喜龙后症状减轻可证实。

(2)胆碱能性危象:抗胆碱酯酶药过量所致。除肌无力加重外,尚有胆碱能中毒症状,如肌束颤动、瞳孔缩小、出汗和唾液增多等。腾喜龙试验加重。

(3)反拗性危象:抗胆碱酯酶药不敏感所致。主要见于严重全身型患者,或在胸腺手术后,或感染、电解质紊乱等因素诱发。腾喜龙试验无反应。

四、临床分型

(一)传统分型

1.眼肌型　最多见,单纯眼外肌受累,主要表现眼睑下垂、眼球活动受限、复视等。

2.延髓肌型　主要表现吞咽困难、饮水呛咳、吐词不清或无力。

3.全身型　主要表现四肢及躯干肌无力,呼吸肌也可受累。

(二)Osserman 分型

1.成人肌无力

Ⅰ型:为单纯眼肌型。

Ⅱa 型:轻度全身型,四肢肌群轻度受累,常伴眼外肌受累,生活可自理。

Ⅱb 型:中度全身型,四肢肌群中度受累,常伴眼外肌、咽喉肌受累,生活自理困难。

Ⅲ:为急性进展型,症状进展较快,数周至数月内达高峰,有肌无力危象。

Ⅳ型:为迟发重症型,病情缓慢进展,起病半年以后由上述Ⅰ、Ⅱa、Ⅱb 型发展到球麻痹、呼吸肌麻痹等。

Ⅴ型:为肌萎缩型,于起病半年内即出现肌萎缩者。

2.少年肌无力　指 14～18 岁起病者。多表现单眼下垂,或斜视、复视等,或伴有吞咽困难及全身肌无力。

3.儿童肌无力　大部分累及眼肌,少数累及全身骨骼肌。

(1)新生儿肌无力:婴儿出生后第 1d 即出现肌无力,表现呼吸困难,哭声无力,肢体瘫痪。其发生与母亲血液中 AChR 抗体通过胎盘进入胎儿体内有关。多数在 2 周后逐渐好转;

(2)先天性肌无力:指出生后短期内即出现肢体无力和眼肌麻痹,有家族史。

五、辅助检查

1.血清 AChR 抗体测定　患者血中 AChR 抗体阳性率在 85%～90%。免疫球蛋白增高,约 2/3 患者 IgG 增高。

2.胸部 CT 或 MRI 检查　约有 90% 患者提示有胸腺病变。

3.肌电图检查　可见肌肉收缩力下降,振幅变小;低频极限尺神经重复电刺激电位逐渐衰减。

六、诊断

根据典型病史,受累骨骼肌极易疲劳,经休息和服用抗胆碱酯酶药物后有所好转可予诊断。不典型者可做进一步诊断性试验。

1.疲劳试验 受累肌肉重复收缩后出现无力。如令患者眼球上视,观察眼睑无力而下垂时为阳性。

2.药物试验

(1)新斯的明试验:肌内注射 0.5～1mg,30min 后症状好转为阳性;

(2)腾喜龙试验:静脉注射 2mg,观察 20s,如无反应则用 30s 缓慢加给 8mg,1min 内症状好转者为阳性。

3.重复电刺激单纤维肌电图 低频(3Hz)和高频(30～50Hz)刺激尺神经或面神经,如出现动作电位递减 10% 以上为阳性。阳性率约 70%。

七、鉴别诊断

1.Lambert－Eaton 综合征 即肌无力综合征,以男性居多,约 2/3 患者伴发恶性肿瘤,尤其是小细胞肺癌。下肢症状重,休息后肌力减退,短暂用力收缩后增强,而持续收缩后又呈病态疲劳。肌电图检查显示高频电刺激动作电位升高。

2.其他 应与其他有口咽、肢体无力的疾病鉴别,如进行性肌营养不良、运动神经元疾病、多发性肌炎和急性炎症性脱髓鞘性多发性神经病。这些疾病无晨轻暮重的特点,疲劳及药物试验均阴性。

八、治疗

1.抗胆碱酯酶药物 抑制胆碱酯酶的活性,阻止 ACh 的水解,延长其作用时间,从而改善肌无力症状。

(1)吡啶斯的明:成人 60mg 口服,1 次 4h。若患者有进食困难可在餐前 30min 服用。不良反应较少,个别患者有腹痛、腹泻、流涎等毒蕈碱样反应,可用阿托品拮抗;

(2)溴化新斯的明:成人 15～30mg,3 次/d。用药过量可出现毒蕈样不良反应。

2.肾上腺皮质激素 适应于中、重度患者,特别是 40 岁以上的成年人;胸腺切除而临床症状未改善者。

(1)大剂量递减法:泼尼松 60～80mg/d,隔天口服,症状改善后仍需维持 8～12 周,此后逐渐减小剂量,直至隔天服 15～30mg,维持量的标准是不引起症状恶化的最小剂量,需维持数年。此种给药的缺点是用药初期常有症状加重,仅适用于已做气管切开或已做好人工呼吸准备的严重患者。

(2)小剂量递增法:泼尼松隔天口服 20mg/d,每周递增 10mg,直至隔天口服 70～80mg/d或取得明显疗效为止。稳定剂量 8～12 周,然后再逐步、缓慢减量至隔天口服 30mg/d,维持数年。此种疗法不良反应少,适用于门诊治疗。

3.其他免疫抑制剂 激素治疗半年内无改善者,可选用硫唑嘌呤或环磷酰胺,需注意其不良反应。

4.血浆置换疗法 血浆置换疗法临床上仅用于重症患者抢救,经血浆交换治疗病情缓解后应采用其他免疫疗法,或胸腺切除等。

5.危象的处理 一旦发生危象,必须紧急抢救。

(1)保持呼吸道通畅:吸氧。自主呼吸不能维持正常通气量时应尽早气管切开和人工辅助呼吸;

(2)积极控制感染：可选用青素类、头孢菌素类及红霉素类；

(3)激素：开始大剂量应用激素，如地塞米松 10～20mg/d，或甲基泼尼松龙 10～20mg/(kg·d)，3～5d 病情稳定后改口服泼尼松；

(4)抗胆碱酯酶药物：肌无力危象是抗胆碱酯酶药量不足，可予新斯的明 1mg 肌内注射，30min 后症状改善不明显可重复使用。病情好转后改口服。对胆碱能性危象应停给抗胆碱酯酶剂，并静脉注射阿托品 0.5～2mg，症状改善不明显，30min 后可重复使用。反拗性危象停用抗胆碱酯酶药而用输液维持。可用其他疗法。

6.胸腺切除 大部分患者胸腺切除后，症状缓解或治愈。疗效常在数月至数年后显现。20～30 岁起病的女性全身肌无力患者，抗胆碱酯酶药物治疗不满意时可手术治疗。

（朱永林）

第八节 周期性瘫痪

周期性瘫痪是以反复发作的骨骼肌弛缓性瘫痪为特征的一组疾病，发作时大多伴有血清钾含量的改变。依据发病时血钾的浓度，可分为低钾、高钾和正常血钾型三类，以低钾型最常见。伴发甲状腺功能亢进、肾衰竭和代谢性疾病的发作性麻痹称为继发性周期性瘫痪。

一、低钾型周期性瘫痪

（一）病因及发病机制

低钾型周期性瘫痪为常染色体显性遗传性疾病，多为散发。周期性瘫痪患者骨骼肌钠通道存在异常，有的病例存在骨骼肌钠通道基因变异。临床多认为本病是一种与钾离子（K^+）代谢障碍有关的疾病。低钾型周期性麻痹发作时肌细胞内 K^+ 增多，细胞外 K^+ 减少，使细胞内外 K^+ 浓度差过大，致使细胞膜电位过度极化，膜电位下降，而引起肌无力或瘫痪。碳水化合物大量进入体内可引起钾内流增多。饱餐后、剧烈运动后休息中最易发作，此时葡萄糖进入肝脏和肌肉细胞合成糖原，带 K^+ 至细胞内，使血液和细胞外液中钾含量降低。

（二）病理

少数患者受累的肢体肌群可有肌萎缩。镜下可见发作期肌浆网膨胀呈空泡状，内含糖原和多糖类。间歇期可见肌原纤维间数目不等的小空泡。晚期肌纤维内可见条束状或叶状小泡。

（三）临床表现

1.发病年龄 任何年龄均可发病，以 20～40 岁多见，男性多于女性。

2.发作 多在饱餐，尤其是含糖量高的食物、酗酒、剧烈运动、过劳、寒冷、情绪激动、创伤、月经等情况下发作，以夜间入眠或晨醒时最常见。

3.前驱症状 可有肢体酸胀、疼痛或麻木感，以及多汗、少尿、嗜睡及恐惧感等。

4.典型表现 醒后肢体软瘫，先以双下肢近端开始，向下肢远端进展。部分患者可向上发展至双上肢、躯干，极少累及头、面部肌肉及呼吸肌。有些患者可出现心律失常。多数在数小时内达到高峰，数小时至数天开始恢复。发作频率以终生 1 次到数日 1 次不等。发作间期一切正常。发作时查体，近端肌无力较重，下肢重于上肢，肌张力减低，腱反射减弱或消失，感觉正常。

（四）辅助检查

1. 血清钾降低　最低可达 $1\sim2$mmol/L,尿钾减少。

2. 心电图　可呈低钾表现。T波低平,出现u波,ST段下移,PR间期、QT间期延长等。

3. 肌电图　显示电位幅度降低或消失,严重时电刺激无反应。

（五）诊断及鉴别诊断

根据典型发作过程及表现,血清钾降低和心电图特征性改变及补钾治疗后症状缓解可做出诊断。临床多与继发性低钾性麻痹和急性炎症性脱髓鞘性多发性神经病相鉴别。

1. 继发性低钾性麻痹　如甲状腺功能亢进、醛固酮增多症、肾小管性酸中毒和失钾性肾炎等,此类疾病均有原发病的典型病史,实验室检查可资鉴别。

2. 急性炎症性脱髓鞘性多发性神经病　临床出现四肢对称性肌无力,可伴末梢型感觉障碍,血清钾及心电图检查正常,脑脊液可有蛋白—细胞分离现象,补钾治疗无效。

（六）治疗

1. 发作时　可给予10%氯化钾溶液10mL口服,1次/h,根据病情及血清钾改变逐渐延长间隔时间,至好转为止。重症患者可用10%氯化钾 $20\sim30$mL加入生理盐水1000mL中静脉滴注,1次/d,并与氯化钾口服合用。忌用糖作稀释液。

2. 间歇期　少食、多餐、忌高糖饮食,避免过劳、饮酒和受寒等激发因素。发作频繁者,可服乙酰唑胺250mg,3次/d;或螺内酯20mg,3次/d,可减少发作。

二、高钾型周期性瘫痪

临床较少见,是常染色体显性遗传性疾病。发病多在10岁前后。饥饿、寒冷、激烈活动和钾的摄入可诱发。

瘫痪一般限于下肢和上肢近端肌肉,伴有肌肉强直现象。多在日间发作,可持续数小时。青春期后逐渐减少至停止。发作时血清钾、尿钾均升高,心电图T波高而尖。诊断需排除艾迪生病和慢性肾衰竭中的高血钾发作。

轻者不必给予药物治疗,较严重者可用10%葡萄糖酸钙或氯化钙 $10\sim20$mL,静脉注射,或10%葡萄糖液500mL加胰岛素 $10\sim20$U静脉滴注。预防发作可给高碳水化合物饮食,避免饥饿,过劳和寒冷刺激,可服用氢氯噻嗪等。

（朱永林）

第九节　流行性乙型脑炎

流行性乙型脑炎(简称乙脑)是由乙脑病毒所致的、以脑实质炎症为主要病变的中枢神经系统急性传染病。经蚊媒传播,流行于夏秋季。临床上以高热、意识障碍、抽搐、病理反射及脑膜刺激征为特征。

一、病原学

乙脑病毒属虫媒病毒B组黄病毒科,核心为单股正链RNA,外有脂蛋白包膜及含糖蛋白的表面突起,该突起中有血凝素。乙脑病毒对温度、乙醚和酸等常用消毒剂敏感,温度100℃持续2min或温度56℃持续30min即可灭活,但耐低温和干燥,用冰冻干燥法在4℃冰箱中可保存数年。

二、流行病学

1.传染源　乙脑是人畜共患的自然疫源性疾病,人与许多动物可作为本病的传染源。

2.传播途径　本病主要通过蚊虫叮咬而传播。传播本病的蚊种有库蚊、伊蚊和按蚊,而三带喙库蚊为主要媒介。

3.人群易患性　人普遍易感。但感染后多呈隐性感染,感染后可获得较持久的免疫力,再次发病者极其少见。

4.流行特征　乙脑分布在以亚洲为主的东南亚地区;本病在热带地区全年均可发生,但在亚热带和温带地区80%～90%病例集中在7、8、9月份。80%的患者为10岁以下儿童,以2～6岁组发病率最高。本病呈高度散发性,家庭成员中少有同时发病。

三、临床表现

(一)潜伏期

为4～21d,一般为10～14d。感染乙脑病毒后,大多无症状或较轻,仅少数患者出现中枢神经系统表现。

(二)初期

病初1～3d,为病毒血症期。起病急,体温很快升高达39～40℃,持续不退,伴有头痛、倦怠、食欲缺乏、恶心、呕吐,轻度嗜睡,此期因神经系统症状和体征不明显而易误诊为呼吸道感染。少数患者可出现神志淡漠、颈项强直。

(三)极期

病程3～10d,除初期症状加重外,突出表现为脑实质受损表现。

1.高热　体温高达40℃,并持续不退直至极期结束,一般持续7～10d,轻者3～5d,重者达3周以上。发热越高,热程越长,病情越重。

2.意识障碍　意识障碍加重,表现为嗜睡、谵妄、昏迷。神志不清多发生在第3～8d,通常持续1周左右。昏迷越早、越深、越长,病情越重。

3.抽搐　发生率为40%～60%,是病情严重的表现,系高热、脑实质炎症及脑水肿所致。先有面部、眼肌、口唇的小抽搐,随后肢体抽搐、强直性痉挛,可发生于单肢、双肢或四肢,重症者全身强直性抽搐,历时数分钟至数十分钟,并反复发作。长时间、频繁抽搐,可导致发绀、脑缺氧和脑水肿,昏迷程度加深,甚至呼吸暂停。

4.呼吸衰竭　主要为中枢性呼吸衰竭,多见于极重患者,以脑实质病变,尤其是延髓呼吸中枢病变为主要原因。表现为呼吸节律不规则及幅度不均,如出现脑疝,尚有相应的临床表现。此外,因脊髓病变致呼吸肌麻痹可发生周围性呼吸衰竭。

高热、抽搐和呼吸衰竭是乙脑极期的严重表现,三者互为因果,互相影响,尤其呼吸衰竭常为致死的主要原因。

5.其他神经系统症状和体征　常有浅反射消失或减弱,深反射先亢进后消失,病理征可阳性。常出现脑膜刺激征,婴幼儿多无脑膜刺激征。深昏迷者可有膀胱和直肠麻痹,表现为大小便失禁或尿潴留。

6.循环衰竭　少见,常与呼吸衰竭同时出现。

（四）恢复期

患者体温逐渐下降至恢复正常，神经系统症状和体征逐日改善而消失。

（五）后遗症期

5%～20%的重症乙脑患者留有后遗症，主要有失语、肢体瘫痪、意识障碍及痴呆等；癫痫后遗症有时可持续终生。

四、临床类型

（一）轻型

发热在39℃以下，始终神志清楚，可有轻度嗜睡，无抽搐，头痛及呕吐不严重，脑膜刺激征不明显，1周左右恢复，无后遗症。

（二）普通型

体温在39～40℃，有意识障碍如昏睡或浅昏迷，头痛，呕吐，脑膜刺激征明显，偶有抽搐。病理征可阳性。病程7～14d，一般无后遗症。

（三）重型

体温持续在40℃以上，昏迷，反复或持续性抽搐，浅反射消失，深反射先亢进后消失，病理征可呈阳性，常有神经系统定位症状和体征，可有肢体瘫痪和呼吸衰竭。病程常在2周以上，常有恢复期症状，部分患者留有不同程度后遗症。

（四）极重型（暴发型）

起病急骤，体温于1～2d内升至40℃以上，反复发作难以控制的抽搐，深度昏迷，迅速出现中枢性呼吸衰竭及脑疝，病死率高，多在极期中死亡，幸存者常有严重后遗症。

五、辅助检查

（一）血象

血白细胞总数增高，一般在$(10～20)\times10^9/L$，个别甚至更高，中性粒细胞在80%以上，这与大多数病毒感染不同。

（二）脑脊液

外观无色透明，压力增高，白细胞多轻度增加，在$(50～500)\times10^6/L$，也有个别为正常者；病初以中性粒细胞为主，随后则淋巴细胞增多为主。蛋白轻度增高，糖正常或稍高，净化物正常脑脊液10～14d恢复正常，少数患者需1个月。

（三）血清学检查

1.特异性IgM抗体测定　该抗体在病后4d出现，2周达高峰，故可用做早期临床诊断。

2.补体结合试验　补体结合抗体为IgG抗体，具有较高的特异性，常用于回顾性诊断或流行病学调查。

3.血凝抑制试验　血凝抑制抗体出现较早，双份血清抗体效价增高4倍有诊断价值。

（四）病原学检查

1.病毒分离　乙脑病毒主要存在于脑组织中，血及脑脊液中不易分离出病毒。

2.病毒核酸检测　采用反转录－聚合酶链反应（RT－PCR）扩增乙脑病毒RNA。

六、诊断依据

本病有严格的季节性，大多数病例集中在7、8、9月份，10岁以下儿童多见；突然起病，高热、头痛、呕吐、意识障碍、抽搐、病理反射征阳性等脑实质受损表现为主,脑膜刺激征较轻。血白细胞及中性粒细胞增高,脑脊液检查呈无菌性脑膜炎改变,血清学检查尤其特异性 IgM 抗体测定可助确诊。

七、鉴别诊断

应与中毒性菌痢、化脓性脑膜炎、结核性脑膜炎等做出鉴别。

八、治疗

现无特效抗乙脑病毒药物,早期可试用利巴韦林、干扰素。应积极采取对症治疗和支持治疗,密切观察病情变化,及时处理危重症状。

1. 一般治疗　患者应隔离于有防蚊和降温设施的病室。提供足够的营养和水分,重症者应静脉输液,但注意不宜过多,以防加重脑水肿。酌情补充电解质,纠正酸中毒,昏迷者应防止误吸、肺炎和压疮发生;昏迷和抽搐患者应设床栏以防坠床。

2. 对症治疗　高热、抽搐和呼吸衰竭是乙脑的三大表现,三者互为因果,形成恶性循环,而危及患者生命。控制高热、抽搐和呼吸衰竭是抢救乙脑患者的关键。

(1)高热的处理:①物理降温:冰敷额部、枕部和体表大血管处,用 30%～50%乙醇或温水擦浴,冷盐水灌肠。降温不宜过快、过猛;②药物降温:配合物理降温可用小剂量安乃近,药物降温应防用药过量致大量出汗而引起循环衰竭;③亚冬眠疗法:适用于持续高热伴反复抽搐者,以哌替啶和异丙嗪每次各 0.5～1mg/kg 肌内注射,1 次 4～6h,一般可连续应用 3～5d。

(2)抽搐的处理:去除病因及镇静止痉。①因高热所致,以降温为主;②脑水肿所致,加强脱水治疗,可用 20%甘露醇每次(1～2)g/kg 或 50%葡萄糖、呋塞米、肾上腺皮质激素;③因呼吸道分泌物堵塞致脑组织缺氧者,应吸痰、给氧,保持呼吸道通畅,必要时气管切开;④因脑实质病变引起的抽搐,可选用适当的镇静剂,如地西泮、水合氯醛,亦可采用亚冬眠疗法。肌内注射巴比妥钠可用于预防抽搐,成人每次 0.1～0.2g,小儿每次 5～8mg/kg。

(3)呼吸衰竭的处理:保持呼吸道通畅,减轻脑水肿,使用人工呼吸器,使用呼吸兴奋药,改善微循环等。

(4)循环衰竭的处理:可用强心剂如毛花丙苷,补充血容量,使用升压药,注意酸碱及电解质平衡。

3. 肾上腺糖皮质激素治疗　是否使用肾上腺糖皮质激素,目前意见不一。如使用,宜早期、短程用于重症患者。

4. 抗菌治疗　有继发感染者,可根据病情选用抗生素。

5. 恢复期及后遗症治疗　加强营养、护理,防止压疮,避免继发感染;进行智力、语言、吞咽和肢体的功能锻炼,发生癫痫者按癫痫处理。

九、预防

隔离患者至体温正常,搞好饲养场所的环境卫生;防蚊和灭蚊是预防乙脑的根本措施之一;预防接种乙脑疫苗是保护易感人群的有效措施。

(朱永林)

第十节　流行性脑脊髓膜炎

流行性脑脊髓膜炎(简称流脑),是由脑膜炎奈瑟菌引起经呼吸道传播所致的一种化脓性脑膜炎。致病菌由鼻咽部侵入血液循环,形成败血症,最后局限于脑膜及脊髓膜,形成化脓性脑脊髓膜病变。同时还可以引起上、下呼吸道、关节、心包、眼或泌尿生殖系统感染。主要临床表现有发热、头痛、呕吐、皮肤淤点及颈项强直等脑膜刺激征。脑脊液呈化脓性改变。本病多见于冬春季节,儿童发病率高。

一、病原学

脑膜炎奈瑟菌(又称脑膜炎球菌)属奈瑟菌属,为革兰阴性球菌,呈卵圆形或肾形,常成对排列,直径 $0.6\sim1.0pm$。该菌可从带菌者鼻咽部,血液、脑脊液和皮肤淤点中检出。脑脊液中的细菌多见于中性粒细胞内,仅少数在细胞外。在普通培养液上不易生长,常用巧克力色血琼脂平板,在 $5\%\sim10\%$ 的二氧化碳、pH 值为 $7.4\sim7.6$ 环境下生长更好。本菌对寒冷、干燥及消毒剂极为敏感。在温度低于 $30℃$ 或高于 $50℃$ 时容易死亡,病菌能形成自身溶解酶,故采集标本后必须立即送检接种。按其表面特异性多糖抗原不同,分为 A、B、C、D、E、X、Y、Z、W135、H、I、K 和 L 共 13 个血清群。其中以 A、B、C 三群最常见,占流行病例的 90% 以上。A 群引起大流行,B、C 群引起小流行。

二、流行病学

(一)传染源

人为本病唯一的传染源,病原菌存在于带菌者或患者的鼻咽部,在流行期间人群带菌率可高达 50%,人群带菌率如超过 20% 时提示有发生流行的可能。患者在潜伏期末期和急性期均有传染性。发病后 10d,在治疗后细菌很快消失,因此患者作为传染源没有带菌者重要。国内调查流行期间则 A 群所占百分比较高,非流行期的带菌菌群以 B 群为主。

(二)传染途径

由呼吸道传播,病原菌借飞沫直接从空气中传播。因病原菌在体外的生活力极弱,故通过间接传播的机会极少。密切接触对 2 岁以下婴儿的发病有重要意义。

(三)人群易患性

人群普遍易感,6 个月～2 岁婴儿的发病率最高,新生儿少见,2～3 个月以后的婴儿即有发病者,以后又逐渐下降,但在流行年则发病患者群可向高年龄组移动。新生儿出生时有来自母体的杀菌抗体,故很少发病,人群的易患性与抗体水平密切相关。人感染后可对本群病原菌产生持久免疫力;各群间有交叉免疫,但不持久。本病隐性感染率高,$60\%\sim70\%$ 为无症状带菌者,约 30% 为上呼吸道感染型和出血点型,约有为典型流脑表现。

(四)流行特征

本病流行或散发于世界各国,平均年发病率为 $2.5/10$ 万,以非洲中部流行地带为最高。全年均可发生,11 月份～次年 5 月份,尤其是 3～4 月份为高峰。一般每 3～5 年小流行,7～10 年大流行。

三、发病机制

脑膜炎球菌由鼻咽部黏膜进入血液循环,在机体免疫功能低下或细菌毒力较强的情况下,发展为败血症。在败血症期间,病菌释放的内毒素使全身小血管痉挛,内皮细胞损伤,导致内脏广泛出血和有效循环血量减少,引起感染性休克,继而引起 DIC 及纤溶亢进,最终造成多器官功能衰竭。脑膜炎球菌最后通过血—脑脊液屏障进入脑脊液,引起脑膜和脊髓膜化脓性炎症及颅内压增高,出现昏迷、惊厥等症状,严重者形成脑疝,迅速致死。

四、临床表现

潜伏期 1～10d,一般为 2～3d。按病情分如下各型各期。

(一)普通型

最常见,占全部病例的 90% 以上。

1.上呼吸道感染期　为 1～2d,大多数患者无症状,部分患者有咽喉疼痛,鼻咽部黏膜充血及分泌物增多。鼻咽拭子培养可发现病原菌,一般情况下很难确诊。

2.败血症期　突然高热、畏寒、寒战,伴头痛、食欲减退及神志淡漠等毒性症状。幼儿则有啼哭吵闹,烦躁不安,皮肤感觉过敏及惊厥等。少数患者有关节痛或关节炎。70% 的患者皮肤黏膜有淤点(或淤斑),见于全身皮肤及黏膜,大小为 1～2mm,甚至 1cm。病情严重者的淤点、淤斑可迅速扩大,其中央因血栓形成而发生皮肤大片坏死。约 10% 患者的唇周等处可见单纯疱疹,多发生于病后 2d 左右。少数患者有脾大。多数患者于 1～2d 内发展为脑膜炎。

3.脑膜炎期　患者高热及毒血症持续,全身仍有淤点、淤斑,但中枢神经系统症状加重。因颅内压增高而患者头痛欲裂、呕吐频繁,血压可增高而脉搏减慢,常有皮肤过敏、怕光、狂躁及惊厥。1～2d 后患者进入谵妄昏迷状态,可出现呼吸或循环衰竭。

4.恢复期　此期患者体温逐渐恢复至正常,皮肤淤斑、淤点消失,临床症状好转,神经系统检查正常。约 10% 的患者出现口唇疱疹。患者一般在 1～3 周内痊愈。

(二)暴发型

少数患者起病急骤,病情凶险,若不及时抢救,常于 24h 内死亡。

1.暴发型败血症　多见于儿童,但成人病例亦非罕见。以高热、头痛、呕吐开始,中毒症状严重,精神极度萎靡,可有轻重不等的意识障碍,时有惊厥。常于 12h 内出现遍及全身的广泛淤点、淤斑,且迅速扩大融合成大片淤斑伴皮下坏死。循环衰竭是本型的主要表现,面色苍白、四肢厥冷、唇及指端发绀、脉搏细速、血压明显下降、脉压缩小,不少患者血压可降至零,尿量减少或无尿。脑膜刺激征大都缺如,脑脊液大多澄清,仅细胞数轻度增加。血及淤点培养多为阳性,实验室检查可证实有 DIC 存在。血小板减少、白细胞总数在 $1.0×10^9$/L 以下者常提示预后不良。

2.暴发型脑膜脑炎　此型亦多见于儿童。脑实质损害的临床症状明显。患者迅速进入昏迷,惊厥频繁,锥体束征常阳性,两侧反射不等,血压持续升高,眼底可见视盘水肿。部分患者发展为脑疝,天幕裂孔疝为颞叶的钩回或海马回疝入天幕裂口所致,能压迫间脑及动眼神经,致使同侧瞳孔扩大,光反应消失,眼球固定或外展,对侧肢体轻瘫,继而出现呼吸衰竭。枕骨大孔疝时小脑扁桃体疝入枕骨大孔内,压迫延髓,此时患者昏迷加深,瞳孔明显缩小或散大,或忽大忽小,瞳孔边缘亦不整齐,双侧肢体肌张力增高或强直,上肢多内旋,下肢呈伸展性强直,呼吸不规则,或快、慢、深、浅不等,或呼吸暂停,或为抽泣样、点头样呼吸,成为潮式呼吸,常提示呼吸突然停止。呼吸衰竭出现前患者可有下列预兆:①面色苍白、呕吐频繁、头痛剧烈、烦躁不安;②突然发生昏迷、惊厥不止、肌张力持续升高;③瞳孔大小不等、明显缩小或扩大、边缘不整齐、对光反应迟钝或消失、眼球固定;④呼吸节律改变;⑤血压上升。

（三）混合型

兼有上述二型的临床表现,常同时或先后出现,是本病最严重的一型。婴儿发作多不典型,除高热、拒食、烦躁及啼哭不安外,惊厥、腹泻及咳嗽较成人为多见,而脑膜刺激征可能缺如,前囟未闭者大多突出,对诊断极有帮助,但有时因频繁呕吐,失水反可出现前囟下陷。

老年人因免疫功能低下,对内毒素敏感性增加,故暴发型发病率高,临床表现以上呼吸道感染,皮肤黏膜淤斑、淤点症状常见,意识障碍明显。病程长,多在10d以上,并发症多,预后差,病死率高。实验室检查白细胞可能不高,提示病情重,机体反应差。

五、并发症

主要是因细菌播散所致的继发感染,以肺炎最多见,常见于婴幼儿和老年人,其他尚可见中耳炎、化脓性关节炎、心内膜炎、心包炎等。此外,还会出现因脑膜炎本身对脑实质及其周围组织所造成的损害和变态反应性疾病。

六、辅助检查

（一）血常规

白细胞计数多明显升高,一般在$20\times10^9/L$以上,以中性粒细胞升高为主。并发DIC时血小板常减少。

（二）脑脊液检查

病程初期仅有压力增高,外观正常。典型脑膜炎期,压力高达1.96kPa以上,外观呈混浊或脓样。白细胞数在$1000\times10^6/L$,以分叶核升高为主。蛋白质含量显著提高,而糖含量明显减少,有时可完全测不出,氯化物降低。若临床有脑膜炎症状及体征而早期脑脊液检查正常,应于12~24h后复验。流脑经抗菌药物治疗后,脑脊液改变可不典型。脑脊液检查是临床上常用的明确诊断的重要方法之一。

（三）细菌学检查

1.涂片检查　用针尖刺破皮肤淤点,挤出少许血液及组织液,涂片染色后镜检,阳性率高达80%以上。脑脊液沉淀涂片的阳性率为60%~70%,脑脊液不宜搁置太久,否则病原菌易自溶而影响检出。

2.细菌培养　是临床诊断的金标准,虽然阳性率较低,但血培养对普通型流脑败血症期、暴发型败血症及慢性脑膜炎球菌败血症诊断甚为重要,故必须注意在应用抗菌药物前采血做细菌培养,并宜多次采血送验。若阳性应进行菌株分型和药敏试验。

（四）免疫学检查

是近年来开展的流脑快速诊断方法。

1.特异性抗原　脑脊液中抗原的检测有利于早期诊断,其敏感性高,特异性强。目前临床常用的抗原检测方法有对流免疫电泳、乳胶凝集、反向间接血凝试验、菌体协同凝集试验、放射免疫法、酶联免疫吸附试验等。

2.特异性抗体　抗体检测不能作为早期诊断方法,且敏感性与特异性均较差,故临床应用日渐减少。其方法有对流免疫电泳法、放射免疫测定法、间接血凝试验。

（五）其他

1.核酸检测　本方法灵敏,特异,快速,且不受抗生素的影响,还可对细菌进行分型。可检测早期血清和脑脊液中 A、B、C 群细菌 DNA,脑脊液的阳性率约为 92%,血液的阳性率约为 86%。

2.RIA 法检测脑脊液 β_2 微球蛋白　脑脊液中此蛋白在病程早期即明显升高,并于脑脊液中的蛋白含量及白细胞数平行,恢复期降至正常,有助于早期诊断和预后判断。

七、诊断依据

流行季节多为冬季,儿童多见。凡在流行季节突起高热、头痛、呕吐,伴神志改变,体检皮肤黏膜有淤点、淤斑,脑膜刺激征阳性者,临床诊断即可初步成立。确诊有赖于脑脊液检查及病原菌发现,免疫学检查有利于及早确立诊断。

1.确诊病例　从其血液、脑脊液或其他未污染体液中分离到奈瑟脑膜炎球菌。

2.推定病例　只能从其未污染体液或血液中检出革兰阴性双球菌。

3.可能病例　抗原试验阳性,但培养阴性的患者。

八、鉴别诊断

1.其他细菌引起的化脓性脑膜炎、败血症休克　依侵入途径可初步区别。肺炎球菌脑膜炎大多继发于肺炎、中耳炎的基础上,金黄色葡萄球菌性脑膜炎多继发于皮肤感染,革兰阴性杆菌脑膜炎易发生于颅脑手术后,流感嗜血杆菌脑膜炎多发生于婴幼儿,绿脓杆菌脑膜炎常继发于腰穿、麻醉、造影或手术后。此外,上述细菌感染的发病均无明显季节性,以散发为主,无皮肤淤点、淤斑。确诊有赖于细菌学检查。

2.结核性脑膜炎　多有结核病史或密切接触史,起病缓慢,病程长,有低热、盗汗、消瘦等症状,无皮肤淤点、淤斑,神经系统症状出现晚,脑脊液中白细胞、糖和氯化物均减少,蛋白质增加。脑脊液涂片抗菌染色可检查抗菌染色阳性杆菌。

3.中毒型细菌性痢疾　主要见于儿童,发病季节在夏秋季。短期内有高热、惊厥、昏迷、休克、呼吸衰竭等症状,但无淤点,脑脊液检查正常。确诊依靠粪便细菌培养。

九、急诊处理

（一）普通型

1.一般治疗　强调早诊断,早隔离及就地隔离,早治疗,预防并发症。

2.病原治疗　应尽早、足量应用细菌敏感并能通过血—脑脊液屏障的药物。常用药物如下。

（1）青霉素:大剂量青霉素可在脑脊液中达治疗浓度,疗效满意,且尚未出现明显耐药,故仍是目前常用的高效、敏感的杀菌药物。剂量成人 20 万 U/(kg·d),儿童 20 万～40 万 U/(kg·d),分 3 次置 5% 葡萄糖液中静滴,疗程 5～7d。以下情况应采用青霉素 G:单用磺胺药后出现明显血尿,或原有肾功能不全、严重失水、少尿、无尿者;单用磺胺药后 24～48h 病情未见好转者;药敏试验示菌株对磺胺药耐药者。成人青霉素 G 用量为 800 万～1200 万 U/d,儿童为 20 万 U/(kg·d);鞘内无需同用。如患者对青霉素类过敏,则可改用氯霉素,氯霉素易透过血－脑脊液屏障,脑脊液浓度为血清浓度的 30％～50％。首剂为 50mg/kg,继而给予 50～100mg/(kg·d),成人每日最高量可达 4g,分次静滴或口服。应密切注意氯霉素对骨髓的抑制作用。

(2)头孢菌素:三代头孢菌素对脑膜炎球菌抗菌活性强,易通过血－脑脊液屏障,且毒性低。头孢曲松成人 2g,儿童 50～100mg/kg,静滴 1 次/12h。头孢噻肟剂量,成人 2g,儿童 50mg/kg,每 6h 静滴 1 次。疗程 7d。

(3)氯霉素:易透过血－脑脊液屏障,脑脊液浓度为血清浓度的 30％～50％。因其对骨髓造血功能有抑制作用,故多用于不能使用青霉素者。成人每日最高量可达 4g,儿童 50mg/kg,分次静滴,症状好转后改为肌内注射或口服,疗程 7d。

(4)磺胺药:如磺胺嘧啶或复方磺胺甲𫫇唑,由于耐药菌株增加,现已少用或不用。

(5)其他抗生素:如氨苄西林亦可应用,剂量为每日 150mg/kg,分次静滴。本药和氯霉素对脑膜炎球菌、肺炎球菌和流感杆菌均有抗菌活性,适用于病原菌尚未明显的婴儿病例。

3.对症治疗 高热可予物理降温及退热药物;颅内压升高可予甘露醇脱水降颅压。

(二)暴发型

1.休克型

(1)抗菌治疗:应尽早使用,以青霉素 G 为主,剂量为 20 万～40 万 U/(kg·d),成人 2000 万 U/d,分次静滴。

(2)抗体克治疗:在扩充血容量和纠正酸中毒后,如休克仍未纠正,可应用血管活性药物。凡患者面色苍灰,皮肤呈花斑及眼底动脉痉挛者,应选用血管扩张药物,首选不良反应较小的山莨菪碱,因其有抗交感胺,直接舒张血管的作用;此外,尚有稳定神经细胞膜、解除支气管痉挛、减少支气管分泌等作用,而极少引起中枢兴奋。山莨菪碱的每次剂量为 0.3～0.5mg/kg,重症可增至 1～2mg/kg,静脉注射,1 次 10～20min。如无山莨菪碱,也可用阿托品代替(剂量为每次 0.03～0.05mg/kg),一般经数次注射后,如面色红润、微循环改善、尿量增多、血压回升,即可延长给药时间,减少剂量并逐渐停用。也可使用多巴胺,剂量为 2～6μg/(kg·min),根据治疗反应调整浓度和速度。如休克仍未纠正,且中心静脉压反有升高,或肺底出现湿啰音等淤血体征时,可考虑应用酚妥拉明(苄胺唑啉)治疗,剂量 5～10mg/次,以葡萄糖液 500～1000mL 稀释后静滴,开始宜慢,以后根据治疗反应调整滴速。

(3)肾上腺皮质激素的应用:短期应用,可减轻毒血症,稳定溶酶体,也可解痉、增强心肌收缩力及抑制血小板凝集,有利于抗休克。氢化可的松成人 100～500mg/d,儿童 8～10mg/(kg·d),休克纠正后即停用,一般不超过 3d。

(4)抗 DIC 的治疗:若休克经综合治疗后不见好转,出血点即使未见增加,也应考虑有 DIC 存在,应做有关凝血及纤溶的检查,并开始肝素治疗。若皮肤淤点不断增多,且有融合成淤斑的趋势,不论有无休克,均可应用肝素。每次剂量为 0.5～1mg/kg,置于 100mL 溶液内缓慢静滴,4～6h 可重复 1 次,多数患者应用 1～2 次即可见效而停用。高凝状态纠正后,应输入新鲜血液、血浆及应用维生素 K,以补充被消耗的凝血因子。

(5)其他:如心率明显增快时可使用强心剂。

2.脑膜脑炎型

(1)抗生素的选用同休克型。

(2)脱水药的应用：以减轻脑水肿及防止脑疝。常用甘露醇，每次 1～2g/kg（20%），根据情况每 4～6h 或 8h 静脉快速滴注或推注 1 次，宜至呼吸、血压恢复正常、瞳孔等大及其他颅内高压症状好转为止。脱水时应适当补充液体、钾盐等，以保持轻度脱水状态为宜。甘露醇可与呋塞米 40～100mg 合用，亦可与 50%葡萄糖液交替使用，40～60mL/次。

(3)肾上腺皮质激素的应用：除上述作用外，并有减轻脑水肿降颅压作用，常用地塞米松，成人 10～20mg/d，儿童 0.2～0.5mg/(kg·d)，分 1～2 次静脉滴注。

(4)呼吸衰竭的处理：须加强脱水治疗，给予吸氧、吸痰、头部降温以防治脑水肿、防止脑疝及呼吸衰竭的发生。如已发生，可给予洛贝林、尼可刹米、二甲弗林、哌甲酯等呼吸中枢兴奋药，呼吸停止时应立即做气管插管或气管切开，进行间歇加压呼吸。

(5)对症治疗：有高热及惊厥者应用物理及药物降温。并应尽早应用镇静剂，必要时行亚冬眠疗法。

十、预后

本病普通型如及时诊断，并给予合理治疗则预后良好，多能治愈。暴发型则病死率较高，其中脑膜脑炎型及混合型预后差。年龄在 1 岁以内婴儿及老年人预后差，可有肢体瘫痪、癫痫、精神障碍、脑积水、耳聋及失明等。

十一、预防

1.早期发现患者并就地隔离治疗，密切接触者应医学观察 7d。

2.搞好环境卫生，保持室内通风。

3.疫苗预防　目前国内外广泛应用 A 和 C 两群荚膜多糖菌苗。保护率为 94.9%，注射后 2 周即可产生抗体，并可持续 2 年以上。国内尚有用多糖菌苗做"应急"预防者，若 1～2 月份的流脑发病率>10/10 万，或发病率高于上 1 年同时期时，即可在人群中进行预防接种。

4.药物预防　国内仍采用磺胺药，密切接触者可用磺胺嘧啶(SD)，成人 2g/d，分 2 次与等量碳酸氢钠同服，连服 3d；小儿为 100mg/(kg·d)。在流脑流行时，凡具有：①发热伴头痛；②精神萎靡；③急性咽炎；④皮肤、口腔黏膜出血 4 项中的 2 项者，可给予足量全程的磺胺药治疗，能有效地降低发病率和防止流行。国外采用利福平或米诺环素进行预防。利福平 600mg/d，儿童剂量为 10mg/(kg·d)，分 2 次服用，连服 3d。另外，三代头孢及喹诺酮类也能起到很好的预防作用。

（朱永林）

第四章 心血管系统急危重症

第一节 心力衰竭

一、概述

心力衰竭是各种心脏疾病导致心功能不全的一种综合征,绝大多数情况下是指心肌收缩力下降使心排血量不能满足机体代谢的需要,器官、组织、血液灌注不足,同时伴有肺循环和(或)体循环淤血的表现。故又称为充血性心力衰竭。心力衰竭是临床上极为常见的危重症,是各种心脏疾患的终末阶段。

近年来,由于一些重要的心血管疾病(如冠心病、高血压等)的治疗水平提高,人群年龄老化,患者的存活时间延长,导致心力衰竭发病率升高。65岁以上老年人住院最常见的原因就是心力衰竭(简称心衰)。其5年存活率与恶性肿瘤相仿,据我国50家医院住院病例调查,心力衰竭住院率只占同期心血管病的20%,但死亡率却占40%,提示预后不良。

(一)心力衰竭的分类

目前,心力衰竭尚无统一的分类,通常有以下几种方法。

1.按发病的缓急分类 可分为慢性心力衰竭和急性心力衰竭。慢性心力衰竭常称为充血性心力衰竭,有代偿性心脏扩大或肥厚及其他代偿机制参与;急性心力衰竭是由于急性的严重心肌损害或突然加重的负荷使心功能正常或处于代偿期的心脏短时间内发生衰竭。在疾病的发展过程中,慢性心力衰竭可急性加剧,同样,急性心力衰竭经治疗后亦可演变为慢性心力衰竭。

2.按主要受累心腔的部位不同分类 可分为左心衰竭、右心衰竭和全心衰竭。左心衰竭指左心代偿功能不全而发生的心力衰竭,临床上较为常见,以肺循环淤血为特点;单纯的右心衰竭主要见于肺源性心脏病及某些先天性心脏病,以体循环淤血为特征;左心衰竭后导致肺动脉高压,右心负荷增加,长时间后导致右心衰竭者,称为全心衰竭。

3.根据心排血量属于绝对降低抑或相对不足分类 可分为低排血量型心力衰竭和高排血量型心力衰竭,后者虽心排血量比一般人高,但仍不能满足机体的代谢需要,属相对不足。

4.按心力衰竭时收缩与舒张功能的改变分类 可分为收缩功能障碍性心力衰竭与舒张功能障碍性心力衰竭,若两种功能障碍同时存在,称为混合型。收缩功能障碍,心排血量降低并有阻性充血的表现即为收缩性心力衰竭,也是临床上最常见的心力衰竭。舒张性心力衰竭常见于高血压、冠心病的某一阶段,当收缩期射血功能尚未降低时,左心室舒张末压增高,肺循环出现高压和淤血,即为舒张性心功能不全。

(二)心功能的分级

将心力衰竭患者按心功能情况予以分级可大体上反应病情的严重程度,指导治疗措施的选择及对预后的判断有很大意义。目前通用的是美国纽约心脏病协会(NYHA)1928年提出的一项分级方案,主要根据患者自觉活动能力划分为四级。Ⅰ级:患者有心脏病但体力活动不受限制,平时一般体力活动不引起疲乏、心悸、呼吸困难或心绞痛。Ⅱ级:心脏病患者的体力活动受到轻度限制,休息时无自觉症状,但平时一般活动下可出现疲乏、心悸、呼吸困难和心绞痛。Ⅲ级:心脏病患者的体力活动明显受限,小于平时一般体力活动即引起上述症状。Ⅳ级:心脏病患者不能从事任何体力活动。休息状态下也出现心力衰竭的症状,体力活动后加重。

二、慢性充血性心力衰竭

慢性充血性心力衰竭是大多数心血管疾病的最终归宿,临床上以左心衰竭较常见,单纯右心衰竭较少见。左心衰竭后继发右心衰竭以及由于严重广泛心肌疾病导致左右心同时衰竭者临床上也较常见。

(一)救治流程

1.症状 呼吸困难、乏力等。包括劳累性呼吸困难、夜间阵发性呼吸困难及端坐呼吸。

2.病史 高血压、冠心病、心脏瓣膜病等基础心脏疾病。

3.体征 颈静脉怒张、肺部湿啰音、肝脾增大及双下肢指凹性水肿等。

4.急救措施 ①吸氧;②建立静脉通路:快速利尿,纠正血压及心律失常,减轻心脏负荷,必要时洋地黄及正性肌力药物治疗。

5.辅助检查 ①X线检查;②超声心动图检查;③心电图;④放射性核素心血池显影;⑤有创血流动力学检查;⑥冠状动脉造影;⑦血浆脑利钠肽和心房利钠肽。

6.诊断 心力衰竭的临床症状是诊断心力衰竭的重要依据。左心衰竭引起的肺淤血所致呼吸困难,右心衰竭所致体循环淤血引起的颈静脉怒张、肝大、水肿等是诊断心力衰竭的重要依据。

7.制订详细的治疗方案 ①一般治疗(对症治疗);②针对病因及诱因的治疗;③改善预后药物的治疗;④其他治疗:如 CRT、CRT-D 等。

(二)救治关键

1.病情判断

(1)左心衰竭

1)左心衰竭临床症状:以肺循环淤血和心排血量降低为主要表现。

①肺循环充血:当患者出现左心衰竭时,可引起不同程度的肺循环充血,主要表现为程度不同的呼吸困难和肺水肿。a.呼吸困难:心力衰竭时出现呼吸困难,表明患者已有明显的肺循环淤血。依其发生机制和程度不同,呼吸困难可表现为:劳力性呼吸困难、夜间阵发性呼吸困难、端坐呼吸。b.咳嗽、咳痰、咯血:是由于支气管黏膜和肺泡淤血所致。开始常于夜间发生,采取坐位或立位时咳嗽减轻,以白色浆液性泡沫样痰为其特点,偶可见痰中带血丝。长期慢性淤血导致肺静脉压力增高,肺循环和支气管血液循环之间形成侧支,导致支气管黏膜下血管扩张,一旦破裂则引起大咯血。c.肺水肿:当慢性心力衰竭急性加重或发生急性左心衰竭时,患者表现为强迫坐位、面色灰白、大汗、烦躁、咳嗽、咳粉红色泡沫样痰等症状。常由于心肌收缩力突然严重减弱,心排血量急剧减少,肺静脉压快速升高,肺毛细血管压也随之升高,血管内液体渗入到肺间质和肺泡,形成肺水肿。

②心排血量不足的表现:心力衰竭最具特征的血流动力学变化是心排血量绝对或相对减少,心力衰竭的初期由于代偿机制的启动,心排血量尚可维持在正常或相对正常的水平,随着病情的发展,心脏的储备功能逐渐被消耗,心排血量逐渐下降,机体出现一系列外周血液灌注

不足的症状,甚至发生心源性休克。a. 皮肤黏膜苍白或发绀:心力衰竭时,由于心排血量不足,加上交感神经兴奋,周围血管收缩,皮肤的血液灌流减少,皮肤黏膜苍白,皮温降低,出冷汗等。b. 疲乏无力、头痛、眩晕、心悸:是由于心排血量降低,器官、组织灌注不足,能量供应障碍所致代偿性心率增快所致。由于中枢神经系统对缺氧十分敏感,心力衰竭时,心排血量减少,脑血流量下降,供氧不足,导致中枢神经功能紊乱,患者出现头痛、头晕、失眠、烦躁不安等症状。c. 少尿及肾功能损害症状:心力衰竭时,由于心排血量下降,交感神经兴奋,血流进行再分配时,肾血流量明显下降,患者出现夜尿、少尿甚至无尿,重者出现肾衰竭的症状;同时由于肾素—血管紧张素系统(RAS)被激活,醛固酮分泌增加,水钠重吸收增加,尿量减少。d. 心源性休克:当出现急性、严重的心力衰竭时,机体来不及充分动员代偿机制(血容量增加、心率增快、外周血管收缩等),心排血量骤减,动脉血压也随之下降,重者出现心源性休克的症状。

2)体征

①肺部湿性啰音:由于肺毛细血管压力增高,液体可渗出到肺泡而出现湿性啰音。随病情的逐渐加重,肺部湿性啰音可从局限于肺底部到全肺,重者伴有哮鸣音,患者如取侧卧位则下垂的部位啰音较多。

②心脏体征:除基础心脏病的体征外,慢性左心衰竭患者一般均有心脏扩大,肺动脉瓣第二心音亢进及舒张期奔马律。

(2)右心衰竭:右心衰竭以体循环淤血为主要表现,表现为体循环过度充盈,压力增高,内脏器官充血、水肿等。

1)临床症状

①消化道症状:胃肠道及肝淤血引起腹胀、食欲缺乏、恶心、呕吐等是右心衰竭最常见的临床症状。

②呼吸困难:在左心衰竭的基础上发生右心衰竭,由于肺淤血症状减轻,从而使原有的呼吸困难症状减轻。由先天性分流性疾病或肺部疾病所致的单纯右心衰竭,也均有明显的呼吸困难。

2)体征:由于右心衰竭,静脉回流障碍,造成体循环静脉系统大量血液淤积,压力升高。患者出现颈静脉怒张、肺循环时间延长、肝颈静脉回流征阳性等表现。

①水肿:右心衰竭时体循环静脉淤血,体循环静脉压增高,水钠潴留,导致液体外渗入体腔、组织间隙,造成胸腔积液、腹水、皮下水肿等。皮下水肿首先出现于身体最低垂的部位,起床活动者水肿在足、踝及胫前较明显,常为对称性指凹性水肿,尤以下午为著,随病情加重而呈上行性发展;卧床(仰卧)患者,则以骶部和大腿内侧水肿较显著。

②颈静脉征:颈静脉搏动增强、充盈、怒张,是右心衰竭的主要特征,肝颈静脉回流征阳性则更具有特征性。

③肝大及肝功能异常:主要见于慢性右心衰竭,体循环淤血静脉压升高,肝静脉压也随之升高,肝小叶中央区淤血,肝窦扩张、出血及周围组织水肿,导致肝大。增大的肝牵张肝包膜,引起疼痛,触摸时引起明显压痛。持续慢性的肝淤血可导致肝细胞变性坏死、纤维化(心源性硬化),造成肝功能进一步恶化。

④心脏体征:除基础心脏病的相应体征外,右心衰竭时可由于右心室显著扩大,剑突下可见到明显搏动,并可出现相对性三尖瓣关闭不全的舒张期反流性杂音。

⑤发绀:单纯右心衰竭所致者发绀多为周围性,出现在肢体的下垂部分及身体的周围部

位,全心衰竭者,发绀呈混合性,即中心性发绀和周围性发绀同时存在。

(3)全心衰竭:全心衰竭可同时表现为左右心衰竭的临床特点,常因右心衰竭存在往往使肺淤血征不严重,左心衰竭主要表现为心排血量减少的症状和体征。

2.急诊检查

(1)X线检查:心影大小及外形可为心脏病的病因诊断提供重要的参考资料,并且根据心脏扩大的程度和动态改变也能间接了解心脏功能状态。左心衰竭时,X线检查可发现左心室或左心房扩大,可出现肺淤血、间质性肺水肿、肺泡性肺水肿等肺静脉压增高的表现。Kerley B线是肺野外侧清晰可见的水平线状影,是肺小叶间隔内积液的表现,是慢性肺淤血的特征性表现。右心衰竭继发于左心衰竭者,X线检查心脏向两侧扩大。单纯右心衰竭者右心房、右心室扩大,肺野清晰。慢性肺心病引起的右心衰竭有肺气肿、肺纹理粗乱及支气管感染征象。

(2)超声心动图检查(UCG)

1)能更准确的提供各心腔大小、心脏瓣膜结构及功能情况;诊断心包、心肌和瓣膜疾病。

2)评价心功能:①收缩功能:以左心室射血分数(LVEF)表示,正常 LVEF 值大于 50%,LVEF 小于 40%一般可认为具有左心室收缩功能不良。②舒张功能:超声多普勒是临床上最实用的判断舒张功能的方法,心动周期中舒张早期心室充盈的最大速度值为 E 峰,舒张晚期心室充盈最大值为 A 峰,E/A 正常人不应小于 1/2,中青年人更大。舒张功能不全时 E 峰下降,A 峰增高,E/A 降低。③为评价治疗效果提供客观指标。

(3)心电图(ECG):心电图异常在心力衰竭患者中很常见,可以协助发现以往发生的心肌梗死、左心室肥厚、广泛心肌损害或心律失常。临床上用于协助诊断。

(4)放射性核素检查:放射性核素心血池显影,有助于判断心室腔大小,及通过收缩末期和舒张末期容积计算 EF 值,同时还可通过记录放射活性－时间曲线计算左心室舒张期最大充盈速率,反映心脏舒张功能。核素心肌灌注显像可诊断心肌缺血和心肌梗死,对鉴别扩张性心肌病和缺血性心肌病有一定帮助。

(5)有创血流动力学检查:目前对心力衰竭患者的血流动力监测多采用漂浮导管在床边进行,经静脉插管直至肺小动脉,测定各部位的压力及血液氧含量,计算心指数(CI)和肺小动脉楔压(PGWP),直接反应左心功能。正常时 CI>2.5L/(min・m²);PCWP<12mmHg。

(6)冠状动脉造影:对有心绞痛或既往有心肌梗死患者需血管重建者或怀疑有冠心病者应行冠状动脉造影,也可协助鉴别缺血性和非缺血性心肌病。

(三)治疗关键

心力衰竭的治疗应不仅缓解临床心力衰竭患者的症状,还要防止和延缓心力衰竭的发生,改善其长期预后和降低死亡率。为此,必须从长计议,采取综合治疗措施,包括对各种可能导致心功能受损的危险因素如冠心病、高血压、糖尿病的早期治疗,调节心律失常的代偿机制,减少其负面效应,如拮抗神经体液因子的过分激活,阻止心肌重塑的进展。对临床心力衰竭患者除缓解临床症状外,还应达到以下目的:①提高运动耐量,改善生活质量;②阻止或延缓心肌进一步损害;③降低死亡率。

(四)救治方案

1.一般治疗

(1)去除病因:包括基本病因和诱发因素两方面。

1)治疗基础疾病:所有心力衰竭患者均应该对导致心力衰竭的基础疾病进行治疗。原发性心瓣膜病并心力衰竭的患者 NY—HA 心功能Ⅱ级及以上者,主动脉瓣疾病有晕厥或心绞痛患者均应行瓣膜修补术或换瓣术。缺血性心肌病心力衰竭患者伴心绞痛、左心室功能低下,但证实有存活心肌者,行冠状动脉血管重建术可望改善心功能。其他,如甲状腺功能亢进症导致的心力衰竭要对甲亢进行治疗,维生素缺乏者补充维生素。

2)控制诱因:控制感染,治疗心律失常特别是心房颤动并快速心室率,纠正贫血、电解质紊乱,注意是否并发肺栓塞等诱发心力衰竭的因素。

(2)改善生活方式

1)戒烟、戒酒、肥胖患者减轻体重。控制高血压、糖尿病、高血脂,低盐低脂饮食。重度心力衰竭患者应限制入量,每日称体重以早期发现液体潴留。

2)鼓励患者作动态运动。重度心力衰竭患者可床边小坐,其他不同程度的心力衰竭患者,可每日多次步行,每次 3～5 分钟。心力衰竭稳定、心功能较好者,可在专业人员监护下进行症状限制性有氧运动,如步行每周 3～5 次,每次 20～30 分钟。

3)在呼吸道疾病流行或冬春季节,可给予抗流感、肺炎球菌疫苗以预防感染。

4)注意避免应用以下药物:非甾体抗炎药物,如吲哚美辛、Ⅰ类抗心律失常药物及钙离子通道阻滞剂。

2.药物治疗

(1)利尿剂:利尿剂是心力衰竭治疗中最常用的药物。通过排钠、排水减少静脉回流,减轻肺淤血,降低心脏前负荷,对减轻水肿有十分显著的效果。与其他治疗心力衰竭的药物相比,利尿剂能更快地缓解心力衰竭症状,使肺水肿和外周水肿在数小时或数日内消退。因此,对所有心力衰竭患者,有液体潴留的证据或原先有过液体潴留者,均应给予利尿剂。

1)常用的利尿剂有噻嗪类利尿剂、袢利尿剂、保钾利尿剂。

①噻嗪类利尿剂:以氢氯噻嗪为代表,作用于远曲肾小管,抑制钠的重吸收,由于钠—钾交换,钾的重吸收也减少。噻嗪类为中效利尿剂,轻度心力衰竭者可首选此药。每次 25mg,每周 2 次或隔日 1 次。重症者每日可增至 50～100mg,分 2～3 次服用,同时注意补钾。噻嗪类利尿剂可抑制尿酸排泄,引起高尿酸血症,干扰糖及胆固醇代谢,长期应用要注意监测。

②袢利尿剂:以呋塞米为代表,作用于亨氏袢的升支,在排钠的同时也排钾,属强效利尿剂。口服 20mg,2～4 小时达高峰,对重度心力衰竭患者用量可增至每次 100mg,每日 2 次,效果仍然不佳者可静脉应用。低血钾是这类药物的主要副作用,应注意补钾。

③保钾利尿剂:可能产生高血钾。常用的有:a. 螺内酯(安体舒通):作用于远曲小管,干扰醛固酮的作用,使钾离子吸收增加,同时排钠利尿,但是利尿效果不强。常与噻嗪类或袢利尿剂合用,能加强利尿并减少钾的丢失。b. 氨苯蝶啶:直接作用于肾远曲小管,排钠保钾,利尿作用不强。常与排钾利尿剂合用起到保钾作用,每次 50～100mg,每日 2 次。c. 阿米诺利:作用机制与氨苯蝶啶相似,利尿作用较强,保钾作用较弱。可单独用于轻型心力衰竭患者。每次 5～10mg,每日 2 次。

2)心力衰竭时利尿剂的应用要点

①所有心力衰竭者,有液体潴留的证据或原来就有液体潴留者,均应给予利尿剂,NYHA 心功能Ⅰ级者一般不需应用利尿剂。

②应用利尿剂后症状得到控制,临床状态稳定,亦不能将利尿剂作为单一治疗。一般应

与 ACE 抑制剂和 β_2 受体阻滞剂联合应用。氢氯噻嗪适用于轻度液体潴留、肾功能正常的心力衰竭患者,如有显著液体潴留,特别当有肾功能损害时,宜选用袢利尿剂,如呋塞米。

③利尿剂通常从小剂量开始(氢氯噻嗪 25mg/d,呋塞米 20mg/d),逐渐加量。氢氯噻嗪 100mg/d 已达最大效应,呋塞米剂量不受限制。

④一旦病情控制(肺部啰音消失、水肿消退、体重稳定),即可应用最小剂量长期维持,一般需无限期使用。在长期维持期间,仍应根据液体潴留情况随时调整剂量。

⑤每日体重的变化是监测利尿剂应用效果和调整利尿剂剂量的指标。

⑥利尿剂用量不当有可能改变其他治疗心力衰竭药物的疗效和不良反应。如利尿剂用量不足致液体潴留可减弱 ACEI 的疗效和增加 β 受体阻滞剂治疗的危险。反之,剂量过大引起血容量减少,可增加 ACEI 和血管扩张剂的低血压反应及 ACEI 和 Ang II 受体阻滞剂出现肾功能不全的危险。

⑦在应用利尿剂过程中,如出现低血压和氮质血症而患者已无液体潴留,则可能是利尿过量、血容量减少所致,应减少利尿剂剂量。如患者有持续液体潴留,则低血压和氮质血症很可能是心力衰竭恶化、终末器官灌注不足的表现,应继续利尿,并短期使用能增加肾灌注的药物,如多巴胺和多巴酚丁胺。

⑧出现利尿剂抵抗时(常伴有心力衰竭恶化),可用以下方法:①静脉给予利尿剂,如呋塞米持续静脉滴注(1~5mg/h);②两种或两种以上利尿剂联合应用;③应用增加肾血流的药物,如短期应用多巴胺或多巴酚丁胺 2~5g/(kg·min)。

(2)血管扩张剂的应用:心力衰竭时由于各种代偿机制的作用,周围循环阻力增加,心脏的前负荷也增加。因此,扩张血管疗法能改善心力衰竭患者的血流动力学,减轻心脏的前后负荷。

1)小静脉扩张剂:小静脉是容量血管,即使轻微扩张也能使有效循环血量减少,降低回心血量。随回心血量的减少,左心室舒张末压及肺循环压下降,肺淤血减轻。单纯扩张小静脉的药物不多,临床上以硝酸盐制剂为主。其剂型包括速效的硝酸甘油、硝酸甘油口腔喷雾剂及硝酸异山梨酯口腔喷雾剂等;中效类的硝酸异山梨酯和中长效的单硝酸山梨醇酯;以及长效的硝酸甘油软膏、硝酸甘油皮肤喷剂、硝酸甘油贴片及单硝酸山梨醇酯缓释制剂等。

2)小动脉扩张剂:使周围循环阻力下降,左心室射血功能改善,LVEF 及心排血量均能提高,有利于降低心室的前后负荷。同时,左心室舒张末压及相应的肺血管压力也下降,肺淤血改善。扩张小动脉的药物很多,如受体阻滞剂(哌唑嗪、乌拉地尔)等,直接舒张血管平滑肌的制剂,如肼苯哒嗪、硝酸盐制剂、钙离子通道阻滞剂及 ACEI 等。

(3)ACE 抑制剂(ACEI):ACE 抑制剂不仅具有抑制血管紧张素 I 转变为血管紧张素 II,抑制 Ang II 产生,从而扩张血管作用,还抑制醛固酮产生。在治疗慢性心力衰竭患者主要通过两个机制:①抑制肾素-血管紧张素系统(RAS);②作用于激肽酶 II,抑制缓激肽降解,提高缓激肽水平。ACEI 不仅抑制循环的 RAS,还抑制组织的 RAS,研究表明,组织 RAS 在心肌重塑中起重要作用。而且缓激肽降解减少可引起扩血管的前列腺素生成增多和抗增生效果。许多大型的临床试验证实 ACEI 能延缓心室重塑,防止心室扩大的发展包括无症状心力衰竭患者。这些临床试验奠定了 ACE 抑制剂作为心力衰竭治疗的基石和首选药物的地位。

1)适应证:①所有左心室收缩功能不全(LVEF<40%患者),均可应用 ACEI,除非有禁忌证或不能耐受者,无症状的左心室收缩功能不全(NYHA 心功能 I 级)患者亦应使用,可预

防和延缓心力衰竭,伴有液体潴留者应与利尿剂合用;②适用于慢性心力衰竭(轻、中、重)患者的长期治疗,不能用于"抢救"急性心力衰竭或难治性心力衰竭正在静脉用药者。

2)ACE 抑制剂的禁忌证

①绝对禁用 ACE 抑制剂的情况:以往使用血管紧张素转换酶抑制剂曾经出现过威胁生命的不良反应(如血管神经性水肿或无尿性肾衰竭);妊娠患者。

②慎用 ACE 抑制剂情况:a. 双侧肾动脉狭窄;b. 血肌酐水平显著升高($>265\mu mol/L$);c. 高钾血症($>5.5mmol/L$);d. 血压较低,收缩压$<90mmHg$。低血压患者需经其他处理,待血流动力学稳定后再决定是否应用。

3)ACE 抑制剂的应用方法

①起始剂量和递增方法:治疗前应注意利尿剂已维持在最合适的剂量,因液体潴留可减弱 ACE 抑制剂的疗效,而容量不足又可加剧 ACE 抑制剂的不良反应。从小剂量起始,逐渐递增,直至达到目标剂量(表 4-1),一般每隔 3~7 日剂量倍增一次,剂量调整的快慢取决于每个患者的临床情况。

表 4-1 2002 年中国慢性心力衰竭治疗建议使用的 ACE 抑制剂及剂量

药物	起始剂量	目标剂量
卡托普利	6.25mg,tid	25~50mg,tid
伊那普利	2.5mg,qd	10mg,bid
培哚普利	2mg,qd	4mg,qd
雷米普利	1.25~2.5mg,qd	2.5~5mg,qd
苯那普利	2.5mg,qd	5~10mg,bid
福辛普利	2.5mg,qd	510mg,bid
西拉普利	0.5mg,qd	1~2.5mg,qd
赖诺普利	2.5mg,qd	5~20mg,qd

②ACE 抑制剂种类很多,目前已有的证据表明,ACE 抑制剂治疗慢性收缩性心力衰竭是一类药物的效应,各种 ACE 抑制剂对心力衰竭患者的症状、临床状况、死亡率或疾病进展均无差别。各种 ACE 抑制剂药理学的差别,如组织选择性、ACE 结合部位、短或长效等,对临床影响不大。因此在临床实践中,各种 ACE 抑制剂均可应用。

(4)β 受体阻滞剂:肾上腺素能受体通路的过度激活对心脏有害。随机对照临床研究证实,对收缩功能障碍(LVEF$<45\%$),NYHA 分级主要是 II、III 级,长期治疗慢性心力衰竭能改善临床情况、左心室功能,降低死亡率和住院率。

目前有证据用于心力衰竭的 β 受体阻滞剂有选择性 β 受体阻滞剂,如美托洛尔、比索洛尔,兼具有 β_1、β_2 和 α_1 受体阻滞作用的制剂,如卡维地洛、奈必洛尔。

1)适应证:所有 NYHA 心功能 II、III 级患者病情稳定,LVEF$<40\%$,均是应用 β 受体阻滞剂的指征,除非有禁忌证或不能耐受。β 受体阻滞剂如能早期应用,有可能防止死亡,因此应尽早开始应用。并且,应在 ACEI 和利尿剂基础上加用 β 受体阻滞剂,洋地黄亦可应用。病情不稳定或 NYHA 心功能 IV 级患者,一般不用 β 受体阻滞剂。但 NYHA 心功能 IV 级患者,如病情已稳定,无液体潴留,体重恒定,且不需要静脉用药者,可考虑在严密监护下,由专科医师指导应用。

2)禁忌证:支气管痉挛性疾病、心动过缓(心率<60 次/分)、二度以上房室传导阻滞(除非

已安装起搏器)、重度间歇性跛行者均不能应用。有明显液体潴留,需大量利尿者,暂时不能应用。

3)具体应用的药物剂量及疗程:β受体阻滞剂应用亦应从小剂量开始,每隔2~4周加量一次,达最大耐受量或目标剂量后长期维持。尽可能选择有大规模临床药物试验证据(A级)的药物,参考用法如下表4-2。

表4-2 β受体阻滞剂用法参考

β受体阻滞剂	初始剂量(mg)	加量(mg)	靶剂量(mg)	滴定时间
比索洛尔	1.25	2.5,3.75,5,7.5,10	10	几周一月
缓释琥珀酸美托洛尔	12.5/25	25,50,100,200	200	几周一月
卡维地洛	3.125	6.25,12.5,25,50	50	几周一月
奈必洛尔	1.25	2.5,5,10	10	几周一月

以上为靶剂量西方人群目标剂量,可作为参考,临床应根据患者血压、心率、水钠潴留情况等灵活掌握。

4)β受体阻滞剂的临床应用要点:①所有慢性收缩性心力衰竭,NYHA心功能Ⅱ、Ⅲ级患者,LVEF<40%,病情稳定,均须应用β受体阻滞剂,除非有禁忌证或患者不能耐受。②应告知患者:症状改善常在治疗2~3个月后才出现,即使症状不改善,亦能防止疾病的进展;不良反应常发生在治疗早期,一般不妨碍长期用药。③β受体阻滞剂不能用于"抢救"急性心力衰竭患者,包括难治性心力衰竭患者需要静脉给药者。NYHA心功能Ⅳ级心力衰竭患者,需待病情稳定(4日内未静脉用药,已无液体潴留且体重恒定)后,在严密监护下由专科医师指导应用。④β受体阻滞剂的起始和维持治疗:已无明显液体潴留,体重恒定,利尿剂已维持在最合适剂量;必须从极小剂量开始(美托洛尔12.5mg/d、比索洛尔1.25mg/d、卡维地洛3.125mg/d),每2~4周剂量加倍;达最大耐受量或目标剂量后长期维持,不按照患者的治疗反应来确定剂量。⑤β受体阻滞剂应用时的监测:低血压反应,特别是有β受体阻滞作用的制剂容易产生,一般在首剂或加量的24~48小时内发生,可将ACE抑制剂或扩血管剂减量或与β受体阻滞剂在每日不同时间使用,一般不将利尿剂减量;液体潴留和心力衰竭恶化,常在起始治疗3~5日体重增加,如不予以处理,常在1~2周后致心力衰竭恶化。应告知患者每日称体重,如有增加,立即加大利尿剂用量。心动过缓和房室传导阻滞,与β受体阻滞剂的剂量大小成正比,如心率<55次/分,或出现二、三度房室传导阻滞,应将β受体阻滞剂减量或停用。

(5)洋地黄制剂:洋地黄类药物的作用机制不仅限于增强心肌收缩力,降低窦房结的自律性,减慢房室传导从而减慢心室率(包括心房扑动和心房颤动时的心室率),还有利尿、降低心肌耗氧量等作用;对迷走神经的直接兴奋作用是洋地黄的独特的优点,可以对抗心力衰竭时交感神经兴奋作用。

1)适应证:①以收缩功能不全为主,伴心脏明显扩大、室性奔马律,呈窦性心动过速或室上性快速心律失常的各种心力衰竭患者;②心律失常:可用于阵发性室上性心动过速、心房扑动、心房颤动伴快速心室率患者。如由心力衰竭引起的室性期前收缩、室性心动过速,可用强心苷控制心力衰竭后,室性心律失常亦可得到控制。

2)禁忌证:①洋地黄中毒;②预激综合征合并快速型室上性心动过速、心房扑动、心房颤动;③室性心动过速(心力衰竭引起者除外);④病态窦房结综合征、Ⅱ度或高度房室传导阻滞;⑤低钾血症所致心律失常:因低钾易诱发洋地黄中毒,造成更严重的心律失常;⑥电转复术前24小时所见的各种心律失常需用电复律方法转复时,在复律24小时前应停用地高辛;⑦肥厚型梗阻性心肌病;心包缩窄;⑧具有窦性心律的单纯二尖瓣狭窄的风湿性心脏病;⑨急性心肌梗死:发生急性心肌梗死的24小时内一般不主张使用;⑩高动力循环性心力衰竭:甲亢、严重贫血、维生素缺乏等疾病所致心力衰竭,以治疗原发病、根除病因为主;⑪左心室舒张功能障碍并发心房颤动;⑫重症心肌炎既会引起心律失常又无明显疗效。

3)临床常用的洋地黄类药物及其使用方法

①地高辛:是目前临床上最常用的一种口服强心苷制剂。口服后约半小时由小肠上端吸收,1~2小时浓度达高峰,半衰期为1.5日,主要以原形从肾排泄。目前多采用维持量疗法,即开始使用时即给予固定的维持量,每日0.125~0.25mg,对于年龄超过70岁或肾功能受损者,地高辛宜用小剂量(每日0.125mg),每日1次或隔日1次。必要时为了控制心房颤动时的心室率可采用较大剂量,但不宜作为窦性心律心力衰竭患者的治疗剂量。

②毛花苷C(去乙酰毛花苷):最常用的快速强心苷药物。由于其在肠道的吸收率仅为20%,所以只能静脉给药。每次0.2~0.4mg,稀释后静脉注射,24小时总量0.8~1.2mg,注射后10分钟生效,1~2小时达高峰,最大效力时间为1~2日,维持3~6日。主要由肾排泄。

③毒毛花苷K:亦为快速作用类,静脉注射后5~10分钟起效,0.5~1小时达高峰,静脉用量每次0.25mg,24小时总量0.5~0.75mg,用于急性心力衰竭时。

4)洋地黄在治疗心力衰竭中的应用要点

①地高辛应用的目的在于改善收缩性心力衰竭患者的临床症状,应与利尿剂和ACE抑制剂及β受体阻滞剂联合应用。地高辛也可用于伴有快速心室率的心房颤动患者,尽管β受体阻滞剂可能对运动时心室率增加的控制更为有效。

②地高辛没有明显的降低心力衰竭患者死亡率的作用,因而不主张早期应用。不推荐应用于NYHA心功能Ⅰ级患者。

③地高辛常用剂量为每日0.25mg。70岁以上、肾功能减退者宜每日用0.125mg,每日1次或隔日1次。

④虽然有学者主张应用地高辛血清浓度测定指导选择地高辛的合适剂量,但尚无证据支持这一观点。

⑤与传统观念相反,地高辛安全、耐受性良好。不良反应主要见于大剂量时,但大剂量对于心力衰竭治疗并不需要。

⑥长期应用地高辛,剂量在一般认可的范围内,是否会产生不良的心血管作用,目前还不清楚。

(6)醛固酮拮抗剂:进一步抑制心力衰竭患者的肾素-血管紧张素系统作用的另一项措施就是阻断醛固酮的效应。心力衰竭患者短期应用ACE抑制剂时,可降低血醛固酮水平,但长期应用,血醛固酮水平却不能保持稳定、持续的降低,即所谓的醛固酮逃逸现象。因此,如果能在ACE抑制剂基础上加用醛固酮受体拮抗剂,能进一步抑制醛固酮的有害作用,可望有更大的益处。

螺内酯(安体舒通)为临床上常用的醛固酮受体拮抗剂。近年来的大样本临床研究也证明,小剂量(亚利尿剂量20mg,每日1~2次)的螺内酯对抑制心血管的重构、改善慢性心力衰竭患者的远期预后有很好的作用。

（7）钙离子通道阻滞剂：由于缺乏支持钙离子通道阻滞剂的有效性的证据，该类药物不宜用于治疗心力衰竭。考虑用药的安全性，即使用于治疗心绞痛或高血压，在大多数的心力衰竭患者应避免使用大多数的钙离子通道阻滞剂。在现有的供临床应用的钙离子通道阻滞剂中，氨氯地平有临床试验显示长期用药的安全性，对生存率没有不利影响。

（8）环腺苷酸依赖正性肌力药物的应用：此类药物包括：①肾上腺素能激动剂：多巴酚丁胺；②磷酸二酯酶抑制剂：如米力农。这两种药物均通过提高细胞内 cAMP 水平而增加心肌收缩力，而且兼有外周血管扩张作用，短期应用均有良好的血流动力学效应。

目前临床试验结果显示长期应用，可使患者死亡率增加。故目前不主张对慢性心力衰竭患者长期、间歇静脉滴注此类正性肌力药物。对心脏移植前的终末期心力衰竭、心脏手术后心肌抑制所致的急性心力衰竭、以及难治性心力衰竭可考虑短期支持应用 3～5 日。

三、急性左心衰竭

急性心力衰竭是指由于急性心脏病变引起心排血量显著、急骤降低导致组织器官灌注不足和急性肺淤血综合征。急性右心衰竭比较少见，常为大块肺梗死引起。临床上急性左心衰竭较为常见，是严重的急危重症，抢救是否及时、合理与预后密切相关。

（一）救治流程

1. 主诉　呼吸困难和（或）乏力。

2. 病史　高血压、急性或陈旧性心肌梗死、扩张型心肌病、心律失常等。

3. 体征　交感神经兴奋性增高表现：多汗、心动过速、皮肤黏膜苍白。肺部湿啰音，静脉系统淤血表现。

4. 急救措施　①取坐位；②高流量吸氧；③建立静脉通路：镇痛或镇静（吗啡 3～5mg 静脉注射），快速利尿（呋塞米 20mg 静脉注射，无效加量），纠正血压及心律失常。

5. 辅助检查　①胸部 X 线：心脏扩大，肺淤血等；②心脏超声：心室增大，LVEF≤40%，E/A 降低；③有创性血流动力学检查：心脏指数及肺小动脉楔压。

6. 诊断　根据病史、临床症状及辅助检查即可诊断。

7. 制定详细的治疗方案　①一般治疗；②缓解心力衰竭症状的药物治疗；③改善预后有关的药物治疗。

（二）救治关键

1. 病情判断

（1）症状：临床表现为突发严重的呼吸困难，强迫坐位，面色灰白、发绀，大汗、烦躁，频繁咳嗽以及咳粉红色泡沫样痰。极重者可因脑缺氧而致神志模糊。

（2）体征：肺部听诊两肺满布湿性啰音和哮鸣音，心尖部第一心音减弱，频率快，同时有舒张早期第三心音构成奔马律，肺动脉瓣第二心音亢进。

2. 急诊检查　除对患者常规进行血压、心电图及血氧饱和度的监测外，还要进行胸部 X 线平片、心脏超声、有创性血流动力学检查。

（1）血压：患者血压常显著升高。

（2）心电图：可有心肌劳损、左心室高电压、大面积陈旧性心肌梗死或各种心律失常。

（3）血氧饱和度监测：可有血氧饱和度减低。

（4）胸部 X 线检查：心影增大（左心室或左房扩大），可出现肺淤血、间质性肺水肿、肺泡性肺水肿等肺静脉压增高的表现。

(5)超声心动图检查(UCG)：左心室收缩功能减低，LVEF＜40％。

(6)有创血流动力学检查：漂浮导管检查示 CI 减低，PCWP 增高。

3.治疗关键　急性左心衰竭时的缺氧和高度呼吸困难是致命的威胁，发病急，病情重，应立即进行急救。其治疗原则是迅速纠正缺氧及代谢紊乱；降低升高的肺毛细血管静水压；增加左心室心搏量和消除患者的焦虑；去除诱发因素，治疗原发病，且这些措施必须同时施行。

(三)救治方案

1.体位　患者取坐位，双腿下垂，以减少静脉回流。

2.纠正缺氧　氧气吸入：一般采用鼻导管给氧，开始每分钟 2～3L，以后可增至每分钟 5～6L。一般吸氧浓度在 40％～60％，严重患者可采用面罩加压给氧。在吸氧的同时使用抗泡沫剂，使肺内泡沫消失，增加气体交换的面积。一般以乙醇去泡沫，将其放入湿化瓶内，鼻导管吸氧者乙醇浓度为 70％～80％。

3.应用吗啡　吗啡不仅具有镇静、解除患者焦虑的作用，而且能扩张静脉和动脉，减轻心脏前后负荷。一般用 5mg 静脉注射，必要时可隔 15 分钟静脉注射，重复 2～3 次。老年患者可酌情减量或改为肌内注射。

4.快速利尿　可静脉注射呋塞米 20～40mg 或布美他尼 1～2mg 等。

5.应用血管扩张剂

(1)硝普钠：为动静脉血管扩张剂，静脉注射后 2～5 分钟起效，一般剂量为 12.5～25μg/min 滴入，根据血压调整用量，维持收缩压在 100mmHg 左右。硝普钠含有氰化物，用药时间不宜超过 24 小时。

(2)硝酸甘油：扩张小静脉，降低回心血量，使左心室舒张末压降低。患者对本药的耐受性不同，可从 10g/min 开始，每 10 分钟调整一次，每次增加 5～10g，以血压达到水平为度。

(3)α受体阻滞剂：如酚妥拉明、乌拉地尔等，以扩张小动脉为主。

(4)洋地黄类药物：可应用速效强心苷毛花苷 C 静脉给药，最适合用于如心房颤动伴有快速心室率并且已知有心室扩大伴左心室收缩功能不全的患者。首剂可给予 0.4～0.8mg，2 小时后可酌情再给予 0.2～0.4mg。

6.氨茶碱的应用　可解除支气管痉挛，并且有强心、利尿、降低肺动脉压的作用，是早期肺水肿患者有效的辅助性治疗药物。

7.病因治疗　急性症状缓解后应着手对心力衰竭的病因和诱因治疗，心肌梗死所致者尽早开通梗死相关血管，高血压所致者控制血压等。

四、难治性心力衰竭

难治性心力衰竭也称顽固性心力衰竭，指心功能Ⅲ～Ⅳ级的充血性心力衰竭(CHF)患者，在严格卧床休息的基础上，经适当而完善的强心治疗、利尿治疗、血管扩张剂治疗和血管紧张素转换酶抑制剂(ACEI)治疗及消除合并症和诱因后，临床症状仍未得到改善，甚至恶化，被称为难治性心力衰竭。

(一)救治流程

1.主诉　反复气短、乏力、严重呼吸困难。

2.病史　高血压、心肌病、冠心病等心脏疾患，反复因心力衰竭住院。

3.体征 颈静脉怒张、肺水肿、肝脾大、双下肢水肿等。

4.急救措施 ①吸氧;②利尿,纠正血压及心律失常,减轻心脏负荷,应用洋地黄及正性肌力药物治疗;③重症者 IABP 支持治疗。

5.辅助检查 ①心脏超声:左心室或全心扩大,LVEF<40%;②胸部 X 线平片:肺淤血;③心电图:心律失常及基础心脏病表现;④床旁血流动力学监测:CVP、PCWP 升高等。

6.诊断 根据病史、体格检查及辅助检查诊断。

7.制订详细治疗方案 ①一般治疗;②对症治疗;③改善远期预后的药物治疗;④心脏移植、CRT 或其他治疗。

(二)救治关键

1.病情判断 难治性心力衰竭往往兼有左心和右心衰竭,有心率增快、顽固性水肿、倦怠、四肢厥冷、发绀、脉压小、少尿、低血钾或稀释性低钠血症等。血流动力学检查示左心室充盈压明显升高,心脏指数常低于 2.0L(min·m²),周围血管阻力升高。

难治性心力衰竭是一种临床诊断。可根据症状、体征进行判断。

(1)临床症状:患者休息或轻微活动即感气急、端坐呼吸、极度疲乏、发绀、倦怠、四肢发冷,运动耐量降低伴呼吸困难,骨骼肌萎缩,心源性恶病质,顽固性水肿,肝进行性增大伴右上腹疼痛。

(2)体征:心尖搏动向左下扩大,可闻及第三心音奔马律,肺动脉瓣第二心音亢进,继发于二尖瓣关闭不全的收缩早期或全收缩期杂音;右心室第三心音奔马律;三尖瓣反流时,沿着胸骨左下缘可闻及收缩早期及全收缩期杂音。

2.急诊检查 对患者常规进行血压、心电图及血氧饱和度的监测的同时,还要进行胸部 X 线平片、心脏超声、有创性血流动力学检查。

(1)血压:患者血压常显著升高。

(2)心电图:可有心肌劳损、左心室肥厚、陈旧性心肌梗死及各种心律失常。

(3)血氧饱和度监测:可有血氧饱和度减低。

(4)胸部 X 线检查:心影增大(左心室或左房扩大),可出现肺淤血、间质性肺水肿、肺泡性肺水肿等肺静脉压增高的表现。

(5)超声心动图检查(UCG):左心室收缩功能减低,LVEF<40%。

(6)有创血流动力学检查:漂浮导管检查示 CI 减低,PCWP 增高。

3.治疗关键 治疗原则首先是明确造成难治性心力衰竭的原因,并对病情进行全面评估;治疗加重心力衰竭的因素和并发症;明确有无可以手术纠正的心脏疾患;重新复核以往的治疗方案;采取增强心肌收缩力和减轻心脏前、后负荷的措施。

(三)救治方案

1.针对病因的治疗 控制肺内感染、风湿活动,纠正电解质紊乱、酸碱平衡失调和低氧血症,低钾者静脉补充氯化钾,同时应给予硫酸镁(2.5～5.0g 加入 250ml5% 葡萄糖溶液中,每日 1 次),严格限制钠盐摄入,积极治疗各种心外疾病。

2.手术治疗 明确是否存在可以手术纠正的心脏疾患:如严重的心脏瓣膜病、左房黏液瘤、乳头肌断裂、室间隔穿孔、室壁瘤等。

3.强心治疗 洋地黄仍为主要的正性肌力药物,不能因为效果差而轻易停用,应分析是否存在洋地黄过量或不足,然后制定恰当的用药方案。其正性肌力作用有三种模式。

(1)抑制心肌细胞膜上 Na^+,K^+—ATP 酶,使胞内 Na^+ 一过性增加,继而通过 Na^+/Ca^{2+} 交换而使胞内钙增加,再通过肌质网的 Ca—ATP 酶(SERCA)使较多的 Ca^{2+} 贮存在肌质网内,当除极时,Ca^{2+} 释放而使心收缩力增加。

(2)通过增加与利诺丁受体(RyR)的相互作用(增加 RyR 单通道活性),增加肌质网释钙。

(3)通过诱导钠通道的一种滑动模式传导(SOC),允许 Ca^{2+} 通过钠通道进入胞内,非正肌作用:心力衰竭时,心外 Na^+,K^+—ATP 酶活性高。强心苷也抑制心外 Na^+—K^+—ATP 酶,如恢复心力衰竭患者窦弓压力感受器的敏感性;直接抑制交感神经、增强迷走神经的活性,自律性下降而减慢心率,改善心力衰竭症状。地高辛抑制 RAAS 的作用有助于纠正利尿药增强该系统的不良作用。强心苷治疗心力衰竭:较小剂量,即使未能取得血流动力学的改善,也可改善或纠正心力衰竭时异常的神经体液作用。大规模多中心的 DIG 组(洋地黄研究组)证实,地高辛能改善临床症状,降低再入院率,减少心力衰竭恶化所致的病死率,但对总病死率却无影响。伴心房颤动的心力衰竭为其最佳适应证。

如无洋地黄过量的临床表现,可在严密的临床及心电图观察下,结合血清地高辛浓度测定结果,在短期内加大洋地黄剂量,若产生较好的治疗效果,说明原来用药剂量不足,待病情好转后,再减至维持剂量。因个体差异,洋地黄过量不能仅凭血清地高辛浓度 $>2.0ng/ml$,应结合临床表现,如心律失常、胃肠道症状、神经精神症状再作出判定。同时应注意是否服用了增加血清地高辛浓度的药物,如奎尼丁、维拉帕米、胺碘酮、普罗帕酮等,此时需减量或停用。顽固性心力衰竭还可短期(3~5 日)静脉应用环腺苷酸(cAMP)依赖性正性肌力药物,如 β 肾上腺素能激动剂多巴酚丁胺和磷酸二酯酶抑制米力农。推荐剂量:多巴酚丁胺 $2～5\mu g/(kg \cdot min)$;米力农 $50\mu g/(kg \cdot min)$ 负荷量,继以 $0.375～0.75\mu g/(kg \cdot min)$ 静脉滴注。

4.利尿治疗　难治性心力衰竭常伴有顽固性全身水肿、严重的水钠潴留,这不仅与肾小球滤过率减少、肾近曲小管对钠的重吸收增加有关,而且与继发性酸固酮增多、抗利尿激素分泌增加致肾远小管和集合管对钠水的重吸收增加有关,此时需将作用部位不同的噻嗪类利尿剂或强有力的襻利尿剂与醛固酮受体措抗剂联合应用,但剂量必须加大,待病情控制后以最小有效量维持。

应根据心力衰竭的程度以及患者的年龄、血压及水电解质等,遵循个体化原则,采取停药、调换药物、调整剂量、联合使用两种利尿剂等方式,仍有望争取心力衰竭症状的改善。若能排除低血容量所致尿量明显减少者,成人可用呋塞米 160～1000mg/d,分次口服或分次静脉注射,或静脉滴注。连续应用不宜超过 2～5 日。此种用法尤适用于伴有肾功能不全的难治性心力衰竭。中等剂量呋塞米(60～100mg/d)加大剂量螺内酯(安体舒通)160～320mg/d,分 3～4 次口服,用于容量负荷过重且尿量明显减少的顽固性心力衰竭,通过呋塞米和螺内酯的协同利尿作用以及后者的抗醛固酮作用,常能获得心力衰竭症状的改善。应注意只能短期应用,必须及时补钾、镁并监测血压以及心力衰竭的变化,老年患者尤其还应注意利尿过度而诱发栓塞性血管并发症,如脑梗死等。

5.扩血管治疗　主要作用于小动脉的血管扩张剂可降低体循环阻力、降低心脏的后负荷、增加心排血量;主要作用于静脉的血管扩张剂,可增大静脉血池,减少静脉回流,降低心脏的前负荷,使心室舒张末期容量及压力减小,改善心室功能曲线,使心室能够从较小的舒张末期容量及心室壁张力进行收缩。血管扩张剂可分为三类:第一类是主要作用于动脉的血管扩张剂乌拉地尔、卞胺唑啉、苯卞胺;第二类是主要作用于静脉的血管扩张剂硝酸甘油和硝酸异山梨酯;第三类是同时作用于小动脉和静脉的血管扩张剂硝普钠。这些药物均具有降压作用,但若收缩压降至90mmHg以下,则会产生不利影响。硝苯地平类药物虽可作为血管扩张剂使用,但其具有负性肌力作用,可加重心力衰竭,故应尽可能避免使用。

6.作用于肾素-血管紧张素系统(RAS)的药物　作用于RAS的药物,按作用药物靶点的不同,结合其在临床治疗中的进展分述如下。

(1)ACE抑制剂:ACE抑制剂有益于慢性心力衰竭的治疗主要通过两个机制:抑制RAS;作用于激肽酶Ⅱ,抑制缓激肽的降解,提高缓激肽水平。心力衰竭患者治疗ACE抑制剂适应证:①所有左心室收缩功能不全的患者,除非有禁忌证或不能耐受;②适用于慢性心力衰竭患者的长期治疗,只有长期治疗才有可能降低病死率。症状改善往往出现于治疗后数周至数月,即使症状改善不显著,ACE抑制剂仍可减少疾病进展的危险性。经皮冠状动脉介入治疗指南,冠状动脉介入术后ACEI除非有禁忌证,所有LVEF<40%及高血压、糖尿病或慢性肾脏疾病的患者均应开始并长期服用ACEI(1类推荐,证据水平A)。禁忌证或须慎用ACE抑制剂的情况:绝对禁忌:对ACE抑制剂曾有致命性不良反应的患者,如曾有血管神经性水肿、无尿性肾衰竭或妊娠妇女;慎用:双侧肾动脉狭窄;血肌酐水平显著升高>225.2μmol/L,高钾血症(>55mmol/L);低血压(收缩压<90mmHg)。

(2)血管紧张素Ⅱ受体拮抗剂(ARB):ARB在理论上可阻断所有经ACE途径或非ACE(如糜酶)途径生成的AngⅡ与AT1(血管紧张素Ⅱ的Ⅰ型受体)结合,从而阻断或改善因AT1过度兴奋导致的诸多不良作用,如血管收缩、水钠潴留、组织增生、胶原沉积、促进细胞坏死和凋亡等,而这些都是在心力衰竭发生、发展中起作用的因素。ARB还可能通过加强AngⅡ与AT2(血管紧张素Ⅱ的Ⅱ型受体)结合来发挥有益的效应。ARB对缓激肽的代谢无影响,故一般不引起咳嗽,但也不能通过提高血清缓激肽浓度发挥可能的有利作用。治疗慢性心力衰竭的ARB及其剂量如表4-3。

表4-3　治疗慢性心力衰竭的ARB及其剂量

药物	起始剂量	推荐剂量
坎地沙坦	4~8mg/d	32mg/d
缬沙坦	20~40mg/d	160mg,bid
氯沙坦	25~50mg/d	50~100mg/d
厄贝沙坦	150mg/d	300mg/d
替米沙坦	40mg/d	80mg/d
奥美沙坦	10~20mg/d	20~40mg/d

ARB应用的注意事项与ACEI相似,如可能引起低血压、肾功能不全和高血钾等;在开始应用ARB及改变剂量的1~2周内,应监测血压(包括体位性血压)、肾功能和血钾。

ARB治疗慢性心衰的适应证如下。

1)对心力衰竭高发危险的人群(阶段A),ARB有助于预防心力衰竭的发生(Ⅱa类,C级)。

2)已有心脏结构异常但从无心力衰竭临床表现者(阶段B)如不能耐受ACEI可用ARB(Ⅱa类,C级)。ARB可用于不能耐受ACEI的LVEF低下的患者,以减低死亡率和并发症(Ⅰ类)。

3)已有心力衰竭症状的患者(阶段 C),常规治疗后心力衰竭症状持续存在,且 LVEF 低下者,可考虑加用 ARB(Ⅱa 或Ⅱb 类推荐,B 级)。对轻中度心力衰竭且 LVEF 低下者,特别因其他指征已用 ARB 者,ARB 可代替 ACEI 作为一线治疗(Ⅱa 类,A 级)。

(3)醛固酮受体拮抗药:心力衰竭时,血中醛固酮浓度升高可为正常时 20 倍,过多醛固酮加速心室重构、心肌纤维化,致室性心律失常及猝死。心力衰竭时加用螺内酯等拮抗药以拮抗其有害作用。心力衰竭者长期使用 ACE 抑制剂,出现醛固酮逃逸现象(血中醛固酮水平的升高),也有必要使用抗醛固酮的药物。RALES 试验(随机的螺内酯评价研究):对严重心力衰竭患者,在标准治疗的基础上加用小剂量的螺内酯(每日不超过 25mg),可显著改善症状,减少心力衰竭患者的住院时间,延长其生存期,其中心力衰竭恶化所致死亡与各种原因所致猝死都有所下降,但其引起性激素相关的副作用较多。选择性醛固酮受体拮抗剂－依普利酮,对其他类固醇受体(如雄激素、孕激素受体)的作用极小。早期报道,NyHAⅡ～Ⅳ级心力衰竭患者,用依普利酮可明显减轻心力衰竭的一重程度;改善内皮功能,减少胶原的堆积和抑制重构。

7.β受体阻滞剂　β受体阻滞剂治疗心力衰竭的机制如下。

(1)抑制交感神经过度兴奋:防止血管收缩,改善心肌缺血;防止高浓儿茶酚胺对心肌的损害和致心律失常作用;减慢心率,改善心脏充盈与顺应性;使 $β_1$ 受体密度上调,恢复对儿茶酚胺的敏感性,改善心肌能量代谢;防止细胞凋亡、心肌肥厚及逆转心室重构等。

(2)直接或间接抑制心力衰竭时 RAAS 的激活,减少交感神经介导的肾素、血管紧张素、醛固酮的释放及对心肌的损害,降低内皮素、TNF－α、IL－6 等细胞因子水平抗氧化损伤,改善心功能,延缓心力衰竭进程。

(3)抗心律失常作用及减少猝死的发生,并能改善心力衰竭的预后。在标准治疗(利尿药＋ACEI)基础上,不论缺血性或非缺血性轻、中、重度心力衰竭患者,均可接受 β 受体阻断,特别应合用 ACE 抑制药,可使两种神经激素系统同时受阻,产生相加作用。

8.高渗腹膜透析　高渗腹膜透析可使顽固性心力衰竭患者的水肿迅速消退,缓解难以耐受的呼吸困难,改善电解质紊乱及氮质血症,透析后患者对利尿剂的反应会较治疗前明显好转。

9.安装起搏器　国内外的临床试验结果表明,心脏再同步化(CRT)三腔起搏器植入术,通过双心室起搏治疗可明显改善顽固性心力衰竭患者的血流动力学、心功能、运动耐量及生活质量。该手术将左心室电极经冠状静脉窦逆行送入心侧静脉远端,右室电极送入右室心尖部,右房电极送入右心耳,检测各参数合适后将各起搏电极与三腔起搏器连接。2006 年,中华医学会心电生理与起搏分会制定了我国的 CRT 适应证:①缺血性或非缺血性心肌病;②充分抗心力衰竭药物治疗后,NYHA 分级仍为Ⅲ或Ⅳ级;③窦性心律;④LVEF≤35％;⑤LVEDD≥55mm;⑥QRS 波群时限≥120ms 伴有心脏运动不同步。

10.心脏移植　心脏移植是终末期心力衰竭的最后治疗选择,我国已有多家医院能开展这项治疗,同种异体心脏移植目前已有相当高的成功率,1～2 年存活率高于 80％,最长存活者已超过 15 年,不少存活者能显著改善生活质量以致恢复工作能力,但供体心脏缺乏,治疗费用昂贵,大大限制了该项治疗的发展。心脏移植受心患者的适应证,在 1993 年第二届 Bethesda 心脏移植会议推荐心脏移植适应证大致为：在排除禁忌证后：①具备下列条件者应视为适应证：$VO_2max<10ml/(kg \cdot min)$伴有无氧代谢者；严重心肌缺血持续妨碍日常活动并已不能进行搭桥手术或血管成形术者；反复发作有症状室性心动过速并且对所有其他治疗效果不良者。②具备下列条件者可视为适应证：$VO_2max<14ml/(kg \cdot min)$，患者的日常活动严重受限；反复发作不稳定性心肌缺血而不适宜冠状动脉搭桥或血管成形术者；体液平衡和（或）肾功能持续不稳定与应用利尿药、限盐及体重调控反应不良无关者。③仅具备下列条件不宜视为适应证：$EF<0.20$；有 NYHA 心功能Ⅲ、Ⅳ级心力衰竭病史；有室性心律失常病史；$VO_2max>15ml/(kg \cdot min)$而无其他指征者。

11. 动力心肌成形术　动力心肌成形术对象为扩张型心肌病伴难治性心力衰竭患者。机制是将属于骨骼肌Ⅱ型（收缩快但易疲劳）的背阔肌，给予长期低频脉冲刺激训练，使其转变为骨骼肌Ⅰ型（收缩慢但持久，不易疲劳，与心肌相似）。方法是游离背阔肌并将其逆时钟包线在心肌上，安放感知和刺激电极，刺激背阔肌收缩，术后使左心室短轴缩短率和每搏量增加，可改善患者的心脏功能，提高运动耐力。

12. 人工心脏　人工心脏是在心室辅助循环基础上发展起来的，将人工心脏植入患者体内，目的是代替无法恢复的病损心脏。人工心脏的构造原理与气动式或电动式心室辅助装置相似，其大小和形状与心包腔相匹配，并能产生足够的血流量维持循环。由于在试用于终末期心脏病患者后结局远非理想，目前只能作为心脏移植的过渡"桥"。

13. 主动脉内气囊反搏　主动脉内气囊反搏可减轻心室射血拮抗，增加舒张期冠状动脉血流，实验证明，可使缺血区心肌血流增加 49%，心内膜下血流增加 32%，对冠心病并发的心源性休克及顽固性心力衰竭有效。

（王志斌）

第二节　不稳定性心绞痛

不稳定性心绞痛（UA）是介于稳定型心绞痛与急性心肌梗死之间的临床状态。其发病机制十分复杂，其病理学机制尚未完全清楚。目前认为，不稳定性心绞痛最主要的原因是易损斑块（指那些不稳定性和有血检形成倾向的斑块）破裂和糜烂并发血栓形成、血管痉挛及微血管栓塞等多因素作用下所导致的急性或亚急性心肌供氧减少。

一、救治流程

1. 主诉　新发或静息时发作胸痛，原有胸痛发作次数频繁、时间延长或痛阈降低。

2. 病史　心绞痛最常见的诱发因素是体力负荷或情绪激动。如患者上楼梯或上坡时最易诱发。这种胸痛发生于劳累当时而不是在活动之后，并且常在停止活动后症状很快消失。心绞痛的另外诱发因素是寒冷，逆风行走、寒冷或饱餐后行走时心绞痛常加重，在有情绪因素的体力负荷下心绞痛易于恶化。

3. 体征　大部分 UA 可无明显体征。高危患者可有心肌缺血引起的心功能不全体征。

4. 急救措施　①吸氧；②舌下含服硝酸甘油，每次 0.5mg，必要时每间隔 5 分钟可以连用

3次,或使用硝酸甘油喷雾剂,也可静脉滴注硝酸甘油;③止痛:静脉注射硫酸吗啡3mg,必要时5～15分钟重复使用1次;④抗血小板:嚼服首剂阿司匹林和(或)氯吡格雷0.3g;⑤抗凝:早期使用肝素或低分子量肝素。

5.辅助检查 ①心电图:ST-T动态变化是UA最可靠的心电图表现,UA时静息心电图可出现2个或更多的相邻导联ST段下移达到或超过0.1mV。②心肌损伤标志物:CK-MB,cTnT、cTnI。

6.诊断 典型症状、心电图特点、实验室检查结果。

7.制定治疗方案 ①一般治疗;②药物治疗;③冠状动脉血管重建治疗。

二、救治关键

(一)病情判断

1.症状

(1)静息性心绞痛:心绞痛发作在休息时,并且持续时间通常在20分钟以上。

(2)初发心绞痛:1个月内新发心绞痛,可表现为自发性发作与劳力性发作并存,疼痛分级在Ⅲ级以上。

(3)恶化劳力型心绞痛:既往有心绞痛病史,近1个月内心绞痛恶化加重,发作次数频繁、时间延长或痛阈降低(心绞痛分级至少增加1级,或至少达到Ⅲ级)。加拿大心血管学会(CCS)将心绞痛严重度分为4级。

Ⅰ级:一般体力活动不引起心绞痛,例如行走和上楼,但紧张、快速或持续用力可引起心绞痛的发作。Ⅱ级:日常体力活动稍受限制,快步行走或上楼、登高、饭后行走或上楼、寒冷或风中行走、情绪激动可发作心绞痛或仅在睡醒后数小时内发作。在正常情况下,以一般速度平地步行200米以上或登一层以上的楼梯受限。Ⅲ级:日常体力活动明显受限,在正常情况下,以一般速度平地步行100～200米或登一层楼梯时可发作心绞痛。Ⅳ级:轻微活动或休息时即可以出现心绞痛症状。

变异性心绞痛也是UA的一种,通常是自发性。其特点是一过性ST段抬高,多数自行缓解,不演变为心肌梗死,但少数可演变成心肌梗死。动脉硬化斑块导致局部内皮功能紊乱和冠状动脉痉挛是其发病原因,硝酸甘油和钙离子通道阻滞剂可以使其缓解。

2.体征 大部分UA可无明显体征。高危患者心肌缺血引起的心功能不全,可有新出现的肺部啰音或原有啰音增加,出现第三心音(S_3)、心动过缓或心动过速,以及新出现二尖瓣关闭不全等体征。

(二)急诊检查

1.心电图 静息心电图是诊断UA的最重要的方法,并且可提供预后方面的信息。ST-T动态变化是UA最可靠的心电图表现,UA时静息心电图可出现2个或更多的相邻导联ST段下移达到或超过0.1mV。静息状态下,症状发作时记录到一过性ST段改变,症状缓解后ST段缺血改变改善,或者发作时倒置T波呈伪性改善(假性正常化),发作后恢复原倒置状态更具有诊断价值,提示急性心肌缺血,并高度提示可能是严重冠状动脉疾病。发作时心电图显示胸前导联对称的T波深倒置并呈动态改变,多提示左前降支严重狭窄。心肌缺血发作时偶有一过性束支阻滞。持续性 ST 段抬高是心肌梗死心电图特征性改变。变异性心绞痛ST 段常呈一过性抬高。心电图正常并不能排除 UA 的可能性。胸痛明显发作时心电图完全正常，应该考虑到非心源性胸痛。

ST—T 异常还可以由其他原因引起。ST 段持久抬高的患者，应当考虑到左心室室壁瘤、心包炎、肥厚型心肌病、早期复极和预激综合征、中枢神经系统事件等。三环类抗抑郁药和酚噻嗪类药物也可以引起 T 波明显倒置。

2.实验室检查　心肌损伤标记物：心肌损伤标记物可以帮助与非 ST 段抬高心肌梗死（NSTEMI）鉴别，并且提供有价值的预后信息。心肌损伤标记物水平与预后密切相关。常规采用的心肌损伤标记物及其检测时间见表 4—4。

表 4—4　心肌损伤标记物及其检测时间

检测时间	肌红蛋白	肌钙蛋白		CK—MB
		cTnT	cTnI	
开始升高时间(h)	1～2	2～4	2～4	6
峰值时间(h)	4～8	10～24	10～24	18～24
持续时间(d)	0.5～1.0	5～10	5～14	3～4

注：cTnT：心脏肌钙蛋白 T；cTnI：心脏肌钙蛋白 I；CK—MB：肌酸激酶同工酶

肌酸激酶同工酶（CK—MB）迄今一直是评估 UA 的主要血清心肌损伤标记物。

心脏肌钙蛋白复合物包括 3 个亚单位：肌钙蛋白 T(cTnT)、肌钙蛋白 I(cTnI)、肌钙蛋白C(cTnC)。目前已开发出单克隆抗体免疫测定方法检测心脏特异的 cTnT 和 cTnI。由于心肌和平滑肌都有 cTnC 亚型，所以目前尚无用于临床的 cTnC。尽管 cTnT 和 cTnI 诊断心肌损伤有很高的特异性，但是在作出 NSTEMI 诊断时，还是应当结合临床症状、体征以及心电图变化一并考虑。如果症状发作后 6 小时内肌钙蛋白测定结果为阴性，应当在症状发作后 8～12 小时再测定肌钙蛋白。

cTnT 和 cTnI 升高评估预后的价值优于患者的临床特征、入院心电图表现以及出院前运动试验。而在非 ST 段抬高和 CK—MB 正常的患者中，cTnT 和 cTnI 增高可以发现那些死亡危险增高的患者。而且 cTnT 和 cTnI 与 UA 患者死亡的危险性呈现定量相关关系。但是不能将肌钙蛋白作为评估危险性的唯一指标，因为肌钙蛋白没有增高的患者仍然可能有不良事件的危险。从这一点来说，没有一种心肌损伤标记物是完全敏感和特异的。采用现有的方法测定 cTnT 和 cTnI 对于发现心肌损伤的敏感性和特异性相等。

（三）治疗关键

即刻缓解缺血和预防严重不良反应后果（即死亡或心肌梗死或再梗死）。其治疗包括抗缺血治疗、抗血小板治疗与抗血栓治疗和根据危险度分层进行有创治疗。

三、救治方案

（一）进行危险性分层

根据病史、疼痛特点、临床表现、心电图及心肌标记物测定结果，可以对 UA 进行危险性分层（见表 4—5）。

表4-5 不稳定性心绞痛患者死亡或非致死性心肌梗死的短期危险

项目	高度危险性(至少具备下列一条)	中度危险性(无高度危险特征但具备下列任何一条)	低度危险性(无高度、中度危险特征但具备下列任何一条)
病史	缺血性症状在48小时内恶化	既往心肌梗死,或脑血管疾病,或冠状动脉旁路移植术,或使用阿司匹林	—
疼痛特点	长时间(>20分钟)静息性胸痛	长时间(>20分钟)静息胸痛目前缓解,并有高度或中度冠心病可能。静息胸痛(<20分钟)或因休息或舌下含服硝酸甘油缓解	过去2周内新发CCS分级Ⅲ级或Ⅳ级心绞痛,但无长时间(>20分钟)静息性胸痛,有中度或高度冠心病可能
临床表现	缺血引起的肺水肿,新出现二尖瓣关闭不全杂音或原杂音加重,S$_3$或新出现啰音或原啰音加重,低血压、心动过缓、心动过速,年龄>75岁	年龄:>70岁	—
心电图	静息性心绞痛伴一过性ST段改变(>0.05mV),新出现束支传导阻滞或新出现的持续性心动过速	T波倒置>0.2mV,病理性Q波	胸痛间期心电图正常或无变化
心脏标记物	明显增高(即cTnT>0.1μg/L)	轻度增高(即cTnT>0.01,但<0.1μg/L)	正常

注:评估UA短期死亡和非致死性心脏缺血事件的危险是一个复杂的多变量问题,在此表中不能完全阐明。因此,该表只是提供了一个总的原则和解释,并不是僵硬的教条,标准不一致时以最高为准

(二)一般治疗

UA急性期卧床休息1～3日,吸氧,持续心电监护。对于低危患者留院观察期间未再发生心绞痛、心电图也无缺血改变,无左心衰竭的临床证据,留院观察12～24小时期间未发现CK-MB升高,肌钙蛋白正常,可留院观察24～48小时后出院。对于中危或高危患者,特别是cTnT或cTnI升高者,住院时间相对延长,内科治疗也应强化。

UA标准的强化治疗包括抗缺血治疗、抗血小板和抗凝治疗。有些患者经过强化的内科治疗,病情即趋于稳定。另一些患者经保守治疗无效,可能需要早期介入治疗。关于在UA时使用他汀类药物的疗效,目前已有循证医学证据,如PROVEIT、AtoZ和MIRACL等试验,证明其对UA患者有益,因此应尽早使用。

(三)抗缺血治疗

1.硝酸酯类 硝酸酯类药为血管扩张剂,能减少心肌需氧和改善心肌灌注,从而改善心绞痛症状。心绞痛发作时,可舌下含服硝酸甘油,每次0.5mg,必要时每间隔5分钟可以连用3次,或使用硝酸甘油喷雾剂。使用硝酸甘油后症状无缓解且无低血压的患者,可从静脉滴注硝酸甘油中获益。硝酸酯类用法具体见表4-6。

表4-6 抗缺血治疗常用药物及使用方法

药物	给药途径	剂量	注意事项
硝酸酯类			
硝酸甘油	舌下含服	0.5mg,5~10分钟后可重复	作用持续1~7分钟
	喷雾剂	0.5~1.0mg	作用持续1~7分钟
	皮肤贴片	2.5~10mg,每24小时1次	持续贴用易致耐药性
	静脉制剂	5~200μg/min,根据情况递增	持续静脉滴注易致耐药性
二硝基异山梨酯	口服片	10~30mg,每日3~4次	
	口服缓释片	40mg,每日1~2次	
	静脉制剂	1~2mg/h开始,根据个体需要调整剂量,最大剂量不超过8~10mg/h	持续静脉滴注易致耐药性
单硝基异山梨酯	口服片	20mg,每日2次	
	口服控释/缓释片/胶囊	40~60mg,每日1次	
β受体阻滞剂			
普萘洛尔	口服片	10~80mg,每日2次	非选择性β受体阻滞
美托洛尔	口服片	25~100mg,每日2次	β_1选择性
阿替洛尔	口服片	25~50mg,每日2次	β_1选择性
比索洛尔	口服片	5~10mg,每日1次	β_1选择性
钙离子通道阻滞剂			
硝苯地平缓释/控释片	口服片	30~60mg,每日1次	长效
氨氯地平	口服片	5~10mg,每日1次	长效
非洛地平(缓释)	口服片	5~10mg,每日1次	长效
尼卡地平(缓释)	口服片	40mg,每日2次	中效
地尔硫䓬(缓释)	口服片	90~180mg,每日1次	长效
地尔硫䓬(普通片)	口服片	30~60mg,每日3次	短效
维拉帕米(缓释)	口服片	120~240mg,每日1次	长效
维拉帕米(普通片)	口服片	40~80mg,每日3次	短效
吗啡	静脉	1mg,静脉注射,必要时5~30分钟重复1次	引起呼吸和(或)循环障碍时,可以静脉注射纳洛酮0.4~2.0mg纠正

2.吗啡 应用硝酸酯类药物后症状不缓解或是充分抗缺血治疗后症状复发,且无低血压及其他不能耐受的情况时,一般可静脉注射硫酸吗啡3mg,必要时5~15分钟重复使用1次,以减轻症状,保证患者舒适。

3.β受体阻滞剂 β受体阻滞剂通过负性肌力和负性频率作用,降低心肌需氧量和增加冠状动脉灌注时间,因而有抗缺血作用。因此没有禁忌证时应当早期开始使用β受体阻滞剂,高危及进行性静息性疼痛的患者,先静脉使用,然后改为口服。中低危患者可以口服β受体阻滞剂。应当优先选用无内源性拟交感活性的β受体阻滞剂。慢性阻塞性肺病(COPD)患者应当非常小心地使用β_1受体阻滞剂。以下给药方案可供选择:缓慢静脉注射5mg美托洛尔(1～2分钟内),每5分钟给药1次,共3次。最后一次静脉注射后开始口服治疗,美托洛尔25～50mg,每6～8小时1次,共48小时,之后维持量用25～100mg,每日2次,有条件应使用缓释片。使用β受体阻滞剂治疗期间,应经常监测心律、心率、血压及心电图,并且听诊肺部有无啰音和支气管痉挛。使用β受体阻滞剂的目标心率为50～60次/分。

4. 钙离子通道阻滞剂 已经使用足量硝酸酯和β受体阻滞剂的患者,或不能耐受硝酸醋和β受体阻滞剂的患者或变异性心绞痛的患者,可以使用钙离子通道阻滞剂控制进行性缺血或复发性缺血。UA在没有联合使用β受体阻滞剂时,应避免使用快速释放的短效二氢吡啶类,因其可增加不良事件的发生。肺水肿或严重左心室功能不全者,应避免使用维拉帕米和地尔硫䓬。慢性左心功能不全患者可以耐受氨氯地平和非洛地平。所有钙离子通道阻滞剂在UA的获益主要限于控制缺血症状,因此建议将二氢吡啶类钙离子通道阻滞剂作为硝酸酯和β受体阻滞剂后的第二或第三选择。不能使用β受体阻滞剂的患者,可选择减慢心率的钙离子通道阻滞剂维拉帕米和地尔硫䓬。

5. ACEI 可以降低AMI、糖尿病伴左心室功能不全及高危冠心病患者的死亡率,因此在这类患者及虽然使用了β受体阻滞剂和硝酸酯仍不能控制缺血症状的高血压患者,应当使用ACEI。对于不伴上述情况的低危患者,可以不必使用ACEI。

6. 主动脉内球囊反搏泵(IABP) 可以降低左心室的后负荷和增加左心室心肌舒张期灌注,因而可能对顽固性严重缺血有效。

(四)抗血小板与抗凝治疗(表4-7)

表4-7 各种抗血小板和抗凝药物用法

药物	用法
阿司匹林	开始剂量150～300mg,然后75～150mg/d
氯吡格雷	负荷剂量300mg,然后75m/d
噻氯匹定	负荷剂量500mg,然后250mg,2次/d,2周后改为250mg/d,治疗期间监测血小板和血细胞计数
普通肝素	60～70U/kg,静脉注射,最大剂量5000U。然后静脉滴注12～15U/(kg·h),最大剂量1000U/h。将激活的部分凝血活酶时间(APTT)控制在对照值的1.5～2.5倍
达肝素	120U/kg,皮下注射,每12小时1次;最大剂量10000U,每12小时1次
依诺肝素	1mg/kg,皮下注射,每12小时1次,首剂可以1次静脉滴注30mg
那曲肝素	0.1ml/10kg,皮下注射,每12小时1次,首剂可以1次静脉滴注0.4～0.6ml
替罗非班	0.4μg/(kg·min)静脉滴注30分钟,继以0.1μg/(kg·min)静脉滴注48～96小时

1. 阿司匹林 阿司匹林通过不可逆地抑制血小板内环氧化酶-1防止血栓烷A_2形成,因而阻断血小板聚集。既往没有用过阿司匹林,可以嚼服首剂阿司匹林0.3g,或口服水溶性制剂,以后每日75～150mg。如果没有禁忌证,每位UA患者均应使用阿司匹林。

2. 二磷酸腺苷(ADP)受体拮抗剂 主要包括噻氯匹定和氯吡格雷,它们对血小板的抑制是不可逆的,噻氯匹定作用不如阿司匹林快,需要数日才能达到最大作用。噻氯匹定的副作用限制了其应用,其副作用有:胃肠道反应(腹泻、腹痛、恶心、呕吐)、中性粒细胞减少和罕见的血栓性血小板减少(TIP)。因此在使用噻氯匹定时,需要每2周监测全血细胞计数。对于不能耐受阿司匹林者,氯吡格雷可作为替代治疗。此外,阿司匹林联合使用氯吡格雷,心血管死亡、心肌梗死或卒中的发生率明显低于单用阿司匹林。PCI患者中阿司匹林联合使用氯吡格雷与单用阿司匹林比较,PCI后30日的心血管死亡、心肌梗死或急诊靶血管重建治疗发生率明显降低,1年的上述终点事件也明显降低。因此在 PCI 患者中应常规使用氯吡格雷。阿司匹林＋氯吡格雷可以增加择期 CABG 患者术中、术后大出血危险,因而准备行 CABG 者,应停用氯吡格雷 5～7 日。

3. 血小板 GPⅡb、GPⅢa 受体拮抗剂　包括阿昔单抗、依替巴肽和替罗非班。阿司匹林、氯吡格雷和 GPⅡb、GPⅢa 受体拮抗剂联合应用是目前最强的抗血小板措施。GPⅡb、GPⅢa 受体拮抗剂在行 PCI 的 UA 患者中可能明显受益。而对不准备行 PCI 的低危患者,获益不明显。因此 GPⅡb/Ⅲa 受体拮抗剂只建议用于准备行 PCI 的 UA 患者,或不准备行 PCI,但有高危特征的 UA 患者。而对不准备行 PCI 的低危患者不建议使用 GPⅡb、GPⅢa 受体拮抗剂。

4. 肝素　在 UA 中早期使用肝素,可以降低患者 AMI 和心肌缺血的发生率,联合使用阿司匹林获益更大。低分子量肝素(LM－WH)与普通肝素疗效相似,依诺肝素疗效还优于普通肝素。LM－WH 可以皮下注射,无需监测 APTT,较少发生肝素诱导的血小板减少,因此在某些情况下可以替代普通肝素。

5. 溶栓　众多临床试验已证实,UA 时使用溶栓疗法不能明显获益,相反会增加心肌梗死的危险,因此不主张在 UA 时使用溶栓疗法。

(五)他汀类药物在 UA 中的应用

在 UA 早期给予他汀类药物,可以改善预后,降低终点事件,这可能和他汀类药物抗炎症及稳定斑块作用有关。因此 UA 患者应在 24 小时内检查血脂,在出院前尽早给予较大剂量他汀类药物。

(王志斌)

第三节　变异型心绞痛

变异型心绞痛为不稳定型心绞痛的特殊类型,是继发于大血管痉挛的心绞痛,特征是心绞痛在安静时发作,与劳累和精神紧张等无关,并伴有 ST 段抬高的一种特殊类型,它能导致急性心肌梗死、严重心律失常(包括室性心动过速、心室颤动)和猝死。

一、救治流程

1. 主诉　剧烈胸骨后疼痛,多发生于休息时和日常活动时,持续时间从几十秒到 30 分钟不等;有的表现一系列短阵发作,每次持续 1～2 分钟,间隔数分钟后又出现。

2. 病史　无明显诱因,常在静息情况下或夜间发作。

3. 体征　心脏听诊出现各种心律失常,心音可低顿,可有病理性心音。

4. 急救措施　①吸氧:间断或持续吸氧,氧流量为 2～4L/min;②止痛:舌下含化硝酸甘油 0.3～0.6mg 或应用钙离子通道阻滞剂可缓解;③建立静脉通路:5%～10% 葡萄糖液 500ml 静脉滴注以备抢救给药。

5. 辅助检查　①心电图;②24 小时动态心电监测(Holter);③放射性核素检查;④超声心动图。

6. 诊断　根据典型的临床表现、特征性心电图改变和辅助检查即可诊断。

7. 制定详细的治疗方案　①一般治疗;②缓解症状治疗;③介入治疗;④改善预后的药物

治疗。

二、救治关键

（一）病情判断

1.症状　根据病史和临床特点,胸痛均易发生于休息状态,通常体力活动或情绪激动不引起发作,ECG 出现 ST 段抬高,即可确诊。其临床症状有如下特点。

（1）从发病年龄来看,偏于年轻化。

（2）心绞痛发作与活动量无明显关系,多发生于休息时,偶发生于一般日常活动时。

（3）清晨起床后,穿衣、叠被、洗漱和大小便时也易发作,但同等活动量于下午则不易诱发。冠状动脉造影显示清晨冠状动脉的主支的直径较小,其张力明显高于下午,表明变异型心绞痛患者运动能力有昼夜变化。

（4）发作有定时,且常呈周期性,几乎都在每日的同一时辰发生,尤以后半夜、清晨多见。可从睡眠中痛醒,也可于睡醒时出现。午休时或午休醒后也易发作。

（5）变异型心绞痛发作的持续时间差异较大,短则几十秒,长则可达 20～30 分钟,但总的来说,短暂发作较长时间发作更为常见。

（6）发作前无心率增快、血压增高等心肌需氧量增加的表现。

（7）疼痛剧烈。

（8）双嘧达莫及运动负荷试验多为阴性。

（9）发作时心电图表现为弓背向下型 ST 段抬高,并涉及邻近两个以上的导联。

（10）含化硝酸甘油或硝苯地平可迅速缓解,且钙离子通道阻滞剂效果相对较好。

2.体征　胸痛发作时可有血压升高,心脏听诊出现各种心律失常,心音可低顿,可有病理性心音。高危患者心肌缺血引起的心功能不全,可有新出现的肺部啰音或原有啰音增加。

（二）急诊检查

1.心电图特点

（1）发作时心电图呈 ST 段暂时性提高,伴对应导联 ST 段压低,发作缓解后迅速恢复正常。

（2）多数病例可见 ST 段抬高的同时,T 波增高变尖。发作缓解后原 ST 段抬高导联可出现 T 波倒置。

（3）发作前 ST 段呈压低或 T 波倒置,发作时可使 ST 段回升至等电位线,或 T 波直立,即所谓"伪改善"。

（4）发作时 R 波幅度增高或增宽,S 波幅度减小,有时可出现 u 波倒置。

（5）发作时伴各种心律失常,如频发室性期前收缩、Ront、窦性心动过缓、房室传导阻滞等。

（6）如果以后发生心肌梗死,其部位往往是心绞痛发作时出现 ST 段抬高的导联。

2.24 小时动态心电监测（Hotler）　变异性心绞痛患者于心绞痛发作前可见到周期性（5～20 分钟间隔）无痛性 ST 段抬高,并有明显时间分布规律,从午夜零时至次日上午 10 时,尤其清晨（5～6 时）发作最频,而上午 10 时至下午 18 时发作最少。

3.^{201}Ti 心肌显像　在休息时发作中可显示心肌缺血区充盈缺损,并在含化硝酸甘油后可恢复正常。

4.冠状动脉造影 发作时痉挛处的冠状动脉管腔完全闭塞或次全闭塞,远端不显影或显影迟缓,经硝酸甘油或硝苯地平冠状动脉内推注后可使痉挛解除。怀疑变异性心绞痛,但CAG正常或冠状动脉样硬化狭窄不显著者宜进一步作冠状动脉激发试验。

(1)碱激发试验:麦角新碱系冠状动脉血管平滑肌 α—肾上腺素能受体和 5—羟色胺受体的兴奋剂,可诱发冠状动脉痉挛。即将 0.4mg 麦角新碱用生理盐水稀释至 8ml。每隔 3～5分钟静脉注射,逐次增量 0.05mg(1ml)、0.1mg(2ml),0.25mg(5ml),达总量 0.4mg,每次给药后 1 分钟、3 分钟、5 分钟记录心电图,自觉症状并进行冠状动脉造影,试验结束后并给予硝酸甘油以解除麦角新碱所致全身血管收缩作用。冠状动脉局灶性痉挛致血管狭窄≥70%,同时伴有心绞痛症状和(或)心电图改变者为阳性。临床确诊为变异型心绞痛患者中,试验几乎均为阳性。此试验有一定危险性,需有熟练的冠状动脉造影经验和插管技术,并需有一定的急救设备和丰富的急救经验。

(2)普萘洛尔试验:抑制冠状动脉受体,使 β 受体相对增强,后者可使冠状动脉张力增高,易使变异性心绞痛患者诱发冠状动脉痉挛;但对劳力型心绞痛患者可增加其运动耐受时间,故可用以鉴别劳力型与变异性心绞痛。

(3)阿司匹林激发试验:服阿司匹林 2g,每日 2 次,共 2 日,在运动试验时如有 ST 段抬高并激发心绞痛为阳性。大剂量阿司匹林不仅抑制 TXA_2 生成,而且亦抑制 PGI_2 生成,使运动所致 α 肾上腺素能神经兴奋而引起冠状动脉张力增加,从而使变异性心绞痛发作加剧。

5.心电图运动试验 少数患者作运动试验可诱发心绞痛及 ST 段抬高。

(三)治疗关键

1.病因治疗 去除病因及诱因,如降压、降糖、降脂治疗,改变生活方式,戒烟、限酒等。

2.药物治疗 通常首选联合应用硝酸酯类和钙离子通道阻滞剂。这两类药物对变异型心绞痛者,能解除冠状动脉痉挛,缓解心绞痛及缺血发作的预防远比 β 受体阻滞剂有效。此两类药物联用时,大约 70% 变异型心绞痛患者的发作可完全取消,另有 20% 发作次数明显减少。再加用改善心肌代谢药物,效果更佳。

三、救治方案

1.一般治疗 镇静、吸氧、心电监护,去除病因,消除患者紧张情绪,治疗危险因素如高血压、高血脂、糖尿病等。

2.药物治疗

(1)硝酸酯类药:通过其扩张冠状动脉作用,可有效地终止心绞痛发作,也可预防发作。由于多数患者在夜间凌晨时发作,宜每 6 小时服用硝酸异山梨酯加以预防,也可应用长效硝酸酯类如长效单硝酸异山梨酯。

(2)钙离子通道阻滞剂:用于治疗变异型心绞痛是重大进展。可明显改善预后。钙离子通道阻滞剂阻断 Ca^{2+} 内流,降低平滑肌细胞内 Ca^{2+} 浓度,从而使冠状动脉扩张。其作用机制不同于硝酸酯类,两药合用有相加作用。如二氢吡啶类钙离子通道阻滞剂,硝苯地平(心痛定),有强力冠状动脉扩张作用。定时服用可大幅度减少变异性心绞痛发作。嚼服可迅速终止发作。其作用和含服硝酸甘油相似,通常剂量为每次 10～40mg,每 6 小时 1 次。使用时需监测心率及血压。目前,常用长效二氢吡啶类钙离子通道阻滞剂,如硝苯地平控释片、硝苯地平缓释片、氨氯地平、左旋氨氯地平、非洛地平等。另外,苯噻类钙离子通道阻滞剂,地尔硫䓬及其缓释片对变异性心绞痛也有较好的疗效。虽同为钙离子通道阻滞剂,但其作用位点不同于硝苯地平,故两药合用可加强疗效。对心率作用不明显或略减慢,对起搏组织和房室结的传导抑制作用较维拉帕米(异搏定)低,负性作用介于硝苯地平与维拉帕米之间,对心绞痛的治疗有效口服日剂量120～360mg,老年人应减半量,但对有传导阻滞者应慎用。维拉帕米(异搏定)对变异型心绞痛的疗效较硝苯地平和地尔硫草弱,但由于其具有抑制心肌收缩力,减慢心率,抑制传导的作用,故对变异型心绞痛合并劳力性心痛者疗效更好。常用剂量为每日160～360mg,老年人减半。心功能差者、心动过缓及传导阻滞者慎用,此类患者宜选硝苯地平。钙离子通道阻滞剂治疗变异型心绞痛连续应用半年,以后可据情况逐渐减量直至停药。

(3)改善心肌代谢药物:①磷酸肌酸钠:1.0～2.0g,每日1～2次,7～10日为一疗程。②二磷酸果糖(1,6-二磷酸果糖):5.0～10.0g,每日1～2次,7～10日为一疗程。③强极化液:10%葡萄糖500ml,氯化钾1.0g,硫酸镁5.0g,胰岛素6～8U,20～30滴/分静脉滴注,若血压偏低者,则不加硫酸镁。④天门冬氨酸钾镁:稳定心肌细胞膜,改善心肌代谢,每日20～30ml,加入溶液中静脉滴注。

(4)抗心律失常:变异型心绞痛发作时可发生心律失常,须服用适当的抗心律失常药物,如严重室性心律失常,则应予以特殊治疗。如胺碘酮150mg缓慢静脉注射,必要时静脉维持治疗。传导阻滞也可发生,尤其在下壁ST段抬高患者中,对用药物治疗的非手术患者,如伴有较严重的心动过缓或房室传导阻滞,可予阿托品0.5～1mg肌内注射或静脉注射,心宝丸每次120～240mg,每日3次,口服。若无效,应考虑设置按需起搏器。

(5)抗血小板、抗凝治疗:阿司匹林联合使用氯吡格雷,可使心血管死亡、心肌梗死或卒中的发生率明显低于单用阿司匹林。早期使用肝素,可以降低患者AMI和心肌缺血的发生率,联合使用阿司匹林获益更大。

(6)他汀类药物:他汀类药物不仅能降低血浆LDC-C、升高HDL-C,还具有稳定斑块、抗炎等作用,因此为冠心病治疗及二级预防的重要环节。各种他汀类药物降脂疗效和防治冠心病有所不同,剂量范围也不同(见表4-8)

表4-8 他汀类药物降低LDL-C水平的标准剂量

药物	剂量(mg/d)	LDLC降低(%)	剂量范围(mg/d)
阿托伐他汀	10	39	10～80
洛伐他汀	40	31	20～40
普伐他汀	40	334	20～40
辛伐他汀	20～40	35～41	20～40
氟伐他汀	40～80	25～35	40～80
瑞舒伐他汀	5～10	39～45	5～40

3.冠状动脉介入治疗 对变异型心绞痛有一定疗效,但不如稳定心绞痛效果好,可能因为成形术后早期容易出现血管痉挛和斑块的不稳定而导致再狭窄较高,文献报道达50%。

4.冠状动脉搭桥手术治疗(CABG)变异型心绞痛伴有血管明显狭窄的手术疗效好,病死率低,远期疗效好,伴冠状动脉中度(50%～70%)狭窄者,手术后心绞痛症状改善不明显,故对此类患者不建议手术治疗。

(陶杰)

第四节 缺血性心肌病

缺血性心肌病是指由于长期心肌缺血导致心肌局限性或弥漫性纤维化,从而产生心脏收缩和(或)舒张功能受损,引起心脏扩大或僵硬、充血性心力衰竭、心律失常等一系列临床表现的临床综合征。

缺血性心肌病的发病基础主要是由于冠状动脉粥样硬化性狭窄闭塞、痉挛甚至心肌内毛细血管网的病变,引起心肌供氧和需氧之间的不平衡而导致心肌细胞变性、坏死心肌纤维化心肌瘢痕形成,出现心力衰竭、心律失常和心腔的扩大,表现为充血性心肌病样的临床综合征,另外有少部分缺血性心肌病患者主要表现为心室肌舒张功能改变,心室壁僵硬度异常。缺血性心肌病患者,尤其是充血型缺血性心肌病,往往有多支冠状动脉发生显著性粥样硬化性狭窄。有报道在该病患者中三支血管病变以上者占72%,两支血管病变者占27%,单支血管病变者极少见。

一、救治流程

1.主诉 胸闷、胸痛、喘憋、气短、乏力、心悸、呼吸困难、水肿等。

2.病史 高血压、高血脂、冠心病、糖尿病病史;有吸烟、饮酒、家族史等危险因素。

3.体征 可有颈静脉充盈、怒张,双肺底可闻及散在的湿啰音,心脏检查心界扩大,听诊第一心音正常或减弱,心尖部可闻及第三心音和第四心音。

4.急救措施 ①吸氧:间断或持续吸氧,氧流量2~4L;②止痛:心绞痛患者舌下含化硝酸甘油0.3~0.6mg或吲哚美辛5~10mg嚼碎含化,疼痛剧烈或急性左心衰竭者可静脉或皮下注射吗啡5~10mg;③建立静脉通路:5%~10%葡萄糖液500ml静脉滴注,以备抢救给药。

5.辅助检查 ①心电图检查;②胸部X线片;③心脏超声;④冠状动脉造影;⑤心肌核素显像。

6.诊断 根据病史、临床症状及辅助检查即可诊断。对有下列表现者:①心脏有明显扩大以左心室扩大为主;②超声心动图有心功能不全征象;③冠状动脉造影发现多支冠状动脉狭窄病变。

7.制定详细的治疗方案 ①一般治疗;②缓解心力衰竭症状的药物治疗;③改善预后有关的药物治疗;④冠状动脉介入治疗。

二、救治关键

(一)病情判断

1.心绞痛 心绞痛是缺血性心肌病患者常见的临床症状之一。但是,心绞痛并不是缺血性心肌病患者必备的症状,随着心力衰竭症状的日渐突出,心绞痛发作逐渐减少,甚至完全消失,仅表现为胸闷、乏力、眩晕或呼吸困难等症状。有些患者无心绞痛症状,客观检查(心电图、24小时动态心电图、心肌核素显像等)有心肌缺血表现。

2.心力衰竭 患者常表现为劳累性呼吸困难,严重者可发展为端坐呼吸和夜间阵发性呼吸困难等左心衰竭的表现。疲乏、虚弱比较常见。晚期合并右心衰竭时,患者可出现食欲减退、周围性水肿和腹胀、肝区痛等表现。周围性水肿发展缓慢而隐匿,老年人应注意监测体重、尿量。

3.心律失常　在充血型缺血性心肌病的病程中可出现各种类型的心律失常。尤以室性期前收缩、心房颤动、束支传导阻滞多见。同一个缺血性心肌病的患者,可表现出多种类型的心律失常。病变晚期心律失常类型瞬时多变,大约有半数的缺血性心肌病患者死于各种严重的心律失常。

(二)急诊检查

1.心电图检查　主要表现为左心室肥大、ST 段压低、T 波改变、异常 Q 波及各种心律失常,如窦性心动过速、房性期前收缩、室性期前收缩、室性心动过速、心房颤动及心脏传导阻滞等,且出现 ST－T 改变的导联,常按病变冠状动脉支配区域分布,具有定位诊断价值。

2.胸部 X 线检查　主要表现为心影增大,且多数呈主动脉型心脏(以左心室增大为主,右心室多数正常),少数心影呈普大型,并可见升主动脉增宽及主动脉结钙化等。多数患者有不同程度的肺淤血表现,但肺动脉段改变不明显。

3.心脏超声检查　可见心腔内径扩大,并以左心房及左心室扩大为主;室壁呈节段性运动减弱或消失,左心室射血分数明显降低;多数患者伴有二尖瓣口反流,并可见主动脉瓣增厚及钙化。

4.冠状动脉造影　可见多支冠状动脉弥漫性严重狭窄或闭塞。

5.心室核素造影　显示心腔扩大、室壁运动障碍及射血分数下降。心肌显像可见多节段心肌放射性核素灌注异常区域。

6.心导管检查　左心室舒张末压、左房压和肺动脉楔压增高,心室造影可见局部或弥漫性多节段、多区域性室壁运动异常,左心室射血分数显著降低,二尖瓣反流等。

(三)治疗关键

有心力衰竭和严重心律失常的患者预后差,故应在心脏增大而未发生心力衰竭的阶段中宜避免劳累,尽量保护心脏功能。

1.消除一切可以导致冠心病危险因素,包括吸烟、高血压、糖尿病、高胆固醇血症、肥胖、控制体重等,尤其对有冠心病阳性家族史,合并有糖尿病的老年人易发生无痛性心肌缺血,更应引起重视。要防止心力衰竭的诱发因素,如呼吸道感染、输液过多过快等因素。

2.根据心功能情况安排适当的体育锻炼及活动,足够的休息。

3.及时、尽早给予改善心肌缺血、纠正心力衰竭及抗心律失常药物治疗。

4.冠状动脉介入治疗。

三、救治方案

1.针对冠心病的治疗药物　硝酸甘油、硝酸异山梨酯片口服及含服,单硝酸异山梨酯片口服及静脉滴注硝酸甘油或二硝基异山梨酯注射液,可扩张冠状动脉血管,改善心肌供血。给予阿司匹林肠溶片、他汀类药物、ACEI 及 β 受体阻滞剂治疗。

2.心律失常的治疗　缺血性心肌病患者可并发各种心律失常,并且发生率较高,室性和室上性心律失常十分常见,快速性室性心律失常还可导致猝死。抗心律失常治疗应在纠正心力衰竭,祛除诱发因素,纠正电解质紊乱的基础上进行。对室性心律失常的治疗的原则:无血流动力学的室性期前收缩、非持续性室速患者无症状时不需治疗,有因心理紧张所致的症状应做解释工作,症状明显者可行药物治疗。伴有血流动力学改变的室性期前收缩、非持续性室速,有预后意义,易诱发猝死,应积极治疗。

长期心房颤动者易发生非瓣膜病性血栓栓塞。年龄≥65 岁、高血压、糖尿病、脑卒中史是心房颤动血栓栓塞的高危因素,应使用抗凝药,阿司匹林或华法林。

(王志斌)

第五节　急性心肌梗死

急性心肌梗死(AMI)是冠状动脉闭塞、血流中断,使部分心肌严重持久性缺血而发生坏死。主要是在冠状动脉粥样硬化基础上并发血管腔内血栓形成、出血或动脉持续性痉挛,使管腔完全闭塞,血流中断,是冠心病的重要病理改变。

一、救治流程

1.主诉　剧烈而持久的胸骨后疼痛,患者常恐惧、烦躁不安、出汗或有濒死感,疼痛时间可达 30 分钟以上。

2.病史　饱餐、便秘、寒冷刺激或体力劳动过度。

3.体征　心脏听诊出现各种心律失常。

4.急救措施　①吸氧;②止痛;③建立静脉通路。

5.辅助检查　①心电图;②血清酶学改变:CK－MB 和 LDL 特异性升高;③实验室检查;④放射性核素检查及超声心动图。

6.诊断　根据典型的临床表现、特征性心电图改变和实验室检查诊断心肌梗死的类型与定位。

7.制定详细的治疗方案　①一般治疗;②溶栓治疗;③抗凝治疗;④其他药物治疗。

二、救治关键

(一)病情判断

1.缺血性胸痛表现　AMI 疼痛通常在胸骨后或左胸部,可向左上臂、颌部、背部或肩部放散。有时疼痛部位不典型,可在上腹部、颈部、下颌等部位。疼痛常持续 20 分钟以上,通常呈剧烈的压榨性疼痛或紧迫、烧灼感,常伴有呼吸困难、出汗、恶心、呕吐或眩晕等。应注意非典型疼痛部位、无痛性心肌梗死和其他不典型表现。女性常表现为不典型胸痛,而老年人更多地表现为呼吸困难,要与急性肺动脉栓塞、急性主动脉夹层、急性心包炎及急性胸膜炎等引起的胸痛相鉴别。

2.心肌梗死临床分型

(1)1 型:由原发冠状动脉事件(如斑块侵蚀、破裂、裂隙或夹层)引起的与缺血相关的自发性心肌梗死。

(2)2 型:继发于氧耗增加或氧供减少(如冠状动脉痉挛、冠状动脉栓塞、贫血、心律失常、高血压或低血压)导致缺血的心肌梗死。

(3)3 型:突发心源性死亡(包括心脏停搏),通常伴有心肌缺血的症状,伴随新发 ST 段抬高或新发 LBBB,和(或)经冠状动脉造影或尸检证实的新发血栓证据,但死亡常发生在获取血标本或心脏标志物升高之前。

(4)4a 型：与 PCI 相关的心肌梗死。

(5)4b 型：尸检或冠状动脉造影证实与支架血栓相关的心肌梗死。

(6)5 型：与 CABG 相关的心肌梗死。

注：有时患者可能同时或先后出现一种以上类型的心肌梗死。

3.诊断

(1)急性心肌梗死全球新定义：当临床上具有与心肌缺血相一致的心肌坏死证据时，应被称为"心肌梗死"。满足以下任何一项标准均可诊断为心肌梗死。心脏生化标志物(cTn 最佳)水平升高和(或)降低超过参考值上限(URL)99 百分位值，同时至少伴有下述心肌缺血证据之一。

1)缺血症状：ECG 提示新发缺血性改变；ECG 提示病理性 Q 波形成；影像学证据提示新发局部室壁运动异常或存活心肌丢失。突发心源性死亡(包括心脏停搏)，通常伴有心肌缺血的症状，伴随新发 ST 段抬高或新发 LBBB，和(或)经冠状动脉造影或尸检证实的新发血检证据，但死亡常发生在获取血标本或心脏标志物升高之前。

2)基线 cTn 水平正常者接受经皮冠状动脉介入治疗(PCI)后，如心脏标志物水平升高超过 URL99 百分位值，则提示围手术期心肌坏死；心脏标志物水平超过 URL99 百分位值的 3 倍被定义为与 PCI 相关的心肌梗死。基线 cTn 水平正常者接受冠状动脉搭桥术(CABG)后，如心脏标志物水平升高超过 URL99 百分位值，则提示围手术期心肌坏死。

与 CABG 相关的心肌梗死的定义：心脏标志物水平超过 URL99 百分位值的 5 倍，同时合并下述一项：新发病理性 Q 波；新发 LBBB；冠状动脉造影证实新发桥血管或冠状动脉闭塞；新出现的存活心肌丢失的影像学证据。病理发现急性心肌梗死。

(2)陈旧性心肌梗死定义：满足以下任何一项标准均可诊断为陈旧性心肌梗死：新出现的病理性 Q 波(伴或不伴症状)；影像学证据显示局部存活心肌丢失(变薄、无收缩)，缺乏非缺血性原因；病理发现已经愈合或正在愈合的心肌梗死。

(二)急诊检查

心电图检查对于心肌梗死的诊断具有特异性，并可进一步明确心肌梗死的类型和部位。迅速评价初始 18 导联心电图应在 10 分钟内完成。缺血性胸痛患者心电图 ST 段抬高对诊断 AMI 的特异性为 91%，敏感性为 46%。患者初始的 18 导联心电图可用以确定即刻处理方针。

1.对 ST 段抬高或新发左束支传导阻滞的患者，应迅速评价溶栓禁忌证，开始抗缺血治疗，并尽快开始再灌注治疗(30 分钟内开始溶栓或 90 分钟内开始球囊扩张)。入院时作常规血液检查，包括血脂、血糖、凝血时间和电解质等。

2.对非 ST 段抬高，但心电图高度怀疑缺血(ST 段下移、T 波倒置)或有左束支传导阻滞，临床病史高度提示心肌缺血的患者，应入院抗缺血治疗，并作心肌标志物及常规血液检查(同上)。

3.对心电图正常或呈非特征性心电图改变的患者，应在急诊科继续对病情进行评价和治疗，并进行床旁监测，包括心电监护、迅速测定血清心肌标记物浓度及二维超声心动图检查等。二维超声心动图可在缺血损伤数分钟内发现节段性室壁运动障碍，有助于 AMI 的早期诊断，对疑诊主动脉夹层、心包炎和肺动脉栓塞的鉴别诊断具有特殊价值。床旁监测应一直持续到获得一系列血清标记物浓度结果，最后评估有无缺血或梗死证据，再决定继续观察或入院治疗。

(三)治疗关键

急性心肌梗死患者病情危重,预后与临床急救关系密切。首先应建立静脉液路,吸氧,尽早采用急诊介入或溶栓的方法开通闭塞的冠状动脉。

三、救治方案

(一)院前急救

流行病学调查发现,AMI死亡的患者中约50%在发病后1小时内于院外猝死,死因主要是可救治的致命性心律失常。显然,AMI患者从发病至治疗存在时间延误。其原因有:①患者就诊延迟;②院前转运、入院后诊断和治疗准备所需的时间过长,其中以患者就诊延迟所耽误时间最长。

因此,AMI院前急救的基本任务是帮助AMI患者安全、迅速地转运到医院,以便尽早开始再灌注治疗;重点是缩短患者就诊延误的时间和院前检查、处理、转运所需的时间。应帮助已患有心脏病或有AMI高危因素的患者提高识别AMI的能力,以便自己一旦发病立即采取以下急救措施。

1. 停止任何主动活动和运动。

2. 立即舌下含服硝酸甘油片0.6mg,每5分钟可重复使用。若含服硝酸甘油1.8mg仍无效则应拨打急救电话,由急救中心派出配备有专业医护人员、急救药品和除颤器等设备的救护车,将其运送到附近能提供24小时心脏急救的医院。

随同救护的医护人员必须掌握除颤和心肺复苏技术,应根据患者的病史、查体和心电图结果做出初步诊断和急救处理,包括持续心电图和血压监测、舌下含服硝酸甘油、吸氧、建立静脉通道和使用急救药物,必要时给予除颤治疗和心肺复苏。尽量识别AMI的高危患者,如有低血压($<100mmHg$)心动过速(>100次/分)或有休克、肺水肿体征,直接送至有条件进行冠状动脉血运重建术的医院。

(二)ST段抬高或伴左束支传导阻滞的AMI住院治疗

1. 一般治疗 AMI患者来院后应立即开始一般治疗,并与其诊断同时进行,重点是监测和防治AMI的不良事件或并发症。

(1)监测:持续心电、血压和血氧饱和度监测,及时发现和处理心律失常、血流动力学异常和低氧血症。

(2)卧床休息:可降低心肌耗氧量,减少心肌损害。对血流动力学稳定且无并发症的AMI患者一般卧床休息1~3日,对病情不稳定及高危患者卧床时间应适当延长。

(3)建立静脉通道:保持给药途径畅通。

(4)镇痛:AMI时,剧烈胸痛使患者交感神经过度兴奋,产生心动过速、血压升高和心肌收缩功能增强,从而增加心肌耗氧量,并易诱发快速性室性心律失常,应迅速给予有效镇痛剂,可给予吗啡3mg静脉注射,必要时每5分钟重复1次,总量不宜超过15mg。副作用有恶心、呕吐、低血压和呼吸抑制。一旦出现呼吸抑制,可每隔3分钟静脉注射纳洛酮0.4mg(最多3次)给予拮抗。

(5)吸氧:AMI患者初起即使无并发症,也应给予鼻导管吸氧,以纠正因肺瘀血和肺通气/血流比例失调所致的中度缺氧。在严重左心衰竭、肺水肿合并有机械并发症的患者,多伴有严重低氧血症,需面罩加压给氧或气管插管并机械通气。

(6)硝酸甘油:AMI 患者只要无禁忌证通常使用硝酸甘油静脉滴注 24～48 小时,然后改用口服硝酸酯制剂。硝酸甘油的副作用有头痛和反射性心动过速,严重时可产生低血压和心动过缓,加重心肌缺血,此时应立即停止给药、抬高下肢、快速输液和给予阿托品,严重低血压时可给予多巴胺。硝酸甘油的禁忌证有低血压(收缩压低于 90mmHg)、严重心动过缓(少于 50 次/分)或心动过速(多于 100 次/分)。下壁伴右室梗死时,因更易出现低血压,也应慎用硝酸甘油。

(7)阿司匹林:所有 AMI 患者只要无禁忌证均应立即口服水溶性阿司匹林或嚼服肠溶阿司匹林 150～300mg。

(8)纠正水电解质紊乱及酸碱平衡失调。

(9)阿托品:主要用于 AMI 特别是下壁 AMI 伴有窦性心动过缓、心室停搏和房室传导阻滞患者,可给予阿托品 0.5～1.0mg 静脉注射,必要时每 3～5 分钟可重复使用,总量应 0.6～2.5mg。

(10)饮食和通便:AMI 患者需禁食至胸痛消失,然后给予流质、半流质饮食,逐步过渡到普通饮食。所有 AMI 患者均应使用缓泻剂,以防止便秘时排便用力导致心脏破裂或引起心律失常、心力衰竭。

2.溶栓治疗

(1)适应证

1)2 个或 2 个以上相邻导联 ST 段抬高(胸导联≥0.2mV、肢体导联≥0.1mV),或提示 AMI 病史伴左束支传导阻滞(影响 ST 段分析),起病时间<12 小时,年龄<75 岁(ACC/AHA 指南列为Ⅰ类适应证)。对前壁心肌梗死、低血压(收缩压<100mmHg)或心率增快(>100 次/分钟)患者治疗意义更大。

2)ST 段抬高,年龄>75 岁。对这类患者,无论是否溶栓治疗,AMI 死亡的危险性均很大。(ACC/AHA 指南列为Ⅱa 类适应证)。

3)ST 段抬高,发病时间为 12～24 小时,溶栓治疗收益不大,但在有进行性缺血性胸痛和广泛 ST 段抬高并经过选择的患者,仍可考虑溶栓治疗(ACC/AHA 指南列为Ⅱb 类适应证)。

4)高危心肌梗死,就诊时收缩压>180mmHg 和(或)舒张压>110mmHg,这类患者颅内出血的危险性较大,应认真权衡溶栓治疗的益处与出血性卒中的危险性。对这些患者首先应镇痛、降低血压(如应用硝酸甘油静脉滴注、β 受体阻滞剂等),将血压降至 150/90mmHg 时再行溶栓治疗,但是否能降低颅内出血的危险尚未得到证实。对这类患者若有条件应考虑直接 PTCA 或支架置入术(ACC/AHA 指南列为Ⅱb 类适应证)。

虽有 ST 段抬高,但起病时间>24 小时,缺血性胸痛已消失者或仅有 ST 段压低者不主张行溶栓治疗(ACC/AHA 指南列为Ⅲ类适应证)。

(2)溶栓治疗的禁忌证及注意事项

1)既往任何时间发生过出血性脑卒中,1 年内发生过缺血性脑卒中或脑血管事件。

2)颅内肿瘤。

3)近期(2～4 周)活动性内脏出血(月经除外)。

4)可疑主动脉夹层。

5)入院时严重且未控制的高血压(>180/110mmHg)或慢性严重高血压病史。

6)目前正在使用治疗剂量的抗凝药(国际标准化比率 2～3),已知有出血倾向。

7)近期(2～4 周)创伤史,包括头部外伤、创伤性心肺复苏或较长时间(＞10 分钟)的心肺复苏。

8)近期(＜3 周)外科大手术。

9)近期(＜2 周)在不能压迫部位的大血管穿刺。

10)曾使用链激酶(尤其 5 日至 2 年内使用者)或对其过敏的患者,不能重复使用链激酶。

11)妊娠。

12)活动性消化性溃疡。

(3)溶栓剂的使用方法

1)尿激酶:根据我国的几项大规模临床试验结果,目前建议剂量为 150 万 U 左右,于 30 分钟内静脉滴注,配合肝素皮下注射 7500～10000U,每 12 小时 1 次,或低分子量肝素皮下注射,每日 2 次。

2)链激酶或重组链激酶:根据国际上进行的几组大规模临床试验及国内的研究,建议 150 万 U 于 1 小时内静脉滴注,配合肝素皮下注射 7500～10000U,每 12 小时 1 次,或低分子量肝素皮下注射,每日 2 次。

3)重组组织型纤溶酶原激活剂(rt－PA):国外较为普遍的用法为加速给药方案(即 GUSTO 方案),首先静脉注射 15mg,继之在 30 分钟内静脉滴注 0.75mg/kg(不超过 50mg),然后在 60 分钟内静脉滴注 0.5mg/kg(不超过 35mg)。给药前静脉注射肝素 5000U,继之以 1000U/h 的速率静脉滴注,以 APTT 结果调整肝素给药剂量,使 APTT 维持在 60～80 秒。鉴于东西方人群凝血活性可能存在差异,以及我国脑出血发生率高于西方人群,我国进行的 TUCC 临床试验证实,应用 50mg rt－PA(8mg 静脉注射,42mg 在 90 分钟内静脉滴注,配合肝素静脉应用,方法同上),也取得较好疗效,出血需要输血及脑出血发生率与尿激酶无显著差异。

3.介入治疗

(1)直接 PTCA

1)直接 PTCA 的适应证:①在 ST 段抬高和新出现或怀疑新出现左束支传导阻滞的 AMI 患者,直接 PTCA 可作为溶栓治疗的替代治疗,但直接 PTCA 必须由有经验的术者和相关医务人员,在有适宜条件的导管室于发病 12 小时内或虽超过 12 小时但缺血症状仍持续时,对梗死相关动脉进行 PTCA(ACC/AHA 指南列为Ⅰ类适应证);②急性 ST 段抬高/Q 波心肌梗死或新出现左束支传导阻滞的 AMI 并发心源性休克患者,年龄＜75 岁,AMI 发病在 36 小时内,并且血运重建术可在休克发生 18 小时内完成者,应首选直接 PTCA 治疗(ACC/AHA 指南列为Ⅰ类适应证);③适宜再灌注治疗而有溶栓治疗禁忌证者,直接 PTCA 可作为一种再灌注治疗手段(ACC/AHA 指南列为Ⅱa 类适应证);④AMI 患者非 ST 段抬高,但梗死相关动脉严重狭窄、血流减慢(TIMI 血流≤2 级),如可在发病 12 小时内完成,可考虑进行 PTCA(ACC/AHA 指南列为Ⅱb 类适应证)。

2)注意事项:在 AMI 急性期不应对非梗死相关动脉行选择性 PTCA。发病 12 小时以上或已接受溶栓治疗且已无心肌缺血证据者,不应进行 PTCA。直接 PTCA 必须避免时间延误,必须由有经验的术者进行,否则不能达到理想效果,治疗的重点仍应放在早期溶栓。

(2)补救性 PTCA:对溶栓治疗未再通的患者使用 PTCA 恢复前向血流即为补救性 PT-

CA。其目的在于尽早开通梗死相关动脉,挽救缺血但仍存活的心肌,从而改善生存率和心功能。

建议对溶栓治疗后仍有明显胸痛、ST 段抬高无显著回落、临床提示未再通者,应尽快进行急诊冠状动脉造影,若 TIMI 血流 0~2 级,应立即行补救性 PTCA,使梗死相关动脉再通。尤其对发病 12 小时内、广泛前壁心肌梗死、再次梗死及血流动力学不稳定的高危患者意义更大。

(3)溶栓治疗再通者 PTCA 的选择:对溶栓治疗成功的患者不主张立即行 PTCA。建议对溶栓治疗成功的患者,若无缺血复发,应在 7~10 日后进行择期冠状动脉造影,若病变适宜可行 PTCA。

4. 药物治疗

(1)硝酸酯类药物:常用的硝酸酯类药物包括硝酸甘油、硝酸异山梨酯和单硝酸异山梨酯。综合临床试验资料显示,AMI 患者使用硝酸酯可轻度降低病死率,AMI 早期通常给予硝酸甘油,静脉滴注 24~48 小时。对 AMI 伴再发性心肌缺血、充血性心力衰竭或需处理的高血压患者更为适宜。静脉滴注硝酸甘油应从低剂量开始,即 $10\mu g/min$,可酌情逐渐增加剂量,每 5~10 分钟增加 5~10μg,直至症状控制、血压正常者动脉收缩压降低 10mmHg 或高血压患者动脉收缩压降低 30mmHg 为有效治疗剂量。在静脉滴注过程中如果出现明显心率加快或收缩压≤90mmHg,应减慢滴注速度或暂停使用。静脉滴注硝酸甘油的最高剂量以不超过 $100\mu g/min$ 为宜,过高剂量可增加低血压的危险,对 AMI 患者同样是不利的。

硝酸甘油持续静脉滴注的时限为 24~48 小时,开始 24 小时一般不会产生耐药性,后 24 小时若硝酸甘油的疗效减弱或消失可增加滴注剂量。静脉滴注二硝基异山梨酯的剂量范围为 2~7mg/h,开始剂量 30$\mu g/min$,观察 30 分钟以上,如无不良反应可逐渐加量。

静脉用药后可使用口服制剂如硝酸异山梨酯或单硝酸异山梨酯等继续治疗。硝酸异山梨酯口服常用剂量为 10~20mg,每日 3~4 次,单硝酸异山梨酯为 20~40mg,每日 2 次。硝酸酯类药物的不良反应有头痛、反射性心动过速和低血压等。该药的禁忌证为 AMI 合并低血压(收缩压≤90mmHg)或心动过速(心率>100 次/分),下壁伴右室梗死时即使无低血压也应慎用。

(2)抗血小板聚集治疗:冠状动脉内斑块破裂诱发局部血栓形成是导致 AMI 的主要原因。在急性血栓形成中血小板活化起着十分重要的作用,抗血小板治疗已成为 AMI 的常规治疗,溶栓前即应使用。阿司匹林和噻氯匹定或氯吡格雷是目前临床上常用的抗血小板聚集药物。

1)阿司匹林:阿司匹林通过抑制血小板内的环氧化酶使凝血烷 A_2(血栓素 A_2,TXA_2)合成减少,达到抑制血小板聚集的作用。AMI 急性期,阿司匹林使用剂量应在 150~300mg/d 之间,首次服用时应选择水溶性阿司匹林,或肠溶阿司匹林嚼服,以达到迅速吸收的目的。3 日后改为小剂量 50~150mg/d 维持。

2)噻氯匹定和氯吡格雷:噻氯匹定作用机制不同于阿司匹林,主要抑制 ADP 诱导的血小板聚集。口服 24~48 小时起作用,3~5 日达高峰。开始服用的剂量为 250mg,每日 2 次,1~2 周后改为 250mg,每日 1 次维持。该药起作用慢,不适合急需抗血小板治疗的临床情况(如 AMI 溶栓前),多用于对阿司匹林过敏或禁忌的患者,或者与阿司匹林联合用于置入支架的 AMI 患者。该药的主要不良反应是中性粒细胞及血小板减少,应用时需注意经常检查血象,一旦出现上述副作用应立即停药。

氯吡格雷是新型 ADP 受体阻滞剂，其化学结构与噻氯匹定十分相似，与后者不同的是口服后起效快，不良反应明显低于噻氯匹定，现已成为噻氯匹定替代药物。初始剂量 300mg，以后剂量 75mg/d 维持。

（3）抗凝治疗：凝血酶是使纤维蛋白原转变为纤维蛋白最终形成血栓的关键环节，因此抑制凝血酶至关重要。

1）普通肝素：肝素作为对抗凝血酶的药物在临床应用最普遍，对于 ST 段抬高的 AMI，肝素作为溶栓治疗的辅助用药；对于非 ST 段抬高的 AMI，静脉滴注肝素为常规治疗。一般使用方法是先静脉注射 5000U 冲击量，继之以 1000U/h 维持静脉滴注，每 4～6 小时测定 1 次 APTT 或 ACT，以便及时调整肝素剂量，保持其凝血时间延长至对照的 1.5～2.0 倍。静脉肝素一般使用时间为 48～72 小时，以后可改用皮下注射 7500U，每 12 小时 1 次，注射 2～3 日。如果存在体循环血栓形成的倾向，如左心室有附壁血栓形成、心房颤动或有静脉血栓栓塞史的患者，静脉肝素治疗时间可适当延长或改口服抗凝药物。

肝素作为 AMI 溶栓治疗的辅助治疗，随溶栓制剂不同用法亦有不同。rt-PA 为选择性溶栓剂，半衰期短，对全身纤维蛋白原影响较小，血栓溶解后仍有再次血栓形成的可能，故需要与充分抗凝治疗相结合。溶栓前先静脉注射肝素 5000U 冲击量，继之以 1000U/h 维持静脉滴注 48 小时，根据 APTT 或 ACT 调整肝素剂量（方法同上）。48 小时后改用皮下肝素 7500U，每日 2 次，治疗 2～3 日。

2）低分子量肝素：鉴于低分子量肝素有应用方便、不需监测凝血时间、出血并发症低等优点，建议可用低分子量肝素代替普通肝素。低分子量肝素由于制作工艺不同，其抗凝疗效亦有差异，因此应强调个体化用药，不是泛指所有品种的低分子量肝素都能成为替代静脉滴注普通肝素的药物。

（4）β受体阻滞剂：β受体阻滞剂通过减慢心率，降低体循环血压和减弱心肌收缩力来减少心肌耗氧量，对改善缺血区的氧供需失衡、缩小心肌梗死面积、降低急性期病死率有肯定的疗效。在无该药禁忌证的情况下应及早常规应用。常用的 β受体阻滞剂为美托洛尔，常用剂量为 25～50mg，每日 2 次或 3 次；阿替洛尔 6.25～25mg，每日 2 次。用药需严密观察，使用剂量必须个体化。在较急的情况下，如前壁 AMI 伴剧烈胸痛或高血压者，β受体阻滞剂亦可静脉使用，美托洛尔静脉注射剂量为每次 5mg，间隔 5 分钟后可再给予 1～2 次，继续口服剂量维持。

1）β受体阻滞剂治疗的禁忌证：①心率<60 次/分；②动脉收缩压<100mmHg；③中重度左心衰竭（≥Killip Ⅲ级）；④二、三度房室传导阻滞或 PR 间期>0.24 秒；⑤严重慢性阻塞性肺部疾病或哮喘；⑥末梢循环灌注不良。

2）相对禁忌证：①喘病史；②周围血管疾病；③胰岛素依赖性糖尿病。

（5）血管紧张素转换酶抑制剂（ACEI）：ACEI 使用的剂量和时限应视患者情况而定，一般来说，AMI 早期 ACEI 应从低剂量开始逐渐增加剂量，例如初始给予卡托普利 6.25mg 作为试验剂量，每日内可加至 12.5mg 或 25mg，次日加至 12.5～25mg，每日 2 次或每日 3 次。对于 4～6 周后无并发症和无左心室功能障碍的 AMI 患者，可停服 ACEI 制剂；若 AMI 特别是前壁心肌梗死合并左心功能不全，ACEI 治疗期应延长。

ACEI 的禁忌证：①AMI 急性期动脉收缩压<90mmHg；②临床出现严重肾衰竭（血肌酐

>265μnol/L);③有双侧肾动脉狭窄病史者;④对 ACEI 制剂过敏者;⑤妊娠、哺乳妇女等。

(6)钙离子通道阻滞剂:在 AMI 治疗中不作为一线用药。临床试验研究显示,无论是 AMI 早期或晚期、Q 波或非 Q 波心肌梗死、是否合用 β 受体阻滞剂,给予速效硝苯地平均不能降低再梗死率和病死率,对部分患者甚至有害。因此,在 AMI 常规治疗中钙离子通道阻滞剂被视为不宜使用的药物。

1)地尔硫䓬:对于无左心衰竭临床表现的非 Q 波 AMI 患者,服用地尔硫䓬可以降低再梗死发生率,有一定的临床益处。AMI 并发心房颤动伴快速心室率,且无严重左心功能障碍的患者,可静脉使用地尔硫䓬,缓慢注射 10mg(5 分钟内),随之以 5~15μg/(kg·min)维持静脉滴注,静脉滴注过程中需密切观察心率、血压的变化,如心率低于 55 次/分,应减少剂量或停用,静脉滴注时间不宜超过 48 小时。AMI 后频发梗死后心绞痛者以及对 β 受体阻滞剂禁忌的患者使用此药也可获益。对于 AMI 合并左心室功能不全、房室传导阻滞、严重窦性心动过缓及低血压(≤90mmHg)者,该药为禁忌。

2)维拉帕米:在降低 AMI 的病死率方面无益处,但对于不适合使用 β 受体阻滞剂者,若左心室功能尚好,无左心衰竭的证据,在 AMI 数日后开始服用此药,可降低此类患者的死亡和再梗死复合终点的发生率。该药的禁忌证同地尔硫䓬。

(7)洋地黄制剂:AMI 24 小时之内一般不使用洋地黄制剂对于 AMI 合并左心衰竭的患者,24 小时后常规服用洋地黄制剂是否有益也一直存在争议。目前一般认为,AMI 恢复期在 ACEI 和利尿剂治疗下仍存在充血性心力衰竭的患者,可使用地高辛。对于 AMI 左心衰竭并发快速心房颤动的患者,使用洋地黄制剂较为适合,可首次静脉注射毛花苷 C 0.4mg,此后根据情况追加 0.2~0.4mg,然后口服地高辛维持。

(8)其他

1)镁:AMI 早期补镁治疗是否有益,目前仍无定论,因此目前不主张常规补镁治疗。以下临床情况补镁治疗可能有效:AMI 发生前使用利尿剂,有低镁、低钾的患者;AMI 早期出现与 QT 间期延长有关的尖端扭转性室性心动过速的患者。

2)葡萄糖-胰岛素-钾溶液静脉滴注(GIK):最近一项小规模的临床试验 ECLA 显示,使用大剂量静脉滴注 GIK[(25%葡萄糖+胰岛素 50U/L+氯化钾 80mmol/L,以 1.5ml/(kg·h)速率滴注 24 小时]或低剂量静脉滴注 GIK[10%葡萄糖+胰岛素 20U/L+氯化钾 50mmol/L,以 1ml/(kg·h)速率滴注]治疗 AMI,均可降低复合心脏事件的发生率。

(三)非 ST 段抬高的 AMI 的危险性分层及处理

1.非 ST 段抬高的 AMI 的危险性分层 非 ST 段抬高的 AMI 多表现为非 Q 波性 AMI,与 ST 段抬高的 AMI 相比,梗死相关血管完全闭塞的发生率较低(20%~40%),但多支病变和陈旧性心肌梗死发生率比 ST 段抬高者多见。在临床病史方面两者比较,糖尿病、高血压、心力衰竭和外周血管疾病在非 ST 段抬高的 AMI 患者中更常见。

对非 ST 段抬高的 AMI 进行危险性分层的主要目的,是为临床医师迅速作出治疗决策提供依据。

(1)低危险组:无并发症、血流动力学稳定、不伴有反复缺血发作的患者。

(2)中危险组:伴有持续性胸痛或反复发作心绞痛的患者,不伴有心电图改变或 ST 段压低≤1mm;ST 段压低>1mm。

(3)高危险组:并发心源性休克、急性肺水肿或持续性低血压。

2.非 ST 段抬高的 AMI 的药物治疗　临床资料显示,约 50%的 AMI 患者有心肌坏死酶学证据,但心电图上表现为 ST 段压低而非抬高。患者的最初药物治疗除了避免大剂量溶栓治疗外,其他治疗与 ST 段抬高的患者相同。

(1)血小板膜糖蛋白(GP)Ⅱb、Ⅲa 受体拮抗剂:目前临床使用的血小板 GPⅡb、Ⅲa 受体拮抗剂有以下三种:阿昔单抗(abciximab)、依替巴肽(eptifibatide)、替罗非班(tirofiban)。临床研究显示,以上三种药物的静脉制剂对接受介入治疗的 ACS 患者均有肯定的疗效,在非介入治疗的 ACS 患者中疗效不肯定。

(2)低分子量肝素:临床试验研究显示,在非 ST 段抬高的 ACS 患者中使用低分子量肝素,在降低心脏事件方面优于或等于静脉滴注肝素的疗效。

3.介入治疗　对非 ST 段抬高的 AMI 紧急介入治疗是否优于保守治疗,尚无充分证据。较为稳妥的策略应是首先对非 ST 段抬高的患者进行危险性分层,低危险度的患者可择期行冠状动脉造影和介入治疗,对于中度危险和高度危险的患者紧急介入治疗应为首选,而高度危险患者合并心源性休克时应先插入 IABP,尽可能使血压稳定再行介入治疗。

(陶杰)

第六节　急进型恶性高血压

急进型恶性高血压指高血压发病过程中由于某种诱因使血压骤然上升而引起一系列的神经-血管加压效应,继而出现某些脏器功能的严重障碍,多见于中青年人。血压突然显著升高,收缩压、舒张压均增高,常持续在 26.6/17.3kPa(200/130mmHg)以上。病情进展迅速,可发生剧烈头痛,往往伴有恶心、呕吐、头晕、耳鸣等。视力迅速减退、眼底出血、渗出或视盘水肿。肾功能急剧减退,持续性蛋白尿、血尿和管型尿,氮质血症或尿毒症。可在短期内出现心力衰竭,表现为心慌、气短、呼吸困难。

一、救治流程

1.主诉　剧烈头痛,往往伴有恶心、呕吐、头晕、耳鸣等,视力迅速减退、可在短期内出现心力衰竭,表现为心慌、气短、呼吸困难。

2.病史　原发性高血压或继发性高血压在极度疲劳、寒冷刺激、神经过度紧张和围绝经期内分泌失调等诱因促使下易发生该型高血压。

3.体征　眼底出血、渗出或视盘水肿,肾功能急剧减退,持续性蛋白尿,血尿和管型尿,氮质血症或尿毒症,可在短期内出现心力衰竭。

4.急救措施　将舒张压迅速降至安全水平(100~110mmHg),不宜过低,以静脉给药最为适宜,如硝普钠开始以每分钟 10μg 静脉滴注,密切观察血压,以每分钟 0.5μg/kg 递增。静脉滴注硝酸甘油剂量为 5~10μg/min 开始,然后每 5~10 分钟增加 5~10μg/min 至 20~50μg/min。

5.辅助检查　①尿常规:持续性蛋白尿、血尿和管型尿;②肾功能:血肌酐持续增高,尿素氮增高;CO₂CP 降低;③血钾:血钾浓度增高提示预后差;④眼底:视网膜出血、渗出、视盘水肿;⑤血压监测:常持续在 26.6/17.3kPa(200/130mmHg 以上)。

6.诊断　①多见于年轻人;②常有突然头痛、头晕、视力模糊、心悸、气促和体重减轻等症状；③常有心、肾功能不全的表现；④动脉舒张压常持续超过 130mmHg。

7. 制定详细的治疗方案　①药物治疗；②高血压急症治疗。

二、救治关键

(一)病情判断

1. 常见病因　1%～5%的原发性高血压可发展为总进型恶性高血压。继发性高血压易发展成该型的疾病有肾动脉狭窄、急性肾小球肾炎、嗜铬细胞瘤、库欣综合征、妊娠毒血症等。

2. 诱因　在极度疲劳、寒冷刺激、神经过度紧张和更年期内分泌失调等诱因促使下易发生该型高血压。

3. 临床特征　多见于中青年人，血压突然显著升高，收缩压、舒张压均增高，常持续在 26.6/17.3kPa(200/130mmHg)以上，病情进展迅速，可发生剧烈头痛，往往伴有恶心、呕吐、头晕、耳鸣等，视力迅速减退，眼底出血、渗出或视盘水肿，肾功能急剧减退，持续性蛋白尿、血尿和管型尿，氮质血症或尿毒症，可在短期内出现心力衰竭，表现为心慌、气短、呼吸困难，本型高血压亦易发生高血压脑病，与血压显著增高相关。

(二)急诊检查

1. 实验室检查

(1)尿常规：持续性蛋白尿、血尿和管型尿。

(2)肾功能检查：血肌酐持续增高，尿素氮增高；CO_2CP 降低。

(3)血钾：血钾浓度增高提示预后差。

2. 其他辅助检查

(1)眼底：视网膜出血、渗出、视盘水肿；K－W 眼底分级程度常为Ⅲ～Ⅳ者多预后不良。

(2)血压监测：常持续在 26.6/17.3kPa(200/130mmHg 以上)。

(三)救治关键

宜将舒张压迅速降至安全水平(100～110mmHg)，不宜过低，血压急骤降至过低水平，反使重要脏器供血不足，导致心、脑、肾功能恶化，还可发生休克等危险。单剂降压不满意者，应联合用药，但需注意不要同时使用副作用相同药物，避免严重不良反应。

三、救治方案

(一)降压药物分类

近年来，抗高血压药物发展迅速，根据不同患者的特点可单用和联合应用各类降压药。目前，常用降压药物可归纳为六类，即利尿剂、β 受体阻滞剂、钙离子通道阻滞剂、血管紧张素转换酶(ACE)抑制剂、α 受体阻滞剂及血管紧张素Ⅱ受体阻滞剂。

1. 利尿剂　使细胞外液容量减低、心排血量降低，并通过利钠作用使血压下降。降压作用缓和，服药 2～3 周后作用达高峰，适用于轻中度高血压，尤其适宜于老年人收缩期高血压及心力衰竭伴高血压的治疗。可单独用，并更适宜与其他类降压药合用。

利尿剂有噻嗪类、袢利尿剂和保钾利尿剂三类。噻嗪类应用最普遍，但长期应用可引起血钾降低及血糖、血尿酸、血胆固醇增高，糖尿病及高脂血症患者宜慎用，痛风患者慎用；保钾利尿剂可引起高血钾，不宜与 ACE 抑制剂合用，肾功能不全者禁用；袢利尿剂利尿迅速，肾功能不全时应用较多，但过度作用可致低血钾、低血压。另有制剂吲达帕胺，同时具有利尿及血管扩张作用,能有效降低血管扩张作用,能有效降压。

2. β受体阻滞剂 降压机制尚未完全明了。血管 β 受体阻滞剂可使 α 受体作用相对增强,周围血管阻力增加,不利于降压,但 β 受体阻滞后可使心排血量降低、抑制肾素释放并通过交感神经突触前膜阻滞使神经递质释放减少,从而使血压降低。

β 受体阻滞剂降压作用缓慢,1～2 周内起作用,适用于轻、中度高血压,尤其是心率较快的中青年患者或合并有心绞痛、心肌梗死后的高血压患者。

β 受体阻滞剂对心肌收缩力、房室传导及窦性心律均有抑制,可引起血脂升高、低血糖、末梢循环障碍、乏力及重气管痉挛。因此对下列疾病不宜用,如充血性心力衰竭、支气管哮喘、糖尿病、病态窦房结综合征、房室传导阻滞、外周动脉疾病。冠心病患者长期用药后不宜突然停用,因可诱发心绞痛;由于抑制心肌收缩力,也不宜与维拉帕米等合用。

3. 钙离子通道阻滞剂(CCB) 由一大组不同类型化学结构的药物所组成,其共同特点是阻滞钙离子 L 型通道,抑制血管平滑肌及心肌钙离子内流,从而使血管平滑肌松弛、心肌收缩力降低,使血压下降。

CCB 有维拉帕米、地尔硫䓬及二氢吡啶类三组药物。前两组药物除抑制血管平滑肌外,并抑制心肌收缩及自律性和传导性,因此不宜在心力衰竭、窦房结功能低下或心脏传导阻滞患者中应用。二氢吡啶(如硝苯地平)类药物作用以阻滞血管平滑肌钙离子通道为主,因此对心肌收缩性、自律性及传导性的抑制少,但由于血管扩张,引起交感神经兴奋,可引起心率增快、充血、潮红、头痛、下肢水肿等。上述副作用主要见于短作用制剂,其交感激活作用对冠心病事件的预防不利,因此不宜作用长期治疗药物应用。近年来,二氢吡啶类缓释、控释或长效制剂不断问世,使上述副作用显著减少,可用于长期治疗。

钙离子通道阻滞剂降压迅速,作用稳定为其特点,可用于中重度高血压的治疗。尤其适用于老年人收缩期高血压。

4. 血管紧张素转换酶抑制剂 血管紧张素转换酶抑制剂是近年来进展最为迅速的一类药物。降压作用是通过抑制 ACE 使血管紧张素 II 生成减少,同时抑制激肽酶使环激肽降解减少,两者均有利于血管扩张,使血压降低。ACE 抑制剂对各种程度高血压均有一定降压作用,对伴有心力衰竭、左心室肥大、心肌后、糖耐量减低或糖尿病肾病、蛋白尿等合并症的患者尤为适宜。高血钾、妊娠、肾动脉狭窄患者禁用。最常见的不良反应是干咳,可发生于 10%～20% 患者中,停用后即可消失。引起干咳原因可能与体内缓激肽增多有关。

5. 血紧张素 II 受体阻滞剂 通过对血管紧张素 II 受体的阻滞,可较 ACE 抑制剂更充分有效地阻断血管紧张素对血管收缩、水钠潴留及细胞增生等不利作用。适应证与 ACE 抑制剂相同,但不引起咳嗽反应为其特点。血管紧张素 II 受体阻滞剂降压作用平稳,可与大多数降压药物合用(包括 ACE 抑制剂)。

6. α受体阻滞剂 α 受体阻滞剂分为选择性及非选择性类,如酚妥拉明,除用于嗜铬细胞瘤外,一般不用于治疗高血压。选择性 α_1 受体阻滞剂通过对突触后 α_1 受体阻滞剂,对抗去甲肾上腺素的动静脉收缩作用,使血管扩张、血压下降。本类药物降压作用明确,对血糖、血脂代谢无副作用为其优点,但可能出现体位性低血压耐药性,使应用受到限制。

7. 其他 包括中枢交感神经抑制剂,如可乐定、甲基多巴;周围交感神经抑制剂,如胍乙啶、利血平;直接血管扩张剂,如肼屈嗪(肼苯达嗪)、米诺地尔(长压定)等。上述药物曾多年用于临床并有一定的降压疗效,但因其副作用较多,且缺乏心脏、代谢保护,因此不适宜于早晨服用。

（二）降压药物的选择和应用

凡能有效控制血压并适宜长期治疗的药物就是合理的选择，包括不引起明显副作用、不影响生活质量等。

1.合并有心力衰竭者，宜选择 ACE 抑制剂、利尿剂。

2.老年人收缩期高血压者，宜选择利尿剂、长效二氢吡啶类钙离子通道阻滞剂。

3.合并糖尿病、蛋白尿或轻、中度肾功能不全者（非肾血管性），可选用 ACE 抑制剂。

4.心肌梗死后的患者，可选择无内在拟交感作用的 β 受体阻滞剂或 ACE 抑制剂（尤其伴收缩功能不全者）。对稳定型心绞痛患者也可选用计通道阻滞剂量。

5.对伴有脂质代谢异常的患者可选用 α_1 受体阻滞剂，不宜用 β 受体阻滞剂和利尿剂。

6.伴妊娠者，不宜用 ACE 抑制剂、血管紧张素 Ⅱ 受体阻滞剂，可选用甲基多巴。

7.对合并支气管哮喘、抑郁症、糖尿病者不宜用 β 受体阻滞剂；痛风患者不宜用利尿剂；合并心脏起搏传导障碍者不宜用 β 受体阻滞剂及非二氢吡啶类钙离子通道阻滞剂。

（三）具体用药方法

高血压急症时必需迅速使血压下降，以静脉给药最为适宜'以便随时改变药物所要使用的剂量。

1.硝普钠　直接扩张动脉和静脉，使血压迅速降低。开始以每分钟 $10\mu g$ 静脉滴注，密切观察血压，以每分钟 $0.5\mu g/kg$ 递增，逐渐调整剂量，常用剂量为每分钟按体重 $3\mu g/kg$。极量为每分钟按体重 $10\mu g/kg$。总量为按体重 $3.5mg/kg$。该药溶液对光敏感，每次应用前需临时配制，滴注瓶需用银箔或黑布包裹。硝普钠在体内代谢后产生氰化物，大剂量或长时间应用可能发生硫氰酸中毒。

2.硝酸甘油　以扩张静脉为主，较大剂量时也使动脉扩张。静脉滴注可使血压较快下降，剂量为 $5\sim10\mu g/min$ 开始，然后每 5～10 分钟增加 $5\sim10\mu g/min$ 至 $20\sim50\mu g/min$。停药后数分钟作用即消失。副作用有心动过速、面红、头痛、呕吐等。

3.尼卡地平、二氢吡啶类钙离子通道阻滞剂　用于高血压急症治疗剂量为：静脉滴注从 $0.5\mu g/(kg \cdot min)$ 开始，密切观察血压，逐步增加剂量，可用至 $6\mu g/(kg \cdot min)$。副作用有心动过速、面部充血潮红、恶心等。

4.乌拉地尔　α_1 受体阻滞剂，用于高血压危象剂量为 $10\sim50mg$ 静脉注射（通常用 25mg），如血压无明显降低，可重复注射，然后予 $50\sim100mg$ 于 100ml 液体中静脉滴注维持，速度为 $0.4\sim2mg/min$，根据血压调节滴速。

（四）病因治疗

多数恶性高血压是由于肾实质性疾病、肾血管性高血压、药物等原因所致，因此，诊断恶性高血压之后，在积极控制血压的同时，应努力寻找这些继发因素，并力争去除或治疗可逆性病因。若证实为肾动脉狭窄所引起的恶性高血压，则经过行经皮肾动脉成型术（PTRA）或外科手术治疗后，部分患者的血压和肾功能可获满意的控制；明确由药物所致恶性高血压者，在停用相应药物后，血压可逐渐恢复正常。

（陶杰）

第七节 高血压危象

高血压危象是指发生在高血压病过程中的一种特殊临床现象,常在不良诱因影响下,血压骤然升到 26.6/16kPa(200/120mmHg)以上,出现心、脑、肾的急性损害。患者感到突然头痛、头晕、视物不清或失明;恶心、呕吐、心慌、气短、面色苍白或潮红;两手抖动、烦躁不安;严重的可出现暂时性瘫痪、失语、心绞痛、尿混浊;更重的则抽搐、昏迷。

高血压危象是在高血压基础上,某些诱因使周围小动脉发生暂时性强烈痉挛,引起血压进一步的急剧升高,而出现的一系列高血压危象的表现。并在短时间内发生不可逆性生命器官损害,故为致命性的一种临床综合征。高血压危象可发生在各级缓进型高血压患者,亦可见于各种急进型高血压。其病情凶险,如抢救措施不得当,可导致死亡。

一、救治流程

1. 主诉 突然头痛、头晕、视物不清或失明;恶心、呕吐、心慌、气短、面色苍白或潮红;两手抖动、烦躁不安;严重的可出现暂时性瘫痪、失语、心绞痛、尿混浊;更重的则抽搐、昏迷。

2. 病史 ①缓进型或急进型高血压;②多种肾性高血压;③内分泌性高血压;④妊娠高血压综合征和卟啉病;⑤急性主动脉夹层血肿和脑出血;⑥头颅外伤等。

3. 体征 ①血压显著增高;②自主神经功能失调征象;③靶器官急性损害的表现。

4. 急救措施 ①吸氧:保持血氧饱和度在 95% 以上;②呋塞米:20~40mg 静脉注射;③硝酸甘油 0.5mg 舌下含服或 5μg/min 静脉滴注;④硝普钠 50~400μg/min 静脉滴注;⑤酚妥拉明 0.2~0.5mg/min 静脉滴注。

5. 诊断 根据病史、体征及以上辅助检查即可诊断。

6. 辅助检查 首先应密切观察血压,高血压危象时血压常升到 200/120mmHg 以上。除此之外可检查:①血常规、血型;②尿常规;③肾功能;④头颅 CT。

7. 制定详细的治疗方案 ①将患者送至安静的房间中,平卧位,给予安慰;②使用药物降低血压;③使用防止脑水肿的药物如甘露醇、呋塞米等治疗,发生惊厥时,适当使用镇静剂;④抗心力衰竭治疗如使用血管扩张剂;⑤治疗氮质血症进行血液透析;⑥嗜铬细胞瘤性高血压升高时,应选 α 受体阻滞剂酚妥拉明治疗。

二、救治关键

(一)病情判断

1. 临床表现 患者突然起病,病情凶险,通常表现为剧烈头痛,伴有恶心、呕吐,视力障碍和精神及神经方面异常改变。

(1)血压显著增高:收缩压升高可达 200mmHg 以上,严重时舒张压也显著增高,可达 120mmHg 以上。

(2)自主神经功能失调征象:发热感、多汗、口干、寒战、手足震颤、心悸等。

(3)靶器官急性损害的表现:①视力模糊,视力丧失,眼底检查可见视网膜出血、渗出、视盘水肿;②胸闷、心绞痛、心悸、气急、咳嗽,甚至咳泡沫痰;③尿频、尿少,血浆肌酐和尿素氮增高;④一过性感觉障碍、偏瘫、失语,严重者烦躁不安或嗜睡。

2.常见类型

(1)高血压脑病:血压突然急剧升高,发生严重血管病变导致脑水肿,出现神经系统症状,头痛为最初主诉,伴呕吐、视力障碍、视盘水肿、神志改变,出现病理征、惊厥、昏迷等。脑脊液压力可高达 3.92kPa(400mm H_2O),蛋白增加。经有效的降压治疗,血压下降,症状可迅速缓解。

(2)高血压危象伴颅内出血:包括脑出血或蛛网膜下隙出血。

(3)儿茶酚胺突然释放所致高血压危象见于嗜铬细胞瘤。肿瘤可产生和释放大量去甲基肾上腺素和肾上腺素,常见的肿瘤部位在肾上腺髓质,也可在其他具有嗜铬组织的部位,如主动脉分叉、胸腹部交感神经节等。表现为血压急剧升高,伴心动过速、头痛、苍白、大汗、麻木、手足发冷,发作持续数分钟至数小时。某些患者发作有刺激诱因,如情绪激动、运动、按压肿瘤、排尿、喷嚏等。发作间歇可无症状。通过发作时尿儿茶酚胺代谢产物 VMA 和血儿茶酚胺的测定可确诊此病。

(4)高血压危象伴急性肺水肿。

(5)高血压危象伴肾损害。

(6)高血压危象伴主动脉夹层动脉瘤。

(7)妊娠高血压综合征:妊娠后期出现高血压、蛋白尿和水肿,严重时发生子痫。

(二)急诊检查

1.胸部 X 线片　高血压时常伴有左心室扩大,主动脉增宽,明确有无肺水肿的发生。

2.心脏彩超　高血压危象时常有左心室肥厚,晚期出现心脏扩大、心力衰竭。

3.肾脏和肾上腺超声　鉴别高血压的原因,是否存在嗜铬细胞瘤、肾上腺增生、醛固酮瘤等。

4.生化检查　确定肝肾功能状态及离子水平。

(三)治疗关键

宜个体化处理,参考患者既往血压水平、治疗依从性和血压控制情况,是否有诱因、目前血压水平及靶器官损害等,合理制订个体化处理方案,以获得最佳临床效益。

三、救治方案

(一)治疗目标

高血压急症需立即给予降压治疗,但不一定要求降至正常水平,以避免靶器官进一步损害。步骤为:第一步在数分钟至 1 小时内将血压降低 25%左右,第二步视个体情况而定,在 2～6 小时内将血压降至 160/100mmHg 左右。患者一般需在 ICU 进行救治,静脉给药。高血压亚急症应该在 24～48 小时内逐渐降低血压水平,在院外即可对高血压亚急症患者进行救治,可予快速起效的口服药物,偶用静脉给药,且应观察 24～48 小时。

(二)监测与监护

高血压危象需要立即降低血压,但除外某些情况(如主动脉夹层、AMI)时,快速、过度降压(低于脑、肾、冠状动脉自动调节范围)会减少器官灌注,引起缺血和梗死;因此,此类患者应收住 ICU,严密监测血压、心率、呼吸、尿量、神经系统状况等,对于波动性大、难以控制的高血压,宜行动脉内置管监测血压。

(三)药物治疗

1. α受体阻滞剂

(1)酚妥拉明:非选择性 $α_1$、$α_2$ 受体阻滞剂,对嗜铬细胞瘤所致的高血压危象有特效。个别可引起心动过速、容量不足及严重的体位性低血压。

(2)乌拉地尔:阻断突触后 $α_1$ 受体,扩张血管;同时激活中枢的交感反馈调节,扩张血管,抑制反射性心动过速。优点:降压迅速不影响心率,改善心功能治疗心力衰竭,蛋白结合率高适合肾透析患者。

2. 利尿剂 呋塞米静脉常用量为 40～120mg,其剂量反应曲线为平顶状,最大剂量为160mg,超量应用降压作用不增加,反而不良反应加重。

3. α受体阻滞剂＋β受体阻滞剂 拉贝洛尔是 $α_1$ 受体阻滞剂及非选择性 β 受体阻滞剂,静脉剂型 α∶β 的作用为 1∶3,严重支气管哮喘患者慎用。

4. 二氢吡啶类钙离子通道阻滞剂 尼卡地平可扩张外周血管和冠状动脉,对心脏抑制作用低于硝苯地平,不抑制心肌及传导系统,适用于急性心功能不全者,尤其二尖瓣关闭不全及末梢阻力和肺动脉楔压中度升高的低心排血量患者,但对急性心肌梗死、急性心肌炎、左心室流出道狭窄、右心功能不全并狭窄、颅内高压或脑水肿等患者禁用或慎用。

5. 非二氢吡啶类钙通道阻滞 地尔硫草能扩张外周血管和冠状动脉,适用于肥厚性心肌病、流出道狭窄、舒张功能下降者,但对心房颤动合并预激综合征时应禁用,心力衰竭时慎用。

6. 血管扩张剂

(1)硝酸酯类:兼有抗心绞痛及降压作用,小剂量降低前负荷,大剂量降低后负荷。用 5% 葡萄糖注射液或生理盐水稀释后静脉滴注,开始剂量为 $5μg/min$,最好用输液泵恒速输入。每 3～5 分钟增加 $5μg/min$,如在 $20μg/min$ 时无效可以 $10μg/min$ 递增,以后可 $20μg/min$。患者对本药的个体差异大,静脉滴注无固定适合剂量,应根据个体的血压、心率和其他血流动力学参数来调整用量。降压时个体差异明显,用量为 1.8～9.6mg/h,需要注意剂量,小心低血压发生,颅内高压、青光眼患者禁用。

(2)硝普钠:能扩张动、静脉,作用时间短,起效快,停止滴注 1～2 分钟血压即可回升,用药时需不断监测血压调整用量,连续使用 24～48 小时应做血氰化物测定。

7. 血管紧张素转换酶抑制剂 依那普利,适用于肾实质性高血压、心力衰竭,且有效率较高。

8. 常用药物用法

(1)硝普钠:硝普钠为一种速效和短时作用的血管扩张药,对动脉和静脉平滑肌均有直接扩张作用,但不影响子宫、十二指肠或心肌的收缩。血管扩张使周围血管阻力减低,因而有降压作用。血管扩张使心脏前负荷均减低,心排血量改善,故对心力衰竭有益。后负荷减低可减少瓣膜关闭不全时主动脉和左心室的阻抗而减轻反流。用前将本品 50mg(1 支)溶解于 5ml 5% 葡萄液中,再稀释于 5% 葡萄糖液 250～1000ml 中,在避光输液瓶中静脉滴注。成人开始每分钟按体重 0.5μg/kg。根据治疗反应以每分钟 0.5μg/kg 递增,逐渐调整剂量,常用剂量为每分钟按体重 3μg/kg,极量为每分钟按体重 10μg/kg,总量为按体重 3.5mg/kg。用作麻醉期间短时间的控制性降压,滴注最大量为每分钟按体重 0.5mg/kg。小儿每分钟按体重1.4μg/kg。按效应逐渐调整用量。使用时应监测血压,根据血压下降情况调整滴速。

(2)二氮嗪:200～300mg,于 15～30 秒内静脉注射,必要时 2 小时后再注射。可与呋塞米联合治疗,以防水钠潴留。

(3)拉贝洛尔:20mg 静脉缓慢注射,必要时每隔 10 分钟注射一次,直到产生满意疗效或总剂量 200mg 为止。

(4)酚妥拉明:5%葡萄糖液 250ml 加酚妥拉明 10～20mg 缓慢静脉滴注,主要用于嗜铬细胞瘤高血压危象。严重动脉硬化及肾功能不全者,低血压、冠心病、心肌梗死,胃炎或胃溃疡以及对本品过敏者禁用。

(5)人工冬眠:氯丙嗪 50mg、异丙嗪 50mg 和派替啶 100mg,加入 10%葡萄糖液 500ml 中静脉滴注,亦可使用其一半剂量。

(6)对血压显著增高,但症状不严重者,可舌下含服硝苯地平 10mg,卡托普利 12.5～25.0mg。或口服哌唑嗪 1～2mg,可乐定 0.1～0.2mg 或米诺地尔等。也可静脉注射地尔硫䓬或尼卡地平。降压不宜过快过低。血压控制后,需口服降压药物,或继续注射降压药物以维持疗效。

(四)并发症的处理

高血压危象是高血压过程中的一种严重症状,病情凶险,尤以并发高血压脑病、急性心力衰竭或急性肾衰竭,一旦症状发作,需及时采取有效措施,否则可导致死亡。

1.急性冠脉综合征

(1)首选硝酸酯类药物,若无效,应静脉注射硝普钠,舒张压维持在 80～90mmHg。

(2)可选用 ACEI、β受体阻滞剂、钙离子通道阻滞剂(短效二氢吡啶类钙离子通道阻滞剂禁用)。

(3)合并心绞痛者首选 β受体阻滞剂或非二氢吡啶类钙离子通道阻滞剂。

(4)合并心肌梗死者首选无内源性拟交感活性的 β受体阻滞剂、ACEI、ARB。

2.高血压脑病　最常见症状为严重头痛、呕吐、视力障碍、神志改变、血压严重升高,眼底常有出血和视盘水肿(急进型和恶性高血压)。

(1)首选硝普钠,次选二氮嗪。

(2)禁用利血平。

(3)可选用 ACEI、β受体阻滞剂、钙离子通道阻滞剂。

(4)脱水降颅压,制止抽搐。

3.蛛网膜下隙出血

(1)首选尼莫地平静脉滴注。

(2)越早越好,要求在 6～12 小时内将血压降至目标水平。

(3)收缩压大于 160mmHg 或平均动脉压大于 110mmHg 时,再出血及死亡率升高。而且,收缩压较舒张压更为重要,可能较为理想的收缩压范围是 140～160mmHg。

4.高血压脑出血　一般经头颅 CT 确诊。最佳治疗尚存争议,心脏科主张血压低一点好,神经科主张不宜太低。血压超过 200/110mmHg 需要谨慎降压,逐步降至 150～160/90～100mmHg 为宜。

(1)首选硝普钠、乌拉地尔、拉贝洛尔。

(2)禁用利血平及含服硝苯地平。

(3)强调降低颅内压,减轻脑水肿。

5.急性心力衰竭

(1)取坐位,双腿下垂,以减少静脉回流。

(2)吸氧:高流量鼻导管吸氧,可使用抗泡沫剂使肺泡内的泡沫消失,增加气体交换面积。

(3)吗啡:不仅可以镇静,减少心脏负担,同时扩张血管减轻心脏负荷。使用中注意呼吸抑制。

(4)快速利尿:呋塞米静脉注射,除利尿作用外,本药还有静脉扩张作用,有利于肺水肿缓解。

(5)血管扩张剂:以硝普钠、硝酸甘油或酚妥拉明静脉滴注。

(6)洋地黄类药物:毛花苷 C 静脉最适合用于有心房颤动伴有快速心室率,并已知有心室扩大伴左心室收缩功能不全者。对急性心肌梗死,在急性期 24 小时内不宜用洋地黄类药物;二尖瓣狭窄所致肺水肿洋地黄类也无效。

(7)氨茶碱:解除支气管痉挛,有一定的正性肌力及扩血管利尿作用,可起辅助作用。

(陶杰)

第八节　急性周围动脉栓塞

一、急性肢体动脉栓塞

急性周围动脉栓塞是由于栓子在周围血管内随血流嵌塞在周围动脉,造成管腔的完全或部分阻塞,远端动脉发生痉挛及内膜损害,导致远端肢体、脏器、组织严重缺血、甚至坏死的急性疾病。急性动脉栓塞病情发展迅速,其致死、致残率较高,尤其高发于患有心血管疾病的人群。栓子可以是血栓、气栓、瘤栓、脂肪栓或异物(裂断的导管、子弹)等,其中来自心脏的心源性血栓占动脉栓塞发病总数的 80％以上。周围动脉栓塞时,患肢出现疼痛、苍白、厥冷、麻木、运动障碍及动脉搏动减弱或消失。

最近 Henryford 医院报道,1954—1965 年住院患者中,动脉栓塞发生率 23.1/100000,1964—1979 年增加至 54.5/100000。20 世纪 70 年代以来,发病率增长十分明显,原因与人口老龄化进程加速、心脏病患者生存期延长及侵入性血管检查和治疗技术的应用更加广泛有关。特别是近年来血管造影、血管成形、侵入性循环监测技术及心脏外科等多项新兴技术的开展,医源性动脉栓塞发病率的上升尤为突出。

(一)病因及发病机制

我国周围动脉栓塞的病因以心源性血栓最为多见,常见基础疾病有风湿性心瓣膜病、心房颤动等。慢性充血性心力衰竭患者的血栓风险也增加,尤其当过最应用利尿药后,血液浓缩,增加了血栓形成的机会。二尖瓣狭窄成形术,也在一定程度上增加了周围动脉栓塞的危险。缺血性心脏病,特别是近期内发生心肌梗死的患者,尤其当合并心房颤动或室壁瘤时,心腔内可形成多个血栓。此外,亚急性感染性心内膜炎也是周围动脉栓塞的常见病因之一。

形成栓塞的栓子来源:①心源性,周围动脉栓塞的栓子最常见的是心源性栓子。1977 年,Fogarty 报道 338 例动脉栓塞的病例中,存在心脏疾病的患者占 94％,其中 77％合并心房颤动。近年来,在周围动脉栓塞的基础疾病中,风湿性心脏病,经不再占优势地位,而动脉硬化和心肌梗死的地位却显著提高,心肌梗死、充血性心力衰竭和心脏室壁瘤约占了 60％,而风湿性心脏病仅占 20％。在风湿性心脏病中,最常见的是二尖瓣狭窄,狭窄的瓣膜导致心房内血流滞缓,加上内膜的风湿病变,血液中纤维蛋白在心房壁沉积并形成附壁血栓。冠状动脉心脏病,特别当心肌梗死时,左心室扩大并收缩无力、收缩不协调,心室内血流缓慢并涡流形成,更易发生血栓。②血管源性,血管源性血栓主要来自动脉硬化病变的血管,由于动脉内膜受损不光滑、管腔狭窄等病理改变,促进了血管局部的血栓形成。另外,粥样硬化斑块脱落也成为栓子,动脉瘤、动脉硬化病变的粥样物质也可以引发血管栓塞。此时,大的栓子多来源于动脉硬化病变中的粥样物质、血栓和胆固醇结晶的混合物,而小的栓子多是由胆固醇结晶或溃疡性动脉硬化病变脱落的小斑块组成。③医源性,近年来,由于广泛开展心脏人工瓣膜置换、人造血管移植及介入性诊断治疗、心脏起搏器植入、血液透析的动静脉瘘、动脉内留置导管、大动脉气囊反搏等侵入性技术的广泛应用,增加了周围动脉栓塞的机会。

各种成分的栓子脱落后,由于动脉分叉处血管管腔突然变狭,加上解剖上的鞍状结构,栓子多在此处闭塞血管。若患者存在动脉硬化性病变引起的血管管腔狭窄,栓塞容易在狭窄病变处嵌顿。在 Fogarty 报道的 338 例动脉栓塞病例中,302 例栓塞发生在腹主动脉末端、髂动脉、股动脉和脑动脉等部位。栓子多数为混合性血栓,甚至为已机化的白血栓,这也是溶栓治疗常常失败的原因之一。急性动脉栓塞的自然病程一般都取决于栓塞的部位、竹腔阻塞的程度、继发血栓的范围及侧支循环的代偿能力。

栓塞发生后,动脉腔可部分或完全阻塞,引起下列病理生理变化。

1.动脉痉挛　栓塞刺激动脉壁神经,通过交感神经血管舒缩中枢反射引起病变部位远端血管及邻近侧支动脉强烈痉挛。痉挛程度愈剧,缺血愈严重,发生坏疽的机会也愈大。

2.继发性血栓形成　痉挛造成动脉壁血代障碍、内皮细胞受损为继发性血栓的形成创造了条件,栓塞远段动脉内压下降,血流缓慢、管腔萎陷,以及血栓收缩时放出促凝血物质均能加速血液凝固。

3.组织损伤及坏死　动脉栓塞后,15～30min 内出现神经缺血症状,先是感觉减退和感觉异常,后是肌群麻痹。如果在 30～60min 内血供恢复,则缺血肢体仍可恢复正常,否则即发生严重的改变。6～12h 肌肉死亡,12～20h 后神经被破坏,24～48h 皮肤发生坏死。

4.栓塞对心脏的影响　多数患者有心血管系统疾病,动脉栓塞加重心脏负担。栓塞动脉愈大,阻塞和痉挛愈明显,对心脏的影响也愈大。

5.栓塞对全身代谢的影响　当受累组织广泛时,取栓后血流迅速恢复,坏死组织中的代谢产物进入全身循环,可在短时期内出现明显的代谢变化,临床上称肌病－肾病－代谢酸中毒综合征(myopatic－nephrotic metabolic syndrome)。约 1/3 周围动脉栓塞死亡原因是由于血流再通后引起。肌肾病理代谢综合征最易发生于有严重疼痛、水肿和肌肉、关节僵直的患者。

(二)临床表现

急性周围动脉栓塞而又无侧支循环代偿者,病情进展快。表现为疼痛、苍白、厥冷、麻木、运动障碍和动脉搏动减弱和消失,是急性动脉栓塞的典型症状。症状的轻重取决于栓塞的位置、程度、继发性血栓的多少,以及先前是否存在动脉粥样硬化所致的动脉狭窄及侧支循环的情况。

典型症状为 5P 现象,即疼痛(Pain)、苍白(Pallor)、无脉(Pulselessness)、感觉异常(Paresthesia)、麻痹(Paralysis)。上述征象的出现及其严重程度与缺血程度有关。

1.疼痛　是肢体动脉急性栓塞的最常见表现,发病突然而且剧烈,不断加重,距栓塞平面越远出现症状越早。以后疼痛转为无痛,这是因为随缺血的加重,所产生的感觉障碍将替代疼痛症状。

2.皮肤苍白 是急性动脉栓塞的早期症状,肢体皮肤呈蜡样苍白,随病情加重,皮肤将出现紫色斑块,如手指压之变白,说明毛细血管的血流可复性尚好,如无变化则可能发生早期坏疽,随缺血加重,受累肢体皮肤将出现水疱并进一步变色,最终可出现干性或湿性坏疽。

3.动脉搏动消失 发生在栓塞动脉节段的远端动脉。如栓塞不完全,可触及减弱的远端动脉搏动。

4.感觉异常 发生在急性动脉栓塞的早期,初期感觉麻木、发胀感,常呈袜套样或手套样分布。

5.麻痹 麻痹及肢体运动障碍是肢体严重缺血的晚期表现。此外,栓塞动脉远端肢体皮温下降,严重时冰凉。一般来说,皮肤变温带常位于栓塞部位远端一手掌宽处。

除上述临床表现外,患者可伴有感染中毒等全身症状或伴有其他系统疾病或并发症。最常见的是急性充血性心力衰竭、急性心肌梗死、慢性阻塞性肺疾病、代谢性酸中毒、肾衰竭或意识状态的改变等。

(三)辅助检查

1.血液检查 栓塞发生后,栓塞相关静脉血氧下降,二氧化碳结合力升高,另外静脉血中的乳酸、磷、肌酐磷酸激酶(CPK)、LDH 和 SGOT 酶也升高。

2.皮温测定 皮温能精确测定皮温正常与降低交界处,从而推测栓塞发生部位。

3.超声检查 多普勒彩色超声波作为一种无创性检查,是肢体动脉栓塞最常用的检查方法。它能准确地判断动脉栓塞的部位、栓子的位置形态,同时可以判定栓塞动脉远端的开放情况,便于术前和术后比较,达到了解血管重建情况和监测血管通畅的目的等。

4.动脉造影 动脉造影是栓塞定性、定位诊断最可靠的诊断方法。大多数患者根据临床症状和体征及多普勒超声就能作出诊断。当诊断有疑问,特别是对于那些有血管疾病(如动脉粥样硬化)或曾行血管重建术的患者可行血管造影检查。在某些病例中,如远端动脉栓塞或动脉硬化的患者,造影明确诊断后尚可局部注入溶栓药物,同时进行球囊扩张、置入支架等介入治疗。

5.其他 确定诊断后,其他检查如胸部 X 线片、心电图、心脏三位片、超声心动图等,有助于获得更多的临床信息,了解患者的心律、心率及心脏的形态及功能状况,进一步查明动脉栓塞的原因以便及时处理和控制病因具有重要意义。

(四)临床诊断

根据总性发病的肢体疼痛、发凉、麻木、无动脉搏动和运动障碍诊断急性动脉栓塞并不困难,但应同时注意栓塞的发病时间,并借助于多普勒超声血流探测仪与皮肤测温计确定栓塞的部位,这对于估计患肢的预后及选择恰当的治疗十分重要。

(五)鉴别诊断

1.动脉粥样硬化病变继发血栓形成 急性动脉栓塞在临床上与动脉粥样硬化继发血栓形成鉴别时困难较大,但两者鉴别又非常重要,前者适合于取栓术,后者不仅取栓术成功率低,而且可能扩大血管阻塞范围。通常,动脉血栓形成有长期供血不足症状,如肢体的麻木感、畏寒、冰冷和间歇性跛行等,肢体检查时可有皮、甲、肌肉萎缩病变。若病变在肠系膜血管,则有腹胀、间歇腹痛、消化不良等症状,可有肠梗阻病史。动脉血栓形成起病不如动脉栓塞那样急骤,往往有一段时间的血管功能不全的前驱症状。动脉造影见受累动脉管壁粗糙,不光整或扭曲、狭窄和节段性阻塞,周围并有较多侧支循环,呈扭曲或螺旋形。

2.急性深静脉血栓形成　急性深静脉血栓形成时的急性髂股血栓性静脉炎、股蓝肿等可引起动脉反射性痉挛,使远端动脉搏动减弱或消失、皮温降低、皮色苍白、肢体水肿、易误诊为动脉栓塞。当动脉栓塞时,水肿是严重动脉供血不足的晚期表现,而皮肤和肌肉明显缺血发生在先。但大多数血栓性静脉炎时严重水肿发生在皮肤坏死以前,同时伴有浅静脉曲张,皮肤颜色青紫等,可与动脉栓塞相鉴别。

3.动脉夹层　动脉夹层时动脉内膜分离,引起腔内假性窦道压迫动脉腔狭窄甚至闭塞,出现远端动脉供血不足。此时,患者常出现剧烈的胸背痛,伴有血压的急剧升高,这类患者既往有长期高血压病史,腹部听诊有血管杂音,胸部 X 线片有纵隔增宽等表现,有助于鉴别诊断。

4.其他　周围动脉瘤血栓形成、腘动脉受压综合征(poplitealentrapment syndrome)及麦角碱中毒(ergotimoxication)都可能产生间歇性跛行,但结合病史多可以做出鉴别诊断。

(六)治疗

由于急性动脉栓塞起病急骤,症状严重,进展迅速,直接危及肢体和患者生命,故早期诊断,及时有效治疗十分重要。同时又要治疗一系列心血管疾病等其他并发症,防止发生其他严重的并发症而危及生命。

1.手术治疗

(1)取栓术适应证和禁忌证:发病时间在 7d 之内的急性动脉栓塞均可手术治疗,手术越早效果越佳。急性动脉栓塞后 8～12h 是手术的最佳时机,如果肢体组织一直表现有活力,晚期取栓术仍可取得成功。超过 7d 栓子已粘连,取出困难,手术效果不理想。栓塞以前动脉内膜无损伤、远端动脉通畅,预先已采用了抗凝治疗,均有利于取尽栓塞和继发性的血栓,恢复动脉通畅。肢体坏疽和全身复杂严重疾病不能耐受手术是取栓术之反指征。

(2)手术前准备:采取各种措施了解患者全身情况和心脏功能,采用抗凝和抗血小板疗法。抗凝药选用肝素,术前静脉注射 50mg,手术中再给 20～30mg。抗血小板药物选用低分子右旋糖酐,术前即可开始静脉滴注。

(3)麻醉和手术期间监测:大多数患者可在局麻下采用 Fogarty 气囊导管进行取栓术,但那些需要暴露腹股沟部,大腿和腘窝部患者,需做硬膜外麻醉。心电图、血压和血气的监测很有帮助。

(4)手术技术:自从采用 Fogartyn 气囊导管取栓后,大大简化了手术方法。导管可到达各个部位血管,禁区减少了,但在某些病例中,直接暴露进行动脉切开取栓仍是必要的。

(5)操作步骤

①体位,下肢采用头高足低位,以利肢体血供。

②皮肤准备,下肢取栓术应包括腹股沟部和整个肢体。上肢取栓术应包括胸部,整个上肢肢体。

③切口,应根据不同病变部位做不同切口,如腋动脉切口、肱动脉切口、腹直肌切口、股动脉切口、大腿下 1/3 切口、腘动脉切口。

(6)髂股动脉取栓术。切口要足够长,腹股沟部做纵行切口,暴露股总、深、浅动脉,切开动脉鞘后,游离股总、深、浅动脉,绕以塑料管,控制预防栓塞移动进入股浅或股深动脉。股总动脉做纵行切口 1.0～1.5cm 达股深动脉下方,栓塞会自行突出管腔,先取出栓子尾部,继之用鼻甲剥离器慢慢将栓子头部取出。选择适当口径 Foqarty 导管插入股浅动脉,如果患者无动脉粥样硬化,导管很易到达胫动脉。充盈囊腔之后慢性拉出。当股浅动脉有大量回血之后,用 4F 导管插入股深动脉,取出每一分支血管内栓子。然后 6F 导管插入、拉出、达到完全取尽栓塞并见到近端动脉有喷血,远端动脉有明显回血。再用 0.5％肝素溶液冲洗,股动脉上夹,缝合修补,如果缝合后有狭窄可能,需用静脉片增补。

(7)腹主动脉跨栓取术

①经股动脉逆行取栓法:做腹部和两下肢皮肤消毒、做两侧股部切口,分别暴露股总、浅、深动脉,绕以塑料管。首先用适当口径 Foqatry 导管(4F～5F)取出股浅动脉内栓塞,检查股深动脉情况,取得良好动脉回血之后用肝素溶液冲洗。气囊导管插入肾动脉上方,将气囊充盐水达到有阻力感为止。当导管从腹主动脉拉到髂动脉时,气囊导管放盐水少许,使气囊的口径和髂动脉口径匹配。将气囊导管从股总动脉切口拉出,取出栓塞,这种操作可反复几次,达到通畅的收缩期血流为止。

②经腹主动脉取栓术:现今很少采用这种方法,当原先已有动脉硬化性狭窄,采用股动脉逆行取栓术不可能时,需做腹主动脉分叉处直接暴露。

③经腹膜后途径,腹主动脉跨栓取栓术:消瘦患者通过左侧腹膜后途径暴露腹主动脉有许多优点,手术危险性少。

(8)上肢动脉取栓术上肢动脉栓塞的发病率相应低,为周围动脉栓塞的 16％～32％。肱动脉发病率最高。上肢动脉取栓时,以局部或臂丛麻醉为主,不论腋动脉、肱动脉或其他动脉栓塞,都可以通过腋动脉或肱动脉顺行或逆行插入 Foqarty 气囊导管取出栓子。

(9)术后处理

①继续治疗心脏疾病,恢复正常心律。

②缺血的患肢重新获得动脉血灌注后,会引起代谢变化,迅速影响全身。主要是酸中毒、高钾血症和横纹肌的酶(LDH、SGOT、CPK)值升高,要及时纠正。

③抗凝治疗。四肢动脉取栓术后,要进行抗凝治疗。可用肝素 0.8～1.0mg/kg,腹壁皮下脂肪层每 12h 注射 1 次,共 1 周,第 6 天开始重叠华法林应用 2 周。

(10)取栓的结果:许多因素会影响取栓术的结果。取栓术有一定的死亡率,最常见的原因是充血性心力衰竭和急性心肌梗死,其次为肺动脉血栓形成,其他原因为休克、肠系膜血管梗死和肝性脑病。最近还有报道提及代谢和肾脏的并发症。晚期取栓术,也就是超过一至几天之后进行手术,血管通畅率下降。

(11)取栓术应用气囊导管的并发症:应用气囊导管有许多优点,但也有潜在危险,可能发生的并发症包括:①导管戳破动脉壁,引起出血;②动脉内膜分离可造成溃疡和继发性血栓;③动脉硬化斑块撕裂;④导管断裂,留置在动脉腔内;⑤血栓被松动,进入远段动脉分支;⑥导管戳破动、静脉,造成动静脉瘘。

2.非手术治疗　非手术治疗适用于:①腘动脉分支和肱动脉分支的栓塞;②病情危重,患者难以承受手术者;③肢体已经坏疽不适宜取栓者。非手术治疗包括解除动脉痉挛和建立侧支循环、防止血栓延伸等。

(1)一般处理:严密观察患者生命指标和患肢病情。患肢应低于心脏平面位置,一般下垂 15cm 左右,有利于血液流入肢体。室温保持在 25℃左右。局部不可热敷,以免组织代谢增高,加重缺血,缺氧;而局部冷敷、降温均可引起血管收缩,减少血供,也应禁忌。

(2)防止血栓延伸:采用积极的抗凝和抗血小板疗法。

①在各种抗凝药中,特别是在栓塞发生的急性期间,肝素是唯一有效和可靠的药物;双香豆素及其他凝血酶原抑制药,由于作用缓慢,不适宜紧急使用。肝素的使用方法:最好在栓塞近端有搏动的动脉内注入。用 0.5%肝素溶液,每次 10ml,每 24 小时 1 次。如果肝素不能经动脉注入,可改变为静脉注射,每次 50mg,2～3/d。

②抗血小板疗法:低分子心旋糖酐除能扩容,降低血液的黏稠度外,尚有抗血小板聚集和改变血管内膜电位的作用,500ml,1/d。亦可选用阿司匹林或氯吡格雷辅助治疗。

③溶栓疗法:纤维蛋白溶酶类药物,如链激酶或尿激酶能溶解新鲜血栓,近年来已用于治疗静脉、肺动脉栓塞、周围动脉栓塞。一般对发病 3d 以内的血栓,效果最好,7d 以上,效果较差。最好直接穿刺或经导管注入栓塞近端的动脉腔内,也可经静脉滴注应用。

(3)解除血管痉挛:解痉治疗在动脉栓塞急性期可选用下列治疗方法。

①0.1%普鲁卡因 500～1000ml 静脉滴注,1/d,可起缓解血管痉挛作用。

②血管扩张药,如罂粟碱 30～60mg,直接注入栓塞近端的动脉腔内,也可肌内注射或静脉滴注;前列腺素适当剂量除能达到压抑血小板凝聚作用外另有扩张血管的效果。然而,虽然血管扩张药可能改善血管痉挛,但也可能使病变部位血流向正常血管床转流,而加重缺血症状,还可能使血栓延伸到以前处于痉挛的动脉分支,应慎重应用。另外,交感神经阻滞也是解除动脉痉挛的有效措施,作用于侧支动脉,施行交感神经阻滞的临床反应良好,即使在主干动脉搏动未恢复的情况下,这不仅可以缓解疼痛,而且可使原先处于寒冷、苍白或发绀状态下的肢体,迅速转为温暖和粉红色。下肢动脉栓塞可阻滞腰交感神经,上肢阻滞颈部神经节。

3.介入治疗　血管造影同时于血栓局部注射溶栓药物,对部分早期病例或末梢动脉栓塞患者有一定效果;对晚期病例,亦有人应用血管镜下旋切或超声溶栓,但由于复发率较高,技术要求复杂,尚未得到广泛应用。

4.术后综合处理　此类患者多合并有其他疾病,故术后处理十分重要。

(1)术后要特别注意监测心、肺、肾脏功能。

(2)观察动脉血气、电解质、肝肾功能和尿量。

(3)注意预防心脏疾病的恶化,消除心律失常。

(4)术后常规抗凝溶栓 1 周,以后可改为阿司匹林口口服。

(5)注意监测及纠正酸中毒、高钾血症等酸碱平衡失调及水电解质紊乱。

(6)严密观察患肢供血情况、皮温皮色、远端动脉搏动情况,有条件者可应用便携式多普勒听诊仪随时监测。有时动脉血流恢复较快,有时需数小时甚至 1～2d。

二、急性肠系膜动脉栓塞

急性肠系膜动脉栓塞(acute mesenteric artery embolism,MAE)是急性肠系膜血管闭塞症的一种,后者是由各种原因引起肠系膜血管血流减少,而导致肠壁缺血、坏死和肠管功能障碍的一种综合征,临床表现为绞窄性肠梗阻,故常称为小肠血供障碍性肠梗阻。1976 年,Qttinger 等将急性肠系膜血管闭塞症分为:急性肠系膜动脉栓塞(MAE)、急性肠系膜动脉血栓形成、急性肠系膜静脉血栓形成(MVT)和非肠系膜血管性肠梗阻四种类型。临床上以急性肠系膜动脉栓塞最常见,该病发病急骤、进展迅速、临床较少见、病情极为凶险、误诊率及病死率较高的急腹症。

（一）病因及发病机制

急性肠系膜动脉栓塞是由于栓子闭塞肠系膜动脉所致，栓子多来自心脏，也可来自主动脉壁上的粥样斑块。栓子栓塞部位常为空肠动脉分支。急性肠系膜动脉栓塞虽仅占住院患者总数的不到1%，但病死率极高，可达60%～100%。除病情凶险、进展迅速外，临床医师常因对本病认识不足而延误治疗，也是该病预后不良的重要原因之一。

急性肠系膜动脉栓塞主要见于存在风湿性心脏病、心房颤动、心肌梗死、腹腔手术、肿瘤、人工瓣膜或心脏搭桥术后的患者。栓子的产生占各种心脏病患者的80%～90%，且多数合并心房颤动。发病多在50岁以上，男性居多。MAE的预后取决于动脉阻塞的部位和范围，其次还与患者原有疾病的严重程度、发病到手术探查的时间等因素有关。栓子闭塞血管后发生急性肠系膜血管供血障碍，出现急性缺血性肠病。肠系膜血管栓塞主要发生于肠系膜上动脉，因为肠系膜上动脉以锐角从腹主动脉发出，口径较大，栓子容易流入而嵌塞。据报道60%～90%的栓塞发生在肠系膜上动脉。

MAE早期虽有急性腹痛病史，但腹痛性质、部位及病程演变过程与其他急腹症的发作形式有许多相同之处。因其缺乏明显临床特征，发病率又仅占肠梗阻患者总数的1.3%～1.7%，因此临床外科医师常对此类疾病认识不足，误诊率高。直至晚期出现腹膜刺激和中毒性休克时，虽经积极治疗但由于内部环境已严重失衡而丧失良机。

（二）临床表现

1.病史　急性肠系膜上动脉闭塞发病的单期症状多不典型，表现为各种各样的消化道症状，最多见的症状是餐后腹痛，其他还有腹胀、消化不良等，随病程进展腹痛加重，并伴有恶心、呕吐、腹泻及消化道出血。呕吐物常为一种不含凝血块的暗红色胃肠液（由于急性肠系膜动脉闭塞使肠壁缺血、缺氧、肠黏膜坏死，血浆渗出至肠腔所致），并排血样便。

2.体格检查　早期，腹部多无固定压痛，肠鸣音活跃或亢进，易误诊为其他疾病，如肠痉挛、急性胃肠炎、肠扭转、心绞痛及阑尾炎等。在发病6～12h后，患者就可能出现麻痹性肠梗阻，出现明显的腹部膨胀，压痛和腹肌紧张、肠鸣音减弱或消失等腹膜炎的表现和全身性反应。

（三）辅助检查

1.化验检查　急性肠系膜缺血时，常出现代谢性酸中毒，外周血中白细胞常明显升高，LDH、AKP、CPK等酶的水平升高，但缺乏特异性。

2.特殊检查　影像检查和血管造影术的开展，为肠系膜血管闭塞的早期诊断提供了可能。腹部X线片在早期可显示受累肠管扩张，表现为小肠和结肠有扩大积气现象，随病情进展可见肠腔内气、液面，以及数小时后仍无变动的肠襻，出现肠梗阻影像。晚期麻痹性肠梗阻时，胀气肠管至结肠中段突然中断，显示腹腔及肠腔积液，腹部密度普遍增高。

彩色多普勒超声可检测肠系膜的血流、肠壁及肠系膜的增生程度对诊断具有重要的参考价值，可用于对疑为急性肠系膜动脉闭塞病例进行筛选，但由于受胀气肠襻的影响确诊率不高，但如能探到肠系膜动脉内血栓图像，结合临床表现可明确诊断。

对比增强的CT检查对肠系膜静脉血栓形成的诊断确诊率可达90%以上。它可显示出肠系膜静脉血栓病变肠管明显增厚并为造影剂染色持久增强。对存在非特异腹部症状疑似本病时可列为首选检查。

选择性肠系膜动脉造影是诊断肠系膜血管闭塞、肠系膜动脉栓塞的金指标，还可以用于肠系膜动脉栓塞与肠系膜静脉栓塞的鉴别。肠系膜动脉造影有助于早期诊断,并指导治疗方法的选择,在有条件的医院对可疑患者应尽早实施肠系膜动脉造影检查。然而,当患者出现中毒性休克等危重表现时,选择性肠系膜动脉造影受到限制。

CT、MRI腹腔镜检查对早期诊断虽有一定帮助,但都不如动脉造影直观、准确。因此,当疑有肠系膜动脉闭塞而患者情况允许时应尽早行血管造影检查。

(四)临床诊断

本病早期诊断的主要依据仍为Bergan等提出的急性肠系膜动脉栓塞三联征,即剧烈而没有相应体征的上腹和脐周疼痛、器质性和并发心房颤动的心脏病、胃肠排空表现(肠鸣音亢进、恶心呕吐和腹泻)。

另外,以下几点有助于对急性肠系膜血管闭塞的早期诊断:①以骤发剧烈并持续加重的腹痛为主诉,一般镇痛药无效;②早期出现呕吐咖啡样物或便血的胃肠道出血症状;③体检时腹部体征与腹痛程度不相称;④既往有器质性心脏病、心律失常、动脉栓塞病史。12h后,常出现麻痹性肠梗阻的症状,并可出现发热,白细胞计数明显升高,肌酸激酶升高。

一些老年及中枢病变的患者对疾病的反应程度和表述能力减弱,应更注重查体阳性结果和病情变化,并与胰腺炎、肠绞窄等疾病鉴别。血、尿淀粉酶明显增加,但尚未达到诊断急性出血性胰腺炎标准。

(五)鉴别诊断

急性肠系膜动脉栓塞因其腹部症状和体征常常需要与其他急腹症进行鉴别。

1.急性阑尾炎 ①转移性右下腹痛,常有恶心,呕吐;②右下腹固定性压痛及肌紧张,反跳痛;③白细胞总数及中性粒细胞增多。

2.急性胆囊炎、胆囊结石 ①常在进食油腻食物后发作,并有反复发作史;②剑突下或右上腹绞痛,阵发性发作,疼痛可放射至右肩背部,一般无畏寒,发热;③右上腹压痛,肌紧张,Murphy征阳性;④B超检查对确诊有重要价值。

3.急性化脓性胆管炎 ①右上腹部绞痛、寒战、高热、黄疸,重者可休克;②右上腹压痛,反跳痛及肌紧张;③白细胞总数及中性粒细胞明显升高;④B超检查可见胆总管扩张或发现结石。

4.胃十二指肠溃疡急性穿孔 ①多有溃疡病病史;②突发性上腹部剧痛,以后疼痛逐渐扩散至全腹;③腹膜刺激征明显,肝浊音界缩小或消失;④白细胞总数及中性粒细胞增多;⑤X线检查多见膈下有游离气体。

5.急性胰腺炎 ①发病前多有暴饮暴食史或胆道疾病史;②突然发作上腹部剧痛,疼痛区域呈"腰带状"分布,并向背部放射;③腹膜刺激征可显著,亦可轻微;④血清淀粉酶,尿淀粉酶明显升高,腹穿可抽出血性腹水,腹水淀粉酶升高;⑤B超CT检查对诊断有重要帮助。

6.机械性肠梗阻 ①腹部阵发性绞痛、恶心、呕吐、腹胀、停止排便排气(痛、吐、胀、闭);②腹部膨隆,可见肠型蠕动波,肠鸣音亢进并有气过水声;③腹部X线检查可见肠管扩张,气液平面。

7.尿路结石 ①突发性一侧腹痛或腰部绞痛,间歇性发作,疼痛向会阴部,大腿内侧放射;②腰背部可有叩击痛,同侧腹部可有压痛,无腹膜刺激征;③肉眼或镜下血尿;④B超、X线检查对诊断有帮助。

(六)治疗

由于选择性血管造影技术的发展,近年来已有通过导管注入肝素、尿激酶、血管扩张药治疗完全成功的报道,但及时手术行肠切除仍是目前治疗本病最有效的方法。MAE主要并发于心血管疾病,而MAE又会加重心血管疾病。因而应把改善心脏功能和患者全身情况放在同等重要位置。

1. 内科治疗　病情较重病例应禁食,密切监护血压、脉搏、体温,严重病例应检测中心静脉压、观测血气分析。一般治疗包括补液、纠正酸中毒。补液包括营养、晶体,并且根据病情补充适量的胶体溶液。酸中毒一般为代谢性酸中毒,根据血气分析补充适量的碳酸氢钠。急性肠系膜动脉栓塞引起急性肠缺血,均有不同程度的肠系膜血管痉挛,应用血管活性药物对改善急性肠缺血具有治疗意义。临床中应用罂粟碱治疗急性肠缺血较多,可经静脉滴注或经动脉造影的血管滴注,30～60mg/h,多次或连续应用。另外,硝酸甘油、低分子右旋糖酐也是常用药物,但效果多不理想。近年有报道动脉插管滴注尿激酶进行溶栓治疗取得较好的治疗效果,50％以上患者取得成功。也有报道称应用胰高糖素、前列腺素等进行治疗。

急性肠系膜动脉栓塞肠壁水肿、出血或坏死,甚至穿孔,因此肠道或腹腔易发生细菌感染。抗感染治疗或防治中抗生素的应用具有重要意义。应尽早选择广谱抗生素进行治疗,治疗时间一般较长,至病变恢复为止。对于急性血栓形成的病例,抗凝治疗或溶栓治疗是很重要的治疗方法。

2. 手术治疗　在积极抗休克、抗感染纠正酸中毒、维持水电解质平衡、加强营养支持等措施的同时,尽快手术探查,不可顾此失彼。如能早期诊断和手术治疗是提高生存率的关键。对肠襻已有坏死者,肠切除是唯一有效的治疗方法。在切除时至少应包括坏死肠襻上、下端各15cm的正常肠管,同时将已有栓塞的系膜一并予以切除,切除范围不足即可能术后肠管再次坏死,发生吻合口漏。

在肠坏死范围小,切除后不致影响肠道功能的情况下,可适当放宽肠切除的范围。部分点片状肠管的坏死,可缝合坏死上、下端的正常浆肌层,将坏死部位翻入肠腔。手术探查中如条件允许应尽量先行,术中可将栓子取出,虽然血管栓塞后部分肠管活动减弱或消失,但摘取栓子后肠管缺血状态逐渐改善,缩小了肠切除范围。但当肠管已发生大面积不可逆性坏死时,应尽快切除坏死肠襻,减少毒素吸收。

手术应注意以下几点:①原则上先切开取栓,取栓成功后,根据缺血肠管的血运恢复情况再决定肠管的实际切除范围。②取栓后可行肠系膜根部封闭,观察肠管的色泽、蠕动及血管搏动,以确定其活力。③术中应用5％碳酸氢钠100ml静脉滴注,呋塞米保护肾功能。自肠系膜上动脉远端注入尿激酶50万U,以溶解小动脉内及静脉内的继发血栓。术后还应抗凝,溶栓、扩血管治疗。④在切除已坏死的肠襻时,至少应包括坏死肠管上下端各15cm的正常肠管,同时将已有栓塞的系膜一并予以切除。⑤若栓子取出后近心端喷血不畅,说明近端动脉有阻塞性病变,可行肠系膜上动脉腹主动脉旁路移植术(可用大隐静脉或人工血管)。⑥若合并下肢动脉栓塞,可同时行下肢动脉切开取栓术。⑦晚期病例,栓子已和动脉壁粘连,取栓导管不易插入,可用手将血栓挤出。⑧对不能完全确定肠管是否仍有活力者,应于术后24～36h再次剖腹探查以观察肠管情况,或将活力可疑的肠管外置。⑨取栓插入导管时应避免用力,以免血管破裂。⑩针对栓子来源,采取必要的治疗措施,防止再次发生急性肠系膜上动脉栓塞或其他部位栓塞,如对有心房颤动的患者,行正规抗凝治疗。

肝素抗凝治疗,可以减少术后血栓复发,降低死亡率,甚至可使某些患者免于肠切除,应尽早使用。一般采用肝素25000U/d以微量泵控制24h持续输注,持续1周。病情平稳后,肠系膜静脉血栓形成者肝素改为皮下注射维持,而后过渡至口服华法林3～6个月来抗凝治疗。

(刘宇)

第九节　外周静脉血栓栓塞

静脉血栓是指流动的血液在静脉腔内凝固形成血凝块堵塞血管腔引起血管血流明显减少甚至完全中断并导致相应引流区域血液回流障碍。根据血栓形成的部位可分为两大类,即血栓性浅静脉炎或深静脉血栓(deep venous thrombosis,DVT)。本章仅涉及外周肢体静脉血栓形成,其他如盆腔静脉、肠系膜静脉、肝门静脉、肾静脉及颅内静脉血栓形成等不在本节讨论。

静脉血栓栓塞(venous thromboembolism,VT)在临床上是常见病,欧美国家发病率较高,仅美国每年发病25万人次,发病率达1.6%。老年CCU的住院患者具有静脉血栓形成的重要危险因素,如心肌梗死、休克、心力衰竭、慢性呼吸疾病、严重感染、卧床、中心静脉插管等,因此动态对其进行发生静脉血栓形成的评估、预防与治疗是必要的。

一、病理及病理生理

静脉血栓可分为三种类型:①红血栓。组成比较均匀,血小板和白细胞散在分布于红细胞和纤维素的胶状块内。②白血栓。包括纤维素、成层的血小板和白细胞,只有极少的红细胞。③混合血栓。最常见,包含白血栓组成头部,板层状的红血栓和白血栓构成体部,红血栓或板层状的血栓构成尾部。静脉血栓早期以红血栓和混合血栓为主,数月后其主要成分会发生质的改变,血栓以纤维成分为主。

血栓的蔓延可沿静脉血流方向向近心端延伸,如小腿的血栓可以继续延伸至下腔静脉甚至对侧下肢。血栓的远侧端与血管壁仅有轻度粘连,而近侧端则自由地漂浮在血管腔内,血栓可脱落随血流经右心栓塞于肺动脉而并发肺栓塞(pulmonary embolism,PE)。当血栓完全阻塞静脉主干后还可逆行延伸。

静脉血栓形成引起静脉回流障碍程度取决于受累血管的大小、部位及血栓的范围和性质。阻塞远端静脉压升高,毛细血管淤血,内皮细胞缺氧使毛细血管渗透性增加,阻塞远端肢体肿胀,在静脉血栓形成的同时,可伴有一定程度的动脉痉挛,动脉搏动减弱时又可引起淋巴淤滞和回流障碍,从而加重肢体肿胀。深静脉压升高及静脉回流障碍,使交通支静脉扩张开放,阻塞远端血流经交通支进入浅静脉,出现浅静脉扩张。

二、病因

1.血流淤滞　缓慢的静脉血流在静脉瓣窦内形成涡流,不仅激活内源性凝血系统并使血小板在血流中轴流动移向接近内膜促成血栓形成。

2.血液高凝　是引起静脉血栓形成的基本因素之一,各种大型手术都可引起高凝状态血小板黏附聚集能力增强,术后血清前纤维蛋白溶酶活化剂和纤溶酶两者的抑制水平均有升高,从而使纤维蛋白溶解减少。严重脱水使血液浓缩,也可增加血液凝固性。晚期癌肿,如肺癌、胰腺癌,其他如卵巢、前列腺、胃或结肠癌,当癌细胞破坏组织同时释放出许多其他物质,如黏蛋白凝血活素等,某些酶的活性增高,也可使血凝固。大剂量止血药物也可使血液呈高凝状态。

3. 静脉壁损伤 病理证实在静脉入口和汇合处管壁的结构最为薄弱,淤血可使静脉行腔扩大,薄弱的内膜上发生极为微小的裂伤,从而使血小板黏附,出现纤维蛋白沉积。常见的损伤有:①化学性损伤。静脉内注射各种刺激性溶液和高渗溶液,如各种抗生素、有机碘溶液、高渗葡萄糖溶液等均能在不同程度上刺激静脉内膜,导致静脉炎和静脉血栓形成。②机械性损伤。③感染性损伤。较为少见,化脓性血栓性静脉炎由静脉周围感染灶引起。

上述三大发病因素往往同时存在,互相作用,其中某一因素可能起主导作用,形成不同的发病成因,如血流变缓、血小板堆积增多,以致大量白细胞和红细胞聚集、纤维蛋白沉积,最终导致静脉血栓形成。

三、临床表现

本病起病较急,主要症状为引流区域肢体肿胀疼痛,活动后加重,偶有发热、心率加快。根据血栓形成部位的不同分别介绍如下。

1. 血栓性浅静脉炎 多发生于四肢浅表静脉,与长期留置静脉导管及静脉补液有关。一般无全身症状,急性期时患肢局部疼痛、肿胀,沿受累静脉的行径可摸到一条有压痛的索状物,其周围皮肤温度增高、稍红肿。1～3周后静脉炎症状逐渐消退,局部遗留有硬条索状物和皮肤棕色色素沉者,常经久不退。本病有复发倾向。

2. 下肢 DVT 形成 可发生在下肢深静脉的任何部位。临床常见的有三种类型:①周围型。小腿肌肉静脉丛血栓形成,为手术后 DVT 形成的好发部位。②中央型。髂股静脉血栓形成。③混合型。临床最为常见,为前两型通过顺行或逆行扩展而累及整个肢体形成。

(1)周围型:表现为小腿轻微胀痛,Homans 征和 Neuhofs 征阳性。因病变范围较小,所激发的炎症反应程度较轻,临床症状并不明显,易被忽略,多数患者血栓从小腿向大腿继续延伸扩展发生髂股静脉血栓时才发觉。Homans 征即直腿伸踝试验,检查时嘱患者下肢伸直,将踝关节背屈时,由于腓肠肌和比目鱼肌被动拉长而刺激小腿肌肉内病变的静脉,引起小腿肌肉深部疼痛为阳性。Nenhofs 征即腓肠肌压迫试验,小腿肌群轻压痛为阳性。

(2)中央型:左侧比右侧多 2～3 倍,起病急、表现为患肢痉挛性剧痛,查体股内侧及同侧下腹壁静脉曲张伴有凹陷性水肿,患侧股三角区有明显压痛,并可在股静脉部位换到一条有压痛的索状物,患肢广泛血栓形成而成为奶白色,蓝色提示大块静脉血栓形成,常发生静脉坏疽。可伴有轻度的全身症状,如发热(体温一般不超过 38.5℃)、乏力、心动过速并有血白细胞增高和红细胞沉降率增快等。血栓顺行扩展可侵犯下腔静脉,血栓脱落可形成 PE,出现咳嗽、胸痛、呼吸困难,严重时发生发绀、休克,甚至猝死。

(3)混合型:整个下肢深静脉系统广泛血栓形成而完全阻塞,下肢静脉血液回流严重障碍,此时肢体淤血和缺血并存。

3. 下腔静脉血栓栓塞 当一侧髂股静脉血栓向下腔静脉延伸时,疼痛向上扩展,可出现上述两侧髂、股静脉血栓形成的症状和体征,双下肢、臀部、下腹和外生殖器均明显水肿。后期两侧腹壁、胸壁和臀部均有浅静脉曲张。但有时这种曲张的浅静脉可被明显的水肿所掩盖。可能偶发因下肢回流血量锐减而导致低血容量性休克。

4. 上腔静脉血栓栓塞 大多数起因于纵隔器官或肺的恶性肿瘤。常伴有头痛、头胀及其他神经系统症状和原发疾病的症状。除了有上肢静脉回流障碍的临床表现外,并有面颈部肿胀、球结膜充血水肿,眼睑肿胀,颈部、前胸壁、肩部浅静脉扩张,往往呈广泛性并向对侧延伸,胸壁的扩张静脉血流方向向下。

5.其他　上肢深静脉血栓栓塞主要临床表现为前臂和手部肿胀、疼痛,手指活动受限。发生在腋-锁骨下静脉汇合部者,肿胀范围累及整个上肢,伴有上臂、肩部、锁骨上和患侧前胸壁等部位的浅静脉扩张。下垂位时上肢肿痛加重。

四、辅助检查

血栓性浅表静脉炎一般无须特殊实验室检查。小腿肌肉静脉丛血栓栓塞症状不典型,常难以确诊。中央型及混合型具有较为典型的临床表现,一般诊断多无困难。但为了确定诊断和病变范围,可选用下列辅助检查。

1.静脉压测量　用盛满生理盐水的玻璃测量器连接针头,穿刺足或踝部浅静脉或手臂浅静脉测得静脉压,其数值需与健侧静脉压对照。本检查用于病变早期侧支血管建立之前有诊断价值。正常站位时足背静脉弓的平均压为 18.8cm H_2O,颈静脉压为 7cm H_2O,周围大静脉的正常压力平均为 6～12cm H_2O,平卧位时在上、下肢的相当部位,下肢静脉压比上肢稍高,患肢的静脉压升高常>20cm H_2O。

2.实验室检查　血浆 D-二聚体(D-dimer)测定,用酶联免疫吸附法检测,敏感性>99%,可用于高危患者的筛查,D-dimer<50μg/L 可排除诊断。但它对静脉血栓栓塞的诊断并非特异,肿瘤、炎症、感染、坏死、高龄等情况 D-dimer 也可升高,因此不能据此诊断静脉血栓栓塞。另外 D-dimer 可反映血栓大小的变化,因此可作为溶栓治疗和肝素抗凝的用药指导及疗效观察,治疗期间持续较高,说明治疗无效,如血浆水平再次升高提示血栓可能再发。

3.影像学检查

(1)超声多普勒:通过应用 3～7.5MHz 探头压迫观察或挤压远侧肢体试验和多普勒血流探测等技术,静脉不能被压陷或静脉腔内无血流信号为 DVT 的特定征象和诊断依据。其敏感性、准确性均较高,为无创检查,适用于对患者的筛选、监测。对膝以上 DVT 有良好的特异性和敏感性,可以发现 95%以上的近端下肢静脉血栓,替代 X 线静脉造影检查,对腓静脉和无症状的下肢 DVT 检查阳性率较低,高度可疑者如本检查阴性应于 5～7d 后复查。

(2)螺旋 CT 静脉造影:对 DVT 的诊断敏感性和特异性高,可同时检查肺动脉、腹部、盆腔和下肢深静脉情况。缺点是需搬动患者和应用造影剂,肾功能差的患者需权衡利弊。

(3)MRI:对有症状的急性 DVT 诊断的敏感性和特异性可达 90%～100%,还可用于检测无症状的下肢 DVT。MRI 在检出盆腔和上肢深静脉血栓方面有优势,但对腓静脉血栓其敏感性不如静脉造影。虽然不用造影剂,但需要搬动患者,对危重症患者应权衡利弊,有幽闭综合征的患者不宜进行本项检查。

(4)逆行性静脉造影:是诊断 DVT 的金标准,其诊断敏感性和特异性均接近 100%,可显示静脉堵塞的部位、范围、程度及侧支循环和静脉功能状态,常显示静脉内球状或蜿蜒状充盈缺损,或静脉主干不显影,远侧静脉有扩张,附近有丰富的侧支静脉,均提示静脉内有血栓形成。缺点属于有创检查,且费用高。

(5)肢体阻抗容积图:阻抗体积描记测定对无症状的敏感性差、阳性率低,对有症状的近端 DVT 具有很高的敏感性和特异性,且操作简单,费用较低。

(6)放射性核素静脉造影：利用核素在下肢深静脉血流或血块中浓度增加，通过扫描显像，属无创检测方法，常与灌注扫描联合进行，适用于对造影剂过敏者。

①^{125}I—纤维蛋白原摄取试验：局部血栓形成时，^{125}I标记的纤维蛋白原进入血栓内，患病部位的放射性增高。此法特别适用于膝关节以下的静脉血栓的定位检查，但不适宜对腹股沟韧带以上的静脉血栓检查。

②高^{99m}Tc酸盐法：左或右髂总静脉完全闭塞时，显影延迟30s。本法适用于骨盆及下肢DVT的诊断。

③^{99m}Tc—大颗粒聚合白蛋白或^{99m}Tc—大颗粒微球体法检查：静脉无病变时，大隐静脉清晰可见。静脉有病变时，可显示大隐静脉畸形、静脉血栓阻塞、侧支血流或延迟显影。阻塞部位放射性降低或缺损区，病变远端放射性潴留并可观察到一支或多支侧支循环。

五、诊断

1.血栓性浅静脉炎　浅表静脉区的红肿和扪及有压痛的条索状物等特点可确诊。

2.DVT

(1)DVT可能性的临床评价：不能依靠临床表现本身确定和排除DVT的诊断。凡在卧床的重症患者中突然出现小腿深部疼痛、压痛、肿胀，Homans三征和Neuhofs征阳性时应考虑DVT的可能，根据表4—9进行DVT临床可能性的评价。

表4—9　DVT临床可能性评价模型

分值(分)	临床情况
1	恶性肿瘤带瘤状态(正在治疗/6个月内治疗/缓解期)
1	肢体制动、偏瘫或肢体麻痹
1	卧床＞3d/近4周内曾有大手术
1	深静脉走行区局限性压痛
1	整条肢体水肿
1	有症状侧小腿周径较无症状腿长3cm
1	肢体凹陷性水肿(有症状侧肢体更严重)
1	出现浅静脉侧支循环(非静脉曲张引起)
—2	较DVT可能性更大的其他疾病

注：如果双侧肢体均有症状，以较严重侧肢体评分

DVT可能性高，≥3分；DVT可能性中，1～2分；DVT可能性低，≤0分

(2)辅助检查明确/排除诊断：对于临床评价可能性低的患者首先进行血浆D—dimer检测，如为阴性则可排除DVT诊断，如为阳性建议进行超声多普勒检查。

对于临床评价可能性中/高的患者建议首先行超声多普勒检查，如阳性即明确诊断，如阴性建议复查血浆D—dimer，D—dimer(—)可排除DVT，D—dimer(＋)者应在3～7d复查超声多普勒或者考虑安排其他影像学检查如血管造影等。

根据疼痛、肿胀、压痛的部位和范围的不同，浅静脉扩张的有无及其范围，结合静脉造影尚可作出阻塞处的精确定位。

六、鉴别诊断

1. 急性动脉栓塞　本病也常表现为单侧下肢的突发疼痛，与下肢静脉血栓有相似之处，但急性动脉栓塞时肢体无肿胀，主要表现为足及小腿皮温低、剧痛、麻木、自主运动及皮肤感觉丧失，足背动脉、胫后动脉搏动消失，有时股腘动脉搏动也消失，根据以上特点，鉴别较易。

2. 急性下肢弥散性淋巴管炎　本病也表现为肢体肿胀，发病较快，常伴有寒战、高热、皮肤发红、皮温升高、浅静脉不曲张，血管走行区无压痛。根据以上特点，可与下肢 DVT 相鉴别。

3. 淋巴水肿　具体鉴别事宜见表 4—10。

表 4—10　下肢 DVT 形成与淋巴水肿的鉴别

临床表现	DVT	淋巴水肿
病史	起病急，往往有手术、分娩或发热病史	起病缓慢，往往有几年以上病史
疼痛	急性期疼痛，以后逐渐减轻	无或轻微钝痛，患肢有沉重感
皮肤	不增厚	晚期增
颜色	可能青紫	无变化
浅静脉	扩张	不扩张
溃疡与湿疹	晚期常发生	一般不发生
水肿特点	柔软，大腿、小腿部明显，踝、足背、足趾不明显	质硬，大腿、小腿、踝、足背、中趾均明显
抬高患肢	水肿消退快	水肿消退慢

4. 其他　急性小腿肌炎、急性小腿纤维组织炎、小腿肌劳损、小腿深静脉破裂出血及跟腱断裂等均有外伤史，起病急骤，局部疼痛剧烈，伴小腿尤其踝部皮肤瘀血斑，可资鉴别。

七、预后

DVT 通常是良性的，但可造成致死性 PE 和（或）慢性静脉功能不全。单纯浅表性血栓性静脉炎即使反复发作，但产生这些严重的并发症的情况罕见。诊断 DVT 时应同时考虑有无 PE 存在，反之亦然。

八、治疗

(一)血栓性成静脉炎的治疗

1. 一般治疗　卧床休息，抬高患肢超过心脏水平，局部热敷，必要时可穿弹力袜或用弹性绷带包扎，避免久立或久坐。

2. 药物治疗　口服非甾体抗炎药，如保泰松 0.1g，3/d；或吲哚美辛 25mg，3/d；或吡罗喜康 1mg，1/d；或阿司匹林 0.5～1g，3/d。一般不必用抗生素或抗凝药治疗。

(二)DVT 的药物治疗治疗

目的是防止 PE 和慢性静脉功能不全。

1. 急性 DVT 的初始治疗　DVT 的急性期治疗效果最好，这一时期的及时治疗可以使血栓再通，无后遗症。

(1)一般治疗：卧床 1～2 周，患肢制动并抬高患肢有利于静脉回流，对于下肢 DVT 患者，可将患者床脚抬高 30°，膝关节宜安置于 5°～10°的微屈曲位，可减轻疼痛并使血栓紧黏于静脉壁的内膜上。保持排便通畅,以免用力排便使血栓脱落导致 PE。

(2)抗凝治疗:为治疗 DVT 的里要方法,急性 DVT 首先给肝素/低分子肝素治疗至少5d,对于临床高度怀疑 DVT 的患者在等待检查结果期间也可开始治疗。抗凝治疗前测定基础活化部分凝血酶时间(APTT)、凝血酶原时间(PT)、白细胞计数,评估是否存在抗凝治疗禁忌证,治疗期间应监测血小板计数及观察有无出血发生。

普通肝素的用法:静推肝素 80U/kg,并维持静脉滴注 18U/(kg·h),每 6 小时复查 APTT;如不能静脉用药可皮下注射肝素 5000U,每 4~6h 一次,或 15000~30000U,每 12h 一次。肝素治疗期间保持 APTT 在正常对照的约 2 倍,第 3~5 天复查血小板计数。

肝素一般很少有变态反应,但可见肝素相关性血小板减少症,应用肝素期间应注意复查血小板计数。过里可引起出血,如血尿、伤口出血或内脏出血等,一旦发生可用硫酸鱼精蛋白拮抗,剂量按 1~1.5mg 对抗肝素 1mg(125U),每 4 小时注射 1 次直到出血停止,必要时可输新鲜血。

低分子肝素的用法:目前国内市场上可用于 DVT 治疗的低分子肝素及用法为:达肝素钠盐 200U/kg,皮下注射,1/d,或 100U/kg,皮下注射,每 12h 一次(适合出血危险性较高的患者),总量≤18000U/d。伊诺肝素钠盐 1mg/kg,皮下注射,每 12h 一次,或 1.5mg/(kg·d)皮下注射,总量≤180mg/d。那曲肝素钙 0.4ml,皮下注射,2/d。需要注意的是根据老年人的代谢特点有时应进行剂量和用药频次的调整,当肌酐清除率低于 30ml/min 时,适当减少用药剂童和用药频次,条件允许的单位可测定血液循环中的抗凝血因子 Ⅹa 的活性调节用量,理想的血药浓度范围为 0.5~1.0U 抗 Ⅹa/ml(抽血时间为用药后 3~4h)。

华法林:一般用药后 24~48h 开始发生效用,故常与肝素/低分子肝素联合应用,一般在联合用药 2~3d 后 INR 达到 2.0~3.0 时停肝素/低分子肝素,保持 INR2.0~3.0。临床研究证实,华法林 10mg 初始剂量并不优于 5mg,但容易发生出血事件,因此初始剂剂量 5mg 较为适宜,老年人用药多应注意药物间相互作用。

研究显示,1~2/d 的皮下低分子肝素优于普通肝素,且不要常规进行抗因子 Ⅹa 水平的测定,但对于血清肌酐清除率<30ml/min 严重肾衰竭患者,普通肝素优于低分子肝素。

(3)溶栓:对于溶栓治疗目前有较大争议,临床研究尚未证实溶栓可改善患者预后,因此并不推荐常规溶栓,国内此方面文献较少,临床经验交流显示溶栓在国内仍较为普遍,因此将目前临床常用的溶栓介绍如下,但在对具体患者进行治疗时应权衡利弊。

静脉溶栓适用于 DVT 病程<48~72h 较严重的髂股静脉血栓,因静脉阻塞有肢体坏疽危险时或合并 PE 时,血栓在 24~48h 可完全或部分溶解。

目前临床上应用的有尿激酶(UK)、东菱克栓酶、重组链激酶(rSK)、组织型纤溶酶原激活物(rt-PA)。

UK:国外用法首次剂量 3000~4000U/kg,在 10~30min 静脉滴注,维持量 2500~4000U/(kg·h),疗程一般 12~72h。国内多用小剂量,首次剂量 75 万~100 万 U,4h 内输注,维持量 25 万~70 万 U 静脉滴注,1/d,连续 5~7d。不良反应可有出血、发热、恶心、呕吐、头痛、倦怠、胸闷及皮疹等,但很少发生。并发严重出血时,可给予 10%6-氨基己酸 10~20ml 静脉注射,必要时可输注纤维蛋白原。

东菱克栓酶:半衰期 2.8~5.9h,首日 10Bu 静脉滴注,随后 5Bu 静脉滴注,1/d 连续 6d。

rSK:成年人首次剂最为 50 万 U,溶于 5%葡萄糖溶液中,在 30min 内静脉滴注,继以 10

万 U/h 连续静脉滴注维持,直到临床症状消失后 3～4h,疗程一般 3～5d。用药期间凝血酶时间控制在正常值的 2～3 倍。

rt－PA:用法 10mg＋溶剂静推,40mg＋溶剂静脉滴注(3h 内滴完),根据病情可以加到 90mg＋溶剂静脉滴注(3h 内滴完)。该药可用于血栓病程超过 14d 的患者和经过多种溶栓药物均无明显疗效的患者。

溶栓治疗的禁忌证:大中型手术不足 1 个月;胃肠道出血及严重创伤等有可能造成严重出血的;出血体质、颅内病变、近期的卒中(2 个月以内)及颅内、脊柱手术;收缩压≥180mmHg 和(或)舒张压≥110mmHg。

溶栓严,重并发症:出血、肺动脉栓塞(PE)。

溶栓时注意事项:绝对卧床,避免按摩挤压患肢等(防止 PE 发生)。对已发生 PE 的下肢 DVT 患者,在溶栓治疗前应放置下腔静脉滤器。如在溶栓治疗过程中发生 PE,这些栓子也许很快会溶解。溶栓与抗凝应同时进行,溶栓期间每日检测 PT、APTT、凝血酶时间及纤维蛋白原水平 2～4 次,纤维蛋白原＜200mg/dl,应暂停溶栓治疗 1 次。

(4)导管溶栓:不常规进行,适用于静脉阻塞严重且肢体有坏疽危险者。

(5)导管取栓、碎吸术和外科取血栓术:不常规进行,如存在较严重的髂股静脉血栓或因静脉阻塞有肢体坏疽危险时应考虑进行该项治疗。下肢 DVT 的手术治疗,必须配合以药物和其他辅助治疗。对不同部位、不同轻重和不同阶段的血栓形成宜采用截然不同的手术方案。

(6)下腔静脉滤器:对于大多数 DVT 患者,抗凝治疗时不常规应用腔静脉滤器,对于抗凝治疗有禁忌或有并发症,或者充分抗凝治疗的情况下血栓栓塞症仍反复发作的患者可放置下腔静脉滤器。

(7)其他药物治疗:保泰松和肾上腺皮质激素不宜常规应用,抗生素只用于特殊感染。

2.长期治疗　为预防血栓栓塞事件再发生应进行长期治疗。治疗维持时间:对于继发于一过性(可逆转)危险因素的 DVT 初次发作患者治疗至少 3 个月;初次发作的特发性 DVT 患者治疗 6～12 个月或更长;合并癌症的 DVT 患者应用低分子肝素 3～6 个月后长期抗凝治疗或直至肿瘤消除;对于有抗磷脂抗体或有两种以上的血栓倾向(如合并有抗凝血酶缺乏、蛋白 C、S 缺乏、V 因子 leiden 突变和凝血酶原 20210 基因突变)的初发 DVT 患者治疗 12 个月或更长;两次以上 DVT 患者需终身抗凝治疗。

应对长期抗凝治疗的患者定期行风险效益评估,反复进行血管加压超声来检查有无剩余血栓或血浆 D－二聚体测定以决定是否继续抗凝。

(1)维生素 K 拮抗药:用法同抗凝治疗。

(2)低分子肝素:合并癌症的 DVT 患者最初至少 3～6 个月低分子肝素的长期治疗。低分子肝素在长期治疗的随机试验中,已证实有效的用法是达肝素钠,200U/(kg・d),应用 1 个月。随后 150U/(kg・d),皮下注射。

(3)DVT 形成后综合征的治疗。

弹力袜:从 DVT 患者下床活动后开始应穿有/无压差长筒弹力袜,使用踝压 30～40mmHg 的弹力袜,可改善静脉回流,减轻水肿。穿着时间 2 年。

物理治疗:下肢严重水肿者可使用间歇性气压治疗。

药物治疗:下肢轻度水肿者可服用芦丁等药物。

3.疗效评价　治疗有效后患肢疼痛肿胀减轻,但一周内大多数患者肢体周径减少不明战,而仅是皮肤张力减小,可用彩超比较治疗前后静脉管腔情况和皮下水肿层的厚度变化,但要同一技师在固定部位,使用相同的技术参数。

九、预防

DVT 严重影响生活质量,一旦临床漏诊和误诊可能发生致死性 PE 等严重并发症,而老年 CCU 住院患者则具有血栓形成的多种危险因素,因此对所有老年 CCU 住院患者进行静脉血栓栓塞风险评估并进行预防,预防措施的选择及其强度依患者危险因素而定。

另外,DVT 的复发率相当高,主要原因是致病的 3 个重要因素难以完全解除,所以治疗痊愈后的预防复发措施也十分重要。

1.基本预防措施

(1)卧床期间鼓励患者尽早开始肢体的主动/被动活动,并多做深呼吸及咳嗽动作。

(2)强调制动或瘫痪肢体的被动运动。

(3)尽可能缩短卧床和(或)肢体制动时间。

(4)避免输入对静脉刺激大的液体,注意静脉导管的护理,防止导管相关性感染的发生尽早期拔除静脉插管。

(5)积极治疗静脉曲张。

2.机械预防　机械性预防血栓方法主要应用于出血高风险的患者或作为抗凝药预防血栓的辅助方法。使用机械性装置必须谨慎,以确保正确使用和最佳疗效。

本方法包括下肢静脉泵间歇充气加压装置及压力梯度弹力袜(如小腿压力 30mmHg、大腿压力 20mmHg),它们均利用机械性原理促使下肢静脉血流加速,降低下肢 DVT 发生率,但对近端 DVT 和 PE 的预防作用不确定。压力梯度弹力袜与其他预防措施联合应用要比单一措施效果更好。

3.药物预防

(1)低剂量肝素:5000U,皮下注射,1/d,6~14d。

(2)低分子肝素类:依诺肝素(40mg),达肝素(5000U),磺达肝葵钠(2.5mg),均为皮下注射,1/d,6~14d。

(3)华法林:适当剂量的华法林(INR1.9)可预防乳腺癌患者 DVT。

4.DVT 预防注意事项

(1)采取各种预防措施前,应参阅药物及医疗器械制造商提供的使用指南或产品说明。

(2)对 DVT 高危患者应采用基本预防、机械预防和药物预防联合应用的综合措施。有高出血危险的患者应慎用药物预防措施,以机械预防措施为主,辅以基本预防措施。

(3)不建议单独采用阿司匹林预防 DVT。

(4)决定低分子量肝素、维生素 K 拮抗药、戊聚糖钠等药物剂里时,应考虑患者的肝肾功能和血小板计数的情况。特别是对老年患者和有出血高风险的患者应考虑其对肾功能的损害。

(5)应用抗凝药物后,如出现严重出血倾向,应根据具体情况做相应的检查或请血液科等相关科室会诊,及时处理。

5.预防 DVT 复发　除长期的抗凝治疗外,其他的预防方法还有:①下腔静脉结扎;②下腔静脉内球囊阻断;③下腔静脉格状缝合;④下腔静脉夹;⑤下腔静脉滤器。

(韩劲松)

第十节　心脏创伤

一、心脏挫伤

所有因钝性暴力所致的心脏创伤,一般无原发性心脏破裂或心内结构损伤,统称为心脏挫伤。心脏挫伤是闭合性心脏损伤中比较常见,最易被忽略的一种损伤。

(一)诊断标准

1.临床表现

(1)有胸部外伤(多为钝性)或腹部挤压伤。

(2)可伴有胸部软组织、肋骨、胸骨、脊柱损伤。

(3)多数有心前区疼痛,类似心绞痛。

(4)可有心律失常,如心房颤动、房性或室性心动过速、传导阻滞等。

(5)可伴有心脏压塞及血气胸体征。

2.辅助检查

(1)心电图监测可有 ST 段和 T 波变化。

(2)放射性核素示踪扫描可对心肌损伤区定位。

(3)肌酸磷酸激酶及同工酶作为诊断手段,需动态观察,多发伤存在时可出现假阳性。

(二)治疗原则

主要为非手术疗法。卧床休息 2～4 周,严密监护;对症处理包括恢复血容量,给氧,必要时机械辅助通气;处理心功能不全或各种心律失常。可能出现心包积液,或形成室壁瘤,破裂造成心脏压塞,甚至导致死亡。出院后必须定期随访,注意后期处理。

二、心脏破裂

心脏破裂可在外伤后立即发生。也可于 1～2 周内由于挫伤区软化坏死而发生延迟或继发性破裂。

1.诊断标准

(1)有胸部外伤或锐器刺伤史,在心脏投影胸壁可见创道。

(2)伤后可立即出现失血性休克,血液进入胸腔可出现血胸征象。

(3)心脏出血积存于心包腔内,可出现急性或慢性心脏压塞。

(4)异物存留于心脏,B 型超声及 X 线检查时,可见随心跳而搏动的异物影。

(5)心电图示心肌损伤改变。

2.治疗原则　紧急开胸、解除急性心脏压塞和修补心脏裂口是抢救心脏破裂惟一有效的治疗措施。

(1)心脏裂伤一般可在全身麻醉下直接缝合。但大的室壁破口或左心室后壁的心脏裂伤,特别是邻近左房室沟部位者,常需在体外循环和心脏停搏下进行修复。

(2)某些心脏裂伤需在体外循环下修复,但无体外循环装置时,可游离上下腔静脉并绕以阻断带,或应用无创血管钳短暂钳闭腔静脉阻断回心血流,或应用除颤电极诱导心室纤颤以控制出血,争取在1～2分钟内缝合心脏裂口。

(3)心脏闭合性损伤可能是全身多发损伤的一部分,要注意作出全面诊断,或一面抢救,一面注意检查它处有无合并损伤,以防漏诊。

(4)伤情危重,心脏濒于停搏时,可在急诊室或监护室进行抢救手术。

三、急性心脏压塞

严重的心包和心脏损伤,如心包裂口大,出血流入胸膜腔内,伤员可立即死于急性失血性休克。如心包裂口小,血液在心包腔内积聚,心包腔内压急剧增高,影响心脏充盈,心输出量下降,冠状动脉灌注不足,心肌功能受抑制,形成恶性循环。

(一)诊断标准

1.有胸部外伤或胸部手术史。

2.面色苍白,皮肤湿冷,烦躁不安。

3.脉快而细弱,有奇脉,血压下降,静脉压增高,颈静脉扩张,心音远弱,心浊音界扩大。

4.超声心动图见心包腔有液平面。

5.心包腔穿刺抽出血性积液。

(二)治疗原则

1.适应证

(1)胸片或超声心动图 中等量以上积液,无吸收征象或出现血流动力学障碍时,如脉压窄,心动过速或低血压,是进行心包穿刺术的指征。

(2)心包穿刺术抽不出积血时,仍有急性心脏压塞症状,应立即做心包开窗探查术。

(3)若发生于心脏手术后,考虑心包腔内有活动性出血,应立即开胸探查。

2.禁忌证 心包少量积血,伴心脏扩大,禁忌做心包穿刺及开窗探查术。

3.手术要点

(1)除紧急情况外,心包穿刺术最好在超声心动图或胸部X线透视引导下定位穿刺。

(2)心包开窗术经切口伸入示指推开两侧胸膜时,应紧贴胸壁分离,以免刺破胸膜。

(3)在切开剑突部分膈肌时,不要切穿膈肌,防止进入腹膜腔。

四、外伤性室间隔破裂

在闭合性心脏创伤中,室间隔破裂比较少见,诊断较容易。一般认为室间隔破裂是在心脏舒张晚期或等容收缩期,当心腔充盈时,突然遭受强烈外力挤压所致。

(一)诊断标准

1.有胸、腹部外伤史(多为严重挤压伤)。

2.外伤后胸骨左缘第3～5肋间出现全收缩期粗糙杂音,多伴有细震颤;当有严重心衰或心源性休克时,杂音也可延迟至伤后数天才出现。

3.小的缺损,症状较轻,可为体表创伤症状所掩盖。较大的缺损有心悸、气短、咳嗽及乏力,多数立即出现,并迅速发展为急性心功能不全而死亡。

4.超声心动图可显示室间隔穿孔部位及分流程度,能够确立诊断。一般无须行右心导管检查或心血管造影检查。外伤性室间隔缺损可有多个,且多位于肌部室间隔靠近心尖处。

（二）治疗原则

1. 手术适应证

(1)若分流量小,无症状或症状轻,可用药物控制者,应观察 3～6 个月。在此期间,小的室间隔穿孔可能自行闭合。观察 6 个月后室间隔缺损尚不闭合,则应进行手术治疗。

(2)用药期间仍出现充血性心力衰竭或心力衰竭加重,需及早手术。

(3)室间隔破裂修复的最好时机是在伤后 2～3 个月。此时创伤反应逐渐消失,破口边缘有瘢痕形成,手术比较安全。

2. 手术要点

(1)伤后需要立即进行修复手术的,常常由于有心肌挫伤或合并损伤的存在,增加了手术复杂性和危险性,必须注意检查有无合并伤存在,并及时处理,以防漏诊。

(2)做左心室切口时注意不要损伤冠状动脉。切口不宜过大,以避免影响冠脉循环。

五、心脏瓣膜损伤

心脏瓣膜损伤常为严重的心脏损伤一部分,单纯损伤很少见。各瓣膜的损伤发生率依次为主动脉瓣、二尖瓣和三尖瓣。

（一）诊断标准

1. 有胸部、腹部或下肢创伤史。

2. 常伴有心悸、气短等症状,并可因进行性心功能不全而迅速死亡。

3. 损伤瓣膜区出现相应的收缩期杂音,伴受损瓣膜关闭不全的征象。

4. 超声心动图可显示受损瓣叶撕裂或腱索和乳头肌断裂造成的瓣叶脱垂,探及彩色反流血流,从而确定诊断,一般无须行心导管检查或心血管造影检查。

（二）治疗原则

1. 手术方法　心脏瓣膜成形或替换术。

2. 手术时机

(1)手术前应积极治疗和改善心功能状态,手术时机取决于创伤性瓣膜关闭不全的严重程度和临床表现。

(2)若反流轻,病情相对稳定,可等待创伤反应和心肌挫伤恢复后手术,较为安全。

(3)外伤后出现心功能不全进行性加重,应尽早手术处理。

(4)手术应考虑创伤反应的处理。

（韩劲松）

第五章　心脏疾病的核医学应用

第一节　心肌灌注显像在缺血性心脏病早期诊断中的应用

冠心病(CAD)是世界上发病率和死亡率最高的疾病之一,每年全世界约有 16,700,000 人死于各种心血管疾病,其中约 43％的人死因为冠心病近年来,随着冠心病诊疗技术的提高,特别是对高危人群能够早期诊断与准确鉴别,并能够及时有效的施治,使得冠心病的死亡率持续下降即便如此,冠心病所引发的医疗和社会问题仍然很突出。因此,选择准确性高、特别是效/价比高的检查方法被临床医学以及整个社会所普遍关注。核素心肌灌注显像作为一种检测心肌缺血的非侵入性检查手段,具有较高的准确性和极好的效价比,在医疗实践中占有至关重要的地位,通过该方法的使用,可以早期、准确检测心肌缺血,降低冠心病的死亡率;同时该方法也有利于减少不必要的医疗支出,能够促进医疗资源的优化和合理分配。

一、心肌灌注显像与冠心病早期诊断

（一）冠心病的临床评价与心肌灌注显像

在进行核素心肌灌注显像前,首先要对患者冠心病的可能性进行预评估,从中筛选出适宜的人群进行心肌灌注显像检查,确保其从中受益最大。美国心脏病学会/美国心脏协会(ACC/AHA)2002 年制订的慢性心绞痛患者处置指南中对冠心病的发病率进行了详尽的描述并给出了推荐评价方法。其中 Diamond 和 Forrester 预测表就是临床常用的预测方法。该预测表主要整合了胸痛、性别和年龄三个因素,并以此对冠心病的可能性进行推测(表 5—1)。当然,其他一些与冠心病有关的临床因素如血清胆固醇水平、收缩期血压以及糖尿病等,也有助于预测冠心病的可能性。总体上讲,核素心肌灌注显像对于中度冠心病可能的患者受益程度最大。

表 5—1　Diamond 和 Forrester 预测表根据年龄、性别和胸痛情况预测冠心病的可能性

年龄	性别	典型心绞痛	不典型心绞痛	非心绞痛类胸痛	无症状
30~39	男	中度	中度	低度	极低度
	女	中度	极低度	极低度	极低度
40~49	男	高度	中度	中度	低度
	女	中度	低度	极低度	极低度
50~59	男	高度	中度	中度	低度
	女	中度	中度	低度	极低度
60~69	男	高度	中度	中度	低度
	女	高度	中度	中度	低度

（二）心肌灌注显像诊断的灵敏度和特异性

临床上使用最多的显像剂包括^{99m}Tc—MIBI、^{99m}Tc—tetrofosmin 和^{201}Tl。这三种显像剂在国内、外的应用情况并不相同,国外多以^{201}Tl 作为 MPI 的显像剂,而国内则多采用^{99m}Tc—MIBI。^{201}Tl 的优点在于其临床应用历史最悠久,积累了丰富的经验;但现有的证据显示:利

第五章　心脏疾病的核医学应用

用^{99m}Tc—MIBI和^{99m}Tc—tetrofosmin作为显像剂也具有与^{201}Tl相似的诊断准确性。

　　表5-2和表5-3是以冠状动脉造影证实冠状动脉明显狭窄（超过50％狭窄）为CAD诊断标准，判断运动负荷/药物负荷使用不同显像剂时，SPECT心肌灌注显像检测CAD的灵敏度和特异性。

表5-2　运动负荷核素MPI检测CAD（冠脉造影证实狭窄≥50％为诊断标准）的灵敏度和特异性（多数未根据参考偏差进行校正）

年代	研究者	显像药物	有MI病史（％）	灵敏度CAD比例	％	特异性无CAD比例	％
2001	Elhendy, et al.	^{99m}Tc—MIBI/TF	0	183/240	76	67/92	73
1999	Azzarelli, et al.	^{99m}Tc—TF	66	199/209	95	20/26	77
1998	San Roman, et al.	^{99m}Tc—MIBI	0	54/62	87	21/30	70
1998	Budoff, et al.	^{99m}Tc—MIBI	0	12/16	75	12/17	71
1998	Santana—Boado, et al.	^{99m}Tc—MIBI	0	91/100	91	57/63	90
1998	Acampa, et al.	^{99m}Tc—MIBI	47	23/25	92	5/7	71
1998	Acampa, etal.	^{99m}Tc—TF	47	24/25	96	6/7	86
1998	Ho, et al.	^{201}Tl	22	19/24	79	15/20	75
1997	Iskandrian, et al.	^{201}Tl	21	717/820	87	120/173	69
1997	Candell—Riera, et al.	^{99m}Tc—MIBI	0	53/57	93	32/34	94
1997	Yao, et al.	^{99m}Tc—MIBI	55	34/36	94	14/15	93
1997	Heiba, et al.	^{99m}Tc—MIBI	31	28/30	93	2/4	50
1997	Ho, et al.	^{201}Tl	33	29/38	76	10/13	77
1997	Taillefer, et al.	^{99m}Tc—MIBI	17	23/32	72	13/16	81
1997	Van Erk—Smit, et al.	^{99m}Tc—TF	NR	46/53	87	6/7	86
1996	Hambye, et al.	^{99m}Tc—MIBI	0	75/91	82	28/37	75
1995	Palmas, et al.	^{99m}Tc—MIBI	30	60/66	91	3/4	75
1995	Rubello, et al.	^{99m}Tc—MIBI	57	100/107	93	8/13	61
1994	Sylven, et al.	^{99m}Tc—MIBI	37	41/57	72	5/10	50
1994	VanTrain, et al.	^{99m}Tc—MIBI	19	91/102	89	8/22	36
1993	Berman, et al.	^{99m}Tc—MIBI/^{201}Tl	0	50/52	96	9/11	82
1993	Forster, et al.	^{99m}Tc—MIBI	0	10/12	83	8/9	89
1993	Chae, et al.	^{201}Tl	42	116/163	71	52/80	65
1993	Minoves, et al.	^{99m}Tc—MIBI/^{201}Tl	42	27/30	90	22/24	92
1993	VanTrain, et al.	^{99m}Tc—MIBI	16	30/31	97	6/9	67
1992	Quinones, et al.	^{201}Tl	NR	65/86	76	21/26	81
1991	Coyne, et al.	^{201}Tl	NR	38/47	81	39/53	74
1991	Pozzoli, et al.	^{99m}Tc—MIBI	19	41/49	84	23/26	88
1990	Kiat, et al.	^{99m}Tc—MIBI	45	45/48	94	4/5	80
1990	Mahmarian, et al.	^{201}Tl	43	192/221	87	65/75	87
1990	Nguyen, et al.	^{201}Tl	NR	19/25	75	5/5	100
1990	Van Train, et al.	^{201}Tl	35	291/307	95	30/64	47
1989	Iskanrlrian, et al.	^{201}Tl	45	145/164	88	36/58	62
	总计			2971/3425		772/1055	
	平均				87		73

NR：not report

— 207 —

表 5-3　扩血管药物负荷 MPI 检测 CAD 灵敏度和特异性(未根据参考偏差进行校正)

年代	研究者	扩血管药物	显像药物	有 Ml 病史(%)	灵敏度 CAD 比例	%	特异性无 CAD 比例	%
2000	Smart	潘生丁	$^{99m}Tc-MIBI$	NR	95/119	80	47/64	73
1998	Takeishi	腺苷	$^{99m}Tc-TF$	17	39/44	89	17/21	81
1997	Watanahe	腺苷	^{201}Tl	19	40/46	87	21/24	88
1997	Watanabe	潘生丁	^{201}Tl	23	34/41	83	21/29	72
1997	Taillefer	潘生丁	$^{99m}Tc-MIBI$	11	23/32	72	5/5	100
1997	He	潘生丁	$^{99m}Tc-TF$	52	41/48	85	6/11	55
1997	Cuocolo	腺苷	$^{99m}Tc-TF$	23	22/25	88	1/1	100
1997	Amanullah	腺苷	$^{99m}Tc-MIBI/^{201}Tl$	0	159/171	93	37/51	73
1997	Miller	潘生丁	$^{99m}Tc-MIBI$	34	186/204	91	11/40	28
1997	Iskandrian	腺苷	^{201}Tl	28	452/501	90	41/49	84
1995	Aksut	腺苷	^{201}Tl	24	358/398	90	38/45	84
1995	Miyagawa	腺苷	^{201}Tl	15	67/76	88	35/44	80
1993	Marwick	腺苷	$^{99m}Tc-MIBI$	0	51/59	86	27/38	71
1991	Coyne	腺苷	^{201}Tl	NR	39/47	83	40/53	75
1991	Nishimura	腺苷	^{201}Tl	13	61/70	87	28/31	90
1990	Verani	腺苷	^{201}Tl	NR	24/29	83	15/16	94
1990	Nguyen	腺苷	^{201}Tl	37	49/53	92	7/7	100
	总计				1740/1963		397/529	
	平均					89		75

NR:not report

核素 MPI、CT 冠脉造影与冠脉造影是诊断 CAD 常用的影像学方法,冠脉造影仍是诊断 CAD 的"金标准"。核素 MPI 与 CT 冠脉造影或冠脉造影中诊断方法所反映的内容和所代表的意义并不相同。前者主要反映的是心肌组织的血流量变化或功能、代谢的变化,而后者主要反映的是冠状动脉血管有无解剖结构上的异常,两者诊断结果也未必一致。荟萃分析(meta analysis)的结果已证实运动平板试验 ETT 诊断 CAD 的灵敏度和准确性要明显低于核素 MPI。

药物负荷 MPI 是诊断 CAD 的一个重要工具,目前临床上常用的负荷药物包括:腺苷、潘生丁和多巴酚丁胺等。研究显示^{201}Tl 或$^{99m}Tc-MIBI$ 潘生丁负荷 MPI 诊断 CAD 的准确性与运动负荷 MPI 诊断 CAD 的准确性相当;腺苷负荷 MPI 与潘生丁和运动负荷 MPI 诊断 CAD 的准确性相似。对 81 例轻度至中度 CAD 可能的患者研究结果显示:潘生丁负荷$^{99m}Tc-MIBI$ MPI 检测可逆性心肌缺血的能力要优于潘生丁负荷$^{99m}Tc-tetrofosmin$ MPI。目前,各种药物负荷与不同显像剂结合诊断 CAD 敏感性和特异性的相关研究,仍然受到学者的高度关注。从理论上讲,多巴酚丁胺负荷心肌灌注显像诊断的准确性较高,但是与运动负荷、潘生丁或腺苷药物负荷 MPI 这些方法相比,其临床应用的经验还相对较少。由于多巴酚丁胺增加冠脉血流的作用不如潘生丁或腺苷,因此,临床上多用于对潘生丁或腺苷存在禁忌的患者。

　　心肌灌注显像对冠心病心肌缺血的诊断效能还受到狭窄冠脉的支数、狭窄的部位和程度、运动负荷的情况以及局部室壁运动异常等因素的影响。据报道,使用²⁰¹Tl MPI 检测单支、双支和三支病变的敏感性分别为 83％,93％和 95％;另一项使用⁹⁹ᵐTc—MIBI MPI 诊断 CAD 的研究显示,其检测单支病变的敏感性为 90％,三支病变敏感性为 98％。

　　总体上讲,运动负荷和药物负荷 MPI 检测 CAD(冠脉造影狭窄超过 50％)的灵敏度平均为 87％和 89％(未根据参考偏差进行校正),特异性(未经过校正)平均为 73％和 75％。

　　(三)参考偏差(referral bias)对诊断准确性的影响

　　灵敏度是指能够正确诊断为异常的比例;特异性是指能够被正确诊断为正常的比例在评价真正的灵敏度和特异性时,需考虑到参考偏差或工作组偏差对结果所造成的影响。一种检查方法被用于对冠心病的诊断和危险度分层,则其结果会对后续的治疗决策—是否实施冠脉血管造影产生重要影响;参考偏差会对检测的灵敏度造成高估,对检测的特异性产生低估(图 5—1)。心肌灌注显像检查是冠状动脉造影的筛选方法(gatekeeper),其检查的灵敏度和特异性则不能被准确的评价例如,MPI 真实的灵敏度和特异性均为 90％,其最后所观察到的灵敏度和特异性仍然会被定义为 100％和 0％。因为只有 MPI 检查结果为阳性者才会接受冠状动脉造影检查(图 5—2)。该范例说明,在评价文献所报道的结果时,应充分考虑到参考偏差的影响。表 5—4 反映了参考偏差对研究结果的影响。

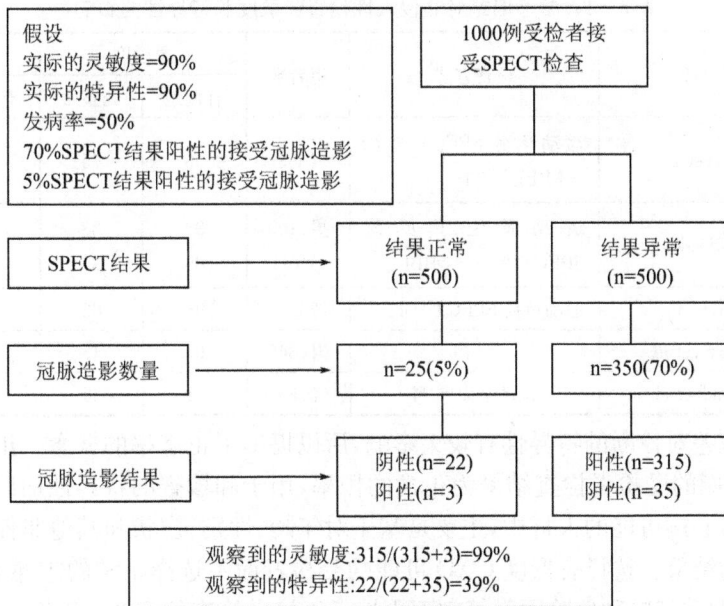

图 5—1　参考偏差对诊断性检查准确性的影响

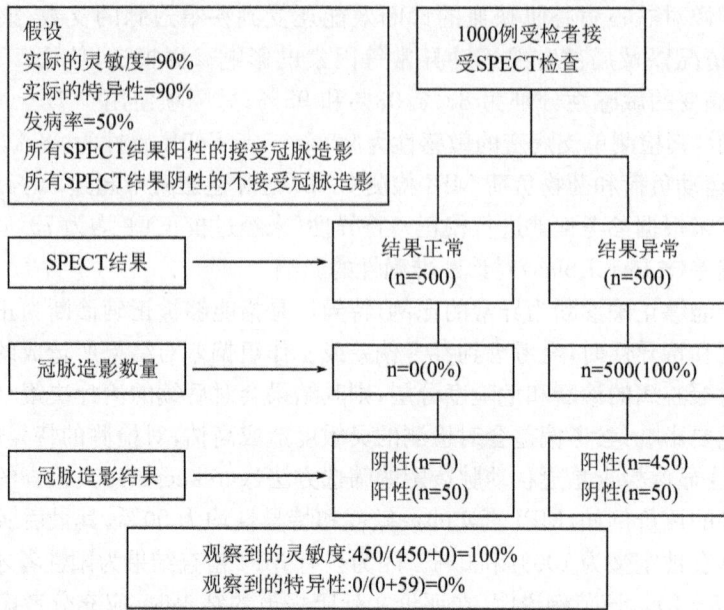

图 5-2　参考偏差对诊断性检查准确性的影响

表 5-4　参考偏差对非侵入性检查灵敏度和特异性的影响

年代	研究者	检查方式	患者数	灵敏度		特异性	
				有偏差	调整后	有偏差	调整后
2002	Miller, et al.	运动负荷 SPECT^{99m}Tc－MIBI/^{201}Tl	1853	98	65	13	67
1998	Santana－Boado, et al.	运动/潘生丁负荷SPECT^{99m}Tc－MIBI	男：100 女：63	93 85	88 87	89 91	96 91
1996	Cecil, et al.	运动负荷 SPECT^{201}Tl	2688	98	82	14	59
1993	Schwartz, et al.	^{201}Tl	男：845	67	45	59	78
1986	Diamond, et al.	运动平面^{201}Tl	2269	91	68	34	71

　　由于参考偏差对诊断的特异性有较大影响,所以提出了正态率的概念。正态率是用来描述低度 CAD 可能的受检者检查结果为正常的概率,用于和检查的特异性加以区别。将正态率应用到低度冠心病可能的人群中,主要是基于对年龄、性别、症状和其他非侵入性检查进行 Bayesian 分析的结果。选择有低度 CAD 可能的受检者而不选择正常的志愿者,是因为低度 CAD 可能的人群在年龄和危险因素等方面更接近于接受检查的 CAD 患者,并且这部分人群在接受检查前,是临床上可疑 CAD 人群中的一部分。表 5-5 列出了已报道的核素 MPI 的正态率。

表 5-5　负荷 MPI 在低度 CAD 可能人群中的正态率

年代	研究者	负荷方式	显像药物	数量	比例(%)	CAD 的可能性
1999	Azzarelli, et al.	运动负荷	$^{99m}Tc-TF$	61	93	低于 5%
1997	Heo, et al.	运动负荷	$^{99m}Tc-MIBI$	61	95	低于 5%
1996	Amanullah, et al.	腺苷负荷	$^{99m}Tc-MIBI$	71	93	低于 10%
1996	Nicolai, et al.	腺苷负荷	$^{99m}Tc-MIBI$	22	86	低于 5%
1995	Zaret, et al.	运动负荷	$^{99m}Tc-TF$	58	97	低于 5%
1994	He, et al.	运动负荷	$^{99m}Tc-MIBI/^{201}Tl$	34	97	低于 5%
1994	VanTrain, et al.	运动负荷	$^{99m}Tc-MIBI$	37	81	低于 5%
1993	Berman, et al.	运动负荷	$^{99m}Tc-MIBI/^{201}Tl$	107	95	低于 5%
1992	Kiat, et al.	运动负荷	^{201}Tl	55	89	低于 5%
1990	Kiat, et al.	运动负荷	$^{99m}Tc-MIBI$	8	88	低于 5%
1990	VanTrain, et al.	运动负荷	^{201}Tl	76	82	低于 5%
1989	Iskandrian, et al.	运动负荷	^{201}Tl	131	94	低于 5%
	总计			721	91	

注：当显像剂分别为^{99m}Tc和^{201}Tl时正态率可能会有所不同，但是文献中并未对此作明确的区分

二、诊断准确性与相关技术因素

(一)定量分析

对核素 MPI 图像判读时通常采用视觉分析的方法(图 5-3)。近年来，随着计算机软件技术的快速发展，有多种商业化软件可以对心肌灌注 SPECT 图像进行定量分析：通常来说，采用定量分析软件所得到的灵敏度和特异性与专家们通过视觉分析所得到的结果并无明显的差别。

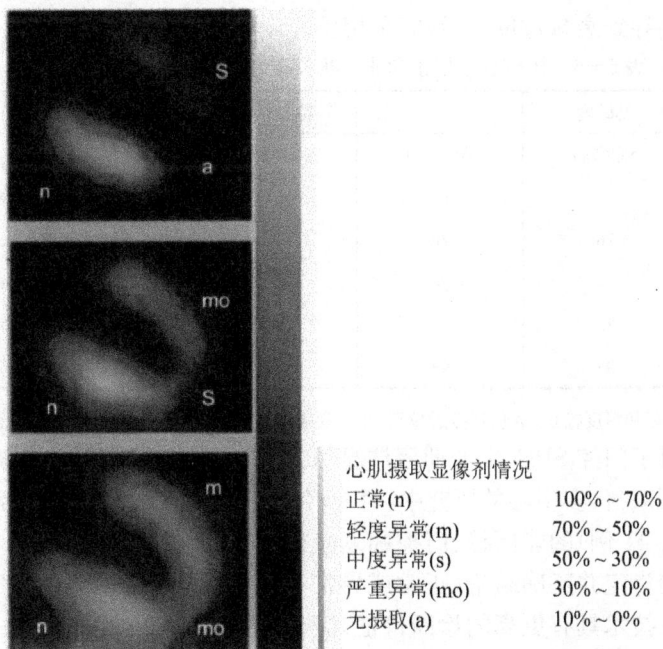

心肌摄取显像剂情况

正常(n)	100%~70%
轻度异常(m)	70%~50%
中度异常(s)	50%~30%
严重异常(mo)	30%~10%
无摄取(a)	10%~0%

图 5-3　核素心肌灌注 SPECT 显像视觉分析判断标准(图为垂直长轴图像)

（二）门控采集技术

在美国,2000 年 SPECT 心肌灌注显像的受检者中有 80％采用了门控技术,最新的操作指南将门控技术作为常规。门控 SPECT 心肌灌注(门控 SPECT)可以对心肌节段进行室壁运动和室壁增厚率的评价,有助于读片者区分软组织衰减所造成的伪影以及真正的血流灌注异常。Taillefcr 等研究发现^{99m}Tc－MIBI 门控 SPECT 心肌灌注显像诊断的特异性明显高于非门控。该结果也为 DePuey 等人的研究进一步证实。Choi 等对^{99m}Tc－tetrofosmin 门控 SPECT 显像进行研究的结果与上述研究相类似。

门控 SPECT 心肌显像通过与室壁运动及心室功能信息的结合,可以有效减少"模棱两可"的检查结果。Smanio 等对 285 例(143 例女性,142 例男性)患者进行^{99m}Tc－MIBI 负荷/静息 SPECT 门控显像资料进行分析'结果发现结合门控信息,诊断结果不确定的比例从31％减少到 10％。对于 CAD 可能性低(＜10％)的受检者,结合门控信息后,诊断为正常的比例明显提高(从 74％到 93％,P＜0.0001)。对于确诊为 CAD 的患者,结合门控信息也有助于提高诊断的准确性。门控 SPECT 不仅有助于提高诊断的特异性,同时获得的左室 EF、左室容积等参数还有助于对受检者进行危险度分层和预后判断

（三）衰减校正(attenuation correction)

在技术方面,目前有多种衰减校正方案可供使用,但在临床上的应用并不普遍。总体上讲,衰减校正技术有助于提高诊断的特异性,但对诊断的灵敏度帮助不大。研究显示(表 5－6)衰减校正技术非常有助于提高对 CAD 诊断的准确性。一项双盲、多中心的大型临床研究结果显示,衰减校正技术有助于提高读片者的自信心,使部分患者只需负荷显像就能够获得足够的诊断信息,而不再需要静息显像另一项由 Gibson 等人所完成 729 例患者的研究结果也显示,对于低度至中度 CAD 可能的人群,采用衰减校正技术有助于增强读片者的信心,减少不必要的静息心肌灌注显像,从而可缩短检查时间并减少医疗费用,但是需要注意的是,衰减校正技术可能会导致衰减过度,导致完全相反的诊断结果

表 5－6 比较衰减校正和非衰减校正 MPI 诊断 CAD 的准确性

研究者	灵敏度		特异性		正态率	
	NC(％)	AC(％)	NC(％)	AC(％)	NC(％)	AC(％)
Ficaro,et al.	78	84	46	82	88	98
Hendel,et al.	76	78	44	50	86	96
Links,et al. *	84	88	69	92	69	92
Gallowitsrh,et al.	89	94	69	84	NA	NA
Ficaro,et al. ♯	93	93	84	88	78	85

注:＊包括位移校正和深度校正;♯包括散射校正;AC:衰减校正;NA:未提供;NC:非衰减校正。

大量研究探讨了门控 SPECT 心肌灌注显像方法和衰减校正技术在提高诊断特异性方面的相互作用。一项双盲、多中心的研究中,对 90 例受检者(低度 CAD 可能者 49 例,冠状动脉造影证实为异常者 41 例)的非门控、门控和衰减校正的图像分别进行了分析,结果显示在上述三种情况下得到肯定并正确结论(正常或异常)的比例分别为 37％、42％和 84％。该研究证实采用衰减校正技术具有更高的诊断价值,衰减校正与门控采集技术相比,能显著的提高诊断的准确性并能显著增加读片者的信心。

基于当前的临床应用现状和研究结果,美国核医学会(SNM)和美国核心脏病学会

（ASNC）认为衰减校正已经成为一种证据/观念更倾向于有用的技术。

三、临床应用中的相关事宜

（一）核素心肌灌注显像检测的频率

如果患者出现预示可能发生病情恶化的新症状和体征，则应及时进行再次心肌灌注显像检查。如果患者临床症状没有明显变化，则应基于首次检查结果的危险度分层（高度危险，中度危险或低度危险），选择复查时机。受检者检测频率的建议，应充分考虑到患者的年龄、对危险因素控制的程度和患者总体的临床状态等相关信息。

（二）心衰患者的心肌缺血评价

对于心衰患者，明确左心室功能异常是否为 CAD 所致，对于临床治疗决策的制定极为重要。如果心衰患者同时伴有 CAD，则其在接受冠脉介入治疗或血运重建术后，左心室的功能会得到明显改善。

相关研究结果显示 MPI 在心衰和 LV 功能异常患者中，诊断 CAD 的灵敏度为 100％。负荷/静息核素 MPI 对心衰和 LV 功能异常患者检测 CAD 的阴性预测值为 100％。对于此类患者 MPI 探测 CAD 的准确性较高，主要归因于 LV 功能异常是继发于 CAD 基础上的病理生理学改变，此时 CAD 多为冠脉大血管或多支血管病变导致陈旧性心肌梗死（MI）（继发性心肌重构）；也可能是心肌梗死伴有明显的诱发心肌缺血和（或）冬眠心肌的结果，而这些情况易于为 MPI 显示并诊断。目前，对于负荷 MPI 结果正常的心衰患者，是否还需要进一步行冠状动脉造影，在临床上还有待商榷。

总体上讲，心衰患者 MPI 排除 CAD 的特异性平均介于 40％～50％。MPI 假阳性主要为"非缺血性"心肌病的患者（无冠脉疾病的患者）也会表现为灌注异常。一般情况下，灌注缺损的范围越大和（或）程度越严重，则更多见于 CAD 患者；而缺损范围越小、程度越轻则越倾向于为非缺血性心肌病。针对门控^{99m}Tc—MIBI SPECT 心肌灌注显像半定量分析的研究结果显示：缺血性和非缺血性心肌病导致心衰患者组之间存在明显血流灌注差别。研究证实即使是非缺血性心肌患者，血流灌注异常的程度，在判断预后等方面也具有重要价值；如果非缺血性心肌病患者显像结果正常，则预后较好；而灌注显像结果明显异常者，其死亡率明显增高。

（三）正电子发射计算机断层（positron emission tomography，PET）

大样本的研究结果显示，潘生丁负荷铷—82（^{82}Rb）或^{13}N—NH，PET 心肌灌注显像在诊断 CAD 方面具有较高的灵敏度和特异性，采用不同的显像剂时，PET 诊断 CAD 的灵敏度介于 83％～100％，特异性介于 73％～100％（表 5－7）。Tamaki 等的研究结果显示：PET 和 SPECT 诊断 CAD 的灵敏度分别为 98％和 96％，而特异性均为 100％。Go 等人对 152 例 CAD 患者（50 例排除 CAD）的研究结果显示：PET 与 SPECT 诊断 CAD 方面的灵敏度分别为 93％和 76％，特异性分别为 78％和 80％，无明显差别。Stewart 等对 60 例 CAD 患者（21 例排除 CAD）的研究结果显示：PET 与 SPECT 诊断的灵敏度相似（分别为 84％和 83％），而 SPECT 诊断的特异性要低于 PET（分别为 53％和 86％）。值得注意的是：SPECT 检查患者的数量明显多于 PET，故 SPECT 检查的诊断特异性受参考偏差的影响更大。总之，PET 具有更高的图像分辨率且常规使用衰减校正技术，因此较 SPECT 具有较高的灵敏度和特异性。

表5-7　PET检测CAD(以冠脉造影显示狭窄≥50%为诊断标准)的灵敏度和特异性

年代	研究者	负荷方式	显像药物	有MI病史(%)	灵敏度 CAD数	%	特异性无 CAD数	%
1992	Marwick,et al.	潘生丁	^{82}Rb	49	63/70	90	4/4	100
1992	Grover—McKay,et al.	潘生丁	^{82}Rb	13	16/16	100	11/15	73
1991	Stewart,et al.	潘生丁/运动负荷	^{82}Rb	42	50/60	83	18/21	86
1990	Go,et al.	潘生丁	^{82}Rb	47	142/152	93	39/50	78
1989	Demer,et al.	潘生丁	$^{82}Rb/^{13}N—NH_3$	34	126/152	83	39/41	95
1988	Tamaki,et al.	运动负荷	$^{13}N—NH_3$	75	47/48	98	3/3	100
1986	Gould,et al.	潘生丁	$^{82}Rb/^{13}NH_3$	NR	21/22	95	9/9	100
	总计				465/520	89	123/143	86

注:所以纳入的研究均包括灵敏度和特异性指标

四、相关指南建议

自1980年以来,美国心脏病学会(ACC)和美国心脏协会(AHA)就联合制订了心血管疾病的相关指南。2002年,由ACC、AHA联合美国核心脏病学会(ASNC)共同完成了放射性核素心脏显像临床应用指南:此后,ACC、AHA和ASNC等学会在制订其他指南和专家共识时,对部分核素心脏显像的临床应用进行了更新,但总的原则并无根本变化。

(一)指南中的分级

1.有效性分级

(1)Ⅰ级:目前的证据和(或)总的观点认为,推荐的诊治手段有用且有效。

(2)Ⅱ级:对所推荐手段的有用性和有效性,具有不同的观点。

Ⅱa级:证据/观点更倾向于所推荐的诊治手段是有用/有效的。

Ⅱb级:证据/观点更倾向于推荐的诊治手段,但用处/效果较差。

(3)Ⅲ级:目前的证据和(或)总体的观点认为,所推荐的诊治手段是无用/无效的,在某些情况下甚至可能是有害的。

2.证据的等级分级

(1)从多中心、随机化临床试验中得到的资料。

(2)从单中心、随机化或非随机化研究中得到的资料。

(3)专家们一致的观点。

(二)ACC/AHA/ASNC对运动负荷SPECT MPI的建议

用于CAD中度可能性的患者进行诊断和(或)对CAD中度或高度可能性的患者进行危险度分层,患者能行运动负荷(负荷量至少达到最大预计心率的85%)。

1.推荐级别为Ⅰ级(class1)的人群

(1)没有LBBB、未安装起搏器且呈室性起搏心律的患者,如其静息ECG异常且影响到对运动诱发的ST段改变进行判断时(如预激综合征,LVH,接受地高辛治疗或静息心电图ST段压低超过1mm),应行运动负荷MPI判断心肌缺血的范围、严重程度和部位。(证据等级:

B)

(2)伴有 LBBB 或已安装起搏器且呈室性起搏心律的患者行腺苷或潘生丁负荷 MPI(证据等级:B)

(3)临界病变(25%~75%狭窄)的患者行运动负荷 MPI 判断病变处的功能状态。(证据等级:B)

(4)心电图运动试验 Duke 评分为中等评分的患者行运动负荷 MPI。(证据等级:B)

(5)初次 MPI 后,临床情况发生改变需要重新确定心脏事件危险程度的患者复查 MPI。(证据等级:C)

2. 推荐级别为Ⅱa级(ClassⅡa)的人群

(1)对血运重建术(PCI 或 CABG)后 3~5 年的高危无症状患者行运动负荷 MPI。(证据等级:B)

(2)对发生 CAD 危险度较高的患者(如伴有糖尿病或 10 年内发生 CAD 事件大于 20%的患者)已运动负荷 MPI 作为首选的检查方式。(证据等级:B)

3. 推荐级别为Ⅱb级(ClassⅡb)的人群

(1)已证实或 CAD 为高度可能的、症状稳定且年死亡率预计超过 1%的患者,在已行 MPI 后的 1~3 年再次行 MPI 以重新确定发生心脏事件的危险度。(证据等级:C)

(2)对原 MPI 检查结果异常的患者,复查运动负荷 MPI 评价药物治疗的疗效。(证据等级:C)

(3)有严重的冠脉钙化(CT 冠脉钙化评分超过同年龄性别组的 75%)、静息 ECG 提示预激综合征或静息 ST 段压低超过 1mm 的患者行运动负荷 MPI(证据等级:B)

(4)从事高危职业的无症状患者行运动负荷 MPI。(证据等级:B)

(三)ACC/AHA/ASNC 对药物负荷 SPECT MPI 的建议

用于不能行运动负荷、CAD 为中度可能患者的诊断和(或)CAD 为中度或高度可能患者的危险度分层。

1. 推荐级别为Ⅰ级(classⅠ)的人群

(1)腺苷或潘生丁负荷 MPI 判断心肌缺血的范围、部位和严重程度。(证据等级:B)

(2)对临界病变(25%~75%狭窄)的患者行腺苷或潘生丁负荷 MPI 判断病变处的功能状态。(证据等级:B)

(3)初次 MPI 后临床情况发生改变需要重新确定心脏事件危险程度的患者复查腺苷或潘生丁负荷 MPI。(证据等级:C)

2. 推荐级别为Ⅱa级(ClassⅡa)的人群

(1)血运重建术(PCI 或 CABG)后年的高危无症状患者行腺苷或潘生丁负荷 MPI。(证据等级:B)

(2)CAD 危险度较高的患者(如伴有糖尿病或 10 年内发生 CAD 事件大于 20%的患者)已腺苷或潘生丁负荷 MPI 作为首选的检查方式。(证据等级:B)

(3)有腺苷或潘生丁禁忌的患者进行多巴酚丁胺负荷 MPI。(证据等级:C)

3. 推荐级别为Ⅱb级(ClassⅡb)的人群

(1)已证实或 CAD 为高度可能的、症状稳定且年死亡率预计超过 1% 的患者,在已行 MPI 后的 1～3 年再次行腺苷或潘生丁负荷 MPI 以重新确定发生心脏事件的危险度。(证据等级:C)

(2)对原 MPI 检查结果异常的患者,复查腺苷或潘生丁负荷 MPI 评价药物治疗的疗效。(证据等级:C)

(3)有严重的冠脉钙化(CT 冠脉钙化评分超过同年龄性别组的 75%)、静息 ECG 提示预激综合征或静息 ST 段压低超过 1mm 的患者行腺苷或潘生丁负荷 MPI。(证据等级:B)

(4)从事高危职业的无症状患者行运动负荷 MPI。(证据等级:B)

(四)ACC/AHA/ASNC 对 PET 负荷心肌灌注显像的建议

用于 CAD 中度可能患者的诊断和(或)CAD 中度或高度可能患者的危险度分层。

1. 推荐级别为 I 级(class I)对 SPECT MPI 未能明确诊断或危险度分层的患者行腺苷或潘生丁负荷心肌灌注 PET 显像。(证据等级:B)

2. 推荐级别为 II a 级(Class II a)

(1)不能进行运动负荷的患者行腺苷或潘生丁负荷心肌灌注 PET 显像作为初始的检查方式以鉴别缺血的范围、部位和严重程度。(证据等级:B)

(2)对能行运动负荷但伴有 LBBB 或已安装起搏器的患者行腺苷或潘生丁负荷心肌灌注 PET 显像作为初始的检查方式以鉴别缺血的范围、部位和严重程度。(证据等级:B)

(五)ACC/AHA/ASNC 对非心脏手术前患者行负荷 MPI 的建议

1. 推荐级别为 I 级(class I)

(1)中度 CAD 可能、静息 ECG 异常或不能运动负荷的患者使用 MPI 作为初始的诊断方式。(证据等级:B)

(2)可疑或已证实的 CAD 患者,如静息 ECG 异常或不能进行运动负荷的患者行 MPI 以评价预后。(证据等级:B)

(3)临床情况发生变化的静息 ECG 异常或不能行运动负荷的患者行药物负荷 MPI。(证据等级:B)

(4)伴有 LBBB 的中度 CAD 可能的患者,首选扩血管药物负荷 MPI 进行 CAD 的诊断。(证据等级:B)

(5)伴有 LBBB 的可疑或已证实的 CAD 患者,行扩血管药物负荷 MPI 进行预后判断。(证据等级:B)

(6)伴有中度或轻度临床危险因素、心功能较差,且需要接受高风险的非心脏手术的患者,行扩血管药物负荷 MPI 进行术前评价。(证据等级:C)

(7)对于伴有中度临床危险因素、静息 ECG 异常、心功能较好且需要接受高风险的非心脏手术的患者行 MPI 进行术前评价,(证据等级:C)

2. 推荐级别为 II b 级(Class II b)

(1)CABG 术后 5 年内患者未出现明显症状、病情状态稳定的患者,行 MPI 进行常规评价。(证据等级:C)

(2)冠脉造影或 MPI 结果异常的患者,2 年内未出现明显症状、病情状态稳定的患者,行

MPI 进行常规评价。(证据等级:C)

(3)PCI 术后无症状的患者在数周至数月期内行 MPI 判断有无术后再狭窄和局部心肌缺血。(证据等级:C)

(4)伴有右束支传导阻滞或静息 ECG 上 ST 段压低小于 1mm 的患者,行 MPI 进行诊断或预后判断。(证据等级:C)

3.推荐级别为Ⅲ级(ClassⅢ)

(1)低度 CAD 可能的无症状患者,利用 MPI 进行长期的监测。(证据等级:C)

(2)伴有严重影响生存期合并症或拟行心脏血运重建术的患者,行 MPI 进行常规评价:(证据等级:C)

(3)对需急诊非心脏手术的患者,行 MPI 进行 CAD 的诊断和预后评价。(证据等级:C)

五、总结

1.核素心肌灌注显像是临床最常用的冠心病影像学诊断方法之一,积累了大量的循证医学证据,具有很高的诊断准确性。

2.在临床诊断路径中,核素心肌灌注显像对于冠心病中度可能的患者最为适用。

3.虽然其他影像学方法(特别是多排 CT、双源 CT 等)在临床上得到了快速应用,但核素心肌 SPECT 及 PET 显像仍然是当前反映心肌缺血情况的最准确方法。

(张国旭)

第二节　心肌灌注显像在缺血性心脏病危险度分层与治疗决策中的应用

核素心肌灌注显像(myorardial perfusion imaging,MPI)所反映的心肌缺血程度和范围以及其他相关信息,尤其是基于门控采集的定量分析指标,可以预测冠心病患者未来心脏不良事件发生的概率和预后,为临床治疗决策提供依据。这些信息较冠心病的单纯临床诊断更具有实用价值,也是心脏核医学较其他影像学检查的优势所在。

一、心肌灌注显像与危险度分层

(一)心肌灌注显像阴性结果在危险度分层方面的价值

多年来,大量的临床研究证实了心肌灌注显像在缺血性心脏病患者危险度分层中的价值(表 5-8)。普遍的共识是负荷 MPI 正常者年心脏事件(包括心脏性死亡或非致命性心肌梗死)的发生概率小于 1‰,且是不受相关因素(包括性别、年龄、临床症状、有无冠心病病史、冠状动脉造影的结果、显像所采用的技术方法及显像剂的种类)影响的独立预测因子。

表 5-8   心肌灌注显像结果正常者心脏事件发生概率

发表时间,研究者	n	显像剂	负荷类型	平均年龄	男(%)	受检人群	正常 SPECT 随访(%)	平均随访时间(月)	严重心脏事件/异常 SPECT(%/年)
2003, Hachamovitch, et al.	15475	Sestamihi	运动或腺苷	61	51	CAD 或可疑 CAD	48	21.9	0.6
2001, Galassi, et al.	459	Tetrofosmin	运动	58	78	CAD 或可疑 CAD	23	37	0.9
2000, Groutars, et al.	236	Tetrofosmin	运动或腺苷	61	43	正常 SPECT	100	25	0.4
1999, Gibbons, et al.	4473	^{201}Tl/Sestamibi	运动	61	46	正常或新近正常 SPECT	100	36	0.6
1999, Soman, et al.	473	Sestamibi	运动或潘生丁	56	58	正常 SPECT	100	30	0.2
1999, Vanzetto, et al.	1137	^{201}Tl	运动	55	75	CAD 或可疑 CAD	34	72	0.6
1998, Olmos, et al.	225	^{201}Tl	运动	56	76	CAD 或可疑 CAD	51	44.4	0.9
1998, Alkeylani, et al.	1086	Sestamibi	运动或潘生丁	64	88	稳定性心绞痛	38	27.6	0.6
1997, Snader, el al.	3400	^{201}Tl	运动	58	63	可疑 CAD	79	~24	~1.0
1997, Boyne, et al.	229	Sestamibi	运动	58	50	CAD 或可疑 CAD	68	19.2	0.8
1996, Geleijnse, et al.	392	Sestamibi	多巴酚丁胺—阿托品	60	56		33	22	0.8
1995, Heller, et al.	512	Sestamibi	潘生丁	67	44	CAD 或可疑 CAD	42	12.8	1.3
1994, Machecourt, et al.	1926	^{201}Tl	运动或潘生丁	57	68	心绞痛,CAD 或可疑 CAD	37	33	0.5
1994, Kamal, et al.	177	^{201}Tl	腺苷	64	62	CAD	17	22	0
1994, Stratmann, et al.	534	Sestamibi	潘生丁	65	97	稳定性心绞痛	34	13	1.6
1994, Strtmann, et al.	521	Sestamibi	运动	59	98	稳定性心绞痛	40	13	0.5
合计	27855						48	26.8	0.6

对 7376 名进行运动或腺苷药物负荷患者随访 665±200 天的一项研究结果显示,MPI 结果正常者,其发生心脏事件的概率很低;危险度最高的亚组年心脏事件的发生率介于 1.4%～1.8%,说明患者的危险度会因临床(如高龄、糖尿病等)情况不同而差异较大。即使 MPI 结果正常,随访第一年内发生心脏事件的概率也会超过 1%,但在第二年其危险度可能会快速增加(图 5-4)。因此,对于不同的亚群,应适时选择再次复查心肌灌注显像检查。但遗憾的是,目前还缺乏相关的指南。

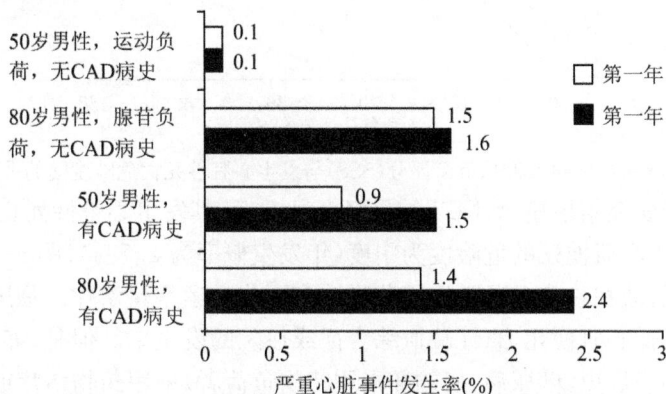

图 5-4　心脏事件发生率的概率随时间变化而改变

(二)心肌灌注显像结果异常在危险度分层中的价值

基于心肌灌注显像定量分析的结果,为危险度分层提供了较为客观、可重复性好的分析数据。总体上讲,缺损程度越严重、范围越大、不可逆性缺损越多,其发生心脏事件的概率就越高。大量研究证实,MPI 血流灌注异常的范围/程度与心脏事件发生率密切相关(图 5-5),而且不受负荷方式或显像药物种类、受检者的临床情况等因素影响。但是,对于一些特殊人群,即使是缺损的程度和范围相似,其危险度的水平也会存在差异。例如,近年的大型临床研究显示,即使 MPI 表现相似,伴有非胰岛素依赖型糖尿病(NIDDM)的人群发生心脏事件的危险度要高于无糖尿患者群;伴有胰岛素依赖型糖尿病(IDDM)的人群发生心脏事件的概率要高于非胰岛素依赖型糖尿患者群(图 5-6)。

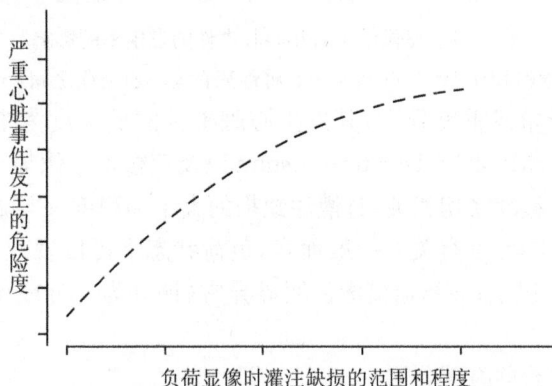

图 5-5　负荷灌注缺损范围/程度与心脏事件之间的关系

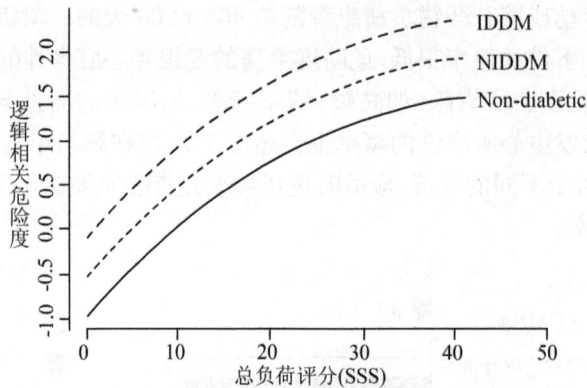

图 5—6　不同人群总负荷评分(SSS)与发生心脏性死亡危险度间的关系

大样本的临床研究结果显示,MPI 结果轻度异常者,其发生心脏性死亡的概率为 0.8%,属低度危险,但发生心肌梗死的危险度为中度(年发生概率为 2.7%)(图 5—7)。由于灌注轻度异常者死亡率低,故在临床上通常采用药物治疗而非血运重建治疗。临床数据也显示出药物治疗可以有效降低心肌梗死、急性缺血综合征或住院的发生率。但是,如前所述,对于特定人群(高龄、有冠心病病史、糖尿病、房颤和采用药物负荷者)采用药物治疗或血运重建还需视具体情况而定。

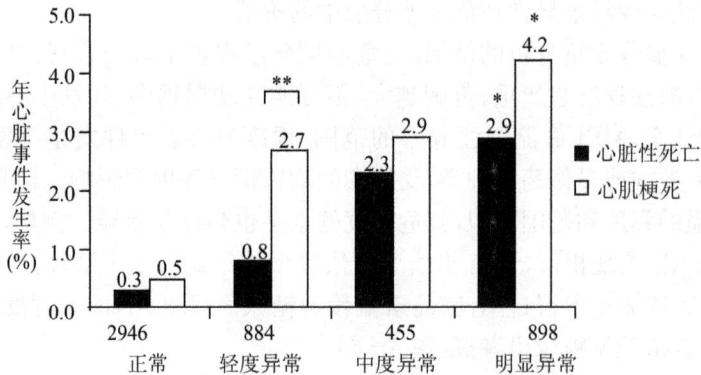

图 5—7　显像结果对年心脏事件的发生率的影响

* 与其他组相比 P<0.001,* * 心脏性死亡与心肌梗死之间 P<0.01。

MPI 结果为中度异常或重度异常,其发生心脏事件的危险度为中度危险。大量的研究(包括^{201}Tl 显像、^{99m}Tc—MIBI、^{99m}Tc—tetrofosmin 以及双核素显像等)结果显示,受检者的预后与灌注缺损的大小和程度密切相关,且灌注缺损的大小和程度又与冠脉狭窄的程度以及狭窄冠脉所支配的心肌范围大小有关。一般而言,负荷状态下可以发现心肌血流灌注异常,提示冠状动脉狭窄在 70% 以上;而当血流灌注明显异常(评分为 3 分或 4 分),提示冠状动脉狭窄在 90% 以上。

(三)核素心脏显像与危险度分层

1. 基于定量分析指标的危险度分层　门控 SPECT 心肌灌注显像可以对心肌的血流灌注和心室功能进行评价,有助于对患者的预后评价。Sharir 等对 1680 例患者的研究发现:在预测心脏性死亡方面,负荷后左室射血分数(LVEF)和收缩末期容积较灌注缺损的严重程度和范围能提供更多有价值的信息;LV 收缩末期容积较负荷后 LVEF 能提供更多的信息。Shar-

ir等又对2686例负荷心肌灌注SPECT显像的研究发现：在预测心脏性死亡方面，负荷后LVEF和负荷状态下心肌缺血的范围（以SDS表示）能提供更多有价值的预后信息。LVEF是预测死亡率最强的预测因子，而SDS则是预测MI最强的预测因子。在危险度分层时，结合各项指标进行综合分析，较单独分析负荷时核素检查所获得的灌注信息或负荷后LVEF更有价值。

左室一过性缺血性扩大（transient ischemic dilation，TID）是通过定量分析软件获得的一项指标，是指左室容积在负荷后图像上与静息图像相比明显扩大，可能是由于弥漫性心内膜下心肌缺血所致。TID通常提示严重和大范围的心肌缺血，在判断心肌主要供血冠脉（例如左前降支近端或多支血管病变等）有无严重狭窄（管腔狭窄＞90％）方面具有更高的特异性。TID在扩血管药物负荷与运动负荷中的临床意义相似，但是因采用负荷方法不同、显像方法不同，其临界值也有所差异。研究显示TID可以增加预后方面的信息。Ahidov等对1560例负荷（436例药物负荷，1124例运动负荷）心肌灌注显像结果正常且无TID的受检者平均随访2.3年，结果显示TID是预测心脏事件的独立因素。如果存在TID，即使是低危人群也应给予更多关注，应采取更为积极的诊疗方式。

2.肺摄取显像剂增加　研究显示运动负荷后肺摄取^{201}Tl增加与单纯的心肌灌注缺损相比可增加更多预后信息虽然TID与肺摄取^{201}Tl增加这两种现象都与预后有关，但两者间并无相关性，可以相互补充。但需要排除肺部炎症所导致的肺摄取显像剂增加。

3.药物负荷相关信息的意义　药物负荷过程中ST段改变与预后之间存在一定的关系。Marshall等研究发现，尽管在腺苷药物负荷时ST段压低并不常见（17％受检者出现1mm以上的ST段压低，5.3％的受检者出现2mm以上的ST段压低），但其可作为不良预后的单变量或多变量预测因素，较单纯的血流灌注显像提供更多的预后信息。但是，也有研究发现，如果以心脏性死亡作为单独的终止点，则腺苷负荷时出现ST段压低与预后并无关系。究其原因，可能是ST段压低主要是心肌梗死的预测因素而非心脏性死亡的预测因素，或者与纳入人群有关。例如受检者有静息心电图异常或有其他的与缺血无关的原因导致ST段压低（如左室肥厚等）。对于多巴酚丁胺药物负荷，Calnon等研究发现综合考虑ST段压低和灌注显像结果可以给患者提供最佳的危险度分层。

Amanullah等研究发现，女性患者在静息状态下心率较快以及腺苷负荷时心率增幅减小均为预测严重或大范围CAD的单变量预测因子；前者还是不良预后的一个多变量预测因子。一项研究对3444例（其中53.5％为女性）平均年龄为74.0±8.4岁接受腺苷药物负荷心肌灌注显像的患者平均随访2年，共有224例患者发生心脏性死亡（6.5％）。使用Cox模型分析发现：峰值/静息心率比值与死亡率密切相关，该比值越低则预后越差，且与性别无关（图5－8）。同时，还发现男性峰值收缩压低（＜90mmHg），则危险度增加；而女性无此现象。此外，在扩血管药物负荷后显像的其他征象（如TID，局部和总体左室功能异常）也能进一步为危险度评估提供帮助。

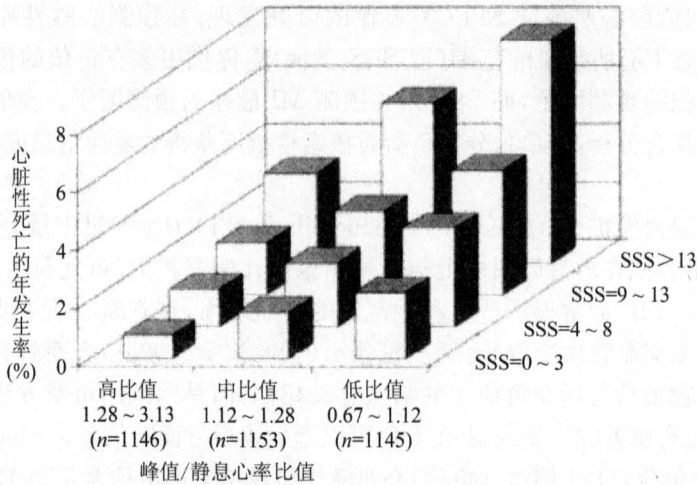

图 5-8　负荷峰值/静息心率比值在不同 SSS 组中心脏性死亡的年发生率

4.放射性核素血管造影术(RNA)　静息 LVEF 被公认为是判断慢性稳定性 CAD 患者长期预后的重要指标之一。放射性核素血管造影术(RNA)可以评价左心室(LV)和右心室(RV)功能。运动负荷时 LV 功能指标不仅可以反映疾病的严重程度,还可以提供预后信息。Jones 等人对静息和负荷首次通过 RNA 进行了大量研究,以 LVEF＝50％为标准,可以对可疑 CAD 患者继发心脏性死亡率进行危险度分层。运动负荷时 LVEF 下降是 CAD 较为严重的一个重要指标,与运动负荷时 LVEF 升高的患者相比,其 3 年生存期明显缩短。对于仅有轻微症状、静息 LV 功能异常和单支、双支或三支病变的 CAD 患者而言,运动峰值时 LVEF 异常或在运动负荷时 LVEF 降低则提示患者的预后较差。静息 LV 功能正常,运动负荷时会诱发缺血并 LVEF 明显减低的患者,提示其死亡的危险度较高。

二、MPI 结果对治疗决策影响

大量研究探讨了 MPI 结果对临床上是否早期(指在核素显像后 60～90d)采用侵入性介入诊断(心导管术)和血运重建术的影响,普遍的结果显示,显像结果正常者中只有很少一部分会因为临床症状而接受早期心导管术;显像结果异常者,可逆性缺损的范围和严重程度将会成为是否进行血运重建的主要因素。此外,只要有心肌缺血,不论缺血面积和程度如何,临床因素(主要心绞痛)将会成为下一步诊疗一是否会采用心导管术和血运重建术的主因。如果有心绞痛症状,则选择心导管术和血运重建的可能性最大;没有心绞痛症状,则选择上述治疗的可能性最小。

(一)负荷 MPI 对治疗决策后生存期的影响

一项大型临床研究探讨了 MPI 所提示的心肌缺血面积及程度与显像后血运重建对生存期影响的关系。该研究的纳入对象为 10627 例无心肌梗死病史且未接受过血运重建的人群,负荷 MPI 后平均随访 1.9 年(失访率＜4％)。在随访期内,146 例患者死于心血管疾病(病死率为 1.4％)。在显像后 60d 内 671 例接受血运重建,病死率为 2.8％;9956 例接受药物治疗,病死率为 1.3％(P＝0.004)。该研究的特点在于进行危险度分层研究时采用倾向分数模型(propensity score model,基于逻辑回归模型)等方法对治疗的方法进行 1 调整,结果显示:MPI 显示的心肌缺血的面积和程度是患者接受血运重建的最重要因素,其他的一些临床因素

（如临床症状等）也会对治疗方法的选择产生影响（图5-9）。

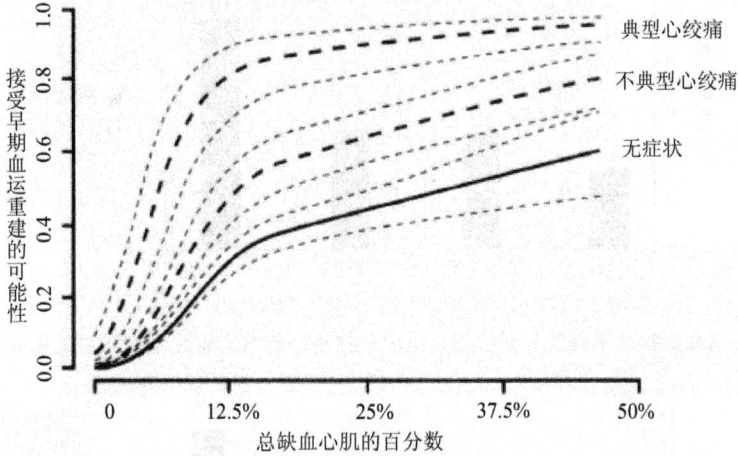

图5-9 心肌缺血的面积/程度及临床因素对血运重建术的影响

基于 Cox 危险度模型分析，如果 MPI 提示无心肌缺血或仅有轻度的心肌缺血，则接受药物治疗人群的预后要优于接受血运重建术的人群。如果 MPI 提示为中度至重度心肌缺血（心肌缺血面积＞10％），则接受血运重建的人群与接受药物治疗的人群相比预后更佳（图5-10）。此外，该研究还显示，对于心肌严重缺血者，同时伴有其他危险因素（例如高龄、女性、糖尿病等），则接受血运重建术后，其生存期较药物治疗相比增加得更为明显（图5-11~13）。

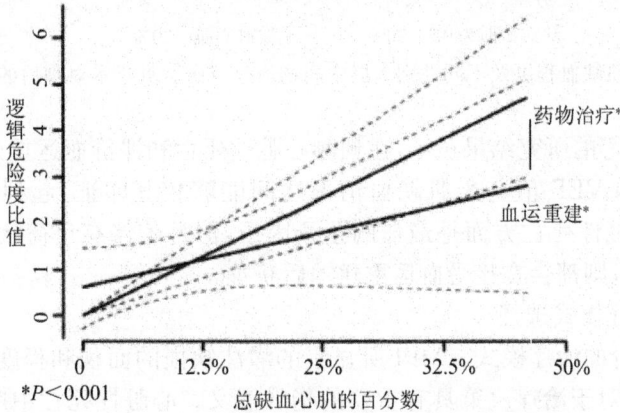

*$P<0.001$

图5-10 药物治疗与血运重建术对危险度的影响

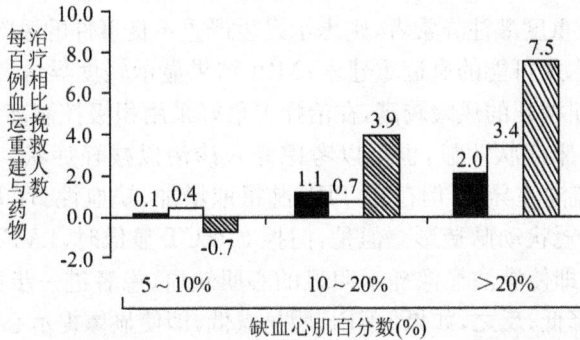

图5-11 不同心肌缺血程度及不同年龄组人群中血运重建术的价值

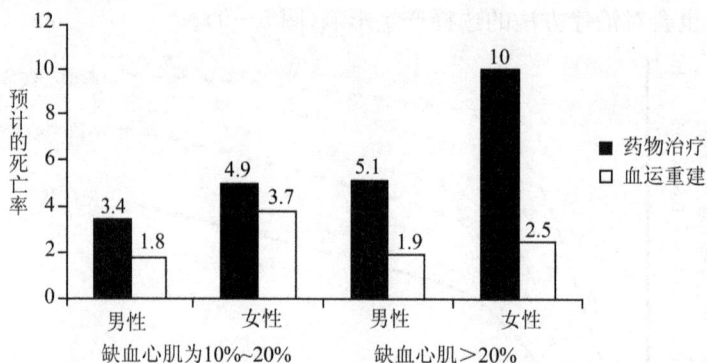

图 5-12　心肌缺血程度不同及不同性别人群中药物治疗与血运重建术对预后的影响(研究对象为无糖尿病患者群)

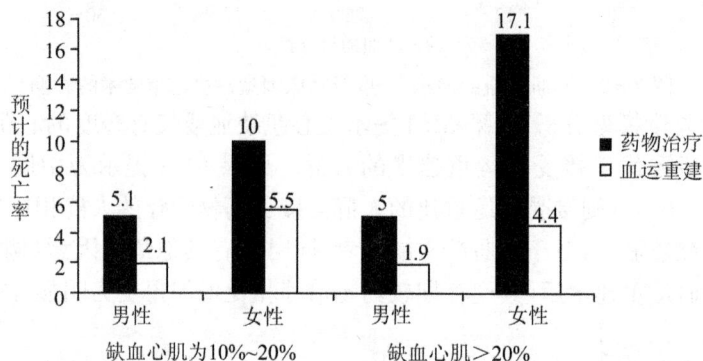

图 5-13　不同心肌缺血程度及不同性别人群中药物治疗与血运重建术对预后的影响(研究对象为糖尿病患者群)

Hachamovitch 等的研究结果显示,在预测心脏性死亡和评价血运重建的潜在益处方面,门控显像所获得的 LVEF 值与心肌缺血情况之间能够相互印证,起到增量的价值。尽管 LVEF 值在预测心脏性死亡方面是最佳的预测因子,但是若伴有负荷状态下的血流灌注减低,无论其程度如何,则都会在接受血运重建术后获益。

(二)MPI 与诊疗模式选择

1. 基于风险评价的治疗模式　MPI 所显示的灌注缺损的面积和程度是危险度评价和判断预后的重要因素,对于治疗决策具有重要的指导意义。心脏性死亡中度至高度风险者,主要考虑侵入性诊断方式以及可能的血运重建术;心脏性死亡低度风险者,主要采用药物治疗的方式。一般而言,MPI 结果正常者,提示风险极低,治疗上侧重于加强控制 CAD 的高危因素;MPI 结果为中度至重度灌注异常者,则提示发生严重不良事件的风险为中至高度可能,应考虑行冠状动脉造影术及可能的血运重建术;MPI 结果显示轻度异常者,其发生心脏性死亡的风险较低但发生心肌梗死的风险较高,在治疗上最好采用积极控制高危因素并加以药物治疗的方案,如果患者临床症状明显,也可以考虑介入诊治以减轻症状。近年来,有研究者建议,即使 MPI 没有血流灌注异常,但存在 TID、肺摄取增加、缺血性 ST 段改变或门控室壁运动异常者,也应考虑行冠状动脉造影。但是,门控 SPECT 显像时,LVEF 正常则提示发生心脏性死亡的风险很低,即使灌注显像提示明显的心肌缺血,患者进一步接受冠状动脉造影和血运重建的必要性也降低;反之,如果 LVEF 明显减低,即使显像提示心肌缺血的情况相对较轻也应积极行冠状动脉造影。

2.基于潜在受益评价的治疗模式 如前所述,负荷状态下心肌血流灌注减低的程度与血运重建后的生存期获益之间关系密切。基于患者潜在的获益考虑,MPI结果正常者或心肌缺血面积<10%者,一般采用药物治疗和高危因素控制,因为血运重建与药物治疗相比在改善生存期方面并无明显的优势;没有CAD病史,但影像提示心肌缺血面积>10%的中度缺血者,血运重建术较药物治疗更能明显改善患者的预后(图5—14)如果患者的临床症状明显,即使MPI提示缺血并不明显,仍可考虑采用侵入性的诊疗方法。此外,对于核素显像结果正常或基本正常者,如果存在其他提示可能存在严重CAD的征象(例如TID等),也可考虑采用侵入性的诊疗方法。

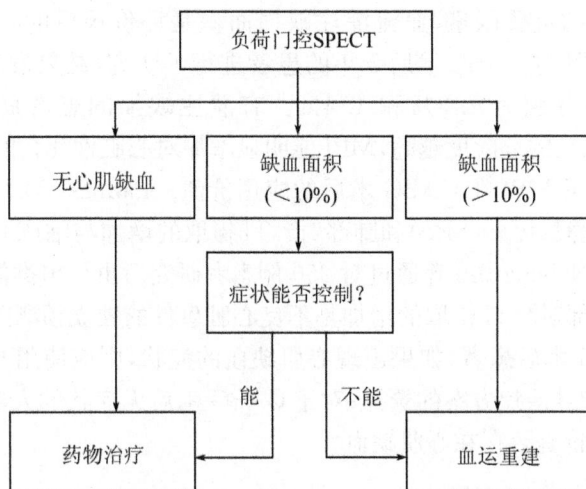

图5—14 基于潜在受益评价模式的临床处理路径

三、血运重建术前后的核素心肌显像

(一)血运重建术前进行放射性核素显像

对于部分冠状动脉造影术后仍不能确定治疗方案者,可选择负荷MPI进行危险度分层。MPI正常者,其发生心脏事件的危险度相对较低。即使冠脉造影显示为左主干或三支病变的患者,如果MPI的结果正常,仍然提示其为低度危险,且更适合于强化药物治疗。成本/效价比分析也进一步证实:MPI在减少心绞痛患者的接受血运重建术的比率上具有重要价值。而且基于MPI结果选择的治疗方案,不会对患者的预后产生不利影响。但对于多支血管病变者,为了使缺血程度不等的各个病变区域得以充分显示,运动负荷时达到85%的最大预计心率就显得尤为重要,如果患者无法保证其运动负荷,则选择药物负荷试验更为适宜。

(二)冠脉介入治疗术后的核素心肌显像

冠脉介入术后患者的症状和体征并不是判断血管再狭窄的可靠指标。25%无症状的患者经心电图运动试验可以发现心肌缺血。运动平板试验检测再狭窄的灵敏度为40%～55%,远低于MPI或负荷超声心动图。McPherson等报道在PCI术后30天内复发胸痛的患者中,只有少部分(30%)经冠脉造影证实出现再狭窄。目前认为PCI术后1～2个月内如无特殊情况,一般不需要行心电图运动试验或MPI,应在术后3～12个月常规进行负荷MPI以评价是否有再狭窄。但是,心电图运动试验的相关指南更倾向于只对伴有高危因素(例如左室功能降低,多支病变的CAD、左主干病变、糖尿病、高危职业和PCI的疗效不佳)患者选择性的进行负荷 MPI。

Ho 等对 PTCA 术后 1～3 年中 MPI 提示为低度危险的患者进行了研究,通过平均 7 年以上的随访发现:MPI 提示为低度危险的患者年不良事件的发生率较低(<1%),SSS 异常是心脏性死亡或非致命性心梗的重要预测因素,而 SSS 正常的人群发生不良心脏事件的危险度相对较低

(三)冠状动脉旁路移植术(CABG)后核素心肌显像

MPI 是评价 CABG 手术疗效及心肌血供状况的主要手段。Miller 等对 411 例受检者进行了研究,其中 55% 有症状,CABG 术后随访 11 个月。结果显示运动负荷 MPI 的结果是预测术后发生不良事件的重要因素,血流灌注缺损面积是评价预后的唯一指标。近来,Zell-weger 等利用负荷 MPI 对 CABG 术后 5 年的患者进行了研究,结果发现无症状和有症状的人群年心脏性死亡率分别为 1.3% 和 1.4%。有灌注缺损的患者危险度较高(2.1%：0.4%),SSS 越高则死亡的危险度越高,MPI 能明显增加对心脏性死亡的预测能力。

大量的研究确立了 MPI 在 CABG 术后的应用价值。Palmas 等对 294 例患者研究后证实:在预测预后方面,静息评分(SRS)和肺部对^{201}Tl 摄取的增加与临床的各项指标相比,能提供更多的预后信息。Nallamothu 等通过对 250 例患者研究后也得出类似的结论:灌注缺损的范围、部位、数量和肺部对^{201}Tl 摄取的增加是不良心脏事件的独立预测因素。

总之,对于 CABG 术后患者,如果出现心肌缺血的症状,则应使用 MPI 对缺血面积和程度进行评价,并以此指导治疗方案的选择;对于 CABG 术后无症状的人群,则建议在术后 5～7 年时行 MPI 用于评价是否存在心肌缺血。

四、非心脏外科手术前 MPI 检查

对于拟行非心脏手术的患者,应充分考虑到潜在 CAD 的可能,接受不同手术种类的人群其所具有的危险度也是不一致(图 5-15)。ACC/AHA 非心脏手术患者术前心血管评价指南中指出:血管手术和时间较长的、复杂的头颈部以及腹部手术等被认为是具有高度风险的手术,对这类患者进行系统的评价有助于判断患者有关心脏方面的长期预后。

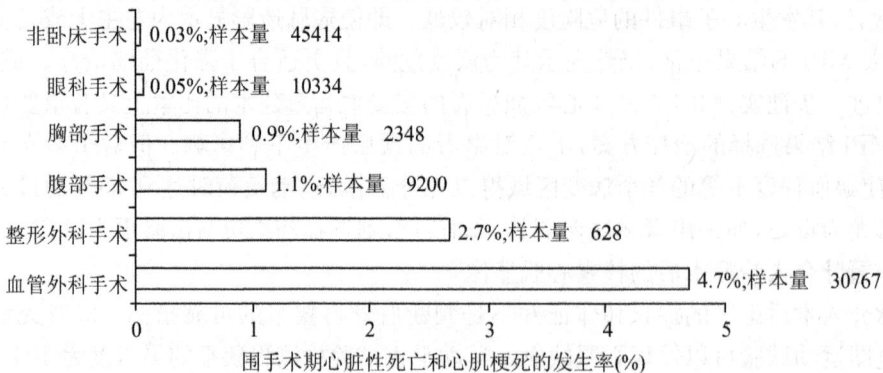

图 5-15　不同类型的外科手术在围手术期发生心脏性死亡和心肌梗死的风险

五、总结

1. 一般而言,负荷 MPI 显像结果正常者,在未来一年中发生严重心脏事件的风险极低(年发生率小于 1%)。

2. MPI 的结果会对临床治疗决策产生明显的影响,导致生存期和预后发生改变。

3. PCI 治疗后 MPI 的结果仍然是危险度评估的重要指标。

(张国旭)

第三节　心肌灌注显像在急性冠脉综合征中的应用

胸痛患者正日益成为急诊室医生所面临的严峻挑战、统计资料显示,美国每年有 600～800 万患者因胸痛到急诊就诊,其中住院人数超过 500 万,而最终诊断为冠心病的不足三分之一,造成了有限医疗资源的巨大浪费。另一方面,少数真正心肌缺血或急性冠脉综合征(acute coronary syndrome,ACS)患者(4%～7%)却未能留院治疗,延误了患者的治疗,其潜在的后果是显而易见。ACS 是以冠状动脉粥样硬化斑块破裂(rupture)或糜烂(erosion),继发完全或不完全闭塞性血栓形成为病理基础的一组临床综合征,包括不稳定心绞痛、非 ST 段抬高和 ST 段抬高心肌梗死等一系列临床病征。长期的临床实践发现,患者的临床症状各异,但其冠状动脉却有非常相似的病理生理改变,即冠状动脉粥样硬化斑块由稳定转为不稳定,继而破裂导致血栓形成。

随着对 ACS 研究的深入,人们逐渐认识到早期诊断、早期治疗的重要性。近年来,ACS 在临床上越来越受到重视,鉴别心源性与非心源性胸痛充满挑战,尤其是如何从胸痛或胸部不适的患者中鉴别 ACS 并制定可行的治疗决策。优化急性胸痛的诊疗流程,按照相应的操作指南,充分了解并有效地利用包括核素心肌灌注显像在内的各项检查手段,会有助于提高诊断效率,为 ACS 患者争取到宝贵的治疗时间。

一、胸痛评价方法的现状

对急性胸痛处理的常规做法是,根据详细的病史、12 导联心电图以及初始心肌生化标志物检测结果,将患者进行危险分层,区分非心源性胸痛、慢性稳定型心绞痛、可疑 ACS 和 ACS,并筛选出需要即刻进行再灌注治疗的患者。

典型的缺血性胸痛病史以及心电图缺血性的动态演变有助于对 ACS 的诊断。但就诊时症状已经有改善,心电图和心肌酶学检查正常者,则很难判断其是否发生过心肌缺血。基础心电图异常者,如左束支传导阻滞会妨碍缺血的诊断,而且初始心电图对急性心肌梗死诊断的敏感性仅为 65%～88%。

心肌生化标志物对胸痛患者的评估非常重要。心脏肌钙蛋白 T 和肌钙蛋白 I 是心肌坏死高度敏感而特异的指标,已全面取代肌红蛋白和肌酸磷酸激酶 MB(CK－MB)成为急性心肌梗死的诊断标准。连续采血对获取最佳诊断灵敏度非常重要,发作后 10h 的肌钙蛋白 T 和肌钙蛋白 I 诊断急性心肌梗死的灵敏度最高。因此,要获得最大灵敏度需要连续采血,易造成分诊的延误,这也是心肌生化标志物检测方法学的不足之处。

二、MPI 在急性胸痛中的应用

急性心肌缺血时,心肌血流灌注减低发生于左室功能减低、心电图异常改变、出现临床症状和心肌坏死之前因此,应用 MPI 可以对常规方法不能明确诊断的急性胸痛患者做出迅速、准确的鉴别,其诊断 ACS 的灵敏度和阴性预测值均很高,同时还有助于评价心肌缺血和梗死灶的范围及程度,并进行危险度分层,为预后判断和疗效评估提供重要信息因此,静息 MPI 在急性胸痛的协助诊断方面具有一定优势。首先,MPI 对心肌血流分布进行直接评价,可早期发现心肌血流灌注减低;其二,心肌灌注显像基于对血流异常和心肌坏死的检测,因此可以适用于整个急性冠脉综合征谱,包括心肌缺血和心肌梗死。另外,心肌灌注异常在患者症状缓解后仍可以持续存在数小时,增加了利用 MPI 评价发病初期心肌血流状况检查的时间窗。

(一)静息 MPI 对急性胸痛的诊断价值

对 ACS 疑诊患者进行静息 ^{99m}Tc—MIBI MPI,始于 Bilodeau 的一项研究。其研究结果显示,在 26 例造影证实的冠心病患者(入院后 1～9d 冠状动脉造影发现冠状动脉直径狭窄≥50%)中,MPI 诊断的敏感性为％％,特异性为 79 阴性预测值为 94%。

此后,静息 MPI 在急诊胸痛患者中得到广泛应用并积累了大量证据(表 5—9,图 5—16)。Varetto 等对 64 例疑诊 ACS,但心电图变化没有诊断意义的患者进行了 ^{99m}Tc—MIBI SPECT 静息 MPI 检查。结果显示,34 例检查结果正常者经冠状动脉造影或负荷试验得到了证实。30 例表现为灌注缺损者中,13 例证实为急性心肌梗死(依据心肌酶或心电图),14 例经造影证实存在严重的冠状动脉疾病,其余 3 例患者为假阳性。由此提示,静息 MPI 诊断急性心肌梗死或严重冠状动脉疾病的敏感性和特异性分别为 100% 和 92%,阴性预测值为 100%。

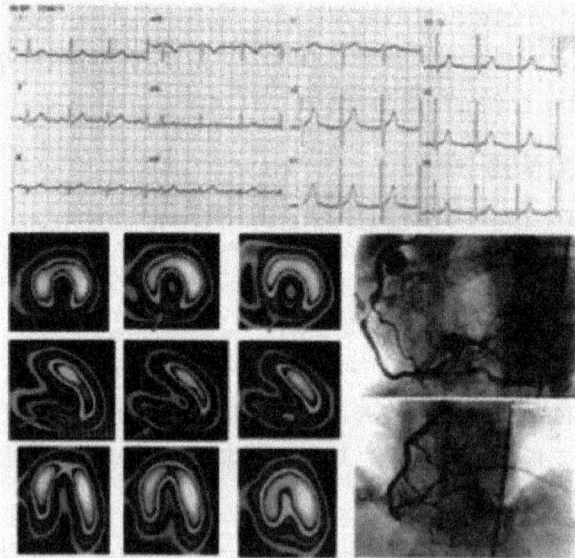

图 5—16 ACS 患者心电图、静息 ^{99m}Tc—MIBI SPECT 心肌显像及冠状动脉造影

男,55 岁,劳累后胸痛伴压榨感 3h 急诊入院:心电图、血生化、心肌酶谱及肌钙蛋白均正常。急诊行静息 SPECT 心肌显像见下壁基底段放射性分布中度减低,诊断为急性冠脉综合征次日行冠脉造影检查,见右冠状动脉 95% 狭窄,球囊扩张后植入支架一枚,术后症状明显改善。

表5-9 心肌灌注显像在急性胸痛中的应用：诊断性研究

研究者	例数	灵敏度(%)	特异性(%)	阳性预测值(%)	阴性预测值(%)	终点
Wackers,et al.	203	100	63	55	100	心肌梗死
Bilodeau,et al.	45	96	79	86	94	造影证实冠心病
Varetto,et al.	64	100	67	43	100	心肌梗死
		100	92	90	100	
Hilton,et al.	102	100	78	38	99	心肌梗死
		94	83	44	99	所有事件
Tatum,et al.	532	93	71	15	99	心肌梗死
		81	76	40	95	心肌梗死,血管重建
Heller,et al.	357	90	60	12	99	心肌梗死
Duca,et al.	75	100	73	33	100	心肌梗死
		73	93	89	81	冠心病
Kosnik,et al.	69	71	92	50	97	心肌梗死,血管重建,心脏性死亡

之后，更多的研究结果均显示，静息 MPI 可以显著提高对心肌缺血性胸痛患者识别的敏感性，优于单纯依赖病史和心电图；且其阴性预测值超过 99%，对未来不良心脏事件的阴性预测值超过 97%。因此，对于急性胸痛患者，MPI 检查结果为阴性者其为 ACS 的可能性较低，无需住院治疗。

在以下情况下，静息 MPI 诊断价值受到影响：具有陈旧性心肌梗死病史的患者，其灌注缺损长期存在，无法确认其与胸痛的相关性；多支冠状动脉病变者，由于会表现为心肌"平衡性"缺血，其诊断价值也受到影响，另外，低灌注异常区至少占左室面积的 3%~5% 才能被检测到，因此较小的心肌梗死可能被漏诊。

（二）MPI 在 ACS 危险度分层和预后评价中的价值

1. 静息 MPI 的应用价值 MPI 除了具有良好的诊断价值，还可用于危险分层，为治疗方案的制定提供依据。Varetto 等首次报道了静息 MPI 对急性胸痛患者远期疗效的评价。对 64 例行静息 MPI 显像结果正常者随访 18 个月发现，没有发生心脏事件，其阴性预测值为 100%。对另一组急性胸痛患者行 MPI 预后评估的研究结果显示，显像正常的 70 例患者中，只有 1 例患者在随访期间发生了心脏事件（定义为心脏性死亡、非致死性心肌梗死或需要紧急冠状动脉介入）。多因素分析结果显示，MPI 异常是心脏事件的唯一独立因素。

一项多中心研究结果显示，静息 MPI 对急性胸痛的诊断价值明显。在识别心脏事件方面明显优于社会人口学、临床和心肌生化标志物等方面的指标。因疑诊 ACS 而就诊的患者，如果 MPI 正常，其短期至中期发生不良心脏事件的风险很低（表5-10，图5-17）。这些结果提示，这类患者无需延长观察期或连续测定心肌标志物，也无需住院治疗。

表 5—10　心肌灌注显像在急性胸痛中的应用:预后数据

研究者	病例数	随访时间	终点	事件发生率(%)		
				结果正常	结果不确定	结果异常
Varetto,et al.	64	18 月	死亡,心肌梗死,血管重建	0	无	20
Hilton,et al.	102	3 月	死亡,心肌梗死,血管重建	1.4	13	71
Tatum,et al.	1187	12 月	心肌梗死	0	无	11
			死亡	0		8
Heller,et al.	357	住院期间	心肌梗死	0.9	无	12
			导管检查	19		33
			冠心病	7		23
			血管重建	5		16
Udelson,et al.	1215	30d	心肌梗死	0.6	0.8	10.3
			心肌梗死,死亡,血管重建	3	6.1	20.5

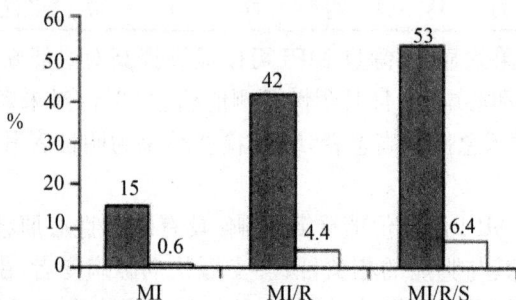

图 5—17　静息心肌灌注显像异常患者(灰色条图)心肌梗死、心肌梗死/血管重建、心肌梗死/血管重建/严重冠脉病变(狭窄>70%)的发病率显著高于静息心肌灌注显像正常的患者(白色条图)

另外,MPI 可以定量分析缺血面积及梗死面积,而后者是急性心肌梗死患者重要的预后预测因子。同样,心肌灌注缺损面积的大小与长期预后也密切相关,出院时存在灌注缺损与其他预后指标如左室射血分数、节段性室壁运动指数、舒张末期容积等相关性良好。

2.负荷 MPI 在 ACS 危险度分层中的价值　对 ACS 患者的危险度分层贯穿于患者诊治的全过程,对其治疗策略的选择非常重要。《ACC/AHA 不稳定型心绞痛和非 ST 段抬高心肌梗死治疗指南(2007 修订版)》建议稳定以及低危的患者需要在保守治疗的同时进行初步的危险度评分和非创伤性的负荷试验(负荷超声心动图、负荷心肌灌注显像等),以得到更准确的危险度分层,并据此选择合适、有效的治疗措施。

负荷/静息 MPI 作为危险评估的准确手段,能够较单纯的静息 MPI 更见敏感的发现心肌缺血,更加客观、准确地评价左心室心肌缺血的位置、范围和程度,与负荷后 LVEF 相结合,是一种安全,且精确度高的无创性危险度分层方法其所提供的生理学和独立的预后信息优于冠状动脉造影所获得的解剖学信息。国内学者对不稳定型心绞痛的住院患者,依据一项前瞻性、多中心的全球急性冠状动脉事件注册(GRACE)研究评分方法进行危险度评分,然后行[99m]Tc—MIBI 负荷/静息门控心 MPI,定量分析可逆性心肌缺血积分值(SDS)和负荷后左室射血分数(LVEF),将患者分为低危组和中危组。分析[99m]Tc—MIBI 负荷/静息门控 MPI 危险分层与 GRACE 评分的相关性,结果显示两者呈显著的正相关。临床危险度分层为高危的患者,可以从早期血运重建术中获益。MPI 评价的低危险度患者适合于接受药物治疗,中危患者可以从血运重建术中获益,而高危患者则需进行心肌存活评估后选择治疗方案。

(三)静息 MPI 对治疗决策的影响

随机研究结果显示:MPI 的结果有助于降低医疗支出、缩短住院天数,并影响急诊医生的治疗决策。

Stowers 对有持续胸痛,但 ECG 无诊断意义的 46 例患者进行了研究。患者被随机分为常规处理组(影像结果不告知医生)或 MPI 组(影像结果告知医生)之前均进行了静息 MPIC 结果发现,MPI 试验组的平均住院支出比传统治疗组少 1843 美元。与 MPI 试验组相比,常规治疗组的平均住院时间要多 2d,在 ICU 停留时间多 1d。研究还发现,知晓 MPI 结果的医生申请心脏导管检查的数量较少。两组患者出院时或出院后 30d 的预后没有差别尽管该研究标本数量较少,但至少可以说明,将静息 MPI 纳入诊疗策略当中,可以使急性胸痛患者的费用支出减少、住院时间缩短。

ERASE 胸痛试验(Emergency Room Assessment of Sestamibi for the Evaluation of Chest Pain,ERASE chest pain trial)是一项大型前瞻性随机研究,评价了静息 MPI 在急性胸痛治疗决策制定中的作用。入选的 2375 例患者均有胸痛或具有急性心肌缺血的症状,但心电图正常或其变化无诊断意义:将患者随机分为常规急诊评价组和常规评价联合静息 MPI 组。结果发现,在那些最终诊断为急性心肌梗死或不稳定心绞痛的患者中,两种分诊决策没有差异。对于大多数的非急性心肌缺血患者而言,常规组的住院率为 52%;而联合影像组仅为 42%(P<0.001)。常规组从急诊室就诊至入院或出院的中位数时间为 4.7h,联合影像组为 5.3h,后者仅比前者延迟了 30min。30d 随访结果显示,两组患者的预后没有差异。该研究结果提示,增加影像学检查协助分层和决策制定,可以明显获益,减少无心肌缺血患者不必要的住院治疗,且不影响急性缺血患者的正常住院。

心电图无诊断性变化的低至中危急性胸痛患者,应用静息 SPECT MPI 可以显著提高该类患者分诊的有效性。依据两项前瞻性随机试验和其他研究证据,急诊静息 SPECT 心肌灌注显像被 2003 年 ACC/AHA/ASNC《核素心脏显像临床应用与实践指南》列为 I 类建议,证据级别为 A,是建立在充分证据基础上的最高级别的适应证。

三、MPI 用于 ACS 评估的特殊考虑

(一)显像剂选择

患者就诊时症状可能已经缓解甚至消失,选择能够显示症状发作时心肌血流状况的放射性药物和适宜的显像方法,是决定 MPI 检测 ACS 敏感性和准确性的重要前提。Wackers 等用 ^{201}Tl 进行显像的研究结果显示,症状发作 6h 后,该方法诊断心肌缺血的敏感性消失相关研究显示,在症状消失后 3~4h 注射 ^{99m}Tc 标记的放射性药物,MPI 诊断的灵敏性并无减低。E-RASE 胸痛试验的亚组分析发现,^{99m}Tc 标记放射性药物注射期间(症状消失<3h)有无胸痛症状不会影响 MPI 检查结果正常的比例、住院率、死亡率、心肌梗死发生率、冠脉造影或血管重建率以及分诊策略等。

MPI 在缺血症状消失后一段时间内,仍保持异常这一现象已得到验证。研究人员将进行经皮冠状动脉介入治疗的患者作为"供血减少所导致的缺血"模型,模拟急性冠脉综合征的发病机制,研究发现,球囊充盈期间注射标记的显像剂,所有患者均出现了灌注缺损,而在球囊

去充盈后 15min、1～3h 和 24h 再次注射示踪剂,则分别有 70%、37% 和 19% 的患者存在灌注缺损。

总之,现有证据表明,一次短暂的心肌缺血发作后,灌注异常可能会在症状缓解后持续数小时。尽管如此,从急诊分诊的实用目的上来说,患者就诊后示踪剂注射越早越好,因为心肌灌注显像诊断的敏感性随症状消失时间的延长逐渐降低。

(二)费用－效益问题

与心电图和血液生化检查相比,静息 MPI 较为复杂、费用昂贵。但多项研究一致显示,静息 MPI 作为整体策略的一部分时,ACS 患者可被准确筛检出,使更适合的患者被安排住院。无需住院和留观察室患者数量的减少所节约的费用远远超出 MPI 检查的支出。ERASE 研究结果也表明,MPI 能够有效降低急性胸痛患者的住院率。问卷调查显示,68% 的医生决策制定受检查结果影响。依据 MPI 结果使总住院率降低,计划收住冠心病监护病房的患者数量减少。采用整合了 MPI 的急诊决策制定模型在降低“漏诊心肌梗死”率(直接从急诊室离开但实际发生心肌梗死的患者比例)的同时,还可以减少不必要住院以及费用支出。静息的应用减少了低危患者冠脉造影的比率(图 5－18)。这些结果在大规模随机试验中得到了验证。

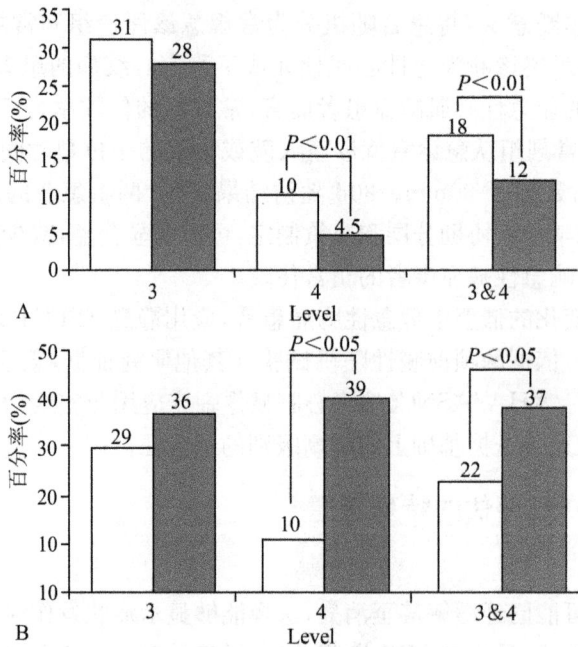

图 5－18　心肌灌注显像对于 ACS 的危险度分层

静息 MPI 排除心肌梗死的患者,根据显像结果分层后进行冠脉造影(A)和血管重建(B)的比例。根据分层水平分为 5 组,3 和 4 代表可能有 ACS。灰色条图:试验组;白色条图:对照组。

总之,基于静息 MPI 作出处理策略的改变以及选择更加合适的诊断流程有助于减少费用支出。在心电图无诊断价值的低至中危患者中进行 MPI 检查,可以减少费用支出。

(三)静息 MPI 和生化标志物对 ACS 患者的评价比较

急性胸痛患者进行静息 MPI 和连续生化标志物检测评价 ACS 的对比研究结果显示,早期静息 MPI 与连续肌钙蛋白 I 测定诊断急性心肌梗死的敏感性相似,但由于心肌血流异常出现即刻 MPI 即为阳性,因此在静息 MPI 的主要优势在于早期诊断,而此时测定肌钙蛋白诊断的敏感性则相对较低。而且,如果采用门控采集技术,^{99m}Tc—MIBI 对未来心脏事件阴性预测价值可达 86%(图 5—19)。

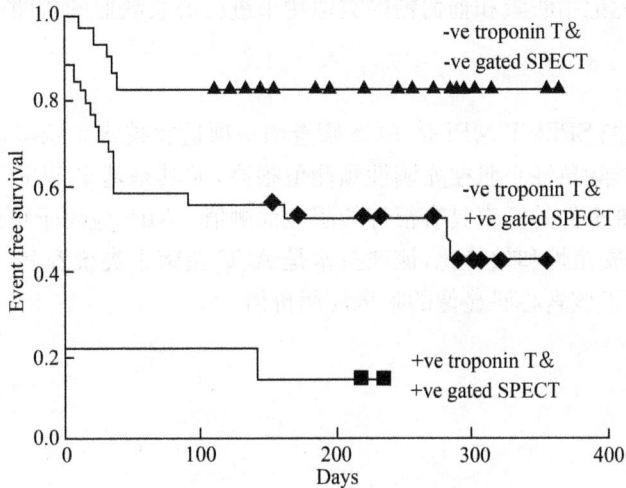

图 5—19 80 例急性胸痛患者的无心脏事件发生曲线

门控 MPI 显像异常和(或)连续测定的肌钙蛋白 T 阳性时,患者的风险升高。只有门控 MPI 心肌结果正常对后续的不良事件发生有较高的预测价值。

四、评价急性胸痛的其地影像学方法

缺血记忆显像是近年来发展起来的对心肌缺血进行代谢研究的一种方法。心肌缺血时,心肌细胞和心脏功能会发生一系列变化,包括灌注减低、代谢异常(脂肪酸摄取减低和葡萄糖代谢增强)、室壁运动异常及血管内皮功能异常等。在心肌缺血—再灌注后,心肌血流可在短时间内恢复正常,而代谢异常则可持续较长时间,是心肌曾经发生缺血的标志,国外学者称其为心肌的"缺血记忆"。

据推测,心肌缺血后的代谢改变是心肌的一种适应性保护机制。在心肌代谢环境改善后,上述代谢改变会逐步恢复正常,这与心肌缺血—再灌注时发生的可逆性室壁运动改变相似,因此"缺血记忆"也被称为代谢顿抑(metabolic stuning)(图 5—20)

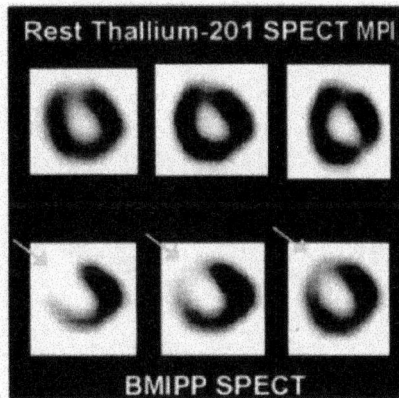

图 5—20 ^{123}I—BMIPP SPECT 缺血记忆显像

上排:ACS 患者症状缓解数小时后行^{201}Tl 静息 MPI 短轴像表现为前壁放射性轻度稀疏。下排:^{123}I—

BMIPP SPECT 显像示前壁脂肪酸代谢严重减低(箭头),其程度和范围明显大于^{201}Tl灌注显像

"缺血记忆"主要包括两个核心变化:脂肪酸代谢降低和葡萄糖代谢增强。因此,目前主要利用放射性核素标记脂肪酸和葡萄糖的类似物来进行心肌缺血的代谢研究。

五、总结

MPI,尤其是门控 SPECT MPI 是 ACS 筛查的一项适宜技术。众多证据证实,静息 MPI 对于急性胸痛患者排除急性心肌梗死阴性预测值很高,尤其是基于 SPECT MPI 的检查结果对未来发生不良心脏事件的概率具有很好的阴性预测值。MPI 应用于可疑 ACS 患者的评估预案中,具有良好的安全性和效价比,该项技术是 ACC 指南Ⅰ类推荐和 A 级证据。"缺血记忆"显像进一步提高了核素心肌显像的临床应用价值。

(张国旭)

第六章　呼吸系统急危重症

第一节　急性呼吸衰竭

一、概述

呼吸系统主要包括气管、支气管和肺泡及与之伴行的血管。正常的呼吸功能以摄取足量的 O_2 并排除多余的 CO_2，满足机体有氧代谢的需要，保持内环境的稳定。当这一功能受到损害时，机体出现缺 O_2 伴有或不伴有 CO_2 潴留，从而引起机体一系列生理功能紊乱及代谢障碍。这一病理生理综合病症称之为呼吸衰竭。

呼吸衰竭并非独立疾病，很多原因或病种均可引起呼吸衰竭，从临床角度看，各个病种、发病个体对缺 O_2 和 CO_2 潴留的感受不同，难以从患者的症状体征上划出诊断呼吸衰竭的界线，主要靠实验资料即动脉血气分析加以判定。

目前一般认为：在海平面上或接近标准大气压下，静息地呼吸空气，如动脉血氧分压（PaO_2）低于 60mmHg（1kPa＝7.5mmHg）；有或无动脉血一氧化碳分压（$PaCO_2$）高于 50mmHg 时即可诊断为呼吸衰竭。不伴有 $PaCO_2＞50mmHg$ 者称为 I 型呼吸衰竭，伴有 $PaCO_2＞50mmHg$ 者称为 II 型呼吸衰竭。由于 PaO_2 为 60mmHg 时，正处于氧合解离曲线拐角处，此点以下，PaO_2 的轻微下降，则可致血氧饱和度大幅度降低，机体出现缺氧表现。所以将此点作为判定呼吸衰竭的界点是根据机体生理特点确定的。

根据气体交换异常发生持续时间将呼吸衰竭分为急性和慢性两类。急性呼吸衰竭是指原来肺部正常，由于外伤、感染、休克、电击、溺水、中毒、神经系统病变等原因引起的呼吸衰竭。多在几个小时或几日内迅速发生，起病急剧，机体不能代偿、耐受，死亡率高，以急性呼吸窘迫综合征（ARDS）为代表。慢性呼吸衰竭则常是在原有慢性胸肺疾病基础上发生、发展而来，病情逐渐发展，进展慢，PaO_2 缓慢降低，$PaCO_2$ 慢升高，机体通过代偿而适应，所以显得不很凶险。而且部分患者仍能从事轻工作，生活自理。慢性阻塞性肺疾病（COPD）是引发慢性呼吸衰竭的重要疾病。慢性呼吸衰竭可因突然出现的外因如感染、过敏等，使呼吸功能在原有稳定代偿的基础上迅速恶化，缺 O_2 或 CO_2 潴留短时间内进一步加重，机体不能代偿，出现类似急性呼吸衰竭的病状，称之为失代偿性慢性呼吸衰竭。此时临床处理除原发病外基本同急性呼吸衰竭。所以此类型呼吸衰竭应等同于急性呼吸衰竭，及时有效的处理可使患者重新回到"稳定、代偿、适应"的状态而能长时间生存。可见急性呼吸衰竭的及时救治其临床意义非常之大。

二、发病原因

急性呼吸衰竭的病因很多，肺内、肺外因素均较常见。

（一）肺实质和间质疾病

各种重症肺炎、弥漫性肺间质纤维化、各类肺泡炎、尘肺、放射性肺炎、结缔组织疾病肺侵害、吸入有害气体、溺水、氧中毒和广泛肺切除等。

（二）气道阻塞性疾病

支气管哮喘、COPD 急性发作、气道内异物、肿瘤、淋巴结肿大堵塞或压迫气道致呼吸道阻塞，通气量降低。

（三）肺水肿和肺血管病变

各种心脏病引起心功能不全致心源性肺水肿，ARDS、急性高山病、复张性肺水肿、肺血栓栓塞、肺脂肪栓塞等造成严重气体交换障碍。

（四）胸膜、胸壁疾病

大量胸腔积液、气胸、胸壁外伤、胸廓畸形、广泛胸膜粘连肥厚等。

（五）神经肌肉系统疾病

多发性肌炎、重症肌无力、脊髓灰质炎、多发性神经炎、严重低血钾、急性有机磷中毒中间综合征等影响呼吸肌收缩，镇静剂中毒、麻醉剂过量、脑血管疾病、脑外伤、脑炎、脑肿瘤等影响呼吸中枢驱动和调节，致使肺通气功能降低，肺泡通气量减少。

（六）睡眠呼吸障碍

表现为睡眠中呼吸暂停，频繁发生并且暂停时间显著延长，可造成肺泡通气量降低，出现缺 O_2 和 CO_2 潴留。主要原因是呼吸中枢驱动不足或/和上呼吸道阻塞。

三、发病机制

正常呼吸功能包括通气、弥散、灌注和呼吸调节四个过程，每个过程对维持机体正常血气状态均有独特的作用。任何一项发生异常则将出现呼吸衰竭。通气不足、弥散障碍、通气/血流（V/Q）比例失调，血液右向左分流和吸入氧分压（PaO_2）降低均可引起低氧血症，仅有通气不足可引起高碳酸血症，即 CO_2 潴留。

（一）通气功能障碍

临床上通气功能障碍有三种临床类型，即因肺泡胀缩受限引起的限制性通气功能障碍；因气道阻力增高引起的阻塞性通气功能障碍和前二者皆有的混合性通气功能障碍。通气不足使 O_2 的摄入减少，CO_2 排除受阻，故出现 PaO_2 降低和 $PaCO_2$ 升高。单纯通气不足可通过吸氧即提高 PaO_2，进而使肺泡 PaO_2 抬高，可使缺氧缓解或减轻。$PaCO_2$ 则不可能通过调节吸入气的气体成分来降低，所以通气不足最常见的危害是 $PaCO_2$ 升高。

（二）弥散功能障碍

弥散面积减少（肺实变、肺气肿、肺不张）和弥散膜增厚（肺间质纤维化、肺水肿）是引起弥散量降低的常见原因。弥散障碍主要引起 PaO_2 降低，因 CO_2 弥散能力是 O_2 的 20 倍，故 $PaCO_2$ 通常不会升高，反而因低氧血症刺激通气过度而降低。轻度弥散量降低可通过吸氧纠正缺 O_2，重症则吸氧无效。

（三）通气/血流（V/Q）比例失调

V/Q 失调是指肺通气和肺灌注不匹配。正常肺泡通气 4L/min，肺灌注 5L/min，比值为 0.8 可以达到最好气体交换效果，维持正常血气值。若 V/Q>0.8，示肺灌注不足，形成残腔效应；若<0.8，示肺通气不足，此时肺动脉血未经交换即进肺静脉，形成分流效应。V/Q 失调以低氧血症表现为主，CO_2 潴留不明显，原因是 V/Q 失调区域所造成的未排出的 CO_2 可通过健康肺泡区域的过度通气而排出，而整体不产生 CO_2 潴留。当健康肺泡减少到不足以代偿 V/Q 失调区域时才再现 $PaCO_2$ 升高。V/Q 失调所造成该区的缺 O_2 则不能通过健康区域的

过度通气来代偿,因为氧解离曲线呈"S"型,当 PaO_2 大于 60mmHg 时氧饱和度(SaO_2)处于氧合解离曲线的平坦段,即 PaO_2 再增加也不会使 SaO_2 明显增加,而且 P_IO_2 一定时肺通气量增加并不能显著提高 PaO_2。

$$PaO_2 = P_IO_2 - PaCO_2/0.8$$

因此 V/Q 失调所致的缺 O_2 不能通过 V/Q 正常区域得以代偿,从而出现低氧血症。但是氧疗可以提高低通气区 PaO_2,使进入该区的动脉血得以氧合,可改善缺氧状况。

四、病理生理

呼吸衰竭时除呼吸系统异常外,缺 O_2 和 CO_2 潴留也会影响到各个系统,出现多个器官功能减退,酸碱平衡失调和电解质紊乱。

(一)缺氧

供氧不足时组织细胞通过增强氧的利用能力和增强无氧酵解过程以获取能量,同时造成乳酸堆积导致代谢性酸中毒。PaO_2 低于 30mmHg 时细胞膜、线粒体和溶酶体受损伤,引起一系列复杂的代谢变化和机体组织的进一步损伤。缺氧时间过长导致氧自由基合成增加,清除自由基的超氧化物歧化酶(SOD)则减少。

1.缺氧对脑的影响　大脑占人体重量的 2%～2.5%,而氧耗量则占全身的 20%～25%,儿童高达 40%。脑组织的有氧代谢又占全部代谢的 85%～95%。因此,脑组织对缺氧非常敏感,大脑皮层尤甚。缺氧时脑细胞代谢立即发生障碍,ATP 无法合成,钠钾泵失去动力,造成细胞内水肿和细胞外液钾离子浓度过高,从而引发一系列电生理变化,不能形成电活动,神经细胞失去产生和传导神经冲动的功能。短暂缺氧可引起毛细血管通透性增加和脑水肿。脑含水量增加 2.5% 则颅内压增加 4 倍。停止供氧 4～5min 则可发生不可逆损伤。轻、中度缺氧可引起中枢激惹,兴奋性增强。重度缺氧则抑制中枢,以至昏迷。

2.缺氧对循环系统的影响　心脏耗氧量也较大,约 10ml/(100g·min),其中 2/3 用于心脏收缩,1/3 用于代谢功能。急性缺氧使心输出量增加,心脑血管扩张,其他内脏血管收缩。心肌对缺氧有一定的耐受性。缺氧时间过长则引起心肌不可逆损伤,如脂肪性变、小灶性坏死及出血等,心输出量下降。缺氧同样引起心肌及传导细胞内外钠、钾、钙离子分布紊乱,导致心律失常发生。缺氧时还可发生某些介质释放增多,如组胺、5-羟色胺、血管紧张素Ⅱ、前列腺素类(包括白三烯)、血小板活化因子、心房肽、血栓素等。其总效应可引起肺血管的收缩,加上缺氧时肺血管自身调节性痉挛、血管平滑肌的增殖、内源性内皮细胞松弛因子的减少等综合因素导致肺动脉高压和肺心病。

3.缺氧对呼吸系统的影响　PaO_2 低于 60mmHg 刺激颈动脉窦和主动脉弓化学感受器反射性兴奋呼吸、加强通气,具有代偿意义。长期缺氧化学感受器敏感性降低,肺通气量减少。

4.缺氧对肾脏的影响　缺氧可引起肾功能减退,出现少尿、氮质血症、水电解质失调。随着缺氧的改善,肾功能可以完全恢复。

5.缺氧对血液系统的影响　短暂缺氧对血液系统影响不大,长期缺氧可刺激肾脏产生肾性红细胞生长因子,再作用肝脏合成的促红细胞生成素原转变为促红细胞生成素,促进骨髓造血功能。使红细胞增多,增强氧的运输能力。但红细胞过多,加上缺氧时红细胞体积增大,变形能力差,脆性增加,血小板聚集性增强以及缺氧时血管内皮细胞损伤等,可使血液黏滞性增强,易发生血栓,严重者导致弥散性血管内凝血(DIC)。

6.缺氧对肝脏、消化系统的影响　轻度缺氧可使血清谷丙转氨酶(SGPT)升高,多为功能性改变,缺氧纠正后肝功能可恢复正常。严重缺氧可发生肝小叶中心肝细胞变性、坏死,甚至大块坏死。严重缺氧胃壁血管收缩,胃黏膜屏障作用降低,胃酸分泌增多,胃黏膜由于缺血及胃酸的作用发生糜烂、坏死、出血与溃疡。

7.缺氧对呼吸肌功能的影响　缺氧对呼吸肌的影响主要是膈肌。呼衰时膈肌负担加重,供氧又不足,加上酸中毒,气道阻力增加,营养不良,很易产生膈肌疲劳。膈肌疲劳后肺通气进一步降低,形成恶性循环。动物试验发现缺氧可使膈肌的琥珀酸脱氢酶(SDH)活性降低,Ⅰ类纤维减少,Ⅱb类纤维增加,线粒体肿胀变性,膈肌运动终板胆碱酯酶活性降低,乙酰胆碱不能有效水解,而使冲动有规律终止,最终因持续兴奋而疲劳。

(二)二氧化碳潴留(高碳酸血症)

CO_2 潴留对机体的影响,不仅取决于体内 CO_2 过剩的量,而且取决于 CO_2 潴留发生的速度。快速发生的 CO_2 潴留可致全身器官功能紊乱,而 CO_2 缓慢上升,机体可发挥代偿功能。

1.CO_2 潴留对中枢神经系统的影响　正常时脑脊液的 pH、碳酸氢盐(HCO_3^-)低于动脉血,CO_2 却高于动脉血。这是因为脑脊液中碳酸酐酶含量极少,不易形成 HCO_3^-。CO_2 脂溶性强,易透过血脑屏障使脑脊液 CO_2 浓度升高,pH 下降,引起脑细胞功能和代谢紊乱,出现神经精神症状,临床上称之为"肺性脑病"。其实 CO_2 潴留引起的血管扩张、酸中毒以及缺氧共同所致脑水肿也参与"肺性脑病"的发病。

2.CO_2 潴留对循环系统的影响　$PaCO_2$ 升高时心率加快,心输出量增加,血压上升。这与 CO_2 刺激交感神经以及过度通气增加静脉回流有关。但是 CO_2 潴留使 H^+ 浓度增高,毛细血管前括约肌对儿茶酚胺的反应性降低而松弛,毛细血管床开放,又使回心血量减少,从而降低血压。H^+ 竞争性地抑制 Ca^{2+} 与肌钙蛋白结合亚单位结合,又使心肌收缩力下降。当 pH 在 7.40~7.20 时,酸中毒对循环系统的抑制作用与 CO_2 刺激交感神经的升压作用相抵消,心功能变化不大。当 pH 小于 7.20 时,心肌收缩力减弱,心输出量下降,综合结果是,血压下降,严重者出现休克或心力衰竭。所以 pH 小于 7.20 时,就应采取措施予以纠正。

3.CO_2 潴留对呼吸系统的影响　CO_2 是呼吸中枢的兴奋剂,轻度 CO_2 潴留可使肺通气量明显增加。当 $PaCO_2$ 大于 80mmHg 且持续时间较长时,化学感受器敏感性和反应性降低,出现呼吸抑制。

4.CO_2 潴留对酸碱平衡的影响　碳酸(H_2CO_3)和 HCO_3^- 是人体重要的缓冲系统。H_2CO_3 $=0.03 \cdot PaCO_2$,0.03 为 CO_2 的溶解系数。CO_2 对酸碱度的影响可用 H—H 公式表示:

$$pH = PK + log(HCO_3^- / 0.03 * PaCO_2)$$

$PaCO_2$ 升高,pH 则降低,出现呼吸性酸中毒。

5.CO_2 潴留对电解质的影响　呼吸性酸中毒时,细胞外液 H^+ 增高,H^+ 进入细胞内与 K^+ 交换,一般 3 个 H^+ 可置换 2 个 Na^+ 和 1 个 K^+ 导致高钾血症。急性 CO_2 潴留时,肾脏尚未产生 HCO_3^- 来代偿,Cl^- 可无明显变化。长期 CO_2 潴留,HCO_3^- 代偿性升高,由于 Cl^- 与 HCO_3^- 是细胞外液的主要阴离子,二者之和是一常数,HCO_3^- 的增高必导致低 Cl^- 血症。

五、临床表现

1.呼吸困难　表现为呼吸节律和频率的变化,点头和提肩呼吸。但呼吸困难并不意味着一定是呼吸衰竭,如癔症、肺气肿时,相反,呼衰时也不一定表现为呼吸困难,如严重呼衰,中枢抑制药物过量或中毒时。

2.青紫 这是缺氧的典型症状。当毛细血管的还原血红蛋白高于每升50g时在口唇、黏膜和甲床处易看到青紫。所以同样缺氧水平下血红蛋白愈高愈易看到青紫。相反,严重贫血时虽有缺氧也可能看不到青紫。

3.神经精神症状 缺氧和CO_2潴留均使中枢神经系统紊乱。轻者有智力和定向功能障碍以及血管搏动性头痛。重者出现神志淡漠,肌肉震颤,多汗抽搐,甚至嗜睡、昏迷。

4.循环系统症状 早期可出现心动过速、血压升高,严重时血压下降,甚至休克。各种心律失常也常见。呼吸衰竭的诊断除依靠临床表现外,血气分析起重要作用。它可直接提供PaO_2和$PaCO_2$的数据,作为诊断的依据,对鉴别Ⅰ、Ⅱ型呼吸衰竭更有意义。

六、治疗

急性呼吸衰竭由于病情轻重不一,并发症多少各异,十分复杂。有人认为治疗呼吸衰竭比治疗其他器官的衰竭要困难得多。它的治疗是一门"艺术"。不但应当知道其治疗原则,还应熟悉其治疗机制、各种仪器的操作方法、各类治疗之间如何配合,并监测好患者对治疗的反应,随时纠正治疗方案,做到迅速、果断、正确。

1.氧疗 吸氧的目的是提高PaO_2,进而提高PaO_2,是治疗呼吸衰竭必要的手段,而且简捷、快速、有效。氧疗也是一种治疗用药,应遵循正确的治疗原则和方法。急性呼吸衰竭严重缺氧时可引起死亡,应立即给高浓度吸氧,然而紧急情况稳定后必须将吸氧浓度调节到纠正缺氧的最低水平,因为长时间吸入高浓度(F_1O_2 60%超过24h)可引起氧中毒,且可抑制巨噬细胞功能和黏液纤毛清除功能。慢性Ⅱ型呼吸衰竭伴有CO_2潴留,高浓度吸氧使PaO_2明显升高,可使低O_2对化学感受器的刺激减弱,通气量降低,导致$PaCO_2$进一步升高。故应以低浓度给氧($F_1O_2=0.25\sim0.30$)使SaO_2达90%即可。一时性$PaCO_2$升高不一定有碍病情好转,CO_2潴留的症状往往是可逆的。严重缺氧则可致不可逆损伤。所以在给氧纠正缺氧与CO_2潴留加重矛盾时,应首先纠正缺氧。对$PaCO_2$仅低度升高就使$PaCO_2$明显上升的病例,可考虑应用其他措施,如呼吸兴奋剂、消除呼吸道分泌物、建立人工气道实施机械通气、保持气道通畅、支气管扩张剂等,不可以降低PaO_2来换取$PaCO_2$的降低。

低浓度氧疗及伴有CO_2潴留者,可用鼻塞、双鼻孔细管给氧。不影响进食和谈话。不伴有CO_2潴留及需高浓度氧疗者则以通气面罩,注意Ⅱ型呼衰者不宜用面罩给氧,因面罩增加残腔量,呼出的CO_2部分又重新吸入,导致PaO_2和$PaCO_2$升高。建立人工气道者给氧,可将头皮针塑胶细管(外径2mm)插入导管内,不可用粗鼻导管插入,这样可堵塞人工气道,增加通气阻力,导致通气不足及增加呼吸功。

2.支气管扩张剂的应用 呼吸衰竭常有支气管痉挛、气道分泌物增多、气道水肿,所以在呼吸衰竭的治疗中,常规应用支气管扩张剂。常用药物种类有β_2受体兴奋剂、糖皮质激素、氨茶碱、M⁻受体阻断剂(溴化异丙托品)等。

3.保持呼吸道通畅 呼吸道分泌物较多时,应及时采取措施消除,如湿化痰液(湿化空气、雾化吸入祛痰剂)、体位引流、机械拍击、吸痰等。上述方法不奏效时,也可采用纤维支气管镜深部吸引或建立人工气道充分湿化后再行吸引。

4.呼吸兴奋剂的应用 一轻度呼吸衰竭患者应用呼吸兴奋剂可改善通气状况,重症患者往往分泌物堵塞、气道炎性水肿、支气管痉挛,此时应用呼吸兴奋剂只增加呼吸肌做功和氧耗,并不能提高肺泡通气量。急性呼吸衰竭呼吸中枢兴奋性较强,更不宜使用。故呼吸兴奋剂的应用应根据临床实际,权衡利弊,灵活掌握,大多不作为常规用药。

5.建立人工气道和机械通气　经上述紧急处理病情不缓解或突然意识丧失、呼吸微弱,估计经药物治疗短时间内不能纠正严重缺氧和 CO_2 潴留,有生命危险或影响预后以及气道分泌物较多,一时难以消除者应考虑立即建立人工气道。

(1)口咽导管:对麻醉过深、镇静过量或中毒、脑血管意外等昏迷的患者,由于咽、软腭及舌后部肌肉失去张力致舌根后坠、堵塞上呼吸道,可插入口咽导管以暂时改善通气。因导管细短,不能有效清除分泌物,且不能实施机械通气,只能短时间应用。

(2)气管插管:是人工气道最常用的方法,有经口、经鼻两种途径。经口插管操作较简便、快速,成功率高,但患者不易耐受,口腔分泌物不易消除,且保留时间短,多不超过 10d,适用于病情危重,随时有呼吸心跳停止或已经停止的患者。经鼻可盲插或借助喉镜、纤维支气管镜的引导沿后鼻道插入,操作上较有难度、费时,成功率低,管腔内径较细,不利于吸痰,但导管易固定,患者易耐受,可维持较长时间是其优点。适用于病情相对较轻,有足够的时间进行操作,以及带管时间长的患者。插入后要检查两肺是否等同通气,过深可进入右侧主支气管,造成左侧肺无通气,过浅则气囊不能有效堵塞气管而使机械通气时漏气或气体进入消化道,而且容易脱管,理想的位置是管端在隆突上 2~5cm 处。

(3)气管切开:气管切开是人工气道的最终手段,可重复操作性低,且有感染、出血、气管损伤等并发症。因此,对气管切开应持慎重态度。其适应证为:①需建立较长期(大于 3 周)的人工气道;②有大量分泌物生成聚积,经气管插管难以吸出;③上呼吸道梗阻,如咽喉创伤或灼伤;④患者不耐受插管或插管失败。气管切开置管残腔小,便于吸痰,可长期留置,固定容易。

建立人工气道后,失去了鼻咽部对吸入气的加温、湿化、净化功能。所以患者的吸入气要人工净化、加温及湿化,应用呼吸机者可调节呼吸机相关参数以达到类似鼻咽部的效果。人工气道口开放者要注意患者周围空气的消毒、净化、加温及加湿,必要时经人工气道口向气管滴入生理盐水,100~200ml/d。湿化好的标志为气道通畅,痰液稀薄而易于吸出。

(4)机械通气治疗:机械通气的目的是维持必需的肺泡通气量和纠正低氧血症或严重的 CO_2 潴留,它能在最短的时间内改善患者的通气和氧合状态,使患者尽快脱离致死的血气环境,在外界力量的帮助下机体恢复到呼吸衰竭前的氧合通气状态,使各器官功能正常维持。为治疗原发病提供时间保证。近 20 年来呼吸机的性能日益完善,人们对呼吸生理和机械通气理论的认识不断加深。操作水平不断提高,各种多功能呼吸机和通气模式增加了临床医师结合病情进行选择的机会,也显示了良好的临床效果。总的看来,通气模式分全部通气支持(FVS)和部分通气支持(PVS)。前者含容量控制(VC)和压力控制(PC)等,由呼吸机提供所需通气量,患者不需自己做功。后者有间歇指令同步通气(SIMV)和压力支持通气(PSV)等模式。一般地上机后 12~24h 内宜采用 FVS,让患者充分休息,待血气改善,原发病好转,呼吸功能趋于恢复时,实施 PVS,锻炼自主呼吸功能,最后撤离呼吸机,完成机械通气的使命。

6.抗感染治疗　呼吸衰竭常因感染引起或继发感染,故应常规给抗感染治疗。理论上应根据微生物培养和药物敏感实验选用抗生素,但一则时间不能等待,二则由于技术原因培养结果仍需结合临床资料做出合理的判断。痰革兰染色检查。快速、简单,虽不能确定细菌种类,但大致上可判断是哪类细菌感染。另外尚可根据患者临床表现、痰色、痰量、气味、发病季节、医院内、医院外感染、病史长短、治疗经过等资料来初步估计感染的病原体。如院外感染以肺炎球菌、流感嗜血杆菌、大肠杆菌为主，长期应用广谱抗生素治疗，感染仍严重者可能是产生 β 内酰胺酶的耐药细菌或继发真菌感染。根据临床估计的可能病原体，选择 1～2 种具有协同作用的敏感抗生素给予治疗。治疗 2～3d 无效者及时调整。

7.病因治疗及对症治疗　病因治疗是呼吸衰竭治疗的根本。除抗感染外，如合并心衰、心律失常、休克、肝肾功能障碍、酸碱平衡失调都应认真及时纠正。药物中毒、神经肌肉病变、支气管哮喘、气胸等引起急性呼吸衰竭的病因不消除，其治疗呼吸衰竭将毫无结果。所以，对于急性呼吸衰竭在紧急纠正缺氧和 CO_2 潴留等危及生命因素的同时，认真检查寻找引发急性呼吸衰竭的病因和影响呼吸衰竭转归的并发症、伴发症，予以祛除。

（王志斌）

第二节　哮喘持续状态与猝死

迄今，国内外学者很难给哮喘下一个确切的定义。尽管如此，对哮喘基本特征有一个共同的看法，即气道慢性非特异性炎症和产生突发突止的气流阻塞，其原因是：①气道平滑肌对收缩性刺激敏感性增强；②炎性细胞浸润与水肿使气道壁增厚；③刺激气道内腺体的分泌及损伤气道上皮；④气流阻塞可以由一定的药物诱发（组胺、甲酰胆碱）或发作时可用某些药物缓解（β 肾上腺素受体兴奋剂与氨茶碱）。

一、病因和发病机制

发病与环境内的各种过敏原、物理因素，化学因素以及神经精神因素有关，其发病机制和支气管炎性细胞所产生的许多不同介质有关。

（一）过敏原

1.外源性过敏原　过敏原通过吸入、食入、接触三途径侵入机体而发生速发型变态反应。过敏原首次进入机体之后，刺激单核巨噬细胞系统的浆细胞，使其产生抗体 IgE（反应素、免疫球蛋白），IgE 随血流附着于支气管黏膜下的肥大细胞膜上，使肥大细胞致敏。当相同过敏原再次进入机体，其过敏原与肥大细胞膜上的抗体 IgE 结合后，便促使致敏的肥大细胞膜的通透性增强，导致肥大细胞破裂而释放出大量活性物质（组胺、缓激肽、5－羟色胺、嗜酸粒细胞趋化因子、慢反应物质），直接刺激或作用迷走神经传入部分和支气管平滑肌，使支气管平滑肌痉挛收缩，黏膜水肿，黏液腺分泌增多，最终导致支气管的管腔狭窄而发生哮喘（图 6－1）。

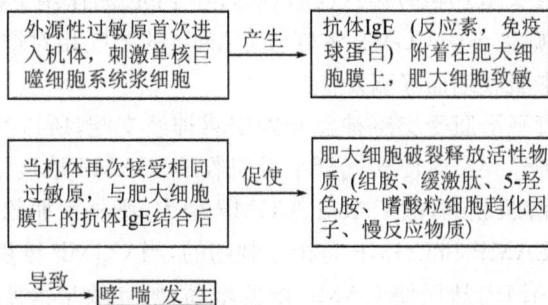

图 6－1　外源性（速发性）过敏原因与发病机制

2.内源性过敏 指细菌、真菌、病毒感染的代谢产物,首次进入机体之后,作用于 B 细胞,使其产生抗体 IgG、IgM(沉淀素)。当同类过敏原再次进入机体,其过敏原与抗体 IgG、IgM 结合后产生抗原抗体复合物,沉淀于支气管黏膜下血管壁的内膜上,然后在补体的作用下,使粒细胞受到严重破坏,便释放出大量慢反应物质(组胺、激肽类、前列腺素 F_2),导致支气管平滑肌的痉挛收缩,黏液腺的分泌增多,使气道狭窄发生哮喘(图 6-2)。

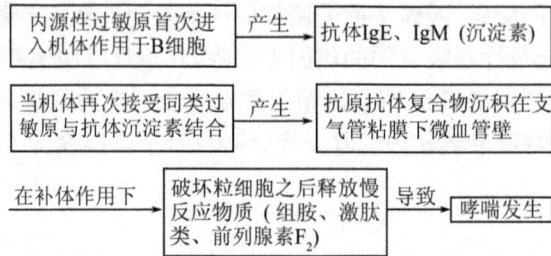

图 6-2 内源性过敏性休克的发病机制

(二)自主神经功能紊乱

1.当交感神经抑制,使肾上腺素 β 受体功能低下或腺苷酸环化酶活性降低时,在腺苷酸环化酶作用下促使细胞内的三磷酸腺苷(ATP)生成环磷酸腺苷(CAMP),在磷酸二酯酶(PDE)的作用下使其水解大量的 5-环磷酸腺苷(5-CAMP),因此使细胞内 CAMP 浓度相对降低,便失去对支气管平滑肌细胞膜电位的稳定作用,导致支气管平滑肌收缩而哮喘发作(图 6-3)。

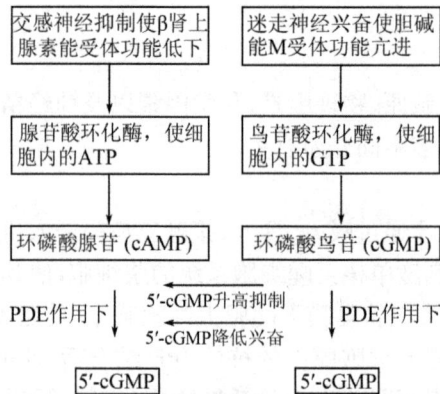

图 6-3 自主神经功能紊乱致哮喘发病机制

2.当迷走神经兴奋时,使胆碱能 M 受体功能亢进,在鸟苷酸环化酶作用下,使细胞内的三磷酸鸟苷((GTP)生成大量环磷酸鸟苷(CGMP),在 PDE 的作用下使其水解大量的 5-环磷酸鸟苷(5-CGMP),则细胞内 CGMP 浓度较 CAMP 的浓度相对增高,便引起生物活性物质释放,导致支气管平滑肌收缩而哮喘发作。

概括上述,因支气管平滑肌受交感神经和副交感神经支配,所以交感神经兴奋时使支气管平滑肌舒张,副交感神经兴奋时使支气管平滑肌收缩,CAMP 浓度增高时,使平滑肌舒张;CGMP 浓度增高时,平滑肌收缩,故 CAMP/CGMP 增大,则平滑肌松弛。CAMP/CGMP 减小,则平滑肌收缩。因 CAMP 和 CGMP 是相互制约的,当 CGMP 浓度增高,便抑制 PDE,阻止 CAMP 水解成 5-CAMP,从而使 CAMP 浓度增高,则导致平滑肌松弛。若 CAMP 浓度减低,便激活 PDE,使 CAMP 水解成大量 5-CAMP,从而使 CAMP 浓度减低,则导致平滑肌收缩。

（三）其他因素

1.精神刺激　条件反射可引起哮喘发作,焦虑、恐惧可诱发哮喘:当大脑皮层受刺激,使支气管黏膜下迷走神经感受器兴奋性增强,便作用于致敏的支气管而发生哮喘。

2.内分泌因素　前列腺素 E_1、E_2(PGE_1、PGE_2)能激活腺苷酸环化酶,使支气管平滑肌扩张。而前列腺素 F_2(PGF_2)使 CAMP 的浓度降低,至平滑肌收缩。

3.代谢因素　钙离子可增加肥大细胞膜外的 Ca^{2+} 浓度,使抑制介质的释放,但是,当 Ca^{2+} 一旦进入细胞内,则又参与介质的释放,此时 CAMP 可使进入细胞内的 Ca^{2+} 变成结合钙,便可抑制其介质的释放。

4.相关诱发因素　气候、气压、温度、过敏、上感、剧烈运动、药物(阿司匹林、吲哚美辛)均可诱发哮喘。

哮喘患者肺病理的大体解剖显示肺脏过度通气,黏液阻塞管腔。而镜下表现为嗜酸性粒细胞浸润性气管炎,广泛黏膜水肿与上皮脱落,上皮下基底膜增厚,平滑肌细胞膜肥厚或化生,且处于收缩状态。其临床病理活检报告:气管上皮基底膜下胶原沉积,黏膜嗜酸粒细胞浸润,肥大细胞脱颗粒及上皮损伤。

二、哮喘持续状态的病因

重度哮喘持续 24h 以上,经过常规平喘治疗不能缓解者,称为顽固性哮喘或哮喘持续状态。其原因有如下几种。

（一）感染未控制

特别是呼吸道感染引起的气道黏膜严重充血水肿及过多的支气管分泌物阻塞气道。

（二）过敏原持续存在

吸入抗原性或刺激性气体的持续存在。

（三）精神过度紧张

因急性反复性极度呼气性呼吸困难,长时间不能缓解,使患者焦虑、烦躁、窒息、恐怖而导致哮喘持续状态。

（四）黏液痰栓阻塞气道

哮喘急性发作、张口呼吸、出汗过多、体液丢失使痰液黏稠而形成痰栓,阻塞气道难以咳出,不仅使肺通气功能障碍,造成急性Ⅱ型呼衰,也可因痰栓广泛嵌塞细支气管或阻塞大气道而出现闭锁肺,甚至窒息或猝死。

（五）严重的体液丢失

因发病时除张口呼吸、大量出汗、摄入过少及茶碱类药物的利尿作用,引起严重脱水,导致低血容量休克,诱发哮喘持续状态。

（六）复合性酸中毒

痰栓阻塞气道,使 CO_2 潴留引起呼吸性酸中毒及严重的缺氧,热量不足、脱水与肾功能不全,出现代谢酸中毒。因此,呼吸性酸中毒加代谢性酸中毒,pH<7.20,使缺氧酸中毒进一步恶化,致动脉压急剧增高,右心负荷增加,出现右心衰而恶化哮喘。

（七）电解质紊乱

因出汗过多、摄入不足及不恰当的应用大剂量激素和排钾利尿剂而引起低血钾,使心肌应激性增高,导致心律不齐,若复合性酸中毒,pH 明显下降,导致高血钾酸中毒,使心肌与心传导系统受到抑制,便出现传导阻滞,甚至心脏骤停。

(八)耐药产生

少数反复性顽固性哮喘患者,由于长期反复使用异丙肾上腺素等各种平喘药,造成耐药,使病情恶化,致哮喘难以缓解。

(九)医源性因素

当用药不当,不仅达不到平喘的有效血浓度,且可出现药物的不良反应,如:①氨茶碱平喘的有效血浓度是 $10\sim15\mu g/ml$,若血浓度过低则平喘无效,反之,血浓度若高于 $20\mu g/ml$ 为中毒浓度,则出现心律失常甚至心脏骤停。②异丙肾上腺素若长期使用,因其代谢产物 3—甲氧基异丙肾上腺素,使心肌缺氧,致心肌灶性坏死和纤维化而诱发心律失常,同时由于长期不适当使用异丙肾上腺素,易造成急性缺氧和闭锁肺,导致哮喘猝死。③当激素应用的过晚或剂量不足及突然停用激素,均可诱发哮喘以至于恶化病情。

(十)其他原因

若哮喘患者的一般状况衰竭、心肺功能不全、肾上腺皮质功能低下,及哮喘发作过程中出现气胸、肺不张、右心衰、休克、消化道出血等均可导致哮喘持续状态。

三、顽固性哮喘的临床先兆表现、猝死信号和猝死原因

(一)先兆表现

①意识障碍;②$PaO_2<60mmHg$,$PaCO_2>60mmHg$;③全身明显衰竭状态;④1S 最大呼气量(FEV_1)$<0.5L$ 或肺活量(VC)$<1L$;⑤对支气管扩张剂反应不明显;⑥出现严重并发症,如水电、酸碱失衡及气胸或纵隔气肿。

(二)猝死信号

据 Rubuch 报道:①1S 最大呼气量(FEV_1)显著下降至占预计值 30%;②应用足量的强有力支气管扩张剂无明显疗效;③严重的意识障碍;④中心型青紫明显;⑤PaO_2 突然降至 60mmHg;⑥$PaCO_2$ 突然升高至 50mmHg 以上;⑦体检胸片提示肺的严重过度通气;⑧出现奇脉;⑨异常心电图;⑩严重并发症,如气胸、纵隔气肿、复合性酸碱失衡。

(三)死亡原因

①严重脱水酸中毒及呼吸道干燥;②黏液痰栓广泛阻塞大中小支气管;③镇静、镇咳剂使用不当而抑制呼吸中枢;④突然停用激素造成支气管痉挛加重,分泌物增多而导致窒息;⑤不适当应用异丙肾上腺素而引起严重心律失常;⑥突然出现严重的气胸或纵隔气肿,导致急性呼衰进一步恶化。

四、诊断与鉴别诊断

根据哮喘病史并除外其他心肺疾病及上呼吸道梗阻,且具有发作性的急性严重呼气性呼吸困难,持续 24h 以上者,便可做出诊断,但必须与心源性哮喘、代谢性酸中毒的过度通气、喘息性支气管炎、过敏性嗜酸性粒细胞肺炎、过敏性肉芽肿、过敏性肺泡炎、自发性气胸鉴别。

五、平喘药的种类、作用机制、应用方法

(一)β 肾上腺素能受体兴奋剂

这类平喘药包括肾上腺素、异丙肾上腺素、间羟异丙肾上腺素、羟甲异丁肾上腺素、间羟异丁肾上腺素等。其平喘机制是兴奋支气管平滑肌细胞膜上的 β 受体,激活腺苷酸环化酶,使 ATP 转变成 CAMP 致平滑肌细胞内的 CAMP 浓度增高,稳定平滑肌细胞膜电位,使平滑肌松弛,同时也兴奋了纤毛运动,更有利黏液的清除。因为支气管平滑肌细胞上的受体主要是 β_2 一受体,而心肌细胞上主要是 β_1 一受体,所以临床上应首选主要作用于 β_2 一受体上的兴奋剂,如羟甲异丁肾上腺素气雾剂,每次 100~200mg,3 次/d,最多不超过 8 次。其片剂每次 2.4~4.8mg,3 次/d。

(二)茶碱类

包括氨茶碱、二羟丙茶碱(喘定)、胆茶碱,其平喘机制:①因其具有共同的嘌呤基团,有抑制细胞内 PDE 的作用,阻断 CAMP 转变为无活性的 5-CAMP,从而提高 CAMP 的浓度,抑制介质释放,使支气管扩张。②阻断嘌呤能神经受体,松弛支气管平滑肌。③抑制迷走神经轴索反射。④兴奋脑干交感神经支气管运动中枢。临床平喘效果虽然很好,但因其治疗量与中毒量界限很接近(10~25mg/L),所以静脉用药应严格掌握最大剂量 1.5~2.0g/d。

(三)抗胆碱类药

因其抑制胆碱能 M 受体,使血中 CGMP 浓度下降,相对使血中 CAMP 浓度升高,抑制介质释放,导致支气管平滑肌舒张。近几年德国合成一种抗胆碱药:溴化异丙阿托品(ipratrplne bromlde)气雾剂 4μg/次,雾化吸入。国产洋金花制剂 250μg/次,雾化吸入。

(四)α 受体阻滞剂

包括酚妥拉明、莫西赛利、吲哚哌胺。此类药可有效地降低气道阻力,缓解支气管痉挛。部分顽固性哮喘既有 β 受体功能低下,也有 α 受体功能亢进,所以 α 受体阻滞剂酚妥拉明与 β 受体兴奋剂沙丁胺醇联合用药,平喘疗效最佳。临床应用酚妥拉明气雾剂 5μg/L,配伍沙丁胺醇气雾剂 100~200mg/L,雾化吸入。

(五)激素

短期激素疗法的强抗炎作用治疗顽固性哮喘的安全性与疗效已经肯定。因激素减少白细胞介素、前列腺素及血栓素的合成、抑制巨噬细胞及 T 淋巴细胞释放细胞因子,降低内皮细胞黏附因子以抑制炎性细胞向气道逆行,增加神经肽酶的表达,降解调解炎症的神经肽,减少腺体细胞的分泌,临床以甲基泼尼松龙、氢化可的松、地塞米松多用,ACTH 因可引起过敏而慎用。其平喘机制:①抑制浆细胞及蛋白质的合成,阻碍抗体生成,干扰免疫反应。②稳定肥大细胞膜,防止介质释放。③激活腺苷酸环化酶,使 CAMP 浓度增高,抑制鸟苷酸环化酶使 CGMP 浓度下降。④抑制透明质酸酶的活性,降低毛细血管通透性。⑤增加溶酶体膜的稳定性,减少水解酶的释放,从而减轻炎性反应。⑥抑制支气管腺体中性粘多糖的合成,降低痰液黏稠度。临床应用静脉最大剂量:氢化可的松 500~1000mg/d,地塞米松 50~100mg/d。甲基泼尼松龙 60~80mg,每 6h 一次。但对顽固性哮喘长期依赖激素者及陷于肾上腺皮质功能不全者,应常规首选甲基泼尼松龙 40mg/次肌注。若长期使用激素,查 24h 尿钙总量＞150mg,提不骨质疏松。

(六)前列腺素 E_1、E_2(PGE_1、PGE_2)

当氨茶碱和激素等药物治疗无效时,改用 PGE_1 180~600μg/d,静滴疗效显著。

六、急救措施

(一)消除精神紧张与恐怖感

哮喘患者当神志清楚时精神高度紧张焦虑,烦躁不安,有死亡恐怖感,更加重支气管痉挛,给治疗带来困难。因此,医护人员对患者要特别关心体贴,使其配合治疗。通常不用或慎用镇静剂,防止抑制呼吸中枢而猝死,禁用度冷丁和吗啡。若万般无余时,依患者具体情况,可用10%水合氯醛10ml保留灌肠。用药时,要严密观察患者的呼吸情况。

（二）消除过敏原,控制感染

认真询问患者,明确过敏原并给以及时清除。临床为有效控制呼吸道感染,多按下列指征联合选用抗生素:①哮喘继发于寒热之后。②哮喘常在伤风感冒或呼吸道感染后引起。③既往的哮喘常用抗生素缓解。④喘前、喘时及喘后均以咳嗽为主。⑤痰色黄绿或咽后壁前后滤泡增生及脓性分泌物。⑥白细胞及中性粒细胞增高(除外哮喘发作本身及应用激素的因素)。⑦胸透或胸片提示肺部炎性病变(除外肺结核或过敏性肺炎)。⑧痰涂片革兰染色找到细菌。

（三）补充体液纠正脱水

由于哮喘患者张口呼吸,出汗太多及摄入不足而丢失大量水分,同时吸氧时湿化不充分而加重呼吸道黏液痰栓的形成,是导致哮喘持续状态的死因之一。临床根据中心静脉压补液,多数学者以休克指数来判断体液丢失量给以补充。休克指数＝脉率÷收缩压＝0.5,示体液正常;若＝1,示体液丢失20%～30%。若＞1,示体液丢失30%～50%以上。补液量多少必须考虑患者心肺功能情况。每日补液2000～3000ml为宜。

（四）纠正酸碱失衡及电解质紊乱

当pH≤7.2时,BE值明显增大时,支气管解痉药的作用受到抑制,故应及时补充NaHCO₃。用量根据病情灵活掌握:补碱量宜小不宜大,补碱后pH接近7.35即可。

单纯代酸时补碱公式:所需5%NaHCO₃(ml)＝(24－实测HCO₃⁻)×0.2×体重×1.7(1.68ml5%NaHCO₃＝1mmolHCO₃⁻)

当临床抢救患者的特殊情况下,首次补入5%NaHCO₃,可按2～4ml/kg计算入量。由于NaHCO₃只分布于细胞外液,故按0.24×千克体重计算,只代表细胞外液需要量。因此,首次补入量,按计算总量的1/3或1/2即可。然后复查HCO₃⁻或BE值,再进一步调整其补入量。另外根据血清K⁺、Na⁺、Cl⁻的报告,临床上应及时纠正电解质紊乱。

（五）正确的氧疗

因哮喘状态低氧血症严重,加上支气管扩张剂的应用,使V/Q比例失调,而加重缺氧,氧疗不仅可以解除低氧血症的神经与心脏损伤,同时也减少快速应用β肾上腺素能受体激动剂,引起低氧血症的危险,降低缺氧性血管收缩引起的肺血管压力升高。因此临床常规在湿化条件下给予低流量吸氧,其吸氧浓度29%～33%为宜。

（六）清除呼吸道分泌物

在有效控制感染的前提下,湿化呼吸道,防止黏液痰栓形成,是改善肺通气功能的重要措施,因此临床多采用超声雾化吸入或气管内滴入疗法,即①5%乙酰半胱氨酸5ml＋1:200异丙肾上腺素0.5ml＋α糜蛋白酶5mg＋生理盐水20ml超声雾化吸入或气管滴入。②必嗽平8mg肌注,每天两次。③鲜竹沥30ml每天3次或急支糖浆10ml每天3次。④湿化呼吸道,同时鼓励患者咳嗽,变换体位,轻拍胸背部,帮助痰液引流咳出。⑤当黏液栓阻塞呼吸道难以咳出时,可在严密监护条件下,施行纤维支气管镜吸痰或灌洗。

（七）支气管扩张剂的应用

1. 氨茶碱 0.25＋10％葡萄糖 40ml 静脉缓注 10～15min。若平喘无效,则按 0.9mg/(kg·h)计算静滴总量。临床多采用 10％葡萄糖 500ml＋氨茶碱 0.59 静滴,但滴速不宜过快,控制血清茶碱浓度不超过 20μg/ml 的中毒量为宜。严防心律失常或心脏骤停发生。

2. 肾上腺素是具有肾上腺素 α、β 两种受体效应的快速平喘药,临床上应用 0.1％肾上腺素 0.25ml 皮下注射,但高血压及心脏病患者禁用。

3. 异丙肾上腺素是强有力的平喘药之一,可用 1：200 溶液 0.5ml＋生理盐水 20ml 超声雾化吸入,但严防过量用药,诱发心动过速及严重心律失常。

4. 沙丁胺醇气雾剂,每天 3～4 次,最多不超过 8 次,高血压,甲亢患者禁用。

5. 克仑特罗片剂,40μg,每天 3 次。

6. 0.025％异丙阿托品气雾剂吸入疗法,每次 20～80μg,每天 3～6 次。

7. 由于激素可增加儿茶酚胺对 β 受体的作用,也可抑制磷酸二酯酶,以达平喘目的。临床应用应注意几点:①激素与氨茶碱合用,有明显的平喘协同作用。②首次氢化可的松用量 100～200mg,并可反复应用,日总量最大 1000mg 为宜。③哮喘症状缓解必须逐渐减量,且勿骤停激素,防止不良反应的发生。④激素若同抗生素合用时,应在抗生素应用之后使用,若停用激素必须先于抗生素,若大量应用激素,一般不超过 7d,即应逐渐减量停药。⑤为增加激素的效力和降低激素对垂体肾上腺皮质轴的抑制作用,可将全日用量于晨 6～9 时内一次投入。

8. 前列腺素 E_1(PGE$_1$)180～600μg/d,静滴,每天 1 次。

(八)气管插管、气管切开与机械通气的应用

1. 气管插管或切开的指征

(1)PaCO$_2$＞60mmHg 或迅速升高每小时达 5mmHg 以上。

(2)吸氧条件下,PaO$_2$＜50mmHg。

(3)呼吸暂停或不规则,其频率每分钟＞60 次或＜14 次。

(4)心率每分钟＞140 次。

2. 机械通气的指征 ①心率＞140 次/min;②PaCO$_2$＞60mmHg;③PaO$_2$＜40mmHg;④血 pH＜7.30;⑤一般情况衰竭。

3. 机械通气时注意要点

(1)国外学者提出:①控制潮气量为 5～7ml/kg;②呼吸频率 10～12 次/min;③送气压力不超过 50cmH$_2$O;④吸氧浓度不超过 50％。⑤可选用 3～5cmH$_2$OPEEP 或实施允许性高碳酸血症通气(PHV)。

(2)笔者认为:①于机械通气的同时应配伍支气管扩张药的雾化吸入,并积极清除呼吸道黏液痰的栓塞,以达有效的肺泡通气量。②送气压力不宜过大,防止肺泡内压过大,而发生破裂造成气胸;防止肺毛细血管网受压,使肺血灌流量减少,导致 V/Q 比例失调而难以提高 PaO$_2$,降低 PaCO$_2$。③严格的血气监护措施,严防水电、酸碱失衡发生。④吸氧浓度以 29％～33％为宜,并严格要求温热,用湿化装置吸氧。⑤一般机械通气治疗 1～3d 后,应考虑是否符合撤机指标,若不宜撤机,则应注意预防。

(宋然)

第三节　自发性气胸

组织与脏层胸膜破裂、空气进入胸膜腔称为气胸。用人工方法在胸膜腔内注入气体，以便行 X 线检查鉴别胸内疾病称为人工气胸。由于胸部脏器外伤而发生的气胸称为创伤性气胸。没有任何外因或人为因素损害而发生的气胸称为自发性气胸，可分为特发性与继发性气胸两种，前者指 X 线检查肺部未发现明显肺部病变，而后者多继发于各种慢性胸肺疾病致肺组织或脏层胸膜破裂。

一、病因与发病机制

自发性气胸常继发于各种慢性胸肺疾病，如肺气肿、肺结核、肺大泡破裂、肺癌或炎症浸入胸膜等，在外界压力突然变化、咳嗽、用力、屏气、排便等诱因作用下，病变肺泡或胸膜突然破裂，空气进入胸膜腔致肺脏受压，静脉回心血流受阻，产生不同程度的心、肺功能不全表现。

其他疾病如先天性肺囊肿破裂，α_1 抗胰蛋白酶缺乏症，以及持续正压人工通气、长时间使用皮质激素、月经期也可发生气胸。

二、临床类型

根据脏层胸膜破口情况及胸腔内压力变化，可将气胸分为如下几种。

（一）闭合性气胸（单纯型）

胸膜裂口较小，肺回缩或裂口周围渗出物使其自行闭合。抽气之后胸腔内压力不再升高，胸腔内气体逐渐吸收而症状随之缓解。

（二）开放性气胸（交通型）

胸膜裂口较大，或胸膜粘连带妨碍肺脏回缩致裂口未能关闭或裂口与支气管相通形成支气管胸膜瘘，空气自由进入胸膜腔，胸腔内压力与大气压相等。

（三）张力性气胸（高压型）

胸膜裂口起单向活瓣的作用，吸气时空气进入胸膜腔，呼气时活瓣关闭，胸腔内压力逐渐增高，形成胸膜腔内高压而严重影响心、肺功能，需紧急抽气以缓解症状。

三、临床表现

（一）症状

临床表现与气胸类型有明显关系。

1.胸痛　多数患者突感一侧胸痛，其性质如刀割或针刺样，随深呼吸而加剧，以后逐渐转为持续性隐痛。疼痛部位常位于患侧腋下、锁骨下或肩胛下部，常伴不同程度的刺激性干咳、气急、胸闷。

2.呼吸困难　严重呼吸困难常见于张力性气胸，呼吸浅快有窒息感，少数患者表现为烦躁、发绀、大汗淋漓、脉搏快而弱，甚至纵隔与肺脏严重受压而出现呼吸衰竭或心源性休克。

（二）体征

与气胸类型及肺脏压缩程度有关。多数患者有气管向健侧移位，病侧胸廓隆起，肋间隙增宽，呼吸运动减弱或消失，叩诊呈鼓音，语音震颤减弱。右侧气胸时肝浊音界下移。纵隔气肿可有皮下气肿、心界缩小或消失,心音遥远。

（三）胸部 X 线检查

气胸时可见透光度增强,无肺纹理可见。肺脏受压并向肺门处萎陷,其外缘可见肺组织与气胸的分界线。纵隔、心脏、气管同时向对侧移位。纵隔旁出现透光带提示有纵隔气肿。

四、诊断与鉴别诊断

根据突然发生的胸痛、刺激性干咳、呼吸困难和胸部 X 线检查,可基本明确诊断。经胸膜腔测压或初步治疗反应可确定气胸类型。但自发性气胸有时酷似心肺疾病,应予鉴别。

（一）急性心肌梗死

患者既往多有高血压、动脉硬化、冠心病史及心绞痛史。胸痛位于胸骨中下段或心前区,呈压榨性,伴严重胸闷,查体有心音减弱或心律失常,但肺部查体与 X 线检查正常,心电图符合心肌梗死演变规律。

（二）支气管哮喘急性发作

多发于青少年,症状类似气胸,但其既往有反复发作史,以突发性喘息为主无明显胸痛。查体可闻及双肺弥散性哮鸣音,胸部 X 线检查可资鉴别。

五、治疗

（一）一般处理

卧床休息,止痛药物,必要时吸氧,应用止咳祛痰药物并适量应用镇静药物。

（二）排气疗法

肺压缩 25% 以下气体可自行吸收不需抽气。气体量较多时,可每日或隔日抽气 1 次,直至肺大部分复张。高压型或交通型气胸应立即抽气,解除肺受压。

1.注射器抽气法　适用于紧急情况下缓解症状,用注射器与硅胶管相连,在患侧锁骨中线第二肋间行胸腔穿刺抽气直至症状缓解。

2.气胸器测压和抽气　闭合型气胸胸内压接近或超过大气压,开放型则接近大气压,张力性气胸呈正压,抽气后下降,每次抽气 800～1000ml,如反复抽气症状无改善则应改为闭式引流。

3.胸腔闭式水封引流　插管部位在患侧锁骨中线第二肋间。硅胶管前端应剪两个侧孔,以利引流,引流管末端距瓶内液平面 1.5～2.0cm。如肺已复张,2～3d 不再复发则可拔管。

（三）其他处理

应用抗生素预防或治疗肺部感染。胸骨上窝穿刺治疗纵隔气肿。反复发作性气胸可行胸膜腔内注射粘连剂如四环素、高渗糖等。支气管胸膜瘘或明显胸膜肥厚所致气胸可考虑手术治疗。血气胸或脓气胸应在闭式引流的同时给予胸腔抽液。

（宋然）

第四节　急性呼吸窘迫综合征

急性呼吸窘迫综合征(ARDS)是由多种病因,如:严重的创伤、烧伤、休克、感染、大手术抢救过程中继发的以急性进行性呼吸窘迫和低氧血症为特点的弥漫性肺浸润、肺血管阻力增高、肺顺应性降低、肺泡萎陷、分流量增多、氧转运障碍、PaO_2 严重降低，一般氧疗无效的急性进行性呼吸衰竭。其肺组织广泛受损，病死率高达 50% 以上。

一、病因

引起 ARDS 的原发病或基础病繁多，简要分为 10 类：

1. 任何原因的休克　尤其是感染性休克、出血性休克、过敏性休克。
2. 严重感染　主要是肺部感染、细菌性肺炎、病毒性肺炎、真菌性肺炎、肺孢子性肺炎、结核病、G^- 细菌感染等。
3. 严重创伤　肺挫伤、内脏创伤、头部创伤、烧伤、骨折、脂肪栓塞等。
4. 误吸液体　胃液、淡水、海水（淹溺）。
5. 吸入毒气　NO_3、NH_3、Cl_2、光气、镉、烟、高浓度氧等。
6. 药物　噻嗪类、巴比妥类、丙氧吩、Dextran40，水杨酸盐、海洛因、秋水仙素等。
7. 代谢性疾病　糖尿病酸中毒、尿毒症、急性胰腺炎等。
8. 血液疾病　弥散性血管内凝血、输入大量库存血液、体外循环。
9. 放射线照射放射性肺炎、癌瘤等。
10. 妇产科疾病　羊水栓塞、子痫、死胎等。

二、病理改变

病理改变按病变程度分三级、其主要改变如下：

Ⅰ级：①无透明膜形成；②主要是肺间质水肿、出血；③肺重量大于正常 50% 以上。

Ⅱ级：①有少量透明膜形成；②肺泡水肿、出血、纤维素渗出；③肺重量大于正常 2 倍以上。

Ⅲ级：①明显的透明膜形成；②广泛的肺泡水肿；③严重的肺间质血管广泛扩张，微血管栓塞，肺泡群陷闭，肺泡腔内纤维素沉着，肺泡上皮增生，渗出物纤维化，继发肺泡炎、细支气管炎；④肺重量大于正常 3 倍以上。

三、发病机制

（一）肺毛细血管内皮细胞通透性增加

在正常生理情况下，肺内液体不断从肺毛细血管渗出，又不断从肺淋巴管回收引流，方可保持肺间质液体总量的动态平衡。其能否动态平衡与下列因素有关。

1. 肺毛细血管内皮细胞通透性。
2. 肺毛细血管液体静水压与胶体渗透压。
3. 肺间质液体静水压与胶体渗透压。
4. 淋巴回收引流。

肺毛细血管不断向间质渗漏液体，同时间质内液体又不断被淋巴管抽吸回收引流。故在正常情况下不易发生肺水肿。然而，在 ARDS 时肺毛细血管内皮细胞通透性增加，肺毛细血管内液外渗增多，而淋巴回收引流又不能相应提高，则使液体滞留，导致肺间质和肺泡水肿。由于肺泡陷闭，肺间质负压增高，促使肺间质水肿形成；同时因淋巴循环功能障碍，间质积液回收引流受阻，加重肺间质水肿；另外，因肺毛细血管内皮通透性增加，肺间质液体蛋白含量增加,接近血浆蛋白浓度,致使血浆蛋白渗透压的"保护"作用消失,肺间质水肿更加严重。因此,肺毛细血管内皮细胞通透性增加是 ARDS 最基本的发病机制之一。

肺毛细血管内皮细胞损伤与许多物质有关,例如,花生四烯酸及其代谢产物(前列腺素、白细胞三烯)、纤维蛋白降解产物、补体、多形核粒细胞、血小板、游离脂肪酸、缓激肽、蛋白溶解酶、溶酶体等。

(二)肺表面活性物质减少

吸纯氧、低灌流、缺氧、水肿、出血、感染等因素,均可影响肺表面活性物质的合成与代谢。因肺表面活性物质减少,可导致肺泡陷闭,功能残气量减少,肺间质负压增加,肺间质与肺泡水肿。

肺毛细血管内皮细胞通透性增强与肺表面活性物质合成减少,可导致如下病理生理改变。

1.肺泡毛细血管膜弥散功能降低　正常毛细血管菲薄,平均厚度 $0.7\mu m$。ARDS 时,因肺间质、肺泡水肿、肺泡上皮增生肥厚,肺泡透明膜形成,使肺泡与肺毛细血管之间的气体交换障碍,V/Q 比例失调,缺氧严重。

2.肺内血流动力学异常　正常肺泡毛细血管流速 0.7s,其气体交换平衡时间 0.3s。ARDS 时,因严重缺氧,使毛细血管内血液流速增快,流经时间缩短,又因肺泡毛细血管壁增厚,使气体交换达到平衡的时间延长。因此,"流经时间缩短","平衡时间延长",流经肺泡的静脉血液得不到充分氧化,返回左心的动脉血中必然含有一定数量的静脉血,称之静脉血掺杂或静动分流。

3.肺内分流增加　正常肺内分流最小于 3%～6%,ARDS 时 V/Q 比例失调,肺泡处于无气或仅含有少量气体时,流经于肺毛细血管内的静脉血得不到充分氧化,回流到左心,动脉血中含有静脉血大于 30%。

4.生理残腔增加　正常肺通气量 4L/min,肺血流量 5L/min,即通气/血流(V/Q)比值等于 0.8 时,可维持机体正常气体交换功能。

ARDS 时,肺内通气分布不匀,肺内分流量增加导致 V/Q 比值减小,生理残腔增加,导致 V/Q 比值增大。故 V/Q 比值的增大或减少,均可致肺内分流量大于 30%。

5.功能残气量减少　功能残气量指平静呼吸时参与气体交换的肺容量或指平静呼气后残留肺内的气量。正常均值 1580ml(女)和 2300ml(男)。其意义是在呼吸周期中可避免肺泡氧分压发生过大的波动而起到缓冲作用。ARDS 时,由于肺泡陷闭与肺泡水肿,肺内"氧储"减少,则 V/Q 比值变小,导致严重低氧血症。

6.肺顺应性降低　肺顺应性指在单位压力改变时所引起的肺容量的改变或者把肺顺应性理解为肺的弹性。肺顺应性下降即肺弹性减弱、变硬。当 ARDS 时,因功能残气量减少,肺间质与肺泡水肿、充血及肺表面活性物质减少,导致肺顺应性降低。呼吸运动作用的耗氧量增加,呼吸浅而快,潮气量减少,使有效的肺泡通气量降低而加重缺氧。

四、ARDS 的临床表现特点

(一)损伤期(过度换气期或复苏期)

1.原发病初发后 4～6h 至 1～2d。

2.原发病情稳定后,出现过度通气。

3.临床体征不明显。

4.呼吸性碱中毒(呼碱),导致血 pH 上升,PaO_2 正常或稍低,PaO_2 下降。

5.胸片正常。

(二)相对稳定期(循环稳定,呼吸困难)

1.周围循环、肾功能、组织灌流量、血压均正常。

2.原发病 3～5d 后出现呼吸困难,频率加快,进行性加重。

3.肺内分流量增加达 15%～30%,氧分压 60～70mmHg,PaO_2 分压降低。

4.胸片出现轻度网状浸润阴影,肺间质水肿。

5.听诊双肺可闻及细小湿啰音。

(三)呼吸功能衰竭期(肺功能进行性恶化期)

1.严重呼吸窘迫,急促、呼吸表浅、费力。呼吸频率 35～50 次/min。

2.严重青紫及 PaO_2 和 $PaCO_2$ 均明显下降。常规氧疗无效,呈代谢性酸中毒合并呼吸性碱中毒(代谢呼碱)。

3.胸片出现散在斑片状浸润阴影,呈毛玻璃样改变。

4.听诊双肺可闻及广泛湿啰音。

(四)终末期(心肺功能衰竭期)

1.昏迷、皮肤花斑,严重青紫。

2.心率由快变慢,心律失常,甚至停搏。

3.乳酸明显升高,大于正常值的 1～2 倍。

4.PaO_2 严重下降,$PaCO_2$ 显升高,pH 下降至 7.0 以下。呈混合性酸碱失衡。

5.胸片融合成大片浸润影,支气管充气征阳性。

(五)ARDS 酸碱和电解质失衡的 6 大特点

ARDS 早、中期表现为严重低氧血症常伴低碳酸血症,呈现代酸呼碱,随着病情发展,各脏器衰竭和电解质失衡可出现复杂双重或三重型酸碱失衡。

1.呼吸性碱中毒合并代谢性碱中毒(呼碱合并代碱)　ARDS 早期,过量使用碱性药物、排 K^+ 利尿剂和糖皮质激素等因素引起代碱。当 HCO_3^- 代偿性下降误认为代酸而不适当补碱,势必造成呼碱基础再合并代碱,严重者可危及生命,需注意"低钾性碱中毒,碱中毒并低钾",故当血 HCO_3^- 下降同时伴血 K^+ 下降,应想到有呼碱的可能。

呼碱并代碱特点:①呼吸深、大、快,过度换气;②$PaCO_2$ 多下降;③HCO_3^- 多升高或正常;③pH 极度升高;⑤血 K^+ 下降;⑥血下降或正常;⑦血 Na^+ 下降或正常;⑧PaO_2 下降;⑨AG 阴离子间隙正常或轻度升高。

2.呼吸性酸中毒合并代谢性酸中毒(呼酸合并代酸)　在 ARDS 病程晚期出现,其特点:①临床上常有休克、微循环障碍、心肺肾等功能损害、感染、高代谢和呼吸浅快等;②$PaCO_2$ 多升高或正常;③PaO_2 下降;④pH 极度下降;⑤血 K^+ 升高;⑥血 Cl^- 多升高或正常;⑦血 Na^+ 下降或正常。

3.呼碱并代酸　危重病救治中代酸是主要的,而呼碱常是继发代偿出现,但 ARDS 早期应首先低氧血症伴呼碱,其特点:①临床可有休克、低氧血症、脏器缺血功能受损、呼吸深、大、快;②pH 可正常;③$PaCO_2$ 下降;④HCO_3^- 多下降;⑤PaO_2 下降;⑥ABE 常负值;⑦AG 升高。

4.呼吸性酸中毒合并代谢性碱中毒(呼酸合并代碱)　常出现在重症 ARDS 合并低钾低

氯高钠时,其特点:①临床病情危重多行机械通气;②pH 可正常;③$PaCO_2$ 升高;④HCO_3^- 升降均可;⑤PaO_2 下降;⑥ABE 正值;⑦血 K^+、Cl^- 下降,Na^+ 可升高。

5.代谢性酸中毒合并代谢性碱中毒(代酸合并代碱)　代酸合并严重呕吐或补碱过多,血 pH 可正常。BE、BB、$PaCO_2$ 均可互相抵消,但 AG>16mmol/L。

6.三重酸碱失衡(TABD)　三重酸碱失衡(TABD)是近来提出的新型混合型酸碱失衡。因 ARDS 患者严重缺氧、休克、肝肾功能损害、使用糖皮质激素、排 K^+ 利尿剂、不适当补碱和上消化道出血等,均可出现呼碱型 TABD,即呼碱＋代酸＋代碱。其特点:①$PaCO_2$ 多下降;②HCO_3^- 多下降或正常;③pH 升高或正常;④血 K^+ 多下降;⑤血 Cl^- 升高或正常;⑥血下降或正常;⑦AG 升高;⑧PaO_2 下降。

呼酸型 TABD 即呼酸＋代酸＋代碱在 ARDS 晚期亦可发生,但较少见。

总之,危重患者的酸碱失衡往往比较复杂,当代酸时 HCO_3^- 下降,但呼酸＋代酸时 HCO_3^- 可无变化。在高氯性代酸并代碱时血 Cl^- 和 HCO_3^- 可以正常。当腹泻呕吐并存时亦可发生酸碱失衡相互抵消。

因此在诊断酸碱紊乱时需注意下列几点。

1.除同步查血气与电解质外,尚需查尿素氮、肌酐、乳酸、葡萄糖和渗透压等。

2.危重病时除有代谢和呼吸两因素变化外,查明谁是原发或继发。

3.注意动态观察和自身前后对照。

4.当 BUN/Cr 比例明显升高时,往往提示失水。

五、ARDS 的诊断

在危重病症的抢救中,尤其是存在 ARDS 的各种致病因素时,须高度警惕本综合征的发生。应密切监视呼吸情况及血气分析的变化,结合肺部 X 线片及呼吸生理方面的检查可早期做出诊断。

连续测定动脉血氧分压是早发现早诊断的最佳指标。

1.高危病例　凡具备可引起 ARDS 的原发病,呼吸频率有增加趋势者。>20 次/min,应严密观察。

2.可疑病例　对呼吸频率进行性加快,>28 次/min 或(和)PaO_2、PaO_2/FiO_2 进行性下降者,应高度怀疑 ARDS。

3.急性肺损伤(ALI)

(1)有发病的高危因素。

(2)急性起病,呼吸频率有增加趋势。

(3)PaO_2 在氧疗条件下有进行性下降趋势(不论吸氧浓度高低),200mmHg≤PaO_2/FiO_2 <300mmHg。

(4)胸部 X 线检查可有或无两肺浸润阴影。

(5)肺毛细血管楔压 PCWP≤18mmHg 或除外心源性因素。

凡符合以上五项可诊断为 ARDS。

六、ARDS 的鉴别诊断

ARDS 必须与心源性肺水肿、急性心肌梗死、自发性气胸鉴别。

(一)心源性肺水肿

肺毛细血管楔压可反映左室功能,有助于鉴别肺水肿的产生是由左心衰竭还是由 ARDS 所致。肺毛细血管楔压>15mmHg 表示为心源性,若<15mmHg 表示为肺源性。此外若患者有颈静脉怒张、双肺底部小湿啰音、心率快、奔马律,早期即有肺淤血、水肿表现,经用强心、利尿及一般氧疗,迅速缓解,可支持心源性肺水肿的诊断(表 6—1)。

表 6—1　ARDS 与心源性肺水肿鉴别

	ARDS	心源性肺水肿
临床表现	起病慢	起病快
	呼吸极度窘迫	呼吸较快
	发绀明显	轻至中度发绀
	精神状态安静,能平卧	不安、焦虑、不能平卧
痰	血样泡沫	白色或粉红色泡沫
胸部体征	湿啰音少,呈爆裂样	多为小、中等湿啰音,肺底多
X 线改变	比体征出现早,且重于体征,周边部明显	与体征同时出现,近肺门部明显,治疗后吸收快
血气	低氧血症明显,吸氧改善慢	轻度低氧血症,吸氧改善快
肺楔压(肺毛细血管楔压)	<15～18mmHg	>15～18mmHg
气道分泌物蛋白浓度	高	低
气道分泌物蛋白含量/血浆蛋白	>0.7	<0.2
治疗反应	对强心、利尿剂、扩血管药的即刻疗效不明显	对强心、利尿剂、扩血管药治疗反应好

(二)急性肺栓塞

多见于手术后或长期卧床者,血栓来自下肢深静脉或盆腔静脉。起病突然常有咳嗽、胸痛、咯血、烦躁、冷汗、晕厥、恶心、呕吐等症状。体征:气急、脉细速、青紫、肺部湿啰音、哮鸣音、胸膜磨擦音、第二心音亢进、血栓性浅表静脉炎体征和急性右心衰体征。

(三)重度肺炎

可引起 ARDS,但亦有些肺炎(如军团菌肺炎)虽有呼吸困难、低氧血症,但并未发生 ARDS,此类肺炎 X 线胸片有肺实质大片浸润性炎症阴影,感染症状明显,氧疗有改善,应用敏感抗生素可获治愈。

(四)慢性阻塞性肺病

当肺有感染时,亦可呼吸困难、低氧血症,但常有慢性支气管炎、支气管哮喘反复发作,肺功能进行性减退,小气道阻塞,肺气肿等临床表现,注意不要与 ARDS 相混淆。

(五)特发性肺间质纤维化

此病病因未明常为慢性过程,但亦可呈亚急性发展,有 I 型呼吸衰竭表现,尤其在合并肺部感染加重时,与 ARDS 表现相似,但本病 X 线胸片呈网状、结节状或蜂窝状改变,病程发展较 ARDS 缓慢可作鉴别。

(六)急性心肌梗死与自发性气胸

多具有各自特征性的临床表现,通过心电图和胸部 X 线片的检查不难鉴别。

七、抢救治疗

ARDS 的病情危急、预后严重、病死率高。临床上若能早发现、早诊断、早治疗,可有效地降低病死率。因此要求治疗迅速、果断、有力,任何犹豫、迟延,都可导致心、脑、肺、肝、肾重要的生命脏器不可逆转的损害,从事急诊急救的医护人员必须熟悉呼吸生理,要对 ARDS 发生、发展过程中的生理改变做到心中有数,对所采取的方法、措施熟练掌握,精益求精。

(一)有效治疗基础病与积极预防 ARDS

对可能导致 ARDS 的基础病的抢救治疗,应坚持合理、正确、积极、谨慎的原则。对所采取的抢救措施,既肯定其有利一面,又要看到不利的一面(可能将成为 ARDS 的诱发因素)。故在抢救基础病过程中,要特别注意以下五点:

1. 纠正休克　及时纠正休克,改善微循环,不仅维持了生命脏器的正常生理功能,而且也避免了因休克导致的生命脏器功能的不可逆的损害。抗休克应着重于体液容量的合理补充,微循环功能状态的维持,机体代谢功能的正常恢复与调整。

2. 合理补液　能否成功地抢救 ARDS 的患者,保持水的平衡极为重要。因 ARDS 的患者的病理改变多有肺内水潴留,这是造成肺功能残气量减少和肺顺应性下降的主要原因。

因此,补液时应防止医源性因素导致肺内水潴留:

(1)以最低有效的血管内容量来维持有效循环功能,使肺处于"干肺"状态,使肺小动脉楔压(PAWP)维持在 $14\sim16cmH_2O$,必要时适当利尿。

(2)目前国内外在 ARDS 的补液性质上尚有争议:①ARDS 早期应补高渗晶体液(10%葡萄糖、1.3%~1.5%氯化钠)防止肺水肿恶化。②ARDS 因低蛋白血症,胶体渗透压下降,而加重肺水肿。补充白蛋白,有保护代偿机制作用。但是,一旦出现全身渗漏综合征,则补胶体液也无效,反使渗漏加重。

补入晶体液过多,可使血液胶体渗透压下降而导致体液外渗与间质水肿。因静脉补入大量晶体液,可直接进入肺脏,使肺毛细血管内晶体渗透压升高,胶体渗透压下降。尤其是在严重缺氧时,更诱发肺毛细血管的外渗液量增多,而加重肺间质与肺泡的水肿。故在补液时应参考中心静脉压、肺动脉楔压、动脉血压、脉压、尿量等监测指标,合理调整补液量。在补液方面,应严格掌握水、电解质、胶体和携氧物质的适当配伍。若单纯补入大量生理盐水或等渗葡萄糖液可导致"低渗综合征"。故根据病情适当补入血浆蛋白、新鲜血、右旋糖酐等胶体液。一般掌握晶体液:胶体液=1:1 为宜。

3. 注意输血　因大量输血可导致不良后果,尤其是库存血液中含有大量微粒(纤维条索、变性血小板、脂肪颗粒等)栓塞肺循环,诱发肺水肿。而脂肪酸中的油酸,可刺激肺间质引起化学性肺炎和肺泡活性物质的破坏。因此,当需要大量输血时,应尽量少用库存血。输血前应仔细过滤,且要复温到体温水平。

4. 正确吸氧　应避免长时间高浓度吸氧。因长时间超过 60%的吸氧浓度,可使 PaO_2 迅速增高,损伤肺泡上皮细胞和毛细血管内皮细胞,导致肺间质水肿,毛细血管—肺泡壁增厚,局灶性肺不张与透明膜形成。吸纯氧可产生与呼吸窘迫相同的肺部病理变化。氧中毒不单是高浓度氧对肺组织的直接作用,而且与动脉血高氧分压有关。因此,一般情况下吸氧浓度不宜超过 40%~50%,若病情允许,尽量使用持续低流量吸氧(29%~33%),使 PaO_2 保持在 60mmHg 即可。同时要注意吸入氧的湿度和温度应适宜。

5. 加强护理,防止感染　对严重创伤、休克危重患者应注意口腔卫生,定时翻身、拍背,促使引流排痰。室内通风、消毒,避免交叉感染。

(二)控制补液、维持体液负平衡

肺间质与肺泡水肿存在于 ARDS 的发生与发展之中,同时人工呼吸器的应用使抗利尿激素分泌增多,促使体内液体潴留,不仅加重肺间质与肺泡内水肿,且成为肺内分流量增加、缺氧、呼吸窘迫、频数的主要原因。因此,严格控制补液,维持体液负平衡,有效解除水肿是成功抢救 ARDS 的重要手段。补液量以不超过 1500~2000ml/d 为宜。急诊临床掌握的补液原则有以下四点。

1. 在维持适当的动脉压的前提下,入量应少于出量。

2. 合理使用利尿脱水剂,加速水肿液的排出。

3. ARDS 的早期宜补充晶体液,不宜过早、过多地补入胶体液。

4. ARDS 的恢复期,在肺毛细血管内皮细胞损伤恢复后,可以补入血浆白蛋白、血浆,使胶体渗透压提高,有利肺间质与肺泡内液的回吸收。

(三)有效纠正急性贫血(失血),改善左心功能

导致 ARDS 致命的直接危害不是低氧血症,而是严重的组织缺氧。因为正常呼吸功能的终点是通过血流向组织供氧排除 CO_2。通过血流供给组织细胞的氧量称为氧的输送量。PaO_2,SaO_2、血红蛋白浓度及心输出量(CO)的水平与氧的输送量成正比。因此,氧的输送量与 PaO_2、SaO_2、CO、Hb 成正相关。

公式:氧的输送量 $=[SaO_2(Hb×1.34)+(PaO_2×0.0031)]×CO$

可看出:决定氧输送量多少的主要因素是血红蛋白浓度及心输出量水平,PaO_2、SaO_2 的高低是次要因素。尽管 PaO_2 及 SaO_2 均正常,若血红蛋白浓度和心输出量显著降低,则氧的输送量肯定显著减少。故在 ARDS 的抢救中,不仅要提高 PaO_2 及 SaO_2 的水平,更重要的是纠正急性贫血及左心功能不全。

(四)改善微循环药物的合理应用

在 ARDS 的发生与发展过程中不仅有肺小动脉痉挛,而且还有组织灌流不足,组织细胞缺氧等微循环障碍,需要合理应用如下药物治疗:

1. α 受体阻滞剂 这类药物可扩张肺血管,减轻心脏前后负荷,降低肺静脉压,减轻肺水肿,改善微循环,解除支气管痉挛,有利于改善通气,纠正低氧血症。临床选用苄胺唑啉或酚苄明。使用时要严密监测血压,收缩压不应低于 90mmHg。

2. 强心药物的应用 应用强心药可增加心排出量,改善心功能。多采用 10% 葡萄糖 20ml+去乙酰毛花苷 0.2mg 静脉缓注,必要时 4h 后重复 1 次。

3. 糖皮质激素的应用 糖皮质激素的作用有:①抗炎,加速肺内水肿液的吸收。②减轻脂肪栓塞或吸入性肺炎的局部反应。③在出血性休克时,阻挡白细胞附着于肺毛细血管床,防止溶蛋白酶的释放,保护肺组织。④增加肺表面活性物质的分泌,保持肺泡的稳定性。⑤抑制后期肺组织纤维化。⑥减轻肺泡上皮与肺毛细血管内皮细胞的损害,提高组织细胞耐缺氧的能力,缓解支气管痉挛。⑦应用激素的原则与方法是:ARDS 早期应用中、大剂量的激素:地塞米松 10~20mg,6h/次,静脉注射。3~4d 后迅速减量,1~2 周内减毕。

4. 低分子右旋糖酐 可减少红细胞凝聚及微血栓形成,扩充血容量,促进利尿。每天用量不宜超过 1000ml。少尿、无尿患者不宜应用。

5. 低分子肝素 当血流停滞、缓慢时可诱发血栓形成,而血栓可分解释放出有损血管、支气管的活性物质,将损伤肺泡毛细血管内膜及肺泡组织。理论上认为使用抗凝剂可改善局部或全身循环。但是 ARDS 的微血栓形成机制尚未完全了解,考虑到肝素抗凝集的不良反应及

广泛软组织损伤并有出血倾向,目前应用尚有争议。

(五)防治并发症的发生

ARDS 的发生发展过程中,可发生脏器功能衰竭,最常见的并发症(表 6-2)。ARDS 伴多脏器功能衰竭,病死率高达 93%,仅一个肺外器官受累时病死率 54%,累及 4 个器官者,病死率高达 99%。

表 6-2 ARDS 常见并发症

胃肠:出血、胃胀气、气腹	感染:败血症、院内交叉感染
肾:急性肾衰竭	血液:贫血、血小板减少、DIC
心:心律个齐、心排血量减低、低血压	肝:低蛋白血症
肺:肺梗死、自发性气胸、纵隔气肿、肺纤维化	

(六)迅速有效纠正缺氧

纠正缺氧是抢救 ARDS 的关键所在,若缺氧迁延过久,往往使机体生命脏器(心、脑、肺、肝、肾)发生不同程度、难以恢复的组织损害和功能障碍。因此在抢救 ARDS 时若出现如下 3 种情况,应使用持续正压呼吸:①鼻导管吸氧不能缓解缺氧状态。②呼吸频数且窘迫症状加重。③PaO_2 持续降低。

持续正压呼吸(PEEP):持续正压呼吸是一种人工呼吸装置,不仅吸气相而且呼气相,均保持正压的一种人工呼吸装置。

PEEP 的最简单装置是在呼吸机的呼气口上连接一条粗而短的皮管(内径 2~3cm,长度 100cm),皮管的另一端置于调压装置的水封瓶内。皮管插入液面下的深度,即为调节所需的呼气终末正压。平常在开始时,呼气终末正压以 3~5cmH$_2$O 为宜。然后根据病情增加,但最高附加压力不应大于 15cmH$_2$O。应用 PEEP 可在呼吸时使呼吸道内保持正压,不仅可防止小气道与肺泡的早期关闭,且可使部分关闭的小气道与肺泡得到重新充气,促使肺泡内水肿液的回吸收,增加功能残气量,减少肺内分流,改善严重缺氧状态。

PEEP 使用不当,可导致严重并发症。因正常呼吸时胸腔内压小于大气压,保持负压则有利于上腔静脉血的回心循环。PEEP 时,胸腔内压从负压升为正压,若正压过高,胸腔内上腔静脉受压增高,外周静脉回心血量减少,导致左心室排出血量减少,血压下降,加重休克。

(宋然)

第五节　肺源性脑病

众所周知,机体处于耗氧和产生 CO_2 不断代谢的过程。正常机体静态每分钟耗氧 250ml,每天耗氧 360L,而机体仅储备 1.5L 氧,所以需要通过呼吸不断供氧来维持正常代谢。因脑组织占人体重量 2.5%,而脑的供血量占心脏排血量的 15%,脑的呼吸商(CO_2/O_2)＝1,以此说明正常脑组织所摄取的氧,仅能氧化所需葡萄糖的 85%~95%,尚有 5%~15% 的葡萄糖须通过无氧糖酵解成乳酸。因此当肺功能障碍时,则导致摄氧不足性缺氧和 CO_2 排出受阻潴留性的呼吸性酸中毒,严重时发生肺源性脑病。

一、概述

肺源性脑病是因呼吸衰竭引起脑功能不全综合征,除呼吸衰竭表现外,主要是脑功能不全的神经精神综合征。肺源性脑病是慢性阻塞性肺部疾病的一个严重并发症。国内外报道的病死率均在 30%～45.6%，是危及人民健康的重要疾病之一。

肺源性脑病是因肺通气功能不足而发生的严重Ⅱ型呼吸衰竭，脑组织发生如下改变。

1. 因缺氧使葡萄糖无氧酵解途径增加，乳酸聚集导致脑组织酸中毒。

2. 因 CO_2 潴留，脑组织 pH 降低[pH(7.31±0.026)]，导致脑细胞溶酶体酶的活性增强，使脑组织溶解坏死。

3. 由于严重的 CO_2 潴留，致缺氧酸中毒，脑血流量增加，毛细血管内皮细胞肿胀，变性形成饮液泡。

4. 脑缺氧使 ATP 缺乏，脑细胞膜的钠泵失灵/导致脑细胞内 Na^+ 增加而加重脑水肿。

5. 严重而长期的脑缺氧，使脑组织变性及大量脑细胞溶解坏死。脑缺氧 30～40min 就出现上述脑组织的不可逆损伤。电镜下观察：脑实质的神经细胞、脑间质的胶质细胞和小血管内皮胞浆变性，线粒体肿胀、空泡化，核染色质周边积聚，脑细胞变性崩解，边界不清，小血管壁平滑肌细胞内饮液泡增多，有鞘神经纤维崩解。

肺源性脑病的发生和与 CO_2 潴留的急缓密切相关。临床病例分析看出，CO_2 在短时间内急剧潴留，均诱发肺源性脑病，而 CO_2 缓慢潴留均未发生肺源性脑病。这与 pH 直接相关。脑脊液的 pH 正常值是(7.311±0.026)；HCO_3^- 「浓度是(22.9±2.3)mmol/L，脑脊液 PH<7.259 为酸中毒，有时可观察到当血 pH 很低时，脑脊液 pH 并不低，患者清醒。若血 pH 不低而脑脊液 pH 很低，则患者意识障碍，甚至昏迷。这说明患者意识障碍与脑脊液 pH 明显降低呈正相关，而和血 pH 不相关。

由于 HCO_3^- 和 H^+ 可缓慢地通过血脑屏障，而 CO_2 能较迅速地通过血脑屏障和细胞膜，在脑组织内，毛细血管和脑脊液中很快平衡，使脑脊液的 $PaCO_2$ 在短时间急剧升高，脑脊液的 pH 迅速下降，从而造成动脉血与脑脊液中的 pH 出现不一致的脑脊液酸中毒，导致患者意识障碍，很快进入昏迷。而在慢性 CO_2 潴留时，$PaCO_2$ 虽然增高，但由于脑脊液中的 HCO_3^- 能逐渐代偿，促使脑脊液 pH 维持在正常范围，则不易发生肺源性脑病。所以说，意识障碍直至昏迷与脑脊液 pH 降低呈正相关，和 $PaCO_2$ 增高不相关。因此得出一个结论，肺源性脑病的发生与脑脊液 $PaCO_2$ 急剧上升及脑脊液的 pH 迅速下降呈正相关。而脑细胞的坏死、变性及其预后与缺氧程度也呈正相关。但是，CO_2 潴留和酸中毒导致脑血流量增加，充血、水肿的发生、发展引起呼吸中枢的 CO_2 麻醉状态，一旦解除酸中毒，则脑功能可得以恢复。

另外，肺源性脑病与严重缺氧时的肝、肾功能障碍和体内氨基酸代谢失衡有关。所以当芳香族氨基酸增多、支链氨基酸降低时，因脑组织的芳香族氨基酸增多而导致假神经递质的合成，影响脑的正常功能。

二、临床表现

肺源性脑病的发病是以慢性阻塞性通气障碍的疾患（慢阻肺）为基础，有咳、痰、喘和缺 O_2 和 CO_2 潴留所致的神经精神异常。

（一）神经障碍

不同程度的头痛，以枕部或前额部胀痛为主；不同程度的肌无力、肌痉挛、震颤、走路不稳、腱反射异常及巴氏征阳性等运动性障碍，不同程度的手足麻木，刺痛等知觉障碍。

（二）精神障碍

个性改变,记忆力减退、神志恍惚、精神异常,时间与定向力判断障碍、幻听、幻视以至昏迷。

（三）自主神经功能障碍

不同程度的多汗和支气管分泌物增多,以及兴奋或失眠表现。

（四）脑水肿或脑疝表现

当脑水肿致颅内压增高而发生脑疝时,则血压增高,双侧瞳孔不等大、偏瘫（海马沟回疝）,呼吸与心跳频率、节律异常（枕骨大孔疝）,呼吸心搏骤停（小脑扁桃体疝）。

（五）实验室检查

水、电解质、酸碱、血气、肝肾功能、心肺功能均显示异常指标。

三、肺源性脑病的诊断

（一）早期诊断指标

肺源性脑病的预防十分重要,一旦发生了肺源性脑病,抢救成功率非常低,因此对肺源性脑病的早期诊断必须重视,故在 COPD 的基础上有如下表现者,可作为肺源性脑病的早期诊断指标：

1. 头痛头晕,表情淡漠,萎靡乏力,神志恍惚,烦躁多语,动作离奇。

2. 球睑结膜充血或水肿,瞳孔缩小,光反射迟钝。

3. 四肢末梢麻木,肌肉抽动,腹部胀闷,手持物困难。

4. 夜间失眠,晨起嗜睡,兴奋多汗,记忆减退。

5. CO_2-CP 增高至 36mmol/L,除外代谢性碱中毒及其他因素。

（二）全国诊断标准（全国肺心病会议修订标准）

1. 慢性阻塞性肺部疾患伴发呼吸衰竭（$PaO_2<50mmHg$,$PaCO_2>70mmHg$）,及因缺氧和 CO_2 潴留而引起的神经精神综合征（除外脑动脉硬化、电解质紊乱、碱中毒、感染性脑病）。

2. 临床分级　轻型：神志恍惚,精神异常,淡漠嗜睡,兴奋多语,但无神经系统异常体征。中型：谵妄、躁动,语无伦次,肌肉抽动,各种反射及瞳孔对光反应均迟钝,但无上消化道出血及 DIC 表现。重型：昏迷或癫痫样抽搐,对各种刺激无反应,各种反射均消失,出现病理性神经体征,瞳孔扩大或缩小,且合并上消化道出血、休克、DIC 表现。

四、肺源性脑病的预防

全国肺心病专业学术会议资料介绍肺源性脑病在发生前有 2/3 以上的患者有明显诱因可查,因此加强预防,消除肺源性脑病的诱因,则完全可以减少甚至避免肺源性脑病的发生。

（一）预防流感

由于呼吸道病毒引起下呼吸道感染,使支气管分泌物增多,加大呼吸阻力,导致低氧血症和高碳酸血症的发生,加重呼吸性酸中毒而诱发肺源性脑病,应定期空气消毒,方法：①苍术、艾叶消毒。②4％的二丙醇 40ml＋生理盐水 60ml 室内蒸熏 30min。③食醋室内蒸熏 30min,除杀死流感病毒外,尚可杀死绿脓杆菌、大肠杆菌、副大肠杆菌等。

（二）慎重使用镇静剂

由于镇静药使用不当而诱发肺源性脑病且导致死亡屡见不鲜。应强调对严重肺心病、肺源性脑病临床应用镇静剂的原则是"八字方针"：禁用、不用、慎用、选用。

1. 禁用　吗啡、哌替啶。

2. 不用　异丙嗪、氯丙嗪、异戊巴比妥、苯巴比妥、氯普噻吨、甲丙氨酯（眠而通）等。

3. 慎用　地西泮（安定）。病情需要用药时应严密观察呼吸频率、节律、深度。

4. 选用　当病情需要时，选用10％水合氯醛10～15ml保留灌肠，且用药时严密观察呼吸节律、深度。

（三）正确氧疗

100％O_2吸入30min后，$PaCO_2$升高33mmHg，使未昏迷的患者迅速进入昏迷状态，其原因有以下几种。

1. 慢性肺心病、肺源性脑病的肺功能不全时，其呼吸中枢对于CO_2的兴奋作用不仅无反应，相反处于抑制状态，而低氧血症则是维持呼吸中枢兴奋的唯一因素，所以高浓度吸氧，使$PaCO_2$迅速升高，虽能纠正低氧血症，反而更加重了CO_2对呼吸中枢的麻醉作用，使呼吸中枢更加受到抑制，导致病情恶化，直至昏迷，甚至死亡。

2. 过量吸氧使换气冲动传入到呼吸肌的作用减弱，导致肺泡通气功能障碍，便发生所谓吸氧性呼吸停止。因此，在吸氧的同时，应加强通气，所以应该在吸氧同时配伍呼吸兴奋剂便可防止上述情况发生。其正确的氧疗方法是：①鼻塞法持续低流量吸氧为宜，即吸氧浓度（％）＝21＋4×氧流表内浮标的刻度（1.5～2L/min）。②持续低流量吸氧同时配伍呼吸兴奋剂，以利有效通气。③因CO_2比O_2弥散能力大20倍，故间歇或间断吸氧不宜采用。

（四）合理使用利尿脱水剂

对严重的肺心病、呼吸衰竭患者，在短期内应用大量的利尿脱水剂，最易诱发肺源性脑病，主要因为：①应用大量利尿脱水剂之后，使血液浓缩，血容量降低，痰液更加黏稠，不易咳出而壅塞于呼吸道，影响通气功能，使$PaCO_2$急剧升高，pH迅速下降，发生肺源性脑病。②过度的利尿使排Na^+增多（尿钠增加），导致血Na^+大量丢失，出现低渗性脑水肿。

因此治疗严重肺心病呼衰且水肿明显的患者，应严格强调四点：①不可利尿过猛。应缓慢进行。②补足KCl，防止水电失衡。③氢氯噻嗪和氨苯蝶啶小量联合使用，其应用原则是"八字方针"：小量、联合、短程、间歇。④呋塞米、依他尼酸慎用或不用。

（五）及时纠正肺心病休克

由于肺心患者微循环障碍时，机体生命脏器（心、脑、肺、肾）遭受严重损害，不能维持正常生理功能。而脑细胞对缺血、缺氧极为敏感，一旦出现脑血管灌注不足时，便迅速发生脑细胞溶解、坏死，这是造成肺源性脑病死亡的主要原因之一。因此，当肺心病休克时，应及时纠正血容量不足，扩容疏通微循环、纠正酸中毒，使pH和血压得到恢复。

临床实践观察到肺心病休克的指征是：①收缩压＜90mmHg或在原血压基础上下降80mmHg，原收缩压180mmHg下降到100mmHg。②微循环障碍，四肢湿凉、多汗、青紫，日尿量＜500ml。③神志障碍，淡漠不语，萎靡嗜睡，肌肉抽搐、躁动不安。

五、肺源性脑病的治疗

肺源性脑病在早期诊断的前提下，正确治疗采取如下措施。

（一）有效的抗感染治疗

是控制呼吸心力衰竭，防治肺源性脑病的最关键性治疗措施之一。有效抗感染必须具备以下三要点：①明确致病菌；②抗生素的正确联合应用；③纠正负氮平衡。三者缺一不可，否则难以达到有效抗感染之目的。

（二）保持呼吸道通畅，改善通气，纠正缺氧

肺源性脑病患者的呼吸道是否通畅。对感染能否控制密切相关，对此我们十分重视，其具体措施五点：

1.补足体液，防止脱水　临床以休克指数来估计体液丢失量，给以补充。休克指数＝脉率/收缩压＝0.5，提示体液正常；若＞1则提示体液丢失30％～50％。

2.湿化空气及呼吸道　呼吸专业病房的空气要保持湿化，防止空气干燥，可应用负氧离子发生器以达净化病房空气，杀死细菌的目的。坚持采用超声雾化吸入，湿化呼吸道，稀释痰液，以利引流或咳出，超声雾化剂配方：生理盐水40ml＋丁胺卡那0.2＋地塞米松3mg＋α－糜蛋白酶2mg。

3.解痉平喘祛痰剂的应用　多采用α糜蛋白酶、乙酰半胱氨酸，沙丁胺醇等。

4.在氧疗的同时应用呼吸兴奋剂　呼吸兴奋剂通过刺激呼吸中枢或周围化学感受器，增加呼吸频率和潮气量以改善通气。包括有尼可刹米、洛贝林、多沙普仑等。

5.气管插管或气管切开　当肺源性脑病患者呼吸欲停止时，应在血气监测下行气管插管或气管切开，施行机械通气。机械通气的指征：①意识障碍，呼吸不规则；②气道分泌物多且有排痰障碍；③全身状态较差，疲乏明显；④严重的低氧血症和CO_2潴留；⑤合并多脏器功能障碍。但应注意：勿使$PaCO_2$骤降到60mmHg以下和pH不能＞7.45。因过度通气易发生呼吸性碱中毒，使氧离曲线左移，导致组织缺氧加重，使感染、昏迷加重、肝细胞坏死、心律失常、DIC发生等，同时抑制肾小管上皮细胞的泌H^+保Na^+的作用，使大量的K^+、Na^+、Ca^{2+}从尿中排出。血Ca^{2+}溶解度降低，导致血中游离Ca^{2+}减少，造成手足抽搐。因此，在抢救肺源性脑病时，临床上严格掌握"宁酸勿碱"的原则，是机体对酸耐受性大于对碱耐受性的缘故。

（三）肾上腺皮质激素的应用

激素用于肺源性脑病的抢救指征是：①有脑水肿及颅内压增高者；②有严重感染伴有中毒性休克者；③有顽固性心力衰竭及支气管痉挛者；④有明显水肿及肾上腺皮质功能不全者。

其应用方法是：地塞米松5～10mg静滴，地塞米松3mg加入超声雾化液中雾化吸入呼吸道。但临床上须特别注意防止诱发上消化道出血；使感染恶化及二重感染；抑制机体免疫反应。不应长期应用。

（四）血管扩张剂的应用

血管扩张剂的作用是降低肺动脉高压，减轻心脏前后负荷、增加尿量、减轻水肿、缓解心力衰竭。酚妥拉明可解除微小动脉痉挛，改善DIC状态，降低肺动脉高压；利血平既可扩张外周小动脉，又可抗多巴胺所引起的药物性高血压，因多巴胺的不良反应可使浅部血管收缩而使血压上升。

（五）抗凝剂的应用

目前应用于临床的抗凝剂有：

1.低分子右旋糖酐　解除微循环痉挛，改善脑血管灌流，降低血液黏度，改善微循环，有利尿和减轻脑水肿的作用。

2.潘生丁　抑制血小板凝聚，疏通微循环。

3.肝素　能影响血凝过程，不仅阻止血小板凝聚，也可减少肺血管活性物质的释放，解除微循环痉挛，疏通微循环。降低$PaCO_2$，血压回升，出血倾向停止，有利于肺部感染的控制。

（六）及时纠正碱中毒

临床上在肺心病、肺源性脑病的防治过程中，尽管指导思想坚持"宁酸勿碱"的原则，但是，临床上出现肺源性脑病伴发碱中毒的病例屡见不鲜。因此，当肺源性脑病碱中毒时，在保证通气功能良好前提下，不管是否应用利尿剂，均应静脉补充 10％KCl，每小时不超过 1g，每天不超过 6g。个别严重低钾低氯碱中毒者，在心电图和血生化监测血 K^+、Cl^- 的前提下，可静脉补充 10％KCl 8～9g/d，肾功能不全者应慎用。若血清 Cl^- 下降至 70～80mmol/L 时，则应静脉精氨酸。

（七）利尿、脱水剂的应用

此类药的应用原则是：第一、从小剂量递增；第二，小量、联合、短程、间歇，其目的是为了使机体有适当的时机调整内环境，防止水电、酸碱紊乱。但临床用药强调指出四点注意：①利尿同时若应用激素和碱性药物时，则应特别慎用，预防低 K^+ 低 Cl^- 碱中毒。②当顽固性心衰伴心源性肝硬化而继发醛固酮增多症时，则应选用醛固酮拮抗剂螺内酯，以达排 Na^+ 保 K^+ 之目的。③对严重肺源性脑病患者，应严禁使用碳酸酐酶抑制剂醋氨酰胺，因此药能抑制脑细胞及脑血管平滑肌细胞内的碳酸酐酶，使脑细胞内的 $PaCO_2$ 迅速增高。脑脊液的 pH 急剧下降，从而病情恶化。④当肺源性脑病患者出现双侧瞳孔不等大，心率慢，颈强直，有明显脑水肿及脑疝综合征时，方可在短时间内少量应用 20％甘露醇，否则不宜应用甘露醇。

（八）氨基酸和血浆蛋白的应用

1.当肝功能不全及呼吸肌无力时，支链氨基酸血中含量降低，且支链氨基酸/芳香族氨基酸的比值降低，故补充支链氨基酸 250ml 静滴之后，可使肝功和呼吸肌功能得以改善。

2.当肾功能不全时，血肾必氨基酸含量降低，而甘氨酸与苯丙氨酸值相对增高，故补充肾必氨基酸后，可有效地改善肾功能。

3.当低蛋白血症致全身水肿时，可给予冻干血浆和白蛋白（用药时须注意心功能），不仅纠正了低蛋白血症，提高胶体渗透压，改善水肿，而且在增强机体免疫力和抗病能力的同时，起到抗生素在血中的载体作用。

（宋然）

第六节　肺栓塞

一、概述

肺栓塞是指各种栓子堵塞肺动脉或其分支后引起的以肺循环障碍为主要表现的临床和病理生理综合征。少数患者肺栓塞后会发生肺出血或坏死，称作肺梗死。引起肺栓塞的栓子有血栓栓子、脂肪栓子、羊水栓子以及空气栓子等，以血栓栓子最为常见，称作肺血栓栓塞症，其栓子常源于下肢深静脉血栓脱落。肺血栓栓塞症的临床表现复杂多样，易于漏诊及误诊，大块肺栓塞常导致患者出现显著的低血压和严重的呼吸困难，可导致患者猝死。

二、临床表现

1.急性肺心病　表现为突然呼吸困难、濒死感、发绀、右心衰竭、低血压、指端湿冷，见于突然栓塞两个肺叶以上的患者。

2.肺梗死 有不足 1/3 的患者表现为突然呼吸困难、胸痛、咯血及胸膜摩擦音或胸腔积液。

3.不能解释的呼吸困难 表现为原因不明的呼吸困难及气促,尤以活动后明显,是肺栓塞症最常见的临床表现。

4.慢性反复性肺血栓 表现为发病隐匿,进展缓慢的重度肺动脉高压和右心功能不全。

5.猝死 少部分患者表现为猝死,常是大块栓子栓塞肺动脉主干引起的。

6.肺部体征 常出现呼吸急促、发绀、肺部啰音等,也可以在合并肺不张或胸腔积液时出现相应的体征。此外,有相当一部分患者无肺部体征。

7.循环系统体征 有心动过速,血压变化,严重者出现血压下降,甚至休克;颈静脉充盈或异常搏动;肺动脉瓣第二心音(P_2)亢进及分裂,三尖瓣区收缩期杂音。

8.其他体征 可以有发热,多在 38.5℃ 以下,合并感染时可有高热。肺血栓栓塞症的患者常可见下肢深静脉血栓形成的体征。

9.一般检查

(1)血气分析:常表现为呼吸性碱中毒伴低氧血症。血气分析正常不能除外诊断。

(2)心电图检查:典型表现为 $S_I Q_{II} T_{III}$,电轴右偏。但更多见的是非特异性 ST、T 波改变及心律失常等。

(3)胸部 X 线检查:胸部 X 线检查多正常或大致正常。有肺梗死时,可见楔形阴影。此外有时可见并发肺不张或胸腔积液的表现。

(4)血生化检验:血常规可见中性粒细胞升高,肌酸肌酶、胆红素轻度升高,肌钙蛋白阳性。

(5)超声心动图:对诊断不特异,但可以除外其他原因引起的右心室压力升高。偶可见到肺动脉内血栓。

10.特殊检查

(1)D-二聚体:具有较高的敏感性,阴性结果可以除外诊断,而阳性结果则需做更进一步检查。

(2)通气/血流(V/Q)肺扫描:典型表现为呈肺段分布的灌注缺损,与通气显影不匹配。

(3)螺旋 CT 和电子束 CT 肺血管造影(CTPA):能够发现肺段以上的肺动脉内栓子。

(4)磁共振肺动脉造影(MRPA):对肺段以上的肺动脉栓塞敏感性和特异性均较高。

(5)肺动脉造影:是肺栓塞症诊断的金标准,直接征象有肺动脉内造影剂充盈缺损伴或不伴有轨道征的血流阻断;间接征象有肺动脉造影剂流动缓慢,局部低灌注、静脉回流延迟等。

11.下肢静脉血栓形成的检查

(1)血管超声多普勒检查:常用于检查股静脉、腘静脉和胫后静脉,该方法的准确性为 93%。

(2)放射性检查静脉造影:常见血流梗阻,侧支循环形成静脉瓣功能不全,血流逆流入浅静脉,浅静脉代偿性增粗、扭曲等。

(3)静脉造影:可显示静脉堵塞的部位、范围、程度及侧支循环的情况。

(4)肢体阻抗容积波图:表现为阻抗上升或下降速度均明显减慢。

三、诊断要点

1.有肺栓塞症的危险因素,尤其是有血栓形成的高危因素等,多出现下肢深静脉血栓形成的症状和体征时。

2.当临床上出现以下情况时应考虑成栓塞症 ①下肢无力,静脉曲张,不对称性下肢水肿,血栓性静脉炎;②原有疾病突然发生变化,呼吸困难加重或创伤后呼吸困难、胸痛、咯血;③不明原因的低血压、休克、晕厥及呼吸困难等。

3.对可疑患者行 D-二聚体检查,阳性患者可进一步选择通气/血流(V/Q)肺扫描、CT-PA、MRPA 或肺动脉造影,可明确诊断。

4.下肢血管超声多普勒检查,放射性核素静脉造影,静脉造影及下肢肢体阻抗容积波图均可发现下肢的深静脉血栓形成,从而为肺栓塞症提供佐证。

5.需要与冠心病、肺炎、原发性肺动脉高压、主动脉夹层以及其他原因所致的胸腔积液、晕厥、休克等鉴别。

四、治疗方案及原则

1.一般处理及支持治疗

(1)应对患者的呼吸、心率、血压、血气等进行严密监测。

(2)绝对卧床休息,保持大便通畅,避免用力,可给予镇静止痛及镇咳祛痰治疗。

(3)吸氧纠正低氧血症。

(4)限制输液量纠正低血压。

2.抗凝治疗

(1)肝素:3000～5000IU 或按 80IU/kg 静脉注射后以 18IU/(k·h)持续静脉滴注,再根据 APTT 调整用量,使 INR 值在 1.15～2.5 之间。

(2)低分子肝素:不能监测 APIT 时,而肾功能正常者,可以用低分子肝素替代肝素。

(3)华法林:肝素或低分子肝素治疗 5～10d 后,可口服华法林 3.0～5.0mg/d,调整剂量使 INR 值在 2.0～3.0 之间。华法林应与肝素或低分子肝素重叠应用 4～5d。

3.溶栓治疗

(1)尿激酶:负荷量 4400IU/kg,静脉注射 10min。随后 2200IU/(kg·h),持续 12h 或按 20000IU/kg 持续静脉注射 2h。

(2)链激酶:负荷量 250000IU/kg,静脉注射 30min,随后 100000IU/(kg·h),持续静脉注射 24h。

(3)rt-PA:50mg,持续静脉滴注 2h。

当应用尿激酶和链激酶时,不强调应用肝素治疗,但以 rt-PA 溶栓时,则必须同时使用肝素。

4.肺动脉取栓术 用于致命性的肺动脉主干或主要分支堵塞的大面积肺栓塞症。

5.下腔静脉放置滤器 适用于有抗凝治疗禁忌证、充分抗凝治疗失败后及高危患者,如进展性深静脉血栓、严重的肺动脉高压征象。

五、处置

1.所有怀疑为肺栓塞症的患者,均应入住 ICU 病房密切观察生命体征,并积极完成常规检查,及必要的特殊检查,直至排除或明确诊断。

2.对于病情稳定的患者,在一般处理及对症治疗的基础上,要积极给予抗凝治疗,标准的疗程是：①仅有一过性危险因素，如因手术或外伤需要卧床者，抗凝治疗 4～6 周；②因先天性因素所致者，抗凝 3 个月；③其他原因者抗凝治疗 6 个月；④对于复发的患者或有潜在复发性血栓症患者（抗磷脂抗体综合征），需终身抗凝治疗。

3. 对于血流动力学不稳定的患者如低血压、休克、急性心功能不全，晕厥以及心脏猝停者，应积极溶栓治疗。

4. 对于高度怀疑大块肺栓塞引起心脏骤停者，在积极进行心肺复苏的同时，进行 rt－PA 溶栓治疗。短时间内复苏不能成功者可考虑介入碎栓治疗或手术取栓治疗。

六、注意事项

1. 肺栓塞症的症状及体征均缺乏特异性，应在有危险因素的患者出现相关症状时警惕肺栓塞症的发生。

2. 肺栓塞症，尤其是肺血栓栓塞症可以因反复多次栓子脱落引起症状，因此初始症状稳定的患者，必须严密观察防止症状再发或加重。

3. 心电图检查缺乏特异时，阴性结果不能排除诊断，有异常发现时应与冠心病等鉴别。

4. 溶栓治疗适用病程在 2 周以内的患者。进行溶栓治疗时，注意溶栓的适应证和禁忌证。肺梗死，引起的咯血不是溶栓的禁忌证。

5. 肺动脉取栓术，风险大，死亡率高，技术要求高，除非危及生命的紧急情况，要慎重。

（王林纳）

第七节　胸腔积液

一、概述

胸腔积液是位于肺和胸壁之间一个潜在的腔隙。在正常情况下，脏层胸膜和壁层胸膜表面上有一层很薄的液体，在呼吸运动时起润滑作用。胸膜腔内液体并非处于静止状态，在每一次呼吸周期中胸膜腔的形状和压力均有很大变化，使胸膜腔内液体持续滤出和吸收并处于动态平衡。任何因素使胸膜腔内液体形成过快或吸收过缓，即产生胸腔积液（pleural effusion，简称胸水）。

二、临床表现

（一）呼吸困难

是最常见症状，病因不同，其症状有所差别。结核性胸膜炎多见于青年人，常有发热、干咳、胸痛，随着胸水量的增加可有缓解，但可出现胸闷、气促。恶性胸腔积液多见于中年以上患者，一般无发热，胸部隐痛，伴有消瘦和呼吸道或原发部位肿瘤的症状。炎性积液多为渗出性，心力衰竭所致胸腔积液多为漏出液。肝脓肿所伴右侧胸腔积液可为反应性胸膜炎，亦可为脓胸。症状也和积液量有关，积液量少于 0.3～0.5L 时症状多不明显，大量积液时心悸及呼吸困难更加明显。

（二）体征

与积液量有关。少量积液时可无明显体征，或可触及胸膜摩擦感或可闻及胸膜摩擦音。

中量或大量积液时,患侧胸廓饱满,触觉语颤减弱,局部叩诊浊音,呼吸音减低或消失。可伴有气管、纵隔向健侧移位。

(三)实验室和特殊检查

1.胸水常规和生化检查　诊断性胸腔穿刺对明确积液性质及病因诊断均至关重要。疑为渗出液必须作胸腔穿刺,疑为漏出液则避免胸腔穿刺。

(1)外观:漏出液透明清亮,静置不凝固,比重<1.016。渗出液可呈多种颜色,以草黄色多见,易有凝块,比重>1.018。血性胸水呈洗肉水样或静脉血样,多见于肿瘤、结核和肺栓塞。乳状胸水多为乳糜胸,巧克力色胸水多考虑阿米巴肝脓肿破溃入胸腔,黑色胸水可能为曲霉感染,黄绿色胸水可见于类风湿关节炎。

(2)细胞:胸膜炎症时,胸水中可见各种炎症细胞及增生与退化的间皮细胞。漏出液:细胞数<100×10^6/L,以淋巴细胞与间皮细胞为主。渗出液:细胞数>500×10^6/L。脓胸:白细胞>10×10^9/L。中性粒细胞增多时提示为急性炎症;淋巴细胞为主则多为结核性或肿瘤性;寄生虫感染或结缔组织病时嗜酸性粒细胞常增多。胸水中红细胞>5×10^9/L时可呈淡红色,多由于恶性肿瘤或结核所致,应于胸腔穿刺损伤血管导致血性胸水鉴别。红细胞>100×10^9/L时,应考虑创伤、肿瘤或肺梗死。恶性胸水中40%~90%可查到恶性肿瘤细胞。结核性胸水中间皮细胞<5%。系统性红斑狼疮并发胸腔积液可找到狼疮细胞。

(3)pH:正常胸水pH接近于7.6。pH降低可见于多种原因的胸腔积液,如脓胸、食管破裂、类风湿关节炎时积液;但pH<7.0仅见于脓胸以及食管破裂所致的胸腔积液。

(4)病原体:胸水涂片查找细菌及培养,有助于病原诊断。结核性胸膜炎胸水沉积后作结核菌培养,阳性率仅20%,巧克力色胸水应镜检阿米巴滋养体。

(5)蛋白质:渗出液。蛋白含量>30g/L,胸水/血清比值大于0.5。漏出液:蛋白含量<30g/L,以白蛋白为主,黏蛋白试验(Rivalta试验)阴性。

(6)类脂:乳糜胸的胸水呈乳状,离心后不沉淀,苏丹Ⅲ染成红色,甘油三酯含量>1.24mmol/L,胆固醇不高,脂蛋白电泳可显示乳糜微粒,多见于胸导管破裂。假性乳糜胸的胸水呈淡黄或暗褐色,含有胆固醇结晶及大量退变细胞(淋巴细胞、红细胞),胆固醇多大于5.18mmol/L,甘油三酯含量正常。与陈旧性积液的胆固醇积聚有关,见于陈旧性结核性胸膜炎、恶性胸水、肝硬化和类风湿关节炎胸腔积液。

(7)葡萄糖:正常胸水中葡萄糖含量与血中含量相近,测定胸水葡萄糖含量,有助于鉴别胸腔积液的病因。漏出液与大多数渗出液葡萄糖含量正常;而脓胸、类风湿关节炎、系统性红斑狼疮、结核和恶性胸腔积液中含量可<3.3mmol/L。

(8)酶:乳酸脱氢酶(LDH)是反映胸膜炎症程度的指标,其值越高,表明炎症越明显。渗出液LDH含量增高>200U/L,胸水/血清LDH比值>0.6。LDH>500U/L常提示为恶性肿瘤或胸水已并发细菌感染。胸水淀粉酶升高可见于急性胰腺炎、恶性肿瘤等。淀粉酶同工酶测定有助于肿瘤的诊断,如唾液型淀粉酶升高而非食管破裂,则恶性肿瘤的可能性极大。腺苷脱氨酶(ADA)在淋巴细胞内含量较高。胸水中ADA>45U/L,提示结核性胸膜炎。艾滋病(HIV)合并结核性胸膜炎患者,胸水ADA不升高。

(9)免疫学检查:结核性与恶性胸腔积液中T细胞增高,以结核性胸膜炎为显著,可高达90%,且以$CD4^+$为主,而且胸水中γ干扰素>200pg/ml。系统性红斑狼疮及类风湿关节炎引起的胸腔积液中补体C_3、C_4成分降低,免疫复合物含量增高,胸水中抗核抗体滴度可达

1∶160以上。

(10)肿瘤标志物:癌胚抗原(CEA)在恶性胸水中早期即可升高,且比血清更显著。若胸水 CEA>20μg/L 或胸水/血清 CEA>1,常提示为恶性胸水,其敏感性为 40%～60%,特异性为 70%～88%。胸水端粒酶测定诊断恶性胸水的敏感性和特异性均>90%。近年来还开展了许多肿瘤标志物检测,如肿瘤糖链相关抗原、细胞角蛋白 19 片段、神经元特异性烯醇酶等,可作为鉴别诊断的参考。联合检测多种肿瘤标志物,可提高阳性检出率。

2.X 线检查　极小量游离性胸腔积液,胸部 X 线仅见肋膈角变钝;积液量增多时显示向外、向上的弧形上缘的积液影。平卧时积液散开,使整个肺野透亮度降低。大量积液时患侧胸部有致密影,气管和纵隔推向健侧。液气胸时有气液平面。包裹性积液不随体位改变而变动,边缘光滑饱满,多局限于叶间或肺与膈之间。肺底积液可仅有假性膈肌升高和(或)形状的改变,CT 检查可显示少量胸腔积液、肺内病变、胸膜间皮瘤、胸内转移肿瘤、纵隔和气管旁淋巴结等病变,有助于病因诊断。

3.超声检查　超声探测胸腔积液灵敏度高,定位准确。临床用于估计胸腔积液深度和积液量,协助胸腔穿刺定位。B 超引导下胸腔穿刺用于包裹性和少量胸腔积液。

4.胸膜活检　经皮闭式胸膜活检对胸腔积液病因诊断有重要意义,胸膜针刺活性具有简单、易行、损伤性较小的优点,阳性诊断率为 40%～75%。CT 或 B 超引导下活检可提高成功率,肿瘤或有出血倾向者不宜作胸膜活检。

5.胸腔镜或开胸活检　对于上述检查不能确诊者,必要时可经胸腔镜或剖胸直视下活检。

6.支气管镜　对有咯血或疑有气道阻塞者可行此项检查。

三、诊断要点

(一)症状

可因病因、积液量、积液的性质及形成速度的不同而异。炎性病变产生渗出液,患者呼吸时胸痛,常伴有发热和中毒症状。中等量或大量积液时出现呼吸困难及发绀。漏出液除气短或呼吸困难外,常有原发病的症状。

(二)体征

少量积液,听诊可闻胸膜摩擦音。液体量多时,呼吸浅而快,患侧胸部饱满,肋间隙增宽,呼吸运动减弱,触诊语颤减弱或消失,叩诊呈浊音或实音,心尖冲动向健侧移位,气管移向健侧,听诊呼吸音减弱或消失。积液上方有时听到管状呼吸音。

(三)实验室检查

胸腔积液通过胸膜腔穿刺抽取液体,做常规检验,区分渗出液或漏出液以及良性或恶性(表 6-3、表 6-4)。

表 6-3　胸腔积液漏出液和渗出液的鉴别

项目	漏出液	渗出液
蛋白质定量	<3g/dl	>3g/dl
胸腔蛋白质含量/血清蛋白含量	<0.5	>0.5
乳酸脱氢酶	低	>200IU
胸腔液乳酸脱氢酶/血清乳酸脱氢酶	<0.6	>0.6
相对密度	<1.016	>1.016
红细胞	<1000/mm³	>10000/mm³
白细胞	<500/mm³	>500/mm³
白细胞分类	淋巴和单核细胞>50%	结核时单核>50%,急性炎症时多核 >50%肿瘤不定
PH	>7.3	>7.3
葡萄糖淀粉酶	同血清量	炎症时低,类风湿关节液<30mg/dl胰腺炎患者可高于血清量
特殊蛋白酶		系统性红斑狼疮、类风湿关节炎患者,C₃、C₄补体水平下降

表 6-4　良性胸水与恶性胸水的鉴别

项目	良性	恶性
PH	<7.30	>7.40
葡萄糖	<20mg/dl	>60mg/dl
铁蛋白	<20ng/ml	>500ng/ml(疑癌性)>1000ng/ml(可诊断)
a1酸性糖蛋白	<100mg/dl	>100mg/dl
溶菌酶	>80kg/ml	<65kg/ml
乳酸脱氢酶(LDH)	(136.2+20.29)U/L	(396.6±21.39)U/L
血管紧张素转换酶(ACE)	胸水/血清>1	胸水/血清<1
腺苷脱氢酶(ADA)	(64.17±17.79)U/L	(14.26±5.84)U/L
癌胚抗原(CEA)	<15kg/L	>15kg/L
微量元素晒 Se	正常	低
锌 Zn	正常	低
铜 Cu	正常	高
铁 Fe	正常	高
染色体	无异常	异常,非二倍体细胞
胸腹活检		有癌细胞
胸水中癌细胞		可有

（四）辅助检查

1.X线检查　少量积液时,肋膈角模糊或消失;中等量积液时,患侧胸腔下部可见大片均匀致密阴影,上界呈弧形,凸面向下;大量积液时,患侧胸腔全部为致密均匀阴影,心脏移向健侧,有时可见包裹性、叶间隙、肺底等处的局限性积液。

2.B超检查可鉴别胸腔积液、胸膜增厚以及液气胸等,并可作出定量、定位诊断,有利于穿刺定位。

3.胸膜活组织检查有利于胸膜病变性质和胸腔积液病因等鉴别。

四、治疗方案及原则

胸腔积液为胸部或全身疾病的一部分,病因治疗尤为重要。如结核性胸水抗结核治疗;恶性间皮瘤采用化疗或放疗;大量积液,有压迫症状,可穿刺抽液缓解症状。

(王林纳)

第八节 慢性阻塞性肺部疾病合并急性呼吸衰竭

一、概述

ICU 中常见到晚期 COPD 合并急性呼衰。COPD 是以气流阻塞呈慢性进行性发展为特征的一组疾病,通常包括肺气肿、慢性支气管炎和哮喘。哮喘、慢性支气管炎和肺气肿重叠存在难以鉴别时也归于 COPD 范畴。主要促发因素有病毒或细菌性肺炎、支气管炎、心衰、胸部创伤、肺栓塞或肺梗死等。

COPD 急性恶化(AECOPD)好发于寒冷季节。其确切定义尚未统一,许多情况下仅根据临床或实验室检查难以区分急性发作或持续恶化阶段。Madison 认为,AECOPD 主要指在COPD 基础上发生急性感染性支气管炎,需除外心衰、心律失常、气胸和肺栓塞等引起呼吸恶化。AECOPD 容易合并急性呼衰和酸中毒,是 COPD 患者死亡的重要原因,常需紧急处理。

二、病因及发病机制

COPD 合并急性呼衰病因复杂,通常认为与各种感染、过敏及理化因素刺激有关,吸烟是最大危害因素。

在各种炎症细胞释放的炎症介质作用下导致气道重构,气道壁增厚伴有纤维化,小气道功能失调,气流阻塞。气流阻塞的主要原因一是小气道病变,二为支气管及细支气管痉挛。

(一)感染因素

1.病毒 病毒引起的 AECOPD 约占 30%以上。根据对 186 例患者的研究,鼻病毒、副流感病毒和冠状病毒明显与 AECOPD 有关。与普通人群比较,患者对病毒的易感性未增加,但COPD 患者病毒感染后的严重程度明显增高。

2.细菌 肺炎链球菌和嗜血流感杆菌约占 AECOPD 痰培养检出率 75%～80%,卡他摩拉菌正在呈上升趋势,其次为肺炎支原体、肺炎衣原体和肺炎军团菌。病情严重者,较易发生G⁻菌(特别是肠杆菌和假单胞菌)感染。

恶化间歇期,部分 COPD 患者呼吸道可长期存在菌落,发生恶化后菌落量急剧增加。在机体免疫功能作用下,支气管树的菌量局限于局部,但不能将其清除。一旦发生恶化,菌量骤增引起炎症反应。诱因常为机体抵抗力降低,而非细菌毒力增强。

(二)非感染因素

有害气体、粉尘、花粉和气温骤降等,均可导致 AECOPD,在理论上这些患者不需要使用抗生素治疗。不过,其临床表现和实验室检查结果均与感染因素所致者类似,很难区分。

(三)其他

合并肺炎、肺梗死、自发性气胸、心衰;不适当给氧及安眠药、利尿药;呼吸肌疲劳及其他疾病(DM、胃肠道出血、电解质失常、营养不良)等也可成为 AECOPD 诱因。

总之,COPD 合并急性呼衰是由于 V/Q 比例失衡、气道异常、呼吸肌疲劳及合并血流动力学异常,包括反应性肺动脉高压、右室衰和氧运输损害。

三、病理

支气管黏液腺增生,浆液腺管的黏液腺化生,腺管扩张;杯状细胞增生;灶状鳞状细胞化生,气道平滑肌细胞肥大。慢性支气管炎黏液腺扩大为非特异性。呼吸性细支气管显示明显的单核细胞浸润。膜性细支气管(直径<2mm)炎有不同程度的黏液栓、杯状细胞化生、炎症;平滑肌细胞增生及纤维化时管腔狭窄扭曲。上述改变及肺气肿引起肺泡及呼吸面积减少。肺气肿可分为三种类型:①小叶中央型,即从呼吸性细支气管开始并向周围扩展,在小叶中心最严重,以肺上部最明显。②全小叶型,均匀影响全部肺泡,在肺下部最明显,通常多见于纯合子 α_1 抗胰蛋白酶缺乏病。③远端腺泡型或旁间隔肺气肿,在远端气道、肺泡管与肺泡囊受损,位于邻近纤维隔或胸膜。肺气肿的基本缺陷是肺泡壁破坏,伴有非均匀的气腔扩大,导致腺泡结构或组成紊乱或减少,肺泡数量减少而气腔扩大。肺纤维化发生于肺细支气管周围,以Ⅲ型胶原纤维和网状纤维增生为主,肺泡结构无明显破坏,这一点与特发性肺间质纤维化不同。支气管活体组织检查和病理学研究证明,COPD 气道管壁炎症细胞主要是淋巴细胞,包括 CD4+、CD8+、T 淋巴细胞,其中 CD8+ 显著增加。

四、诊断

(一)症状及体征

具有原发病的症状和体征。此外尚伴有:头痛、多汗、躁动不安、精神错乱或神志不清、中心性发绀、胸部呼吸动度减弱、低血压、心动过速。呼吸困难常见,可突然发生,也可隐匿发病,较原发病时加重。部分病例呼吸困难呈间歇发生。咳嗽、咳痰,大部分病例痰量较少。继发感染时,出现发热、痰量增多,呈脓性或较稀薄白痰。不少病例以急性呼吸道感染发病。

呼气急促、发绀及桶状胸;严重者有呼吸肌辅助呼吸。双肺呼吸音降低,可闻及干、湿性啰音及哮鸣音。肺心病合并心衰者,临床上缺氧症状加重,全身水肿。

(二)实验室检查

1. 常规检查 COPD 伴低氧血症(PaO_2<7.3kPa)患者继发性红细胞计数增多,白细胞和血小板计数正常。嗜酸性粒细胞增多提示过敏因素参与发病。合并感染时,痰培养常可分离到肺炎链球菌、流感嗜血杆菌、卡他莫拉菌或肺炎克雷白杆菌等。

2. 放射学检查 胸部 X 线检查对确定肺部并发症、鉴别其他疾病(肺间质纤维化、肺结核)有意义。胸部 X 线常表现两肺纹理增多、粗乱、肺透明度增加、膈肌下降、肺动脉及其分支增宽。CT 可提高肺气肿检出率,并能对肺气肿进行定量分析。

3. 肺功能 COPD 典型改变是用力呼气流速持续减低。FEV_1 与 FVC 比例减少是诊断早期 COPD 的敏感指标,且可评估 COPD 严重程度。肺容量改变表现为双肺容量测定示残气量(RV)和 RV 与肺总量(TLC)之比均增加。WQ 比例失调以及通气不均匀同样是典型表现。一氧化碳弥散量(DLCO)减低水平与肺气肿严重程度平行。

4. 心电图 可出现电轴右偏;肺型 P 波;V_1、V_2 出现 R 波,而 V_5、V_6 导联有深 S 波;右束支阻滞。其中以右心导联 R 波对肺心病诊断意义较大。

AECOPD 诊断标准尚不统一。急性加重期有短期咳嗽、喘息加重、脓性痰、痰量明显增加或伴有发热等。有人提出 AECOPD 诊断标准为：胸闷、气急和咳嗽加重、伴或不伴有发热、咳脓性痰；应用沙美特罗次数增加，每日应用 4 次或以上。

五、处理

ACCOPD 合并呼衰的处理原则包括：纠正致命性低氧血症和酸中毒；积极治疗诱发因素；避免并发症。

（一）病情评估

COPD 存在下列情况之一或两种情况并存时，应住院治疗：①年龄＞65 岁；②伴有其他慢性疾病，如 DM，慢性肾病、心衰、易发生误吸疾病（如脑卒中后遗症、慢性酗酒或严重营养不良）时；③体征异常，如 f＞30bpm、p＞120bpm、BP＜12/8kPa、体温超过 400℃ 或 35℃ 以下、意识障碍；④实验室或影像学异常，WBC＞20×10^9/L 或＜4×10^9/L 或嗜中性粒细胞计数＜1×10^9/L、静息呼吸空气时 PaO_2＜8.0kPa 或 PaO_2＞6.67kPa、血 Cr＞10^{6}μmol/L 或血 BUN＞7.1mmol/L、Hb＜90g/L 或 Hct＜30%、血浆白蛋白＜2.5/L 和 X 线胸片病变累及胸膜并伴有胸腔积液。

当发生下列情形时应收住 ICU：意识模糊或昏迷、呼吸或心跳停止，PaO_2＜6.67kPa，或 $PaCO_2$＞9.3kPa，动脉血 pH＜7.3。

与 COPD 预后相关的因素包括：肺功能、ABG 结果、伴随疾病及恶化频度、痰量多少和糖皮质激素应用等。

（二）治疗

1. 保持气道通畅　清除气道分泌物，可应用支气管扩张药、抗胆碱能药及祛痰药（如溴己新、溴环己胺醇）。痰液＞25ml/d 或因为痰栓引起肺不张的病例可进行胸部理疗。咳嗽无力者，应注意湿化痰液，必要时给予吸痰。

2. 氧疗　低氧血症 COPD 患者应立即给予氧疗，维持 PaO_2＞7.3～8.0kPa。通常经鼻导管（1～2L/min）吸氧。如果 $PaCO_2$ 较低，可应用 Ventmi 面罩（FiO_2 为 0.28）吸氧，以保持 SaO_2＞90% 或 PaO_2≥8.0kPa。氧疗 15～30min 后进行 ABG 监测。少数患者吸氧后 $PaCO_2$ 升高或 pH＜7.26 时预后不良。以往认为，给氧后 $PaCO_2$ 升高是呼吸中枢抑制作用，实际上给氧后 MV 和呼吸冲动均未降低，$PaCO_2$ 升高可能与 Haldane 效应和 V/Q 比例失调恶化有关。

3. 支气管扩张药　COPD 患者气道阻力增加，应用支气管扩张药能降低气道阻力。常用药物包括 β$_2$ 受体激动药、茶碱和 M 胆碱受体阻断药等。除茶碱外，另二类药物均有气雾剂，应用方便，作用迅速。根据病情特点单用或联合应用。

（1）β 受体激动药：主要有沙丁胺醇等，短期定量使用，起效迅速，15～30mm 达作用高峰，疗效持续约 4～5h。剂量 100～200μg（每喷 100μg），每 24h 不超过 8～12 喷。主要用于迅速缓解症状。β$_2$ 受体激动药可引起低钾血症，在低氧血症和（或）原有心肌缺血者易引起或加重心肌缺血或心律失常，甚至猝死，须谨慎。

（2）抗胆碱能类：主要有异丙阿托品。起始作用时间约 30～90min，较 β$_2$ 受体激动药慢，但作用时间较长，为 4～6h。常用剂量为 40～80μg/次，3～4 次/d。与 β$_2$ 受体激动药合用，可取得协同作用。

(3)茶碱类:可解除支气管平滑肌痉挛。支气管扩张作用近似于 β_2 受体激动药或抗胆碱能药。茶碱还具有改善心排血量,扩张全身和肺血管,增加水、钠排出,兴奋中枢神经系统,改善呼吸肌功能以及部分抗炎作用等。有效量($>5\mu g/ml$)与中毒量($>15\mu g/ml$)较接近,应用期间应监测血药浓度。

4. 糖皮质激素　痰液中查到嗜酸性粒细胞的患者,应用糖皮质激素治疗效果较好。

糖皮质激素缓解气急胸闷作用较明显。急性期可静脉给药,琥珀酸氢化可的松($200\sim300mg/d$),6h 后出现疗效。口服泼尼松始为 60mg/d,连用 3d;然后减至 40mg/d,3d 后改为 20mg/d,连用 3d 后停用。

糖皮质激素吸入治疗可以减轻全身应用的不良反应。AECOPD 控制后或稳定期可应用吸入治疗。吸入丙酸氟替卡松(fluticasone)$500\mu g$,2 次/d,$3\sim6d$ 可改善症状。

对以下情况糖皮质激素疗效较好:①应用受体激动药后 FEV_1 增加 $>15\%$,即气道阻塞具有可逆性;②组织学、细胞学或生化检查具有哮喘特点,如血清或痰液检查嗜酸性粒细胞增多,血浆花生四烯酸代谢产物如 TXA_2、LT_3、PGF_{2a} 或 PAF 等介质水平升高;③多种过敏原皮试阳性;④肺部哮鸣音啰音明显;⑤症状轻重起伏明显,发作性非劳累性急性呼吸困难;⑥胸片双肺过度充气而无其他异常征象;⑦血清 IgE 水平升高;⑧肺弥散功能正常。

5. 呼吸兴奋药　严重病例气道阻塞及通气水平降低与意识障碍和呼吸肌疲劳等有关,可应用呼吸肌兴奋药治疗。中枢性呼吸兴奋药现已少用。多沙普仑(doxapram)和阿米替林均通过刺激颈动脉化学感受器(而并非刺激脑神经元)发挥作用,增加肺泡通气,较中枢性兴奋药安全。多沙普仑 140mg/次,稀释后静滴,$2\sim2.8mg/min$。阿米替林 $50\sim150mg/$次,$2\sim3$ 次/d。药物治疗无效时,可采用人工辅助通气。

6. 抗生素　AECOPD 多与(包括细菌与病毒)感染有关。约 80%AECOPD 为细菌感染,其中以肺炎链球菌,流感嗜血杆菌和卡他莫拉菌常见。在未获得病原学前应选择广谱抗菌药,最好选用药物在支气管黏膜和支气管分泌物中浓度较高者。其中青霉素对肺炎链球菌杀灭作用强,仍为首选,对中度(MIC,$0.1\sim1.0\mu g/ml$)或高度耐药菌株(MIC$>2.0\mu g/ml$)可用较大剂量。大环内酯类和喹诺酮类在支气管黏膜和肺组织中浓度较高。新型大环内酯类中阿奇霉素在肺组织中浓度为血清浓度的数十倍至数百倍,3d 疗程相当于氨苄青霉素 15d 疗程。阿奇霉素口服药血清浓度较低。喹诺酮类无需皮试,口服和静脉制剂血清水平相当,治疗后复发率较低。长期应用广谱抗生素容易继发二重感染,合并真菌感染者预后严重。抗生素经验治疗的病例分类(表 6-5)。

表 6-5　抗生素经验治疗的病例分类

1类	一贯健康,病毒感染后支气管炎
2类	单纯性支气管炎;轻度支气管狭窄
3类	慢性支气管炎;明显气道狭窄;伴有其他危险因素
4类	慢性化脓性支气管炎(支气管扩张症)

病毒感染后支气管炎和轻中型原发性肺部疾病患者机体免疫功能正常,通常不必给予抗生素治疗。表中 3 或 4 类病例有脓性痰、气急、伴有机体免疫功能障碍及近期应用其他抗生素治疗的 2 类病例,应常规抗生素治疗,可选用新型喹诺酮类和大环内酯类抗生素。重症患者抗菌药物选择:①大环内酯类联合头孢噻肟或头孢曲松;②具有抗假单胞菌活性广谱青霉

素/β 内酰胺酶抑制剂或头孢菌素类,或前二者之一联合大环内酯类;③碳青霉烯类;④青霉素过敏者选用新喹诺酮类联合氨基糖苷类。

7. 心衰　肺源性心脏病出现心衰者,经卧床休息、吸氧、利尿药可消除水肿及肝脏、胃肠道淤血。

(1)利尿药:氢氯噻嗪 12.5~25mg,1~2 次处氨苯喋啶 25~50mg,2~3 次/d。在紧急情况下应用静脉呋塞米。应用利尿药期间应注意电解质失常。

(2)洋地黄:洋地黄具有刺激膈肌、增强呼吸作用。缺氧患者,应用洋地黄时易发生中毒。合并左心衰的 AECOPD 患者仍可适当应用,剂量为常规用量的 1/2 或 1/3。

8. 辅助通气　COPD 合并急性呼衰时,应早期应用 NPPV 治疗。它能减轻呼吸肌疲劳。f>30bpm 时,动脉血 PH<7.35 为应用指征。通常治疗 1h 后 f 和 pH 改善。每日应用 6~8h,即能减少插管通气的需要。病情迅速恶化、意识障碍、嗜睡、不能配合治疗或经 NPPV 治疗无效的病例,可考虑气管内插管,进行正压机械通气。

9. 镇静药　镇静药抑制通气,通常不主张应用。烦躁者出现人机对抗时可应用。

10. 营养支持　COPD 患者常有营养不良,易发生膈肌疲劳。营养支持应适当增加蛋白质和脂肪供给。进行呼出气和 R/Q 监测可指导营养补充,R/Q>1 提示营养过度或 CO_2 产生过多,CO_2 生成应小于 3~5ml/kg。R/Q 介于 0.8590 为好。支链氨基酸能刺激呼吸中枢和改善呼吸肌功能。

11. 改善原发病及纠正诱因　应用呼吸机的患者应监测呼吸状态,改善阻塞性气道疾病,降低气道阻力,增加肺功能储备。由于自发性气胸、胸部创伤、肺栓塞或肺梗死促发呼衰者应进行相应治疗。

六、预后

COPD 合并急性呼衰者需用呼吸机辅助通气时预后不良。应用 NPPV 短期能缓解症状者预后尚好。严重营养不良合并肺感染或 DM 者需要有创通气时常不易撤机。

(王林纳)

第九节　重症哮喘

长期以来教科书中多提到哮喘持续状态。指哮喘发作,用一般的抗哮喘治疗病情并无改善,严重发作超过 24h 不缓解者,谓之哮喘持续状态。但近年多不再用这个名称,因为:①哮喘持续状态指的是发作严重程度,而重点不是指时间;②有些患者几小时或仅数十分钟的发作,即有致命的危险。故现在多数主张用重度哮喘这一名称。并有人提出潜在致命性哮喘(PFA)即指有高度死亡危险的哮喘患者:①曾有因呼吸停止而进行人工通气治疗者;②因哮喘发作而导致呼吸性酸中毒者;③每年有两次因哮喘加重而入院进行抢救者;④哮喘发作严重而有纵隔气肿或发生自发性气胸者。

一、发病因素

(一)诱发因素

1.接触大量致敏原和精神创伤这类患者 34 例曾进行气管插管并未发现大量分泌物,主要是气管高度痉挛引起的气管狭窄,对通气治疗反应良好、常经处理后迅速缓解。

2.呼吸道感染,诱发致死性哮喘的可能因素。

(1)细菌的内毒素在自然界普遍存在,随时可吸入体内作为变应原。

(2)感染原在肺内刺激中性粒细胞在支气管聚积。

(3)细菌内毒素可引起气道狭窄。

(4)细菌内毒素吸入后 FEV_1 下降,可持续 5h 以上。

3.过量使用 β_2 受体激动剂长期的、过量的使用 β_2 激动剂、症状可缓解掩盖了炎症进展,造成气道反应性增高。大量 β_2 激动剂可导致室性心律失常,也是哮喘突然死亡的原因之一。

4.对病情缺乏恰当的评估与监护 对咳嗽性哮喘误诊为炎性病变或心功能不全,因而导致治疗上失误,增加致死性的危险。

(二)发展为重症哮喘的因素

1.与医生有关因素

(1)未能正确估计病情,轻中度哮喘未能认识到有发展为重度哮喘的可能。

(2)对中度哮喘激素应用量不足。

(3)对皮质类固醇应用有恐惧心理。

(4)缺乏对哮喘病的理解。

(5)过多依靠支气管扩张剂。

(6)不能坚持有效地治疗方案,过多地使用其他无效方案。

2.发展为重症哮喘与患者有关的因素

(1)未按医吃用药。

(2)恐惧使用激素的心理、自己减量使用。

(3)不去医院就诊,希望能自己缓解或自己改变治疗方案。

(4)缺乏必要的治疗。

(5)急救就诊过晚。

(6)经济困难无钱治疗。

(7)心理障碍或对疾病缺乏正确认识。

(8)拒绝治疗,对治疗缺乏信心。

(9)过敏原未除。

(10)家庭不和。

二、致死性哮喘病理生理

(一)呼吸功能损害

1.气道阻力增加、肺泡空气滞留和过度充气。

2.胸膜腔负压增加。

3.增加呼吸功。

4.残气、功能残气、全肺体积增加。

5.V/Q 比值异常。

6.肺泡残腔和肺泡通气增加(最后发生全身耗竭)。

(二)心血管功能的改变

1.肺动脉压上升。

2.右心损伤。

3.左右心室后负荷增加。

4.趋向于发生肺水肿。

5.心率、血压升高。

三、气道严重阻塞的心搏骤停可能发生的指征

1.神志改变,如昏迷、恐慌、精神异常。

2.发绀,$PaO_2 < 8kPa(60mmHg)$。

3.奇脉,吸气时收缩压下降$> 2kPa(15mmHg)$。

4.心动过速,心率> 110次/min。

5.不能说出一句完整的话(单音吐字)。

6.胸部听诊呼吸音低,无哮鸣及啰音,心音减弱。

7.心动过缓。

8.耗竭状态,全身冷汗,面色灰暗。

9.呼吸频率> 30次/min。

10.$PaCO_2$趋于正常或上升,$PaCO_2 > 0.23PaO_2 + 2.128kPa(15.96mmHg)$。

11.pH下降。

四、严重程度的判定

(一)病史

既往多有因哮喘急性发作而急诊看病或住院史。或在病史中可询问出上述导致重症哮喘的原因。此外,重症哮喘患者多有体力活动明显受限,生活自理困难,夜间睡眠受到严重干扰等情况。

(二)临床表现

1.神志,精神障碍;焦急、烦躁、嗜睡、意识模糊。

2.只能用单音节说话,或根本不能说话。

3.端坐呼吸,前倾位。

4.出冷汗或大汗淋漓,四肢末端发凉。

5.口唇,甲床发绀。

6.辅助呼吸肌过度运动,出现三凹征,胸腹部矛盾运动。

7.双肺弥漫性哮鸣音,或哮鸣音由响亮转为微弱乃致消失。

8.即使安静状态下亦出现显著呼吸困难,RR> 33次/min,呼吸幅度浅,或有节律异常。

9.hR> 120次/min(应除外发热、贫血及药物作用),心律不齐。

10.血压降低。

11.奇脉,收缩压下降$2.4 \sim 3.3kPa(18 \sim 25mmHg)$。

(三)实验室检查及特殊检查

1.床旁肺功能测定

FVC$< 1.0L$,$FEV_1 < 0.5L$或$FEV_1 < 30\%$预计值。PEER$< 50\%$预计值(或平素最佳

值)或 PEER<100L/min。

2.动脉血气分析　普通哮喘发作时多表现为 PaO_2 降低,$PaCO_2$ 也降低(过度通气),如果 $PaO_2<8kPa(60mmHg)$,同时 $PaCO_2$ 由降低转为"正常",甚至高于正常(高碳酸血症),pH 值降低,提示气道阻塞严重,呼吸肌疲劳,呼吸衰竭。

3.心电图　可有肺型 P 波,或 ST-T 改变,心律失常。

4.X 线检查　有助于发现肺不张,自发性气胸,纵隔气肿等并发症。

五、治疗

抢救致命性哮喘的成功要点首先是分析哮喘加重的原因并及时解除。无诱因的恶化者预示着病情加重,有诱因而不能及时发现对症治疗可致疾病继续恶化。第二,对病情要有正确的估计,并识别有无并发症的存在。避免使患者发展为多脏器功能衰竭,使治疗更加困难。第三,合理的重症治疗,必须在全面治疗的基础上加特殊治疗。

(一)恶化诱因必须及时消除

哮喘湿化不足,激素量不足,必须及时纠正。哮喘伴发咳嗽时,有时误认为感染的存在,只重视抗生素的治疗而忽视支气管扩张者和抗变应性反应的治疗,则使病情加重。其他如气胸、纵隔气肿、肺感染等必须检胸片证实。及时血气检查,以帮助制定合理的抢救方案。

(二)客观评估病情

对病情客观估计是抢救成功与否的另一重要环节,有的患者发病后很快昏迷,故有人主张用重症哮喘患者代替持续性哮喘一词。重症哮喘的处理主要是防止心搏骤停,一旦发生则复苏比较困难。故有心跳呼吸暂停较大可能者则应及时插管,以保证氧的供给和适当的通气。$PaCO_2$ 高一些关系不大,但 PaO_2 一定要保证在 $8kPa(60mmHg)$ 以上。

(三)气道分泌物湿化

包括充足液体的供应及雾化吸入,松解痰液是哮喘的基本治疗。保持尿量 50ml/h,1000ml/d 以上,是液体足量的标志。雾化液化的盐水加支气管扩张药为宜,但氨苯碱吸入无效。达先片不增加痰的体积,但稀化痰液为比较理想的祛痰药。

(四)支气管哮喘治疗的新概念

哮喘的处理分为两大类。支气管扩张药属于症状治疗、对症治疗,即刻效应明显。但药物作用消失后症状再次出现,不能真正的持久的缓解病情。特异性治疗如激素类药物属于根本治疗,但需要一定时间,数小时、数日、数周才起作用。缓解症状后就可以稳定一段时间,数周、数月不等。Cock croft 指出,临床上治疗支气管哮喘,单纯用支气管扩张剂控制症状,不用抗变应性炎症治疗,使之潜伏发展,这可能是近年来哮喘死亡逐年增加的原因之一。哮喘发病机制中气道变应性炎症重要性远远大于支气管平滑肌痉挛,变态反应性炎症是哮喘病理的基础,而支气管高反应性是生理功能的异常表现。其治疗原则为持续的抗炎症治疗辅以支气管扩张药的治疗。在急性加重期应两者并重。支气管扩张药可以缓解症状,抗炎症治疗可以使哮喘得到长期稳定的症状改善。

近年来国内外报道 No 是一种重要的支气管扩张剂,可用于支气管哮喘,作为支气管痉挛缓解的一个手段。吸入 No 对正常人气道无影响。但对抗甲酰胆碱激发的支气管收缩,对支气管哮喘患者的气道有舒张作用,对 COPD 慢性气道阻塞无作用。北京红十字会朝阳医院治疗 10 例,吸入 No 40ppm 浓度,20min,均有症状改善,FEV_1 及 PEF 上升。其治疗机制可能与抑制炎症介质释放有关,扩张支气管是通过升高细胞内的 cGMP 水平有关。

（五）支气管哮喘处理包括以下措施

1.确认患者有无恶化诱因。

2.保证氧的供给,特别是组织的氧运送。

3.β_2 受体兴奋药

如给沙丁胺醇,博利康尼等治疗。当前气雾剂吸入是首推给药方式,今后发展方向是粉剂吸入,不久的将来气雾剂将禁止使用。该法作用快,药物直接作用于靶细胞,并按需使用。间歇雾化吸入沙丁胺醇 1mg 稀释成 5～10ml,每次 5～10min,每隔半小时 1 次,对持续急、重症哮喘有较好效果。亦有报告用气雾剂 4～6 喷于容器中进行吸入者。也有报告持续雾化吸入舒喘灵 10ml,历时 45min,治疗致死性哮喘,取得理想效果。

有报告沙丁胺醇 500mg 静脉滴入于第 1h,以后 5～20μg/min 滴入,止喘效果较好,有少数报告可有轻度心肌损伤。

4.皮质激素类　重症哮喘原则上是给大量、症状缓解后给维持量。抢救患者时必须及时全身给药,但静脉给药亦需数小时才发挥作用,故为了急救必须同时给支气管扩展药。

（1）甲泼尼龙 40～120mg,静脉,每 6h 1 次,或氢化考的松 100～200mg,静脉,每 4～6h 1 次。

（2）皮质类固醇吸入:多用于中轻度哮喘,有布地奈德、倍氯米松双丙酸脂,(BDP)等。有人报告布地奈德局部抗炎作用强,全身作用小,800μg/d 没有全身副作用出现,并产生下丘脑—垂体—肾上腺轴(HPA)的抑制作用小,对骨代谢也很少发生影响。

激素对哮喘的治疗作用是多重性,作用机制的分子生物学来考虑,皮质激素是高度亲脂性的,因而能很快地进入细胞内,与肾上腺糖皮质激素受体(GR)结合。激素与 GR 结合后,GR 活化后结构及形态均发生改变。激素的抗炎作用主要是通过增加脂皮素－1 的合成,脂皮素－1 能抑制磷酸酯 A2 和减少前列腺素,白三烯和血小板活化因子的产生。今后有人工脂皮素－1 合成后/则大大减少激素的应用副作用,另外 GR 与 GRE(肾上腺皮质激素反应元)的相互作用也会增加气道平滑肌的细胞中的 β_2 受体,并阻止 β_2 受体调节功能下降。激素治疗哮喘更主要的机制是细胞因子基因转录使哮喘炎症得到控制。气道上皮细胞是细胞因子,如 GM－GSF、IL8、RANTS 等重要来源。吸入激素后,支气管上皮细胞是其直接作用的靶细胞,故很快减少炎症反应。激素治疗哮喘作用是多重性,表现有能阻止嗜酸细胞、肥大细胞、巨噬细胞和淋巴细胞浸润;抑制前列腺素、白三烯、血小板活化因子的合成,干扰花生四烯酸的代谢;减少微血管的渗漏,抑制黏液的分泌,阻止炎症的趋化和激活,增加气道平滑肌细胞中 β_2 受体和阻止其活性下降。

（六）其他支气管扩张剂

1.氨茶碱前几年强调氨茶碱血中浓度低于 10mg/L 则无扩张支气管的作用。近年来研究 5～10mg/L 仍有作用。急性哮喘发作首次剂量茶碱 6mg/kg 半小时内快速滴入,以后以 0.2～0.9mg/(kg·h),维持。其 FEV_1 与血中茶碱浓度相关。

2.抗胆碱能药物　异丙托品缓解气道狭窄速度较慢,对急性哮喘效果不甚肯定。近年认为对 COPD 扩张支气管作用优于 β_2 受体兴奋剂。

3.氯胺酮可减少气道阻力。用此药必须有呼吸机做好准备,插管前或插管后仍气道痉挛严重者可短期应用。镇静药物在重度哮喘,$PaCO_2$ 上升趋势者,不宜应用,人工通气后则无禁忌。

4. 硫酸镁 轻度哮喘可试用,重症哮喘效果不肯定。

5. 挥发性麻醉剂 如乙醚、氟烷。异氟烷和安氟醚,这些药物常用于各种药物治疗无效的患者,因该类药可以松弛支气管平滑肌痉挛,故有时这些挥发性麻醉剂可起到满意效果,但这些药物应用中存在一定的问题。

第一问题:即给药技术问题,必须有一个特殊装置送入气道,同时这些药物可污染室内空气。

第二问题:即该药对心脑抑制和低通气后 $PaCO_2$ 上升,脑血管扩张,脑血流和颅内压增加导致脑水肿问题。

以上两个问题在应用时必须给予注意。

(七)人工通气是致死性哮喘抢救的最后一个手段

碱性药物的治疗对部分致命性哮喘特别是有代谢性酸中毒的患者,$NaHCO_3$ 可恢复支气管对拟肾上腺素药物的反应性。有人认为 pH 在 7.20 以下即可给 $NaHCO_3$,但若以呼吸性酸中毒为主者,还是主张以迅速用人工通气降低 $PaCO_2$ 为宜。在不具备血气分析的单位,对顽固性哮喘可以试用小量 $NaHCO_3$,首次剂量为 90mmol,以后每隔 15~30min 可继用 44mmol。

乙醚应用于治疗重度哮喘已有 20 年历史。氟烷有扩张支气管作用,它能松弛平滑肌和拮抗气道由组织胺和乙酰胆碱作用,对循环系统可引起心律不齐及血压下降。本文用肌肉松弛剂司可林及氯胺酮各 50mg 先后静脉推注,同时给予气管插管人工通气并用安定及氯丙嗪维持患者安静,甚至打断自主呼吸,使患者脱离危险。麻醉药的使用必须有人工通气做后盾,否则是十分危险的。各国文献报道,人工通气抢救危重哮喘病死率约为 10%~15%。危重哮喘人工通气的指征:①全身衰竭;②$PaCO_2 > 6kPa$ 的通气功能衰竭。关于 $PaCO_2$ 上升到什么程度即使用人工通气意见尚不一致;③意识障碍,因低氧或二氧化碳潴留;④心血管虚脱、休克与机械通气时有矛盾。但由于呼吸衰竭引起的心血管虚脱,人工通气之后常能立即见功效;⑤有心脏骤停病史或可能性者,应早期使用人工通气。

支气管哮喘患者呼吸机使用注意事项:①须选用定容呼吸机,以保持所需的潮气量,对哮喘患者近年多主张用呼气末正压呼吸,低潮气量容许性高碳酸血症可以试用。用呼气延迟对防止肺泡过度充气还是有益的;②满意氧疗法是保持吸氧浓度的 40% 以下,$PaO_2 > 8kPa$;③气管插管内径尽量大些,成年人气管插管内径一般不小于 8mm。因管径小不但增加呼气阻力而且吸痰不便;④清醒而不安患者,最好在镇静剂和肌肉松弛剂下进行气管插管。插管必须争取时间,否则可发生危险;⑤$PaCO_2$ 下降速度要及时控制,特别是 HCO_3^- 升高的患者不要使 $PaCO_2$ 下降至正常,以防止 pH 偏碱而引起心律不齐或抽搐;⑥呼吸次数尽量适当降低,以增加呼气时间减少过度通气;⑦呼吸机最大气道压一般不超过 $5.4kPa(40cmH_2O)$;⑧随时测血气作为调节呼吸机的依据;⑨气道阻力过大时,加用 β_2 受体兴奋剂或 0.5% 氟烷吸入;⑩气管内湿化,每半小时给 10ml 左右 1.4% $NaHCO_3$ 防止黏液栓形成。

上述两种治疗手段虽然有效,但 $NaHCO_3$ 并非对每个有酸中毒的患者都有良好的作用。我们对呼吸机的应用也只是把它作为抢救致命性哮喘患者的最后一个措施。人工通气只是协助患者渡过短暂的危险阶段。支气管痉挛的缓解还必须靠支气管扩张药,糖皮质激素治疗。特别是氨茶碱的应用,近年来有较大的进展,通过血液药物浓度的监测疗效有明显提高。

总之,特殊治疗的成功是在全面完善基础治疗配合下进行的。近年有人报告在无使用呼吸机条件的基层单位,气管切开或气管插管后尽量湿化气道后吸痰使哮喘危重持续状态者得以缓解,此方法仅提供试用。

（王林纳）

第十节　重症肺炎

重症肺炎又称中毒性肺炎或暴发性肺炎,是由各种病原体所致肺实质性炎症,造成严重菌血症或毒血症进而引起血压下降、休克、神志模糊、烦躁不安、谵妄和昏迷。美国胸科学会(ATS)提出重症肺炎的界定是:①呼吸频率>30 次/min;②PaO_2<60mmHg,PaO_2/FiO_2<300,需行机械通气治疗;③血压<90/60mmHg;④胸片显示双侧或多肺叶受累,或入院 48h 内病变扩大 50%;⑤尿量<20ml/h,或急性－肾衰竭需要透析治疗。通常所谓休克型肺炎或中毒型肺炎应当说仅是重症肺炎中的一种类型。

一、病因与发病机理

（一）病因

重症肺炎最常见的致病菌为肺炎双球菌,其次为化脓性链球菌、金黄色葡萄球菌、绿脓杆菌、流感嗜血杆菌、厌氧菌等,还有少见的病毒,如流感病毒、鼻病毒等,这些病原体所分泌的内毒素造成血管舒缩功能障碍及神经反射调节异常,导致周围循环衰竭、血压下降、休克、细胞损伤和重要脏器功能损害等。

（二）发病机理

当机体免疫功能低下时,侵入肺实质的病原菌及其毒素可引起:

1.激活机体某些反应系统,包括交感－肾上腺髓质系统,补体系统,激肽系统,凝血与纤溶系统等,产生各种生物活性物质,作用于血管舒缩中枢。

2.机体的神经－内分泌系统的强烈反应,导致内源性鸦片释放。

3.中毒性心肌炎影响心输出量。

4.通过垂体－肾上腺皮质系统,引起肾上腺皮质功能不全。

以上因素均可使有效循环血量下降,引起微循环功能障碍,造成细胞损伤和重要脏器功能损害。

二、诊断要点

（一）呼吸系统表现

起病急骤,进展快,早期主要为寒战高热,体温在 39～40℃,呈稽留热,伴咳嗽、咳痰、咯血、胸痛、呼吸困难,常有发绀,肺部语颤增强,叩诊浊音,可闻及支气管呼吸音及湿啰音。

（二）休克表现

一般在发病 24～72h 内,也有在 24h 内突然出现血压下降,血压低于 80/50mmHg 或测不出,伴有四肢厥冷、面色苍白、出汗、口唇发绀、神志模糊、烦躁不安、嗜睡、昏迷、尿少或无尿。

（三）其他表现

可有心率增快、心律不齐、奔马律等心肌损害表现;亦有恶心、呕吐、腹痛、腹泻,严重者出现水和电解质紊乱。老年患者体温可以轻度升高或低于正常。

(四)血常规

血白细胞高达(10~20)×10⁹/L,中性粒细胞占80%以上,有核左移,并且出现中毒颗粒和核变性,甚至可有类白血病反应。

(五)X线表现

早期表现为肺纹理增多,或局限性一个肺段的淡薄、较均匀阴影,以后迅速发展为肺段、肺叶炎症。不同类型的肺炎有不同的X线表现,应注意加以区别。

(六)痰液检查

使用抗生素前应当争取作痰培养,一般连送3次。留痰时应注意晨起漱口、刷牙、用力咳嗽,使深部支气管的分泌物能够咳出,以保证痰的质量。咳出的痰应立即送验,不应超过2h。

(七)动脉血气分析

由于肺部广泛炎症引起通气/血流比例失调,血气分析主要表现为动脉低氧血症和代谢性酸中毒,过度通气的患者可以出现呼吸性碱中毒,肺部病变进展迅速,造成通气量下降者也可出现呼吸性酸中毒。

三、病情判断

在临床上凡出现以下表现,提示病情危重。

1. 全身中毒症状重。

表现持续高热,呈稽留热,体温在39℃~40℃,起病急、寒战高热、胸痛、呼吸困难、发绀。

2. 在24h之内,出现休克表现。

3. 合并有心肌损害的表现,心率增快、心律不齐、奔马律等。

4. 血白细胞增高,有类白血病反应。

5. 血气分析示有呼吸性酸中毒和代谢性酸中毒。

四、治疗

(一)一般支持疗法

卧床休息,注意保暖,发热者可用冰袋敷前额或物理降温,有气急发绀等缺氧者应给予吸氧,咳嗽剧烈者可用镇咳祛痰药。

(二)抗感染治疗

尽早控制感染可预防休克的发生,在未查清病原体前,要根据临床表现判断最可能的病原,选择2~3种抗生素联合应用,然后根据痰培养和药敏结果选用敏感抗生素有针对性治疗。控制感染的原则是早期、足量和联合应用抗生素。尽可能静脉用药。若为肺炎链球菌,要选用大剂量青霉素,1200万~2400万U/d静脉点滴。应用一周左右病变多有明显吸收,病情严重者可适当延长用药时间或用氨基苷类,氟喹诺酮类抗生素。金黄色葡萄球菌对普通青霉素高度耐药,可选用苯唑青霉素,2.0~4.0g,4~6h/次,静脉滴注,或用头孢唑林4.0~6.0g/d静脉滴注。也可加用红霉素、利福平等。如为G⁻杆菌或混合感染可选用下列抗生素:①三代头孢菌素如头孢噻肟、头孢三嗪、头孢哌酮等;②新型青霉素类如氨苄西林-舒巴坦、泰门汀等;③氟喹诺酮类如环丙沙星、氧氟沙星等;④也可以选用广谱抗生素氨曲南,目前该药抗菌谱最广;⑤耐甲氧西林金黄色葡萄球菌(MRSA)感染首选万古霉素,2.0g/d,分 2 次静脉滴注,使用中注意其肾毒性。

（三）抗休克

1.补充血容量　休克性肺炎主要是有效血容量不足,故必须迅速扩容纠正是治疗关键。一般选用低分子量右旋糖酐、平衡盐液、葡萄糖生理盐水;低蛋白血症者可选用血浆、白蛋白和全血。有酸中毒可加用 5％碳酸氢钠。原则上先用低分子量右旋糖酐或平衡盐液,以迅速恢复组织灌注,在特殊情况下可输入血浆或白蛋白。输入速度应先快后慢,输液量应先多后少,力争在数小时内使微循环改善,休克状态逆转。下列证据可反映血容量已补足:口唇血润,肢端温暖,收缩压>11.97kPa(90mmHg);脉压>3.9kPa(30mmHg),脉率<100 次/min,尿量>30ml/h,血红蛋白和红细胞压积恢复至基础水平。年老体弱、心、肾功能不全者要酌减输液量。

2.血管活性物质的应用

(1)休克的早期或血容量一时未能补足时,输液中可加入适量间羟胺、去中肾上腺素维持收缩压在 12～13.33kPa(90～100mmHg),去甲肾上腺素的剂量为 0.5～1mg％,滴速为 20滴/min,常与酚妥拉明(苄胺唑啉)合用,间羟胺作用缓和持久,对肾血管收缩作用较轻,剂量为 5～20mg％,滴速为 20～40 滴/min。

(2)感染性休克的病理基础是小血管痉挛,而血管扩张剂则在补充血容量的情况下进行。常用的血管扩张药有如下几种。

1)α 受体阻滞药:酚妥拉明,用量 5～10mg,加入 5％葡萄糖中缓慢静滴。

2)受体兴奋剂:多巴胺系体内合成去甲肾上腺素的前体,一般用量 2～15μg/(kg·min),若滴速超过 20μg/(kg·min)仍不能维持适当血压,可改用血管收缩药或其他药物合用。

3)胆碱能药物:常用的药物有山莨菪碱(654-2),一般用量 0.5mg/kg 静脉注射,必要时可重复,青光眼及排尿困难者禁用。

4)特异性阿片受体拮抗药:纳洛酮是通过阻滞休克时从垂体大量释放 β 内啡肽类物质的扩血管效应,改善低血压。一般使用 0.4～0.8mg 静脉注射,必要时 2～4h 重复 1 次,继以 1.2mg 置于 500ml 液体中静滴。

3.纠正水电解质和酸碱紊乱　经过上述抗休克处理后血压仍未回升时,要注意酸血症的存在,可用 5％碳酸氢钠、氨丁三醇(三羟甲基氨基甲烷,THAM)、11.2％乳酸钠,肝功能障碍和高乳酸血者不宜用 11.2％乳酸钠。

4.及早应用肾上腺皮质激素　休克性肺炎患者如无消化道出血等并发症,在有效抗感染基础上主张早期、大量短时间应用。常用甲泼尼龙 200～300mg,地塞米松 10～30mg/次,必要时 4～6h 重复 1 次。

5.并发症的治疗　及时发现,积极处理并发症,如中毒性心肌炎、肺水肿、肾衰、呼吸衰竭、脓胸。

（四）纠正酸碱平衡紊乱

酸中毒首选 5％碳酸氢钠静脉滴注,一般轻度酸中毒静脉滴注 250ml,中度至重度者 500～900ml。亦可根据血气结果灵活应用。

（五）应用血管活性药物

经过补充血容量、吸氧、纠正酸中毒等综合治疗后,如血压仍未回升,症状未见好转者可用血管活性药物。一般认为,若患者有皮肤湿冷、四肢温暖、冷汗少、尿量少等症状时以血管舒张为主,可选用收缩血管药物。可以使用间羟胺 10~40mg 加 5‰葡萄糖(GS)250ml 静脉滴注,也可加入多巴胺 40~80mg 以改善血液量的重新分布。如患者全身发冷、面色苍白、少尿或无尿等以血管痉挛占优势时,可首选 α 受体阻滞剂酚妥拉明 5~10mg 加 5‰GS 250ml 静脉滴注。

近年来,国内外用纳洛酮治疗休克取得一定效果,该药为吗啡拮抗剂,可以阻滞 β 内啡肽等物质产生降压作用,还有稳定溶酶体、保护心肌等作用,在休克状态下一般使用 0.4~0.8mg 静脉注射,也可置于 500ml 液体中静脉滴注。

(六)抗胆碱能药物

常用的有山莨菪碱,一般用量为 10~20mg 静脉注射,0.5~1h 静推 1 次,病情好转后逐渐延长给药时间。

(七)糖皮质激素的应用

在有效抗感染的基础上可以短期使用,可用琥珀酸氢化可的松或地塞米松,一般用 1~3d,情况好转后迅速撤停。

(八)机械通气重症

肺炎患者不同器官功能损害机制各不相同,治疗各异,但核心问题是呼吸功能的支持。通过呼吸支持,有效纠正缺氧和酸中毒,是防止和治疗心、肾功能损害的基础。重症肺炎需要机械通气支持者从 58％~88％不等,机械通气的衔接有面罩和人工气道(气管插管与切开),我们认为衔接方式的选择重点应参考患者神志状态、呼吸道分泌物多少以及呼吸肌劳累程度等,在神志欠清,不能自主排痰和呼吸肌疲劳患者应采用气管插管。

(九)并发症的治疗

及时发现并发症如脓胸、中毒性心肌炎、肺水肿、呼吸衰竭、肾衰竭,应积极进行相应治疗。

(十)病情交代

1.详细询问病史,有利于确定病因和病情判断。

2.休克型肺炎急性起病,发展迅速,可因多种原因造成死亡,须向家属交代清楚。

(宋然)

第十一节　大咯血

咯血是呼吸系统疾病常见的症状之一,多数患者对此病症极为恐惧(大咯血在临床上一般指在 24h 内咯血总量在 500ml 以上:其严重程度除与咯血量有关外,重要的是出血速度与持续时间。国外文献报告,大咯血病死率高达 50％~100％。在 48h 内咯血总量在 600ml 以上者病死率为 25％,在 16h 内咯血总量 600ml 以上者病死率为 75％。而急剧从口鼻喷射大量鲜血,出血量在 2000ml 以上者,多为急性死亡性大咯血。中等量咯血指 24h 内咯血总量在 100~500ml,小量咯血指 24h 内咯血总量小于 100ml 者。

一、病因与发病机理

(一)病因

据 Bopen 七人统计文献资料有 99 种疾病可致咯血,但最常见的仍以肺结核、支气管扩张、肺癌、肺脓肿、慢肺部感染、心血管疾病等为主。在判断病因时,Andosca 和 Foleg 以年龄大小作为初步分类(表 6－7)。

表 6－7　咯血的病因

年龄	病因
儿童~19 岁	支气管扩张、风湿性心脏病、肺结核
20~40 岁	肺结核、支气管扩张、风湿性心脏病
40 岁以上	肺、肺结核、支气管扩张

(二)发病机理

1. 支气管及肺部疾病

(1)肺结核:肺结核咯血最为常见,占大咯血的 80%~90%,其出血机制为:①结核性炎症累及肺部、支气管血管,造成血管破损引起出血。②胸膜牵拉正常粘连的肺组织血管破裂造成出血。③瘢痕组织牵拉病灶周围血管,从而使血管移位,循环障碍,血管内及血管壁渗透性改变,引起出血。④空洞肉芽组织增生,血液渗出。⑤支气管周围干酪性淋巴结穿入支气管,累及血管,形成支气管瘘,引起咯血。⑥空洞或支气管内膜结核,或钙化淋巴结侵犯血管壁,引起出血。⑦结核性空洞或结核性支气管扩张处肺动脉破裂或腊斯默森(Rasmussen)动脉瘤破裂导致致命性大咯血。

(2)支气管扩张:其病变多位于左肺下叶,发病机理有两点。①支气管内膜炎症侵及支气管动脉,引起大咯血。②支气管炎症,血管充血扩张,渗出性改变,血液外溢。

(3)肺癌:多见于原发支气管肺癌,由于癌肿生长于大支气管管壁,其癌肿血管丰富及癌性感染坏死,使血管破裂,出现反复多次的中等量咯血。

(4)肺脓肿咯血:由于机化的胸膜组织中动脉与病变区肺血管吻合,以及脓肿壁上动脉被侵袭,当剧烈咳嗽时导致破裂,发生中等量咯血,呈脓血痰,且脓多于血,痰菌阳性。

(5)肺弗状菌瘤、真菌球、曲菌球出血:由于弗状菌生长于残存无结核菌的空洞或扩张支气管内而导致空洞内继发弗状菌感染,出现小量咯血与咳嗽密切相关,血清弗状菌沉淀素反应阳性。

2. 全身性疾病

(1)钩端螺旋体病:可引起急性出血性肺炎而大咯血,由于病原体的毒素损伤肺毛细血管、前毛细血管,使其松解变性,麻痹性扩张、充血,导致肺循环障碍及缺氧和凝血机制紊乱。使大量红细胞迅速渗出,进入肺泡内而大量咯血,多伴发热、乏力、腰背痛、淋巴结肿大、肺啰音心率快而弱。

(2)肺出血一肾炎综合征:是一种自身免疫性疾病。由于毒素或其他病因损害肺基底膜而产生了抗肺泡基底膜抗体。因为肺泡基底膜与肾小管基底膜的化学成分相似,两者间具有交叉抗原性,故抗肺泡基底膜抗体可与肾小球基底膜结合,并激活补体而引起炎症反应,故有咯血和肾炎的病情。

(3)结节性多发性动脉周围炎:是一种结缔组织疾病,由于肉芽肿导致坏死性血管炎及局灶性肾小球肾炎,肺动脉受损出血并发全身动脉结节性周围炎,好发年龄 40~50 岁,呈多次反复小量咯血。

(4)白塞病:可因肺血管炎,时有大咯血的表现。

(5)血液病:血小板减少性紫癜及白血病均可引起咯血。

3. 心血管疾病风湿性心脏病合并二尖瓣狭窄、肺栓塞、肺动脉高压、肺静动脉瘘均可引起咯血。

二、救治原则与措施

任何病因所致的咯血均应足够重视,除及时明确诊断外,应予以积极治疗,特别是对大咯血的急救处理应抓住三个关键问题:①防止气道阻塞;②维持生命功能;③防止继续出血,有条件的情况下应把患者送进抢救病房进行监护,以便及时采取相应的措施。

(一)一般处理措施

首先令患者患侧卧位(病侧向下),以免血液吸入健肺,也可采用头稍低于胸部,以便于积血外流,若呼吸困难则应采用30°~40°的半卧位,以利咳嗽、呼吸、排血,从而保证气道通畅,患者常紧张、恐惧,应尽量安慰患者,必要时给以少量镇静剂。因剧烈咳嗽可加重咯血,故给以镇咳剂可待因30mg 口服或肌肉注射。必要时4~6h 可重复1次。若有心肺功能不全、全身衰竭、咳嗽无力的患者应尽量少用镇静剂,禁用吗啡,以免抑制咳嗽反射,使血流滞留在气道内引起阻塞。若脉搏增快,血压下降,应立即给予高流量吸氧,静脉补液,防止休克发生。根据 Boser 提出咯血患者的血容量至少要维持在30%以上,不宜达到正常血压水平,否则加重出血。

(二)止血措施

1. 中医中药止血法适用于无抢救条件的基层医疗单位,更适用于严重冠心病的咯血患者。

(1)大蒜糊敷贴涌泉穴,新鲜大蒜一个,去皮捣碎成糊状,取10g 加硫磺6g,肉桂末3g,冰片3g 研匀后分别涂在两块纱布上敷贴双足底涌泉穴,隔日换药一次,可有一定疗效,为防止足底起泡,应先于足底涂甘油,再敷贴大蒜糊。

(2)穴位封闭0.25%~0.5%普鲁卡因溶液1~2ml,于双内关,双尺泽,双孔最穴位先直刺,待有酸麻胀感时注入1~2ml 即可。

(3)针刺疗法:取鱼际、孔最、天泽、内关通外关、膻中、膈俞穴,每日2~3次,快进针,速捻转,上下提插强刺激即可。

2. 药物止血法

(1)垂体后叶素:国外文献报道,Wiggers 研究证实垂体后叶素是血管收缩剂中最有效的一种药物,可使静脉回流量减少,肺循环血量降低,促使肺出血量迅速停止。其止血机制是促使肺小动脉收缩,减少肺内出血量。但由于垂体后叶素对心肌有抑制作用,对子宫平滑肌有收缩作用,因此,合并冠心病及孕妇接近预产期时应禁忌使用。临床应用方法如下。

1)20%葡萄糖20ml 加垂体后叶素5~10U,于10~20min 内静脉缓注。

2)10%葡萄糖250ml 加垂体后叶素10U,静脉点滴,每日3~4次,一般停止出血后再继续注射2~3d,以巩固疗效。

3)20%葡萄糖40ml 加垂体后叶素5~10U,与20%葡萄糖40ml 加2%奴夫卡因2~4ml 交替静脉缓注,每日4次,3~5d/疗程。

4)最近国外文献报道,静注垂体后叶素止血效果不好时,可采用支气管内注射氯普马嗪,使支气管动脉血栓形成而达到止血目的,此法对不能手术的肺出血病例有一定疗效。

(2)普鲁卡因:由于普鲁卡因有扩张血管,降低肺循环压力,所以若冠心病、孕妇、肠结核禁用垂体后叶素的咯血患者,可首选用普鲁卡因止血。临床应用方法:50%葡萄糖40ml加普鲁卡因50mg静脉缓注,每天两次,或10%葡萄糖500ml加普鲁卡因150～300mg静脉点滴。

(3)激素:对顽固性咯血病例,若一般治疗无效时,可加用激素治疗,其机理尚待进一步研究。但是Epsteln认为应用激素后,血中含有多量组织胺和肝素的肥大细胞失去颗粒甚至退化,从而使肝素含量水平降低,有利于凝血时间缩短,致咯血停止。

(4)硫酸雌酮钠:此药为从受孕马的尿中提取的雌激素制剂,可增加出血血管阻力促使加强凝血机制,达到止血目的。临床应用方法:注射用水5ml加硫酸雌酮钠20mg,静脉缓注20min,每天一次。适用于血友病患者止血。

(5)止血敏:能使血小板增加,增强血小板聚集功能及其黏附力,缩短凝血时间而止血。常用:①20%葡萄糖40ml加止血敏500mg静脉缓注。②10%葡萄糖500ml加止血敏3g静脉点滴。

(6)抗纤维蛋白溶解剂:这类制剂包括6-氨基己酸、抗血纤溶芳酸、止血环酸三种。其止血机制是抑制纤维蛋白溶酶的激活因子,使纤维蛋白溶解酶原不能激活为纤维蛋白溶酶,从而抑制纤维蛋白溶解而达到止血目的。临床常用方法:①20% 6-氨基己酸30～40ml加10%葡萄糖100ml于30min内静脉点滴,以后以每小时1g,维持12～24h即可。②抗血纤溶芳酸(对羟基苄胺,PAMBA):10%葡萄糖200ml加PAMBA0.4g静脉点滴,每天一次。③止血环酸20%葡萄糖40ml加止血环100mg静脉缓注每天两次。或10%葡萄糖500ml加止血环酸500mg静脉点滴每天一次。

(7)维生素K:可增加凝血酶原,促使凝血形成,常用20%葡萄糖40ml加维生素K,10mg静脉缓注,每日总量可达50mg。

(8)止血三联针:抗血纤溶芳酸0.2～0.4g,维生素$K_1$20mg、止血敏0.5～1.0g联合应用,每日一次。

(9)安络血:可增加毛细血管的抵抗力及血管断裂的回缩作用,常用10mg肌肉注射,每日两次。

3.急诊手术止血其具体内容见胸部外科。

4.纤维支气管镜止血　国外文献报道,对大咯血不易停止,病情严重,不能耐受手术治疗止血者,可采用纤维支气管镜做冷盐水灌洗法止血,或支气管内填塞法、支气管动脉栓塞法止血。

(三)大咯血窒息的抢救

1.大咯血窒息的诱因

(1)反复、大量喷射性的咯血。

(2)肺部病变广泛,心肺功能不全。

(3)支气管狭窄扭曲及支气管引流不畅。

(4)患者体衰,无力咳嗽,血液积聚。

(5)镇静、镇咳剂应用不当或深睡抑制咳嗽反射。

(6)大咯血过程中患者精神过度紧张,血块刺激引起支气管喉头痉挛。

2.大咯血窒息的先兆征象

(1)大咯血过程突然咯血骤然减少或终止,随即出现胸闷,极度烦躁,表情恐惧。精神呆滞。

（2）喉头作响，随即出现呼吸浅而快或呼吸骤停。

（3）一侧或双侧呼吸音消失，面色青紫，目瞪口呆，大汗淋漓，双手乱抓，神志昏迷，大小便失禁。

3.大咯血窒息的处理原则与措施　主要为解除气道阻塞，保持呼吸道通畅。高流量吸氧，人工辅助呼吸。根据病因及病情采取如下措施。

（1）立即抱起患者下身倒置，使躯干与床成 45°～90°角，另一个轻托患者头部向背部屈曲，并拍击背部倒出气管内的积血，防止血流淹溺整个肺脏。

（2）对已切除一侧肺而余肺咯血窒息者则令患者侧卧于已切除肺的一侧，使余肺在上方；头低脚高位为宜。

（3）及时清除血块：首先用开口器撬开牙齿（注意义齿）挖出口咽部积存的血块，再用大注射器套上胶管抽吸出口鼻咽喉头部位的血块。若有条件或必要时可气管插管、气管切开对血凝块连续负压抽吸。

（4）在大咯血窒息的抢救过程中，要针对病情需要，采取相应的应急措施，要分秒必争，紧急抢救。快速输血，正确补液，给予右旋糖酐、葡萄糖盐水以补足血容量，适量给以多巴胺、间羟胺等升压药，使收缩压维持在 90～100mmHg 不宜太高，以免加重咯血。

三、大咯血预后判断

有下列情况出现则预后不良。

1.肺部病变广泛，心肺功能不全，年老体弱者。

2.咯血量大，3h 超过 300ml，18～24h 超过 600ml 者。

3.咯血量大且呈鲜红色。

4.伴有慢性阻塞性肺病及肺心病者。

（王志斌）

第十二节　原发性支气管肺癌

原发性支气管癌（primary bronchogenic carcinoma），简称肺癌（lung cancer），为起源于支气管黏膜或腺体的恶性肿瘤。肺癌发病率为男性肿瘤的首位，并由于早期诊断不足致使预后差。目前随着诊断方法进步、新药以及靶向治疗药物出现，规范有序的诊断、分期，以及根据肺癌临床行为进行多科治疗的进步，生存率已经有所延长。然而，要想大幅度的延长生存率，仍有赖于早期诊断和早期规范治疗。

一、病因和发病机制

虽然病因和发病机制尚未明确，但通常认为与下列因素有关：

（一）吸烟

大量研究表明，吸烟是肺癌死亡率进行性增加的首要原因。烟雾中的苯并芘、尼古丁、亚硝胺和少量放射性元素钋等均行致癌作用，尤其易致鳞状上皮细胞癌和未分化小细胞癌与不吸烟者比较，吸烟者发生肺癌的危险性平均高 4～10 倍，重度吸烟者可达 10～25 倍。吸烟量与肺癌之间存在着明显的量-效关系,开始吸烟的年龄越小,吸烟时间越长,吸烟量越大,肺癌的发病率越高。一支烟的致癌危险性相当于 1~4mrad 的放射线,每天吸 30 支纸烟,相当于 120mrad 的放射线剂量。

被动吸烟或环境吸烟也是肺癌的病因之一。令人鼓舞的是戒烟后肺癌发病危险性逐年减少,戒烟 1~5 年后可减半。美国的研究结果表明,戒烟后 2~15 年期间肺癌发生的危险性进行性减少,此后的发病率相当于终生不吸烟者。

(二)职业致癌因子

已被确认的致人类肺癌的职业因素包括石棉、砷、铬、镍、铍、煤焦油、芥子气、三氯甲醚、氯甲甲醚、烟草的加热产物,以及铀、镭等放射性物质衰变时产生的氡和氡子气、电离辐射和微波辐射等。

(三)空气污染

空气污染包括室内小环境和室外大杯境污染,室内被动吸烟、燃料燃烧和烹调过程中均可能产生致癌物。有资料表明,室内用煤、接触煤烟或其不完全燃烧物为肺癌的危险因素,特别是对女性腺癌的影响较大。烹调时加热所释放出的油烟雾也是不可忽视的致癌因素。在重工业城市大气中,存在着 3,4 苯并芘、氧化亚砷、放射性物质、镍、铬化合物,以及不燃的脂肪族碳氢化合物等致癌物质。污染严重的大城市居民每日吸入空气含有的苯并芘量可超过 20 支纸烟的含量,并增加纸烟的致癌作用。大气中苯并芘含量每增加 $1\mu g/m^3$,肺癌的死亡率可增加 1%~15%。

(四)电离辐射

大剂量电离辐射可引起肺癌,美国 1978 年报告一般人群中电离辐射的来源约 49.6% 来自自然界,44.6% 为医疗照射,来自 X 线诊断的电离辐射可占 36.7%。

(五)饮食与营养

一些研究已表明,较少食用含 β 胡萝卜素的蔬菜和水果,肺癌发生的危险性升高。较多地食用含 β 胡萝卜素的绿色、黄色和橘黄色的蔬菜和水果及含维生素 A 的食物,可减少肺癌发生的危险性,这一保护作用对于正在吸烟的人或既往吸烟者特别明显。

(六)其他诱发因素

美国癌症学会将结核列为肺癌的发病因素之一。有行结核病者患肺癌的危险性是正常人群的 10 倍,其主要组织学类型是腺癌。此外,病毒感染、真菌毒素(黄曲霉)等,对肺癌的发生可能也起一定作用。

(七)遗传和基因改变

二、肺癌临床分期

采用 2009 年国际抗癌联盟(UICC)和国际肺癌研究会(International Association for the Study of Lung Cancer,IASLC)公布的第 7 版肺癌国际分期(表 6-8、6-9)。

表 6－8　2009 年第 7 版肺癌国际分期中 TNM 的定义

原发肿瘤(T)分期

T_X 原发肿瘤不能评价;或痰、支气管冲洗液找到癌细胞但影像学或支气管镜没有可视肿瘤

T_0 没有原发肿瘤的证据

T_{is} 原位癌

T_1 肿瘤最大径≤3cm,周围为肺或脏层胸膜所包绕,镜下肿瘤没有累及叶支气管以上(即没有累及主支气管)

T_{1a} 原发肿瘤≤2cm#

T_{1b} 原发肿瘤＞2,≤3cm

T_2 肿瘤最大径＞3cm 但≤7cm,或符合以下任何一点:累及主支气管,但距隆嵴≥2cm;累及脏层胸膜;扩展到肺门的肺不张或阻塞性肺炎,但不累及全肺

T_{2a} 肿瘤＞3,≤5cm

T_{2b} 肿瘤＞5,≤7cm

T_3 肿瘤最大径＞7cm 或任何大小的肿瘤已直接侵犯了下述结构之一者:胸壁(包括上沟瘤)、膈肌、膈神经、纵隔胸膜、心包;肿瘤位于距离隆嵴 2cm 以内的主支气管但尚未累及隆嵴;全肺的肺不张或阻塞性炎症;原发肿瘤同一叶内出现单个或多个卫星结节

T_4 任何大小的肿瘤已直接侵犯了下述结构之一者:纵隔、心脏、大血管、气管、喉返神经、食管、椎体、隆嵴;同侧非原发肿瘤所在叶的其他肺叶出现单个或多个结节

区域淋巴结(N)

N_X 区域淋巴结不能评价

N_0 没有区域淋巴结转移

N_1 同侧支气管周围淋巴结和(或)同侧肺门淋巴结和肺内淋巴结转移,包括原发肿瘤的直接侵犯

N_2 同侧纵隔和(或)隆嵴下淋巴结转移

N_3 对侧纵隔、对侧肺门淋巴结,同侧或对侧斜角肌或锁骨上淋巴结转移

远处转移(M)

M_0 没有远处转移

M_1 有远处转移

M_{1a} 对侧肺叶出现的肿瘤结节、胸膜结节、恶性胸腔积液或恶性心包积液

M_{1b} 远处器官转移

说明:#任何大小的非常见的表浅肿瘤,只要局限于支气管壁、即使累及主支气管,也定义为 T_{1a}。具有这些特点的 T_2 肿瘤,如果≤5cm 或大小不能确定的归为 T_{2a};如果＞5 和≤7cm 归为 T_{2b}。

　　大部分肺癌患者的胸腔积液或心包积液是由肿瘤所引起的,但如果胸腔积液的多次细胞学检查未能找到癌细胞,胸腔积液又是非血性和非渗出性的,临床判断应该胸腔积液与肿瘤无关,这种类型的胸腔积液不影响分期,患者应归类为 M_0。

　　pTNM 病理学分类中的 pT、pN、pM 定义分别和 T、N、M 相对成。pN 应满足至少 6 个淋巴结(3 个来自包括隆嵴下的纵隔淋巴结,3 个来自 N_1 淋巴结),如果所有淋巴结组织学检查均为阴性,尽管数量不能满足标准,也归为 pN_0。

　　TNM 分期包括非小细胞肺癌和小细胞肺癌,以前小细胞肺癌所使用的"局限期"和"广泛期"两分法已不适用。

表6－9　2009年第7版肺癌国际分期标准

分期		T	IN	M
隐匿性癌		T_X	N_0	M_0
0期		T_{is}	N_0	M_0
Ⅰ期	ⅠA	$T_{1a,b}$	N_0	M_0
	ⅠB	T_{2a}	N_0	M_0
Ⅱ期	ⅡA	T_{2b}	N_0	M_0
		$T_{1a,b}$	N_1	M_0
		T_{2a}	N_1	M_0
	ⅡB	T_{2b}	N_1	M_0
		T_3	N_0	M_0
Ⅲ期	ⅢA	$T_{1a,b},T_{2a,b}$	N_2	M_0
		T_3	$N_{1,2}$	M_0
		T_4	$N_{0,1}$	M_0
	ⅢB	T_4	N_2	M_0
		任何T	N_3	M_0
Ⅳ期		任何T	任何N	M_1

三、临床表现

与肿瘤大小、类型、发展阶段、所在部位、有无并发症或转移有密切关系。有5％～15％的患者无症状,仅在常规体检、胸部影像学检查时发现。其余的患者可表现或多或少与肺癌有关的症状与体征,按部位可分为原发肿瘤、肺外胸内扩展、胸外转移和胸外表现四类。

(一)原发肿瘤引起的症状和体征

1.咳嗽　为早期症状,常为无痰或少痰的刺激性干咳,当肿瘤引起支气管狭窄后可加重咳嗽,多为持续性,呈高调金属音性咳嗽或刺激性呛咳。细支气管－肺泡细胞癌可有大量黏液痰。伴有继发感染时,痰量增加,且呈黏液脓性。

2.血痰或咯血　多见于中央型肺癌肿瘤向管腔内生长者可有间歇或持续性痰中带血,如果表面糜烂严重侵蚀大血管,则可引起大咯血。

3.气短或喘鸣　肿瘤向支气管内生长,或转移到肺门淋巴结致使肿大的淋巴结压迫主支气管或隆突,或引起部分,或引起阻塞时,可有呼吸困难、气短、喘息,偶尔表现为喘鸣,听诊时可发现局限或单侧哮鸣音。

4.发热　肿瘤组织坏死可引起发热,多数发热的原因是由于肿瘤引起的阻塞性肺炎所致,抗生素治疗效果不佳。

5.体重下降　消瘦为恶性肿瘤的常见症状之一。肿瘤发展到晚期,由于肿瘤毒素和消耗的原因,并有感染、疼痛所致的食欲减退,可表现为消瘦或恶病质。

(二)肺外胸内扩展引起的症状和体征

1.胸痛　近半数患者可有模糊或难以描述的胸痛或钝痛,可由于肿瘤细胞侵犯所致,也可由于阻塞性炎症波及部分胸膜或胸壁引起。若肿瘤位于胸膜附近,则产生不规则的钝痛或隐痛,疼痛于呼吸、咳嗽时加重。肋骨、脊柱受侵犯时可有压痛点,而与呼吸、咳嗽无关。肿瘤压迫肋间神经,胸痛可累及其分布区。

2.声音嘶哑　癌肿直接压迫或转移致纵隔淋巴结压迫喉返神经(多见左侧),可发生声音嘶哑。

3.咽下困难　癌肿侵犯或压迫食管,可引起咽下困难,尚可引起气管一食管瘘,导致肺部感染。

4.胸水　约10％的患者有不同程度的胸水,通常提示肿瘤转移累及胸膜或肺淋巴回流受阻。

5.上腔静脉阻塞综合征　这是由于上腔静脉被附近肿大的转移性淋巴结压迫或右上肺的原发性肺癌侵犯,以及腔静脉内癌栓阻塞静脉回流引起。表现为头面部和上半身瘀血水肿,颈部肿胀,颈静脉扩张,患者常主诉领口进行性变紧,可在前胸壁见到扩张的静脉侧支循环。

6.Horner综合征　肺尖部肺癌又称肺上沟瘤(Pancoast瘤),易压迫颈部交感神经,引起病侧眼睑下垂、瞳孔缩小、眼球内陷,同侧额部与胸壁少汗或无汗。也常有肿瘤压迫臂丛神经造成以腋下为主、向上肢内侧放射的火灼样疼痛,在夜间尤甚。

(三)胸外转移引起的症状和体征

胸腔外转移的症状、体征可见于3％～10％的患者。以小细胞肺癌居多,其次为未分化大细胞肺癌、腺癌、鳞癌。

1.转移至中枢神经系统　可引起颅内压增高,如头疼,恶心,呕吐,精神状态异常。少见的症状为癫痫发作,偏瘫,小脑功能障碍,定向力和语言障碍。此外还可有脑病,小脑皮质变性,外周神经病变,肌无力及精神症状。

2.转移至骨骼　可引起骨痛和病理性骨折。大多为溶骨性病变,少数为成骨性。肿瘤转移至脊柱后可压迫椎管引起局部压迫和受阻症状。此外,也常见股骨、肱骨和关节转移,甚至引起关节腔积液。

3.转移至腹部　部分小细胞肺癌可转移到胰腺,表现为胰腺炎症状或阻塞性黄疸。其他细胞类型的肺癌也可转移到胃肠道、肾上腺和腹膜后淋巴结,多无临床症状,依靠CT、MRI或PFT做出诊断。

4.转移至淋巴结　锁骨上淋巴结是肺癌转移的常见部位,可毫无症状。典型者多位于前斜角肌区,间定且坚硬,逐渐增大、增多,可以融合,多无痛感。

(四)胸外表现

指肺癌非转移性胸外表现或称之为副癌综合征(paraneoplastic syndrome),主要为以下几方面表现:

1.肥大性肺性骨关节病(hypertrophic pulmonary osteoarthropathy)　常见于肺癌,也见于局限性胸膜间皮瘤和肺转移癌(胸腺、子宫、前列腺转移)。多侵犯上、下肢长骨远端,发生杵状指(趾)和肥大性骨关节病。

2.异位促性腺激素　合并异位促性腺激素的肺癌不多,大部分是大细胞肺癌,主要为男性轻度乳房发育和增生性骨关节病。

3.分泌促肾上腺皮质激素样物　小细胞肺癌或支气管类癌是引起库欣综合征的最常见细胞类型,很多患者在瘤组织中甚至血中可测到促肾上腺皮质激素(ACTH)增高。

4.分泌抗利尿激素　不适当的抗利尿激素分泌可引起厌食,恶心,呕吐等水中毒症状,还可伴有逐渐加重的神经并发症。其特征是低钠(血清钠<135mmol/L),低渗(血浆渗透压<280mmol/L)。

5.神经肌肉综合征　包括小脑皮质变性、脊髓小脑变性、周围神经病变、重症肌无力和肌病等。发生原因不明确。这些症状与肿瘤的部位和有无转移无关。它可以发生于肿瘤出现前数年,也可与肿瘤同时发生;在手术切除后尚可发生,或原有的症状无改变。可发生于各型肺癌,但多见于小细胞未分化癌。

6.高钙血症　可由骨转移或肿瘤分泌过多甲状旁腺素相关蛋白引起,常见于鳞癌。患者表现为嗜睡,厌食,恶心,呕吐和体重减轻及精神变化。切除肿瘤后血钙水平可恢复正常。

7.类癌综合征　类癌综合征的典型特征是皮肤、心血管、胃肠道和呼吸功能异常。主要表现为面部、上肢躯干的潮红或水肿,胃肠蠕动增强,腹泻,心动过速,喘息,瘙痒和感觉异常。这些阵发性症状和体征与肿瘤释放不同的血管活性物质有关,除了5-羟色胺外,还包括缓激肽,血管舒缓素和儿茶酚胺。

此外,还可有黑色棘皮症及皮肌炎、掌跖皮肤过度角化症、硬皮症,以及栓塞性静脉炎、非细菌性栓塞性心内膜炎、血小板减少性紫癜、毛细血管病性渗血性贫血等肺外表现。

四、诊断

肺癌的临床诊断主要依据临床表现和各种影像学结果进行综合分析,但最后的确诊必须取得细胞学(痰细胞学除外)成病理组织学的证据。任何没有细胞学或病理组织学的证据的诊断,都不能视为最后的诊断。在综合选择各种诊断手段时,应依据先简单后复杂、先无创后有创的原则进行。

(一)肺癌的基本诊断措施

肺癌的基本诊断措施包括病史和体检、胸部正侧位片、全血细胞检查和生化检查。

1.年龄>45岁、吸烟指数>400的男性,为肺癌的高危人群。建议至少每年一次进行肺部体检。

2.咳嗽伴血丝痰的患者,应高度怀疑肺癌的可能。咳嗽(70%)、血痰(58%)、胸痛(39%)、发热(32%)、气促(13%)乃常见的五大症状,其中最常见的症状为咳嗽,最具有诊断意义的症状为血痰。

3.肺癌的症状学没有特异性,凡是超过2周经治不愈的呼吸道症状尤其是血痰、咳嗽,或原有的呼吸道症状发生改变,或反复发作的阻塞性肺炎,要高度警惕肺癌存在的可能性。

4.年度体检发现胸片异常,如肺结核痊愈后的瘢痕病灶,应每年追踪检查,如病灶增大应进一步排除肺瘢痕癌的可能。

5.肺癌出现声音嘶哑、头面部水肿提示局部晚期的可能。5%~10%的肺癌患者以上腔静脉阻塞综合征为首发症状。其他肺癌局部外侵的症状包括 Horner 综合征、Pancoast 综合征,还有累及喉返神经的声嘶。

6.肺癌患者近期出现的头痛、恶心或其他的神经系统症状和体征应考虑脑转移的可能。骨痛、血液碱性磷酸酶或血钙升高应考虑骨转移的可能。右上腹疼痛、肝大、碱性磷酸酶、谷草转氨酶、乳酸脱氢酶或肌红素升高应考虑肝转移的可能,皮下转移时可在皮下触及结节;血行转移到其他器官可见相应转移器官的症状。

7.确诊为肺癌的患者,应进行 ECOG 或 Karnof-sky 行为状态评分。肺癌患者的行为状态是最重要的预后因子之一。

8. 确诊为肺癌的患者,应评估体重减轻指数。Lagakos 的 ECOG 研究显示,治疗前半年体重下降超过 5% 的患者,预后明显差于不超过 5% 的患者。

(二)胸正、侧位片

临床初诊不排除肺癌的患者,应常规进行胸部正、侧位片检查。胸部正、侧位片检查是发现、诊断肺癌和提供治疗参考的基本方法。有 5%~15% 的肺癌患者可无任何症状,单凭 X 线检查发现肺部病灶。

(三)痰细胞学检查

临床怀疑肺癌病例,常规进行痰细胞学检查。

痰细胞学检查是目前诊断肺癌简单方便的作创伤性诊断方法之一。痰细胞学检查阳性、影像学和支气管镜检查未发现病变的肺癌称为隐形肺癌。

(四)支气管镜检查

临床怀疑肺癌的病例,应常规进行支气管检查,这是肺癌诊断中最重要的手段。支气管镜检查可直接观察到气管和支气管黏膜上的病变,并可在直视钳取、擦刷以获取病理组织学或细胞学的诊断。对位于支气管镜不能窥视到的周边病变,可在 X 线透视或超声波引导下行活检或刷检,还可利用冲洗的方法获得支气管肺泡灌洗液进行细胞学检查或其他检查。对纵隔或支气管黏膜下的病变,可采用经支气管镜针吸引活检术(经典方法、CT 引导下、超声实时引导下等)来获取组织或细胞标本。还可通过血卟啉激光肺癌定位技术、荧光支气管镜来诊断肉眼未能观察到的原位癌或隐性肺癌。

(五)经皮肺活检病理学检查

对于肺部的病变,经常规的痰细胞学或支气管镜等非创伤性检查仍不能确诊的病例,可考虑行经胸针吸细胞学或组织学检查(transthoracic needle aspiration,TTNA)。TTNA 可在 CT 或 B 超引导下进行,所用的穿刺工具可为细针或为特别的穿刺活检枪、这项检查为创伤性检查,有引起胸、出血的可能,极少数可能会引起针道种植转移。对于早起病变,TTNA 应限于不愿意接受外科手术或有手术禁忌证者。

(六)术中快速冷冻切片检查

肺部孤立的结节性病变且高度怀疑肺癌、其他方法未能确诊者,如果没有手术禁忌证,应选择胸腔镜下楔形切除术或剖胸探查术+术中快速冷冻切片检查,诊断与治疗同步进行。直径<3cm,位于肺外周的结节性病变称为孤立性肺结节(solitary pulmonary nodule,SPN)。20 世纪 90 年代的研究显不,当患者年龄>45 岁时,60% 以上的 SPN 为恶性,当结节的直径>1cm 时,80% 以上的 SPN 为恶性。

(七)怀疑为转移的结节

怀疑转移的体表淋巴结或皮下结节,首选活检,如果不能切除活检的,应先行细针穿刺细胞学检查而不要做部分切取的组织学检查。

五、鉴别诊断

肺癌常与某些肺部疾病共存,或其影像学形态表现与某些疾病相类似,故常易误诊或漏诊,必须及时进行鉴别,以利于早期诊断。痰脱落细胞检查、纤维支气管镜或其他组织病理学检查有助于鉴别诊断,但应与下列疾病鉴别:

（一）肺结核

1.肺结核球　多见于年轻患者,病灶多见于结核好发部位,如肺上叶尖后段和下叶背段。一般无症状,病灶边界清楚,密度高,可有包膜。有时含钙化点,周围有纤维结节状病灶,多年不变。

2.肺门淋巴结结核　易与中央型肺癌相混淆,多见于儿童、青年,多有发热,盗汗等结核中毒症状。结核菌素试验常为阳性,抗结核治疗有效。肺癌多见于中年以上成人,病灶发展快,呼吸道症状比较明显,抗结核药物治疗有效。

3.急性粟粒性肺结核　应与弥漫型细支气管肺泡癌相鉴别。通常粟粒型肺结核患者年龄较轻,有发热,盗汗等全身中毒症状,呼吸道症状不明显。X线表现为细小、分布均匀、密度较淡的粟粒样结节病灶。而细支气管－肺泡细胞癌两肺多有大小不等的结节状播散病灶,边界清楚、密度较高,进行性发展和增大,且有进行性呼吸困难。

（二）肺炎

若无毒性症状,抗生素治疗后肺部阴影吸收缓慢,或同一部位反复发生肺炎时,应考虑到肺癌可能肺部慢性炎症机化,形成团块状的炎性假瘤,也易与肺癌相混淆。但性假瘤往往形态不整,边缘不齐,核心密度较高,易伴有胸膜增厚,病灶长期无明显变化。

（三）肺脓肿

起病急,中毒症状严重,多有寒战、高热、咳嗽、咳大量脓臭痰等症状。肺部X线表现为均匀的大片状炎性阴影,空洞内常见较深液平。血常规检查可发现白细胞和中性粒细胞增多。癌性空洞继发感染,常为刺激性咳嗽、反复血痰,随后出现感染、咳嗽加剧。胸片可见癌肿块影有偏心空洞,壁厚,内壁凹凸不平。结合纤维支气管镜检查和痰脱落细胞检查可以鉴别。

（四）纵隔淋巴瘤

颇似中央型肺癌,常为双侧性,可有发热等全身症状,但支气管刺激症状不明显,痰脱落细胞检查阴性。

（五）肺部良性肿瘤

许多良性肿瘤在影像学上与恶性肿瘤相似。其中尤以支气管腺瘤、错构瘤等更难鉴别。

（六）结核性渗出性胸膜炎

应与癌性胸水相鉴别。

六、治疗

肺癌的治疗应"根据患者的身心状况、肿瘤的具体部位、病理类型、侵犯范围（病期）和发展趋向,结合细胞分子生物学的改变,有计划的、合理的应用现有的多学科各种有效治疗手段,以最适当的经济费用取得最好的治疗效果,同时最大限度地改善患者的生活质量"。

（一）非小细胞肺癌（NSCLC）

1.局限性病变

（1）手术:对于可耐受手术的ⅠA、ⅠB、ⅡA和ⅡB期NSCLC,首选手术。ⅢA期病变若患者的年龄、心肺功能和解剖位置合适,也可考虑手术术前化疗（新辅助化疗）可使许多原先不能手术者降级而能够手术,胸腔镜电视辅助胸部手术（VATS）可用于肺功能欠佳的周围型病变的患者。影像学上已明确纵隔淋巴结转移的N2患者,马上进行手术切除。至于ⅢB、Ⅳ期肺癌,手术不应列为主要的治疗手段。

（2）根治性放疗:Ⅲ期患者以及拒绝或不能耐受手术的Ⅰ、Ⅱ期患者均可考虑根治性放疗。已有远处转移、恶性胸腔积液或累及心脏者一般不考虑根治性放疗。放疗射线可损伤肺实质和胸内其他器官，如脊髓、心脏和食管，对有严重肺部基础疾病的患者也应注意。

(3)根治性综合治疗：对产生 Horner 综合征的肺上沟瘤可采用放疗和手术联合治疗。对于ⅢA期患者，N_2 期病变可选择手术加术后放疗，新辅助化疗加手术或新辅助放化疗加手术。对ⅢB期和肿瘤体积大的ⅢA病变，与单纯放疗相比，新辅助化疗(含顺铂的方案 2～3 个周期)加放疗(60Gy)中位生期可从 10 个月提高至 14 个月，5 年生存率可从 7% 提高至 17%。

2.播散性病变　不能手术的 NSCLC 患者中 70% 预后差。可根据行动状态评分选择适当应用化疗和放疗，或支持治疗。行为状态评分标准：0 分(无症状)、1 分(有症状，完全能走动)、2 分(<50% 的时间卧床)、3 分(>50% 时间卧床)和 4 分(卧床不起)。

(1)化学药物治疗(简称化疗)

1)非小细胞肺癌的一线化疗：化疗对非小细胞肺癌的治疗效效近年虽有提高，但尚不能令人满意，目前是Ⅳ期非小细胞肺癌主要的治疗手段。肺癌对化疗的有效反应，包括完全缓解和部分缓解，只有 10%～15% 的局部晚期患者、不到 5% 的Ⅳ期患者可达到临床完全缓解。化疗后病灶稳定的，可归之于疾病控制，完全缓解、部分缓解和疾病稳定所占的百分比统称为疾病控制率。需注意的是，肿瘤的缓解并不等于生存期的延长。目前铂类是 NSCLC 有效联合化疗方案的基础，含铂两药方案是晚期非小细胞肺癌化疗一线化疗的标准方案。表 6-10 中列出了常用的非小细胞肺癌化疗方案。

表 6-10　非小细胞肺癌化疗方案

化疗方案	剂量(mg/m²)	用药时间	
GP:			
吉西他滨	1000～1250	d1,d8	
顺铂	75	d1	
或卡铂	AUC=5	d1	q21d
DP:			
多西他赛	75	d1	
顺铂	75	d1	
或卡铂	AUC=5	d1	q21d
NP:			
长春瑞滨	25	d1,d8	
顺铂	80	d1	q21d
TP:			
紫杉醇	175(3h)～200	d1	
顺铂	75	d1	
或卡铂	AUC=5	d1	q21d
PP:(非鳞癌)			
培美曲塞	500	d1	
顺铂	75	d1	
或卡铂	AUC=5	d1	q21d
KP:			
依托泊苷	100	d1～3	
顺铂	80	d1	q2ld

非小细胞肺癌的一线维持治疗在非小细胞肺癌一线化疗的基础上，单纯增加化疗周期数已被证明是不能给患者带来获益的治疗模式。Fidias等设计进行的随机对照研究，在一线化疗取得疾病控制的情况下改用多西他塞直至疾病进展，其无疾病进展时间5.7个月，优于多西他塞二线治疗的2.7个月(P=0.0001)，但总生存两组没有差异。培美曲塞维持治疗的随机对照研究显示，维持治疗的PFS和OS分别为4.3个月和13.4个月，安慰剂组为2.6个月和10.6个月。培美曲塞维持治疗相对于安慰剂，减少了50%的疾病进展(HR=0.50,95%Cl=0.42~0.61,P<0.0001)和21%的死亡风险(HR=0.79,95%Cl=0.65~0.95,P=0.012)。

2)非小细胞肺癌的二线化疗方案(表6—11)：

表6—11　非小细胞肺癌的二线化疗方案

化疗方案	剂量(mg/m²)	用药时间	
多两他塞	75	d1	q21d
培美曲塞	500	d1	q21d

现已证实多西他塞二线治疗优于最佳支持治疗、长春瑞滨、异环磷酰胺，能改善生存期和生活质量。培美曲塞与多西他塞疗效相近，但血液毒性较小。

(2)放射治疗(简称放疗)：如果患者的原发瘤阻塞支气管引起阻塞性肺炎、上呼吸道或上腔静脉阻塞等症状，应考虑放疗。也可对无症状的患者给予预防性治疗，防止胸内病变进展。通常一个疗程为2~4周，剂量30~40Gy。心脏压塞可予心包穿刺术和放疗，颅脑、脊髓压迫和臂丛神经受累亦可通过放疗缓解。对于颅脑转移和脊髓压迫者，可给予地塞米松(25~75mg/d,分4次)并迅速减至缓解症状所需的最低剂量。

(3)靶向治疗：肿瘤分子靶向治疗是以肿瘤组织或细胞中所具有的特异性(或相对特异)分子为靶点，利用分子靶向药物特异性阻断该靶点的生物学功能，选择性从分子水平来逆转肿瘤细胞的恶性生物学行为，从而达到抑制肿瘤生长甚至肿瘤消退的目的。部分药物已经在晚期NSCLC治疗中显示出较好的临床疗效，已经被一些指南纳为二线治疗。其中包括以表皮生长因子受体为靶点的靶向治疗，代表药物为吉非替尼(Gefitinib)、厄洛替尼(erlotinib)和单克隆抗体(MAb)(cetuximab)，可考虑用于化疗失败者或者无法接受化疗的患者。此外是以肿瘤血管生成为靶点的靶向治疗，其中bevacizumab(rhuMAb—VEGF)联合化疗能明显提高化疗治疗晚期NSCLC的有效率、并延长肿瘤中位进展时间。

(4)转移灶治疗：伴颅脑转移时可考虑放疗。术后或放疗后出现的气管内肿瘤复发，经纤维支气管镜给予激光治疗，可使80%~90%的患者缓解。

(二)小细胞肺癌(SCLC)

推荐以化疗为主的综合治疗以延长患者生存期。

1.化疗

(1)小细胞肺癌的一线化疗方案：对于M₀的小细胞肺癌，目前最佳的联合化疗方案的总缓解率可达80%~90%，完全缓解率40%~50%，中位生存期可达20个月。与无接受化疗的患者相比，行效的联合化疗能提高患者的中位生存期4~5倍。对于M1的小细胞肺癌，联合化疗方案的者效率大约60%，中位生存期7~9个月。

表6—12列举了常用的小细胞肺癌化疗方案。目前EP方案仍是治疗各期小细胞肺癌的标准方案。

表 6-12　小细胞肺癌化疗方案

化疗方案	剂量(mg/m²)	用药时间	时间及周期
EP			
依托泊苷	100	d1～3	
顺铂	80	d1	q21(ix4
IP			
伊立替康	60	d1,8,15	
顺铂	60	d1	q28d×4
CAV			
环磷酰胺	1000	d1	
多柔比星	40～50	d1	
长春新碱	1	d1	q21d×6

(2)小细胞肺癌的二线治疗方案:目前唯一获得美国 FDA 批准的 SCLC 二线治疗药物为托泊替康。但只有一线化疗获得 CR 的患者最可能从二线化疗中获益。

1)一线化疗后 3 个月以内出现进展,称为难治性小细胞肺癌。如果 PS 评分 0～2 者,二线化疗可选药物有托泊替康、异环磷酰胺、紫杉醇、多西他塞、吉西他滨。

2)一线化疗后 3 个月后出现进展,称为敏感性小细胞肺癌。如果进展时间在 3～6 个月以内且 PS 评分 0～2 者,二线化疗方案首选为托泊替康、环磷酰胺/多柔比星/长春新碱(CAV)、吉西他滨、紫杉类药物、口服依托泊苷。

3)6 个月以后出现进展,选用初始治疗有效的方案。

4)对于一般状态差的患者考虑减量及加强支持治疗。

2.放疗　对明确有颅脑转移者应给予全脑高剂量放疗(40Gy)。也有报道对完全缓解的患者可给予预防性颅脑放射(PCI),能显著地减少脑转移(存活≥2 年,未做 PCI 的患者 60%～80%发生脑转移),但生存受益小。也有研究表明 PCI 后可发生认知力缺陷。治疗前需将放疗的利弊告知患者。对有症状、胸部或其他部位病灶进展的患者,可给予全剂量(如胸部肿瘤团块给予 40Gy)放疗。

3.综合治疗　大多数局限期的 SCLC 可考虑给予足叶乙甙加铂类药物化疗以及同步放疗的综合治疗。尽管会出现放化疗的急慢性毒性,但能降低局部治疗的失败率并提高生存期。可选择合适的患者(局限期、PS 评分 0～1 且基础肺功能良好),给予全部剂量的放疗并尽可能减少对肺功能的损伤。

对于广泛期病变,通常不提倡初始胸部放疗。然而,对情况良好的患者(如行动状态评分 0～1、肺功能好以及仅一个部位扩散者)可在化疗基础上增加放疗。对所有患者,如果化疗不足以缓解局部肿瘤症状,可增加一个疗程的放疗。

尽管常规不推荐 SCLC 手术治疗,偶尔也有患者符合切除术的要求(纵隔淋巴结阴性,且无转移者)。

(三)生物反应调节剂(biological response modifier,BRM)

BRM 为小细胞肺癌提供了一种新的治疗手段,如小剂量干扰素($2×10^6$ U)每周 3 次间歇疗法。转移因子、左旋咪唑、集落刺激因子(CSF)在肺癌的治疗中都能增加机体对化疗、放疗的耐受性,提高疗效。

（四）其他

1.有症状的恶性胸腔积液,推荐治疗性胸腔穿刺以迅速缓解症状;出现复发的恶性胸腔积液,推荐胸腔置管引流和(或)使用胸膜固定术。

肺癌患者出现胸腔积液,首先应进行病因学诊断和积液量的判断。病因学检查方法为胸腔积液查找癌细胞和某些肿瘤标志物如 CEA 和 VEGF。如果积液量＞400ml 同时有呼吸困难的症状,应迅速处理(表 6-13、表 6-14)。

表 6-13 胸腔积液的处理 1

	处现方法	优点	缺点
常用的选择	观察	适于小量的、无症状的积液	积液量通常会增多,需要干预
	治疗性胸腔穿刺和(或)	迅速减较呼吸困难,极微创,	高复发率
	胸腔闭式引流	适于门诊患者	医源性脓胸和气胸
	留置胸管使用硬化剂	成功率＞60%;并发症少见	硬化剂产生的副作用
	胸腔镜滑石粉喷洒	90%的高成功率	有创技术
少用的选择	长期留置导管引流	适于门诊患者;中等成功率	局部感染,间皮瘤有肿瘤种植的危险
	胸腹膜腔分流	用于难治性的积液和萎陷肺	需要良好的行为状态(WHOO.1)
			来处理分流;管闭塞;感染
	胸膜切除术	复发率非常低	并发症和死亡

表 6-14 胸腔积液的处理 2

胸膜固定术药物	成功率(%)	剂量
滑石粉(喷洒或浆涂)	60～95	2.5～10g
四环素	45～70	500mg,或 20～35mg/kg
多西环素	50～75	500mg
博来霉素	54～70	15～240U(通常 1U/kg)或 45～60mg
化疗药物(如顺铂每次 60～80mg/m²)	35～100	不同药物不同剂量
阿的平	65～86	500mg
棒状杆菌	60～76	3.5～14mg
其他的化学物质,如:	30～95	不同剂量
榄香烯		次 200～300mg/m²
香菇多糖		每次 2～4mg

用于胸膜骨定的药物和生物药剂的主要不良反应为胸痛、发热,少部分恶心呕吐;呼吸困难,脓胸等。

2.恶性心包积液的处理 恶性心包积液占所有心包积液的 35% 左右,其中以肺癌引起的最常见,约占 40%。如果积液量超过 500ml,可引起心脏压塞症状。一旦发现有症状的心包积液,应进行心包腔穿刺引流以明确诊断和减轻症状。单纯的心包腔穿刺复发率高达 40%～70%,因此积液量大者应进行心包持续引流,必要时心包腔内注入顺铂或免疫调节剂。对于顽固性的恶性心包积液,可考虑心包开窗术。

七、随访

迄今为止,在肺癌患者中治疗后的随访强度多少为好并没有确切的证据。有两个回顾性研究考察了随访性强度和结果,结论是对总体生存期无影响。尽管如此,仍然主张手术治疗后患者随访时间安排为头两年每3个月1次,两年后每6个月1次,直到5年,以后每年1次。随访内容为病史和体检,特别应注意双锁骨上淋巴结情况;头两年应常规胸部增强CT扫描,两年后可仅行胸部的非增强扫描。当患者有症状时,才相应进行脑CT或MRI、骨扫描、支气管镜等检查,但特殊病例例外。有症状的患者应即时随访。

小细胞肺癌首次治疗后的随访,第一年每2~3个月1次,第2~3年每3~4个月1次,第4年每4~6个月1次,以后每年1次,随访内容包括病史和体检、胸部影像学和必要的血液学检查。有症状的患者应及时随访。

八、预防

避免接触与肺癌发病有关的因素,如吸烟和大气污染,加强职业接触中的劳动保护,应有助于减少肺癌发病危险。由于目前尚无有效的肺癌化学预防措施,不吸烟和及早戒烟可能是预防肺癌最有效的方法。

九、预后

肺癌的预后取决于早发现、早诊断、早治疗。由于早期诊断不足致使肺癌预后差,86%的患者在确诊后5年内死亡。只有15%的患者在确诊时病变局限,5年生存率可达50%。规范有序的诊断、分期以及根据肺癌临床行为制定多学科治疗(综合治疗)方案,可为患者提供可能治愈或有效缓解的最好的治疗方法。随着以手术、化疗和放疗为基础的综合治疗进展,近30年肺癌总体5年生存率几乎翻了1倍。

(吴亚丛)

新编急危重症
诊断与处理措施

（下）

朱永林等◎主编

吉林科学技术出版社

第七章　消化系统急危重症

第一节　急性胃(肠)炎

本病是常见的内科疾病,发病原因多与饮食不当、进食不洁食物有关,尤以后者为多见。起病前多有进食过多生冷、粗糙或刺激性食物(如烈酒、浓茶、辛辣食物),服用某些对胃肠黏膜有刺激性药物,食用被细菌或其毒素污染的食物(如沙门菌、嗜盐菌、金黄色葡萄球菌毒素、肠道病毒等)等病史。

一、诊断

起病常急骤,多在进食后数小时至 24h 内发病。表现为上腹不适或疼痛、恶心、呕吐及食欲缺乏。伴肠炎者则有腹泻,粪便为水样或烂便,每日数次至 10 余次不等。细菌感染者可伴恶寒及发热,但发热一般不高。严重病例可因呕吐及腹泻导致失水、酸中毒及休克。体检一般腹壁柔软,仅有上腹及脐周轻度压痛,无肌卫或腹肌强直等腹膜刺激征,肠鸣常亢进。

二、治疗

(一)一般治疗

卧床休息,祛除病因,视病情可短期禁食或流质饮食。纠正失水及电解质紊乱。

(二)对症治疗

腹痛者可局部热敷,应用阿托品、溴丙胺太林(普鲁本辛)、颠茄酊等解痉止痛药。亦可针刺足三里、内关等穴位。呕吐者可予多潘立酮(吗丁啉)10mg,3 次/d,口服;或 10mg,1 次/d,肌注。腹泻频繁可选用下列止泻药物:①次碳酸铋 1~2g 或碳酸钙 2~4g,3~4 次/d;②洛哌丁胺(易蒙停),首剂 6mg(2 粒),以后视腹泻情况,适当调节剂量,通常 2~12mg/d;③地芬诺酯(苯乙哌啶),2.5~5mg/d,3~4 次/d。复方苯乙哌啶片(每片含苯乙哌啶 2.5mg、阿托品 0.025mg),(1/2~2)片/次,2~3 次/d,口服。由于苯乙哌啶可抑制呼吸,故不适用于儿童。

(三)抗菌药物治疗

对伴有寒战、发热、白细胞升高,粪便镜检有多量白细胞,疑有细菌感染者,可酌情使用抗菌药物。一般可选用氯霉素、新霉素、磺胺类、黄连素、喹诺酮类(如诺氟沙星、环丙氟沙星等)等。

(林荣森)

第二节　细菌性食物中毒

细菌性食物中毒是指进食被细菌或细菌毒素污染的食物而引起的急性感染中毒性疾病,细菌性食物中毒的特点是:①有明显的季节性。多发生于适合细菌生长繁殖的夏秋季节;②发病急,病程短。多于进食后 24h 内发病,一般不超过 72h,经治疗后,2~3d 可痊愈;③发病与饮食有关。中毒患者均吃同样的食物,临床症状基本相似;④除感染型食物中毒外一般无传染性。根据临床表现的不同,分为胃肠型食物中毒和神经型食物中毒。

一、胃肠型食物中毒

胃肠型食物中毒多发生于夏秋季。特征为潜伏期短,不超过72h,常为集体发病,以恶心、呕吐、腹痛、腹泻等急性胃肠炎症状为主要表现。

(一)病原学

1.沙门菌属　是引起食物中毒最常见病原菌。该菌为肠杆菌科沙门菌属,据其抗原结构和生化试验,目前已有2000余种血清型,其中以猪霍乱沙门菌、肠炎沙门菌和鼠伤寒沙门菌较为多见。该菌为革兰阴性杆菌,需氧,不产生芽胞,无荚膜,绝大多数有鞭毛,能运动。对外界的抵抗力较强,在水和土壤中能活数月,在冰冻土壤中能越冬。不耐热,55℃ 1h 或 60℃ 15～30min 死亡,5%苯酚或 1:500 升汞 5min 内即可将其杀灭。此菌广泛存在于多种家畜(猪、牛、马、羊)家禽(鸡、鸭、鹅)鱼类、飞鸟、鼠类及野生动物的肠腔及内脏中。进食了未煮熟的被污染肉类、血、内脏、蛋制品或乳品而造成感染。由于该类细菌在食品中繁殖后,并不影响食物的色、香、味,因此不易及时发现,从而容易引起食物中毒。

2.副溶血性弧菌　为革兰阴性多形态菌。菌体两端浓染,一端有鞭毛,运动活泼。本菌广泛存在于海水中,偶亦见淡水。在高盐环境中(含氯化钠 3%～4%)生长最好。对酸敏感,食醋中 3min 即死。不耐热,56℃ 5min 即可杀死。海产品带菌率极高,其他含盐量较高的食物如咸菜、咸肉、咸蛋亦可带菌。

3.大肠杆菌　为两端钝圆的革兰阴性短杆菌,多数菌株有鞭毛,能运动,可有荚膜。体外抵抗力较强,在水和土壤中能存活数月。本菌属以菌体(O)抗原分群,以荚膜(K)抗原(A、B、L)和鞭毛(H)抗原分型,目前已发现 170 多个血清型。本菌为人和动物肠道正常寄居菌,有些类型菌可以致病,能引起食物中毒的菌种有 16 个血清型,根据其致病机制不同可分为以下几种。

(1)产肠毒素大肠杆菌(ETEC):是旅游者及婴幼儿腹泻的重要病因。

(2)致病性大肠杆菌(EPEC):是婴幼儿腹泻的重要病原。

(3)侵袭性大肠杆菌(EIEC):通常在较大的儿童和成人中引起腹泻,类似菌痢的表现。

(4)肠出血性大肠杆菌(EHEC):表现为出血性肠炎。其中的 $O_{157}H_7$ 血清型已被确认为人类致病菌。

4.金黄色葡萄球菌　为革兰阳性,不形成芽胞,无荚膜。在乳类、肉类食物中极易繁殖,在剩饭菜中亦易生长,在 30℃经 1h 后即可产生耐热性很强的外毒素(肠毒素),此种毒素属于一种低分子量可溶性蛋白质,可分 5 个血清型(A、B、C、D、E),其中以 A 型引起食物中毒最多见,C、D 型次之。此菌污染食物后,在 37℃经 6～12h 繁殖而产生肠毒素。此毒素对热的抵抗力很强,经加热煮沸 30min 仍能致病。常因食品加工人员的鼻咽部黏膜带菌或手指污染食物而致病。

5.产气荚膜杆菌　为厌氧革兰阳性粗大芽胞杆菌,常单独、成双或短链状排列,芽胞常位于次极端;在体内形成荚膜,无鞭毛,不活动。芽胞体外抵抗力极强,能在 110℃存活 1～4h,能分泌强烈的外毒素,依毒素性质可分六型(A、B、C、D、E、F),引起食物中毒多见于能产生肠毒素 A 型。C 型在少数情况下可导致暴发性,发生可危及生命的梗阻出血性空肠炎。本菌在自然界分布较广,污水、垃圾、土壤、人和动物的粪便、昆虫以及食品等均可检出。

（二）流行病学

1.传染源 被致病菌感染的动物或人。

2.传播途径 被细菌及其毒素污染的食物经口进入消化道而得病。食品本身带菌,或在加工、储存过程中污染。苍蝇、蟑螂亦可作为沙门菌、大肠杆菌污染食物的媒介。

3.人群易患性 普遍易感,病后无明显免疫力。

4.流行特征 本病在5～10月份较多,7～9月份尤易发生,此与夏季气温高、细菌易于大量繁殖密切相关。常因采购不新鲜食物或病死的畜肉、烹调不当、生熟刀板不分或剩余物处理不当而引起。病例集中,多集体发病,潜伏期短,有共同进食的食物,未食者不发病,停止食用可疑食物后流行迅速停止。

（三）发病机制

患者发病与否与病情轻重、与细菌或毒素污染的程度、进食量的多少、人体的抵抗力强弱等因素有关。致病因素有:肠毒素、细菌的侵袭性损害、内毒素、变态反应。根据其发病机制的不同可分为毒素型、感染型和混合型。细菌在食物中繁殖并产生毒素,食入这种食物而引起的中毒,表现为无发热而有急性胃肠炎症状,称为毒素型食物中毒;病原菌污染食物后,在食物中大量繁殖,食入这种含有大量活菌的食物后引起的中毒,表现为发热和胃肠炎症状,细菌在肠道繁殖,并向外排菌,造成污染,称为感染型食物中毒;由毒素型和感染型协同作用所致的食物中毒称为混合型食物中毒。

（四）临床表现

潜伏期短,常于进食后数小时至3d。各种细菌性胃肠型食物中毒的临床表现大致相似,主要为腹痛、呕吐、腹泻等胃肠炎症状。金黄色葡萄球菌和产气荚膜杆菌食物中毒呕吐明显,腹泻轻重不一,多为稀水样便;侵袭性细菌引起的食物中毒,可有发热及黏液脓血便;肠出血性大肠杆菌和副溶血弧菌食物中毒可有血水样便;$O_{157}H_7$ 血清型大肠杆菌感染除有腹泻症状外还可引起溶血性尿毒综合征,重者可以死亡。腹泻严重者可导致脱水、酸中毒甚至休克。病程多在1～3d内。

（五）辅助检查

1.细菌学及血清学检查 收集可疑食物,患者呕吐物,粪便等标本做细菌培养,能分离到同一病原菌。留取早期及病后2周的双份血清与培养分离所得可疑细菌做血清凝集试验,以确定其血清型。

2.动物试验 取细菌培养液或毒素提取液喂食动物,观察有无胃肠道症状,以检测细菌毒素的存在。

（六）诊断依据

1.流行病学资料 根据是否进食可疑被污染的食物;如为共餐者在短期内暴发大批急性胃肠炎患者,结合季节可做出临床诊断。

2.临床表现 有急性胃肠炎的临床特征。

3.辅助检查 收集可疑食物,患者呕吐物,粪便等标本做细菌培养,能分离到同一病原菌。

（七）鉴别诊断

1.非细菌性食物中毒 包括化学性食物中毒(砷、升汞、有机磷农药等)和生物性食物中毒(发芽马铃薯、苍耳子、苦杏仁、河豚鱼或毒蕈等),潜伏期仅数分钟至数小时,一般不发热,以多次呕吐为主,腹痛、腹泻较少,但神经症状及肝、肾功能损害较明显,病死率较高。汞砷中毒者有咽痛、充血、吐泻物中含血,经化学分析可确定病因。

2. 急性细菌性痢疾　暴发少见。一般呕吐较少,常有发热、里急后重,粪便多混有脓血,左下腹明显压痛,大便镜检有红细胞、脓细胞及巨噬细胞,大便培养约半数有痢疾杆菌生长。

3. 霍乱　为无痛性腹泻、呕吐,先泻后吐为多,且不发热,大便呈米泔水样,多伴有不同程度的脱水、酸中毒、周围循环障碍。因潜伏期可长达 6d,故罕见短期内大批患者。大便镜检及培养找到霍乱弧菌可确定诊断。

(八)急诊处理

1. 一般治疗　卧床休息,流食或半流食,宜清淡,多饮盐糖水。感染型食物中毒者应就地隔离。

2. 对症治疗　吐泻腹痛剧者暂禁食,给复方颠茄片口服或注射山莨菪碱,腹部放热水袋。及时纠正水与电解质紊乱及酸中毒。脱水严重甚至休克者,积极补充液体及抗休克治疗。高热者用物理降温或退热药。

3. 抗菌治疗　通常不需应用抗菌药物,经对症治疗可治愈。症状较重考虑为感染性食物中毒或侵袭性腹泻者,应及时选用抗菌药物,如喹诺酮类或氨基苷类药物,也可根据药敏试验选用抗生素。

(九)预防

1. 搞好饮食卫生,加强食品卫生管理是预防本病的关键措施。

2. 做好卫生宣传工作教育,不吃不洁、变质或未经煮熟的肉类食品。

3. 消灭苍蝇、鼠类、蟑螂等传播媒介。

4. 发现可疑病例,及时做传染病报告,立即终止对可疑食物的食用,制定防御措施,及早控制疫情。

二、神经型食物中毒(肉毒中毒)

肉毒杆菌食物中毒,亦称肉毒中毒,是因进食含有肉毒杆菌外毒素的食物而引起的疾病。临床上以中枢神经系统症状如眼肌及咽肌瘫痪为主要表现。如抢救不及时,病死率较高。

(一)病原学

致病菌为肉毒杆菌,亦称腊肠杆菌,属革兰阳性厌氧梭状芽胞杆菌,次极端有大型芽胞,有周鞭毛,能运动。本菌芽胞体对热及化学消毒剂抵抗力极强,干热 180℃需 15min,高压灭菌 121℃需 30min 则可消灭。5％苯酚或 2％甲醛溶液 24h 才能将其杀灭。

本菌主要存在于土壤及家畜粪便中,也可附着在蔬菜和谷物上。在腌制的肉类,豆类及蔬菜过程中,罐装或瓶装食物被肉毒杆菌污染后,在缺氧的情况下,细菌大量繁殖并产生外毒素,进食这样食物后会引起中毒。肉毒杆菌按抗原性不同,可分 A、B、C、D、E、F、G 7 种血清型,对人致病者以 A、B 及 E 型为主,各型均能产生嗜神经类毒素,对人的致死量仅为 0.1mg 左右,毒素对胃酸有抵抗力,但不耐热。A 型毒素 80℃下 5min 即可破坏,B 型毒素 88℃下 15min 可破坏。

(二)流行病学

1. 传染源　肉毒杆菌存在于变质肉食品、豆制品及动物肠道中,芽孢可在土壤中存活较长时间,但仅在缺氧时才能大量繁殖。

2.传播途径 主要通过进食被肉毒杆菌外毒素污染的食物传播,偶可因伤口感染肉毒杆菌发生中毒。

3.易感人群 肉毒杆菌外毒素有高度致病性,人群普遍易感。

(三)发病机制

肉毒毒素是一种嗜神经毒素,经吸收消化道吸收后毒素主要作用于脑神经核、外周神经、肌肉接头处及自主神经末梢,阻断胆碱能神经纤维的传导,神经冲动在神经末梢突触前被阻断,从而抑制神经传导介质-乙酰胆碱的释放,使肌肉收缩运动障碍,发生软瘫,但肌肉仍能保持对乙酰胆碱的反应性,静脉注射乙酰胆碱能使瘫痪的肌肉恢复功能。病理显示脑干神经核受损,脑及脑膜显著充血、水肿,并有广泛的点状出血和血栓形成。

(四)临床表现

潜伏期12~36h,最短为2~6h,长者可达8~10d。中毒剂量愈大则潜伏期愈短,病情亦愈重。发病突然,以神经系统症状为主。病初可有头痛、头晕、眩晕、乏力、恶心、呕吐。稍后,眼内外肌瘫痪,出现眼部症状,如视物模糊、复视、眼睑下垂、瞳孔散大,对光反应消失。重者出现吞咽、发声困难,甚至咽肌瘫痪,导致呼吸困难。腱反射可呈对称性减弱。患者体温正常,神志清楚,感觉正常,血压先正常而后升高。脉搏先慢后快。常有顽固性便秘、腹胀、尿潴留。轻者5~9d内逐渐恢复,但全身乏力及眼肌麻痹持续较久。重症患者抢救不及时多数死亡,病死率30%~60%,死亡原因多为中枢性呼吸衰竭。

婴儿患者首发症状常为便秘,迅速出现脑神经麻痹,可因骤发中枢性呼吸衰竭而猝死(婴儿猝死综合征 sudden infant death syndrome,SIDS)。

(五)辅助检查

1.细菌学及血清学检查 用可疑食物进行厌氧菌培养,可以分离出肉毒杆菌。

2.样本培养 留取培养分离所得可疑细菌做血清凝集试验,以确定其血清型。

3.动物试验 取患者血清注入动物体内或可疑食物喂食动物,观察有无神经系统症状。

(六)诊断依据

1.流行病学资料 曾进食可疑被污染的变质罐头、瓶装食品、腊肠、发酵豆制品与面制品等,同餐者集体发病。

2.临床表现 典型的神经系统表现,如眼肌、咽肌瘫痪,呼吸困难等。

3.辅助检查 从可疑食物中分离出病原菌可确诊。

(七)鉴别诊断

与脊髓灰质炎、毒蕈或河豚致食物中毒、流行性乙型脑炎、急性多发性神经根炎等鉴别。

(八)急诊处理

1.一般治疗 患者应严格卧床休息,并予适当镇静剂。患者于食后4h内可用5%碳酸氢钠或1:4000高锰酸钾溶液洗胃及灌肠,以破坏胃肠内尚未吸收的毒素。咽肌麻痹宜用鼻饲及输液。呼吸困难者予吸氧,及早气管切开,呼吸麻痹者用呼吸机辅助呼吸。为消灭肠道内的肉毒杆菌,以防其继续产生肠素,可给予大剂量青霉素。还应根据病情给予强心剂及防治继发性细菌感染等措施。

2.抗毒素治疗 多价肉毒素(A、B及E型)对本病有特效,必须及早应用,在起病后24h内或瘫痪发生前注射最为有效,剂量每次5万~10万U,静脉或肌内注射(用前先皮肤敏感试验),必要时 6h 后重复给予同量 1 次。在病菌型别已确定者,应注射同型抗毒素,1 万～2 万 U/次。病程已过 2d 者,抗毒素效果较差,但应继续应用以中和血中残存毒素。

(九)预防

加强食品安全的管理,尤应注意罐头食品、火腿、腌腊食品或发酵的豆、面制品的制作和保存。应严禁出售变质的食品。遇有同食者发生肉毒素中毒时,其余人员应立即给予多价精制肉毒抗毒血清预防,1000～2000U 皮下注射,每周 1 次,共 3 次。

(林荣森)

第三节 急性胃扩张

急性胃扩张是指在短期内胃和十二指肠上段的极度扩张,胃腔内大量气体、液体和食物潴留而致的一种综合征。通常为某些内外科疾病或麻醉手术的严重并发症。它可以造成腹胀、腹痛及呕吐,体内严重脱水和电解质丢失,酸碱失衡以及血容量缩减和周围循环衰竭。胃壁因过度伸张变薄或因炎性水肿而增厚,或因血运障碍致胃壁坏死穿孔引起腹膜炎,甚至休克。十二指肠横部受肠系膜上动脉的压迫,可能发生压迫性溃疡。任何年龄均可发病,但以 21～40 岁男性多见。病死率在 18%～20%。

一、病因与发病机制

器质性疾病和功能性因素均可引发急性胃扩张。常见有以下原因。

1. 外科手术 以腹部大手术和迷走神经切断术后常见。这类手术可直接刺激躯体或内脏神经,引起胃自主神经功能失调,胃动力神经反射被抑制,造成胃平滑肌功能失常,胃壁张力减弱而形成扩张。术后给氧、鼻饲物可使大量气体进入胃腔;或未能有效的胃肠减压和过早拔管;或过早、过量进食等因素而发生扩张。由于麻醉的因素造成食管上段括约肌松弛,大量气体进入胃内形成扩张。

2. 压迫、梗阻 各种原因引起的胃肠扭转、嵌顿性食管裂孔疝以及各种原因所致的十二指肠壅积症、十二指肠肿瘤及异物、小肠梗阻、股疝等均可引起急性胃扩张;幽门附近的病变,如脊柱畸形、环状胰腺、胰腺癌等偶可压迫胃的输出道而引起急性胃扩张;躯体部位上石膏套后 1～2d 引起的"石膏套综合征",可引起脊柱伸展过度,十二指肠受肠系膜上动脉压迫引起急性胃扩张。

3. 创伤 尤以上腹部急性挫伤,致使腹腔神经丛受到强烈刺激所产生的一种应激状态。

4. 暴饮暴食 以进食大量干缩食品和过量饮食后立即劳动或剧烈运动时较常见。它可导致胃壁肌肉过度牵拉而引发反射性麻痹,产生扩张。

5. 其他因素 情绪紧张、精神抑郁、营养不良均可引起自主神经功能紊乱,使胃的张力减低和排空延迟;糖尿病神经病变、抗胆碱能药物的应用;水、电解质代谢失调,严重感染性与代谢性疾病如急性胰腺炎、急性梗阻性化脓性胆管炎、急性腹膜炎、糖尿病酮症酸中毒、尿毒症等,均可影响胃的张力和胃的排空,导致急性胃扩张。某些急性中毒时,过量洗胃同样可导致急性胃扩张。

发病机制目前有 2 种学说:一种学说认为是由于肠系膜上动脉和小肠系膜将十二指肠横部压迫于脊柱和主动脉之间所致。另一种学说认为是由于胃、十二指肠壁原发性麻痹所致。

麻痹原因为手术时牵拉、腹膜后引流物的刺激和血肿形成或胃迷走神经切断,或全身中毒,或大量食物过度撑张胃壁所引起的神经反射作用;重体力劳动后疲劳、腹腔内炎症和损伤、剧烈疼痛和情绪波动都可能是促使胃壁肌肉麻痹的因素。"压迫"和"麻痹"可能同时存在,互为因果,而"麻痹"可能起主导作用。胃扩张后将系膜及小肠挤向盆腔,导致肠系膜上动脉压迫十二指肠,造成幽门远端的梗阻,食物和咽下的空气、胃、十二指肠液、胆汁、胰液、肠液大量积存于胃内。这些液体的滞留又可以刺激胃、十二指肠黏膜,导致更多的液体分泌亢进,加重胃扩张,形成恶性循环。胃和十二指肠高度扩张,占据大部分腹腔,胃壁因过度扩张而变得极薄,胃黏膜也被拉平失去其皱襞。由于胃腔内压力不断增高,$>1.96kPa(20cmH_2O)$并超过胃静脉压力,进一步引起胃内血管灌注不足,严重影响胃黏膜的血液循环,胃黏膜可出现多数出血点及糜烂面,最后胃壁可发生坏死和穿孔,继而发生腹膜炎和中毒性休克,此为罕见,但是急性胃扩张最为严重的后果。扩张的胃还可机械地压迫门静脉,使血液淤滞于腹腔内脏,亦可压迫下腔静脉,使回心血量减少,最后导致周围循环衰竭。多次呕吐和胃肠减压还造成脱水和电解质紊乱。

二、诊断

(一)临床表现特点

起病时间不一,一些手术患者常于术后 3~4d 或第 2 周开始进食流质后发病,而暴食者,则多在餐后 1~2h 内起病。症状有上腹部饱胀,上腹或脐周隐痛,可呈阵发性加剧,超过 90% 的患者出现反复呕吐或持续性呕吐伴恶心。开始量小,次数频繁,表现为不自主及无力的呕吐,实际上为胃内容物自口中溢出,这对急性胃扩张具有诊断意义。随着病情发展,腹部胀痛加重,呕吐量逐渐增多并嗳出大量的气体。呕吐物初为胃液和食物,以后混有胆汁,逐渐变为棕绿色、黑棕色或咖啡样液体,有酸臭味。纵然多次呕吐,但腹胀、腹痛并不减轻。因失水及电解质丢失,口渴多饮,随饮随吐。全身情况呈进行性恶化,烦躁不安,呼吸浅表急促,手足搐搦,表情痛苦,血压下降和休克,甚至昏迷。体检除有一般衰弱和脱水征外,突出体征为上腹部膨胀隆起,可见无蠕动的胃轮廓,局部有压痛,无反跳痛,叩诊为高度鼓音,有振水音,肠鸣音减弱甚至消失。在部分患者可出现典型的"巨胃窦"征,即在患者脐右偏上出现极度膨大的胃窦,它是急性胃扩张所特有的重要体征,可作为临床诊断的有力佐证。如在病程中突然出现剧烈腹痛,全腹有压痛及反跳痛,腹部移动性浊音阳性,则表示胃壁坏死后发生急性胃穿孔和急性腹膜炎。

(二)辅助检查

1.实验室检查 可见血液浓缩,红细胞计数和血红蛋白显著增高,血钠、血钾、血氯均降低,出现氮质血症。白细胞总数和中性粒细胞升高。

2.X 线检查 立位腹部 X 线平片或 CT 显示左上腹巨大液平和充满腹腔的巨大胃影及左膈肌抬高。B 超可见胃高度扩张,胃壁变薄,可测量出胃内潴留液的量和在体表的投影,但气体则不易与肠胀气区分。

(三)诊断注意事项

对暴饮暴食后或手术后初期的患者,出现腹胀、恶心及呕吐,吐后腹胀不减轻,并有腹部高度膨隆,振水音阳性,插入胃管后,吸引出大量的液体,即可诊断为急性胃扩张。在诊断时,须注意与以下疾病相鉴别:

1.弥漫性腹膜炎　常有原发病灶可寻,全身感染中毒症状较重,体温常升高,腹膜刺激征明显,肠腔呈普遍性胀气,胃肠减压后并不消失,肠鸣音消失,腹部诊断性穿刺吸出脓液。

2.高位机械性肠梗阻　有阵发性绞痛,肠鸣音亢进,呕吐次数较多并为喷射状,含小肠内容物(有粪臭),胃肠减压抽出胃液量不多且抽出胃内容物后症状仍不缓解。腹部X线平片可见多个扩大的梯形液平面。

3.消化性溃疡合并幽门梗阻　有溃疡病典型病史,发病不如急性胃扩张迅速,可见胃型和逆蠕动波,胃扩张程度较轻,呕吐内容物为食物和胃液,不含胆汁或血液。X线钡餐或胃镜检查可见溃疡所致的器质性狭窄。

4.急性胃肠炎　呕吐及腹泻,腹胀不明显,呕吐后腹胀减轻。

5.十二指肠慢性梗阻综合征　有长期反复发作呕吐病史,餐后发病,呈自限性。X线检查见有十二指肠扩张和壅滞,进食后站立位与坐位易诱发,而卧位可缓解或减轻。

三、治疗

(一)非手术疗法

对于急性胃扩张,尤其是手术后或暴饮暴食所致的急性胃扩张,预防很重要。一旦发生,除并发胃壁坏死或穿孔者外,一般均应采用非手术疗法。

1.胃肠减压　放置胃肠减压管,吸出全部积液,用温等渗盐水洗胃,并持续胃肠减压,一般胃肠减压一次性就能引流出3～4L胃内容物,有时达6L。可随意饮水,饮入后即刻吸出,吸出的液量逐一记录,当吸出的液量逐渐减少并清晰时,可在饮水后夹住1～2h,如无不适或饱胀,可考虑拔出胃管,但一般应36h左右。对暴饮暴食所致的急性胃扩张,因胃内有大量的食物和黏稠的液体,用一般的胃肠减压管吸出,常需要用较粗的胃管洗胃,但应注意不要用水量过多或过猛,防止胃穿孔的发生。手术后急性胃扩张内容物以液体为主,胃肠减压效果好,常能获得有效地缓解,不需再次手术。

2.体位　患者应经常改变卧位姿势,以解除十二指肠横部的压迫,促进胃内容物流动。病情允许时,可采用俯卧位或膝胸卧位。

3.饮食　在持续胃肠减压期间应禁食。吸出的胃液变为正常,腹胀显著减轻,且蠕动恢复后,可开始给予少量流质饮食。

4.维持水与电解质平衡。

5.加强对原发疾病的治疗。

6.禁用药物　禁用阿托品、丙胺太林(Propantheline,普鲁本辛)等胆碱能阻滞剂。

(二)手术疗法

胃神经调节功能紊乱、腹部损伤、十二指肠梗阻压迫等,经过8～12h非手术治疗,腹部或全身情况无好转或恶化者,应及时手术治疗。暴饮暴食后发生者或其他原因引起,同时伴有胃内大量食物积聚,通过胃肠减压,洗胃难以清除,仍需采用手术治疗,可行单纯胃切开减压、胃修补及胃造瘘术。对有腹腔内感染、气腹或疑有胃壁坏死导致胃穿孔或大量胃出血的患者需行胃部分或全部切除加食管空肠吻合术。

(林荣森)

第四节 肝性脑病

肝性脑病(HE)是由临床上各种严重肝脏疾病引起的以代谢紊乱为基础的,以意识障碍、行为异常、昏迷为主要表现的中枢神经系统功能失调综合征。其临床表现还有扑翼样震颤、构音障碍、出现病理反射、脑电图异常、血氨升高等。

2002年,国际消化病学大会(WCOG)工作小组将HE分为A、B、C三型:A型为急性肝衰竭相关的HE(ALFA-HE),它不包括慢性肝病伴发的急性HE;B型为不伴有内在肝病的严重门体分流,并需肝活检组织检查提示肝组织学正常,故此型不易明确诊断,且少见于肝病内外科;C型指在慢性肝病或肝硬化基础上发生的HE,不论其临床表现是否急性。C型发生的主要因素是肝功能不全,循环分流居于次要地位,但两者可协同作用。其中,C型又可分成不同层次亚型:①发作性HE:又分为诱发型、自发型(无明显诱因)和复发型;②持续性HE:又可分为轻型、重型和治疗依赖型,其中轻型和重型的差异在于前者为HEI级,而后者为Ⅱ～Ⅳ级;③轻微HE(MHE):相当于亚临床HE或隐性HE。

一、救治流程

1.临床特征

(1)病史:各型肝硬化、门静脉高压门体分流手术、重症病毒性肝炎、中毒性肝炎、药物性肝炎,少见的原发性肝癌、妊娠期急性脂肪肝、严重胆道感染。

(2)症状:性格改变、精神欣快、智力减退、睡眠习惯改变、说话缓慢而含糊、发音单调而低弱,以及不适当的行为等。

(3)体征:体检可发现共济失调步态;最具特征性的神经系统体征"扑翼样震颤";还可以出现一种特异性气味—肝臭等。

(4)实验室检查:血常规、血小板、凝血功能、肝功能、电解质、血浆氨。

2.临床评估

(1)明确病因及诱因。

(2)完善相关体检及血生化、心理智能测验、脑电图等检查。

(3)与引起昏迷的其他疾病进行鉴别。

(4)对肝性脑病的病情进行分期。

3.治疗原则

(1)立即进行严密监护与积极防治可能发生或已发生的诱因外,强调采取综合治疗措施。

(2)加强基础治疗,保持热量平衡、水电解质及酸碱平衡,以维持内环境稳定。

(3)净化肠道,抑制毒物的生成与吸收。

(4)促进有毒物质的代谢清除,纠正代谢紊乱。

(5)GABA/Bz复合受体拮抗剂与阿片受体拮抗剂的应用。

(6)预防并发症,尤其是脑水肿、消化道出血与感染等。

二、救治关键

1.尽早明确诊断 肝性脑病的诊断以临床诊断为主,主要依据为:①严重肝病和(或)广泛门体侧支循环;②精神紊乱、昏睡或昏迷;③肝性脑病的诱因;④明显肝功能损害或血浆氨增高。扑翼样震颤和典型的脑电图改变有参考价值。

2.准确分析诱因　肝性脑病特别是门体分流性肝性脑病常有明显的诱因,分析它们可能在肝性脑病的发病机制和发展环节中起到的作用,进行相应的处理,以有利于肝性脑病的综合治疗和促进疾病向好的方向转归。

3.准确进行肝性脑病的临床分期　肝性脑病的临床表现常因原有肝病的性质、肝细胞损害的轻重缓急以及诱因的不同而临床表现波动很大。为了观察肝性脑病的动态变化,利于早期诊断、处理、分析疗效及判断预后,根据神经精神症状、体征和脑电图改变,将肝性脑病自轻微的精神改变到深昏迷分为四期(表7-1)。但各期之间分期界限不一定明显,常有前后各期交错重叠。肝功损害严重的肝性脑病常有明显黄疸、出血倾向和肝臭,易并发各种感染、脑水肿和肝肾综合征等情况,使临床表现更加复杂。

表7-1　肝性脑病的分期

	精神(意识)	神经症(征)	脑电图
Ⅰ期(前驱期)	性格改变:抑郁或欣快	震颤或抖动	对称性θ慢波(每秒
	行为改变:无意识动作	正常反射存在	4～7次)
	睡眠节律:昼夜颠倒	病理反射(一)	
Ⅱ期(昏迷前期)	定向障碍	震颤或抖动	同上
	定时障碍	正常反射存在	
	简单计数错误		
	书写潦乱	病理反射(＋)	
	语言断续不清	肌张力可增强	
	人物概念模糊		
Ⅲ期(昏睡期)	昏睡状态	震颤或抖动	同上
	反应存在	正常反射存在	
	(包括能叫醒)	病理反射(＋)	
	狂躁扰动	肌张力明显增高	
Ⅳ期(昏迷期)	完全昏迷	震颤或抖动(一)	极慢δ波(每秒1.3～3
	反应消失	正常反射消失病	次)
	阵发性抽搐	理反射(±)	

4.鉴别诊断　典型HE的诊断一般并不困难,但应与下列疾病相鉴别。

(1)出现精神症状时应与精神病鉴别:凡有精神症状应注意检查有无肝病体征(如黄疸、腹水),以免漏诊、误诊。

(2)有扑翼样震颤时,应除外尿毒症、呼吸衰竭、严重心力衰竭和低钾性昏迷。

(3)已陷入昏迷的HE,应与引起昏迷的其他常见疾病,如脑卒中、颅内感染、尿毒症、糖尿病高渗性昏迷、低血糖昏迷及镇静药中毒等鉴别。

(4)有锥体束征或截瘫时,还应与脑或脊髓肿瘤、脊髓炎鉴别。

5.治疗关键　强调采取综合措施:加强基础治疗,维持内环境稳定;抑制毒物的生成与吸收;促进有毒物质的代谢清除;GABA/Bz复合受体措抗剂与阿片受体拮抗剂的应用;预防并发症等。

三、救治方案

肝性脑病目前尚无特效疗法,立即进行严密监护与积极防治可能发生或已发生的诱因外,强调采取综合治疗措施:①加强基础治疗,保持热量平衡、水电解质及酸碱平衡,以维持内环境稳定;②净化肠道,抑制毒物的生成与吸收;③促进有毒物质的代谢清除,纠正代谢紊乱;④GABA/Bz复合受体拮抗剂与阿片受体拮抗剂的应用;⑤预防并发症,尤其是脑水肿、消化道出血与感染等。

(一)消除诱因

1. 积极治疗上消化道出血和清除肠道积血。

2. 限制蛋白质摄入量,禁用含氨药物(如氯化铵)及水解蛋白等药物。

3. 积极控制感染。

4. 慎用利尿剂,禁止大量放腹水,预防或纠正水电解质紊乱和酸碱平衡失调。

5. 慎用或禁用镇静药物,如患者出现躁狂,应以异丙嗪、氯苯那敏等抗组胺药代替镇静药。

6. 注意防治顽固性便秘等。

(二)维持内环境稳定

1. 维持正氮平衡 开始数日内禁食蛋白质,每日供给热量5024~6700kJ,以碳水化合物为主要食物,昏迷不能进食者可经鼻胃管供食。脂肪可延缓胃的排空宜少用。鼻饲液最好用25%的蔗糖或葡萄糖液,每毫升产热4.2kJ,每日可进3~6g必需氨基酸。胃不能排空时应停鼻饲,改用深静脉管滴注25%葡萄糖液维持营养,入液量限于1500~2500ml/d。在大量输注葡萄糖的过程中,必须警惕低钾血症、心力衰竭和脑水肿。意识清楚后,可逐日增加蛋白质至40~60g/d。供给足够的热量,对维持正氮平衡极为重要,可使机体蛋白质分解减少而合成增加,并使血浆芳香族氨基酸浓度降低。

2. 维持水电解质及酸碱平衡 水的输入以满足生理需要为度,在无额外液体丧失情况下,一般为前一日尿量加500~700ml。每日入液总量以不超过2500ml为宜。肝硬化腹水患者的入液量应加以控制,以免血液稀释、血钠过低而加重昏迷。及时纠正低钾和碱中毒,低钾者补充氯化钾;碱中毒者可用精氨酸盐溶液静脉滴注,切忌过量,以避免脑水肿。

3. 控制与调整食物中的蛋白质 Ⅲ~Ⅳ期患者应禁止从肠道补充蛋白质,可鼻饲或静脉注射25%葡萄糖液。昏迷超过2~3日应予静脉内补充含氨基酸溶液(70g/d)。Ⅰ~Ⅱ期患者开始数日应限制蛋白质,控制在20g/d之内。随着症状的改善,每3~5日可增加10g蛋白质,但以不发生HE为度。逐渐增加患者对蛋白质摄入的耐受性,直到60~80g/d,以维持患者基本的正氮平衡。植物蛋白优于动物蛋白,因植物蛋白产氨少;能增加非吸收性纤维含量从而增加粪便细菌对氨的结合和清除;植物蛋白被肠菌酵解产酸有利于氨的排除。需注意的是,对于慢性HE患者,鼓励少食多餐(5~6次/日),摄入蛋白量宜个体化,逐渐增加蛋白总量,不能用限制蛋白方法预防HE的发生,否则会使营养状况恶化。

4. 输注血制品 急性HE患者,病情变化急剧,给予有力的全身支持治疗,其中以输新鲜血或新鲜血浆尤为重要,一般每日输入100~200ml。新鲜血或新鲜血浆可提供凝血因子,防治出血;可补充血清调理素,增强机体免疫力,有助于防治感染;低蛋白血症者,宜小量多次输注清蛋白。

5.补充足量维生素 急、慢性严重肝病均有凝血机制障碍,应常规补充维生素 K_1,此外补充维生素 C 及 B 族维生素对机体均有益处。

(三)抑制毒素的生成和吸收

1.清洁肠道 尤其对由消化道出血和便秘所致的肝性脑病,通过灌肠或导泻等措施清洁肠道,减少肠道氨的吸收具有有益的作用。可采用以下措施:口服或鼻饲缓泻剂,如乳果糖(10～30ml)、山梨醇、25%硫酸镁(30～60ml),以每日排出软便 2～3 次为宜;用生理盐水或醋酸液灌肠,一方面排出积血,另一方面使肠道保持酸性状态减少氨的吸收。

2.抑制肠道菌群 口服肠道不易吸收的抗生素能有效抑制肠道产尿素酶的细菌,减少氨的生成。常用新霉素、甲硝唑、万古霉素、利福昔明等。长期服用新霉素者可出现听力或肾功能损伤,甲硝唑或利福昔明的疗效与新霉素相似。但由于这些药物潜在的毒性和导致耐药菌株的产生危险,目前多不主张长期应用。抗生素使用期不宜超过 1 个月,其中急性 HE 以 1～2 周为宜,以免引起二重感染等不良反应。服用不产生尿素酶的微生态制剂:如乳酸杆菌、肠球菌、双歧杆菌、酪酸杆菌等,可抑制产生尿素酶细菌的生长,并酸化肠道,对防止氨和有毒物质的吸收有一定作用。

3.改变肠道 PH 值 常用乳果糖,它是人工合成的含酮双糖,口服不吸收,口服后在结肠内被乳酸菌、厌氧菌等分解为乳酸和醋酸,有利于乳酸杆菌等有益菌大量生长。其对肝性脑病的治疗作用如下。

(1)降低结肠 pH 值,使肠腔呈酸性,从而减少氨的形成与吸收。

(2)其轻泻作用有助于肠内含氮毒性物质的排出。

(3)肠道酸化后,促进乳酸杆菌等有益菌大量繁殖,抑制产氨细菌生长,氨生成减少。

(4)使体内尿素、尿内尿素含量降低,粪内氮质排出增加。

(5)本品具有细菌的碳水化合物的底物作用,能增加细菌对氧的利用,使氨进入细菌的蛋白质中,从而使氨降低。

(6)在降低血氨时,可允许机体摄取较多的蛋白质,维持全身营养。剂量 30ml,每日 3～4次,口服,也可鼻饲。乳果糖无毒性,常见不良反应为饱胀,有时出现腹痛、恶心、呕吐等。

(四)促进有毒物质的代谢清除,纠正代谢紊乱

1.降氨药物

(1)鸟氨酸－门冬氨酸:是一种鸟氨酸和门冬氨酸的混合制剂,可激活尿素合成过程的关键酶,提供尿素生成和谷氨酰胺合成的反应底物鸟氨酸和门冬氨酸,增加尿素合成和促进谷氨酰胺生成,从而清除肝脏门脉血流中的氨。对防止急性 HE 在氮负荷过重时的血氨水平升高有效。加入葡萄糖液内静脉滴注 20～40g/d。严重肾衰竭者禁用。

(2)鸟氨酸－α－酮戊二酸:鸟氨酸的作用机制如上所述。α－酮戊二酸可增加谷氨酰胺合成酶活性,其本身还是三羧酸循环上的重要物质,能与氨结合形成谷氨酸。其疗效不如鸟氨酸－门冬氨酸。

(3)锌制剂:锌是参与尿素循环有关酶的必须辅酶,而在肝硬化时因从尿中排泄过多和营养不良,体内的锌往往是不足的。有报道每日补充 600mg 锌可降低 HE 患者血氨水平。

(4)其他药物:如谷氨酸、精氨酸、苯甲酸钠等,实际作用有限,临床上很少使用。

2.纠正假性神经递质的药物 支链氨基酸:口服或静脉滴注以支链氨基酸为主的氨基酸

混合液,在理论上可纠正氨基酸代谢的不平衡,减少大脑中假性神经递质的形成,但对门体分流性脑病的疗效尚有争议。另外,供给肌肉氨基酸也减少了肌蛋白分解,有利于氨的代谢。支链氨基酸比一般食用蛋白质的致昏迷作用较少,如患者不能耐受蛋白食物,摄入足量富含支链氨基酸的混合液,这对恢复患者的正氮平衡是有效和安全的。但目前已完成的随机对照试验,仍未能证实支链氨基酸有长期疗效。

其他药物,如左旋多巴、溴隐亭等,由于对其疗效的评价持否定态度的居多,疗效未得到肯定,且具有不同程度的不良反应,故目前临床上少用。

(五)GABA/Bz 复合受体拮抗剂

氟马西尼(flumazenil)为 Bz 受体拮抗剂,可以使内源性 Bz 衍生物导致的神经传导抑制得到短期改善。氟马西尼可能对部分急性肝性脑病患者有利。推荐用法为:0.5mg 加入生理盐水 10ml 于 5 分钟内静脉注射完毕,续以 1.0mg 加入生理盐水 250ml 中静脉滴注约 30 分钟。

(六)阿片受体拮抗剂

纳洛酮能促进 HE 患者苏醒,可减少长期昏迷所导致的并发症,并且不良反应少,是治疗 HE 的有效药物。推荐用法:可先静脉注射 0.4mg,后以 2mg 加入生理盐水 100ml 中静脉滴注。

(七)其他治疗

1.人工肝支持治疗　清除体内积聚的毒物,提供正常的由肝合成的物质,是人工肝支持的目的,它还能提供肝细胞再生的条件和时间,也是等待肝移植患者的过渡疗法。非生物型人工肝以解毒功能为主,已取得良好效果。生物型人工肝以培养肝细胞为基础的体外生物型人工肝支持系统,动物实验和临床个例报道疗效良好。

2.促使肝细胞再生　肝细胞生长因子或肝细胞再生刺激因子能促进肝细胞生长,增强库普弗细胞功能,稳定肝细胞膜,对于急性重症肝炎及其引起的肝性脑病有一定的疗效。

3.堵塞或减少门体分流　可采用介入疗法或直接手术的方法,永久性地或暂时性地堵塞门体分流管道或缩小管径以减少分流。

4.肝移植　对于许多目前尚无其他满意治疗方法可以逆转的慢性肝病,肝移植是一种公认有效的治疗。由于移植操作过程的改良和标准化,供肝保存方法和手术技术上的进步,以及抗排异的低毒免疫抑制剂的应用,患者在移植后的生存率已明显提高。

(八)对症治疗及预防并发症

1.纠正水电解质紊乱和酸碱平衡失调　维持内环境稳定。

2.保护脑细胞功能、防治脑水肿　用冰帽降低颅内温度,以减少能量消耗,保护脑细胞功能;静脉滴注高渗葡萄糖、甘露醇等脱水剂以防治脑水肿。

3.保持呼吸道通畅　深昏迷者,应作气管切开给氧。

4.抗感染、控制内毒素血症。

5.防止出血与休克　有出血倾向者,可静脉滴注维生素或输鲜血、凝血因子或血小板,以纠正休克、缺氧和肾前性尿毒症。

6.预防和治疗肾功能、呼吸和心力衰竭等。

7.腹膜或血液透析　如氮质血症是肝性脑病的原因,腹膜透析或血液透析可能有用。

四、预后

HE 的预后主要取决于肝细胞衰竭的程度和诱因是否可以去除。诱因明确且容易消除者(例如出血、缺钾等)的预后较好。肝功能较好,作过分流手术,由于进食高蛋白而引起的门体分流性脑病预后较好。有腹水、黄疸、出血倾向的患者提示肝功能很差,其预后也差。暴发性肝衰竭所致的肝性脑病预后最差。

(金玉姬)

第五节　急性出血坏死性小肠炎

急性出血坏死性小肠炎(AHNE)是与感染后能产生 B 毒素的 Welchi 杆菌(C 型产气荚膜芽胞杆菌)有关的急性暴发性肠炎,是以小肠的广泛出血、坏死为特征的肠道急性蜂窝织炎,病变主要累及空回肠,偶尔也可侵犯十二指肠和结肠,甚至累及全消化道,以急性腹痛、腹泻、便血、发热、呕吐及腹胀为主要临床表现,重症者出现败血症、中毒性休克或肠穿孔等并发症。发病以夏秋多见,儿童、青少年发病率高于成年。

一、救治关键

1. 提高认识,及早诊断　急性出血性坏死性小肠炎容易出现误诊,为了降低 AHNE 的误诊率,临床医师应提高对 AHNE 的认识,对有急性腹痛、腹泻、呕吐、发热、便血及肠梗阻等临床表现,并迅速出现全身中毒症状、休克和多脏器功能衰竭,而不能用其他疾病解释者应及早考虑该诊断。腹部 X 线透视可见肠管积气,有液平面;超声显示随体位漂动的声影或扩张肠管内的液气呈无回声;腹腔穿刺液为血性或脓性,应考虑该病的可能性,临床医师应密切观察病情变化,进行相关检查。早期诊断依据包括:①突发性腹痛;②不明原因的中毒症状,腹腔穿刺有脓细胞或红细胞;③无里急后重的腹泻,类便有腥臭味、稀水样便;④无手术史的肠梗阻症状伴稀水样便或脓血便;⑤有饮食不洁或肠蛔虫病史。

2. 正确进行临床分型诊断,及时调整治疗方案　依据临床表现,常分为以下五种类型。

(1)胃肠炎型:多见于疾病的早期,有腹痛、水样便、低热,可伴恶心、呕吐,便血不明显。

(2)中毒性休克型:出现高热、寒战、意识淡漠、嗜睡、谵语、休克等表现,常在发病 1~5 日内发生。

(3)腹膜炎型:有明显腹痛、恶心、呕吐、腹胀及急性腹膜炎征象,受累肠壁坏死或穿孔,腹腔内有血性渗出液。

(4)肠梗阻型:有腹胀、腹痛、呕吐频繁,排便排气停止,肠鸣音消失,出现鼓肠。

(5)肠出血型:以血水样或暗红色血便为主,量可多达 1~2L,明显贫血和脱水。

3. 合理使用抗生素,积极控制感染　选择针对肠道杆菌感染的药物,或者根据细菌培养结果调整相应抗生素。常用的抗生素有氨苄西林、氯霉素、庆大霉素、第三代头孢菌素和喹诺酮类药物,抗厌氧菌感染常用替硝唑或甲硝唑。一般常用两种抗生素,疗程 7~14 日。

4. 密切观察病情变化,防治中毒性休克　AHNE 容易并发中毒性休克,病情凶险,死亡率高。如患者出现抽搐、昏迷、四肢厥冷、皮肤暗紫花纹、血压下降时,应考虑出现中毒性休克,应立即采用迅速补充有效循环血容量、升压等治疗。可补充晶体溶液、输血浆或人体血清清蛋白等,酌情使用血管活性药物维持血压。在高热、中毒性休克时还可使用肾上腺素皮质激素,一般应用不超过 3～5 日。儿童每日用氢化可的松 4～8mg/kg,或地塞米松 1～2.5mg;成人每日用氢化可的松 200～300mg,或地塞米松 5～20mg。

二、救治方案

(一)内科治疗

主要是加强全身支持疗法,纠正水和电解质紊乱,控制感染,防治中毒性休克和其他并发症。

1.一般治疗 卧床休息、禁食,腹胀明显者,可行胃肠减压;腹痛消失、便血停止后,可开始进食流质饮食,逐渐过渡到半流质及正常饮食。过早进食易导致疾病复发。

2.纠正水电解质紊乱 患者因呕吐、腹泻和禁食,应补充足够的热量、水电解质和维生素。补液应以葡萄糖为主,占 2/3～3/4,生理盐水占 1/4～1/3,必要时可加输血浆、清蛋白、氨基酸、脂肪乳剂。儿童每日补液量为 80～100ml/kg,成人每日 2500～3000ml。对重症患者及严重贫血、营养不良者,可给予全胃肠外营养(TPN)。大量便血者,应输全血。有酸中毒者,可适量给予 5%碳酸氢钠液。

3.抗生素的选用 选择针对肠道杆菌感染的药物,如哌拉西林、氯霉素、庆大霉素、卡那霉素、阿米卡星及头孢菌素,或者根据细菌培养结果调整相应抗生素。一般常用两种抗生素,疗程 7～14 日。

4.防治中毒性休克 有休克发生时则应及时按休克治疗,迅速扩容,保持有效循环血量,改善微循环,并适当应用血管活性药物。

5.肾上腺皮质激素的应用 在高热、中毒性休克时刻酌情短时使用肾上腺皮质激素。肾上腺皮质激素可减轻中毒症状,抑制过敏反应,对纠正休克也有帮助。但有加重肠出血和促发肠穿孔的危险。一般应用不超过 3～5 日。

6.对症治疗

(1)高热者可给予物理降温和退热药。

(2)烦躁者适当给予镇静治疗。

(3)腹痛严重者可酌情选用解痉药。

7.抗血清治疗 采用 Welchii 杆菌抗血清 4200～8500U,静脉注射有较好疗效。

8.胰蛋白酶 补充胰蛋白酶可水解 B 毒素,减少其吸收,同时可清除肠道坏死组织。常用胰蛋白酶 0.6～0.9g,口服,每日 3 次;重症者 1000U 肌内注射,每日 1～2 次。

9.其他治疗

(1)吸附肠道细菌毒素和保护肠道黏膜:蒙脱石口服或胃管内注入。

(2)调节肠道菌群,如双歧杆菌三联活菌胶囊。

(3)驱虫治疗:考虑肠道蛔虫感染者应在出血停止、全身情况改善的情况下驱虫治疗:如左旋咪唑 150mg,口服,每日 2 次,连用 2 日。

(二)手术治疗

1.适应证

(1)肠穿孔。

(2)反复大量肠出血,保守治疗无效者。

(3)腹膜炎或从腹腔抽出大量脓液者。

(4)不能排除其他需要手术解决的急腹症。

2.手术方法

(1)对于肠管尚无坏死者,可予普鲁卡因肠系膜封闭,以改善病变肠段的血液循环。

(2)病变严重而局限者可做肠段切除并吻合术。

(3)肠坏死或肠穿孔者,可做肠段切除、穿孔修补及腹腔引流术。

(张玉峰)

第六节　伪膜性肠炎

伪膜性肠炎(PMC)是主要侵犯结肠的急性黏膜坏死,纤维素渗出性炎症,亦可累及小肠,少数病例尚仅限于小肠,难辨梭状芽胞杆菌为其主要致病菌。抗菌药物使用前,伪膜性肠炎发生率很低,随着抗菌药物的问世和使用,由此而引起的腹泻和结肠炎,成为抗菌药物相关性腹泻(AAD)和抗菌药物相关性肠炎(AAC)。本病既可内源性感染,也可外源性感染,可接触传染,甚至发生流行,尤其是医院内感染流行。发病急骤,进展快,病死率为 10%～20%。

一、救治流程

1.主诉　腹痛,腹泻,可伴里急后重感,恶心,呕吐,严重患者会出现休克,毒血症。

2.病史　正在使用抗生素或近期曾使用过抗生素;外科手术后、恶性肿瘤、尿毒症、糖尿病等免疫力低下或危重患者。

3.体征　腹部有压痛,多为下腹部疼痛,部分患者出现肌紧张、反跳痛等腹膜刺激征,肠鸣音活跃。

4.急救措施

(1)纠正水电解质紊乱和酸碱平衡失调。

(2)休克患者,积极抗休克治疗。

(3)支持治疗:输注血浆,清蛋白等。

5.辅助检查

(1)实验室检查:白细胞计数增高,以中性粒细胞增多为主。

(2)大便培养:可发现革兰阳性杆菌,有时可见芽胞。

(3)大便难辨梭状芽胞杆菌毒素检测。

6.诊断　根据抗生素使用史,典型临床表现,结肠镜检查及大便培养结果诊断。

7.治疗　①停用抗生素;②支持治疗;③抗菌治疗;④其他。

二、救治关键

1.病情判断　对凡在应用抗菌药物期间或近期内使用过抗菌药物的患者,尤其是老年人、危重疾病、大手术后的患者,出现原因不明腹泻特别是有黏液状、绿色、酸臭味的水样便时,应考虑到本病的可能。

2.明确诊断　对可能为伪膜性肠炎的患者,应进一步行大便培养、结肠镜等检查,若内镜下取病灶行厌氧菌培养阳性率会更高,值得注意的是,如临床高度怀疑此病,而实验室检测阴性时,并不能排除此诊断。

3.治疗关键 一旦怀疑此病,应立即停用抗菌药物的使用,并给予甲硝唑或万古霉素进行治疗,同时加强对症、支持治疗。早期诊断,早期发现,早期治疗,为本病治疗关键。

三、救治方案

治疗的目标是清除粪便中的难辨梭状芽胞杆菌。加强护理,采取肠道隔离措施,以防止院内感染的扩散。

1.停用抗生素 首先应尽早停用或选用抗菌谱窄的抗菌药物。停用相关抗菌药物或化疗药物后,约15%的患者症状可自行消除。避免使用胃肠动力抑制剂,如洛哌丁胺、地芬诺酯、可待因,它们能延长带菌状态,诱发中毒性巨结肠。

2.支持疗法和抗休克 可输注血浆,清蛋白或全血,以增强患者免疫力,及时静脉补充足量液体和钾盐等。补液量根据失水程度决定,可口服葡萄糖盐液补充氯化钠的丢失,纠正水电解质平衡紊乱及代谢性酸中毒。如有低血压,可在补充血容量基础上使用血管活性药物,补充血清清蛋白。

3.抗菌治疗

(1)伪膜性肠炎大多由难辨梭状芽胞杆菌引起,应针对该菌采用治疗措施。使用抗菌药物治疗前,先做细菌培养及药敏试验。如果高度怀疑本病且病情严重,因难辨梭状芽胞杆菌对甲硝唑和万古霉素敏感,在确诊前患者可首选口服甲硝唑、替硝唑或奥硝唑 200~400mg,每日 3~4 次,餐后服用,连服 7~10 日经验性治疗,95%的患者治疗反应良好,用药后 2 日发热和腹泻即可获缓解,腹泻一般在 1 周内消失,治疗 72 小时后粪便毒素 B 检测多为阴性。严重呕吐、麻痹性肠梗阻、中毒性巨结肠或不能口服者可静脉给药,但疗效不及口服用药,用药疗程要足,一般需治疗 2 周左右,过早停药可导致病情复发。

(2)万古霉素曾是治疗本病的首选药物,但由于万古霉素的有效率和复发率与甲硝唑相似,现多用于甲硝唑不能耐受和无效以及重症患者,已不作为本病一线治疗用药。该药口服不吸收,肠道内浓度高,无肾脏不良反应,静脉用药肠内浓度低,因此,该药多不宜静脉使用。一般用法为口服,每次 125~250mg,每日 4 次,7~10 日,危重和(或)出现肠梗阻或中毒性巨结肠患者,给予万古霉素 500mg/6h 胃管灌注或灌肠治疗,是疗效较好的办法,治疗后 2~4 日症状可消失,复发率可达 5%~55%。

以上两种治疗方案疗效相近(77%~100%),加大万古霉素剂量并不能增加疗效。对于不能口服的患者,还可联合使用万古霉素和甲硝唑,以保证肠腔内足够药物浓度。

4.微生态制剂 如口服乳酸杆菌制剂(如乳酶生)、维生素 C 以及乳糖、蜂蜜、麦芽糖等扶植大肠埃希菌;口服叶酸、复合维生素 B、谷氨酸及维生素 B_{12} 以扶植肠球菌。

5.考来烯胺 属阳离子交换树脂,能吸附难辨梭状芽胞杆菌毒素,促进回肠末端胆盐的吸收,减轻腹泻和中毒情况,每次 4mg,每日 4 次,连用 7~14 日,适用中度病情或复发者。该药有降低万古霉素活性的作用,故两者不宜合用。

6.手术治疗 对于合并穿孔以及内科治疗无效的患者须行外科手术治疗。如为暴发型患者,内科治疗无效,而病变主要在结肠,或有显著的肠梗阻,中毒性巨结肠或肠穿孔情况时,应立即行结肠切除或回肠造瘘改道术。需要手术者一般情况较差,手术病死率达 35%。

(张玉峰)

第七节　缺血性肠病

缺血性肠病是指由于支配肠道的血管本身结构改变（闭塞）和（或）功能异常（痉挛），或者全身血流动力学变化（低灌注）导致肠道血流减少而引起的肠壁器质性损害及肠功能障碍。包括小肠缺血和结肠缺血。

临床将缺血性肠病分为急性和慢性两大类。急性缺血性肠病根据病因可分为：①肠系膜动脉栓塞；②肠系膜动脉血栓形成；③肠系膜静脉血栓形成；④非闭塞性肠系膜缺血。慢性缺血性肠病占缺血性肠病的比例不足 5%，与肠系膜血管硬化狭窄有关。本病早期诊断困难，病情发展迅速，病死率较高，是临床上严重的急腹症之一。随着人口的老龄化，该病的发病率有增高趋势。

一、救治流程

1. 临床特征

（1）有明显的相关因素：高血压、糖尿病、冠状动脉粥样硬化性心脏病、高脂血症、长期使用激素、近期手术史、心房颤动、肝硬化等。

（2）突发剧烈腹痛、血便，早期腹痛与体征可不符；后期肠麻痹、坏死即出现腹膜炎体征及重度腹胀、发热、频繁恶心、呕吐等。

（3）实验室检查 D-二聚体、腹部平片、钡剂灌肠、B 超、CTA、MRA 等。

2. 治疗方案

（1）持续胃肠减压。

（2）维持水电解质及酸碱平衡。

（3）应用血管扩张剂（罂粟碱、硝酸甘油、丹参、硝苯地平等）。

（4）广谱抗生素。

（5）病因治疗。

（6）必要时溶栓介入治疗。

二、救治关键

1. 提高认识，早期诊断　缺血性肠病病情进展迅速，极易发展为肠梗死，尤其是肠系膜血管阻塞性疾病。一旦发生，其病死率高。因此早期诊断是降低病死率的关键。但缺血性肠病临床表现缺乏特异性，因此，若要早期诊断也比较困难。以下几个方面有助于早期诊断。

（1）高龄，平均年龄为 60 岁。

（2）有明显的相关因素，与高血压、糖尿病、冠状动脉粥样硬化性心脏病、高脂血症、长期使用激素、近期手术史有较高的相关性。与心房颤动、源性心脏病、肝硬化可能相关。

（3）剧烈腹痛，症状与体征不相符，解痉及强效止痛药物效果不佳。

（4）胃排空障碍表现（如肠鸣音亢进、恶心、呕吐和腹泻等）。

（5）病情进行性加重，腹部穿刺抽出血性液体，应高度怀疑此病。

（6）D-二聚体升高对本病诊断有一定意义。

（7）腹部 CT 和肠镜检查有较高的阳性率。彩色 B 超提示血管主动脉粥样斑块，肠系膜上动脉血流变缓,有一定的诊断意义。

(8)肠系膜动脉造影和手术及组织病理学检查有确诊意义。因此,对缺血性肠病的早期诊断主要是:提高对该病的认识和重视,尤其是伴有高血压等关系密切的疾病者;有腹痛、便血者应及时进行腹部 CT、早期肠镜检查及进行腹腔动脉造影检查;同时应严密观察病情变化,一旦有肠梗死的表现要立即手术治疗。

2.重视血管造影的诊断及治疗价值　疑为急性肠系膜缺血患者,若条件允许,应早期酌情血管造影,如未在肠梗死前作出诊断,则病死率为 70%～90%,闭塞和非闭塞性缺血都能由血管造影作出诊断。血管造影是诊断缺血性肠病的金指标。可提供病变部位、程度及侧支循环状况,并可经动脉注射扩血管药物以减轻动脉收缩,从而区别动脉性缺血还是静脉血栓形成,同时还可以给予血管内溶栓治疗。急性肠系膜缺血时手术,恢复栓子或血栓阻断的动脉血流,切除无法修复的肠段,但栓子切除术或动脉重建后晚期血栓形成甚为常见,故手术 48 小时后抗凝是必要的,存活率约为 55%,但在发生腹膜炎前即由血管造影确诊的急性肠系膜缺血患者,90% 皆可存活。

3.治疗关键　急性缺血性肠病是一组消化系统的急危重症,一旦漏诊,极易造成肠坏死、感染性休克、多脏器功能衰竭等严重后果。即使缺血的始发病因已获矫治,血管收缩仍可持续,肠系膜上动脉输注扩血管剂,可使血管收缩缓解。早期应用血管扩张剂和及时外科手术是治疗关键。

三、救治方案

(一)一般治疗

卧床休息、禁食、胃肠减压、静脉营养、给氧。急性期应密切观察病情变化及监测患者血压、脉搏、每小时尿量,必要时测中心静脉压。

(二)原发病及对症治疗

应积极治疗原发病,补充血容量,纠正休克,纠正心力衰竭,心律失常和代谢性酸中毒,维持水电解质及酸碱平衡。积极治疗原有病的同时注意尽量可能避免使用血管收缩剂、洋地黄类药物,避免加重肠缺血和肠坏死。慎用肾上腺糖皮质激素,以免坏死的毒素扩散和促发肠穿孔。

(三)药物治疗

1.扩血管药物的应用　必须在充分扩容、补充血容量基础上应用扩血管药。血管扩张剂可迅速有效地改善肠管的缺血状态和避免肠坏死的发生。常用药物有罂粟碱,用生理盐水稀释至 1.0mg/ml,以 30～60mg/h 为宜,若有效,6～8 小时内腹痛缓解,可再应用 5 日,若腹痛不缓解,腹膜炎体征出现,应及时手术治疗。对于非闭塞性肠系膜缺血,罂粟碱输注持续 24 小时,根据血管痉挛缓解情况决定是否停药;另外还有硝酸甘油、丹参、硝苯地平等。

2.溶栓治疗　溶栓治疗可作为替代外科手术的一种最佳选择,溶栓药物可使未被清除的血栓溶解,但需预防出血性并发症。经选择性肠系膜上动脉造影确诊后,立即经导管注入尿激酶 30 万 U 溶栓,之后将导管留置于肠系膜上动脉内并 24 小时持续给予尿激酶溶栓,用量为每天 30 万～40 万 U,同时经外周给予抗感染、抗凝及对症治疗,并密切观察患者腹痛及腹部体征变化。若在 6～8 小时内症状及体征无缓解,反而加重,不能排除肠管出现坏死时,则立即剖腹探查,发现并切除坏死肠管。

3.抗凝治疗　正确应用抗凝剂是本病保守治疗和术后预防血栓复发、提高治愈率必不可少的有效措施。本病一旦确诊且无抗凝禁忌证时，即应在严密监视下尽早给予抗凝治疗。如治疗过程中病情并未缓解，需立即行剖腹探查术。术后继续抗凝治疗以防血栓复发。常用肝素每次 5000～7500U，7～10 日后改服华法林，每日 0.25mg，维持 3 个月。有高凝状态者则终身抗凝。在抗凝治疗期间定期检测凝血酶原时间，调整肝素的用量，使凝血酶原时间维持在约 20 秒。

4.降低血黏度药物的应用　低分子右旋糖酐能扩大血容量，降低血细胞比容，稀释血液，使红细胞解聚，降低血液黏度，改善微循环和防止血栓形成。常用低分子右旋糖酐 500ml，每日 1 次，静脉滴注，每天剂量不宜超过 2.5g/kg。

5.促进肠屏障恢复药物　可应用谷氨酰胺，早期足量给予广谱抗生素，尤以抗革兰阴性菌的抗生素，可有利于减轻肠缺血和内毒素血症。选择性肠道去污可用喹诺酮类、多黏菌素，可减少肠源性感染。

（四）介入治疗

介入治疗缺血性肠病已经在临床上取得广泛的应用，主要包括经导管灌注血管扩张剂，如罂粟碱、经导管溶栓治疗、行介入性血栓切除术及血管成形术，有助于尽早开通血管，恢复血流，防止肠坏死。若肠道缺血时间过长（超过 10 小时），即使经介入治疗后，动脉开放，腹痛缓解，亦应密切观察病情，当怀疑腹膜刺激症状时，应立即剖腹探查。

（张玉峰）

第八节　中毒性巨结肠

中毒性巨结肠亦称中毒性结肠扩张，是由多种原因所引起的严重或致命性并发症，大多由炎症性肠病和感染性结肠炎引起，常具有全身中毒症状及全结肠或节段性结肠扩张的临床表现。本病起病急，发展快，如不及时诊断及处理，预后凶险，病死率高。

一、救治流程

1.临床特征

(1)有炎症性肠病、各种急慢性腹泻史。

(2)持续腹胀和腹痛，黏液血便或大量血便突然停止。

(3)体征、检查提示肠鸣音减弱或消失，并伴全身中毒表现和白细胞增高，X 线腹部平片提示结肠扩张。

2.治疗

(1)禁食，胃肠减压，肛管排气或结肠镜减压。

(2)一般治疗：补液支持治疗，纠正水电解质紊乱和酸碱平衡失调、低蛋白血症等。

(3)药物治疗：给予糖皮质激素、抗生素。

(4)高压氧治疗。

(5)内科治疗 48～72 小时无好转者行手术治疗。

二、救治关键

1. 提高认识,早期诊断

(1)许多疾病都可以出现中毒性巨结肠表现。

①炎症性肠病,如溃疡性结肠炎、克罗恩病。

②感染性肠炎,有细菌性(伪膜性肠炎、沙门菌感染、志贺菌性肠炎、弯曲菌性肠炎、耶尔森菌性肠炎)、病毒性(巨细胞病毒性肠炎、艾滋病病毒感染性肠炎)和寄生虫性(溶组织内阿米巴性肠炎、隐孢子虫性肠炎)。

③其他有卡波西肉瘤(多病灶恶性新生血管增殖症)、甲氨蝶呤治疗引起的伪膜性肠炎、肠扭转、缺血性肠炎、憩室炎、糖尿病神经病变、系统性硬化症、结肠癌性肠梗阻等。部分因用药不当或不适当操作而诱发,其中包括麻醉剂、抗胆碱制剂、止痛剂、止泻剂、钡灌肠、结肠镜检查等;部分也因电解质紊乱、低钾、酸碱平衡失调而诱发。

(2)当出现以下情况时提示中毒性巨结肠。

①X线腹部平片证实结肠扩张,直径至少6cm。

②发热(体温>38℃),心率>120次/分,白细胞>10.5×10^9/L,以及贫血(至少具备其中3项者)。

③除上述表现外,至少还有以下1项者:脱水、意识改变、电解质紊乱、低血压。

2. 治疗关键 中毒性巨结肠的治疗关键在于迅速去除病因和诱因,防止结肠穿孔及腹膜炎等并发症的发生。

三、救治方案

(一)一般治疗

1. 中毒性巨结肠早期需要严密监护,密切观察患者生命体征,如体温、脉搏、呼吸、血压,有条件应采用心电监护仪。注意血流动力学改变,定期检测血常规、电解质,尤其要注意低钾、低蛋白血症。腹胀、腹痛持续加重者,每12小时摄腹部平片。尽早明确病因,避免一切人为的诱发因素,如内镜检查、钡灌肠以及应用诱发中毒性巨结肠的药物。

2. 中毒性巨结肠常需大量补液、输血以纠正低蛋白血症,有条件尽量给予肠外全营养。

3. 禁食、胃肠减压,一旦确诊为中毒性巨结肠,应立即禁食,使肠道处于休息状态,并置入鼻胃管,抽吸气体及液体,以降低胃肠压力,缓解结肠扩张,直到患者体征及病情改善,方可开始肠内营养。肠内营养有刺激肠道运动和促进肠黏膜愈合的作用。

4. 结肠镜减压治疗。对不能耐受手术者,采用结肠镜减压治疗或经内镜放置引流管持续引流减压,疗效较好,但其穿孔危险性大,内镜操作者必须具备熟练操作技巧和做好一切应急手术准备。

(二)体位转动疗法

间断地转动体位或肘膝卧位,有利于结肠气体排除和减压。因为患者从仰卧位转成俯卧位或者肘膝卧位时,气体可移至直肠或末端结肠而便于排出。此方法特别适用于中毒症状已控制而结肠持续扩张的患者。

(三)高压氧治疗

高压氧在48小时内可使病情明显改善,且无任何不良反应。其作用机制在于压缩肠内气体,减轻结肠扩张,改善黏膜循环及氮的弥散度。此方法适用于中毒性巨结肠非手术治疗。

（四）药物治疗

1. 糖皮质激素 针对不同病因可给予糖皮质激素,以减轻全身中毒症状和局部炎性反应。对于炎症性肠病所致的中毒性巨结肠,推荐氢化可的松 100mg,静脉注射,每 6～8 小时一次,或持续静脉滴注。亦可给予甲泼尼龙,很少引起低钾和钠盐潴留。研究表明对未接受类固醇治疗的溃疡性结肠炎患者,用促肾上腺皮质激素比静脉注射氢化可的松有效。

2. 抗生素 中毒性巨结肠常需静脉应用广谱抗生素,以减少败血症及结肠穿孔所致的腹膜炎。对严重巨细胞病毒感染所致的中毒性巨结肠患者,首先停用有关抗生素,并给予甲硝唑静脉注射和经鼻胃管给予万古霉素。对艾滋病（AIDS）伴中毒性巨结肠者,亦有必要应用抗生素,但实际上伴巨细胞病毒感染或伪膜性肠炎者,内科治疗效果往往不佳。

3. 促动力药物 西沙必利、莫沙必利、红霉素对部分较轻中毒性巨结肠患者有一定效果。

（五）外科治疗

中毒性巨结肠手术适应证为:①结肠持续扩张;②中毒症状进一步加重;③内科治疗失败;④并发穿孔和出血。

一般认为,中毒性巨结肠患者经内科治疗后中毒症状减轻,腹部体征及结肠扩张缓解,实验室数据改善及临床补液量减少,则表示内科治疗有效。但若经严格内科处理包括类固醇激素治疗 48 小时后患者仍持续发热,中毒症状及体征进一步加重,则提示有结肠局部穿孔或形成脓肿可能,需立即手术。多数外科医生认为,经内科严密观察 48～72 小时结肠持续扩张者,应立即行结肠切除术。手术方式多选择结肠亚全切除及回肠造口术,手术时间不宜过长。患者情况不允许结肠切除或切除困难者,可先行回肠造瘘术,必要时行二期结肠切除术。

（张玉峰）

第九节　急性药物性肝损害

一、概述

药物性肝损害（DILI）是指应用治疗剂量的药物时肝脏受药物毒性损害或发生过敏反应所引起的疾病。在美国,药物特异质反应引起的 DILI 占急性肝衰竭的 18%,在发展中国家也属于临床常见病。近年来,随着药物种类的不断增加,药物性肝病的发生率日趋上升。因黄疸而住院患者中 2%～5% 是由药物性肝病所致。

对于临床医师来说,应认识到直接诊断药物性肝病很难,目前还没有一种特定的诊断技术或方法可以确诊可疑的药物性肝损害。要准确诊断药物性肝病,首先应提高认识,尤其是对不明原因的肝病,应想到药物性肝病的可能。药物性肝病在诊断上主要依据用药史、发病的时间过程和临床表现并排除其他因素。用药史指发病前 3 个月内服用过的药物,包括剂量、用药途径、持续时间及同时使用的其他药物。详细询问非处方药、中草药及保健药应用情况。

药物性肝损害的特点是:①可疑药物从给药到发病多数在 1 周到 3 个月;②停止药物治疗后肝脏功能很快好转,常常数周内可完全恢复正常,如果停药后临床表现在数日内消失而氨基转移酶在 1 周内下降超过 50%,则对诊断非常有意义;再次给药致肝损害是诊断药物性肝病的"金标准",但不可故意重新给予可疑损肝药,重新给药有时会引起暴发性肝炎。

二、救治流程

1.临床特征

(1)临床表现:酷似急慢性病毒性肝炎,常有发热、乏力、食欲不振、恶心、肝区不适及黄疸和血清转氨酶升高等表现。

(2)现病史:询问现病史是本病诊断及治疗的关键,尤其是近期用药史;多数用药后1～4周内出现肝损害的相关表现。

(3)实验室检查:血常规、血小板、肝肾功能、凝血功能、电解质、病毒性肝炎标志物检查、自身免疫性肝病抗体检查。

2.拟诊急性药物性肝损害

(1)一旦明确诊断立即停用有关药物。

(2)如果患者因某种疾病而不能停用药物或改用其他药物时,应减少剂量或改变用法,同时给予适当的保肝药。

3.肝炎表现者

(1)促进体内药物清除。

(2)支持治疗。

(3)护肝退黄。

(4)对于发病机制与超敏反应有关的肝肉芽肿患者,可考虑短程适量使用激素治疗,能改善全身症状和肝功能、促进肉芽肿消散。

(5)特效解毒药。

4.重症肝炎表现者

(1)生物人工肝支持治疗。

(2)肝移植。

三、救治关键

DILI如能早期诊断,尽早停药,预后多数良好。延误诊治,则预后不容乐观。因此,及时发现和诊断DILI是非常重要的。一旦明确诊断立即停用有关药物。多数患者在停药后较短时间内能康复,但也有一些药物,如阿莫西林—克拉维酸钾、苯妥英钠等,停药后数周内病情仍可能继续加重并需要数月的时间才能康复。当有些患者暂时不能停用某种必需的药物时,要权衡是否危及生命方作出选择。

1.耐心细致地询问病史　现病史询问是本病诊断及治疗的关键,尤其是近期用药史。多数用药后1～4周内出现肝损害的相关表现。

2.准确把握诊断标准　目前尚无指南意见,国内多使用以下标准判断。

(1)用药后1～4周内出现肝损害(睾酮类、肾上腺皮质激素等除外)。

(2)初发症状可有发热、皮疹、瘙痒等过敏征象。

(3)末梢血嗜酸性粒细胞超过0.06。

(4)有肝细胞损害或肝内淤胆的病理改变和临床表现。

(5)药物淋巴细胞转化试验或巨噬细胞移动抑制试验阳性。

(6)病毒性肝炎血清标志物均为阴性。

(7)有药物性肝损害史,再次应用相同的药物可诱发(有危害,不可用)。

目前,凡具备上述第(1)条再加上(2)～(7)条中任何两条即可考虑药物性肝损害。

3.根据临床表现分型

(1)急性肝炎型:以肝细胞坏死为主时,临床表现酷似急性病毒性肝炎,常有发热、乏力、食欲不振、恶心、肝区不适及黄疸和血清氨基转移酶升高等表现,严重者可出现肝衰竭、进行性黄疸、出血倾向和肝性脑病。

(2)肝内胆汁淤积型:其临床与实验室表现与肝内淤胆、肝外胆道梗阻、急性胆管炎相似,有发热、黄疸、上腹痛、瘙痒、右上腹压痛及肝大伴血清氨基转移酶轻度升高、碱性磷酸酶(ALP)明显升高,结合胆红素明显升高。

(3)慢性肝炎型:与慢性活动性肝炎极为相似,可以轻到无症状,而重到发生伴肝性脑病的肝衰竭。生化表现与慢性病毒性肝炎相同,临床还可伴有发热、皮疹、甲状腺功能异常、周围神经病变关节痛、痤疮、门脉性肝硬化、嗜酸性粒细胞增高、三酰甘油增高、低血糖等肝外表现。

(4)脂肪肝型:主要表现为肝细胞内充满三酰甘油,或脂肪小滴分散在整个细胞质中。以四环素和丙戊酸最常见。

(5)其他类型

①肝血管病变,如肝紫斑病、肝静脉血栓形成、肝小静脉闭塞症(VOD)。

②肉芽肿性肝炎。

③药物引起的肝肿瘤。

四、救治方案

对于药源性肝炎治疗主要是从以下几方面考虑:恢复肝细胞膜的流动性,保护肝细胞膜,减少对肝细胞的再次损害;增强肝细胞的解毒功能,促进损伤肝细胞修复和再生。一旦药物性肝病确诊后,应立即停用损肝药物,充足的休息,针对不同的药物导致的药源性的肝炎亦可以采用联合用药,通常有比较理想的效果。药源性疾病重在预防,尤其采用新药治疗时,应随时定期检测肝功能及血象等生化指标,治疗方案的选择原则最好做些说明。

1.促进体内药物清除 视药物进入机体的方式、剂量、时间及速度,可进行催吐、洗胃、导泻、活性炭吸附、利尿等。必要时需进行血液透析,使水溶性强、分子量小、与血浆蛋白结合少和分布容量小的药物能迅速弥散通过透析膜。一些血液透析不能清除的分子量大、脂溶性强、蛋白结合率较高的化合物,可以采用血液灌流来清除。对甲醇、乙醇、镇静、催眠和安定类药、抗生素、水杨酸类、异烟肼和茶碱等用血液灌流效果较好。当服用极过量的药物,特别是与血浆蛋白质结合率高(超过60%)的药物时,很难用血液透析和灌流的方法清除,血浆置换可明显降低血浆药物浓度。

2.支持治疗 卧床休息,给予高蛋白(无肝性脑病先兆时)、高糖、丰富维生素及低脂肪饮食,补充氨基酸、清蛋白、血浆或全血、维生素,维持水电解质平衡,以稳定机体内环境,促进肝细胞再生。严密监测肝功能,及早发现和治疗感染、出血、肝性脑病、暴发性肝衰竭等并发症。出现上述重症表现按本书相关章节处理。

3.护肝退黄治疗 当血清氨基转移酶、胆红素升高或血清清蛋白降低时,可酌情应用护肝退黄药物,如谷胱甘肽、葡醛内酯、门冬氨酸钾镁、多烯磷脂酰胆碱、S-腺苷蛋氨酸、甘草酸制剂,中药茵栀黄注射液、苦黄注射液、岩黄连注射液等。

4.特效解毒药　乙酰半胱氨酸是唯一有效的对乙酰氨基酚中毒解毒药,服用对乙酰氨基酚后 10 小时内接受乙酰半胱氨酸治疗者效果最显著。谷胱甘肽是体内最主要的抗氧化剂,常用于抗肿瘤药、抗结核药、抗精神失常药等引起的肝损害的辅助治疗。

(金玉姬)

第十节　肝硬化

一、肝硬化的病因

(一)由肝炎病毒引起的肝硬化

1.乙型肝炎病毒　我国的肝硬化大多数与慢性乙肝病毒持续感染有关。乙肝病毒的复制引起肝细胞反复炎症坏死和肝纤维化增生,结果是导致假小叶和肝硬化形成,最终致使肝细胞贮备不足,从而引起肝功能失代偿和肝功能衰竭。

2.丙型肝炎病毒　丙型肝炎病毒感染易慢性化,临床症状隐匿,其发病机制与病毒复制和免疫功能紊乱引起的肝细胞炎症坏死及肝纤维组织增生有关,结果引起肝硬化结节形成。

(二)其他原因引起的肝硬化

1.酒精中毒　酒精(乙醇)及其中间代谢产物(乙醛)可直接损伤肝细胞,降低肝脏对某些毒性物质的抵抗力,长期大量饮酒(每日摄入酒精量达 80g 以上,持续 10 年)时,大多均会导致酒精性肝炎、肝纤维化及肝硬化。此外,大量饮酒还会引起营养失调,并加重酒精对肝脏的毒性。

2.胆汁淤积　持续存在肝外胆管阻塞或肝内胆汁淤积时,高浓度的胆汁酸和胆红素对肝细胞有损害作用,肝细胞变性坏死,纤维组织增生,导致肝硬化。一般可分为肝内胆汁淤积和肝外胆管梗阻性胆汁性肝硬化。

3.循环障碍　慢性充血性心力衰竭、缩窄性心包炎、肝静脉和(或)下腔静脉阻塞,可致肝细胞长期淤血缺氧、小叶中心区肝细胞坏死,结缔组织增生而导致淤血性肝硬化,在形态结构上呈小结节性。由心脏病引起的肝硬化又称心源性肝硬化。

4.工业毒物或药物　长期接触四氯化碳、磷、砷等或服用双醋酚汀、甲基多巴、四环素等,可引起药物性或中毒性肝炎及慢性活动性肝炎,进而发展为中毒性(药物性)大结节或小结节性肝硬化。

5.代谢障碍　由于遗传或先天性酶缺陷,致其代谢产物沉积于肝,引起肝细胞坏死和结缔组织增生,如肝豆状核变性(铜沉积)、血色病(铁质沉着)、α_1 抗胰蛋白酶缺乏症和半乳糖血症等。

6.营养障碍　长期营养不良,尤其是蛋白质、B 族维生素、维生素 E 和抗脂因子如胆碱等缺乏时,可引起吸收不良和营养失调,肝细胞脂肪变性和坏死、脂肪肝,直至发展为营养不良性肝硬化。

7.免疫紊乱　自身免疫功能发生紊乱可引起肝细胞膜破坏、炎症坏死和肝纤维化形成,从而由自身免疫性肝炎进展为肝硬化。

8.肠道感染及炎症　慢性特异性或非特异性肠道炎症,常引起消化、吸收和营养障碍,病原体在肠内产生的毒素经门静脉到达肝脏,引起肝细胞变性坏死而发展为肝硬化。

9.原因不明　有些肝硬化的发病原因未明,称为隐原性肝硬化。

10.日本血吸虫病　日本血吸虫感染可引起血吸虫卵肉芽肿、肝纤维化和大结节肝硬化。

二、肝硬化的病理生理

(一)门静脉高压症

门静脉压力的高低取决于门静脉内的血流量和门静脉的阻力。门静脉的血流来自于胃肠道的静脉血。正常人门静脉压力为 $6\sim12mmHg(0.8\sim1.3kPa)$,如持续升高超过该值则称为门静脉高压。肝硬化时门静脉高压产生的原因有:

1.肝细胞反复变性坏死,肝纤维组织增生形成再生结节,后者压迫其周围的静脉,造成静脉血管变窄或闭塞,门静脉属支血液无法顺利通过肝血窦,致肝窦后静脉压增高。

2.肝组织炎症坏死使肝小叶中央静脉管壁增厚闭塞,造成肝脏血液无法回流入下腔静脉。同时,狄氏间隙因大量胶原沉积而使肝窦变窄。

3.肝动脉分支与门静脉属支发生吻合,形成动静脉短路,使压力较高的肝动脉内血流直接流入门静脉属支,造成门静脉压力更高。门静脉高压症的形成可引起如脾肿大及脾功能亢进(如贫血、白细胞数和血小板数减少等)、上消化道出血和腹水等严重并发症。

(二)侧支循环的建立

肝硬化时由于假小叶形成和门静脉压的升高,来自门静脉的血液不能顺利地经肝脏流入腔静脉返回入心脏,只好代偿性地使血流改道,主要通过三条侧支循环进行。

1.食管下段静脉曲张　门静脉血经胃冠状静脉、食管静脉丛注入奇静脉,再回流到上腔静脉。

2.直肠静脉丛曲张　门静脉血经肠系膜下静脉、肛静脉、髂内静脉回流到下腔静脉。

3.脐周及腹壁静脉曲张　门静脉血经脐静脉、脐旁静脉、腹壁上下静脉回流到上、下腔静脉。

(三)腹水的形成

肝硬化代偿期一般不会出现腹水,一旦出现腹水则多提示为肝硬化失代偿期或肝硬化晚期。产生腹水的原因主要为:

1.肝细胞贮备功能明显不足,使白蛋白的合成显著减少,从而使血浆胶体渗透压降低。一般认为,当血浆白蛋白<30g/L时有可能出现腹水。

2.肝硬化时肝组织广泛纤维化,肝内血管变形、狭窄或阻塞,导致门脉压力增高,使门脉系统内的液体渗入腹腔。

3.肝硬化再生结节使肝窦压力增加,造成肝淋巴液生成增多,部分淋巴液漏入腹腔。

4.肝功能障碍使其对醛固酮和抗利尿激素的灭活减少,从而造成体内醛固酮和抗利尿激素的增多,它们均可引起远端肾小管重吸收水、钠增加,因而加剧水、钠的体内潴留。

5.腹水压迫肾动脉,使流入肾脏的有效循环血量减少和肾小球滤过率降低,继而使抗利尿激素分泌增加,从而加重体内的水、钠的潴留。

(四)内分泌变化

肝硬化时可出现:

1.性激素的紊乱

(1)雌激素水平增加:主要是雄激素转化为雌激素增加;其次,肝脏对雌激素灭活作用减少;此外,雌激素随胆汁排泄减少。

(2)雄性激素减少:这是因为雌激素过多,反馈性抑制垂体促性腺激素和促肾上腺皮质激素的分泌;并且,雄激素与转换为雌激素的转换率也增加。表现为男性女性化,如性欲减退、睾丸萎缩、腋毛脱落、蜘蛛痣、肝掌、毛细血管扩张、男性乳房发育等。

2.甲状腺激素分泌异常　表现为血清总 T_3 及游离 T_3 降低,游离 T_4 正常或偏高,严重者 T_4 也降低,可出现低 T_3 综合征。

3.皮质醇变化　因糖皮质类固醇减低或促皮质释放因子受抑制,ACTH 分泌减少而降低。

(五)血液改变

由于伴脾大及脾功能亢进,加之营养不足,可出现贫血、白细胞数和(或)血小板计数减少等改变。

三、肝硬化的诊断

(一)肝硬化的临床表现

肝硬化可分为代偿期肝硬化和失代偿期肝硬化两型。

1.代偿期肝硬化　本期又称为早期肝硬化或静止期肝硬化,在肝功能分级上属 Child－Pugh A 级。由于本期的临床表现不典型,因而易被漏诊或延误诊断。

(1)症状:临床上表现不典型,部分患者可有轻度乏力、食欲减退等症状。

(2)体征:部分患者可无明显体征,也可有蜘蛛痣、肝掌、脾大等。本期的突出特征是无腹水、上消化道出血及肝性脑病等并发症。

2.失代偿期肝硬化　本期临床表现较明显,属中晚期肝硬化或活动期肝硬化,在肝功能分级上多属 Child－Pugh B、C 级。

(1)全身症状:如消瘦、乏力、精神不佳,部分病例可有如舌炎、口角炎、夜盲症等。

(2)消化道症状:如食欲明显减退、腹胀、恶心、呕吐、腹泻、呕血及便血,脾脏肿大。

(3)出血倾向:如鼻出血、齿龈出血、皮肤淤斑、胃出血、月经过多等。

(4)血液系统表现:如贫血、粒细胞减少和血小板减少等。

(5)内分泌失调:如肝病面容、肝掌及蜘蛛痣多见、男性乳腺增生和疼痛、性欲减退、睾丸萎缩等。

(6)腹水:表现为腹部胀满、膨隆,移动性浊音或腹水征阳性、体重增加等。腹水可分为三级:

1)Ⅰ级腹水:少量腹水,仅通过超声检查阳性。

2)Ⅱ级腹水:中量腹水,可见中度对称性双侧腹部膨隆,移动性浊音阳性。

3)Ⅲ级腹水:大量或严重腹水,显著的腹部膨隆。

(二)肝硬化的实验室检查

1.血常规、尿常规和粪常规检查

(1)血常规:早期肝硬化患者血常规可正常。肝硬化失代偿期患者出现脾功能亢进时,血常规可见血小板、白细胞减少,部分患者可出现血红蛋白降低。若并发腹腔或肠道感染时,可出现外周血白细胞数升高,中性粒细胞数比例增加。

(2)尿常规:肝硬化患者出现高胆红素血症特别是直接胆红素增高时,尿常规胆红素阳性,尿胆原升高。当并发肝源性糖尿病时,可出现尿糖阳性。

(3)粪常规:一般粪常规正常,如因食管胃底曲张静脉破裂或门脉高压性胃病引起出血时,可出现黑便、柏油样便、甚至暗红色血便,大便潜血试验阳性。

2.肝功能检查 肝硬化代偿期时,丙氨酸转氨酶(ALT)、门冬氨酸转氨酶(AST)、碱性磷酸酶(ALP)、γ-谷氨酰转肽酶(GGT)、总胆红素(TBIL)、直接胆红素(DBIL)、白蛋白、球蛋白、总蛋白、白/球(A/G)等可正常或轻中度异常;失代偿期肝硬化时最典型的表现为血浆白蛋白明显降低、白/球比值倒置,凝血酶原时间明显延长。

3.肝纤维化指标 如血清Ⅲ型前胶原氨基端前肽(P-Ⅲ-P)、Ⅲ型前胶原(PC-Ⅲ)、Ⅳ型胶原、透明质酸(HA)、层黏蛋白(LN)等在临床上应用较多,虽然这些指标只是反映肝脏内细胞外基质沉积和降解的活动度,并不能直接反映肝脏纤维化或硬化的程度。但动态观察这些指标的变化,对了解肝脏组织的纤维化及炎症活动程度和治疗效果仍有一定的参考价值。

4.肝炎病毒学检查

(1)乙肝病毒学检查:由乙型肝炎病毒引起的肝硬化,约半数患者呈"小三阳",此为乙肝病毒基因变异所致,它与"大三阳"相比,更易发生肝癌。乙型肝炎病毒DNA(HBV-DNA)定量检查是诊断乙型肝炎肝硬化的较有力证据,也是判断传染性大小和考核疗效的较可靠指标。

(2)丙型肝炎病毒学检查:测定丙型肝炎病毒RNA(HCV-RNA)是诊断丙型肝炎和判定疗效好坏的最可靠指标之一。丙型肝炎病毒抗体(抗-HCV)可分为IgM和IgG两种,前者阳性多提示急性丙型肝炎或慢性丙肝急性发作,一般持续1～4周;后者阳性提示HCV慢性感染,并且可有假阳性。

5.甲胎蛋白(AFP)检查 肝硬化时AFP也可升高,尤其是伴有活动性炎症时(如ALT升高),AFP水平可显著升高,少数病例AFP可达800～1000ng/ml以上,但随着治疗好转后其AFP水平会显著下降。如AFP水平持续不降甚至进行性升高尤其是ALT正常时,应警惕肝硬化发生癌变的可能。此外,有10%～20%的原发性肝癌患者其AFP呈阴性。

(三)肝硬化的影像学检查

1.B超检查 B超检查对肝硬化的诊断有较大的参考价值。早期肝硬化B超声像图一般表现不典型,可有肝脏肿大、肝实质回声弥漫性增强、增粗、脾肿大;中晚期肝硬化的B超表现较为典型,如肝右叶上下径变短,肝左叶代偿性增大,肝包膜增厚,回声增强;晚期肝硬化肝脏缩小,肝表面凹凸不平,呈锯齿状、小结节状,肝边缘角变钝或不规则。大结节性肝硬化可见肝实质内为反射不均的弥漫性斑状改变,或呈索条状、结节样光带、光团改变,透声性差,于强回声间可见小的低回声区。肝静脉变化尤为明显,表现为主干变细、分支狭窄。门静脉和脾静脉增宽。少量腹水时,可在肝肾间隙、盆腔及肝右前上间隙见狭长带状无回声区;中等腹水时在胆囊床、膀胱周围、网膜囊及脾周围均可出现无回声区;大量腹水时,于肝脾周围、盆腔、肠襻间均可见大片无回声区,并可见飘动的大网膜和蠕动的肠管。门静脉系统及侧支循环门静脉主干内径>13mm,脾静脉内径>8mm提示门静脉高压。超声多普勒检查能定量检测门脉的血流速度、血流方向和门脉血流量。Child B级和C级肝硬化患者的胆囊壁多呈"双层征"现象。

2.上消化道 X 线钡餐检查　通过吞入钡剂对上消化道进行造影检查可以了解食管及胃部静脉曲张的情况。食管静脉曲张常见于下 1/3 部位。轻度静脉曲张表现为黏膜皱襞增宽或迂曲,管腔边缘不平,有多数小凹陷或锯齿状阴影,或见小气泡样充盈缺损;重度食管静脉曲张显示钡剂在黏膜上分布不均匀、虫蚀状或蚯蚓状充盈缺损、纵行黏膜皱襞增宽及管腔边缘凹凸不平等典型改变。

3.纤维胃镜检查　纤维胃镜是检查肝硬化胃部病变最直观的可靠方法,常见的病变有浅表性胃炎、慢性增生性胃炎、糜烂性胃炎、萎缩性胃炎、球部溃疡、幽门溃疡、复合性溃疡、胆汁反流、胃黏膜弥漫性炎症甚至早期胃癌等。

4.CT 检查　肝硬化早期的 CT 改变通常不明显,也可有肝光点增粗、肝脏体积增大,脾脏多增大(脾长度超过 7 个肋单元或脾厚＞4.0cm)。中晚期肝硬化可见肝脏体积纤维化缩小,肝叶比例失调,尾叶多代偿性增大,肝裂增宽和肝门扩大。肝脏边缘呈波浪状、锯齿状或呈扇贝状改变。再生结节其密度均匀降低,如密度增高不均匀应注意癌变。脾明显增大。腹水的 CT 表现为肝外围或腹腔周围低密度影。在胃底、贲门、胃小弯内及腹腔、腹膜后腔、腹壁及纵隔内可见到团状类圆形或条状扭曲的软组织影,提示门静脉、脾静脉扩张等,此外,胆囊结石也较多见。

(四)肝硬化的肝脏病理学检查

1.肝活体组织穿刺病理学检查

(1)肝活检的目的

1)通过肝组织学病理检查是否存在再生结节(假小叶),以明确肝硬化诊断,尤其是早期肝硬化只有通过肝活检病理组织学检查才能确诊。

2)明确肝硬化的病因和临床类型,如酒精性肝硬化、肝炎后肝硬化及代谢性肝硬化等有较大参考价值。

3)对肝炎病毒引起的肝硬化可判断是否存在炎症活动。

4)了解肝纤维化的程度、预后及其治疗效果。

5)与其他某些肝病如肝肿瘤、脂肪肝、肝结核及肝脓肿等的鉴别。

(2)肝活检的适应证:如肝硬化原因不明、需要验证抗纤维化的治疗效果、黄疸突然加重、不明原因的肝占位病变以及甲胎蛋白(AFP)进行性增高而影像学上无肝癌依据等情况。

2.肝硬化的病理学分类

(1)小结节性肝硬化:外观肝体积正常或增大,硬度增加,肝包膜增厚,外观呈橘黄色、红黄色或棕栗色,表面不平,结节呈弥漫的颗粒状或结节状,细小均匀。肝切面可见圆形或类圆形的岛屿状结节,直径常小于 3mm,呈橘黄或带绿色,其中有灰白色的纤维结缔组织间隔。显微镜下肝组织结构紊乱,肝实质被纤维间隔分割为大小不等的圆形或类圆形的肝细胞团(假小叶)。在纤维间隔内也可见到成纤维细胞、假胆管和炎症细胞。假小叶中的肝细胞大小不一,排列不规则,胞质色淡,核大而色深,可有双核。中央静脉和汇管区的结构紊乱,有的小叶内可缺如,也有的小叶内可见 2～3 个中央静脉,有的汇管区在肝小叶的中央,并可有不同程度的肝细胞脂肪变性、坏死及胆汁淤积、胆色素沉着。酒精性肝硬化在变性的肝细胞内含有乙醇透明小体;淤血性肝硬化的肝脏呈红褐色,有红黄相间的斑纹。

(2)大结节性肝硬化:由肝细胞大块坏死形成,肝表面有大小结节和深浅不同的塌陷区,最大结节可达 5cm 以上,类似于肿瘤,一般结节在 3mm 以上。显微镜下可见大小不等、形态不规则的假小叶被宽度不等的纤维隔分割。肝细胞形态不一,可见到异形的肝细胞。汇管区可明显增宽,可见碎屑样坏死、气球样变、嗜酸性小体。

(五)肝硬化的诊断依据与肝功能分级

1.肝硬化的诊断依据

(1)病史:注意询问有无急慢性乙型肝炎或 HBsAg 史、丙型肝炎或输血及血制品病史;有无长期、过量饮酒史;有无心脏病及心功能不全病史;从事的职业有无与化学毒物接触史;有无肝硬化家族史等。

(2)临床表现:有无消化道症状如恶心、呕吐、乏力等症状,查体有无黄疸、肝病面容、蜘蛛痣、脾大等;有无腹水、上消化道出血、肝性脑病等并发症。

(3)实验室检查:注意有无门冬氨酸转氨酶(ALT)及胆红素升高、凝血酶原时间延长、白蛋白降低等;肝纤维化指标如血清Ⅲ型前胶原氨基端前肽(PⅢP)、Ⅲ型前胶原(PC—Ⅲ)、Ⅳ型胶原、透明质酸(HA)、层粘连蛋白(LN)等异常;影像学检查如 B 超和 CT 等可见肝包膜增厚、肝表面轮廓不规则、各叶比例失调以及脾大等肝硬化证据。

(4)肝活体组织病理学检查:肝组织病理学检查可见到炎症坏死及肝纤维化,尤其假小叶的存在,是诊断肝硬化的"金标准"。

2.肝硬化的功能分级 Child—Pugh 分级是目前应用最广泛的肝功能分级方法,根据评分情况可分为三级,即 A、B、C 级。A 级为 5~6 分,B 级为 7~9 分,C 级>10 分。A 级预后较好,B 级次之,C 级预后最差,病死率极高。见表 7—2。

表 7—2 肝功能 Child—Pugh 分级

变量	分数		
	1	2	3
肝性脑病(级)	无	1~2 级	3~4 级
腹水	无	轻度	中~重度
胆红素(μmol/L)	<34	34~51	>51
白蛋白(g/L)	>35	28~35	<28
凝血酶原时间延长(s)	<4	4~6	>6

(六)肝硬化的鉴别诊断

1.肝硬化引起的脾大与其他疾病引起的脾大鉴别

(1)感染性疾病:如病毒、细菌、螺旋体、寄生虫等病原体引起的急慢性感染可引起脾大,但这些病均有原发病的特征,病原体检查可阳性,抗感染或抗寄生虫等治疗有效,而肝炎病毒标志物检查多呈阴性。

(2)血液病:如急慢性白血病、原发性血小板减少性紫癜、溶血性贫血、遗传性红细胞增多症、骨髓纤维化等血液病也可引起脾大,但外周血常规和骨髓象检查均有特征性改变。

(3)结缔组织疾病:如系统性红斑狼疮、硬皮病、皮肌炎、韦格肉芽肿等也可有脾大,但它们均有本身的特征性表现,自身免疫学检查可呈阳性。

2.肝硬化腹水与其他引起腹胀、腹水疾病的鉴别

(1)腹腔内肿瘤:一般为顽固性腹水,呈血性,腹水可找到肿瘤细胞。B 超、CT 等检查可发现原发肿瘤病灶。

(2)心源性腹水:因心功能不全或心力衰竭所致,一般先出现双下肢水肿,以后再出现腹

水。腹水呈漏出液,有引起心功能不全的原发病存在。

(3)腹腔感染:如细菌性腹膜炎、结核性腹膜炎等均可引起腹水,但它们有中毒性症状如发热、腹痛、压痛和反跳痛等。腹水呈渗出液,腹水细菌培养呈阳性。

(4)肾病引起的腹水:有肾病的病史,颜面部水肿,尿液检查可见明显血尿、蛋白尿等。

四、肝硬化的治疗

(一)肝硬化的一般治疗

1.休息 早期肝硬化病情稳定者可参加一般的工作、学习和生活,可适当散步,但不宜参加剧烈运动,以不疲劳为宜;失代偿期肝硬化则应强调绝对休息,尤其是如有并发症存在,应卧床休息。据研究,某些肝硬化出现的早期腹水患者,通过卧床休息可明显增加肝血流量、改善肾灌注和促进腹水的消退。当临床症状改善后可适当下床活动,但不宜远距离和长时间行走。卧床期间应注意翻身拍背、活动四肢,以免发生压疮及肺栓塞等。

2.饮食 应补充足量的热量、蛋白质、碳水化合物及维生素和微量元素等营养物质。对初发的少量腹水者,饮食应清淡,适当控制水和钠盐的摄入,腹水可逐渐消退。对有肝性脑病先兆者,则应严格限制蛋白质食物的摄入。

(二)肝硬化的病因治疗

1.肝炎肝硬化的病因治疗

(1)抗病毒治疗的重要性和应用指征

1)抗病毒治疗的重要性:在我国肝硬化以慢性乙型肝炎病毒感染和慢性丙型肝炎病毒感染较常见,尤其乙型肝炎病毒感染最多见,无论是乙肝病毒,还是丙肝病毒,只要存在病毒复制,就有可能使慢性肝炎持续,从而造成肝硬化久治不愈、或反复发作,最终进展为肝功能衰竭。有时候即使患者血中 HBV-DNA 定量为阴性,肝细胞中 cccDNA 也可能是长期存在的,也可能有乙肝病毒呈低水平复制。据临床观察,即使某些晚期乙型肝炎肝硬化患者,经长期抗乙肝病毒治疗后,患者的生活质量也会明显提高,生存时间明显延长,原发性肝癌的发生率显著降低。因此,对于肝炎肝硬化来说,抗病毒治疗十分重要和非常有必要。

2)抗病毒的应用指征:一般来说,代偿期肝硬化患者不论丙氨酸转氨酶(ALT)升高或正常,只要 HBeAg 阳性、HBV-DNA≥10^4 拷贝/ml,或 HBeAg 阴性、HBV-DNA≥10^3 拷贝/ml,就应进行抗病毒治疗;而对于失代偿期肝硬化,只要 HBV-DNA 呈阳性,不论 ALT 是否升高,均应进行抗病毒治疗,并且,告知患者本人或家属应长期治疗和定期随访。

(2)抗病毒药物

1)核苷(酸)类似物:该类药物可用于因乙肝病毒引起的肝硬化,对丙肝病毒无效,目前临床上应用的药物共有五类,即拉米夫定、阿德福韦酯、替比夫定、恩替卡韦和替诺福韦。一般来说,考虑到肝硬化长期用药问题,最好是选用耐药率低的核苷(酸)类似物如替比夫定、恩替卡韦等,或两种不同类型的抗病毒药如拉米夫定和阿德福韦酯联合应用。应用的疗程一般3~5 年甚至更长,但至少也应 1 年。

2)α-干扰素:对慢性乙型肝炎和急慢性丙型肝炎均有效,也是急慢性丙型肝炎唯一有肯定疗效甚至可以根治的药物。但对于肝炎肝硬化来说,如果处于失代偿期则应禁用α-干扰素,如果为代偿期肝硬化,因考虑到该药有可能引起肝功能失代偿的可能。因此,在告知患者的情况下,先从小剂量开始,根据患者的耐受情况增加到有效的治疗剂量,并定期监测血常规、肝功能、肾功能、病毒定量、甲状腺功能、B 超和 AFP 等。不良反应较常见,尤其是在应用初期,也应注意随访。

2.其他因素肝硬化的病因治疗

(1)自身免疫性肝硬化:首选治疗是应用免疫抑制剂,常用的药物为泼尼松(龙),或与硫唑嘌呤联合治疗。治疗方案为:

1)泼尼松单药治疗:第 1 周每日 60mg;第 2 周每日 40mg;第 3 周每日 30mg;第 4 周每日 30mg;维持量为每日 20mg。

2)泼尼松＋硫唑嘌呤联合治疗

①泼尼松:第 1 周、第 2 周、第 3 周、第 4 周分别为每日 30mg、20mg、15mg 和 15mg,维持量为每日 10mg。

如硫唑嘌呤:每日用量和维持量均为 50mg。

(2)血吸虫病引起的肝硬化:对于仍有活动性血吸虫感染者,可应用吡喹酮等治疗。

(3)酒精性肝硬化:应绝对戒酒,包括白酒、啤酒、红酒和黄酒等。

(4)肝豆状核变性肝硬化:给予青霉胺治疗。

(5)原发性胆汁性肝硬化:给予熊去氧胆酸等治疗。

(三)肝硬化的护肝及抗纤维化治疗

1.护肝药物　凡是治疗慢性乙型肝炎的护肝降酶及退黄疸药物,对于治疗肝硬化来说一般均有一定疗效,如葡醛内酯、熊去氧胆酸、齐墩果酸、复方甘草酸苷、硫普罗宁、还原型谷胱甘肽、马洛替酯等均可酌情选用。

2.抗肝纤维化药物

(1)抗病毒药物:如 α－干扰素和核苷(酸)类似物均有明显的抗病毒和抗肝纤维化作用。

(2)秋水仙碱:能抑制微管蛋白聚合从而干扰细胞的胶原分泌,并且,它能刺激胶原酶的活性、增强降解等。但临床上应用显示,该药不仅副作用较大,而且对肝硬化的疗效及总的病死率均无多大效果,因此,临床上极少应用。

(3)其他药物:如多聚乙酰卵磷脂、己酮可可碱、内皮素受体拮抗剂、前列腺素类似物等在临床实验中均有一些抗纤维作用,但临床上资料不多。

(四)肝硬化腹水的治疗

1.腹水患者的评估　只要肝硬化患者出现腹水,尤其是 2～3 级的腹水均需对腹水的状况进行评估,并确定腹水的性质。通常需进行腹腔穿刺抽液,送实验室检查如腹水常规、腹水生化和腹水细菌培养以及病理学检查等,以确定腹水有无感染或合并其他疾病,并明确治疗方案。

2.不同性质腹水的治疗

(1)无并发症腹水的治疗

1)适度限制钠盐的摄入:也就是说并不需要过分限制钠盐,钠盐量按平常饮食的较低水平给予,一般推荐钠盐摄入量为每日 80～120mmol,相当于每日摄入 4.6～6.9g 食盐。绝对禁盐并不可取,尤其是利尿剂的使用时候,极易引起严重的低钠血症,给治疗带来更大麻烦。

2)利尿剂的应用

①少量腹水:经限制水、钠摄入及适当休息后,腹水可自行消退,一般不需要用利尿剂。

②首次出现的中量腹水:可单用螺内酯(安体舒通)治疗。用法:初始剂量为每日 100mg,

如无效,可每隔 7 天再每日增加 100mg,直至最大量每日达 400mg;如果单用螺内酯效果不佳(每周体重下降<2kg)或出现高钾血症者,应加用呋塞米治疗,先从每日 40mg 开始,每次增加 40mg,最大量每日可达 160mg。同时,每日进行临床和生化指标的监测。

③腹水复发:可采用螺内酯＋呋塞米联合治疗,用量视腹水情况而定。两者的用量可按比例,螺内酯:呋塞米为 100：40 给予,对防止电解质失衡(尤其钾离子)有一定互补作用。

④注意事项:①无水肿者,每日体重下降不超过 0.5kg;②有水肿者,每日体重下降不超过 1kg;③一旦腹水基本消退后,应尽早减量和停用;④对于存在肾损害、低钠血症或血钾紊乱者,应用利尿剂要慎重;⑤伴有肝性脑病、严重的肌肉痉挛、肾功能不全者应禁用利尿剂。此外,渗透性利尿剂如甘露醇、山梨醇等,一般不用于肝硬化的钠潴留治疗,因其对远端肾小管的重吸收无抑制作用。

3)腹腔穿刺大量放液:是大量腹水治疗的首选方法,可一次放完腹水,但必须及时补充白蛋白(按每排放 1L 腹水,补充白蛋白 8g),否则,可能会出现循环功能障碍。对于排放腹水超过 5L 者,不主张使用除白蛋白以外的其他扩容剂。同时,在排放腹水后可使用小剂量的利尿剂,以免腹水复发。

4)避免使用肾毒性药物:如非甾体抗炎药、氨基糖苷类药、血管紧张素转换酶抑制剂等对肾功能有潜在的损害,同时,在肾功能不全时使用造影剂也可能会增加肾毒性。

(2)顽固性腹水的治疗

1)利尿剂的应用:本期患者应用利尿剂通常无效,如经大剂量利尿剂治疗时,尿钠的排泄量未超过每日 30mmol,应终止利尿剂治疗。对伴有出血或感染者,也不要应用利尿剂。

2)持续大量腹腔放液＋输注白蛋白:是治疗本期患者的首选方法,注意补充足量的白蛋白(每排放 1L,应补充白蛋白 8g)。

3)TIPS:对于需频繁大量放腹水或腹腔穿刺术无效者,可考虑该方法,对治疗顽固性腹水以及复发的症状性肝性胸水有效。如腹水消退较慢,可同时应用利尿剂及限钠。对伴有严重肝衰竭、活动性感染、进行性肾功能不全或严重心脏病等情况,不宜采用本手术。据研究,该方法并不能改善生存率。

(金玉姬)

第十一节　上消化道大出血

上消化道大出血是指 Treitz 韧带以上的上消化道(食管、胃、十二指肠、空肠上段、胰腺、胆道)的出血。肝硬化和肝癌晚期极易发生上消化道大出血,也是肝病死亡的主要原因之一。主要表现为呕血、黑便,常伴失血性周围循环衰竭等。

一、诱因

有些因素可以诱发肝硬化晚期患者发生上消化道大出血。

1.饮食不当　如生冷、坚硬和带刺食物等可刺破已曲张的食管静脉。

2.腹内压增高　如剧烈咳嗽、便秘等可使门静脉压突然增高。

3.使用激素诱发消化性溃疡出血。

4.治疗方法诱导　如采用肝动脉栓塞化疗可使门静脉回流受阻。

5.气候突变　如气温骤降使机体外周血管收缩引起内脏血管压力升高致食管静脉破裂。

二、发病机制

1.门静脉高压、食管胃底静脉曲张破裂出血　肝硬化或肝癌肿瘤压迫门静脉致门静脉高压，门—体静脉交通支开放，导致食管胃底静脉曲张。当门静脉压力达到一定程度，或因硬刺物损伤，则可引起上消化道大出血。

2.胃黏膜病变　门静脉高压可造成胃肠道瘀血，形成"高血容量和低灌注"状态，胃黏膜水肿、缺氧、代谢障碍及对损伤因子的敏感性增加，加上组织间隙水肿，H^+渗透黏膜增加从而损伤胃黏膜而引起出血。

3.肝硬化合并肝癌发生胃十二指肠转移　因癌细胞生长过快，易出现破溃出血；或因肝癌并门静脉癌栓，可引起门静脉完全性或不完全性阻塞致门脉血液回流受阻，门脉压力增高，易破裂出血；另外，如肝癌手术、肝静脉结扎、肝动脉栓塞化疗等可致门静脉血流不畅，也可引起门静脉高压破裂出血。

4.凝血功能障碍　严重肝功能受损，使凝血因子合成减少、凝血功能障碍，易引起渗血或出血不止。

三、临床表现

出血量少者表现为黑便、柏油样便，大便潜血阳性，或少量呕血；出血量较大时可见呕血或呕吐咖啡色物，混有胃液或食物残渣；出血量很大时呈喷射状呕出鲜血，可有血块，伴头晕、眼花、心慌、出冷汗、血压下降、晕厥甚至死亡。

四、实验室检查

1.一般检查　如血常规、肝功能、肾功能、血型及交叉配血等。

2.胃镜检查　是目前诊断上消化道出血病因的首选方法。一般主张在出血后24~48小时内做胃镜检查。

3.X线钡餐检查　仅用于出血已经停止、病情较为稳定的患者，对急性上消化道出血病因诊断的阳性率不高。吞钡检查可发现肝硬化的食管胃底静脉曲张情况及严重程度，但并不能诊断它就是本次出血的原因。

五、诊断

有急慢性肝病及肝硬化病史和某些诱因存在，临床表现为呕血、黑便、鲜血便或柏油样便，伴头晕、出虚汗、血压下降等表现，即可临床诊断上消化道出血。大便潜血试验强阳性，血常规示红细胞数和血红蛋白数下降，胃镜检查可确诊。

六、病情判断

1.确定是否上消化道出血　首先要排除消化道以外的出血，如呼吸道疾病（如肺结核、肺癌、支气管扩张等）、口腔、鼻及咽部出血、进食因素如铁剂、炭剂或某些中药等可使大便变黑；其次，判断是上消化道出血，还是下消化道出血。上消化道出血以呕血和黑便多见，除非在短时间内因出血量过大可出现暗红色甚至鲜血便；鲜血便一般多见于下消化道出血。

2.出血严重程度的估计　如每日消化道出血>5～10ml,粪便潜血试验呈阳性;每日出血量 50～100ml 可出现黑便;胃内积血 250～300ml 可引起呕血;出血量超过 400～500ml 可出现全身症状如头昏、心慌、乏力等;短时间内出血量超过 1000ml 或循环血容量的 20%,即为上消化道大出血,常伴周围循环衰竭表现。

3.出血不止或再出血的判断　下列情况提示仍有出血或再出血的可能:

(1)反复呕血,甚至呕吐物由咖啡色转为鲜红色。

(2)黑便次数增多,粪质稀薄,色泽转为暗红色,伴肠鸣音亢进。

(3)周围循环衰竭经充分补液输血而未见明显改善,或暂时好转又恶化,血压波动,中心静脉压不稳定。

(4)血红蛋白浓度、红细胞计数和血红细胞比容持续下降,网织红细胞计数持续升高。

(5)补液足够、尿量正常情况下,血尿素氮持续或再次升高。

(6)门静脉高压伴脾大者,出血后常暂时缩小,如不见脾脏缩小提示出血未止。

七、治疗

1.一般护理　绝对卧床休息,保持安静,注意呼吸道通畅。呕血时要头偏向一侧,去枕平卧,一定要避免血液阻塞呼吸道而窒息死亡。密切观察如体温、血压、呼吸、心率、大便颜色、大便量、呕血量等变化。烦躁者给予镇静剂。

2.补充血容量抗休克

(1)尽快建立静脉通道输液:在等待输血的同时,尽快地输入生理盐水、林格液、低分子右旋糖酐、706 代血浆等,输液量的多少以中心静脉压、尿量和出血进展等情况而定。

(2)立即配血和准备输血:当脉搏>110 次/分、红细胞<3.0×10^{12}/L、收缩压<90mmHg 时应立即输血。但要避免输液速度过快、过多,以免引起肺水肿,尤其是原有心脏病、老年人,应调整输液速度和输液量。

3.内科控制出血

(1)抑制胃酸分泌:如法莫替丁、西咪替丁、雷尼替丁、奥美拉唑、泮托拉唑肠溶片等。

(2)胃内降温:采用 10～14℃生理盐水反复灌洗胃腔,使胃血管收缩和消化液分泌减少。

(3)口服止血剂:如去甲肾上腺素 8mg 加入生理盐水或冰盐水 150ml 中分次口服。老年人勿用;或口服凝血酶,每次 500～2000U,每 4～6 小时 1 次;云南白药每次 0.5g,每日 4次等。

(4)三腔二囊管压迫止血:适用于神志清楚配合良好者。成功关键在于放管位置和牵拉固定要准确,胃囊充气 200～300ml,食管囊压力维持在 30～40mmHg。插管时间 3～5 天,有效率达 50%～80%,但患者较难耐受,放气后再出血率高达 50%,现临床上较少用。

(5)胃镜下止血:局部喷洒凝血酶、孟氏液、组织黏合剂;局部注射止血剂,如无水乙醇、1%乙氧硬化醇、15%～20%高张盐水等;还可采用凝固止血法,如微波、激光、高频电凝、球囊压迫或结扎法等。

(6)降低门静脉压力:如生长抑素类药物有奥曲肽和施他宁,其疗效与三腔二囊管、注射硬化剂类相似,不良反应明显较少。垂体后叶素和血管加压素也可用,但副作用稍明显;普萘洛尔(心得安)可降低门脉压力,一般每次 40mg,每日 2 次,疗程不少于 1 个月。急性大出血者不用。硝酸甘油,0.2μg/(kg·min)静脉滴注。但单用效果不佳,常与垂体后叶素合用,可增加疗效,减轻副作用。

4.外科手术治疗　适用于非手术治疗无效、肝功能及全身情况尚可、能耐受手术者。手术风险较大,并发症较多,因此,应充分与家属沟通,并严格掌握适应证,密切观察术后变化。

八、预后

肝硬化合并上消化道大出血的预后较差,病死率较高(10%～50%)。其病死率与肝硬化的病程阶段、大出血的原因、门静脉高压的程度、入院救治的时间早晚、患者的年龄、并发症的多少及其程度等多种因素有关。例如,因消化性溃疡引起的大出血的预后明显好于食管胃底静脉曲张引起的大出血;老年人肝硬化合并上消化道大出血的病死率明显要高于年轻人,因为老年人发生大出血时易致急性肾衰竭、肝功能不全、心血管功能减退,加之老年人因动脉硬化止血困难和夹杂各种慢性病也是导致病死率增高的重要因素。还有如医疗条件、救治者经验技术水平等也与预后有一定的关系。

(张玉峰)

第十二节　自发性细菌性腹膜炎

自发性细菌性腹膜炎在肝硬化腹水患者中较为常见。一般是由致病菌经肠道、血液和淋巴系统引起的腹腔感染,也是终末期肝病死亡的重要原因之一。

一、病因

感染的细菌主要来自肠道菌群,少数来自于泌尿道、呼吸道和软组织等,以革兰阴性菌最常见,占45%～55%,如大肠埃希菌、肺炎克雷伯菌等,其次为革兰阳性菌如链球菌、金黄色葡萄球菌等,而厌氧菌约占1%。

二、发病机制

本病的发生有两种机制,一种是腹腔中的细菌来自菌血症,血液中的细菌通过血循环与腹水交换而进入腹腔定植。另一种是肠道细菌穿过肠壁进入腹膜腔:①肝脏单核－吞噬细胞系统受损,使肝脏"过滤"功能减退或衰竭,让细菌从肠道经门静脉进入体循环;②严重肝病时空肠菌丛中需氧革兰阴性菌相对增多,同时,减少肠黏膜血流量的因素引起肠黏膜屏障功能降低;③正常存在于肠道的细菌穿过肠黏膜感染肠系膜淋巴结,再通过肠淋巴循环进入血流。但最主要的原因还是由于机体免疫功能下降,细菌才得以生长繁殖引起腹膜炎。

三、临床表现

主要表现为寒战、发热、腹痛、腹部压痛及反跳痛,这些也是典型症状。但部分患者表现为腹水或腹水增多、黄疸加深、肝功能减退、肝性脑病、中毒性休克或肝肾综合征等。约有10%的患者无任何腹膜炎症状。外周血示白细胞数升高;腹水常规示浑浊、白细胞数增多,腹水培养细菌阳性。

四、实验室检查

1.血常规 外周血白细胞和中性粒细胞百分比在短时间内增高,对提示感染有意义。但由于晚期肝硬化存在脾功能亢进或骨髓造血功能下降,故即使存在自发性细菌性腹膜炎,某些患者外周血常规也可不高。

2.腹水检查

(1)腹水常规:感染性腹水外观多呈淡黄色,细胞数较高时呈浑浊状,李凡他试验阳性,蛋白量多低于 10g/L,比重<1.018,白细胞数如>0.5×10^9/L,其中,多形核白细胞(PMN)>0.25×10^9/L,可确认为感染的重要指标。

(2)腹水细菌培养:阳性率低,不足 50%。为提高腹水培养阳性率,建议在抗菌药应用之前使用血培养瓶接菌,同时,送需氧和厌氧培养,接种腹水至少 10ml。如腹水>10ml,采用离心后培养可提高阳性率。

3.血培养 约有 30%腹水培养阳性者,血培养可阳性,因此,可同时进行血培养和腹水培养。

4.腹水总蛋白浓度 在肝硬化患者中,如腹水总蛋白浓度<10g/L 易发生腹腔感染。

五、诊断

1.确诊标准

(1)不同程度的发热、腹痛、腹胀。

(2)查体腹部张力增高,不同程度的压痛、反跳痛。

(3)腹水量迅速增多,利尿效果不佳。

(4)腹水检查多核细胞数≥250/mm³,血常规白细胞总数或中性粒细胞分类可升高。

(5)腹水培养发现致病菌。

2.疑似标准:以上(1)~(4)中符合 2 条或以上,但腹水培养未发现致病菌。

然而,临床上腹水培养的阳性率非常低,因此,主要是结合临床表现,尤其是腹水中白细胞计数≥250/mm³ 或腹水中性粒细胞(PMN)比例多 25%,即可作为自发性细菌性腹膜炎的诊断依据。

六、鉴别诊断

1.继发性腹膜炎 常继发于外科急腹症或腹部外科手术后。起病急骤,常伴明显的脓毒血症表现,急性腹膜刺激征(腹肌紧张、压痛及反跳痛)。腹腔穿刺液为脓性,或见消化道内容物残渣,腹水生化葡萄糖降低,白蛋白增高,细菌涂片多为混合性细菌感染。X 线平片如为空腔脏器穿孔则有膈下游离气体,必要时可行腹部手术探查。

2.结核性腹膜炎 常有肺结核或其他结核病史,有结核中毒症状如发热、盗汗、消瘦等。腹部体征有持续性揉面感;腹水检查示淋巴细胞增多、抗酸染色阳性,红细胞沉降率增快,血清结核抗体阳性;抗结核化疗药物治疗有效。

七、治疗

1.抗菌药物的应用 一旦高度怀疑为本病,即应按照"早期、足量、联合、广谱、避免损伤肝肾"之原则,经验性地选择抗菌药物。由于病原体以革兰阴性需氧菌(如大肠杆菌)最常见,因此,第一线药物选用第三代头孢菌素,如头孢噻肟钠、头孢曲松等。备选的药物包括氟喹诺酮类、阿莫西林/克拉维酸钾等,如左氧氟沙星注射液,每次 200mg,每日 2 次静滴,病情缓解后可给予抗菌药物口服,如氧氟沙星片、左氧氟沙星片等。但如果已用喹诺酮类药物预防感染、在喹诺酮耐药高流行区以及院内感染发生的自发性细菌性腹膜炎等情况下,不用喹诺酮类药物治疗。治疗 48 小时后应抽腹水化验进行细菌培养和观察腹水白细胞数是否减至$<$ $250/mm^3$ 以下,如果症状加重,腹水增多,腹水白细胞数无减少,应考虑抗菌药治疗失败,应根据药敏试验或经验性选用广谱抗生素。单用抗菌药约 30%的患者会发生肝肾综合征,如果同时给予大剂量的白蛋白输注(诊断时给予 1.5g/kg,第 3 天 1g/kg),可显著减少肝肾综合征的发生。

2. 腹腔局部处理

(1)腹腔内注射抗生素:由于该方法可产生细菌的多重耐药,故目前不主张用。

(2)腹腔穿刺放液及腹腔灌洗:如果肝硬化腹水发生细菌感染,经利尿剂治疗无效或腹水明显浑浊、有絮状物或呈血性腹水时,可行腹腔穿刺放液及腹腔穿刺灌洗。在大量放腹水(一次排尽)的同时,输入足够量的白蛋白扩充血容量,可显著减少并发症的发生。一般每排放腹水 1000ml,应补充白蛋白 10g。

3. 对症支持疗法　给予充足的热量、多种维生素及微量元素。酌情输注白蛋白、新鲜血浆、支链氨基酸等。

4. 增强免疫功能　给予胸腺肽、胸腺五肽等免疫调节剂。

八、预防与预后

1. 预防　肝病较轻的患者可服用诺氟沙星或其他喹诺酮类药物预防;发生消化道出血或肝病严重者可选用头孢曲松预防。本病康复的患者再次复发的风险很高,可给予诺氟沙星(每日 400mg)口服,能明显降低复发率。

2. 预后　失代偿期肝硬化易发生细菌性腹膜炎,发生率 10%～47%,病死率 48%～57%,但随着早期诊断率的提高和有效的治疗,病死率可大大降低,目前一般病死率在 20%～40%。

(张玉峰)

第十三节　肝肾综合征

肝肾综合征(HRS)是严重肝病尤其是肝硬化腹水患者病程后期出现的以少尿($<$500ml/d)、血肌酐升高($>$133μmol/L)、稀释性低血钠($<$130mmol/L)等为主要表现的功能性肾衰竭综合征。1996 年国际腹水研究小组推荐了关于肝肾综合征的新定义,即发生于慢性肝病患者出现进展肝衰竭和门静脉高压时,以肾功能损害、肾血流灌注减少和内源性血管活性系统异常为特征的一种综合征。肾动脉显著收缩导致肾小球滤过率减低。肾外循环以动脉扩张为主,导致全身血管阻力下降和低动脉压。相似的综合征也发生于急性肝衰竭情况下。

必须强调的是,在面临一个同时存在肝肾衰竭的具体患者时,临床医生应不仅仅只考虑到 HRS,而应首先排除许多同时影响肝肾功能的疾病,包括毒物、血液病、肿瘤、血流动力学异常、感染等,认识这些疾病相当重要,因为如早期识别和恰当治疗,可能可逆转所引起的肾衰竭。

一、救治流程

1.临床特征

(1)病史:肝硬化失代偿,如门静脉高压症、高度腹水、钠潴留、低蛋白血症、肝性脑病等,也见于急性重型肝炎和原发性肝癌。

(2)症状:早期表现主要是少尿、血压下降。后期主要表现为氮质血症,如恶心呕吐、食欲下降、口干、嗜睡、由少尿渐至无尿,腹水增多,出现肝性脑病。

(3)实验室检查:血清肌酐与肌酐清除率、尿钠及血钠、肾脏多普勒超声等。

2.临床评估

(1)明确病因及诱因。

(2)完善相关检查。

(3)与引起肾衰竭的其他疾病进行鉴别。

(4)临床分型。

3.治疗　①一般治疗;②扩容治疗;③药物治疗;④血液透析或连续肾替代治疗(CRRT);⑤经颈静脉肝内门-体支架分流(TIPS);⑥肝移植。

二、救治关键

1.准确诊断 HRS 及临床分型,判断预后急慢性肝病进展至晚期肝衰竭和(或)门脉高压症的患者,如血清肌酐>133μmol/L,应怀疑 HRS 的可能性;出现稀释性低血钠、血浆肾素活性增加、肝脏体积缩小时,发生 HRS 的危险度增加;肝病的病原学及 Child-Pugh 记分对预测 HRS 无明显价值。国际腹水俱乐部于 1996 年制定了 HRS 的诊断标准,于 2005 年进行了修订。

(1)新标准如下:①肝硬化伴有腹水;②血肌酐>133μmol/L;③应用清蛋白扩容并停用利尿剂至少 2 日后,血肌肝值无改善,未降至 133μmol/L 以下,清蛋白推荐剂量为 1g/(kg·d),最大可达 100g/d;④无休克的临床表现;⑤当前或近期未使用肾毒性药物;⑥不存在肾实质性疾病及尿蛋白<500mg/d,无镜下血尿(红细胞<50 个/HP)和(或)肾脏超声检查无异常表现。

(2)临床上,根据 HRS 的病情进展、严重程度及预后等,将其分为两型。

Ⅰ型 HRS:以快速进展的肾功能减退为特征,在 2 周内血清肌酐水平升高至最初的两倍(高于 221μmol/L),或 24 小时肌酐清除率下降 50%(低于 20ml/min)。Ⅰ型 HRS 病情进展速度快,预后差,发病后平均存活期少于 2 周。

Ⅱ型 HRS:表现为进展缓慢稳定的中度肾衰竭,循环功能紊乱,难治性腹水为其突出表现。此型患者血肌酐值为 133~221μmol/L,或肌酐清除率少于 40%,多为自发性起病,亦可由自发性腹膜炎等诱发。其存活期较Ⅰ型 HRS 长,但较无氮质血症的肝硬化腹水者生存期短。

尽管 HRS 诊断标准十分明确,但由于 HRS 的诊断是一种排除性诊断,缺乏特异的诊断指标,故临床诊断仍较困难。有研究显示在肝硬化腹水患者出现急性肾衰竭的病因中,42%

为肾前性因素,38%为急性肾小管坏死,而 HRS 仅占 20%。因此,当严重肝病患者出现血肌酐升高时,首先要排除肾脏病变、肾毒性药物、感染,尤其是自发性细菌性腹膜炎(SBP)等情况,并静脉补充清蛋白排除低血容量后方能考虑 HRS。临床上还常遇见 HRS 合并肾脏病变的情况,这更增加了诊断难度。慢性肝病常合并肾脏疾病(如糖尿病肾病、慢性肾小球肾炎和高血压肾病等),另外慢性肝病也容易在某些诱因下并发急性肾小管坏死,合并肾病的肝硬化也容易并发 HRS,当严重肝病合并肾病的患者出现血肌酐升高时,应认真分析肾病是唯一的原因,或 HRS 也是一个参与因素。另外在临床上还可见高尿钠型和非少尿型等少见的 HRS(尿量>500ml/24h),其诊断更为困难。根据 HRS 诊断标准,合并肾脏病变的 HRS 不属于Ⅰ型和Ⅱ型,在 HRS 临床研究时也往往被排除在外,因此对合并肾脏病变的 HRS 有必要单独分类(例如分为Ⅲ型),这在制定治疗方案时尤为重要,因为这种类型 HRS 需要肝肾联合移植而不仅仅是肝移植。另外临床上常见的暴发性肝衰竭引起的 HRS,这种 HRS 的发病机制、临床过程和预后等方面与肝硬化引起的 HRS 存在较大差异,故治疗方法也应有侧重,但国内外对这方面的研究不多,需进一步加强。

2.尽量避免肾衰竭的诱发因素,把握治疗难点,寻找积极的治疗对策。在慢性肝病患者中避免肾衰竭的诱发因素显然很重要,以下几点能减少 HRS 的发生:①对以前发生过自发性腹膜炎的患者进行预防性抗生素治疗;②在大量腹穿放液的患者使用低盐清蛋白作为扩容剂;③谨慎使用利尿剂;④避免肾毒性药物(庆大霉素、NSAIDS、X 线造影剂等);⑤合理补液。

HRS 迄今仍是内科治疗的一大难题,一切治疗措施,旨在延长患者生存时间,等待进行肝移植,这是目前唯一希望提高 HRS 生存率的治疗措施,宜争取尽早实施。临床上亟待解决的是 HRS 前期、早期同时存在的难治性腹水/张力性腹水的处理问题。难治性腹水首选扩容和(或)大量腹腔穿刺放液。张力性腹水宜首选大量腹腔穿刺放液,恢复其对利尿剂的敏感性。HRS 患者在严密监护、支持治疗基础上,在等待肝移植期间,首先以扩容为基础,加用小剂量血管收缩药和(或)肾血管扩张药;或 N—乙酰半胱氨酸;有条件者试用 V_2 型血管加压素受体拮抗剂,仍未能实行肝移植,则考虑血液透析,最终考虑经颈静脉肝内门体支架分流(TIPS)。

三、救治方案

1.一般治疗

(1)营养原则:少尿阶段宜低容量、高热量、高维生素、低盐、低钾、高糖、适量的优质蛋白质。当尿素氮升高时,蛋白质的摄入,还有钾和磷的摄入应控制。

(2)限制水和钠的摄入:每天进水量不超过 1000ml,液中不应有钠,以免原有稀释性低钠血症患者因补钠而造成血容量过度增加引起肺水肿。钠盐限制每日 2g 左右,少尿期钠盐不超过 0.5g/d。对长期使用强利尿剂或腹腔大量放液引起真性低钠血症,应补充高渗盐水。少尿或无尿时,每日进液量(包括输液、饮入)等于前一天出量(包括尿、大便、呕吐量)加 500ml。

(3)纠正低血压:针对导致低血压的因素,如血容量不足,感染等给予对症治疗。

(4)纠正代谢性酸中毒:轻中度酸中毒一般不需纠正,当二氧化碳结合力(CO_2CP)低于 13.5mmol/L 时可考虑补充碳酸氢钠,可按 5%碳酸氢钠 6ml/kg 给予。

(5)纠正电解质紊乱:重要是高钾的处理。当血钾高于 6mmol/L 时立即用 10%葡萄糖酸钙 10~20ml 或 3%氯化钠 200ml 静脉滴注,亦可用胰岛素静脉滴注。也可采用血液透析或腹膜透析。

2.扩容治疗 HRS扩容较多采用新鲜冻干血浆600～1000ml/d或清蛋白30～40g/d,连续4日,曾有报道肾血流量、稀释性低血钠及血清肌酐及其清除率有明显改善。扩容治疗常与药物治疗联合应用。虽然许多患者直接地对扩容治疗有反应而出现利尿和血清肌酐下降,但是肝硬化患者全身血管扩张的特点常使扩容治疗不能改善系统循环及肾血流动力学,不过可作为HRS的基础治疗,并与其他措施联合应用。如果扩容后排尿未改善,容量负荷的进一步扩张导致细胞外体液容积的扩张,有产生肺功能衰竭的危险,因此在部分患者中需监测中心静脉压。

3.药物治疗

(1)小剂量多巴胺、小剂量8-鸟氨酸加压素、特利加压素。

①小剂量多巴胺:非升压剂量多巴胺2～3μg/(kg·min)持续静脉滴注,能选择性扩张肾血管,对全身血流动力学无明显影响,可改善血流动力学、GFR及促进钠、水排泄,早期报道有一定疗效,多数报道单独应用无效,多与呋塞米或小剂量血管加压素合用。

②8-鸟氨酸加压素:系统循环较强的缩血管药物,但对肾动脉及心冠状动脉无明显收缩作用,它能改善外周血管阻力降低及封闭其动静脉分流,从而改善系统循环、肾血流动力学变化及肾功能异常。

③三甘氨酸赖氨酸加压素(特利加压素,Terlipressin):合成的血管加压素类似物,该药作用与鸟氨酸加压素(Ornipressin)相同,但体内作用时间长,一次注射后其作用时间约为后者的10倍。早年已有去甲肾上腺素联合静脉滴注清蛋白治疗HRS,可以改善肾血流的研究报道,但心脏缺血的不良反应限制了其应用,而特利加压素的半衰期较长、心脏缺血不良反应较少,是治疗HRS的有效药物。特利加压素治疗I型HRS的研究报道较多,可以有效改善肾功能,联合静脉滴注清蛋白能提高疗效,严重不良反应较少。此药能够改善患者近期存活率,但对长期存活率的研究报道尚少。特利加压素的用法为:每次0.5～1mg,4～6小时1次,治疗2日血肌酐下降＜25％时,每2日加倍量,直至最大剂量为每日12mg,疗程为HRS恢复或用至14日,若治疗3日无效或最大剂量治疗7日血肌酐下降＜50％则停用。应用特利加压素的同时联合静脉滴注清蛋白,第1日1g/(kg·d),随后每日20～40g,血清清蛋白＞45g/L或出现肺水肿时则停止滴注清蛋白。

(2)甲氧氨福林联合奥曲肽:甲氧氨福林是一种α肾上腺素口服用药,可作用于相应受体而引起血管平滑肌收缩。奥曲肽是一种长效的生长抑素衍生物,可降低门静脉高压,抑制胰高血糖素合成或直接作用于血管平滑肌,引起内脏血管收缩。奥曲肽剂量:100μg皮下注射,每日3次,然后增至200μg,每日3次;甲氧氨福林初剂量:7.5mg,每日3次,然后增至12.5mg,每日3次,口服。上述两者单用时对HRS都无明显作用,但是联合应用时似乎效果较好。一项回顾性对照研究对甲氧氨福林联合奥曲肽的治疗效果进行了评价,结果显示联合用药组相对于安慰剂组肾功能改善较明显,30日死亡率相对减少,且甲氧氨福林在大剂量(15mg)使用时,治疗效果似乎明显优于小剂量(5mg)者。

(3)乙酰半胱氨酸:是一种含巯基的氨基酸,能促进还原型谷胱甘肽的合成,具有清除自由基、抗氧化应激反应的作用。Holt报道:用该药治疗12例早期HRS患者,开始剂量:150mg/kg,静脉滴注,于2小时滴完后,继以维持量100mg/(kg·d),持续静脉滴注,连续用药5日。疗程结束后,血清肌酐水平下降,肌酐清除率增加,尿量及尿钠排泄量增加,肝功能及动脉压无明显变化,1、3个月生存率分别为67%(8/12)及58%(7/12),其中2例肾功能改善后结束肝移植术。以上结果表明,乙酰半胱氨酸治疗早期HRS,在提高生存率方面,优于现已报道的其他药物,但其作用机制不明。

(4)ADH/AVP—V_2型血管加压素受体拮抗剂及K阿片样激动剂:这两种药物有希望成为治疗稀释性低钠及HRS的新型药物。ADH/AVP—V_2型血管加压素受体拮抗剂与肾集合管上皮细胞表面的AVP—V_2受体结合,选择性地拮抗AVP的抗利尿作用,阻断水的重吸收。K阿片样激动剂抑制神经垂体,减少AVP的释放,又直接作用于肾集合管,抑制水的重吸收。

这两类药不同于传统的排钠利尿药,它们具有高度的选择性,只促进水的排泄,对钠的排泄无作用或作用甚微,动物实验或健康自愿受试者试验证明:其排水作用呈剂量依赖关系,以用于肝硬化腹水稀释性低血钠。现已证明与血浆扩容及缩血管药物联合应用,可使HRS逆转。

4.肾替代疗法(RRTS) 使用持续性或间断性RRTs,如血液透析、连续性静脉内血滤等,可以对HRS患者提供肾功能支持,适用于等待肝移植的患者。然而,血液透析过程中易发生并发症,如低血压、出血及感染等。关于评价RRTs在治疗HRS上作用的研究仍很少,该如何选择最佳的肾替代疗法、RRTs能否改善非肝移植候选患者的预后等都是未知数。因此,除非HRS患者临床上存在急需血液透析的情况(如高钾血症、代谢性酸中毒或容量超负荷),否则对选择RRTs需慎之又慎。

5.经颈静脉肝内门体分流(TIPS) 经颈静脉肝内门体分流(TIPS)可以直接降低门静脉压力,因此理论上TIPS对治疗Ⅰ型HRS是一种非常值得尝试的治疗方法。虽然目前TIPS应用于HRS的研究报道不太多,但是根据目前研究的结果已可看出,TIPS可以改善Ⅰ型HR患者的肾功能,减少腹水,延长患者的生存期,并且获得疗效后HRS较少复发。另外如果继用血管收缩药和清蛋白之后若用TIPS治疗,Ⅰ型HRS患者有望获得长期的治疗效果。然而由于多数HRS患者有TIPS的禁忌证,如肝功能差、胆红素过高、肝性脑病等,因此限制了TIPS在Ⅰ型HRS治疗中的应用,目前仅作为二线治疗。随着此方面研究的增加,将来TIPS或许可以得到更广泛的应用。

目前研究发现,TIPS治疗对Ⅱ型HRS患者的腹水和血肌酐具有较好的改善作用,但对HRS的逆转率、患者生存率及成功过渡至肝移植的治疗效果尚不能肯定。然而,难治性腹水是Ⅱ型HRS的主要表现,目前有充分的证据证实TIPS比大量放腹水更能提高难治性腹水患者生存率并减少HRS等并发症的发生率,因此可推测TIPS对Ⅱ型HRS有直接或间接的治疗意义。

6.肝移植 迄今为止,肝移植是彻底治愈HRS的唯一方法,没有肝移植的HRS病程短,预后极差,因此所有HRS患者一经诊断,需尽早评估肝移植可能性,并应优先接受供肝。HRS患者肝移植后3年生存率稍低于无HRS的肝硬化患者(60%vs70%~80%),但在围肝移植期HRS患者需要透析的时间、并发症发生率和死亡率高于对照,预后明显较无HRS的肝硬化患者为差,移植前经特利加压素与清蛋白联合治疗后,HRS患者肝移植的预后明显好于不用特利加压素与清蛋白联合治疗者,与无HRS的肝硬化患者几乎无差异。由于免疫抑制剂环孢素或他克莫司对肾脏具有一定的损伤作用,因此推荐在移植48小时后,肾功能部分恢复时开始应用。

肝移植后,部分Ⅰ型HRS患者肾功能仍未完全恢复,甚或有严重肾衰竭,对此需要肝肾联合移植。然而,目前还不能准确判定哪些Ⅰ型HRS患者需要肝肾联合移植。根据现有的资料,已有指南提示肝肾联合移植的指征。如肝硬化伴肝肾综合征,血清肌酐水平＞$177\mu mol/L$,透析不超过8周等。

虽然肝移植疗效肯定,但临床上Ⅰ型HRS常存在肝移植的禁忌证,如肝功能极差或合并感染等,另外Ⅰ型HRS的病程仅2周,没有足够的时间等待供肝,且手术费用高昂,非每例患者所能承受。因此仍需寻找其他替代治疗方案。

（金玉姬）

第十四节　肝肺综合征

肝肺综合征(HPS)是指肝功能不全引起的肺血管扩张、气体交换障碍导致低氧血症及一系列病理生理变化和临床症状的肝病终末期严重并发症。HPS的概念最早用于描述肝硬化肺部并发症所致的氧合功能受损,近年关于慢性肝病、门静脉高压症与肺血管畸形间相关性的观点逐渐被接受。与另一继发于肝硬化、门静脉高压症且肺内改变以阻力血管收缩和循环重建为基础的疾病门肺高压症(PPHTN)相比,HPS以肺血管扩张为其主要特点,导致动脉血氧合功能下降,临床上主要表现为呼吸困难和发绀。慢性肝病、肺血管扩张和肺泡-动脉血氧分压差$(A-aDO_2)$上升为HPS三大主征。虽有报道显示70%肝移植患者术后的肺气体交换明显改善,但目前对HPS仍无十分有效的根治性治疗方法。尽管手术风险很大,且许多HPS患者肝脏功能尚可,但仍需考虑尽快实施肝移植术。

一、救治流程

1.临床特征

(1)病史:严重肝病尤其是肝硬化、门静脉高压症。

(2)症状:呼吸困难、发绀。

2.诊断依据

(1)低氧血症:$PaO_2 < 80mmHg(10.7kPa)$或$A-aDO_2 \geqslant 15mmHg(2.0kPa)$。

(2)对比超声心动描记术(微泡造影)阳性或^{99m}Tc巨聚清蛋白($^{99m}Tc-MAA$)肺灌注扫描显示脑灌注≥6%,提示存在肺内分流。

(3)慢性肝病、门静脉高压症伴或不伴有肝硬化,排除原发性心肺疾病。

3.综合评估

(1)完善相关检查。

(2)与其他心肺疾病相鉴别。

(3)准确诊断,指导治疗。

4.治疗对策　①氧疗(高压氧舱、机械通气);②经颈内静脉肝内门体分流术(TIPS);③肺血管栓塞术;④原位肝移植。

二、救治关键

1.准确诊断HPS及临床分级　HPS临床特征性表现为呼吸困难、直立型低氧血症、发绀三大症状。几乎所有 HPS 患者均有呼吸困难,尤其是劳累性呼吸困难,90％的患者有发绀症状。肺血管扩张常在有皮下蜘蛛痣的肝病患者中发现,其更易发生低氧血症,故皮下蜘蛛痣被认为是 HPS 肝外侵犯的标志之一。患者过度通气导致呼吸性碱中毒,可出现头痛、头晕、手足发麻等症状。有的患者出现杵状指等肺性骨关节病。对于肝病和门静脉高压所致

HPS,发绀、杵状指和肺部蜘蛛样血管瘤较具特异性。但这些症状和体征均对 HPS 的诊断不甚敏感。

(1)HPS 诊断标准为:①低氧血症:$PaO_2 < 80mmHg(10.7kPa)$ 或 $A-aDO_2 \geqslant 15mmHg$(2.0kPa);如患者年龄＞64 岁,则以 $PaO_2 \leqslant 70mmHg(9.33kPa)$ 或 $A-aDO_2 \geqslant 20mmHg$(2.67kPa)为标准;②肺血管扩张:对比超声心动描记术(微泡造影)阳性或 ^{99m}Tc 巨聚清蛋白($^{99m}Tc-MAA$)肺灌注扫描显示脑灌注≥6％,提示存在肺内分流;③肝病:慢性肝病、门静脉高压症伴或不伴有肝硬化,排除原发性心肺疾病。

(2)HPS 分级:①轻度:$A-aDO_2 \geqslant 15mmHg$,$PaO_2 \geqslant 80mmHg$;②中度:$A-aDO_2 \geqslant 15mmHg$,$80mmHg > PaO_2 \geqslant 60mmHg$;③重度:$A-aDO_2 \geqslant 15mmHg$,$60mmHg > PaO_2 \geqslant 50mmHg$;④极重度:$A-aDO_2 \geqslant 15mmHg$,$PaO_2 < 50mmHg$(当患者吸 100％氧气时 $PaO_2 < 300mmHg$)。

2.实验室检查

(1)动脉血气分析:HPS 时肺泡氧分压下降,肺内弥散功能下降,导致血氧分压下降($PaO_2 < 80mmHg$)和血氧饱和度下降($SaO_2 < 90％$)。直立位时,PaO_2 下降＞10mmHg,$A-aDO_2$ 上升 15～20mmHg。呼吸室内空气和 100％氧气时变化有所不同,$A-aDO_2$ 较 PaO_2 更敏感,可作为 HPS 的主要诊断依据。

(2)对比超声心动描记术(CCG):震荡生理盐水,使其产生直径为 60～90μm 微泡并静脉注射。正常情况下,微泡不能通过肺泡毛细血管(其正常直径为 8～15μm)到达左心系统。当肺部血管扩张致右向左分流时,微泡离开右心室,经 3～6 个心动周期后,可在左心观察到表现为云雾状阴影的微泡存在。由此证实肺内血管扩张存在。

3.$^{99m}Tc-MAA$ 肺灌注扫描　正常情况下,$^{99m}Tc-MAA$ 颗粒直径为 20～50 不能通过肺泡毛细血管,当肺血管扩张时,其可通过肺循环到达脑和肾。如脑和肾脏同位素摄入量超过注射量的 5％,视结果为阳性,提示肺内血管扩张。但扫描结果阴性不能排除有 HPS 的可能性。$^{99m}Tc-MAA$ 肺灌注扫描的敏感性低于 CCG,不能区分心内分流。若其为阳性同时伴有原发肝病、血气异常,在排除原发心肺疾病时则有特异性。

4.HPS 肺血管造影　分为两型,Ⅰ型为弥漫性前毛细血管扩张,呈弥散分布的蜘蛛样、海绵状或污渍样影像,吸 100％氧气可使 PaO_2 升高,多见于 HPS 初期和中期。Ⅱ型为断续的局部动脉畸形或交通支,呈孤立的蚯蚓状或团块状影像,吸 100％氧气对 PaO_2 无影响,多见于 HPS 晚期。肺血管造影不能显示小的周围动静脉畸形,可能造成假阴性,故不作为筛查首选。

5.胸部 CT 检查　HPS 患者胸部 CT 示肺远端血管扩张,有大量异常的末梢分支,甚至累及胸膜血管,可提示 HPS 存在,但无特异性。胸部 CT 可排除其他造成低氧血症的原因,如肺气肿、肺纤维化等。

6.立位胸部 X 线片　主要表现为两肺基底部弥漫性间质性浸润,为肺血管扩张的阴影,肺动脉干扩大,肺纹理增强。在平卧位时。肺基底部阴影可减弱或消失。

三、救治方案

目前尚无特效治疗手段,肝移植可能是最为有效的根治方法,而寻找有效的药物是当前的一个研究热点。主要的治疗措施如下。

1.氧疗(高压氧舱、机械通气)　氧疗适用于轻型、早期 HPS 患者,可增加肺泡内氧浓度和压力,有助于氧弥散。HPS 后期患者使用呼吸机加压给氧疗效较差,如造成气胸反而会加重其低氧合状态。

2.药物治疗　目前尚未发现治疗的特效药物。一氧化氮合酶(NOS)抑制剂亚甲蓝可使患者肺内 NO 产生减少,抑制血管扩张,改善 HPS 的低氧血症和高动力循环。奥曲肽是生长激素类似物,作用于血管平滑肌,减少内脏血流,从而降低门体分流;同时通过阻断血管活性物质的扩血管作用,使肺内分流关闭,改善低氧血症。大蒜素在动物实验中可以提高动脉氧合作用,改善 HPS 的低氧症状,但其机制尚未明确。盐酸麻黄碱雾化吸入治疗 HPS 可使患者的缺氧症状明显改善,可能的原因是麻黄碱能兴奋肺血管 A 受体,引起肺血管收缩,减少肺内分流,减轻支气管黏膜的水肿。诺氟沙星可通过降低革兰阴性杆菌的移位率而降低 HPS 的严重性。非选择性内皮素受体拮抗剂波生坦可降低肺动脉高压,也降低门静脉高压,可能是伴有 PPHT 的 HPS 患者的治疗选择。选择性磷酸二酯酶抑制剂昔多芬,被用于肺动脉高压,慎用于门静脉高压,因为它通过内脏血管扩张而增加门静脉压。另外还有吲哚美辛、二甲磺酸阿米三嗪等治疗 HPS 的报道,但其疗效还有待进一步证实。中药丹参、川芎等活血化淤药物可增加红细胞的携氧能力,改善肺内循环。

3.原位肝移植(OLT)　OLT 仍被视为 HPS 严重低氧血症唯一有效的治疗方式。HPS 合并进行性低氧血症[PaO$_2$<60mmHg(8.0kPa)]可作为肝移植的适应证。报道显示,肝移植可明显提高 HPS 患者的生存率,降低病死率,明显改善患者氧分压、氧饱和度和肺血管阻力。据报道,HPS 患者 OLT 术后 5 年生存率为 76%,这与非 HPS 的 OLT 患者相比无明显差异。近年发现,OLT 后患者肺内分流和杵状指可得到改善,甚至可能完全逆转肺内分流。HPS 患者能否接受肝移植,关键在于麻醉过程中能否进行安全氧合。有人认为,吸入纯氧有反应,肝功能稳定,动脉氧合功能近期无下降的患者应首选肝移植。肺血管造影Ⅰ型患者肝移植术后肺内分流可逆转,但Ⅲ型者因为有严重的肺血管扩张和动静脉交通,术后缺氧不易改善。合并肺纤维化的患者为肝移植手术禁忌证。

4.经颈内静脉肝内门体分流术(TIPS)　门静脉高压症被认为是导致内生型 NO 增多的主要原因,进而导致 HPS,控制门静脉高压可改善 HPS 症状。对等待 OLT 的患者,TIPS 可降低围手术期死亡率,提高手术安全性。报道证实,TIPS 可降低门静脉高压,改善 HPS 患者氧合作用,PaO$_2$ 和 A－aDO$_2$ 均可明显改善,患者呼吸困难症状明显好转。但也有报道 TIPS 对 HPS 患者气体交换障碍无改善或恶化的作用。

5.肺血管栓塞术　如 HPS 患者肺血管造影表现为弥漫性肺血管扩张,则肺血管栓塞术不易使之完全闭塞,疗效较差。对于Ⅱ型表现为断续的局部动脉畸形或较大动静脉交通支者,栓塞术较易获得成功,尤其是对严重缺氧和吸纯氧反应较差的患者和肝移植术后缺氧未见明显改善者疗效更佳。"圈状弹簧"栓塞术用来减轻或根治肺内分流取得良好效果。

(金玉姬)

第十五节　细菌性肝脓肿

细菌性肝脓肿是细菌感染所致的肝脏化脓性疾病。20世纪70年代以前,治疗主要依靠手术引流,住院时间长、手术并发症发生率和死亡率均较高。近30年来,由于诊疗技术的进步、有效抗生素品种增多,大多数患者采用B超引导下经皮经肝穿刺引流及高效广谱抗生素治疗,治愈率有显著提高。细菌性肝脓肿为继发性病变,其临床表现受原发疾病的影响,多表现为在原发病病程中出现寒战、高热,肝区或右上腹痛并伴有厌食、乏力和体重减轻等症状。诊疗中要在原发病基础上及时诊断,要在治疗的同时重视原发病的处理。

一、病因及发病机制

肝脏血供丰富,既接受肝动脉又接纳门静脉血流,胆道系统又与肠道相通,因而肝脏易受细菌感染。但是健康人的肝脏有丰富的血液循环和单核—巨噬细胞系统的吞噬作用,可以消灭入侵细菌,不易形成肝脓肿。若存在胆道梗阻、全身性感染、外伤、大手术后,或因患有糖尿病等机体抵抗力下降时,入侵的细菌便可引起肝脓肿。常见的感染途径有以下几种:

1.胆道系统　国内外资料表明,胆道逆行感染是近数十年来细菌性肝脓肿的主要病因,如肝内外胆管结石、化脓性胆管炎、胆囊炎、急性胰腺炎。另外肿瘤引起胆道梗阻也是引起本病的重要原因,如总胆管、胰腺、壶腹部恶性肿瘤,胆囊癌等疾病。胆道疾病引起的脓肿多为分布于肝脏两叶的多发性脓肿。

2.肝动脉血源性感染　体内任何器官或部位的化脓性病灶、菌血症的细菌都可能经肝动脉到达肝脏而致细菌性肝脓肿,如皮肤感染(疖、痈)、败血症、细菌性心内膜炎、呼吸道感染、中耳炎等。此种肝脓肿常被原发病掩盖而漏诊。

3.门静脉血源性感染　胃肠道化脓性病变如坏疽性阑尾炎、痔疮感染、细菌性痢疾、溃疡性结肠炎、盆腔化脓性感染、腹膜后脓肿等,均可循门静脉途径引起细菌性肝脓肿。20世纪30年代以前,细菌性肝脓肿最主要的原发灶为化脓性阑尾炎,目前由此所致的肝脓肿已少见。

4.腹部创伤　除肝脏直接受刀、枪弹伤外,交通意外导致的肝区挫伤也可引致发病。

5.隐源性　尚有少数细菌性肝脓肿的原发病因不明,称之为"隐源性"或"隐匿性"肝脓肿。

6.其他因素　由胃、十二指肠溃疡或胃癌性溃疡穿透至肝,膈下脓肿、胆囊积脓直接蔓延至肝脓肿形成,肝移植后供肝动脉缺血或经肝动脉插管灌注栓塞化疗药物引起胆管缺血损伤,肝组织坏死等也可引起肝内胆汁瘤继发感染形成肝脓肿。近年,发现老年人中细菌性肝脓肿有所增多,这可能与糖尿病、心血管疾病、肿瘤、胰腺炎等在老年人中发病率高有关。另外,以往腹部手术史也是细菌性肝脓肿容易发病的一个因素。糖尿病合并肝脓肿临床表现不典型,诊断较困难。对糖尿病伴有发热者应高度重视。控制血糖、及时治疗胆道感染是预防此病发生的重要措施。

二、致病菌

常见的致病细菌有大肠杆菌、链球菌、金黄色葡萄球菌等。近来由于厌氧菌培养技术的进步及推广应用,在普通培养阴性的细菌性肝脓肿中,微需氧性链球菌、脆弱杆菌、梭状芽胞菌也有发现。在长期应用激素治疗免疫功能减退患者中,经化学治疗的肝癌患者中和应用免疫抑制剂的器官移植患者中也有霉菌引起的霉菌性肝脓肿。腹腔源性(尤其是胆源性)肝脓肿,病原菌主要是肠道杆菌科细菌(最常见大肠杆菌)、厌氧类杆菌、肠球菌和铜绿假单胞菌。肝动脉血源性肝脓肿,病原菌主要是金黄色葡萄球菌和链球菌。混合细菌感染多于单一细菌感染。细菌性肝脓肿采取标本后应立即作血汤、血琼脂培养基及厌氧菌培养基培养加药敏试验。已用抗生素治疗者则培养的阳性率明显降低。

三、病理

细菌侵入肝脏后引起炎症坏死,进而形成脓肿。脓肿分布以右叶多见,左叶较少,同时分布于两叶者介乎两者之间。脓肿多发或单发,单发脓肿的容积一般多较大。经肝动脉感染的肝脓肿多为多发性小脓肿,甚或为肉眼不能明确辨认的微脓肿。胆管源性肝脓肿也常成多发性小脓肿,其分布与肝内胆管病变位置相一致。门脉感染引起的脓肿多位于右叶,外伤、手术后及隐源性肝脓肿多为孤立性单发脓肿。

脓肿大小不一,直径 1~10cm 不等,相邻的小脓肿可相互融合成大脓肿,其间隔可不完全破坏而呈蜂巢状。脓腔内有坏死组织,由化脓性胆管炎引起的脓腔内可有胆汁性脓液。肝脓肿可引起肝脏肿大,脓肿周围肝包膜有炎性改变,常与周围器官粘连。脓肿转为慢性后,周围肉芽组织和纤维组织增生,形成厚壁脓肿。脓肿可侵蚀并穿破肝包膜到腹腔、胸膜腔和心包腔,导致腹膜炎、胸膜炎和心包炎及脓肿。胆源性肝脓肿若与支气管相通,可形成肺支气管胆瘘等并发症。

四、临床表现

本病的临床表现轻重不一,与脓肿的数量、体积、肝脏受累的范围、是否存在并发症有关。以往国内所见的细菌性肝脓肿的脓肿体积较大,脓毒症表现明显并典型。常见的典型症状有:

1.发热、寒颤　发热多伴畏寒,每日可有一次以上发热高峰,寒热往来,甚至一日数次。体温多在 38.0℃以上。热型呈稽留型、弛张型或不规则热,常伴大量出汗。

2.右上腹、肝区或右下胸部疼痛　多为持续性钝痛,可放射至右侧腰背部。有时,胸痛于咳嗽或深呼吸时加剧。

3.消化道症状　恶心、呕吐,腹泻,食欲不振,消瘦,乏力,全身衰弱等脓毒症表现。

4.体格检查　肝脏肿大,有叩击痛有时似可触及非实性包块。胸部听诊偶可发现胸膜或心包摩擦音,胸部叩诊有胸腔积液征象。部分患者伴有轻度脾脏肿大。也可出现黄疸。

5.实验室检查　贫血常见,白细胞增高,多大于10×10^9g/L,中性粒细胞明显升高。肝功能试验有一定改变,可有总胆红素水平增高,90%患者碱性磷酸酶升高,50%患者 AST 及 ALT 增高。有些患者血清白蛋白降低(<30g/L),球蛋白增高(常>30g/L)。白蛋白降低程度与肝实质受累程度和病程相一致,低于 20g/L 时提示预后不良。

近年来,临床表现轻微病例增多。有的热型不规则,似慢性不明原因发热,甚至可无发热。白细胞计数可无明显升高,全身症状或脓毒症状不明显等,可能与部分患者在诊断确定前已应用抗生素有关。

对于任何原因不明的高热、肝区疼痛、肝脏肿大压痛,或有胆道疾病、腹部手术伤或感染史、白细胞增高及肝功能改变者应怀疑有此病,此时可行 B 型超声,CT 或肝核磁共振检查作进一步诊断。

(1)B 超检查:在病程初期肝组织尚处于炎症浸润或坏死阶段尚未液化,此时可出现分布不均匀的低至中等回声,此型可称为类实质型,约占 33.3%,抗菌素治疗后可完全吸收;随着病程进展脓肿区出现坏死液化,脓肿表现蜂窝状结构或无回声,约占 30%,蜂窝状结构内部可见大小不一或者较长的间隔,为肝脓肿病理过程中的一个阶段,是由多个小脓肿聚集而成,大量抗生素治疗后可完全吸收且不液化;病程后期脓肿大部分液化,表现为无回声,约占33.6%。

脓液稀薄者,常可见无回声区内间有稀疏的低回声,有时可探及脓肿区有分层现象,并出现液平面。液平面的浅层呈无回声或稀疏弱回声,深层呈不规则增强回声区。变动体位后,液平面可消失而出现一片弥漫有飘浮移动的回声,静卧后,可见飘浮的回声逐渐沉降,并再度恢复分层现象。肝脓肿液化范围较广时,可看到较厚脓肿壁的回声增强带,厚约 3～5mm。内壁常不光滑,为炎性坏死组织,中间脓肿壁层,为炎性肉芽组织,回声均匀,外侧壁则因脓肿周围肝组织的炎症性及反应性变化,可出现回声减低或回声稍增强、增密现象,形成"晕圈"(见图 7-1)。部分脓腔内无回声内上部见散在点状强回声和雾状强回声后方见"彗星尾"征,是因为病灶内含有产气菌所产生的代谢物所致,或由于病灶与肝内胆道相通,气体进入脓腔形成强回声,为肝脓肿特征性表现。

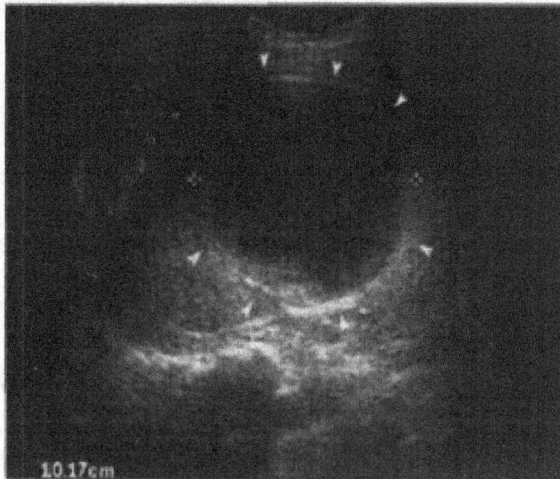

图 7-1　细菌性肝脓肿的 B 超表现
可见无回声区内间有稀疏的低回声,内壁不光滑,为炎性坏死组织

由于抗生素的广泛应用,部分病例声像图及临床表现可不典型,易与其他病变混淆。胆管癌合并肝脓肿及肝内胆管结石时,超声检查可见肝内结石、脓肿、胆管癌三者并存的特征性改变,此时应特别强调不应满足肝脓肿的诊断,而忽略肝内胆管癌的存在。

(2)CT 检查:平扫表现为肝内低密度灶,边缘模糊或清晰,病灶内密度不均,可见环形带及分房样改变,可伴气体、结石以及胸腔少量积液(见图 7-2)。增强扫描:①动脉期:低密度病灶周围肝组织强化明显,而病灶本身或边缘无明显强化或轻度强化。②门静脉期:病灶呈不规则强化;环征(单、二、三环);多房状征或花瓣征。③延迟期:病灶缩小或不变,水肿带消失或模糊,脓肿壁或分隔呈"持续强化征"。上述表现对细菌性肝脓肿的诊断及鉴别诊断有重要价值。

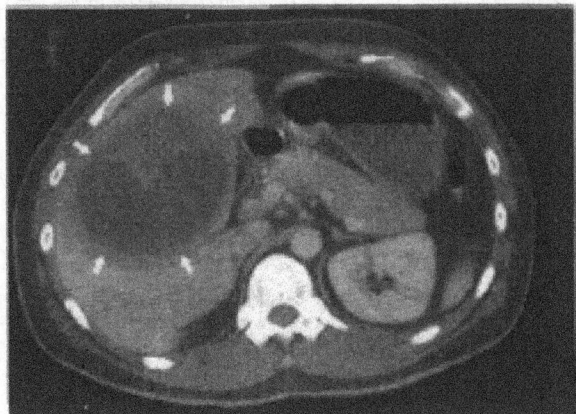

图 7－2　肝脓肿的 CT 表现

平扫为肝内低密度灶,边缘尚病灶内密度不均,可见环形带及分房样改变

肝胆道疾病所致脓肿病例,除具有肝脓肿 CT 扫描的一般表现外,尚有胆道梗阻病因方面的特征性表现,例如胆道结石可表现为居于扩张胆管内的结节状稍高密度影;化脓性胆管炎因胆管壁充血、水肿炎性反应可导致胆管壁增厚、强化表现;胆道梗阻常造成胆管被动扩张,胆管管径扩大。肝脓肿腔内可有积气脓肿与扩张的胆管相通或相邻,是肝内胆管脓肿的重要 CT 表现。CT 检查不仅可明确肝脓肿的定位诊断,并可对相当一部分病例作出肝脓肿性质和病因方面的诊断。

(3)MRI 检查:急性肝脓肿在 T_1 加权图像上呈圆形或卵圆形低信号区,信号强度可略不均匀,脓肿壁的信号强度略高于脓腔而低于周围正常肝实质,呈厚 3～5mm 的环形低信号带,壁的外侧有一圈略低信号的水肿带。在 T_2 加权图像上,急性肝脓肿可呈大片高信号区,为肝组织广泛水肿和脓液所致。有时在脓肿中央可出现更高信号区,类似于转移性肝肿瘤的"靶征",但脓肿周围水肿的范围常远远超过转移瘤。慢性肝脓肿的脓腔信号趋向于均匀一致,伴发的水肿减轻以至消失,脓肿壁边界较清楚,并呈同心圆状,内层代表肉芽组织,外层代表增厚的纤维素膜。肉芽组织在 T_1 加权图像上呈等信号,在 T_2 加权图像上呈高信号;纤维膜组织在 T_1 加权图像上和 T_2 加权图像上均呈低信号。若脓腔内出现气体,则 MRI 上的表现更具特征性。

根据原有疾病史、寒战高热、肝区疼痛等临床表现,结合化验检查和 B 超、CT、MRI 影像学检查,必要时进行 B 超引导下诊断性穿刺,肝脓肿的诊断一般并不困难。但是对于部分患者仍应注意与肝脏肿瘤鉴别。

五、治疗

(一)支持治疗

肝脓肿患者因寒战、高热和消化道症状,全身情况可急剧恶化。应及时补液,纠正水电解质紊乱,给予多种维生素,并加强营养支持治疗。对于已存在贫血、低蛋白血症的患者还应进行肠内外高营养治疗,补充白蛋白,护肝治疗。

(二)抗菌素治疗

对任何初步诊断为细菌性肝脓肿者,应在超声引导下,穿刺抽脓确定诊断。穿刺标本即作涂片及革兰染色外,还应进行常规及厌氧菌培养加药物敏感试验,选用有效抗生素治疗。

根据中华医学会外科学组《应用抗菌药物防治外科感染的指导意见》,在无明确细菌学诊断之前可先进行经验治疗:

怀疑胆源性或其他腹腔源性肝脓肿,可首先针对大肠杆菌、克雷伯杆菌、厌氧类杆菌,选用广谱青霉素类如哌拉西林、三代头孢的头孢哌酮和头孢曲松。这些抗生素经肝脏排泄,在肝组织和胆汁中的浓度高出血清浓度 10 倍以上,对铜绿假单胞菌也有较强的杀菌活性。同时应加用抗厌氧菌药物甲硝唑或替硝唑。二代头孢菌素和氨基糖苷类(庆大霉素、阿米卡星)在肝组织和胆汁中的浓度低于血清浓度,一般不作为首选,但可与 β 内酰胺类抗菌素配伍使用。严重感染病例,可以直接使用碳青霉烯类的亚胺培南或美洛培南,美洛培南比亚胺培南具有相似或较轻的肾毒性,对肠道杆菌科细菌、铜绿假单胞菌和不动杆菌的杀菌活性也强于亚胺培南。

怀疑血源性肝脓肿,应针对葡萄球菌和链球菌,选用苯唑西林、氯唑西林或一代头孢菌素。严重感染病例,可以直接使用万古霉素。为了兼顾可能存在的革兰阴性杆菌,最好与一种氨基糖苷类抗生素或氟喹诺酮类药物联用。在抗菌药物治疗的同时,应不失时机地进行必要的外科干预(引流)。

如果已有细菌培养及药物敏感试验结果,应结合临床情况重新审视用药方案,进行目标治疗。以下是依据常见的致病菌及其敏感程度选用抗菌素的几种方案:

1. 甲氧西林敏感的金黄色葡萄球菌(MSSA) 首选苯唑西林,次选头孢一代,其他还可选用氟喹诺酮类。

2. 甲氧西林敏感的凝固酶阴性葡萄球菌(MSCNS) 首选氯唑西林,其他还可选用氟喹诺酮类。

3. 甲氧西林耐药的金黄色葡萄球菌(MESA) 首选万古霉素,次选替考拉宁,其他还可选用夫西地酸。

4. 甲氧西林耐药的凝固酶阴性葡萄球菌(MECNS) 首选万古霉素,次选替考拉宁。

5. 粪肠球菌 首选青霉素、氨苄西林,可加氨基糖苷类;次选万古霉素,可加氨基糖苷类。

6. 屎肠球菌 首选青霉素、氨苄西林,可加氨基糖苷类;次选大剂量氨苄西林、替考拉宁。并非所有的屎肠球菌都对万古霉素耐药,因此也可试用万古霉素。

7. 万古霉素耐药的粪肠球菌 首选大剂量氨苄西林,次选利奈烷酮(linezolid)。

8. 万古霉素耐药的屎肠球菌 可试用大剂量氨苄西林加氟喹诺酮类(或氯霉素,或多西环素),或用替考拉宁加庆大霉素(对 Van B 型);次选奎奴普丁/达福普汀(quinupristin/dalfopristin)或利奈烷酮。

9. 绿脓杆菌 首选抗绿脓青霉素(哌拉西林、替卡西林)或头孢他啶、头孢哌酮;次选环丙沙星、氨曲南、四代头孢(头孢吡肟、头孢匹罗)、碳青霉烯类、抗绿脓氨基糖苷类(妥布霉素、阿米卡星);其他:替卡西林克拉维酸+抗绿脓氨基糖苷类。

10. 产超广谱酶(ESBL)细菌(克雷伯杆菌、大肠杆菌) 首选碳青霉烯类;也可用头霉素类(头孢西丁、头孢美唑)或添加 β 内酰胺酶抑制剂的复合制剂(如替卡西林克拉维酸、哌拉西林/他唑巴坦、头孢哌酮/舒巴坦)。

11. 产 AmpC 酶细菌(阴沟杆菌、不动杆菌、枸橼酸杆菌等) 首选碳青霉烯类、四代头孢,也可用氟喹诺酮类。

抗菌素方案实施后72小时评定其疗效,不宜过早换药和反复变更。若临床疗效确实不佳,应仔细分析原因,进行调整。评价指标包括临床感染症状体征(如发热、出汗、唇指发绀、血压偏低、尿少和神志恍惚或烦躁不安)的变化以及有关实验室检查结果。以下指标正常3天后可以考虑停药:①体温正常;②心率<90次/min;③呼吸<20次/min;④白细胞计数≤10×10^9/L。

抗菌素应用一般经外周静脉全身给药,但对于某些特殊类型的肝脓肿有报道采用经肝动脉插管或术中经门静脉插管进行区域灌注,有较好疗效。①经肝动脉区域灌注:按Seldinger法经股动脉将动脉导管超选择性插至与肝脓肿分布相应的肝动脉分支内。将导管接上三通接头后固定于股内侧,每6~8小时经导管注射抗菌素。②经门静脉途径灌注:进腹后首先探查肝脏脓肿的部位及类型。对位于肝实质内深部、第二肝门、肝内多发性脓肿、肝表面的"蜂窝"状脓肿等可采用本法治疗。对于有胆道病变的先处理肝内外胆道病变,然后再行门静脉区域插管。在距幽门5cm处结扎胃网膜右静脉远端,向近端置入内径1.5mm的硅胶管,深度约5~7cm,将硅胶管与胃网膜右静脉适度固定,经腹壁戳口引出腹外固定于腹壁,术后持续灌注抗生素3~5天。

(三)经皮穿刺排脓或置管引流

20世纪70年代以来,采用抗生素治疗同时经皮肝穿刺排脓或置管引流,在减少手术并发症、缩短住院时间的同时也提高了细菌性肝脓肿的治愈率。

1.穿刺抽脓方法 患者取平卧或左侧卧位,B超清楚显示脓肿后确定穿刺点,在超声引导下先以利多卡因穿刺处局部麻醉,深达肝包膜。用套管针所配之三棱针穿刺皮肤至筋膜层,再在超声直视引导下用18~19G套管针行肝穿刺,使针尖直达脓腔内,退出金属内针,留置套管,经套管抽尽脓液,再以甲硝唑+氨基糖苷类抗生素液反复冲洗,直至吸出液基本清亮并观察到脓腔基本消失。最后注入少量抗菌素冲洗液并保留,拔出套管。3天后复查超声,如发现直径>2cm的残腔,则行再次穿刺抽脓,直至脓腔完全消失。

2.置管引流方法 如穿刺抽脓时发现脓液较稠且有坏死组织块、抽吸后脓腔不能消失、脓液难以抽尽者,应考虑置管引流。先按穿刺方法抽脓,待不能抽尽脓液后,向脓腔内注入适量抗菌素冲洗液,通过外套管置入导丝,观察到导丝进入脓腔后退出外套管,扩张器扩张穿刺处皮肤后经导丝引导置入7~10F PTCD引流管,固定引流管,外接一次性引流袋。每天用抗菌素液冲洗脓腔,每2~5天行超声复查观察脓腔变化,直至脓腔基本消失,并无明显脓液引出,拔除引流管。

(四)手术治疗

20世纪70年代前,细菌性肝脓肿主要采用手术切开引流,并发症发生率和死亡率高,住院时间长。近年来认为,对胆道有病变而引起的或已经置管引流而脓腔久治不愈合者,可考虑手术切开引流。切开引流术前应了解脓肿的数目及部位,并详细地超声检查肝内外胆道系统有无病变。无论采用前或侧腹壁切口,经腹膜腔或腹膜外途径,都应充分暴露肝左、右叶的前面及后面,不致将深部小脓肿遗漏。对置管或切开引流效果较差的慢性厚壁性脓肿,或有穿刺入腹危险的左叶脓肿可作部分肝切除术。常用的手术途径有:经腹腔切开引流术、经腹脓肿切开引流大网膜填塞术、腹膜外脓肿切开引流术、肝叶切除术等。

1.经腹腔切开引流术 通常选用经右侧肋缘下切口进腹腔,首先探查肝脏和腹腔,确定脓肿位置后周围用纱布垫保护,用穿刺针抽得脓液后,沿针头方向用直血管钳插入脓腔,排出脓液,再用手指伸进脓腔,轻轻分离其间隔组织,用生理盐水反复冲洗脓腔并吸净后,脓腔内放置双套管负压吸引。引流管周围用大网膜覆盖,引流管自切口或另戳创引出。关腹时可用碘伏或新霉素液等冲洗切口。脓液送细菌培养。这种手术进路能达到充分而有效的引流,也有利于确定多发性脓肿的位置,并可同时处理原发的感染源,是最常使用的手术术式。

2.经腹脓肿切开引流大网膜填塞术 经腹腔切开脓肿吸出脓液后,大量新霉素液冲洗脓腔,用干纱布填塞压迫5分钟,见无活动性出血,用大网膜填入脓腔,消灭死腔,因其富含巨噬细胞,还有利于杀菌。

3.腹膜外脓肿切开引流术 对于肝右后叶的肝脓肿可经B超定位后,经肋间切开3cm皮肤达肝包膜,将包膜与肋床缝合,沿诊断性穿刺的方向和深度用止血钳插入脓腔置管引流。此法对不能耐受剖腹手术的患者,尤为适用。具有创伤小、效果好、并发症和死亡率低于剖腹手术引流的优点。

4.内镜B超引导下经胃左叶肝脓肿穿刺引流术 Stefan等报道了首例内镜超声引导下肝脓肿穿刺引流术。对左外叶的肝脓肿可经内镜超声引导下经胃穿刺引流,作者认为其优点是更直接的引流途径、更清晰的超声影像可避免肝内胆管和血管损伤以及经皮穿刺引流带来的感染。

5.肝叶切除术 肝脓肿行急诊肝叶切除术有使感染扩散的危险,应严格掌握适应证。对于慢性厚壁肝脓肿和肝脓肿切开引流后脓壁不塌陷,留有死腔或窦道长期流脓不愈者以及肝内胆管结石合并左外叶多发性肝脓肿,可行肝叶切除术。对部分肝胆管结石并发左外叶肝脓肿,全身情况较好,中毒症状不严重的患者,在应用大剂量抗生素的同时,可急诊行左外叶肝切除术,不但可同时切除原发病灶,有利于控制感染,也可使患者免遭两次手术的痛苦。

(金玉姬)

第十六节 门静脉高压症

一、概述

门静脉高压症是指门静脉系统血流受阻和/或血流量增加、血液淤滞,导致门静脉及其属支血管内静水压升高($>2.45kPa$ 即 $>25cmH_2O$),并出现脾脏肿大或伴有脾功能亢进、门腔侧支循环形成及腹水等临床表现。正常门静脉压力为 $1.27\sim2.35kPa(13\sim24cmH_2O)$,平均 $1.76kPa(18cmH_2O)$。

二、病因

门静脉高压症的发病原因迄今仍不完全清楚,门静脉血流受阻是发病的主要原因,但不是唯一的原因。我国门静脉高压症患者中90%以上是由肝脏疾病引起,在这类疾病中肝硬化最为常见。先天性门静脉闭塞、门静脉纤维化、门静脉或脾静脉血栓或受压、动脉—门静脉瘘均可引起肝前型门静脉高压症。由缩窄性心包炎、Budd—chiari综合征引起的门静脉高压症为肝后型门静脉高压症,它是由于肝静脉血液回流受阻所造成的。特发性门静脉高压症,实际上是指那些原因不明的患者,有人认为,由肝内门静脉硬化病引起,或是与胶体在狄氏间隙沉积及肝内门静脉小分支血栓形成有关;但也有人认为,此类患者属 Banti 综合征的范畴,其起因可能与脾脏病变有关。肝炎由于肝细胞破坏与水肿以及肝脏灭活血管活性物质能力的下降亦可造成门静脉高压症。门静脉高压症还可以继发于腹腔内感染如急性阑尾炎、腹膜炎、胆道感染;脾切除、分流术及胆道手术以后;高凝状态如髓外造血、口服避孕药、胶原病、游走性静脉炎等。胰腺炎等疾病还可引起区域性门静脉高压症。这些虽属于少见的门静脉高压症,但其引起的门静脉高压症的并发症仍需要以外科手段来治疗。无论何种疾病引起的门静脉高压症,其根本的原因是由于门静脉血液回流障碍,20 世纪 30 年代,美国长老会医院学派的理论也是当前较为普遍的看法。他们根据肝硬化时肝内血管受到增生纤维和再生结节的压迫或肝外门静脉主干的梗阻引起门静脉血回流障碍而使门静脉压升高的现象,将脾肿大、门—体侧支循环形成引起的食管静脉曲张和腹水都归因于门静脉血流的阻滞,而否定了以前 Banti 提出的脾毒素理论。但随着近年来对门静脉高压症血流动力学广泛深入的研究,人们发现,肝硬变病理程度及脾脏大小与门静脉压力无明显关系。除此之外,国内外学者的大量研究工作证实,肝脏发生病变时,多种血管活性物质和激素在肝脏内的灭活减少,从而使这些递质在血中浓度发生改变,他们可以通过影响内脏血管的阻力和血流量来影响门静脉的压力。

三、发病机制

门静脉高压症病因繁多,其发病机制自然也就是极为复杂。在近百年的研究及实践认识中对门静脉高压的发生发展有了较为深刻的认识。研究表明,门静脉高压症的发生发展过程包括门静脉血流阻力增加,门体侧支循环形成,内脏血管扩张及血流增加,血容量增加,周围血管扩张和全身高动力循环产生。这个过程的实质就是门静脉系统血管的血容量的变化过程。近年来的研究表明,血管内的压力(P)是直接与血管内的血流量(Q)及阻力(R)有关的,$P=Q×R$。同样,门静脉高压症的形成与其血流阻力和血流量有关。门静脉的压力是受门静脉的血流和阻力的调节。

1.肝内阻力增加　门静脉血流的主要阻力部位在肝脏,正常情况下,肝脏是一个富有顺应性的器官,门静脉血流量及血管阻力在一定范围内波动时,机体可调节代偿,使门静脉压维持在正常范围内,但在慢性肝病时却见不到此种现象。由于肝脏纤维化,肝血管变形,顺应性减低,致使肝内血管阻力增大,加之内脏血流量增加,从而导致门静脉高压症形成。按照门静脉血流阻力增加的部位可归纳为肝前性、肝后性及肝内性(肝窦前性、肝窦及窦后性)。早期的观点认为,肝硬化时肝脏硬化组织及再生的结节阻塞和挤压血管结构,导致门静脉血流受阻,压力增加,强调肝脏解剖学上改变在门静脉高压形成的作用。

门静脉高压症的"门静脉系梗阻学说"的主要理论依据在于门静脉系与肝静脉均无静脉瓣膜,但各种因素导致门静脉血液回流受阻时,则门静脉压力相应升高,并导致门静脉与体静脉之间的侧支循环开放,食管、胃底静脉曲张形成,脾脏淤血肿大,脾功能亢进;消化道与腹膜以及肝脏表面因静脉压升高而使渗出液与漏出液增多进入腹腔内形成腹水。该学说是门—体分流术的理论基础。大量临床和实验研究结果表明,门静脉系梗阻,特别是各种肝硬变造成的肝脏结构紊乱是导致门静脉高症的最重要的因素,临床上大多数门静脉高压症患者伴有各种不同类型的肝硬化。

当门静脉系梗阻时,门静脉流出道障碍,此时门静脉系统出现"被动淤血",导致门静脉高压症产生,这是门静脉高压症发生机制的经典学说,即门静脉高压症的"背向性机制"。

后来发现,肝硬化在肝脏形态学上的改变在门静脉高压症的形成中的作用是无疑的,但是,导致肝脏血管张力增加因素在门静脉高压症中的作用也同样非常重要。就同动脉性高压病一样,肝脏的星状细胞和肝血管内膜合成分泌许多活性物质,如一氧化碳、内皮素、前列腺环素等,机体内舒血管因素减少,缩血管因素增加,导致血管张力增加,门静脉压力增加。近年来发现,许多介质可影响门静脉压力,如去甲肾上腺素、血清素(5—HT)、高血糖素、前列腺素、前列腺环素、内皮素、利钠激素、二氧化氮、白三烯、内毒素、血小板活化因子、氨基酸、组胺和血管活性激肽等。

"递质代谢障碍学说"认为,肝硬化是肝功能受损及其他原因引起神经介质、激素等代谢紊乱,从而引起全身如内脏的血流循环紊乱,造成门静脉血流量增多及阻力增高,形成门静脉高压症。该学说是当前许多药物治疗门静脉高压症的理论依据。

2.门静脉血流增加　全身及内脏血流缓慢持续的增加在门静脉高压症中起着重要作用,人体和动物实验均已得到证实。周围血管扩张导致一系列的反应,如全身血管阻力下降、平均动脉压下降、血管容量下降、内脏血流增加等。周围血管扩张导致中心血容量减少,后者反过来导致交感神经兴奋,肾素血管紧张素系统活化,刺激肾脏,水、钠潴留,血容量增加,从而导致内脏血流量增加,门静脉血流增加。正常情况下,内脏可调节。肝硬变时代偿能力差,血管顺应性下降,加之内脏血流增加,从而导致门静脉高压症。已知可能参与这种扩血管作用的扩张剂有神经肽、前列腺素、腺苷、胆酸及胰高血糖素等胃肠道激素。近年来研究最多的是一氧化氮(NO)。

NO是血管内皮产生的扩血管因子,通过NO合成酶的作用由精氨酸产生,以激活鸟苷酸环化酶的形式发挥作用。目前已知有两种NO合成酶,一种为结构酶,存在于血管内皮细胞,在正常生理活动中起作用,短时期内增加NO的合成;另一种为诱导酶,能为各种细胞(内皮细胞、肝细胞、巨噬细胞)中的细胞因子和细菌毒素所诱导产生,与结构酶相对而言,该酶能维持较长时间的NO合成。可以推测,由于门—体分流或肝硬化肝脏清除毒素能力下降,使循环中内毒素水平升高,刺激内皮细胞,血管平滑肌及肝、肺等组织产生诱导酶,合成大量NO,达到扩张血管等作用。给已有动脉血压及外周血管阻力降低、内脏血管扩张等特征的门静脉高压鼠模型一次性注射大剂量L—NMMA(一种NO生物合成抑制剂)能升高体循环压力,降低心搏出量,增加体循环血管阻力,减少胃肠道及胰、肾的血流量。L—NMMA虽增加门静脉血管阻力,却不改变门静脉压力和门体静脉分流情况,预先给予另一种NO抑制剂(L—精氨酸),则能阻断L—NMMA的这种作用,间接证明在门静脉高压症中有NO的局部合成增加并参与了高动力循环状态的形成。另一组对L—精氨酸的研究也得到类似的结果。但也有人通过研究证明,门静脉高压症内脏充血情况与NO的异常合成无关。而Cornel在观察了门静脉高压症模型鼠离体肠系膜上动脉对氯化钾灌注的反应后认为,NO是通过抑制血管收缩剂的缩血管作用而间接地扩张血管。"内脏循环高动力学说"认为,各种因素致内脏动脉系统的高压力灌注,加之肝内大量动—静脉短路形成导致门静脉血流量增加,因而门静脉高压症形成。

门静脉高压症的发生与循环高动力状态有关。肝硬化时可伴有巨脾症,脾动脉血流增加,脾内小动脉阻力下降,脾静脉血氧饱和度增高;此外,肝内的动脉—静脉交通支开放、内脏循环的动—静脉交通支开放等,均使内脏血管阻力降低,门静脉血流量增加。肝硬化时循环系统功能改变的特点是心搏出量和心排血量增加,血容量增加,周围血管阻力降低,动、静脉血氧差降低,此种改变类似外周动静脉瘘患者的循环改变。因而,门静脉循环的高功能状态可能与门静脉高压症时的病理生理现象间有密切的关系,对于这种情况,人们提出了门静脉高压症的"主动充血"理论,即门静脉高压症的"前向性机制"。门静脉高压症的发病机制是较为复杂的问题,尽管目前有诸多学说,但是较为一致的认识是各种因素致肝静脉阻力增加和内脏高动力循环,从而导致门静脉高压症,围绕这两方面已做了大量的研究,但诸多的引起门静脉高压症的各因素所引起的作用不完全相同,有关的机制还有待进一步阐明。

四、病理生理

门静脉高压症可分为肝前型、肝内型和肝后型三种。肝内型在我国最常见,占 95% 以上。

1. 肝前型　门静脉或其主要属支脾静脉、肠系膜上静脉发生梗阻,可由先天性或炎症性致血栓形成,发生闭塞或狭窄而致病;也可因上腹部肿瘤、炎症包块、淋巴结压迫致病。病变早期对肝功能影响不大,但长时间门静脉供血减少后,亦可引起肝功能不全。

2. 肝内型　在我国最多见,占 95% 以上,分为窦前、窦后、窦型。常见的窦前阻塞病因是血吸虫性肝硬化,血吸虫在门静脉内发育成熟、产卵,虫卵栓子随门静脉血流抵达肝小叶间汇管区的门静脉小分支,引起虫卵栓塞、内膜炎、周围纤维化,导致门脉血流受阻,形成门静脉高压,在长江流域该型门静脉高压较多见。窦后及窦型的常见病因是肝炎后肝硬化。病变基础是肝小叶内纤维组织增生和肝细胞再生。增生纤维组织和再生肝细胞结节挤压,使得肝窦变狭窄或闭塞,以致门静脉血流不畅,血流淤滞,门静脉压力增高,又由于部分压力高的肝动脉血流经汇管区的动静脉交通支注入压力较低的门静脉小分支,使得门静脉压力更加增高。另外,肝内淋巴管网也因增生的纤维组织和再生肝细胞结节压迫扭曲,导致肝内淋巴回流受阻,淋巴管网的压力增高,这也促进门静脉高压形成。

3. 肝后型　肝静脉流出道因先天性畸形、炎症、外伤、结核及心脏和心包疾病而致病。据统计资料,门静脉正常压力为 $12 \sim 20 cmH_2O$,门静脉高压时,压力通常增至 $30 \sim 50 cmH_2O$,门静脉压力不超过 $25 cmH_2O$ 时,食管胃底曲张静脉很少破裂出血。由于门静脉本身没有瓣膜,其压力通过流入血量及流出阻力形成并维持,门静脉系统压力增高时,血流淤滞,首先出现充血性脾肿大。长期充血会引起脾窦扩张、单核吞噬细胞增生以及吞噬红细胞现象,长期的充血还可引起脾脏周围炎,发生脾脏与膈肌间的广泛粘连和侧支血管形成,脾内纤维组织增生和脾组织再生,因而发生不同程度的脾功能亢进。临床上除有脾肿大外,还有外周血细胞减少,最常见的是白细胞和血小板减少。交通支扩张时,食管胃底静脉形成静脉曲张最早、最显著。黏膜因静脉曲张变薄,而易被粗糙食物所损伤,胃液反流入食管,腐蚀已变薄的黏膜,在恶心、咳嗽等腹内压力突然升高时,则可导致曲张静脉破裂出血,发生急性的大出血。直肠下段、肛管交通支静脉曲张时,可以引起继发性痔疮。脐旁静脉与腹壁上、下静脉交通支的扩张可引起腹壁脐周静脉曲张,腹膜后静脉丛也明显扩张、充血。门静脉压力升高时,门静脉系统毛细血管床的滤过压增加,组织液回收减少而漏入腹腔,同时肝硬化引起低蛋白血症,引起血浆胶体渗透压下降,促使血浆外渗。另外,肝功能不足时,肾上腺皮质的醛固酮和垂体后叶的抗利尿激素在肝内分解减少,血内水平升高,促进肾小管对钠和水的重吸收,从而引起钠、水潴留。以上多种因素的综合作用,就发生临床上的腹水症状。

约 20% 的门静脉高压患者并发门静脉高压性胃病,占门静脉高压时上消化道出血的 5%

～20%。在门静脉高压时,胃壁淤血、水肿,胃黏膜下层的动静脉交通支广泛开放,胃黏膜微循环发生障碍,导致胃黏膜防御屏障的破坏,形成门静脉高压性胃病。

门静脉高压症时,由于自身门—体血流短路或手术分流,造成大量门静脉血液绕过肝脏直接进入体循环,对脑部产生毒性作用,出现精神、神经综合征,称为肝性脑病,肝性脑病常因胃肠道出血、感染、过量摄入蛋白质、镇静药、利尿剂而诱发。

五、临床表现

1.病史　常有慢性肝炎病史,尤以乙型肝炎最常见。门静脉高压症多见于 30～50 岁男子,病情发展缓慢。

2.症状

(1)脾肿大、脾功能亢进,一般于门静脉高压症时最早出现,大者可达脐部。早期脾脏质软且活动;晚期质地变硬,活动度减少。门静脉血流受阻或血流量增加均可引起脾脏充血性肿大,长期脾窦充血,可引起脾内纤维组织增生和脾髓细胞增生,血细胞的机械破坏增加。另外,脾脏内单核巨噬细胞增生也是引起脾肿大的原因。脾肿大越明显,脾功能亢进越明显,患者表现为全血细胞减少。

(2)上消化道出血,约占 25%,表现为出血量大且急。因肝功能损害使得凝血酶原合成发生障碍,又因脾功能亢进使血小板减少,以致出血不易自止。患者耐受出血能力较正常人差,约有 25%患者在第一次出血时因失血引起严重休克或肝组织严重缺氧导致急性肝衰竭而死亡。部分患者出血常复发,第一次出血1～2 年,约有半数患者可再次出血。

(3)腹水:腹水是肝功能受损的重要标志,它也受门静脉压力增高的影响,患者出现腹水后,常伴有腹胀和食欲减退,少量腹水患者在排尿后可在膀胱区叩诊呈浊音,中度腹水患者可叩及移动性浊音,大量腹水患者可见蛙状腹。

3.体征　体检时触及脾脏,提示可能有门静脉高压,如有黄疸、腹水、前腹壁静脉曲张等体征,表示门静脉高压严重。如果能够触及质地较硬、边缘较钝而不规整的肝脏,肝硬化的诊断就能成立,但是有时硬化的肝脏难以触到,患者还可以出现慢性肝病的其他征象如蜘蛛痣、肝掌、睾丸萎缩、男性乳房发育等。

六、辅助检查

1.实验室检查

(1)血常规:脾功能亢进时,血细胞计数减少,以白细胞和血小板下降最为明显。出血、营养不良、溶血等均可引起贫血。

(2)粪常规:上消化道出血时出现柏油样便或隐血实验阳性。

(3)肝功检查:可反映在血浆白蛋白降低,球蛋白升高,白蛋白、球蛋白比例倒置。

许多凝血因子在肝脏合成,加上慢性肝病患者常有原发性纤维蛋白溶解,故常伴有凝血酶原时间延长,还应做肝炎病毒免疫学以及甲胎蛋白检查。

2.影像学检查

(1)B 型超声和多普勒超声:提示肝脏萎缩、多发点状强回声、脾肿大、门静脉主干或脾静脉、肠系膜上静脉增宽,有时可探及腹水、门静脉内血栓及逆肝血流形成。

(2)CT 扫描:对门静脉高压症及其病因学诊断具重要意义,肝内型的 CT 图像表现有肝脏体积缩小,可见肝裂增宽和肝门区扩大,肝表面高低不平,肝脏密度不均可见局灶性低密度灶,并可见脾脏明显增大,门静脉主干扩张,还会出现侧支血管扩张和扭曲,还可见到较大量腹腔积液,对肝外型门静脉高压也具有重要意义,可提示门静脉及属支血栓形成及闭塞情况。

(3)食管钡餐检查:在70%～80%的患者显示明显的静脉曲张。食管充盈时,食管黏膜呈虫蚀样改变,食管排空后,曲张静脉为蚯蚓样或串珠样充盈缺损影。

(4)门静脉造影检查:亦对诊断有帮助,但属非常规检查。在有需要及条件许可时进行此类检查。方法:术前在右侧第九或第十肋间隙和腋中线交叉处经皮穿刺肝脏,行门静脉造影,可以确定门静脉主干有无阻塞,也即是可确定肝内型或肝外型。由于病变肿大肝脏在穿刺后可发生出血,门静脉造影一般直接在术前进行。术中直接测定自由门静脉压是最可靠的诊断方法。如果压力超过30cmH$_2$O,则诊断肯定。方法是应用一根标有刻度的,长约60cm的细玻璃管,连接在暂用血管钳夹住的塑料管和穿刺针上,管内充满等渗盐水,测定时,针尖可刺入胃网膜右静脉或其较大分支内,但准确的是直接刺入门静脉内。必须注意的是,玻璃管的零度应相当于腰椎体前缘的平面。测压应在不给全身血管舒缩药物下进行,休克患者应在休克纠正后再测,重复测压时,患者动脉压的相差应不大。

3.其他检查

(1)胃镜检查:可见曲张的食道胃底静脉,门静脉高压症时门静脉血回流受阻,胃左、胃短静脉发生逆流,形成食管胃底静脉曲张,使门静脉血经胸、腹腔段食管静脉侧支流入奇静脉和半奇静脉。Spence在有食管静脉曲张的标本上,见到食管下段黏膜上皮内和上皮下充满血液的管道,其突向食管腔内的顶端只有一层鳞状上皮,极为菲薄,这种改变可能相当于内镜检查时所见到的樱红色斑点,表示即将有破裂出血的可能,有时可见胃黏膜糜烂或溃疡。任何发生在胃内的曲张静脉(可伴有或不伴有食管静脉曲张)理论上均可成为胃底静脉曲张。与食管静脉曲张诊断不同,胃底静脉曲张的诊断有时存在困难。内镜下对胃底静脉曲张的检查必须注入足够的气体使胃腔充分扩张,展开粗大的黏膜皱襞,并准确、细致地观察胃底部。尽管如此,仍有少数患者可能难以确定诊断。内镜超声的应用对胃底静脉曲张的诊断更加准确,有助于发现胃底静脉曲张,尤其是能准确区分粗大的黏膜皱襞和曲张血管,但操作较困难限制了其使用。目前,内镜检查仍然是胃底静脉曲张的主要诊断方法。

(2)骨髓穿刺检查:排除其他血液性疾病。在门静脉高压症时常表现为增生性骨髓象。

七、诊断

1.病史　详询有无肝炎、血吸虫病、黄疸等病史,有无鼻出血、牙龈出血及上消化道出血史,有无长期饮酒、慢性腹泻、腹胀、下肢水肿等病史。

2.体征　注意有无黄疸、肝掌、蜘蛛痣及腹壁静脉曲张,脐周能否闻及静脉鸣。肝脾是否肿大,肿大程度及硬度,表面是否光滑,肿大之脾脏能否推动;有无腹水等。

3.实验室检查　血、尿、便常规,大便隐血试验,血小板计数,出、凝血时间,凝血酶原时间,血清总胆红素、结合胆红素、白蛋白、球蛋白、转氨酶及尿素氮,甲胎蛋白和酶谱,乙肝相关的抗原抗体,有条件的应作蛋白电泳、乳果糖廓清试验。怀疑血吸虫病者应作粪孵化试验或血清环卵试验。

4.B超检查　了解肝、脾大小和有无肝硬化、腹水及其严重程度。

5.彩超检查　了解脾静脉、门静脉、肾静脉直径及有无血栓形成,门静脉血流量及血流方向等。

6. 纤维胃镜检查　可确定有无食管、胃底静脉曲张及其严重程度,以及有无出血危象。

7. X 线检查　钡餐检查观察有无食管、胃底静脉曲张,静脉肾盂造影可了解双侧肾功能,必要时可作肝静脉、门静脉及下腔静脉造影。

八、鉴别诊断

1. 胃十二指肠溃疡出血　约占一半,其中 3/4 是十二指肠溃疡。详细追问病史,全面体检和化验检查包括肝功能实验、血氨测定和磺溴酞钠实验等,都有助于鉴别。要注意的是肝、脾肿大不明显、没有腹水的患者,尤其在大出血后,门静脉系血量减少,脾脏可暂时缩小,甚至不能扪及。还需要指出,10%～15%肝硬化患者并发胃或十二指肠溃疡;必要时,可行 X 线钡餐检查、纤维胃镜检查等来迅速明确出血原因。对某些难于鉴别的患者,可试行三腔管压迫止血;如果不是食管胃底曲张静脉破裂出血,应是无效的。

2. 出血性胃炎　又称应激性溃疡,约占 5%。根据病史、临床表现及实验室检查等可资鉴别。

3. 胃癌　占 2%～4%。黑粪比呕血更常见。

4. 胆道出血　各种原因导致血管与胆道相通,引起血液涌入胆道,再进入十二指肠。最常见的病因是肝外伤。

九、治疗

(一)治疗原则

要正确处理门静脉高压症,首先必须结合我国的具体情况,分别对待两种不同病因引起的肝硬化:血吸虫病性肝硬化和肝炎后肝硬化。这两种肝硬化具有不同的病理变化和临床表现,治疗的方法和疗效也有所不同。血吸虫病性肝硬化的病理变化是窦前阻塞,临床表现主要是脾肿大和脾功能亢进,但肝功能较好。国内大量病例的远期随访资料证明,仅仅施行脾切除即能获得满意的疗效。而肝炎后肝硬化的病理变化是窦后阻塞,脾肿大和脾功能亢进多不显著,而肝功能则严重受损,手术治疗的效果就较差。近 10 年来,长江流域大部分地区的血吸虫病已基本控制,肝炎后肝硬化所致的门静脉高压症在国内正在逐渐上升,已成为外科临床工作中亟待解决的课题。其次,必须明确外科治疗的主要目的在于抢救门静脉高压症并发的食管胃底曲张静脉破裂所致的大出血。文献中大量的统计数字说明,肝硬化患者中仅有40%出现食管胃底静脉曲张,而有食管胃底静脉曲张的患者中有 50%～60%并发大出血,这说明有食管胃底曲张静脉的患者不一定发生大出血。临床上还看到,本来不出血的患者,在经过预防性手术后反而引起大出血。尤其鉴于肝炎后肝硬化患者的肝功能损害多较严重,任何一种手术对患者来讲都是负担,甚至引起肝功能衰竭,因此,对有食管胃底静脉曲张但没有出血的患者,是否应进行预防性手术治疗,值得探讨。近年来倾向"不做预防性手术",对这类患者重点应摆在内科的护肝治疗方面。

(二)非手术治疗

1. 一般治疗

(1)休息:失代偿期肝硬化患者,有程度不等的劳动力丧失,多数患者难以胜任正常人从事的工作及生活,故以休息为主。一般情况良好的稳定期患者,可适当活动及轻微工作,但要注意劳逸结合,活动及工作以不感觉劳累为度,并密切观察症状及肝功能变化。如处于病变活动期,肝功能检查异常及有明显乏力及消化道症状者,则应休息及治疗。如果肝功能有异常或者有黄疸,或出现并发症,则应该卧床休息或住院治疗。

(2)营养及饮食:肝硬化患者由于病程较长,长期营养及热量摄入不足,肝功能损害导致白蛋白合成障碍及水、电解质平衡失调,加之多种原因引起的身体消耗,因而患者多处于营养缺乏及低血容量状态。肝脏病变不断加重,可引起继发感染、大出血和水、电解质平衡失调、肝性脑病及肝肾综合征,甚至危及生命,因而,合理饮食,保证足够的热量、营养及水、电解质平衡非常重要,可为患者赢得治疗时间,促进肝脏病变恢复及减少并发症的发生,以提高患者生活质量及延长其生存时间。对可以正常进食的患者,应调整饮食的质和量,以满足对营养的需求。其食物以高能量、高蛋白质、足量维生素、易消化为宜。蛋白质的来源应以优质蛋白为主,如鱼类和豆类蛋白等。对血氨已经升高而有肝性脑病的患者,应限制或禁食蛋白质。待病情好转后,在药物的辅助下,逐渐增加蛋白质的量。提倡食用富含支链氨基酸的高能量植物蛋白饮食。2000年,欧洲营养协会达成以下共识:①肝硬化患者处于高代谢状态,饮食中需要比正常人添加更多的蛋白质,才能维持其氮平衡;②大多数患者可以耐受正常甚至更高的蛋白质摄入,而不产生肝性脑病;③可对肝硬化患者的饮食习惯进行调整,在平常几餐的基础上,有必要晚上加餐;④对重症营养不良患者,应考虑补充氨基酸,以满足蛋白质合成的需求;⑤对少数不能耐受蛋白质从胃肠道摄入的患者,如肝性脑病者,可以考虑以支链氨基酸作为氮源。

2.合并慢性活动性肝炎的治疗 慢性肝炎发病机制复杂,肝炎病毒活动复制及其引起机体异常免疫应答,是造成肝细胞变性坏死及肝纤维化发生的重要原因,因而,治疗应包括抗病毒治疗,应尽快抑制病毒复制,并清除病毒;免疫调节,大多数患者处于免疫功能低下甚至免疫耐受状态,以致不能清除病毒,应给予以免疫增强剂为主的免疫调节剂;保肝治疗,减轻肝细胞炎症坏死,促进肝细胞病变恢复;防治肝纤维化,防止肝硬化范围进一步扩大,保持肝细胞一定的代偿储备功能。其中,抓住良好时机给予抗病毒治疗,是阻断病情发展的关键步骤。同时要兼顾其他,采取以抗病毒联合调节免疫的综合治疗措施。

(1)抗病毒治疗:干扰素是国内外公认有一定疗效的抗 HBV 及 HCV 药物,它本身为正常人免疫活性细胞分泌的一种细胞因子,有抗病毒、调节免疫及抗肝纤维化作用。由于肝硬化患者肝储备及代偿能力低下,且因伴脾功能亢进而多有粒细胞及血小板下降,因而,抗病毒治疗不具备应用干扰素的必需条件,且应用后疗效亦差,故不选用干扰素,最好应用其他抗病毒药更安全、有效。

核苷类似物主要针对 DNA 病毒而用于抗 HBV 治疗,有直接抗病毒作用,一般不需要通过机体免疫反应或对机体免疫功能影响较小,因而,较少出现用药后对肝脏的免疫损伤,而无干扰素类药物造成的脑病一过性加重,且对血内细胞及血小板影响亦很小,故用于肝炎肝硬化患者抗 HBV 作用可能更安全,包括嘧啶类核苷类似物及嘌呤类核苷类似物。

嘧啶类核苷类似物:①单磷酸阿糖腺苷系通过抑制 DNA 聚合酶而阻断 HBV 复制;②拉米夫啶是第二代核苷类似物,使双脱氧核苷类似物 2'-3'-双氧脱-3硫胞嘧啶核苷,口服后迅速吸收,通过干扰及抑制 HBV 复制中逆转录过程而有较强的抗 HBV 作用。临床上亦发现部分病例用药后有转氨酶一过性的增高。

嘌呤类核苷类似物:①利巴韦林:一种广谱的抗病毒药物,尤其对 RNA 病毒疗效较好,对

HBV 没有明显的作用。对丙型肝炎用药后可使肝功能及肝组织学好转,抗 HCV 效果较差,联合 IFN 治疗,可明显提高效果,而成为当前治疗内型肝炎的重要治疗方案;②泛昔洛韦:是最近一代鸟嘌呤核苷类似物,口服后迅速吸收并转换为有抗 HBV 活性的泛昔洛韦。其作用主要是抑制 DNA 多聚酶及干扰 HBV 逆转录过程。国外应用对慢性乙肝有效,亦可用于失代偿肝病患者。但抗 HBV 作用不如拉米呋啶,临床上尚未广泛应用。

(2)免疫调节剂:慢性肝炎的发病机制中重要的是肝炎病毒诱发机体的免疫应答,引起肝细胞的炎症坏死病变。主要是细胞免疫功能低下造成病毒持续存在及肝炎慢性化。抗病毒治疗可使 HBV 减少,病毒从体内清除要靠免疫功能调节及提高,因而在抗病毒药应用的同时,联合应用免疫调节剂主要是免疫刺激剂,可加强抗病毒的疗效及可望达到清除病毒的作用,亦可提高免疫功能,减少继发感染等并发症的发生及增强治疗效果,包括胸腺肽及其他免疫刺激剂等。

(3)保肝降酶药

1)复方甘草甜素:在 ALT 及胆红素增高时应用,具有抗病毒、抗炎症及抗过敏作用,可清除羟自由基和过氧化氢,而有明显的抗脂质过氧化作用。稳定肝细胞膜,修复病变的肝组织,改善肝功能,有降低转氨酶及消退黄疸的作用。

2)还原型谷胱甘肽:是一种在细胞质内合成的由谷氨酸、胱氨酸及甘氨酸组成的三肽。其主要作用:①保护肝细胞膜;②促进肝脏的合成及代谢作用;③增强肝脏解毒功能;④促进胆汁酸代谢。

3)硫普罗宁(凯西莱):一种含游离巯基的甘氨酸衍生物,实验研究证实,通过抑制肝细胞线粒体氧化脂质的形成保护肝细胞膜,降低肝细胞及线粒体 ATP 酶的活性,提高肝细胞 ATP 含量而改善肝细胞结构、功能及促进肝细胞再生,并可参与肝细胞蛋白及糖代谢而维持肝细胞内谷胱甘肽含量,还可促进重金属及药物的解毒作用。临床治疗慢件肝炎显示出改善肝功能的作用,ALT、AST 及 ALB 均有一定改善。

(4)防止肝纤维化:目前,临床上应用的治疗药物主要有熊去氧胆酸、α—干扰素、磷脂酰胆碱等,这些药物都可以不同程度地改善肝纤维化的程度、抑制肝纤维化的形成。但是这些药物的作用和疗效还不很突出,远不能满足临床需要。中医药成分有明确抗肝纤维化的作用,在肝纤维化治疗中具有独特的优势。中医认为,慢性肝炎、肝硬化的临床征候错综复杂,但其基本病机是正衰邪盛,湿热未尽兼血瘀,肝郁脾肾气血虚、血瘀,表现在慢性肝炎、肝硬化的病理上就是肝纤维化形成。由此中医确立了"活血化瘀"、"通络养肝"的治疗理论。而许多中药诸如丹参、桃仁、虫草菌丝、汉防己等在临床和实验研究中已被证实具有较好的抗肝纤维化作用。

3.腹水的治疗

(1)一般治疗:应针对上述各环节予以综合治疗,除加强恢复及保护肝、肾功能的治疗外,应针对水、钠潴留的排出,纠正低蛋白血症及胶体渗透压等治疗。

1)水、钠潴留的治疗:通过控制水、钠的入量及促进水、钠排出治疗水、钠潴留。①控制水、钠的入腹水患者摄入 1g 钠盐可潴留 200ml 水,水潴留是由钠潴留引起的,故控制钠的摄入更重要。应视患者腹水多少予以低盐或无盐饮食,每钠盐摄入量的限制分 3 个等级,严格限制为 500mg,稍宽为 1000mg 及宽限 1500mg,如能较好地控制钠盐,则液体员不必过分限制,但如有稀释性低钠血症,则需限制液体入量,一般为 1000ml/d 为宜;②促进水、钠排出:包括利尿及导泻。利尿药包括噻嗪类利尿药、保钾利尿药、髓襻利尿药、渗透性利尿药。联合用药可提高利尿效果及减少剂量和药物不良反应,同类利尿药联合使用多无协同作用,反而可增加不良作用,不同类利尿药如排钾与保钾利尿剂联合应用,或此二药联合应用髓襻利尿药,可明显增加利尿效果及减少不良反应。应用时可先静滴渗透性利尿药,提高肾血流量并抑制远端肾小管重吸收,可提高髓襻升支抑制剂及远端肾小管抑制剂的作用。利尿药应用不宜操之过急,剂量不宜过大,人体腹膜 24 小时吸收液体小于 900ml,而腹水量往往可 10 倍于此量,过强利尿作用非但不能消除腹水,反可使循环血容量徒然大量丢失,促进肝肾综合征的发生。无水肿的腹水患者,连续应用利尿药治疗,一周内体重减少不宜超过 2kg。长期连续应用利尿药,易引起水、电解质平衡失调,且可影响利尿效果,故最好间断用药,如用药 9 天停药 6 天,如此类推。

利尿药效果不显著而腹水难以消退者,可试用导泻法,使潴留的水分从肠道排出。可口服 25%山梨醇或 20%甘露醇液,每次 100ml,2～3 次/日,或用中药番泻叶或大黄煎剂等药物,但不宜长期应用。对全身情况差、病情严重或有出血、电解质紊乱等并发症者亦不宜应用。

2)纠正低蛋白血症及补充有效循环血容量:在应用利尿药的同时,静脉输入人血白蛋白、血浆及低分子右旋糖酐可提高血浆胶体渗透压及有效循环血容量,显著增强利尿效果及减少腹水量。视腹水量及蛋白减低的程度决定用量,白蛋白一般以 10～20g/d 为宜,输注不能操之过急,一次用量不宜过大,滴速要慢,以免引起肝静脉压急剧升高而诱发门静脉高压引起的食管胃底曲张静脉破裂大出血。另可与血浆交替应用,也可间断静脉输入低分子右旋糖酐。

促进清蛋白合成,静脉补充以支链氨基酸为主的复合氨基酸,有助于清蛋白合成及防治肝性脑病,丙酸睾酮亦有助于促进清蛋白的合成,但临床上不常用。

腹水回输可使腹水中的清蛋白再利用,同时有助于减少腹水、降低腹腔压力及改善肾循环,防止肝肾综合征。

(2)顽固性腹水的治疗

1)积极合理的利尿:一般利尿剂的治疗难以奏效,故主张利尿药、扩充血容量及血管扩张剂的联合应用。扩充血容量应用静脉输入白蛋白,血浆或低分子右旋糖酐,20%甘露醇液静脉输入既可扩充血容量,又有较强的脱水利尿作用。在上述治疗同时或稍后,应用血管扩张剂如多巴胺或山莨菪碱(654－2),多巴胺注射后刺激多巴胺受体,引起肾血管扩张,改善肾小球及肾小管功能,肾血流量及钠排出量增加。多巴胺每次 20～40mg,以 0.2～0.3mg/min 速度静脉滴注,与利尿药合用效果更佳,呋塞米每次 60～80mg,每 2～3 天一次,肾功能不良者慎用甘露醇。同时要限制钠及液体量,液体入量 1500ml/d,钠入量 250mg/d。

2)前列腺素－1(PGE₁):一种具有多种生物学活性的内源性物质,有显著的扩血管作用,抑制去甲肾上腺素而扩张血管,减少肾小管对钠离子的重吸收而利尿排钠,从而改善肾功能而防治肾功能衰竭。

3)腹腔穿刺排放腹水及腹水浓缩回输治疗:每次排放腹水 4000～6000ml,每日或隔日 1 次,同时静脉输入白蛋白 40g 及应用利尿剂。此法可造成体内清蛋内的丢失及水、电解质紊乱。在无菌操作下,腹水抽取后直接静脉回输,回输速度为 60～80 滴/分,同时应用利尿剂,亦可用腹水浓缩后静脉回输,其缺点是炎性或癌性腹水不能用。可适用的腹水回输后,由于内毒素及其他致热源可发生发冷、发热甚至低血压休克等严重毒副反应,故目前临床上很少使用。

4.食管、胃底静脉曲张破裂出血的非手术治疗

(1)初步急救处理:保持呼吸道通畅,循环监测;恢复血容量,保持血细胞比容在30%以上;放置鼻胃管和尿管;病情许可时,可采用侵入性血流动力学监测方法;应考虑输注新鲜血浆、冷沉淀、血小板等改善凝血功能;输注葡萄糖及维生素B、K、C等;对躁动患者可酌量应用镇静剂;对肝硬化患者,应注意防治肝性脑病;纠正电解质代谢紊乱;预防性使用抗生素。

(2)降低门静脉压力:主要应用内脏血管收缩剂,如选用垂体后叶素。可用硝酸甘油对抗垂体后叶素的不良反应,也可选用生长抑素;近几年研究表明,药物治疗门静脉高压及所致的上消化道出血,效果肯定,简便易行,且门静脉高压的药物治疗是长期的。

血管收缩剂包括:①血管加压素及其同类物:可使内脏小动脉收缩,门静脉血流减少,主要用于食管静脉曲张破裂出血的治疗。由于血管加压素对心脏血管不良反应大,故主张与硝酸甘油并用。其同类物三甘氨酸赖氨酸加压素(特利加压素)几乎无心脑血管不良反应,半衰期长,止血率高;②生长抑素及其同类物:生长抑素可抑制胰高血糖素、血管活性肽等血管扩张肽的产生和释放,收缩内脏血管,减少门静脉血流,同时抑制胃酸、促胃泌素等物质的分泌,创造有利的止血环境。其控制食管静脉曲张出血的有效率是45%～90%,与血管加压素、三腔二囊管压迫、注射硬化剂治疗疗效相近,但不良反应少;③肾上腺素能受体阻滞剂:常用药有普萘洛尔、纳多洛尔,多用于预防静脉曲张患者的初发和再发出血,但不能降低死亡率。普萘洛尔使用宜从小剂量开始,根据病情调整。纳多洛尔不在肝脏代谢,不影响肾血流,较普萘洛尔不良反应小。

血管扩张剂包括:①硝酸酯类:有硝酸甘油、5-单硝酸及二硝酸异山梨醇酯。一般不单独用于急性静脉曲张出血的治疗。硝酸甘油与血管加压素联用,以减少不良反应,并可使其用量加大。硝酸酯类药物与普萘洛尔联用,可进一步降低门静脉压力,用于门静脉高压出血的初级及二级预防;②α肾上腺素能受体阻滞剂:使肝内小血管扩张,降低门静脉流出道及肝外侧支循环阻力。此类药物有酚妥拉明、哌唑嗪等,应用相对较少,多用于预防食管静脉曲张出血;③钙通道阻滞剂:可松弛血管平滑肌,降低肝内外静脉阻力,使门静脉压力下降,主要用于预防静脉曲张的初发及再发出血。目前应用的药物有硝苯地平、维拉帕米和汉防己甲素。

(3)气囊压迫:可选用双腔单囊、三腔双囊及四腔双囊管压迫止血。其第一次止血率约80%,再出血者止血率为60%;此外,其可能导致气道填塞等并发症,应高度重视。气囊压迫的方法:操作前,用50ml注射器分别向胃气囊管和食气囊管充气,检查是否漏气,并测定充盈后两者气体的容量和气压。将三腔管的前端及气囊涂以液状石蜡,用注射器抽尽气囊内的气体。协助患者半卧位,清洁鼻腔,用地卡因喷雾器进行咽喉部喷雾,使其达到表面麻醉作用。将管经鼻腔慢慢插入,至咽部嘱患者做吞咽动作以通过三腔管。深度60～65cm时,用20ml注射器抽吸胃减压管,吸出胃内容物,表示管端确已入胃。用50ml注射器分别向胃囊管注气150～200ml,囊内压力2.67～5.34kPa。以止血钳夹住胃囊管,随后改用管钳。缓慢向外牵拉三腔管遇有阻力时,表示胃气囊已压向胃底贲门部,用胶布将管固定于患者鼻孔外。再用50ml注射器向食囊管注气100～120ml,囊内压力4.67～6kPa,即可压迫食管下段。用止血钳夹住食管囊管,然后改用管夹。胃管囊和食管囊须分别标记。用绷带缚住三腔管,附以0.5kg的砂袋,用滑车固定架牵引三腔管。冲洗胃减压管,然后连接于胃肠减压器,观察胃内是否继续出血。出血停止24小时后,可放去食管囊内的气体,放松牵引,继续观察24小时,

确无出血时再将胃气囊放气。拔管时将气囊内的余气抽净。嘱患者口服液状石蜡 20～30ml,再缓慢地拔出管子。注意事项:用前应该检查管和囊的质量。橡胶老化或气囊充盈后囊壁不均匀者不宜使用;防止三腔管被牵拉出来,必须先向胃气囊内充气,再向食管囊充气。其充气量太少达不到止血目的;充气量过多,食管易发生压迫性溃疡;为了避免食管与胃底发生压迫性溃疡,食管气囊每隔 12 小时放气 1 次同时将三腔管向内送入少许。若出血不止,30分钟后仍按上法充气压迫;观察气囊有无漏气,每隔 2～3 小时测食管气囊压力 1 次,胃气囊只要向外牵拉感到有阻力即可断定无漏气;气囊压迫期间,需密切观察脉搏、呼吸、血压、心律的变化。因食管气囊压力过高或胃气囊向外牵拉过大压迫心脏,可能出现频繁性早搏,此时应放出囊内气体,将管向内送入少许后再充气。胃气囊充气不足或牵引过大,会出现双囊向外滑脱,压迫咽喉,出现呼吸困难甚至窒息,应立即放气处理;三腔管用后,必须冲净、擦干,气囊内流少气体,管外涂滑石粉并置阴凉处保存,以防气囊粘连。

(4)经内镜注射硬化剂疗法或套扎:该疗法止血率 80%～90%,可重复应用。

(5)经股动脉插管脾动脉栓塞术:在有条件和一定经验的情况下可以考虑采用。

(6)经颈内静脉肝内门体分流术(TIPS):若硬化剂注射无效,又不能耐受手术,有条件时可考虑使用。诊断明确的门静脉高压症伴食管胃底静脉曲张出血患者除常规检查排除其他严重的内科疾病外,术前还需进一步评估肝脏功能,了解门静脉系统的解剖和排除肝脏占位性病变。检查常包括肝功能评估、超声多普勒、选择性肠系膜上动脉造影、MRI 等。术前治疗:晚期肝硬化合并食管静脉曲张出血患者术前常存在严重贫血、低蛋白血症和凝血功能障碍,应给予全血、血浆、白蛋白、维生素 K 以及营养支持,改善全身状况和肝脏功能,有严重腹水和胸腔积液者可适量抽放腹水和胸腔积液,急性大出血患者药物治疗无效时,立即采用三腔二囊管压迫止血,生命体征稳定后再行 TIPS 治疗,术前两小时常规应用抗生素以减少导管感染。方法:先进行门静脉及肝静脉造影,了解门静脉及肝静脉的情况,拟定穿刺标志;自右侧颈静脉穿刺放入合适的导管鞘至肝静脉出口,置入穿刺针到肝静脉分支,根据造影资料调整穿刺方向和角度;根据选好的方向和角度穿刺门静脉的主要分支,穿刺成功后放置导丝并测量门静脉压;对静脉曲张严重者用适当栓塞剂选择性栓塞胃冠状静脉;用球囊扩张穿刺道并置入支架;再进行造影及门脉压测定。

术后处理包括:①一般处理:术后 24 小时内密切观察生命体征和腹部情况,注意腹痛、腹胀等症状,及时发现腹腔内出血,观察心和肺功能,防止急性心功能衰竭和肺水肿,生命体征平稳时用呋塞米,促进造影剂的排泄,记 24 小时尿量,注意观察股动脉和颈内静脉穿刺点有无血肿和皮下淤斑,检测肝、肾功能及电解质、凝血酶原时间、血常规等;②预防肝性脑病和肝功能衰竭:限制蛋白摄入量,口服乳糖,静脉滴注支链氨基酸,应用降氨药物,保肝,应用血浆和白蛋白等;③抗凝剂的应用:采用微量泵 24 小时经门静脉留置导管输入肝素注射液,剂量为每日 4000～6000U,持续使用 2 周;④门静脉留置导管的管理:导管颈部入口处每周更换 3次敷料,碘伏局部消毒,同时检查局部有无红、肿和分泌物,将浸有碘伏液的明胶海绵盖于导管入口处,再覆盖无菌纱布,四周密封,每周 2 次行导管入口处细菌培养,一旦出现导管阻塞或疑有导管感染及时拔管;⑤直接门静脉造影;⑥纤维胃镜。

(金玉姬)

第八章　内分泌系统急危重症

第一节　糖尿病酮症酸中毒

一、概述

糖尿病酮症酸中毒(Diabetic ketoacidosis,DKA)是糖尿病最常见的急性并发症之一,临床以发病急、病情重、变化快为其特点。本症是糖尿病患者在各种诱因的作用下,胰岛素不足明显加重,升糖激素不适当升高,造成糖、蛋白质、脂肪以及水、电解质、酸碱平衡失调而导致的高血糖、高血酮、酮尿、脱水、电解质紊乱、代谢性酸中毒等为主要生化改变的临床综合征。1型糖尿病患者有自发酮症倾向,发病率约14%。随着糖尿病知识的普及和胰岛素的广泛应用,DKA的发病率已明显下降。

二、病因及发病机制

DM酮症酸中毒发病机制较为复杂,近年来国内外大多从激素异常和代谢紊乱两个方面进行探讨,认为DKA的发生原因是双激素异常,即胰岛素水平降低,拮抗激素如胰高血糖素、肾上腺素和皮质醇水平升高。胰岛素作为一种贮能激素,在代谢中起着促进合成、抑制分解的作用。当胰岛素的分泌相对或绝对不足时,拮抗胰岛素的激素相对或绝对增多而促进了体内分解代谢、抑制合成,尤其是引起糖的代谢紊乱,能量的来源取之于脂肪和蛋白质,于是脂肪和蛋白质的分解加速,而合成受到抑制,出现了全身代谢紊乱。引起一系列病理生理改变:①严重脱水:血糖、血酮增高→血渗透压升高→细胞内液向细胞外液转移→脱水,尿酮、尿糖增加→渗透性利尿→多尿→失水,DKA时患者厌食、呕吐、神志不清时饮水减少,加之DKA的酸性物质产生增多,从尿中排出增加,可加重脱水;②电解质代谢紊乱:DKA在严重脱水时钠、钾均有丢失,渗透性利尿排出大量钠、钾,恶心、呕吐、厌食、摄入减少等因素均可引起低钠、低钾血症,但由于脱水、酸中毒有时可掩盖低钾血症。DKA时,由于细胞分解代谢增加,磷从细胞内释放,经肾随尿排出,致机体缺磷。缺磷可引起红细胞$2,3-$二磷酸甘油减少,并可产生胰岛素抵抗;③代谢性酸中毒:引起代谢性酸中毒的原因有:游离脂肪酸的代谢产物 β 一羟丁酸、乙酰乙酸在体内堆积;有机酸阴离子由肾脏排出时,大部分与阳离子尤其是 Na^+、K^+结合成盐类排出,因此大量碱丢失,加重了酸中毒;蛋白分解加速,其酸性代谢产物如硫酸、磷酸及其他有机酸增加;④多脏器病变:DKA早期,由于葡萄糖利用障碍,能量来源主要为游离脂肪酸及酮体,此二者对DKA患者的脑功能有抑制作用,使脑处于抑制状态。晚期常并发脑水肿而使病情恶化。DKA由于严重脱水、循环障碍、肾血流量不足,可引起急性肾功能不全。DKA时,肝细胞摄取葡萄糖减少而糖原合成及贮藏亦减少,分解增多,肝糖输出多。脂肪分解增强,游离脂肪酸在肝脏细胞线粒体内经 β 氧化成为乙酰辅酶A,最后缩合成酮体(β一羟丁酸、乙酰乙酸、丙酮)。

酮体在肝脏生成,其中的羟丁酸和乙酰乙酸为酸性物质。正常人血清中存在微量的酮体,在禁食和长期体力活动后浓度增加,新生儿和孕妇血清中的酮体也稍升高。DKA时,由于胰岛素缺乏和抗胰岛素激素增多,血中酮体常显著增加。正常时血中的β—羟丁酸(P—HB)/乙酰乙酸(AcAc)为1∶1。DKA时比值上升,可达到10∶1或更高,经胰岛素治疗后,β—HB迅速下降,而AcAc的下降缓慢。通常用硝基氢氰酸盐来检测酮体,DKA时用此法只能测定AcAc,而无法测到占绝对多数的β—HB,而且常出现假阳性结果,尿酮体定性试验的方法较灵敏,但假阳性更高,半定量结果与临床症状及血酮体水平常不呈比例。近年来,采用尿酮体试纸试验(urine ketone dip test,UKDT),其对DKA和酮症的酮血症诊断敏感率为97%～98%。

酸中毒对机体的损害是多方面的,其中对脑细胞的损害尤为突出。运动实验发现,高血糖时(尤其在伴脑缺血时)乳酸生成增加,H^+浓度升高。酸中毒使脑缺血(如DKA时的血压下降或休克)本身造成的脑功能障碍进一步恶化,其机制可能是:①自由基生成增多,与蛋白结合的铁离子在H^+增加(PH下降)时离解释放,铁离子催化自由基的生成;②细胞内的信号传递途径在酸中毒时发生障碍,导致代谢所需的活性蛋白质(也包括相应基因)表达受阻;③核酸内切酶被活化,DNA裂解并引起进一步的神经元损害。脑缺血时,首先累及的是微小血管和神经元;而在并发酸中毒时,缺血加上酸中毒性损害可能波及到线粒体,如缺血时间较持久(动物实验时30分钟以上),高血糖症可诱发线粒体失活。有人认为这是自由基损伤线粒体呼吸链组分的结果,其后果是细胞的氧化—磷酸化过程停止。

酸中毒对蛋白质代谢的影响也很明显。血浆或组织pH降低使蛋白质降解加速,合成减少,呈负氮平衡。这一现象在无DKA的DM患者中就已较明显,并发DKA时则更显著。

三、临床表现及检查

(一)临床表现

1.发病诱因　任何加重胰岛素绝对或相对不足的因素,均可成为DKA的发病诱因。许多患者的诱因不是单一的,有10%～30%的患者可无明确诱因而突然发病。常见的诱因是:

(1)胰岛素使用不当,突然减量或随意停用或胰岛素失效,亦有因体内产生胰岛素抵抗而发生DKA者。

(2)感染是导致DKA最常见的诱因,以呼吸道、泌尿道、消化道的感染最为常见,下肢、会阴部及皮肤感染常易漏诊,应仔细检查。

(3)饮食失控,进食过多高糖、高脂肪食物或饮酒等。

(4)精神因素、精神创伤、过度激动或劳累等。

(5)应激、外伤、手术、麻醉、妊娠、中风、心肌梗死、甲亢等,应用肾上腺皮质激素治疗也可引起DKA。

(6)原因不明,据统计10%～30%的患者以DKA形式突然发病,无明确诱因可查。

2.临床表现

(1)症状:DM本身症状加重,多尿、多饮明显,乏力、肌肉酸痛、恶心、呕吐、食欲减退,可有上腹痛、腹肌紧张及压痛,似急腹症,甚至有淀粉酶升高,可能由于胰腺血管循环障碍所致。由于酸中毒,呼吸加深加快,严重者出现Kussmaul呼吸,这是由于酸中毒刺激呼吸中枢的化学感受器,反射性引起肺过度换气所致。呼气中有烂苹果味为DKA最特有的表现,神经系统可表现为头昏、头痛、烦躁,病情严重时可表现为反应迟钝、表情淡漠、嗜睡、昏迷。

(2)体征:皮肤弹性减退、眼眶下陷、黏膜干燥等脱水症,严重脱水时可表现为心率加快、血压下降、心音低弱、脉搏细速、四肢发凉、体温下降、呼吸深大、腱反射减退或消失、昏迷。

（二）实验室检查

1. 血糖　明显升高，多在 16.7mmol/L(300mg/dl)以上。

2. 血酮　定性强阳性，定量>5mmol/L 有诊断意义。必须注意，硝基氢氰酸盐法只能半定量测定乙酰乙酸(AcAc)，而且常因非特异性反应而呈假阳性。近年用定量方法测定 P－HB 含量，所需血标本仅 5～25µl。诊断、监测血酮体时应避免使用半定量方法。

3. 血清电解质　血钠多数降至 135mmol/L 以下，少数可正常，偶可升高至 145mmol/L 以上。血清钾于病程初期正常或偏低，少尿、失水、酸中毒可致血钾升高，补液、胰岛素治疗后又可降至 3mmol/L 以下，须注意监测。

4. 血气分析及 CO_2 结合率　代偿期 pH 值及 CO_2 结合率可在正常范围，碱剩余负值增大，缓冲碱(BB)明显减低，标准碳酸氢盐(SB)及实际碳酸氢盐(AB)亦降低，失代偿期，pH 值及 CO_2 结合率均可明显降低，HCO_3^- 降至 15～10mEq/L 以下，阴离子间隙增大。

5. 尿糖、尿酮　尿糖强阳性，尿酮阳性，当肾功能严重损害，肾小球滤过率减少，而肾糖阈及酮阈升高，可出现尿糖与酮体减少，甚至消失，因此诊断时必须注意以血糖、血酮为主。

6. 其他　血尿素氮、肌酐可因脱水而升高，经治疗后无下降提示有肾功能损害。血常规白细胞可增高，无感染时可达(15～30)×10^9/L 以上，尤以中性粒细胞增高更为显著，血红蛋白及红细胞压积升高，血游离脂肪酸、三酰甘油可升高。如原有肢端坏疽，发生酮症酸中毒时，可发展为气性坏疽(Fournier 坏疽)，其皮下气体迅速增多的原因未明，可能与副症酸中毒有关。

7. 阴离子隙(AG)和渗透压隙(OG)　尿液中的氨浓度是肾脏代偿酸中毒的关键性物质，但一般实验室未常规测定尿氨。尿阴离子隙和渗透压间隙可用来反映高氯性酸中毒患者的肾脏氨生成能力。

儿童的渗透压间隙正常值为 22mOsm/L。但饮酒或在甲醇、乙二醇或异丙醇中毒时，渗透压间隙呈假性升高。在通常情况下，可用下列公式计算渗透压间隙预计值：

血浆渗透压＝1.89Na⁺＋1.38K⁺＋1.03 尿素＋1.08 葡萄糖＋7.45，或血浆渗透压＝(Na＋K)×2＋尿素(mmol/L)＋葡萄糖(mmol/L)。

一般情况下，渗透压间隙的参考值范围为(－1～＋6)mOsm/(kg·H_2O)，阴离子隙参考值范围为 16±2mmol/L。Hoffman 等在调查和应用大量病例后，对上述方程和正常值提出质疑，并根据观察的实验数据(n＝321)，对上述正常值作出了如下修改。

计算的血渗透压＝2×Na＋BUN/2.8＋葡萄糖/18＋Etoh/4.6

渗透压隙＝实测的渗透压－计算的渗透压，正常值为－2±6mOsm/L

Worthley 等认为，公式计算应越简单越好，他们推荐用 2×Na＋尿素＋葡萄糖(mmol/L) 的公式来计算，实践证明，效果也很好。

值得注意的是，阴离子隙和渗透压间隙 OG 的应用计算方法很多，正常参考范围也略有差异，各单位可根据具体情况和各自经验选用。

四、诊断与鉴别诊断

（一）诊断

典型 DKA 的诊断并不困难，对于有明确的糖尿病史的患者突然出现脱水、酸中毒、休克、神志淡漠、反应迟钝甚至昏迷，应首先考虑到 DKA 的可能。对于尚未诊断为糖尿病，突然出现脱水、休克，尿量较多，呼气中伴有烂苹果味者，必须提高警惕。对于可疑诊断为 DKA 的患者，应立即检测尿糖、酮体、血糖、二氧化碳结合力及血气分析等。

（二）鉴别诊断

1. 饥饿性酮症　某些患者由于其他疾病引起剧烈呕吐、禁食等状态时，也可产生大量酮体及酸中毒，但这些患者血糖不高，尿糖阴性，有助于鉴别。

2. 非酮症高渗性昏迷　本症多见于老年 2 型糖尿病患者，患者多有神志障碍、意识模糊、反应迟钝、抽搐等，实验室检查血 Na^+ 升高＞145mmol/L，血糖显著升高，常大于 33.3mmol/L，血渗透压增加大于 330mOsm/H_2O，酮体阴性或弱阳性。

3. 低血糖症昏迷　起病较突然，发病前有用胰岛素及口服降糖药史，用药后未按时进食或过度运动等。患者可有饥饿、心悸、出汗、手抖、反应迟钝、性格改变。体查患者皮肤湿冷，与高渗昏迷、酮症酸中毒皮肤干燥不一样，实验室检查血糖＜2.8mmol/L，尿糖尿酮均阴性。

4. 乳酸酸中毒昏迷　多发生在服用大量苯乙双胍（降糖灵）、休克、缺氧、饮酒、感染等情况，原有慢性肝病、肾病、心衰史者更易发生。本病的临床表现常被各种原发病所掩盖。由缺氧及休克状态引起者，在原发病的基础上可伴有发绀、休克等症状。无缺氧及休克状态者，除原发病以外，以代谢性酸中毒为主，常伴有原因不明的深呼吸、神志模糊、嗜睡、木僵、昏迷等。休克可见呼吸深大而快，但无酮味、皮肤潮红，实验室检查，血乳酸＞5mmol/L，PH＜7.35 或阴离子隙＞18mEg/L，乳酸/丙酮酸（L/P）＞3.0。

乳酸性酸中毒时，血阴离子隙（AG）扩大。在临床上虽然 AG＜20mmol/L 很难找到明确病因，但 AG 高于正常可以肯定存在酸中毒（AG 性酸中毒）。AG 性酸中毒可被分为乳酸性酸中毒、酮症酸中毒、毒药/药物性酸中毒及尿毒症性酸中毒等若干类型。乳酸性酸中毒因严重影响细胞的氧释放和利用，故死亡率很高。碳酸氢钠对乳酸性酸中毒的治疗帮助不大。相反，由于 PCO_2 增加，可使病情进一步恶化。酮症酸中毒主要见于 DM（以 1 型为主）和酒精中毒，其处理见后述。毒药/药物性酸中毒主要见于甲醇、乙二醇和水杨酸盐类中毒，中毒症状急而严重，AG 升高。甲醇和乙二醇的中毒处理可用乙醇液滴注，以减少毒性代谢产物的形成或用血液透析去除毒物与有毒代谢物。水杨酸盐类中毒者的酸中毒症状一般较轻，其特征是伴有过度换气所致的呼吸性碱中毒。尿毒症性酸中毒是由于 NH_3 的排出减少和不可测定的阴离子潴留而致酸中毒，本病有明确的病史和肾衰特征，鉴别多无困难。此外，在临床上，AG 性酸中毒有时还应与Ⅳ型肾小管性酸中毒鉴别。

老年人常因心血管疾病及其他疾病长期服用阿司匹林类解热止痛药，有的患者可发生慢性中毒（用量不一定大），主要原因可能是老年人对此类药物的代谢清除作用明显下降所致，伴有肾功能不全时，其慢性蓄积程度急剧增加，后者又可导致水杨酸盐性肾损害，其临床表现可类似于 DKA。测定血浆药物浓度有助于诊断。治疗同 DM 性 DKA，活性炭可吸附胃肠道内未吸收残存药物，严重患者或急性中毒可考虑血液透析。

5. 酒精性酸中毒　慢性酒精中毒可合并严重代谢性酸中毒，有时鉴别甚为困难。其临床表现和实验室检查可酷似酮症酸中毒（酒精性酸中毒亦称为酒精性酮症酸中毒），常常被漏诊或误诊为 DM 性 DKA。临床上，常因剧烈呕吐、脱水、厌食使血 β－羟丁酸升高（β－HB 性酮症酸中毒），而且用传统的硝基氢氰酸盐法无法检出，是造成漏诊的主要原因之一。故对每一位 DM 并 DKA 患者来说都必须排除本症可能。

本症的基本治疗同 DM 性 DKA,应加强补液。补充 GIK 液,纠正水、电解质平衡和酸碱平衡紊乱。维生素 B_1 对本症甚为重要,应加倍应用(维生素 B_1 注射液 100mg/次,2～3 次/日)。一般不主张使用胰岛素和碱性溶液。对可疑患者,如能计算阴离子隙(AG)和渗透压间隙(osmolar gaps,OG),有助于鉴别,如 OG≥25mOsm/kg,且同时伴 AG 升高和酸中毒可基本排除酒精性酸中毒可能,而强烈提示为甲醇或乙二醇中毒。

6.其他 以腹痛为主者应注意与急腹症鉴别,血、尿糖与血、尿酮测定有助于诊断。

由于 DM 发病率高,临床表现容易被忽视,因此,急病遇昏迷、休克、酸中毒等原因不明时均应查血糖及尿糖、尿酮,以免漏诊或误诊。

五、治疗

对于轻度的 DKA 患者应鼓励进食进水,用适量胰岛素,以利于降糖消酮体;中度或重度 DKA 应用小剂量胰岛素疗法,及时纠正水、电解质及酸碱平衡,同时应积极去除诱因,加强护理。胰岛素泵和输液泵的使用也可以使剂量更准确,减轻人力劳动,提高疗效。

(一)小剂量胰岛素疗法

DKA 治疗的主要措施是小剂量胰岛素的持续应用,其目的不仅是降低血糖,更重要的是逆转酮症。为了保证胰岛素迅速发挥作用,故 DKA 的治疗一律选用正规胰岛素。关于胰岛素的用量和用法,用小剂量 0.1U/(kg·h)持续静脉滴注法。当周围静脉血浆胰岛素的浓度为 10mU/L 时,已能达到抑制肝糖原的分解;20mU/L 时可抑制糖原异生;30mU/L 时可抑制脂肪分解;50～60mU/L 时可促使肌肉及脂肪组织等摄取和利用葡萄糖。当周围静脉血浆胰岛素＞100mU/h 时,可促使钾离子进入细胞内,因此,小剂量的胰岛素不但起到治疗 DKA 的作用,而且可以防止血钾过低等并发症。

血糖在 13.9mmol/L 以上时,应用生理盐水加胰岛素静脉滴注,血糖降至 13.9mmol/L 以下时,改为 5％葡萄糖液加入胰岛素静脉滴注,血糖以每小时下降 3.9～6.1mmol/L 为宜,如 2 小时血糖下降不明显,则提示存在胰岛素敏感性低,胰岛素用量应加倍;应在 1～2 小时复查血糖、尿糖、尿酮体及离子情况;由于胰岛素是添加在 5％葡萄糖液内,可以防止低血糖,又为三羧酸循环的运转提供的葡萄糖,加快了酮体的消失,可以适当放宽对血糖的监测。酮症消失后,可根据患者血糖、尿糖及进食情况确定胰岛素剂量改为胰岛素皮下注射治疗,逐渐恢复原来的治疗方案。

(二)补液

DKA 患者脱水严重,也可直接威胁患者生命,故必须及时足量补液,这是抢救 DKA 首要的、关键的措施。如果患者年轻,没有心脏病和肾病,通常使用生理盐水,在前 2 小时内输入 1000～2000ml 液体;以后根据血压、心率、尿量及末梢循环情况,决定输液速度及输液量;如输液前已有低血压或休克,则在应用输入生理盐水或葡萄糖后,输入胶体液;对于年老或伴有心脏病、心力衰竭、高血压的患者,应适当减少静脉补液,减低补液速度;如胃肠道情况允许,可同时胃肠道补液。

(三)纠正电解质及酸碱失衡

对于轻症的 DKA,经胰岛素治疗及补液后,低钠和酸中毒可逐渐得到纠正,不必补碱。当血 pH 低于 7.1～7.0 时,可抑制呼吸中枢和中枢神经系统功能,应给予治疗。

1.补钾 DKA 时体内总钾量明显减少,平均丢失 3～5mmol/kg 体重,开始由于失水,血钾常升高,也可正常或降低。DKA 治疗期间钾离子的分布会出现显著变化:胰岛素驱使钾离子重新进入细胞内;血糖水平下降使水分向细胞内移动,同时带入钾离子;细胞内糖原与钾一同贮存。酸中毒纠正,钾与细胞内的 H^+-K^+ 进行交换。所以,在治疗过程中,患者常在 $1\sim4$ 小时后发生低血钾。因为低血钾可引起心律失常、心跳骤停和呼吸肌麻痹的发生,因此,对低血钾的发生应予以高度重视。在整个治疗过程中,只要无高钾情况存在,应预防性补钾,尽可能使血钾维持在正常水平,至少应>3.5mmol/L。如患者肾功能尚好,有足够的尿量,心电图未显示除 T 波高尖以外的高血钾图像,即应开始补钾。补钾为:开始 $2\sim4$ 小时通过静脉输液,每小时补钾 $13\sim20mmol/L(1.0\sim1.5g$ 氯化钾),如治疗前血钾正常,每小时尿量在 40ml以上,可在输液和小剂量胰岛素治疗的同时即行补钾;若每小时尿量少于 30ml,宜暂缓补钾待尿量增加后再开始补钾。若高血钾,则应暂缓补钾。以后最好在心电监护下,结合尿量和血钾水平,调整补钾量和速度。等病情稳定,患者能进食时,改为口服补钾,$3\sim6g/d$。由于钾进入细胞内并达到正常水平需要一定的时间,补钾应持续 $5\sim7$ 天。

2.补碱 轻症 DKA 患者,随着补液和胰岛素的应用,酸中毒可随之纠正,不用补碱。严重的酸中毒可直接威胁患者生命,应及时补碱。补碱的指征为:①血 pH<7.1;②血 $K^+>$6.5mmol/L;③对输液无反应的低血压;④治疗过程中出现的严重高氯性酸中毒。首次给予 5%碳酸氢钠 $100\sim200ml$,以后再根据 pH 及 HCO_3^- 决定用量,当 PH 值升至 7.1 以上时,停止补碱。补碱后可引起低血钾,故滴注碳酸氢盐时,必须注意补钾。检测血钾。补碱过快、过多,尚可引起脑脊液(CSF)反常性酸中毒,引起脑细胞酸中毒,加重昏迷;氧合血红蛋白解离曲线左移,加重组织缺氧,诱发或加重脑水肿;心肌收缩力减弱,滴注过量碳酸氢盐形成碱过剩性碱中毒,使病情更加复杂。

(四)DKA 并发症及处理

1.脑水肿 脑水肿是 DKA 死亡的重要原因之一。可表现头痛、恶心、呕吐、意识不清。其发生可能是细胞内外渗透压梯度的增加,导致水分过多进入中枢神经系统的细胞引起脑组织水肿,经常与输入过多的钠盐和血糖下降过快及过快补碱有关。治疗上可减慢静脉补液滴速并避免低渗液体;减慢输入胰岛素的剂量,防止血糖下降过快;静脉滴注甘露醇以提高细胞外液渗透压,亦可应用地塞米松、速尿。

2.休克 应快速补充晶体液,甚至胶体液,如经上述治疗仍不能纠正,则应考虑有无严重感染或急性心肌梗死等存在,并予以及时处理。

3.血栓形成 梗死是 DKA 并发症的重要死亡原因之一。脱水、血黏度和血液凝固性增加,血栓形成较为常见。老年人常有动脉硬化,易发生急性心肌梗死,有一部分患者可表现为无痛心梗,或症状很轻微,DKA 患者一定要做心电图检查。心肌梗死患者补液过快易引起心衰、肺水肿,应予以预防。可应用强心、利尿、扩血管治疗。

4.心律失常 血钾过低或过高均易引起心律失常,尤室性心律失常,应注意预防,有条件可做心电监护,以便及时治疗。

5.肾功能不全 是 DKA 的重要死亡原因之一。与严重脱水、休克、酸中毒有关,应注意预防,一旦发生,及时治疗。

6.成人呼吸窘迫综合征(ARDS) 常见于 50 岁以下 DKA 患者,起病急骤,可表现为呼吸困难和呼吸急促,可伴中枢性发绀和非特异性胸痛。胸片示两侧肺部渗出。诱发因素为过度的液体输入和血糖下降过快。过快的纠正细胞外液高渗透压以致自由水进入细胞内液可予以间歇正压辅助性呼吸和限制含钠液体的输入量。

7.胃肠道并发症　患者可有恶心、呕吐表现,可予以对症治疗。

8.严重感染　是 DKA 最常见的诱因。不能以发热和血象的高低判断有无感染存在,如发现情况,宜应用抗生素及时治疗。

六、预防

DKA 是可以预防的糖尿病急性并发症,这取决于患者对糖尿病及 DKA 重视的程度。每一个糖尿病患者都应学习自我管理:要有相对稳定的生活制度与饮食习惯;不要随意停用或减少胰岛素或降糖药物的用量;禁止酗酒和暴饮暴食;避免精神刺激和各种应激状态;防止各种感染。DKA 一旦发生,应争取在短时间内予以治疗。

(拜合提尼沙·吐尔地)

第二节　高渗性非酮症糖尿病昏迷

一、概述

高渗性非酮症糖尿病昏迷(hyperosmolar nonketotic diabetic coma),是糖尿病的一种少见而严重的急性并发症,也是糖尿病昏迷的一种特殊类型。以严重高血糖、高血浆渗透压、严重脱水、无明显酮症、伴有进行性意识障碍为主的临床表现。糖尿病非酮症高渗综合征(DNHS)发生率为糖尿病酮症酸中毒的 1/6～1/10,多见于老年糖尿病患者,此症病情危重,病死率极高;以往报道为 40%～70%。近年来由于诊治水平的提高,病死率显著下降,但仍高达 15%～20%。所以早期诊断和早期治疗尤为重要。

本病的临床特征为:①约 2/3 发病前有轻度 DM 史;②多见于老年人;③血糖大于 33mmol/L(600mg/dl);④血渗透压≥350mOsm/L;⑤血尿素氮升高;⑥无酮症酸中毒;⑦死亡率高,临床上比 DM 酮症酸中毒少见。

二、诱因

本综合征的基本病因为胰岛素相对或绝对缺乏,因为本综合征可发生于 1 型和 2 型糖尿病,但以 2 型糖尿病多见。单独胰岛素缺乏不是唯一病因。有些非酮症性糖尿病高渗昏迷患者在发病前无糖尿病病史,但可能存在胰岛贮备功能不足,发病后在高血糖刺激下导致功能衰竭,但胰岛 β 细胞残存部分功能。残留多少功能就发生非酮症性糖尿病高渗昏迷而不发生糖尿病酮症酸中毒,目前尚无胰岛素水平的截然分界线。实验表明:血浆胰岛素水平只要达到 20～30μU/ml 即可抑制脂肪分解,稍高一点则可抑制糖原异生,但要使周围组织摄取和利用葡萄糖最大,则胰岛素水平要达到 200μU/ml。据此可以认为残留 β 细胞功能分泌的胰岛素足以抑制糖原异生,但不能使周围组织摄取和利用葡萄糖达到正常。应当指出的是:非酮症性糖尿病高渗昏迷中血糖显著增高还有其他原因。非酮症性糖尿病高渗昏迷的发病原因是在胰岛素缺乏的条件下,加上一些诱因才发病。常见的诱因如下。

1.应激　各种应激均可使儿茶酚胺和糖皮质激素分泌增多,肾上腺素可增加肝糖原分解,肝释放葡萄糖增多,同时还抑制胰岛素释放,使血浆胰岛素水平降低。糖皮质激素不仅促进糖原异生,而且有拮抗胰岛素作用,从而使胰岛素作用减弱。常见的应激有感染、外伤、手术、脑血管意外、心肌梗死、中暑、消化道出血、烧伤和胰腺炎等。在前述应激中,以感染最为常见。

2.水摄入不足或水丢失过多　正常人当血浆渗透压升高时,则可刺激口渴中枢而引起口渴和饮水。正常口渴的阈值大概为 $290\sim295\text{mOsm}/(\text{kg}\cdot\text{H}_2\text{O})$,超过此阈值,口渴感直线增加。低血容量、低血压和血管紧张素Ⅱ也刺激口渴中枢而引起口渴,前两种情况在本病中是常见的。血渗透压升高除刺激口渴中枢外同时刺激抗利尿激素的释放,其刺激的渗透压阈值比刺激口渴的渗透压低些,平均为 $280\sim285\text{mOsm}/(\text{kg}\cdot\text{H}_2\text{O})$ 。

本病多见于老年人,老年人口渴感和 ADH 释放的渗透压调节阈值上调,当血浆渗透压已超过正常阈值而无口渴感和 ADH 释放,从而导致水摄入不足和肾小管重吸收水不增加,使血渗透压升高。

其他使摄水减少的原因还有:生活不能自理、神志不清、饥饿、限制饮水、严重呕吐或腹泻,使用利尿剂或脱水剂,腹膜透析或血液透析,大面积烧伤患者或并发尿崩症,引起脱水。老年人由于渴感中枢不敏感,主动饮水少,更易引起脱水。

3.糖负荷增加　凡能抑制胰岛素释放和使血糖升高的药物均可诱发本综合征的发生,如:糖皮质激素、甲状腺激素、免疫抑制剂、利尿剂等。或大量输入葡萄糖液、饮多量橘子水、静脉高营养和高糖饮食等。

4.其他　合并库欣综合征、肢端肥大症、甲状腺功能亢进症等内分泌疾病,或急、慢性肾功能不全,急、慢性肾功能衰竭,糖尿病肾病等。由于肾小球滤过率下降,对血糖的清除率亦下降。

三、病理生理

1.极度高血糖

(1)体内胰岛素供应不足,葡萄糖利用减少,导致高血糖。

(2)体内胰岛素降糖作用减弱:可由感染、创伤、手术等应激而致胰岛素拮抗激素如糖皮质激素、儿茶酚胺、高血糖素(胰高血糖素)等分泌增加,拮抗或抑制了胰岛素的作用,并可抑制组织对葡萄糖的摄取,致使血糖升高。

(3)机体葡萄糖负荷增加:主要由于应激引起皮质醇等胰岛素拮抗激素分泌增加,内源性葡萄糖负荷增加。也可因高糖饮食或腹膜透析而致大量葡萄糖进入人体内,外源性葡萄糖负荷增加,致使血糖升高。

(4)由于重度脱水,肾脏调节水、电解质平衡功能降低,血糖排出受限,以致血糖极度升高。

2.高血钠　部分患者有高血钠,造成了细胞外液的高渗状态,造成细胞内脱水。脱水严重者可发生低血容量休克,严重的细胞内脱水和/或低血容量休克是出现精神神经症状的主要原因。血容量减少与应激可使醛固酮与肾上腺皮质激素分泌增加,严重脱水可引起继发性高血钠。

3.重度脱水与血浆高渗透压　脱水的程度与病情轻重呈正比。失水可达 $12\sim14\text{L}$ 。极度高血糖而致尿糖重度增加,引起严重的高渗性利尿。因患者常伴有脑血管病变及肾脏病变,可导致口渴中枢不敏感,以致水分摄入减少及肾脏调节水电解质的功能不良,从而进一步加重脱水并导致电解质紊乱,出现少尿或无尿。由于渗透性利尿,使水、钠、钾等从肾脏大量丢失,尤其水的丢失较电解质丢失为多,因而引起低血容量高渗性脱水,形成脑组织细胞内脱水,脑供血不足,产生精神神经症状,进一步加重昏迷。

4.轻度酮症或非酮症 患者多为2型糖尿病,血浆胰岛素水平比1型糖尿病者高。一定量的内生胰岛素可抑制脂肪的分解,减少游离脂肪酸进入肝脏和生成酮体,故血酮无明显升高;且高血糖本身有抗酮体作用。明显的血浆高渗透压可抑制脂肪细胞的脂解,肝脏生成酮体减少;血浆游离脂肪酸水平很高而无酮症,这与患者肝脏的生酮作用障碍有关。

四、临床表现

起病一般比较缓慢,往往表现为糖尿病症状加重,呈烦渴、多饮、多尿、乏力、头晕、食欲不振、恶心、呕吐、腹痛等,反应迟钝,表情淡漠。如得不到及时治疗,则病情继续发展,由于严重的失水引起血浆高渗和血容量减少,体重明显下降,皮肤干燥无弹性,眼球凹陷,血压下降,心率加速,甚至四肢发冷等休克表现状态。有的由于严重脱水而少尿、无尿。神经系统方面可表现为不同程度的意识障碍,从意识淡漠、昏睡直至昏迷。有时有幻觉、胡言乱语、躁动不安等。有时精神症状严重。有时体温可上升达40℃以上,由于极度高血糖和高血浆渗透压,血液浓缩,黏稠度增高,易并发动静脉血栓形成,尤以脑血栓为严重,导致较高的病死率。

五、实验室检查

1.血糖 极度升高,通常>33.3mmol/L,甚至可高达33.3～66.6mmol/L,有的甚至达266.7mmol/L。

2.血浆渗透压 可高达330～460mOsm/L,多>350mOsm/L。按公式计算:血浆渗透压(mOsm/L)=2(血纳+血钾)mmol/L+血糖(mmol/L)+尿素氮(mmol/L)。

3.电解质 血清钠常增高至>150mmol/L,但亦有轻度升高或正常者。血清钾可升高、正常或降低。血氯可稍增高。

4.肾功能 尿素氮常中度升高,血肌酐亦可升高。大多属肾前性失水,或伴有急性肾功能不全。

5.血二氧化碳结合力、血 PH 值 大多正常或稍下降。

6.尿常规 可出现蛋白尿、血尿及管型尿,尿糖强阳性,尿酮体阴性或弱阳性。

7.血常规 白细胞可明显升高,血细胞比容增大,血红蛋白量可升高。部分患者可有贫血。

8.血酮体 大多正常或轻度升高。

9.脑脊液检查 脑脊液压力与葡萄糖含量均升高,其他无异常。

六、诊断与鉴别诊断

(一)诊断

凡有糖尿病史、糖尿病家族史或无糖尿病史患者,如出现意识障碍及昏迷,有定位体征,尤其是老年人应考虑此病。化验:血糖>33.3mmol/L;血钠>145mmol/L;血浆渗透压>350mOsm/L;尿糖强阳性或尿酮体阴性或弱阳性。

(二)鉴别诊断

在老年人 DM 中,引起昏迷的常见疾病有低血糖昏迷、DM 酮症酸中毒昏迷、脑血管意外和乳酸酸中毒,在鉴别诊断中都应与本综合征鉴别。

1.低血糖昏迷　老年人因口服降糖药,特别是优降糖,易发生低血糖昏迷。其特征为:①发病突然,从发病到昏迷之间的时间短;②血糖低,尿糖阴性;③血渗透压正常,故很易鉴别。

2.DMS 同症酸中毒　本病常伴有轻度酮症,有的患者可合并严重酮症酸中毒,两病同时存在。当本综合征患者只有轻度酮症时,应与 DM 酮症酸中毒鉴别。两者鉴别见表 8—1。

表 8—1　高渗性非酮症高血糖昏迷与 DM 酮症酸中毒的鉴别

	高渗性非酮症高血糖昏迷	DM 酮症酸中毒
呼吸酮味	无	有
尿酮体	(一)或(＋)	＋＋—＋＋＋
神经症状和体征	常有	除昏迷外,无神经系统症状和体征
血糖	＞33mmol/L	＜33mmol/L
血钠	变化较大	增高比降低多见
血浆渗透压	＞350mOsm/(kg・H20)	＜350mOsm/(kg・H20)
血尿素氮	常＞33mmol/L(80mg％)	不高,或只轻度升高 11.6mmol/L
代谢性酸中毒	无或轻度	严重

3.脑血管意外　老年人发生脑血管意外,因应激可有血糖升高,且可诱发本综合征的发生。如非后者,两病应予鉴别。鉴别诊断要点可根据:①脑血管意外突然发病,且很快进入昏迷状态;②血糖虽可有升高,但低于 33mmol/L;③因脑出血引起者发病时血压明显增高;脑血栓形成者血压可正常,与本综合征常为低血压不同;④血渗透压正常;⑤腰椎穿刺测颅内压升高,本病患者降低;脑出血者脑脊液为血性,本病患者正常。

4.乳酸酸中毒　本综合征可有血乳酸增加,丙酮酸与乳酸比值可大于 10。即使有,一般也只中度升高,多在正常范围内或稍升高达 20mg/dl(2.5mEq/L),(正常值为 1.2～1.6mEq/L),很少达到自发性乳酸酸中毒水平(＞7mEq/L,或 49mg/dl),根据乳酸酸中毒常有显著缺氧,周围循环衰竭或服用降糖灵病史,血糖、血渗透压正常和阴离子隙明显增大不难与本综合征鉴别。

七、治疗

此症是内科急症,病死率极高,必须迅速抢救。

1.迅速补液,扩充血容量,纠正血浆高渗状态,是治疗本症的关键。目前多主张治疗开始即输等渗液,有低血容量休克者,应先静脉滴注生理盐水,在血容量恢复、血压回升至正常且稳定,而血浆渗透压仍高时,改用 0.45％氯化钠液。血压正常而血钠＞150mmol/L 者,则开始用低渗液。当血浆渗透压降至 350mOsm/L 以下,血钠在 140～150mmol/L 以下时,应改输等渗氯化钠液。若血糖降至 14mmol/L(250mg/dl)左右时,改输 5％葡萄糖液或葡萄糖盐水。休克患者开始除补等渗液外,可酌情间断输血浆或全血。补液速度。按先快后慢的原则。由于补液量较大,常需要开辟一条以上的静脉通路,并尽可通过胃肠道补液。此法可迅速缓解高渗状态,有效且简单安全,可减少静脉补液量而减轻大量静脉输液引起的不良反应。

2.胰岛素治疗　应用小剂量胰岛素治疗的原则与酮症酸中毒时相同,与补液同时进行。当血糖降至 13.9mmol/L 时应改用 5％葡萄糖液或葡萄糖盐水,病情稳定后改为胰岛素常规皮下注射。

3. 补钾　患者体内钾总量减少,且用胰岛素治疗后血钾即迅速下降,应及时补钟。如患者无肾功能衰竭、尿少及高血钾,治疗开始即应补钾。患者清醒后,钾盐可部分或全部以口服补充。

4. 纠正酸中毒　部分患者同时存在酸中毒,一般不需特殊处理。合并有严重酸中毒者,每次给予5%碳酸氢钠不超过150ml,总量控制在600ml以内。

5. 控制感染,维持重要脏器功能,如合并心力衰竭者应控制输液量和速度,避免引起低血钾和高血钾,应随访血钾和心电图。应保持血浆渗透压和血糖下降速度,以免引起脑水肿。应加强呼吸循环监测,仔细调整代谢紊乱,对症处理,加强支持疗法,以维持重要脏器功能。

6. 吸氧　如$PO_2 < 10.7kPa(80mmHg)$,给予吸氧。

7. 应进行严密的监测,以指导治疗。有条件应血压、心电监护,每2小时查尿糖及尿酮体;每2～5小时查血糖、血钾、血钠和肾功能,计算渗透压,详细记录出入量。

8. 糖皮质激素的应用　由于高血浆渗透压和高血糖等原因,易并发肺水肿和脑水肿,不宜使用甘露醇和利尿剂。应在足量有效抗生素基础上,早期给予糖皮质激素治疗。

八、预防

临床医师应提高对此症的警惕和认识。在诊治老年患者时,无论患者有无糖尿病病史都要注意避免可能导致DNHS的因素,以防止DNHS的发生。老年人应定期查血糖,以早期发现和早期治疗无症状性糖尿病;严格控制糖尿病;防止各种感染、应激、高热、胃肠失水等易导致高血糖和严重失水者,以免出现高渗状态;注意避免导致此症的药物;注意透析疗法时失水。尽力防止诱发高渗昏迷。

(王志斌)

第三节　糖尿病并发急性感染

糖尿病与感染两者关系密切,糖尿病对感染有易感性,据国内报道糖尿病患者合并感染的患病率达32.7%～90.5%,其中以呼吸道感染最多见。感染可诱发或加重糖尿病,可使隐性糖尿病症状明显。感染也常是糖尿病酮症酸中毒等急性并发症的主要和常见诱因。感染是糖尿病严重并发症之一,是引起糖尿病死亡率明显上升的重要原因。

一、糖尿病合并感染的发病机制

1. 高血糖　高血糖使血渗透压升高,抑制白细胞的吞噬能力,从而使机体对感染的抵抗力降低。此外,长期高血糖也有利于细菌生长繁殖,尤其是呼吸道、泌尿道、皮肤和女性患者外阴部,引起链球菌、大肠杆菌、肺炎球菌和念珠菌等感染。高血糖程度与感染频度呈正相关。

2. 血管和神经病变　糖尿病易发生血管病变,导致中小血管功能和形态异常,血流缓慢,周围组织血流量下降,组织缺氧,不仅使局部组织对感染的抵抗力降低,而且有利于厌氧菌的生长。研究表明,微血管病变还使粒细胞趋化和黏附功能减低,使得粒细胞不能有效聚集于病原微生物周围,减弱对病原微生物的吞噬杀灭作用。另外,糖尿病患者红细胞膜及胞内多种代谢酶结构和功能的异常,最终导致红细胞黏附性增强,携氧能力减弱,变形性降低等改变,这些因素均可加重微循环障碍。

糖尿病引起的周围神经病变使患者肢端麻木,痛觉、温度觉减退,容易受到外伤,且不宜早期发现而导致感染。神经性膀胱、尿潴留,再加上尿糖增多,有利于细菌生长,因此泌尿系统感染容易发生。

3.机体防御功能减弱　葡萄糖酵解为白细胞提供能量,糖尿病患者的葡萄糖酵解率减少,白细胞功能受抑制,研究表明,控制不良的糖尿病伴糖尿病酮症酸中毒患者,中性粒细胞的趋化功能、黏附功能、吞噬功能及杀菌功能均降低,使机体对感染的抵抗力降低。当糖尿病得到控制或酸中毒纠正后,上述功能可明显改善。

控制不良的糖尿病患者由于体内蛋白质合成减少,分解加快,使免疫球蛋白、补体等生成能力减弱,淋巴细胞转化明显降低,T 细胞、B 细胞和抗体数量减少,从而使机体防御功能减弱。

4.其他因素　营养不良、低蛋白血症、脱水、酸中毒、血糖大幅度波动,可损伤患者的防御机制,有利于细菌的生长繁殖,使糖尿病患者易患感染。

5.感染对糖尿病的影响　某些病毒感染,如腮腺炎病毒、风疹病毒、柯萨奇病毒可直接破坏胰岛细胞,在 1 型 DM 中有确切病前感染史者占 10%;感染促使升糖激素分泌,糖皮质激素、生长激素、甲状腺激素、儿茶酚胺、胰高糖素均增加,这些都是对抗胰岛素激素,致使感染可诱发或加重糖尿病。

二、糖尿病合并感染的防治

(一)呼吸系统感染

由于糖尿病患者免疫功能低下,易伴发各类呼吸系统感染,肺炎及上呼吸道感染为呼吸系统最常见的并发症,其发生率可高达 20%。常见致病菌有肺炎球菌、链球菌和金黄色葡萄球菌。近年来克雷伯菌族也较为常见。许多病例由革兰阴性菌所引起。在肺炎的感染中,大叶性肺炎多见于青年;间质性肺炎和支气管肺炎多见于老年人和儿童。糖尿病合并肺炎的病死率可高达 39%。约有 20%患者表现中毒性休克。

1.肺炎诊断　①新近出现的咳嗽、咳痰,或原有呼吸道疾病症状加重,并出现脓性痰,伴或不伴胸痛;②发热;③肺实变体征和/或湿罗音;④WBC$>10\times10^9$/L$<4\times10^9$/L,伴或不伴核左移;⑤胸部 X 线检查为片状、斑片状浸润性阴影或间质性改变,伴或不伴胸腔积液。

糖尿病患者符合以上 1~4 项中的任何一项加第 5 项,并除外肺水肿等,即可建立肺炎临床诊断。

2.降低血糖　降血糖是治疗呼吸系统感染的首要措施,因为高血糖不但是各种并发症的主要原因,而且是机体免疫功能降低的重要因素。糖尿病肺部感染常采用胰岛素降低血糖,这样即可迅速有效抑制血糖,也易于监测。由于糖尿病合并肺部感染患者处于应激状态,使胰岛素量须相应增加,降血糖时应进行动态血糖监测,使血糖保持在正常范围或略高于正常,以适应重要脏器的糖利用水平。

3.有效的抗感染治疗　在未获得细菌培养结果之前,根据糖尿病患者常易并发的感染菌群经验性选择抗菌药物,兼顾球菌和杆菌,如金黄色葡萄球菌、大肠杆菌等,待细菌培养结果后,选择敏感抗菌药物。糖尿病患者感染的治疗常需要联合用药、足量足疗程,同时必须考虑到患者的肝肾功能,抗生素对降糖药的代谢的影响等因素。在痰培养不易找到明确致病菌时,若患者情况允许可取下呼吸道分泌物寻找感染菌。

4.改善机体营养状况　糖尿病患者存在着糖、蛋白质、脂肪三大营养物质的代谢紊乱,尤其是蛋白质合成减少,加之感染期患者进食减少,机体分解代谢加强,更易发生低蛋白血症,低白蛋白血症是糖尿病易患和加重感染的危险因素之一。各种功能蛋白合成减少,多种必需元素缺乏,影响机体正常代谢,导致机体免疫功能降低,如维生素 C 缺乏直接影响粒细胞活性。进行营养支持时最好采用肠内营养,这样既可避免血糖的大幅波动而易于检测控糖尿病并发急性感染制,也避免了肠外营养的各种并发症,同时必须考虑到患者的需要量及耐受性,营养物质的合理搭配等因素。

5.改善其他器官的功能状态　糖尿病患者各主要脏器功能都可能受到不同程度损害,使得对感染造成的代谢压力代偿能力下降,易并发功能衰竭。如肾功能下降直接导致机体对水电解质及酸碱平衡的调节功能降低,使糖尿病患者易合并酮症酸中毒,高渗性昏迷等。心功能不全使全身处于低灌注状态,影响组织器官的正常代谢。糖尿病多有慢性并发症,易发生序惯性脏器功能衰竭,以至多脏器功能衰竭,病死率增高。因此,注意保护重要脏器功能成为糖尿病肺部感染治疗过程中不可忽视的一环。

6.对患者进行相关知识的教育,防止呼吸系统感染的发生　研究显示在流感流行季节,给糖尿病患者预防性注射流感疫苗,与未接种者相比肺炎患病率下降79%。使患者了解糖尿病相关知识,增加对糖尿病的认识,科学规律用药,有效控制血糖,延缓或阻止各种并发症的发生。

(二)泌尿系统感染

糖尿病患者易并发泌尿系统感染。泌尿系统感染包括尿道炎、膀胱炎、前列腺炎和肾盂肾炎,并以膀胱炎和肾盂肾炎为最常见。据报道糖尿病合并泌尿系感染的发生率约为糖尿病患者的 16%~23%,其中女性约为男性的 8 倍,在泌尿系统感染患者中有 10%~20%患者有无症状菌尿。因此,对糖尿病患者特别是老年女性患者应经常做尿常规检查,一旦发现有白细胞尿者,应及时做尿细菌学检查,以便及时确诊,及早治疗。

泌尿系统感染通常都是经由上行通路感染,会阴和阴道的菌群进入膀胱,上行至肾脏。排尿是人体最主要的防御机制,而尿路梗阻、尿液滞流或返流的患者则无法清洗菌群,最终导致泌尿系统感染。泌尿系统感染发病机制的关键是尿路致病菌黏附于膀胱黏膜,黏附因子(如鞭毛)是重要的致病因素。

1.主要原因及相关的危险因素

(1)造成女性糖尿病患者泌尿系统感染升高的一般因素:女性尿道短,易发生上行感染、性交、妊娠、既往有泌尿系统感染病史、尿路梗阻、尿液滞留及尿液返流。

(2)男性前列腺肥大。

(3)与糖尿病相关的因素:神经病变、蛋白尿、长期糖尿病、糖尿、泌尿道细胞因子分泌量降低、大肠杆菌对尿道上皮细胞黏附力增加。

(4)遗传因素:分泌腺状态、血型、母亲有泌尿系统感染病史。

(5)其他因素:也被认为会增加糖尿病患者患泌尿系统感染的危险性,如年龄、代谢调控、糖尿病持续时间。

2.临床表现　无症状菌尿的定义是连续 2 次排尿的培养物中相同的致病菌达到 100000/

ml。许多研究证实,无症状菌尿是有症状菌尿的先兆。有症状下尿路感染的典型症状为尿痛、尿频、尿急、血尿和腹部不适。然而尿道炎和阴道炎的女性糖尿病患者也会出现同样的症状,因此,必须同时检测尿液中的白细胞和细菌数。主要致病菌为革兰氏阴性菌,大肠杆菌是尿路感染的主要致病菌(糖尿病患者中有47%,非糖尿病患者中有68%),其他致糖尿病患者尿路感染的致病菌包括克雷伯菌属、肠杆菌属、变形菌属、B组链球菌和粪肠球菌等。一些学者发现,糖尿病患者易感染具有耐药性的尿路致病菌。

急性肾盂肾炎的临床表现主要有发热和寒颤、侧腹疼痛、肋椎角触痛,以及其他症状,如恶心和呕吐。还有例外的情况,如肾脓肿、肾乳头状坏死和气肿性肾盂肾炎。应作详细检查,包括尿培养及抗生素药敏试验,血培养等。根据检查结果,制订合理的治疗方案。患者在经过72小时抗生素治疗后如果仍无效果,则可能怀疑是肾脓肿,应进一步作肾脏超声波检查和CT扫描。

3.抗生素治疗　对女性糖尿病患者无症状菌尿进行针对性加强治疗,要根据是否它本身能导致严重的并发症。一些对无症状菌尿的治疗应采用限制性策略。抗生素治疗的疗效还未确定,但它可能导致不良反应和耐药性的产生,医生必须清楚潜在的病理学改变和严重的并发症。

对于单纯的急性细菌性膀胱炎,可首选廉价的STS疗法,即磺胺甲噁唑(SMZ)、甲氧苄啶(TMP)和碳酸氢钠(SB)联合治疗。肾功能正常的成人非妊娠女性也可首选喹诺酮类。

对所有可能患肾盂肾炎的糖尿病患者,如果病情严重,伴有高热、白细胞增多和全身中毒症状者,开始治疗前应做尿液和血液培养。对非并发性肾盂肾炎的治疗,糖尿病和非糖尿病患者没有差别。对于中度急性肾盂肾炎,糖尿病患者通常需住院治疗,注射氟喹诺酮可作为初始治疗,也可选用头孢类和磺胺类联合治疗。必要时可加用β内酰胺酶抑制剂如克拉维酸或舒巴坦。应根据细菌药敏选用相应的抗生素,最好是静脉给药。在体温降至正常,一般情况好转后3天,可改为口服。目前,治疗单纯性肾盂肾炎(包括糖尿病和非糖尿病患者)的标准疗程是14天。

专门用于糖尿病尿路感染的治疗试验很少。因为频发的上尿路感染和可能的严重并发症,许多专家建议采用口服抗生素7~14天治疗糖尿病患者的细菌性膀胱炎,而不是采用针对膀胱炎的3天治疗方案。大多数学者倾向于使用在尿液和泌尿系统均能达到高浓度的抗生素,例如氟喹诺酮、复方新诺明和阿莫西林/克拉维酸。最近证实大肠杆菌能入侵膀胱细胞,更说明使用高浓度抗生素的必要性。一般尽可能避免使用肾毒性抗生素。目前还不知道疗程和抗生素的最佳选择。

4.非抗生素治疗和预防策略　尿道致病菌的耐药性是全世界范围内共同面临的难题,因此,人们寻求非抗生素治疗方法以治疗和预防尿路感染。一般的建议包括注意清洁卫生,摄入足够量的液体,排尿时尽量排空膀胱,减少和限制杀精子剂及导尿管的使用。此外,人们正研究疫苗对妇女尿路感染的疗效。这些疫苗来源于10种不同的热灭活的尿路病原体。如果被证明有效,这些疫苗将成为受欢迎的医疗药品。

5.几种特殊感染

(1)坏死性肾乳头炎:是一种少见而严重的肾盂肾炎并发症,病死率高。多数患者有中毒症状,败血症及进行性氮质血症,肉眼血尿和肾绞痛。当糖尿病患者合并急性肾盂肾炎时,应避免导尿、膀胱镜检和肾盂造影等检查,以免诱发本症。若有梗阻因素应予以纠正,并采用联合用药,选择强力有效抗生素,足够剂量,足够疗程的治疗。

(2)气肿性肾盂肾炎:是肾实质积气性感染,90%与糖尿病并存,多见于老年妇女,可导致肾实质全部破坏,左肾多于右肾,亦可双侧受累。死亡率高达33%,致病菌1/2～3/4为大肠杆菌。临床症状有恶心、呕吐、腹痛、肾区痛、发热、有时腰部或腹部可扪及肿块。BUN、Cr升高,尿有脓球,X线尿路检查气体出现率85%。B超检查不特异,因易与肠道气体混淆,CT更正确。治疗需选用第3代头孢类抗生素,结合外科切开引流甚至肾切除。对气肿性肾盂肾炎的传统疗法是切除感染的肾脏,与单纯的抗感染疗法相比,手术可以将死亡率由80%降至20%。尽管有报道认为保守疗法(抗感染结合经皮引流)成功的病例不断增加,但就这一治疗策略能否取代标准的肾切除法,目前仍未取得一致意见。

(3)真菌性尿路感染:真菌性尿路感染多见于女性、年龄大、病程长、并发症多、血糖控制差者,神经源性膀胱患者在治疗过程中多应用广谱抗生素及导尿,导致菌群失调而出现尿路感染。致病菌以白色念珠菌多见,其次为隐球菌、光滑念珠菌、毛霉菌等。部分真菌性尿路感染无症状,但大多数患者有排尿困难、膀胱区疼痛和尿路刺激症状,严重者出现寒战、高热、腰痛、脓尿,病情控制不佳可出现肾乳头坏死、真菌性败血症等严重并发症,危及患者的生命。治疗可选用氟康唑、两性霉素B、伊曲康唑等。疗程一般为2周。

(三)皮肤黏膜及软组织感染

糖尿病患者由于周围血管神经病变及机体抵抗力下降,因此易发生多种皮肤黏膜及软组织感染,其致病菌主要为金黄色葡萄球菌和绿脓杆菌,厌氧菌感染也日渐增多,亦可为真菌感染。

1.皮肤细菌性感染 约20%的糖尿病患者发生皮肤化脓性感染。临床表现为毛囊炎、汗腺炎、疖、痈等,糖尿病疖肿表现为以毛囊为中心的硬结节,表面具有红、肿、热、痛特点,中心形成脓栓,多个疖肿融合则形成糖尿病痈。好发部位为面部、项部及后背,易反复发作,糖尿病疖肿多数只有局部症状而无全身症状,而糖尿病痈症状较重,多数有寒战、发热、头痛、乏力等,甚至引起败血症而导致死亡。严重的皮肤化脓性感染可加重糖尿病,甚至诱发糖尿病酮症酸中毒和高渗昏迷。糖尿病患者应积极控制血糖,注意个人卫生,早期发现和治疗病损,可有效预防皮肤化脓性感染。一旦发生皮肤化脓性感染,要早期治疗,应给予有效抗生素及外科清创、切开引流治疗。由于金黄色葡萄球菌为主要致病菌,故治疗多选用抗青霉素酶的半合成青霉素,如苯唑青霉素或邻氯青霉素,也可根据细菌药敏选用相应的抗生素。

2.真菌感染 糖尿病容易并发真菌感染,最常见的是皮肤真菌感染如足癣、甲癣,在女性霉菌性阴道炎、巴氏腺炎也较常见,有的糖尿病患者甚至以此为首发症状就医。另外,还可合并口腔真菌感染等。糖尿病酮症酸中毒患者还可见鼻—脑毛霉菌病,该病极罕见,病死率高。糖尿病患者由于代谢紊乱,使机体的免疫功能低下,加之在治疗糖尿病并发症时广谱抗生素的不合理应用,进一步增加了真菌感染的机会,使糖尿病合并真菌的几率明显高于非糖尿病患者;并且合并真菌感染多见于血糖控制不佳,危重症和年龄偏大的患者,故使机体代谢紊乱进一步加重。糖尿病并发真菌感染的临床特征和非糖尿病合并真菌感染的表现大体相似,但感染多较难控制,病情控制后复发率高,病程与糖尿病血糖控制情况密切相关。

(1)真菌性阴道炎:真菌性阴道炎是一种常见的阴道炎,主要由白色念珠菌感染引起,为条件致病菌,10%的非孕妇女和30%孕妇阴道有此菌寄生,糖尿病时阴道内糖原增多,酸度增高,白色念珠菌增殖加速,引起炎症,尤其在应用广谱抗生素时,抑制敏感菌后改变了阴道内微生物之间的相互制约关系,可进一步使念珠菌增殖加速。真菌性阴道炎的主要表现为外阴瘙痒、灼痛,多自小阴唇开始扩展至整个外阴部,重者奇痒难忍,不能入睡,外阴瘙痒在月经前1周加重,经期及经后缓解。此外,还可有尿频、尿痛及性交痛,急性期白带增多,典型的白带呈白色稠厚豆渣样,检查见小阴唇及阴道上附着白色膜状物,膜状物下可见受损的糜烂面和浅溃疡。分泌物中找到白色念珠菌或其他真菌即可确诊。

(2)皮肤癣菌病:糖尿病患者易发生皮肤和甲板的皮肤癣菌感染。依感染部位可分为足癣、手癣、股癣和甲癣等。最常见的皮肤癣菌病为足癣,系致病真菌感染足部所引起,本病主要病原菌是红色毛癣菌、絮状表皮癣菌、石膏样毛癣菌和玫瑰色毛癣菌。大多数为中青年发病,本病好发于趾间,尤其是第三、四趾缝。根据皮损表现可分为水疱型、趾间糜烂型、鳞屑角化型,但三型的皮损往往同时互见,自觉剧痒,以水疱型和趾间糜烂型尤甚。足癣发病与季节有关,有冬轻夏重的特点。有报道80%~90%的糖尿病患者合并足癣,有时患者自觉症状不明显。足癣患者在夏天容易继发细菌感染,发生变态反应而引起癣菌疹,尤其是糖尿病患者可伴发热等全身症状,严重者可引起真菌性败血症。甲癣表现为甲颜色和形态异常,甲变灰白色或棕黑色,中板增厚显著,表面高低不平,甲质变脆,严重者甲板可与平床分离。另外,股癣和手癣也较常见。

(3)鹅口疮与念珠菌性口角炎:口腔黏膜念珠菌感染俗称鹅口疮,表现为舌,软腭、颊等部位的黏膜上附有灰白色假膜,边缘清楚,周围有红晕。去除白膜后,留下鲜红色的糜烂面。自觉疼痛,进食困难。念珠菌性口角炎分为单侧或双侧,口角发白、糜烂,甚至角化过度,常因疼痛影响张口。

3.坏死性蜂窝织炎常由多种病原菌引起,如需氧菌和厌氧菌合并感染,有时伴有产气菌。常见的有溶血性链球菌、金黄色葡萄球菌、梭状芽孢杆菌等。好发于下肢、会阴、阴囊。发病猛,发展快,迅速累及筋膜和肌内层间,炎症不易局限化,没有包壁,向四周发展扩散,与正常组织没有明显界限。常由轻微创伤引起,也可由疖、痈发展而来。表现为发热、寒战、食欲减退,血白细胞增多等。伴有菌血症和皮下气肿者,病情严重,病死率高。治疗上应在严格控制糖尿病的同时,先行保守治疗,抗生素需有效、足量、联合使用。厌氧菌感染可配合高压氧治疗,必要时作外科处理。

4.坏死性筋膜炎　感染累及皮下组织和筋膜,开始类似蜂窝织炎,是一种发展迅速的进行性病变。常由溶血性链球菌、厌氧菌和大肠杆菌引起,多在外伤后发生。老年患者特别严重,常常发生坏疽,皮下渗出暗褐色浑浊液体,可伴有菌血症、休克。治疗除一般处理外,积极抗感染、抗休克,同时,应给予外科切开引流,切除坏死组织。

5.坏疽　坏疽是糖尿病患者易患的严重并发症。由于血管病变,组织缺血、缺氧及高血糖,使皮肤和肢体自身防御功能下降,为病菌生长提供了有利条件。常为皮肤化脓性感染发展而来,病变迅速扩展,且容易由干性坏疽变为湿性坏疽,可导致败血症,病死率超过16%。为挽救生命常需施行截肢术。对发生坏疽的患者,应作全面检查,包括心、脑、肾及眼底血管病变,尤其是周围血管情况。治疗上积极抗感染,同时,应给予外科切开引流,清除坏死组织。表浅坏疽经治疗可愈合,甚至足趾局部坏疽或部分组织的缺血坏姐,在病灶清除后仍可望愈合。深部坏疽,特别是湿性坏疽,最终往往需要截肢(趾)。

(四)败血症

败血症是病原菌由局部感染病灶侵入血循环导致严重的全身化脓性感染。糖尿病患者多由革兰阴性菌引起,如大肠杆菌、产气杆菌、铜绿假单胞菌和变形杆菌等。球菌属亦可引起败血症,如链球菌、金黄色葡萄球菌等。患者常以突然高热、寒战、全身情况不良开始,机体迅速出现严重的功能紊乱,糖尿病患者的病情表现更为严重。根据感染微生物的特点和机体对感染的反应程度,败血症可能伴有高血糖、低胰岛素血症;也可伴有低血糖和高胰岛素血症。常出现休克、酸中毒等。糖尿病合并感染性败血症,常累及全身组织和脏器,病情多变而复杂。治疗应根据具体情况,制订合理、有效的治疗方案,保护好多器官的功能,对休克、酸中毒及心肾功能不全均应采取相应的措施。抗生素的使用应根据病原学及药敏实验结果,并结合患者的实际情况,选择强力、有效、联合用药,剂量和疗程要足够。但是,最好不要同时使用多种抗生素,避免扰乱体内生理菌群,进一步降低机体防卫能力而继发二重感染。

(五)口腔感染

糖尿病患者抵抗力下降,很容易发生口腔感染,同时口腔感染又可使糖尿病病情加重。感染的表现是多种多样的,即使糖尿病获得控制,口腔也可有不同程度的改变。

1.糖尿病患者由于唾液中糖分增加,有利于细菌生长,钙质增加易形成牙石。唾液减少、口腔干燥、龋齿发病率显著增加,龋坏速度加快。

2.牙根炎、牙周炎 控制不良的糖尿病患者,牙齿周围易沉积大量牙石,牙龈充血、水肿、糜烂、出血和疼痛。牙周袋形成,常伴有脓性分泌物,可发展成牙周脓肿。继之牙槽骨吸收,牙齿松动、脱落。

3.口腔干燥症与血管病变有关,是糖尿病口腔常见症状。糖尿病患者口腔黏膜缺少唾液而干燥,失去透明度而发生燥裂,出现口腔黏膜有触痛和烧灼感,味觉障碍;由于机体防卫功能的降低,细菌或真菌易于繁殖、生长。真菌感染而引起感染性口炎,亦称口腔白色念珠菌病;球菌性口炎,亦称坏死性口炎,并可能发生组织坏死,甚至坏疽。

4.糖尿病在口腔感染中还可能发生牙髓炎、根周炎、颌周脓肿、口腔颌面部间隙感染和颌骨骨髓炎等严重的感染性并发症。

糖尿病合并口腔感染在治疗上有其特殊的原则与要求:①糖尿病获得控制后,再开始口腔的治疗,门诊小手术及拔牙时,空腹血糖应控制在 7mmol/L 以下,餐后 2 小时血糖应在 10mmol/L 以下;②治疗的时间以上午为宜,最好在餐后 2～3 小时,一次不作多项治疗;③给予必要的镇静剂,但禁用皮质激素;④根据病情的轻重缓急作相应的口腔处理。

(六)其他严重感染

1.恶性外耳道炎 恶性外耳道炎 90％发生在糖尿病患者,见于中老年,多为铜绿假单胞菌感染,少数为曲霉菌、肠球菌、克雷白氏菌,金黄色葡萄球菌。开始多表现为耳痛、流脓,如治疗不及时,外耳进行性坏死性感染,外耳红肿疼痛呈化脓性,进而侵及乳突骨质、脑膜、血管甚至脑实质,可发生颅内静脉栓塞。病史中常有耳道清洗、戴助听器或游泳史。治疗包括局部清创、静脉滴注羧苄青霉素或氧哌嗪青霉素或三代头孢菌素＋氨基糖苷类(庆大霉素或丁胺卡那)。

2.鼻脑毛霉菌病 是由毛霉菌族的霉菌引起的鼻及副鼻窦的严重感染。临床少见,常伴随糖尿病酮症酸中毒,表现为眼及面部疼痛,伴头痛、视物不清和全身发热,鼻内有血腥味等。查体可见眼周和鼻部的红、肿等炎症表现,甚至有急性蜂窝织炎征象,上颌窦部压痛。可发生鼻黏膜溃疡、坏死。有结膜水肿、突眼、眼外肌麻痹,因视网膜动脉血栓形成可失明,当累及中枢神经系统出现意识障碍昏迷,若颅内动脉累及可偏瘫,也可形成脑脓肿,海绵窦栓塞。X线摄片检查表现为鼻窦内层结节样增厚和骨壁点状破坏。本病发展快,可迅速形成脓肿,常导致血栓,若引起颅内栓塞,其病死率15%~60%。因此,早期确诊和合理有效的治疗是极为重要的。检查可做鼻黏膜刮除物涂片、培养和活检,检出不规则多形无间隔的分支菌丝,则可确诊。CT可见骨破坏,骨髓炎,邻近软组织异常。手术治疗是重要的手段,辅以抗真菌治疗和纠正其他并发症。抗霉菌药物可选择两性霉素B,0.6~0.7mg/(kg·d),或伊曲康唑200~400mg,1~2次/日,静脉点滴,历时2~3个月。

3. 胆囊炎 糖尿病患者的胆囊大于正常人,即使脂肪餐后胆囊的收缩力也减弱,特别是伴有自主神经病变者更为明显。因胆汁排出不畅,其结石的发病率增加,而发生急性胆囊炎和化脓性胆囊炎的机会也更大,后果也更加严重。尤其气肿性胆囊炎,是由梭状牙孢菌引起,病死率极高,其病死率为单纯性胆囊炎的2倍。本病的诊断比较容易,除全身情况外,B超检查可提示胆囊大小或结石的存在。气肿性胆囊炎在X线检查中可发现胆囊壁和胆囊周边存在气体,极易发生坏死、穿孔,外科手术是有效手段,在确诊后的48小时内行手术治疗。并加用足量、广谱抗生素治疗。应采用三联抗生素治疗,氨苄青霉素+克林霉素+氨基糖苷类,也可选用第2或3代头孢菌素,或替卡西林,或泰能。有时需急诊手术。

(曲伟)

第四节　酒精性酮症酸中毒

一、病因及病理生理

酒精性酮症酸中毒主要致病原因是乙醇、饥饿、呕吐,可能还有胰岛素缺乏。

酒精引起胃炎、肝功能损害和胰腺炎。胃炎影响了进食,肝功能损害引起代谢紊乱,胰腺炎使胰岛素分泌下降。酒精还有直接诱发酮症的可能,乙酸盐为脂肪和酮体形成提供大量底物,在乙醛氧化过程中破坏了 $NADH/NAD^+$ 平衡,使 NADH 增多。NADH 只使从乳酸盐开始进行的糖异生减少,$3\beta-OHB/AcAc$ 之比增加。糖异生的抑制使糖原的形成和储存都减少,从而抑制了碳水化合物的代谢。另一方面,胰岛素及胰高糖素降低,这将推动脂肪分解及酮症形成。

饥饿是酒精性酮症酸中毒的重要特点,也是主要发病机制之一。饥饿时肝糖原减少、脂肪分解增加、胰岛素/胰高糖素之比降低、酮体生成增多。饥饿实验发现胖人饥饿后全血 $3\beta-OHB$ 和 AcAc 可高达 50mmol/L,相当于血清中 7~8mol/L 浓度。

呕吐引起脱水、肾功能损害、血中 $3\beta-OHB$ 及 AcAc 潴留。严重脱水甚至导致循环衰竭,引起乳酸性酸中毒。胃酸丢失可致代谢性碱中毒。而代谢性碱中毒增强了肾脏对尿钾、镁、磷的排泄。有人还发现脱水还可导致胰岛素拮抗激素分泌增加。

胰岛素缺乏。少数酒精性酮症酸中毒患者入院时有轻度或中度高血糖,但恢复后大多数人的糖耐量正常,恢复期也没有糖尿病的证据。酒精性酮症酸中毒时测定胰岛素,一些患者是降低的。一些学者发现给酒精性酮症酸中毒患者葡萄糖刺激分泌的胰岛素低于实验的饥饿患者用葡萄糖刺激的胰岛素的分泌量,这提示在酒精性酮症酸中毒期间胰岛素分泌有轻度不足。

乳酸性酸中毒是轻微的,血中乳酸通常为 2~4mmol/L。以前认为酒精性酮症酸中毒时乳酸盐形成增多,现在认为可能是乳酸盐利用减少。酒精性酮症酸中毒伴有乳酸性酸中毒主要是由于有抽搐、肺炎缺氧、胃肠出血及急性胰腺炎等。乙醇很可能加重并促进这些患者发生乳酸性酸中毒,还有少数患者发生乳酸性中毒可能是由于维生素缺乏。

二、临床表现及检查

(一)酒精性酮症酸中毒的临床表现

酒精性酮症酸中毒患者有长期酗酒或嗜酒历史,虽然能进食但食量非常少,入院前两天有严重的呕吐、显著脱水、Kussmaul 呼吸、呼出的气味有丙酮味及不同程度的神志混乱。这种患者的临床表现和糖尿病酮症酸中毒的临床表现几乎完全相同。

(二)酒精性酮症酸酸中毒的实验室检查

主要实验室发现是酮症酸中毒、呕吐及脱水引起的体液和电解质紊乱,酸碱紊乱有多种形式,最多见的是酮症酸中毒及代偿性通气增强所致的呼吸性碱中毒,有的患者表现为混合性酸碱紊乱:①代谢性酸中毒;②由于腹痛和震颤性谵妄引起的呼吸性碱中毒;③呕吐引起的继发性代谢碱中毒。一些患者甚至合并有严重的乳酸性酸中毒,这是大量酗酒所致出血性胰腺炎的继发表现。一些患者虽然有严重的酸碱紊乱,但血 pH 却正常,这是同等程度的酸碱紊乱相互抵消的结果。有代谢性酮症酸中毒的患者和呼吸性碱中毒的患者,血 pH 和 HCO_3^- 可以显著降低。有酮症酸中毒和代谢性减中毒的患者血气显著降低。有酮症酸中毒和代谢性碱中毒的患者血氯显著降低,少数患者甚至 pH 值增高。

3β—羟丁酸(3β—OHB)和乙酰乙酸(AcAc)之比,酒精性酮症酸中毒患者比糖尿病酮症酸中毒患者高。一些学者报道酒精性酮症酸中毒患者 33β—OHB/AcAc 为 5.2~7.2,而糖尿病酮症酸中毒为 2.88 左右。3β—OHB 的异常增高可能与乳酸性酸中毒有关,硝基氢氰酸盐反应对和丙酮最敏感,对 3β—OHB 完全没有反应,这非常容易引起临床误诊。所以如果是酗酒患者,如果主要表现为乳酸性酸中毒,甲醇中毒或乙醇中毒时有阴离子间隙增大的代谢性酸中毒,而硝基氢氰酸盐反应仅为弱阳性。

脱水可使血红蛋白浓度升高,原来有贫血的患者血红蛋白正常或仍然低于正常。脱水还可引起氮质潴留,但严格限制蛋白摄入的患者甚至在有肾功能减退的情况下尿素氮也时能不升高。AcAc 干扰肌酐的测定,血肌酐可假性升高。

即使原来有低钾的患者当发生酒精性酮症酸中毒时,钾可因脱水而正常,但如果治疗期间不补钾,可以造成低钾。血气和碳酸氢钠取决于酸碱紊乱的类型及呕吐的严重程度。血糖浓度可正常、升高或降低,少数患者可有中度高血糖,但没有糖尿病的证据。

虽然大量摄入乙醇有发生高乳酸性酸中毒的倾向,但血乳酸的浓度通常是很低的,除非有严重的癫痫样抽搐或用了其他能诱导乳酸增多的药。单纯酒精性酮症酸中毒患者血乳酸都只有轻度或中度升高(2~4mmol/L)。如果一个酒精性酮症酸中毒患者有重度的高乳酸血症或乳酸性酸中毒,通常是由于患者有癫痫样发作、肺炎、缺氧、胃肠道出血或缺乏维生素 B_1。酒精性酮症酸中毒患者入院时血中乙醇一般正常或只有轻微升高,只有少数患者是明显升高的。肝功能常有损害,如胆红素轻度升高、转氨酶升高。这些变化通常在几周内恢复正常。

血尿酸盐水平也常常升高。而且和尿素氮的升高不成比例。尿酸盐升高的原因可能是脱水及 3β—OHB 及 AcAc 竞争性减少了肾小管对尿酸盐的分泌。酒精性酮症酸中毒恢复后,高尿酸盐血症也迅速恢复。

三、诊断及鉴别诊断

酒精性酮症酸中毒的鉴别诊断主要是鉴别嗜酒患者阴离子间隙增大的代谢性酸中毒的原因是什么。大部分患者尿酮体、血酮体阳性,少数阴性,pH 只正常甚至升高不能排除酒精性酮症酸中毒的诊断,因为酒精性酮症酸中毒患者可同时合并严重的代谢性或呼吸性碱中毒,可使 pH 正常甚至升高。

1.要鉴别的主要疾病是糖尿病酮症酸中毒,嗜酒的患者可以产生糖尿病酮症酸中毒,一些患者可以糖尿病酮症酸中毒与酒精性酮症酸中毒同时存在,对这些患者可用胰岛素治疗。单纯酒精性酮症酸中毒不需要,也不应该用胰岛素治疗。

2.乳酸性酸中毒是必须鉴别的第二个原因。严重乳酸性酸中毒时,通常是由于有抽搐、合并其他严重疾病,常有呼吸衰竭。最困难的问题是少数酒精性酮症酸中毒患者只有弱阳性或阴性的硝基氢氰酸盐反应,而 $3\beta-OHB$ 增高,即所谓 $3\beta-OHB$ 酸中毒,这些患者的 AcAc 几乎不高,也几乎没有乳酸升高者。解决阴离子间隙增高、硝基氢氰酸盐试验阴性而又没有明显的乳酸性酸中毒患者的办法是静脉补充维生素 B_1、葡萄糖和盐,继续寻找乳酸性酸中毒的原因,如可能,迅速测定血乳酸盐和 $3\beta-OHB$ 明确诊断。

3.鉴别诊断还要考虑严重中毒,如甲醇、乙二醇、水杨酸。甲醇中毒可引起视力损害、阴离子间隙增大,但没有酮症。一些嗜酒患者可发生乙二醇中毒,乙二醇可引起阴离子间隙增大、尿中晶体形成、少尿、甚至肾衰,但没有酮体形成。水杨酸中毒像酒精性酮症酸中毒一样,可伴有各种酸碱紊乱,但成年人主要是呼吸性碱中毒、血 pH 增高、PCO_2 显著降低。

4.少数嗜酒者可能饮入乙丙基乙醇,它能代谢为丙酮,硝基氢氰酸盐反应强阳性,但不形成 AcAc。

四、治疗

酒精性酮症酸中毒治疗的目的主要是纠正脱水、电解质紊乱及酸碱平衡紊乱,治疗并发症。

主要治疗措施是静脉给予盐、葡萄糖、钾盐及维生素 B_1,一般都能迅速纠正各种紊乱,通常不需碳酸氢钠和胰岛素,对镁和磷的使用还有争议。

1.补充盐 静脉输入生理盐水的速度取决于脱水的严重程度。有循环衰竭时,开始应快速输入 0.9% 生理盐水和葡萄糖,这样可改善肾功能,促进 $3\beta-OHB$ 和 AcAc 排泄。如果有代谢性碱中毒,氯化钠溶液可使之减轻。

静脉滴注 1~2L 的生理盐水之后,可改成 5% 葡萄糖和 0.3% 或 0.45% 的氯化钠溶液混合滴注。肾功正常的人应同时补充氧化钾,因为酒精性酮症酸中毒时的饥饿、尿钾排泄增多等因素通常都有钾缺乏。

2.补充葡萄糖 对酒精性酮症酸中毒患者补充葡萄糖目前尚有争议。一些人认为补充葡萄糖没有根据,他们认为大多数酒精性酮症酸中毒患者的酮症非常轻,而且主要是乳酸性酸中毒。但另一些人从实践中证实补充糖的酒精性酮症酸中毒患者比单纯补盐的患者的酮体恢复得更快。我们认为,在酒精性酮症酸中毒时,补充葡萄糖虽然不是必须的,但对纠正脱水来说比盐水更好。

3.补充维生素 B_1 维生素 B_1 是必需的,因为有些患者有维生素 B_1 的缺乏和维生素 B_1

缺乏继发的乳酸性酸中毒,一些患者在维生素 B$_1$ 缺乏时可因合并其他原因而出现 Wernicke's 脑病。

4.关于碳酸氢钠　多数患者不需静脉使用碳酸氢钠,但对降至 7.0～7.1 的患者应用可能有益,酒精性酮症酸中毒患者时很少出现这样严重的酸中毒。

5.关于胰岛素　对原有糖尿病或酒精性酮症酸中毒治疗期间出现严重高血糖的可使用胰岛素。酒精性酮症酸中毒患者在恢复后仍有高血糖者应警惕糖尿病的存在。

6.关于磷与镁　虽然酒精性酮症酸中毒患者和糖尿病酮症酸中毒患者一样有肯定的磷缺失,但没有证据说明必须用磷来治疗酒精性酮症酸中毒,而且用磷治疗可引起低钙抽搐。通常也不需要镁来治疗,只有证实有低镁的患者才可用镁治疗。

使用盐水、葡萄糖和含钾溶液之后通常在 12～24 小时内使脱水迅速得到改善。没有糖尿病的酒精性酮症酸中毒患者只有轻微的并发症时预后良好,有严重并发症与并发症者有死亡的报道。

(拜合提尼沙·吐尔地)

第五节　甲状腺功能亢进危象

一、概述

甲状腺危象简称甲亢危象,是甲状腺毒症病情的极度加重并危及患者生命的严重并发症。甲亢危象发病率不高,占甲亢住院患者的 1‰～2‰,近几年随着对疾病认识的加深,术前的充分准备,其发病率呈进一步下降的趋势。本病虽然不常见,但死亡率却高达 30%～60%。甲亢危象可发生于任何年龄段,女性发病率明显高于男性,且以老年女性多见,这与甲亢好发于育龄妇女有所不同。

二、病因及发病机制

(一)诱因

任何原因引起的甲状腺毒症在一定诱因作用下都可以发展为甲亢危象,最常见的是 Graves 病,也可发生于多结节性甲状腺肿伴甲亢、自主性高功能腺瘤、亚急性甲状腺炎、高分化甲状腺癌等。甲亢危象的发生往往都有诱因,常见的诱因有:

1.感染　感染是最常见的病因,严重感染时血中甲状腺激素结合蛋白减少,大量甲状腺激素成为有生物活性的游离激素,加上感染时机体对甲状腺激素清除能力下降,因此甲状腺毒症在严重感染未能及时控制时可发展为甲亢危象。常见的感染部位是呼吸道,其次为胃肠道和泌尿系感染,其他感染比较少见。

2.应激　应激情况下可导致甲状腺激素大量释放入血,引起甲亢危象。常见的应激有情绪激动、过度劳累、高温、饥饿、药物反应(如过敏、洋地黄中毒)、心绞痛、心力衰竭、糖尿病酮症酸中毒、低血糖、高钙血症、肺栓塞、分娩和妊娠、急性脑血管意外、各种非甲状腺的外科手术、烧伤、创伤、麻醉等。

3.药物　过量阿司匹林或其他非甾体抗炎药、化疗药物、抗甲状腺药物不适当应用、医源性甲状腺激素摄入过多等都能诱发甲亢危象。外源性摄入甲状腺激素过多引起的甲亢危象比较少见,曾有报道,一年轻女孩为了减肥每天摄入大量甲状腺激素长达 6 个月,最终发展为甲亢危象。

4. 碘过多　术前准备碘剂服用时间过长、含碘造影剂摄入过多、胺碘酮的长期应用都可诱发甲亢危象。碘化物可以抑制甲状腺激素结合蛋白的水解,使甲状腺激素的释放减少;此外,细胞内碘化物浓度超过临界浓度时,可使甲状腺激素的合成受到抑制,当突然停用碘剂,甲状腺滤泡上皮细胞内碘浓度减低,抑制效应消失,甲状腺内原来储存的碘被利用合成激素,释放入血的激素明显增多,导致病情加重,诱发甲状腺危象的发生。

5. 甲状腺组织破坏导致大量甲状腺激素释放入血　颈部及甲状腺手术、放射性碘治疗甲亢、甲状腺活检、过多过重触摸甲状腺等,导致甲状腺组织内的甲状腺激素大量释放入血,诱发危象的发生。甲亢患者术后 4～16 小时内发生危象者,要考虑危象的发生与手术有关,16 小时以后发生者,尚需寻找感染灶或其他原因。手术引起甲亢危象的原因有:

(1)术前准备不充分:术前甲亢没有控制,或者术前准备不充分,或虽然术前已经应用抗甲状腺药物但停用时间过长,手术时甲状腺功能仍处于亢进状态,或者术前用碘剂准备时间过长,作用脱逸,甲状腺利用这些碘剂合成大量甲状腺激素释放入血。

(2)手术与麻醉时的应激:麻醉导致机体应激反应,手术过程中挤压甲状腺,以及手术对甲状腺的损伤,导致储存在甲状腺组织内的甲状腺激素短时间内大量释放入血液中。

(二)发病机制

甲亢危象的发病机制目前还不是很清楚,参与的因素很多,任何一种说法很难圆满解释甲亢危象发生的整个过程,其发病机制可能与细胞因子的释放以及在各种诱因作用下诱导的急性免疫紊乱有关。下面几个方面可能参与甲亢危象的发生。

1. 大量甲状腺激素释放至循环血液中　一部分甲亢患者服用大量甲状腺激素可产生危象;甲状腺手术、不适当的停用碘剂以及放射性碘治疗后,患者血中甲状腺激素升高,引起甲亢危象,这些均支持本病的发生是由于大量甲状腺激素骤然释放入血所致。

2. 血中游离甲状腺激素增加　感染、甲状腺以外其他部位手术应激,可使血中甲状腺激素结合蛋白浓度减少,与其结合的平状腺激素解离,血中游离甲状腺激素增多,这可以解释部分甲亢危象患者的发病。

3. 机体对甲状腺激素反应的改变　由于某些因素的影响,使甲亢患者各系统的脏器及周围组织对过多的甲状腺激素适应能力降低,从而诱发危象。临床上见到甲亢危象时有多系统器官的功能衰竭,但血中甲状腺激素水平却不升高,以及在一些患者死后尸检时并未发现特殊病理改变等,这些现象均支持这种观点。

4. 肾上腺素能的活力增加　给甲亢患者做交感神经阻断,或者服用抗交感神经或 β_2 一肾上腺素能阻断剂,均可使甲亢的症状和体征得到改善,说明甲亢的许多表现是由于患者血中甲状腺激素增多,儿茶酚胺的作用增强所致。甲亢危象时产热过多是由于脂肪分解加速,甲状腺激素可直接或通过增加儿茶酚胺的作用使脂肪分解。危象患者若采用 β_2 一肾上腺素能阻断剂,血中增高的游离脂肪酸水平可迅速下降,甲亢危象的临床征象同时得到改善。

5. 甲状腺素在肝中清除降低　手术前后和其他的非甲状腺疾病的存在或进食热量的减少,均引起 T_4 清除减少,有报道感染时常伴发 50% 以上的 T_4 清除减少,这些都能使血中的甲状腺激素量增加。

三、临床表现及检查

（一）临床表现

1.原有甲状腺毒症的临床表现　如甲状腺弥漫性肿大、眼征、高代谢综合征,但多数患者症状并不典型,可以没有甲状腺的肿大和眼征,表现为某一系统的症状为主,如不明原因的心动过速、消化道症状、神经系统症状等。

2.甲亢危象的临床表现

（1）典型表现:甲亢危象的典型症状表现在四个方面,即高热、心血管系统、消化系统和中枢神经系统症状。

1）高热:是甲亢危象的特征性表现,也是与重症甲亢的重要鉴别点。表现为体温急剧升高,高达39℃以上,大汗淋漓、皮肤潮红,继而可汗闭、皮肤苍白和脱水。

2）心血管系统:表现为心动过速,心率常在160次/分以上,与体温升高不成比例。可出现心律失常,室上性心律失常和心房纤颤最常见,严重的出现充血性心力衰竭、肺动脉高压、肺水肿,治疗不及时出现血压下降、心源性休克,最终因循环衰竭而死亡,尤其是本来就有甲亢性心脏病的患者更容易发生甲亢危象,一旦发生病情凶险,预后差。

3）消化系统:表现为食欲极差,恶心、呕吐频繁,腹泻明显,恶心和腹痛常是本病早期表现。病后体重下降明显,可出现肝脾大、肝功能异常,随病情的发展出现肝功能衰竭、黄疸,黄疸的出现是预后不良的征象。

4）中枢神经系统:有精神变态,常见焦虑、震颤、极度烦躁不安、谵妄、嗜睡,最后陷入昏迷。

（2）不典型表现:像淡漠型甲亢一样,有些患者甲亢危象的症状并不典型,没有以上所述的典型表现,而表现为表情淡漠、木僵、嗜睡、反射降低、低热、极度乏力、心率减慢、脉压减小、恶病质、最后陷入昏迷,甚至死亡。这种类型的甲亢危象称之为"淡漠型甲亢危象",这部分患者如果既往没有甲亢病史,往往容易漏诊误诊。

（3）并发症:除以上典型和不典型表现外,临床上可以见到一些少见的临床表现与甲亢危象相伴发,在临床上须引起注意,如果诊断不及时或者处理不当,往往会导致病情加重,延误治疗。

1）电解质紊乱:常由于进食差,频繁呕吐和腹泻、大汗,电解质摄入减少,排出增多所致。约半数患者有低钾血症,1/5的患者血钠减低。如果患者合并充血性心力衰竭使用排钾利尿剂,往往会加重低血钾,造成严重心律失常,甚至心搏骤停。

2）低血糖:甲亢危象合并高血糖比较常见,低血糖少见。但甲亢病史长、控制差的患者往往继发严重的营养不良,加上发生危象时食欲下降、恶心、呕吐,可以出现营养不良性低血糖。低血糖时的神经系统表现往往掩盖了甲亢危象的临床表现,如果把治疗的重点放在低血糖上,会延误甲亢危象的诊断和治疗,失去最佳治疗时机;如果没有注意到低血糖,即使甲亢危象治疗及时,低血糖得不到纠正也会引起严重后果。因此,对于不明原因就诊的昏迷患者都应常规监测血糖。

3）黄疸和肝功异常:黄疸和肝功能衰竭与甲亢危象可以互为因果,严重甲状腺毒症及继发的充血性心力衰竭,可以发生肝细胞内胆汁淤积性黄疸及肝功能进行性下降,甚至发展为急性肝功能衰竭、肝性脑病,出现意识改变;另一方面因为肝脏功能下降、肝脏合成甲状腺素结合蛋白的能力下降、肝脏对甲状腺激素的清除减少,导致血液内游离甲状腺激素增多,可以诱发甲亢危象的发生。

4)多器官功能衰竭:甲亢危象过程中发生感染、极高热、休克等病理过程,如果就诊不及时,往往会发展为多器官功能衰竭,表现为心力衰竭、肝功能衰竭、肾衰、呼吸衰竭,病情凶险,预后极差。

5)血栓栓塞性疾病:甲亢危象时高热、大汗、腹泻、呕吐,导致血容量不足,机体处于高凝状态;另外甲亢危象时凝血因子Ⅷ活性增高,通过因子Ⅷ介导的高凝状态导致血栓栓塞性疾病发病率增加。国外有年轻的甲亢危象患者发生脑静脉血栓形成的报道。

6)横纹肌溶解:甲亢危象时极高热、严重低氧血症、电解质紊乱及酸碱失衡都是发生肌溶解的常见原因,患者表现为肌肉疼痛、肌红蛋白尿和血肌酸激酶的极度升高,可发展为急性肾衰竭。

7)肾上腺皮质功能不全:甲亢时肾上腺皮质激素的合成、分泌和分解代谢加速,久之使肾上腺皮质功能减退。甲亢危象发生时,机体处于应激状态,肾上腺储备功能不足,不能满足机体的需要可以诱发肾上腺危象的发生。有肾上腺皮质功能不全与甲亢危象同时发生的报道。

(二)辅助检查

1.一般常规检查 血常规可表现为感染血象、血液浓缩、白细胞减少;尿常规时有蛋白尿,合并急性肾衰时可见病理管型,肌溶解时为浓茶色或酱油色尿,潜血阳性而镜下见不到红细胞;合并感染时大便常规可有脓细胞、白细胞,潜血试验可阳性。

2.生化检查 可有肝酶、肌酶、尿素氮、肌酐的升高,血钾、血钠可降低。

3.甲状腺功能表现 为甲状腺功能亢进,FT_3、FT_4升高、TSH降低,但甲状腺功能的高低与疾病的严重程度并不成比例。有的作者认为在甲亢危象时,患者血中甲状腺激素水平明显高于无危象的甲亢患者,也有作者见到甲亢危象时甲状腺激素含量并不明显升高,所以测定血中甲状腺激素对甲亢危象的帮助不大,而当检测甲状腺激素水平显著高于正常时,对诊断和判断预后有一定的意义。

4.超声检查 甲状腺弥漫性或结节性肿大,血流丰富,可见火海征,频谱多普勒示甲状腺动脉的频谱为高速低阻频谱。

四、诊断与鉴别诊断

(一)诊断

如果患者既往有甲亢病史,出现病情的加重,伴有高热、心动过速、恶心、呕吐及神志的改变,诊断并不困难。但对于既往无甲亢病史,症状又不典型的患者,诊断存在一定困难。详细地询问病史,仔细地体格检查,突眼征、甲状腺肿大伴血管杂音、胫前黏液性水肿有助于诊断。临床上怀疑甲亢危象时应立即采血备查甲状腺功能,有条件可以在急诊行甲状腺 B 超检查。

国内外对甲亢危象没有统一的诊断标准,北京协和医院根据他们的临床实践将甲亢危象大体分为两个阶段,即体温<39℃和脉率在 160 次/分以下、多汗、烦躁、嗜睡、食欲减退、恶心以及大便次数增多等,为甲亢危象前期;而当患者体温>39℃,脉率>160 次/分,大汗淋漓或躁动、谵妄、昏睡和昏迷,呕吐及腹泻显著增多等,定为甲亢危象。当病情处于危象前期时,如未得到及时处理,会发展为危象。甲亢患者因各种原因使甲亢病情加重时,只要存在上述半数以上危象前期诊断标准,即按危象处理。

（二）鉴别诊断

1. 恶性极高热的鉴别

（1）中枢性高热：常见于颅内感染和脑血管病变损伤下丘脑体温调节中枢，导致机体散热、产热、保温中枢功能障碍。患者体温可高达 41℃～42℃，但皮肤干燥少汗，皮肤温度分布不均，四肢低于躯干；心率升高不明显，没有与体温改变相应的心率改变，体温易随外界环境变化而波动，白天稍低，夜间高，有体温倒错现象。

（2）败血症：败血症可表现为高热及意识改变，与甲亢危象有相似的临床表现，但其发热多为弛张热，热起急骤，伴有畏寒、寒战，热退时伴出汗；其心率多与体温相一致。血培养有细菌生长，甲状腺功能正常或者表现为低 T_3 综合征，可与甲亢危象相鉴别。

2. 昏迷的鉴别

（1）低血糖昏迷：低血糖时可有大汗、心率快及精神症状，甚至昏迷，但其多有引起低血糖的原因，如糖尿病患者正在接受胰岛素促泌剂或胰岛素治疗，或既往曾经有反复发作的低血糖 Wipple 三联征。一般不伴有体温升高，血糖常<2.8mmol/L，给葡萄糖后病情立刻改善，可与甲亢危象鉴别，但应注意排除甲亢危象同时合并低血糖。

（2）肝性脑病：甲亢危象时往往伴有黄疸和肝功损害，加上神志和意识的改变，如果既往没有甲亢病史，很容易误诊为肝性脑病。但肝性脑病患者大多有慢性肝病病史及诱发脑病的因素，伴有扑翼样震颤和肝硬化腹水，血氨升高，一般不伴高热和明显心动过速，甲状腺功能多正常或表现为正常甲状腺功能病态综合征（ESS）。

（3）肾上腺危象：多数患者伴有高热，体温可达 40℃ 以上，有低血压、低血容量休克、心动过速、恶心、呕吐及神志、意识的改变。但多有引起肾上腺皮质功能不全原发病症状和体征，可伴有低血糖，顽固性低钠血症，血钾一般正常，血皮质醇和 ACTH 测定有助诊断。

（4）嗜铬细胞瘤危象：嗜铬细胞瘤可有头痛、心悸、多汗三联征，但出现高血压危象时可伴有神志不清及意识改变，常有多器官功能衰竭，多不伴高热，血尿儿茶酚胺及其代谢产物明显升高，肾上腺影像学检查可发现肿瘤、结节或增生。

（5）妊娠期合并 Wernicke 脑病：妊娠早孕反应重的患者，因为频繁呕吐，进食差，导致维生素 B_1 缺乏，影响体内糖的代谢，导致神经细胞变性坏死，临床表现为精神症状，如意识不清、谵妄、昏迷、心动过速等。妊娠合并甲亢，以及正常妊娠时可以伴有甲状腺轻度肿大，HCG 升高可以模拟 TSH 的作用引起轻度甲状腺毒症症状，当其因为意识障碍就诊时往往会考虑妊娠合并甲亢危象，忽视 Wernicke 脑病的诊断。详细询问病史及甲状腺 B 超，颅脑的磁共振检查有助于诊断。

五、治疗及预防

甲亢危象前期或甲亢危象诊断以后，不需要等待化验结果，应尽早开始治疗。治疗的目的是纠正严重的甲状腺毒症和诱发疾病，其中占很重要的地位是加强支持治疗，保护机体重要脏器，防止脏器功能衰竭。如有条件，应在内科 ICU 进行监护治疗。治疗措施有：

（一）抑制甲状腺激素的继续合成

硫脲类抗甲状腺药可以抑制甲状腺激素的合成，常用的有甲巯咪唑（他巴唑，MM）和丙硫氧嘧啶（PTU），口服或经胃管鼻饲给药。常用剂量为首次给予 PTU 600mg 或 MM 60mg，以后 PTU 200mg 或 MM 20mg，每 6～8 小时一次，待症状减轻后减为常规量。PTU 和相比，首选 PTU,因为 PTU 起效快,而且有抑制外周组织中 T_4 向 T_3 转化的作用,能迅速降低血液中 T_3 水平。

（二）抑制甲状腺激素的释放

硫脲类抗甲状腺药只能抑制甲状腺激素的合成,不能抑制已经合成的甲状腺激素的释放。碘剂能迅速抑制中状腺结合蛋白水解,从而减少甲状腺激素的释放,大剂量碘剂还能抑制 T_3 与细胞受体的结合,尤其对由甲状腺炎或者外源性甲状腺激素摄入过多引起的甲亢危象患者,碘剂往往比抗甲状腺药物更有效,因此在给予抗甲状腺药物 1 小时后开始给碘剂。常用复方碘溶剂(Lugol 液),首剂 30 滴,以后每 6～8 小时给予 5～10 滴;或静脉滴注碘化钠 1～2g(或 0.25g/6h),或复方碘溶液 3～4ml/1000～2000ml 溶液,病情改善后逐渐减量,一般用药 3～7 天。如果对碘剂过敏,可改用碳酸锂 0.5～1.5g/d,分 3 次口服。碘化物的浓度过高或滴注过快易引起静脉炎,静脉滴注时应该倍加小心。过去未用过碘剂者,使用碘剂效果好。

碘剂一般在给予 PTU 或 MM 1 小时后再给,能够完全抑制由所用碘产生的额外的甲状腺激素的产生,但在临床应用时,经常两种药同期使用不需等待。有报道在拱化物中碘番酸钠盐更有效,能更迅速降低血循环中甲状腺激素水平。

（三）迅速减低血液中甲状腺激素的水平

硫脲类抗甲状腺药物和碘化物只能减少甲状腺激素的合成和释放,不能迅速降低血中 T_4 和 T_3 的水平,尤其是 T_4,它的半衰期为 6.1 天,而且大部分是与血浆蛋白结合的。文献中介绍的迅速清除血中过多的甲状腺激素,成功抢救甲亢危象的方法有:血液透析、腹膜透析、血浆置换等。

（四）抑制 T_4 向 T_3 转化,降低周围组织对甲状腺激素的反应

常用的有 β-受体阻断剂,利血平或胍乙啶,糖皮质激素等。

1.β-受体阻断剂　β-受体阻断剂有拮抗交感神经兴奋的作用,能够降低周围组织对儿茶酚胺的敏感性,常用的是普萘洛尔(心得安)。普萘洛尔不仅具有抑制甲状腺激素对交感神经的作用,还可较快的减少末梢组织中 T_4 转变为 T_3。甲亢患者使用普萘洛尔后,虽然甲状腺功能无改善,但用药后兴奋、多汗、发热、心率增快等症状均有明显改善。甲亢危象时一般每 6～8 小时给予普萘洛尔 30～50mg,或 1mg 稀释后缓慢静脉推注,视病情需要可重复用药 3～5 次,用药后数小时内心率下降,继而体温、精神症状,甚至心律失常也可有明显改善。值得注意的是,病程长、甲亢控制不良的患者往往容易合并甲亢性心脏病、心功能不全,β-受体阻断剂具有负性肌力、负性传导、收缩支气管平滑肌的作用,因此对心功能不全,尤其是心输出量减少的心功能不全、心脏传导阻滞、心房扑动、支气管哮喘等患者应慎用或禁用。短效及选择性受体阻断剂,如拉贝洛尔、艾司洛尔,比普萘洛尔更安全,且治疗效果在临床中也得到认可。

2.糖皮质激素　甲亢时肾上腺皮质激素清除增快,随着病程的延长可能出现肾上腺储备功能不足,甲亢危象时机体处于应激状态,对肾上腺皮质激素的需要量进一步增加,此时往往出现肾上腺皮质功能不全,需要外源性补充糖皮质激素;糖皮质激素可以抑制外周组织 T_4 转化为 T_3、抑制甲状腺激素的释放、降低周围组织对甲状腺激素的反应性;另外,糖皮质激素可以增强机体的应激能力,为疾病的治疗赢得时间。因此甲亢危象时可以给予糖皮质激素,常用氢化可的松 100mg 加入 5%～10%的葡萄糖溶液中静脉滴注,每 6～8 小时一次,待病情好

转后逐渐减量。

3.利血平和胍乙啶　利血平和胍乙啶能够消耗组织内的儿茶酚胺,高剂量时有阻断交感神经作用,减轻甲亢引起的交感神经兴奋症状。利血平首次可肌内注射5mg,以后每4～6小时注射2.5mg,约4小时以后甲亢危象的临床表现可以减轻。如能口服,胍乙啶剂量为每日1～2mg/kg,用药12小时后开始起效。利血平可抑制中枢神经系统,影响病情观察;胍乙啶不能通过血脑屏障。

（五）对症支持治疗

1.保护机体脏器功能,防止功能衰竭　密切监测心、脑、肾等重要脏器功能,防止发生多器官功能衰竭,一旦发生,临床抢救成功率极低。

2.补液,防治电解质紊乱　高热、呕吐及大量出汗,易发生脱水及高钠血症,需要补液及纠正电解质紊乱。甲亢危象时机体处于严重高代谢状态,需要补充葡萄糖、维生素,不能进食者要给予鼻饲或胃肠外营养,保证每日的热量供应,提高机体的抗病能力。

3.氧疗　甲亢危象时的高代谢状态使机体处于相对缺氧状态,低氧血症及电解质紊乱可以诱发心、脑、肾等脏器功能受损,严重者导致急性肝功能衰竭、急性横纹肌肌溶解,因此氧疗是必要的。

4.控制高热　高热时给予物理降温,如酒精擦浴、冰袋、降低环境温度等,必要时给予解热药物,如对乙酰氨基酚(扑热息痛),但禁用乙酰水杨酸类制剂,因为此类药物能与T_3、T_4竞争结合甲状腺结合蛋白,使FT_3、FT_4浓度进一步升高,加重病情。如果高热迟迟不退,可给予人工冬眠疗法,哌替啶100mg,氯丙嗪及异丙嗪各50mg,混合后静脉持续泵入。

5.去除诱因,防治并发症　由感染引起者应在留取标本进行病原学检查的同时,根据临床用药经验选用高效抗生素,以后根据药敏结果调整用药;由其他疾病引起的应给予相应治疗。

（六）甲亢的后续治疗

甲亢危象控制后应根据患者的具体情况选择适合的治疗方案,防止危象再次发生。

（七）甲亢危象的预防

1.甲亢知识教育　向患者讲解甲亢的有关知识,指导正确的饮食和合理治疗。指导患者学会进行自我心理调节,增强应对能力,做到劳逸结合。同时向患者家属提供甲亢的有关知识,让家属理解患者目前的现状,多关心、多爱护、多理解患者。

2.指导患者正确治疗甲亢　向患者说明药物治疗的重要性和必要性,药物治疗的疗程和药物调整方案,让患者坚持服药,避免临床症状好转后误以为已经治愈而随便停药;告诉患者药物的不良反应,指导患者定期复查血常规、肝功和甲状腺功能;对于药物治疗效果不好的患者,要及时向患者提供其他治疗方法,以利病情尽快控制,防止并发症的出现。

3.选择正确的治疗方法　对甲亢症状较重或者甲状腺明显肿大者,应先给予抗甲状腺药物治疗,待病情平稳后再给予[131]I治疗,防止因甲状腺破坏、大量甲状腺激素释放入血,诱发甲亢危象。

4.手术的时机和准备　术前准备要充分,严格掌握手术适应证和手术时机。术后严密观察病情变化,做好甲亢危象的急救准备。

5.避免一切诱发甲亢危象的因素　如感染、劳累、精神创伤,一旦合并其他疾病要及时治疗,防止诱发危象发生。

（曲伟）

第六节 急性低血糖

一、概述

低血糖症是一组多种病因引起的以血浆葡萄糖(简称血糖)浓度过低,临床上以交感神经兴奋和脑细胞缺糖为主要特点的综合征。一般以血浆葡萄糖浓度<2.8mmol/L(50mg/dl)作为低血糖的标准。2005年美国糖尿病学会低血糖工作组对糖尿病患者的低血糖标准重新规定,认为无论是否为空腹状态,只要血糖值<3.9mmol/L(70mg/dl),就应按低血糖处理,提示血糖<3.9mmol/L(70mg/dl)时对机体的损伤就可能发生。

低血糖昏迷是低血糖症发展的最严重阶段,因为脑细胞没有储存能量的功能,全靠血中葡萄糖供能,低血糖达一定时间,即可导致昏迷,昏迷一定时间,即可导致不可逆转的脑细胞死亡。由于低血糖症是由许多异质性疾病组成的一种临床综合征,对其具体的发病率尚未见报道,但美国急救中心的统计数字显示因低血糖昏迷死亡的患者占0.2%。

低血糖昏迷是最常见的糖尿病急性并发症,糖尿病患者低血糖昏迷的发病率高达17.6%~20.0%。Cryer等学者指出"一次严重的医源性低血糖或由此诱发的心血管事件可能会抵消一生维持血糖在正常范围所带来的益处"。因此,对低血糖症及低血糖昏迷要充分重视,力求早发现、早诊断、早处理,抢救患者生命。

低血糖的分类:低血糖症的分类方法很多,根据血糖检测结果及临床表现,可以把低血糖症分为以下类型:①严重低血糖:需他人积极协助恢复意识,血糖正常后神经症状明显改善和消失;②症状性低血糖:明显低血糖症状,血糖<3.9mmol/L(70mg/dl);③无症状性低血糖:无明显低血糖症状,血糖<3.9mmol/L(70mg/dl);④可疑症状性低血糖:出现低血糖症状,但没有检测血糖;⑤相对低血糖:出现典型的低血糖症状,但血糖>3.9mmol/L(70mg/dl)。

此外,根据低血糖症进展的速度可分为急性、亚急性和慢性低血糖症;根据低血糖症的发生与进食之间的关系可分为空腹性及非空腹性(或餐后)低血糖症;根据低血糖症的病因可将其分为器质性和功能性,或外源性、内源性和功能性;根据其发病机制可分为血糖利用过度或血糖生成不足等。

二、病因及发病机制

低血糖症病因复杂,不同分类方法意味着不同的临床意义,临床上可根据低血糖发生的时间、促发因素、发生原因和发病机制,通过病史、体征和实验室检查结果,进行综合分析。一般空腹低血糖症主要病因是不适当的高胰岛素血症,餐后低血糖症是胰岛素反应性释放过多。临床上反复发生空腹低血糖则提示有器质性疾病;餐后引起的反应性低血糖,多见于功能性疾病。目前,低血糖病因尚无一致的分类方法,以下主要讨论一些临床常见的病因。

(一)药物或毒物所致

1.胰岛素 自1922年胰岛素发现以来,医源性低血糖即随之增加。英国前瞻性糖尿病研究、糖尿病控制和并发症试验等大规模前瞻性研究肯定了糖尿病强化治疗对微血管及大血管并发症防治的作用,但强化治疗组低血糖的发生率较传统治疗组增加了近3倍。

胰岛素治疗中发生低血糖的风险增加与试图维持接近正常的血糖水平相关。胰岛素用量过多在糖尿病患者应用胰岛素强化治疗或胰岛素泵治疗时常见,可以是绝对量的过多和相对董的过多。常见于剂量过大、使用方法错误以及热量摄人不足、运动过量、进餐延迟、遗忘等情况。临床上,在使用胰岛素时出现低血糖症,应首先考虑胰岛素过量所致。此外,外源性胰岛素与生理性分泌波峰与低谷不相匹配也可导致低血糖,中效胰岛素适用于补充基础胰岛素的不足,注射 $2\sim4$ 小时起效,峰值在 $4\sim6$ 小时,持续 $12\sim18$ 小时,睡前注射,高峰出现在正常血糖高峰(多在清晨的 6:00～9:00)之前,使夜间低血糖风险增加。长效胰岛素因注射部位和个体差异的不同而有不同的吸收速率,低血糖更难以预测。

2.口服降糖药物　胰岛素促泌剂(不论磺酰脲类还是格列奈类)通过阻断 K^+-ATP 通道,刺激 β 细胞分泌胰岛素来发挥作用。因此,只要是促泌剂,就可能会引起低血糖。磺酰脲类口服降糖药是引起低血糖的常见原因,这类药物中的一些有较长的半衰期,如格列本脲,可引起长时间的低血糖。有研究证实,磺酰脲类所致严重低血糖年发生率高达 1.8%。一些需要通过肾脏排泄的磺酰脲类药物,在合并糖尿病肾病、肾功能不全、肾衰竭时尤其应注意低血糖的可能。

一些非磺酰脲类口服降糖药如瑞格列奈,其促进胰岛素分泌的作用需要一定的血糖浓度,但临床也常见有低血糖发生的报道。Schatz 报道,对 1228 例患者的临床研究发现瑞格列奈的低血糖发生率为 16%,与磺酰脲类的低血糖发生率(18%)相近。Saloranta 等对那格列奈的研究显示,那格列奈的低血糖不良反应与其剂量相关,使用最大剂量(120mg)时的不良反应发生数与安慰剂相比有显著差异($P<0.05$)。

有关单独使用双胍类药物致严重低血糖昏迷的报道较少,二甲双胍导致的低血糖反应可在饮酒后出现,但较少出现持续低血糖及严重昏迷症状。李萍曾报道二甲双胍致低血糖昏迷 1 例,考虑与患者高龄、药物剂量偏大及个体差异致药物敏感性高等有关。因此,在二甲双胍治疗高龄糖尿病患者时,应该从小剂量开始,密切监测血糖,空腹血糖不能控制过低,以防低血糖的发生。

α 糖苷酶抑制剂包括阿卡波糖、伏格列波糖和米格列醇。阿卡波糖的结构与寡糖非常相似,因此能竞争性地与 α 糖苷酶受体结合,阿卡波糖结合后的 α 糖苷酶无法再与寡糖结合,也就无法将其分解释放,而减慢葡萄糖的吸收。阿卡波糖本身并不促进胰岛素分泌。因此,单用阿卡波糖一般不会造成低血糖,但在患者高龄,对药物代谢功能减慢,伴肝肾功能不全,而又不能及时复查血糖,且血糖控制标准过严时,单用本药也可导致低血糖昏迷。由于阿卡波糖可使蔗糖分解为果糖和葡萄糖的速度变慢,因此在应用该药时,若患者出现急性低血糖,应使用葡萄糖(而不是蔗糖或食物)来纠正低血糖反应。

罗格列酮是噻唑烷二酮类胰岛素增敏剂,该药通过激活过氧化物酶增生激活受体(PPARY),改善肝脏、肌肉及脂肪组织的胰岛素敏感性,降低空腹及餐后血糖,不良反应少,与胰岛素合用可明显增高低血糖的发生率。虽然该类药单用导致低血糖的报道不多,但在一些高龄、合并脑血管病变且进食少的患者,也可发生低血糖昏迷,用药过程中也应注意血糖监测。

3.酒精　重度酒精中毒性低血糖性昏迷是急诊科常见的急症,就诊者多数已呈现昏迷状态。由酒精中毒引起的低血糖症有两种情况:一种为餐后酒精性低血糖症,饮酒后 $3\sim4$ 小时发生,由于酒精刺激胰岛素分泌所致,过多的胰岛素造成血糖下降;另一种为空腹大量饮酒,造成血糖在饮酒后 $8\sim16$ 小时下降,主要为乙醇阻碍能量代谢,抑制肝脏糖原异生,导致血糖降低。低血糖致脑细胞葡萄糖缺乏、代谢紊乱、脑水肿等,中枢神经系统受抑制而出现昏迷。低血糖进一步加重酒精对中枢神经系统的毒性和抑制作用,是大量饮酒者死亡原因之一。最近,马向洁还报道了两例乙醇导致新生儿低血糖昏迷,因市售的散装白酒含乙醇多在50%以上,而新生儿体表面积较大,皮肤薄,毛细血管丰富极易引起中毒,而且临床表现不典型,如不仔细询问病史,极易误诊。

4.β-受体阻滞剂　β-受体阻滞剂如普萘洛尔、吲哚洛尔等在与胰岛素或磺酰脲类降糖药物合用时,糖尿病患者和非糖尿病患者都可发生低血糖症,在老年患者尤为明显。β-受体阻滞剂可抑制胰高血糖素的释放,并能延长或加强胰岛素的作用,增加肌肉对糖的摄取以及阻碍肾上腺素诱导的升血糖效应而发生低血糖。此外,由于β-肾上腺素能受体阻滞,可掩盖心动过速、心悸、焦虑等症状而使低血糖临床表现不明显。

5.非甾体类抗炎药　在磺酰脲类降糖药物面世之前曾采用阿司匹林进行降血糖治疗,尤其在大剂量使用时降低血糖作用明显。老年糖尿病患者在肾功能障碍时,水杨酸代谢发生障碍而引起蓄积,小剂量水杨酸即可发生低血糖反应,若与胰岛素、磺酰脲类降糖药物联用更易发生低血糖症。除老年糖尿病患者外,青年和儿童患者都曾有因服用阿司匹林发生低血糖致死的报告。

此外,保泰松可抑制降糖药活性代谢物的肾排泄,并可与降糖药竞争血浆蛋白结合,增强降糖药作用;舒络宁、布洛芬、对乙酰氨基酚等亦可因降低磺酰脲类降糖药物的血浆蛋白结合率,致降糖药物的血药浓度升高而出现低血糖症,甚至低血糖昏迷。

6.其他药物　还有一些可能导致低血糖症或低血糖昏迷的药物,如:①抗感染药物:磺胺类药物、氯霉素、青霉素、四环素类、咪唑类抗真菌药等,可通过与胰岛素竞争血浆蛋白,从而使血液游离胰岛素增多,增强胰岛素效应;也可通过影响磺酰脲类药物与血浆蛋白的结合,而增强其降糖作用;还可通过抑制肝相关代谢酶的活性,减少磺酰脲类药物的肝脏代谢,或减少其肾脏排泄,而致患者发生严重低血糖,甚至昏迷。老年人使用环丙沙星、左氧氟沙星、依诺沙星、洛美沙星、莫西沙星等喹诺酮类药物时也可引起低血糖症,其具体机制不详,可能与其促进胰岛素分泌有关;Roberge等认为环丙沙星等是肝微粒体药酶抑制剂,使口服降糖药代谢减慢,半衰期延长,当与格列本脲(优降糖)等降糖药合用时,会使降糖药的血药浓度升高而发生低血糖症;临床上也有因用红霉素导致低血糖昏迷的病例报道,其具体机制尚不清楚;②心血管类药物:卡托普利、贝那普利等血管紧张素转换酶抑制剂类药物可增加胰岛素的敏感性,加强胰岛素介导的葡萄糖的利用和清除而诱发低血糖症;Her—ings等通过临床大样本观察,认为该类药物是低血糖住院危险度增加显著相关的药物(OR2.8,95%CI 1.4～5.7),而酚妥拉明、妥拉唑林、酚苄明等受体阻滞剂,可抑制胰岛细胞受体功能,抑制胰高血糖素的分泌而引起低血糖症;此外,丙吡胺可致胰岛素的大量分泌而引起低血糖症,若与胰岛素或口服降糖药物合用则更易发生;胍乙啶能减少糖原异生,诱发低血糖症;奎尼丁有促β细胞分泌胰岛素作用,亦可引起低血糖症;③镇静剂:由于老年患者腺垂体功能下降、对外界应激能力减弱、不同程度甲状腺素及肾上腺皮质激素缺乏以及对镇静剂敏感性升高,若同时服用巴比妥类、司可巴比妥(速可眠)、氯氮草、甲丙氨酯等药物可出现低血糖症,表现长时间嗜睡、癫痫样发作或昏迷;④单胺氧化酶抑制剂:苯乙肼、异唑肼等能抑制肝微粒体药酶,减缓降糖药物代谢,提高胰岛素和口服降糖药物的作用,并能直接损害血糖的内环境稳定机制,与胰岛素或口服降糖药物合用时可发生严重的低血糖症;⑤抗甲状腺药物:甲巯咪唑的化学结构含有—SH

基可与胰岛素双硫键作用,使内源性胰岛素发生变构;此外 Graves 病患者血中存有胰岛素抗体与胰岛素结合,服用甲巯咪唑后可能通过上述机制使胰岛素重新解离,发挥生物学活性,使血糖下降导致低血糖症;⑥氯贝丁酯(安妥明)可引起胰岛素敏感性升高,胰高血糖素分泌下降而致低血糖症;别嘌呤醇可与磺酰脲类降糖药竞争肾小管分泌机制,延长其半衰期,合用时增强磺酰脲类降糖作用而出现低血糖症;双香豆素类口服抗凝剂与磺酰脲类降糖药并用可发生急性低血糖症危险;硫酸羟氯喹可减少 2 型糖尿病患者胰岛素用量的 30%;当胰岛素与其合用而未减少剂量时易发生低血糖症;奎宁可促进 β 细胞分泌胰岛素,而引起严重低血糖症;钒酸钠有胰岛素样作用,促进糖原合成并抑制糖异生而致低血糖症;另外环磷酰胺、丙磺舒、二甲麦角胺、三环类抗抑郁药、黑热病抗菌药喷他脒以及生长激素抑制剂等可加强磺酰脲类降糖药的降糖作用,亦可引起低血糖症;复方氨基酸、肝安、肝宁(6－AA)等氨基酸制剂短期快速滴入可刺激胰岛素分泌,也可诱发低血糖反应,某些婴儿食入含亮氨酸丰富的食品如牛奶、鸡蛋等,因亮氨酸刺激胰岛素释放剧增,也可引起低血糖。

(二)内分泌系统疾病性低血糖症

胰岛素瘤、异位胰岛素瘤、腺瘤、微小腺瘤、癌、胰岛 β 细胞增生、胰岛细胞增殖症、多发性内分泌腺瘤Ⅰ型伴胰岛细胞癌、胰岛母细胞增生症、婴幼儿 β 细胞增生症等患者,即使血糖处于低水平,也可自主性分泌胰岛素,使糖原分解减少,组织利用葡萄糖增加,糖异生减弱,使患者在饥饿或运动后出现低血糖。

腺垂体功能减退症、肾上腺皮质功能减退症、甲状腺功能减退症及胰岛 α 细胞功能低下时,对抗胰岛素的一些激素如生长激素、肾上腺皮质激素和胰高血糖素分泌减少而引起低血糖症或昏迷。

(三)肝源性低血糖

1.肝功能受损　当肝功能严重损伤时,如患各型严重肝炎、晚期肝硬化、广泛性肝坏死、重度脂肪肝等患者,一方面由于肝脏储存糖原及糖异生等功能低下,不能有效地调节血糖而产生低血糖;另一方面胰岛素在肝内灭活减弱,对血糖水平也产生一定的影响,特别在碳水化合物摄入不足时更易发生。低血糖昏迷发生在肝病治疗期间,容易误诊为肝性脑病,临床医生在严重肝病治疗中,如遇有昏迷患者,除考虑常见的肝昏迷外,还应注意是否有低血糖昏迷的存在,常规检测血糖,以便及时采取相应的治疗措施。

2.肝特殊酶系缺乏　如肝糖原累积症,半乳糖血症,遗传性果糖不耐受症,家族性半乳果糖不耐受症,糖原合成酶缺乏症,果糖 1,6－磷酸酶缺乏症,丙酮酸羧化酶缺乏症等,造成患者肝脏、肌肉和脑组织内不同类型与糖原分解和糖异生相关酶缺乏,使糖异生和/或糖原分解障碍,造成低血糖症。多为遗传性疾病,在婴幼儿期起病,重症患儿多夭折,中、轻症患儿则出现乏力、肌痛和内脏肿大,尤其是肝脏肿大,生长发育受阻等表现;活检肝酶活性测定及相应基因突变分析有利于该类疾病的确诊。

(四)肾脏疾病所致低血糖症

近来用同位素及平衡技术研究发现在餐后状态下,肾脏的糖异生作用不亚于肝脏,是拮抗低血糖的主要器官之一。慢性肾衰竭(CRF)时发生低血糖症的机制是多方面的,主要包括以下几个方面:①热量摄入不足:尿素氮、肌酐、胍类物质等毒素致使患者食欲下降、恶心、呕吐,消化吸收功能紊乱等造成热量摄入不足;②糖异生不足:尿毒症患者肾、肝的糖异生作用均受到影响:尿毒症时肾皮质大量破坏,故糖异生作用显著减弱。另外,尿毒症时肌肉中丙氨酸合成减少。正常情况下肝脏摄取丙氨酸经脱氨基后生成丙酮酸,肝细胞通过糖异生途径将丙酮酸转化为葡萄糖。当肾功衰竭时,此作用减弱,生成葡萄糖减少;③糖原合成不足和分解障碍:尿毒症时由于有多种酶的活性降低,导致糖原合成减少,特别是肝糖原的合成不足及分解减少。尿毒症时往往低血钙,致使磷酸化酶的活性降低,最终导致糖原分解障碍。尿毒症的高磷又能激活葡萄糖氧化过程中所必需的酶,使葡萄糖氧化加速,导致低血糖;④影响糖代谢的某些激素的异常:肾是调节胰岛素代谢的重要器官,其重要性仅次于肝脏。尿毒症时,对胰岛素不能发挥正常的灭活作用,因此胰岛素半衰期延长,含量相对增加。由于肾小球滤过率下降,胰岛素的排出减少,血中胰岛素量即升高。尿毒症时又常有甲状腺功能低下;已知甲状腺具有增加糖原分解的作用;此外尿毒症时,血中 T_3 水平降低也是低血糖的原因之一。

(五)胰外肿瘤

除胰岛 B 细胞瘤外,伴发低血糖的肿瘤以间质肿瘤最为常见,约占 64%,其余依次为肝肿瘤占 21%、肾上腺癌占 6%、胃肠道癌占 5%、其他肿瘤占 4%。上述肿瘤伴发低血糖的主要原因是伴瘤内分泌综合征,其可能的发病机制为:肿瘤组织产生胰岛素样活性物质,最常见的是胰岛素样生长因子Ⅱ,可与癌症中过表达的胰岛素受体、胰岛素样生长因子Ⅰ受体、胰岛素样生长因子Ⅱ受体结合,发挥内源性胰岛素样效应。另外,肿瘤消耗大量葡萄糖导致糖原枯竭以及肝糖异生发生障碍,也会引起自发性低血糖症,几乎没有肿瘤分泌胰腺外胰岛素。

与胰外肿瘤相关的低血糖状态可以为暂时性、复发性或持续性,低血糖症状的轻重与血糖含量升降的快慢以及持续时间有关。低血糖是肝癌后期常见的伴发表现,但个别患者也可以低血糖为首发表现间。

自身免疫性低血糖症(AIH)又称胰岛素自身免疫综合征(IAS),1970 年由日本 Hirata 首次报道,故又称 Hirata 病。AIH 在日本被列为自发性低血糖症的第三大病因,也是罕见病因。其临床特征为反复空腹或餐后晚期的低血糖发作,血胰岛素水平升高,胰岛素自身抗体(IAA)或胰岛素受体抗体阳性。

引起 IAS 的机制有两种:一是 IAA 与胰岛素作用(患者可能接受或从未接受过外源性胰岛素治疗);另一种是胰岛素受体的自身抗体与胰岛素受体相互作用。这些患者血循环中胰岛素的半衰期显著延长,胰岛素与自身抗体的结合和解离并不受血糖水平调控,而造成反复的低血糖和高血糖并存。该病有一定的遗传易感性,不同种族人群相关的 HLA 类型和胰岛素抗体克隆性有所不同。在日本人中 HLA-DR4 的等位基因和 DRB1 * 0406 对其遗传易感,而不是有 DRB1 * 0403 和 DRB1 * 0407 等位基因者。由于该病是低血糖的罕见病因,诊断时必须排除胰岛素瘤及其他原因的低血糖。

(六)其他

1.营养不良致低血糖症 长期饥饿、剧烈运动、长期发热、慢性腹泻、小肠吸收不良、透析丢糖、妊娠期、哺乳期、肾性糖尿、神经性厌食等,患者可因长期能量摄入不足或耗糖过多导致低血糖症。其发病机制主要有:①当机体消耗脂肪时,葡萄糖成为唯一的能源物质,易致低血糖症;②严重肌萎缩的患者,可能由于肌肉不能为肝脏进行糖异生提供足够的原料,较难维持正常血糖浓度;③神经性厌食症患者病情发展出现严重肝功能损害时,可出现自发性低血糖。

2.反应性或功能性低血糖症 主要是由于自主神经功能失衡,迷走神经兴奋性增高所致。此外,还有一些特殊病因和机制:①胃大部切除术后食物从胃排至小肠速度加快;肝硬化患者营养物质快速消化吸收刺激胰岛素大量分泌,其分泌高峰晚于血糖高峰,多于进食后 2

小时左右引起继发性急性低血糖;②早期2型糖尿病患者胰岛素快速分泌相出现障碍,胰岛素从胰腺β细胞释放延迟,表现为葡萄糖耐量试验(OGTT)的早期为高血糖,继之发生迟发性低血糖;③特发性反应性低血糖,可能与胰高血糖素受体的降解和受体敏感性下降及分泌障碍有关。

3. 婴幼儿低血糖症　有的新生儿在出生后早期,自身糖代谢调节机制不健全,糖原储备不足或消耗过多、糖异生能力低下、外源性葡萄糖供给不足,因此极易发生低血糖。少数新生儿可因高胰岛素血症等内分泌异常或先天性代谢缺陷而致低血糖,这种低血糖一般没有症状,隐匿、持续、反复的低血糖可损及新生儿脑的生长和功能,造成长远的危害,所以这种低血糖的预防比治疗更为重要。有些婴儿在血糖降低的同时尿中出现酮体,此症患儿可能因遗传缺陷而致脂肪代谢紊乱,长链脂肪酸氧化及糖异生障碍,因而在空腹和摄入低糖高脂饮食后可发生低血糖症及高脂血症,尿中出现酮体。本症幼儿期发病,随年龄增长症状可逐渐缓解。

三、临床表现及检查

(一)临床表现

低血糖症状的发生不但与血糖下降的程度有关,还与血糖下降的速度、时间及患者机体反应性有关,故低血糖临床表现的个体差异颇大,其临床表现的严重程度取决于:①血糖降低的程度;②低血糖发生的速度及持续时间;③机体对低血糖的反应性;④患者的年龄及原发病等。因此,低血糖临床表现复杂,常缺乏特异性。

1. 自主(交感)神经过度兴奋表现　当血糖下降快时即可诱发急性低血糖反应,即低血糖危象,其临床表现以交感神经过度兴奋症状为特点,发作时因血糖快速下降,刺激交感神经兴奋,释放出大量肾上腺素。患者常有饥饿感、恶心、呕吐、软弱无力、紧张焦虑、心悸、心动过速、出冷汗、面色苍白、血压偏高、反射亢进、手足震颤等表现。当睡眠中发生急性低血糖反应时,患者可突然觉醒,皮肤潮湿多汗,部分患者有饥饿感,进食后可缓解。但多数患者通过体内胰岛素拮抗激素分泌,可自行缓解。

急性低血糖反应主要取决于血糖下降的速度,而并非是由血糖绝对值所决定的。血糖无论是从高水平快速下降,还是从正常水平快速降低,均可引起急性低血糖反应,但急性低血糖反应有赖于健全的自主神经系统调节,当患者有严重的自主神经病变,或发生低血糖相关性自主神经功能衰竭时,急性低血糖反应常不明显,应引起警惕。

2. 脑功能障碍的表现　慢性低血糖反应以中枢神经和周围神经广泛损害等低血糖后遗症症状为特点。长期而严重的低血糖可引起脑部缺糖、乏氧症状的发生,其临床表现可轻可重,其症状发生的次序与脑部发育过程有关,中枢神经越高级受抑制越早,而恢复越迟。首先大脑皮质被抑制,继而皮质下中枢,包括边缘系统、网状结构、基底节、下丘脑及自主神经相继受累,最终中脑及延髓受累。

(1)大脑皮质受抑制:表现为意识朦胧,定向力及识别力逐渐丧失、头痛头晕、健忘、语言障碍、嗜睡甚至昏迷跌倒。有时出现精神异常、激动恐惧、狂躁或木僵等,也有人出现偏瘫、感觉异常、癫痫样发作、躁动不安或惊厥抽搐。

(2)皮质下中枢受抑制:表现为神志不清,躁动不安,痛觉过敏,可有阵挛性、舞蹈性或幼稚性动作(吸吮、紧抓物体、做鬼脸等),心动过速,瞳孔散大,阵发性惊厥,锥体束征阳性等。

(3)中脑受损症状:当累及中脑时可出现阵挛性、强力性、扭转性痉挛,伴阵发性惊厥,也可用现巴宾斯基征阳性。

（4）延髓受损症状：延髓受累时患者即进入严重昏迷阶段，出现去大脑强直，各种反射消失，呼吸浅弱，血压下降，瞳孔缩小。如果此种状况历时较久，则患者不易恢复，若低血糖昏迷时间＞6小时，脑细胞受到严重的不可逆损害间，可呈现出去大脑皮质的某些特征，患者往往处于不可逆性昏迷状态进而引起死亡。

长期而严重的低血糖反复发作可致中枢神经系统发生器质性改变，老年人可逐渐出现持续的性格异常、记忆力减退、精神异常、妄想乃至痴呆等精神障碍。由于症状缺乏特异性，发作缓慢，容易被医生和患者所忽略，且易与其他精神神经疾病相混淆。

3.混合性表现 指患者既有交感神经兴奋的表现，又有中枢神经受抑制的表现。当血糖下降快而持久时，则兼有上述两组征群，若不及时救治，将出现严重的中枢神经系统损害，甚至昏迷死亡。低血糖症状在每个人可完全表现不同，即使同一个体，低血糖症状也可不同。随着病情发展，低血糖症状可频繁发生，持续时间延长，脑功能障碍加重。如果未能觉察自主神经警告症状，而迅速进入昏迷或惊厥者成为未觉察低血糖症，则延误诊治，后果严重。

4.原发疾病及并发症的表现 如前文所述，低血糖症不是一种独立的疾病，而是多种原因引起的血葡萄糖浓度过低综合征。低血糖症的病因繁杂，但其临床表现却很相近，常缺乏特异性，肝、肾、内分泌疾病和恶性肿瘤等疾病均可致此征。低血糖症除合并其原发疾病外，也可因其特殊的病理生理改变而出现一些并发症。

（1）原发病的表现：一般器质性低血糖症多空腹发病，病情较重，精神症状明显；而功能性低血糖症则多发生于餐后，病情较轻，以交感神经兴奋的表现为主；外源性低血糖则与用药的特点有关。如果患者有确切的糖尿病、妊娠、胃大部切除、肝硬化失代偿、尿毒症、胰腺及胰外肿瘤、多发性内分泌腺瘤和垂体、肾上腺、甲状腺功能减退等疾病的病史和临床表现，尤其是高龄且服用可能导致或诱发低血糖药物的患者，在出现上述交感神经过度兴奋和/或中枢神经障碍时，应考虑到低血糖的可能。对于缺乏原发病表现，而以昏迷为首发症状就诊的患者，均应积极测定血糖，以明确是否存在低血糖。

（2）低血糖并发症表现：低血糖可使机体产生一系列病理生理改变，在产生相应临床表现的同时，也可导致一些并发症，使患者病情恶化，如：①低血糖可刺激心血管系统，促发心律失常、心肌梗死，是潜在缺血性心脏病患者的一个危险因素。与正常血糖及高血糖相比，低血糖与心脏缺血的相关性更大，造成左室收缩功能增加，心率加快，从而使心输出量增加，血压升高，引起或加重心绞痛及心肌梗死，此时患者除低血糖表现外，还会有心电图及心肌酶学的改变；②一些高龄动脉硬化患者，低血糖后脑组织充血、水肿损伤时间较长也可导致脑出血。在低血糖昏迷患者治疗过程中，意识恢复后，如果再次出现神志不清，应想到并发脑出血的可能及时进行影像学检查；③急性非心源性肺水肿，这可能与低血糖诱发的高肾上腺素血症有关，属神经源性肺水肿。患者常伴有心动过速、高血压、瞳孔扩大的症状，个别病例也可因合并脑桥功能障碍和神经源性休克，而表现为心动过缓、瞳孔缩小和血压下降。因此，遇到昏迷合并肺水肿的患者应及时进行血糖测定，以免误诊或漏诊。

5.血糖水平与脑功能障碍分离 临床上会遇到如下情形：老年低血糖患者经治疗外周血糖已升高，仍反复出现脑功能障碍。确切的机制不清楚，可能与年龄、葡萄糖脑屏障以及治疗过早停止有关。

（二）检查

1.血糖测定　低血糖是一种危急病症,首先须迅速准确地测定患者血糖。正常人静脉血浆葡萄糖浓度,在禁食过夜后>3.3mmol/L,一般血糖>3.9mmol/L不考虑低血糖,在2.8～3.9mmol/L范围内有低血糖可能性,若低于2.8mmol/L,则提示低血糖存在。对可疑患者不必等待生化分析结果,治疗应在留取标本后立即进行。试纸比色微量法测定血糖是简便快捷的诊断方法,但与静脉血生化测定值存在一定误差,通常不会影响低血糖症的诊断。必要时快速测定与生化检测同时进行。

2.糖基化血红蛋白(GHb)　其中HbAlC是血红蛋白与葡萄糖结合的主要产物,可反映近2个月来的平均血糖水平。HbAlC正常值为4%～6%。经强化治疗的糖尿病患者,HbAlC值与低血糖的发生率呈负相关。HbAlC<6.0%,低血糖发生率明显增加。

3.肝肾功能测定　肝肾功能不全可显著增加低血糖的发生机会。对糖尿病患者须全面了解肝肾功能,选择合理治疗,减少低血糖发生率。

4.血酮体、乳酸和渗透压测定　有助于与DKA、高渗昏迷和乳酸酸中毒相鉴别。

四、诊断与鉴别诊断

(一)诊断标准

低血糖的诊断主要依靠症状和发作时测到血糖浓度降低,由于低血糖症状的非特异性,不同个体间及同一个体不同时间的表现均可存在差异,不能单凭症状和体征作出低血糖的诊断。低血糖症诊断的关键在于保持对此症的高度警觉,及时检查血糖,患者有任何下述症状时均应想到低血糖症的可能:①有低血糖症状与体征;②有发生低血糖危险者,如药物治疗的糖尿病患者、酗酒者等;③同样情况(空腹、餐后、运动后)下发生过低血糖症者;④有痉挛、阵发性精神异常,不明原因的昏迷。

血糖测定是诊断低血糖的重要依据,若患者在低血糖症状发作时血糖>3.9mmol/L(70mg/dl)可排除诊断;若<2.8mmol/L(50mg/dl),且重复测定血糖多次均降低,即可确诊。根据Whipple三联征,低血糖诊断的建立并不困难:有低血糖症状,发作时血糖浓度<2.8mmol/L(50mg/dl),供糖后低血糖症状迅速缓解。一次测定血糖降低不明显,或处于非发作期的患者,应多次检测有无空腹或吸收后低血糖。一些糖尿病患者,在发作前血糖水平很高,下降幅度太快,患者在出现低血糖症状和体征时,血糖水平>2.8mmol/L(50mg/dl),可诊断为低血糖反应。

(二)辅助实验室检查

1.血浆胰岛素测定　低血糖发作时除血浆葡萄糖外,应同时测定血胰岛素和C肽水平,以了解是否有胰岛素和C肽不适当分泌过多。血浆胰岛素水平是本病诊断及鉴别诊断的重要依据;但只有血糖低时的高胰岛素血症才有意义。临床上常采用胰岛素(μU/ml)/血糖(mg/dl)比值及胰岛素释放指数作为低血糖症鉴别诊断的依据,需反复强调的是应采用血浆胰岛素与同一血标本测定的血糖值进行计算才有意义。

(1)血浆胰岛素/血糖比值:正常人此值不应低于0.3,若血糖<2.8mmol/L(50mg/dl)时,此比值>0.3,提示为内源性胰岛素分泌增多所致的低血糖,特别是胰岛素瘤。但血糖不低时,此比值>0.3则无临床意义。必要时应多次计算此比值,一次结果阳性或阴性均不能排除或确定诊断。

(2)胰岛素释放指数:指通过扩大血胰岛素值缩小血糖值,来增强对低血糖症诊断敏感性和准确性的方法。其计算公式为：胰岛素释放指数＝血胰岛素×100/（血糖－30），公式中的血胰岛素单位为 μU/m]，血糖单位为 mg/dl。正常人此指数多<50，胰岛素抵抗的肥胖者一般不超过 80，而胰岛素瘤患者多>100，甚至 150。

（3）血胰岛素原：正常人血胰岛素原占总胰岛素测定值的比例不应超过 15%。胰岛素瘤及某些胰岛素分泌亢进的患者，因胰岛素原来不及分解为胰岛素即释放入血，而使血胰岛素原所占比例增高。胰岛素瘤患者的血胰岛素原比，总胰岛素值应>20%，可达 30%～90%。

（4）C 肽测定：可用于内源性和外源性高胰岛素血症的鉴别，C 肽和胰岛素是等分子数分泌的，C 肽水平高提示内源性高胰岛素血症，而低 C 肽水平提示血浆胰岛素水平增高是外源性胰岛素所致。

2.糖耐量试验　可动态了解在糖负荷的情况下，受试者血糖水平和胰岛素分泌状况。常用的方法包括 5 小时口服葡萄糖耐量试验及 3 小时静脉葡萄糖耐量试验。

（1）5 小时口服葡萄糖耐量试验：方法是空腹时于 5 分钟内口服葡萄糖粉 1.75g/kg，总量不超过 75g，测服糖前及服糖后 30 分钟和 1 小时、2 小时、3 小时、4 小时、5 小时的血糖、胰岛素和 C 肽水平。

（2）3 小时静脉葡萄糖耐量试验：空腹静脉注射葡萄糖 0.5g/kg，总量不超过 50g，于注射葡萄糖液前及注射后 30 分钟和 1 小时、2 小时、3 小时采血测血糖及血胰岛素水平。

各种疾病的糖耐量曲线可显著不同，可观察曲线形态，并在有低血糖时计算血胰岛素/血糖比值和胰岛素释放指数，可判断有无内源性胰岛素分泌过多，为诊断及鉴别诊断提供依据。

3.胰岛素抗体测定　除 1 型糖尿病和长期接受非人胰岛素治疗的患者可产生胰岛素抗体外，某些药物也可诱发胰岛素抗体的产生，进而发生胰岛素自身免疫综合征。后者可伴有 Graves 病、系统性红斑狼疮、黑棘皮病等自身免疫性疾病，药物诱发的胰岛素自身免疫综合征以甲巯咪唑报道最多，使用肼屈嗪、卡托普利、抗生素及抗结核药后也有诱发该病的报道。

4.血浆口服降糖药物及其尿中代谢产物等测定　当考虑到患者由于服用某些药物导致的低血糖时，积极进行相应药物血浆浓度及其尿中代谢产物测定可协助确定药物诱发的低血糖诊断。此外，酒精诱发低血糖者，也可测到血乙醇浓度，尽管与血糖浓度相关性较差，但仍可作为诊断依据。

5.胰岛素抑制试验　依据注射外源性胰岛素可抑制内源性胰岛素产生的原理，给受试者注射胰岛素，其内源性胰岛素分泌明显被抑制。常用的方法是空腹注射胰岛素 0.1U/kg，测定血 C 肽水平。正常人在注射胰岛素后，C 肽水平显著降低，胰岛素瘤患者 C 肽受抑制的程度较正常人低。

6.激发实验　对于发作次数较少、症状不典型的病例，可用不同方法诱发低血糖，然后测定血糖及胰岛素水平以助确诊。激发试验有助于确定是功能性或器质性低血糖症。

（1）饥饿实验：在严密观察下让患者完全禁食，并鼓励患者活动，定时查血糖及胰岛素，待低血糖症状出现或发生低血糖时，立即取血测定血糖、胰岛素、C 肽和 β－羟丁酸浓度，然后嘱患者进食或静脉注射葡萄糖终止试验。试验中正常人及多数功能性低血糖患者、某些药物性或者食物诱发的低血糖症患者，虽有饥饿、乏力等感觉，但其症状多不严重，血糖多>2.8mmol/L(50mg/dl)，血胰岛素水平则常明显下降，而各种器质性低血糖患者常在 24 小时内发生严重的低血糖症。

（2）药物激发实验：常用的刺激试验包括甲苯磺丁脲、亮氨酸、精氨酸和胰高糖素、钙剂刺激试验,但临床上不常用。

7.其他 包括血电解质测定、血气分析、肝功能、肾功能以及垂体、肾上腺、甲状腺及甲状旁腺功能、肿瘤标志物、影像学检查等,上述指标对于了解病情的程度和引起本征的原因常很有帮助。

低血糖症病因繁杂,临床表现缺乏特异性,了解不同病因所致低血糖症的特点,对其病因鉴别和临床治疗具有重要意义。

首先应根据病史初步确定属功能性或器质性低血糖症。一般而言,发作时间在餐后 5 小时内多属前者,而 5 小时后多属后者。病因诊断中特别要注意与糖尿病治疗药物相关的低血糖是该类疾病的主要原因,要注意询问患者的用药史,并与其他糖尿病并发昏迷相鉴别。引起低血糖症的器质性疾病如胰岛素瘤、肝脏疾病、肾脏疾病、内分泌疾病及恶性肿瘤,主要根据病史及原发病表现和相关试验检查进行鉴别。对于以脑功能障碍表现为主的患者应注意与精神病、神经疾病(癫痫、短暂性脑缺血发作)或脑血管意外等鉴别,及时进行颅脑 CT 等影像学检查。有些患者在就诊时血糖正常,往往仅表现为慢性低血糖的后遗症,如偏瘫、痴呆、癫痫、精神异常、儿童智商明显下降等,常给诊断带来困难,故在鉴别诊断时应想到本症。

低血糖的鉴别诊断程序可分为三步进行:首先要确定有无低血糖症;然后确定低血糖症的类型;最后明确低血糖症的病因。

(二)鉴别诊断

1.其他疾病所致昏迷 临床上引起昏迷的疾病有重症感染、中枢神经系统疾病、糖尿病酮症酸中毒昏迷、非酮症高渗性昏迷、乳酸酸中毒昏迷、肝昏迷、尿毒症昏迷以及中毒性昏迷。这些昏迷根据血糖水平易于与低血糖昏迷鉴别。垂体、甲状腺和肾上腺皮质功能低下昏迷可伴有血糖降低,但一般不低于 2.5mmol/L,并且补充高渗葡萄糖无明显效果有助于区分低血糖昏迷。

2.乙醇中毒 单纯乙醇中毒伴发神经－精神症状者血糖正常,血乙醇浓度多大于 100mg/dl。乙醇性低血糖者血糖低于 2.5mmol/L,血乙醇浓度小于 100mg/dl,静脉注射葡萄糖有效。

3.神经－精神疾病 亚急性或慢性低血糖症患者由于缺乏交感神经兴奋表现,以脑功能障碍为主而表现为一些神经－精神症状,易被误诊为神经症、精神病、癫痫以及癔症等神经－精神疾病,对于有类似表现之患者应多检测血糖,以避免误诊。

4.倾倒综合征 应与滋养性低血糖症鉴别。倾倒综合征是由于胃肠吻合术后大量渗透性负荷通过胃肠引起液体迅速移动所致,常在餐后半小时内出现上腹胀痛不适、恶心、无力、头晕、出汗和低血压等表现。

五、治疗

低血糖症的治疗应包括纠正低血糖和对因治疗。低血糖症原因不明者应首先予以纠正低血糖,在积极寻找病因的同时,密切观察病情变化,防治严重低血糖发作。

1.纠正低血糖

(1)补充含糖制剂或含糖饮食:患者神志清楚者可通过口服糖水或含糖饮料来纠正低血糖。患者意识模糊或抽搐者应立即静脉注射 50% 的葡萄糖溶液 60～100ml,症状若无改善可重复注射 1 次,然后持续静脉滴注 10% 的葡萄糖溶液 500～1000ml,并根据血糖水平调整滴速,一般以每小时静点 12g 葡萄糖的速度即可维持血糖水平在正常范围,直至患者能口服或进食为止。若患者不能静脉注射或长时间昏迷时,可鼻饲糖水和流食。

(2)无效胰高血糖素或肾上腺素的应用:严重低血糖发作无条件注射高渗葡萄糖溶液抢救时,可选用胰高血糖素 1～2mg 肌肉注射或 1‰的肾上腺素注射液 0.5ml 皮下注射,以促进糖原分解,提高血糖浓度,予以应急。病情好转后再口服糖水或静脉点滴葡萄糖液维持。但该应急方法对于肝病性和乙醇性低血糖症无效。

(3)低血糖纠正后的监护:低血糖昏迷患者经抢救苏醒后,应鼓励尽快进食。此后 12～48 小时应多次检测患者的血糖。因为患者还可能多次重复发生低血糖,尤其是应用优降糖(消渴丸)和长效胰岛素的患者易反复发生低血糖,而且致低血糖的效应持续时间可长达 36 小时。

2.空腹低血糖症的病因治疗

(1)药物性低血糖:临床上主要见于糖尿病患者用磺脲类药物和胰岛素治疗过程中,因此合理应用这些药物是防治这类低血糖的最有效措施。在用这类药物治疗时一定要从小剂量开始,并准备好低血糖发作时的应急含糖饮食,密切监测血糖,根据血糖水平逐渐增加药量。由于大约有 20%的患者可在无明显低血糖警觉症状的情况下突然发生低血糖昏迷和抽搐,故要仔细观察患者对降糖治疗的反应,以发现一些隐匿征象,而及时采取防治手段。若患者合用一些可促发低血糖的药物如水杨酸盐、心得安等时,更要警惕发生低血糖。

(2)胰岛素瘤:手术切除肿瘤是本病最有效的治疗方法。单发小肿瘤位置表浅者可行腺瘤摘除术;单发肿瘤位置处于胰腺实质内者多行胰腺部分切除术;胰岛细胞增生,胰体尾部小而多发肿瘤或大而深的肿瘤可采取胰体尾部切除术;胰头部恶性胰岛素瘤常行胰－十二指肠切除术。

(3)其他原因所致空腹低血糖症:肝病性低血糖可随肝病的改善而好转,故保肝治疗是基础,患者应进食高碳水化合物食物,最好在睡前或半夜加餐以免发生清晨低血糖。对于乙醇性低血糖、自身免疫性低血糖和升血糖激素不足性低血糖,在补充葡萄糖的同时,适当补充糖皮质激素有利于病情的迅速恢复和稳定。乙醇性低血糖仅在低血糖时短期使用糖皮质激素即可,病情恢复后可立即停药。

3.餐后低血糖症的对因治疗

(1)滋养性低血糖症:患者应少吃多餐,避免高糖饮食,以进食消化较慢的碳水化合物,吸收较慢的脂肪和蛋白质食物为宜。餐前半小时口服抗胆碱药物如普鲁苯辛 15mg,4 次/日,可降低迷走神经张力,使胃排空减慢。

(2)早期糖尿病性反应性低血糖:患者应限制热能的摄入,多摄入粗纤维饮食,禁食糖类食品。如饮食控制无效,可根据患者病情选用双胍类、α－糖苷酶抑制剂或磺脲类药物辅助治疗。

(3)特发性餐后低血糖症:由于本症发病机制不明,可能与组织对正常量的胰岛素反应过度有关,多见于自主神经不稳定的年轻女性,故治疗上包括少吃多餐、高蛋白低碳水化合物饮食、忌食含糖食物,必要时给予自主神经调节剂和镇静剂如谷维素、安定等。

六、低血糖的预防

低血糖症最重要的治疗原则是防重于治。预防低血糖应加强对患者的教育,定期监测血糖。降糖药在与磺胺类、水杨酸类、吲哚美辛、青霉素、β-受体阻滞剂、ACEI 制剂等联用时，要调整降糖药物剂量。对特殊人群，如老年人应根据自身疾病、肝肾功能状况调整用药，适当控制饮食，选用短效及非强力降糖药，不要求过分控制血糖，对出现神经症状应警惕低血糖反应。在临床上，必须对每一位糖尿病患者及其家属进行低血糖的普及教育，让患者和家属充分认识低血糖防治的重要性和基本防治知识，并要求他们掌握必需的防治知识和具体防治措施，特别是老年患者多缺乏对低血糖的认识，加之认知功能因年龄增长而不断减退，糖尿病及低血糖教育不可或缺。

机体在运动状态时肾上腺素、去甲肾上腺素和交感神经活性降低，胰高糖素、生长激素反应性下降，对低血糖的感知能力下降，特别是 1 型糖尿病患者更容易出现低血糖。因此，要告知糖尿病患者运动宜开始于餐后 1～3 小时，运动前宜检测血糖，如果血糖＜5.6mmol/L（100mg/dl），应警惕低血糖的发生；对于频繁发作低血糖的患者，应少量多餐，多进低糖、高蛋白、高脂饮食，以减少对胰岛素分泌的刺激作用，以减少或避免低血糖的发生。有时为避免清晨低血糖昏迷，患者夜间亦需加餐。糖尿病患者反复发作低血糖时，应及时调整治疗方案，改变治疗模式。

（曲伟）

第九章 泌尿系统急危重症

第一节 急性肾小球肾炎

广义上指一组病因及发病机制不一，临床上呈急性起病，以血尿、蛋白尿、水肿、高血压为主要特点的肾脏疾病，可伴有一过性肾功能损害。多种病原微生物如细菌、病毒及寄生虫均可致病，但大多数为链球菌感染后肾小球肾炎，故也常称为急性链球菌感染后肾小球肾炎。本病在小儿和青少年中发病较多，偶见于老年人，男性发病率高于女性，为(2～3)∶1。

一、临床表现

本病的临床表现轻重不一，轻型可为亚临床型，临床症状不明显，重者可为，急性肾衰竭，严重程度差别很大。患者大多有前驱感染史，上呼吸道链球菌感染后潜伏期为1～2周，皮肤链球菌感染者潜伏期为3～4周。轻者可无明显感染史，仅抗链球菌溶血素"O"滴度升高，而肾炎的程度也不取决于前驱感染的严重程度。典型症状为前驱感染后经1～3周无症状潜伏期而急性起病，表现为急性肾炎综合征，主要有血尿、蛋白尿、水肿、少尿、高血压及肾功能减退。

1. 血尿 几乎所有患者均有肾小球性血尿，40％为肉眼血尿。尿色呈均匀棕色、混浊或呈洗肉水样，但无血凝块，酸性尿中可呈酱油样棕褐色，持续1～2周，镜下血尿可持续1～6个月，少数病例可持续半年或更久，但绝大多数均痊愈。

2. 蛋白尿 几乎全部患者均有程度不同的蛋白尿，但多数低于3.0g/d，少数超过3.5g/d，常为非选择性蛋白尿。部分患者就诊时尿蛋白已转至微量。

3. 水肿 常为起病早期症状，轻者为晨起眼睑水肿，呈所谓"肾炎面容"。严重时可延及全身，稍有可凹性，少数可出现肾病综合征，若水肿持续发展，常提示预后不良。

4. 高血压 70％～80％患者出现高血压，多为轻、中度的血压增高，偶可见严重的高血压。一般恢复较迅速，高血压与水肿的程度常平行一致，并且随利尿消肿而恢复正常。若血压持续升高2周以上且无下降趋势者，表明肾脏病变较严重。

5. 少尿 多数患者起病时尿量减少(<500ml/d)，且伴一过性氮质血症，2周后尿量渐增，肾功能恢复。

6. 肾功能减退 极少数由少尿发展成无尿，尿素及血肌酐轻度升高，若尿素≥21.4mmol/L(60mg/L)，肌肝≥352μmol/L(4.0mg/L)，应警惕发生急性肾衰竭。

7. 全身表现 患者常有疲乏、厌食、恶心、呕吐、头晕、头痛，偶与风湿热并存。最轻的亚临床型患者，仅出现镜下血尿，甚或尿检也正常，仅血C3呈规律性改变，急性期明显下降，6～8周恢复。

二、治疗原则

急性肾小球肾炎大多可自愈，因此对轻症病例不必过多用药。

(一)卧床休息

卧床休息对防止症状加重、促进疾病好转很重要。水肿及高血压症状显著者应完全卧床休息的意见不一致,但若稍活动即引起症状及尿常规异常加重时,则仍以卧床为宜。应避免受寒受湿,以免寒冷引起肾小动脉痉挛,加重肾脏缺血。

(二)饮食控制

在发病初期,饮食控制甚为重要,原则上给予低盐饮食并限制水;若血压很高,水肿显著,应予以无盐饮食,每日入液量限制在 1000ml 以内。尿闭者应按急性肾衰竭处理,成人蛋白质每日宜在 30～40g,或按蛋白质 0.6g/(kg·d)计算。

(三)控制感染

对尚留存在体内的前驱感染如咽峡炎、扁桃体炎、脓皮病、鼻窦炎、中耳炎等应积极治疗。由于前驱感染病灶有时隐蔽,不易发现,故即使找不到明确感染病灶的急性肾小球肾炎,一般也主张用青霉素(过敏者用林可霉素或红霉素)常规治疗 10～14d,以防止肾小球肾炎反复或迁延发展。应避免应用对肾有损害的抗生素。

(四)对症治疗

1.水肿及少尿 轻者不一定要用利尿药,水肿明显者用呋塞米(速尿)20～40mg,每日 3 次,严重的伴有急性肾炎综合征者可用呋塞米 80～200mg 加于 5% 葡萄糖液 20nil 静脉注射,每日 1 次或 2 次。

2.急性心力衰竭 治疗以减少循环血量为主,可静脉注射呋塞米以快速利尿。如肺水肿明显,可注射镇静剂或杜冷丁或吗啡(小儿慎用),并静脉缓慢注射或滴注酚妥拉明 5～10mg。硝普钠也可应用,其他措施可参见"心功能不全"。洋地黄类药物虽在心力衰竭时常用,但并非主要措施。

3.血液透析治疗 发生急性肾衰竭有透析指征者或严重心力衰竭一般治疗措施无效者可考虑血液透析治疗。

(曹莉)

第二节 急进性肾小球肾炎

急进性肾小球肾炎简称急进性肾炎,是以急性肾炎综合征、肾功能急剧恶化、早期出现少尿性急性肾衰竭为特征、病理呈新月体肾小球肾炎表现的一组肾脏疾病。根据免疫发病机制可分为 3 型:抗肾小球基底膜抗体型(Ⅰ型);免疫复合物型(Ⅱ型);非免疫复合物型(Ⅲ型)。Ⅰ型好发于青、中年,Ⅱ及Ⅲ型多发于中、老年,男性居多。部分患者有链球菌、病毒等前驱感染史。主要表现为血尿、蛋白尿、水肿、进行性少尿(至无尿)等肾炎综合征,在数周或数月进展至尿毒症,以少尿或无尿为本病特征,常有贫血。

一、临床表现

多为急骤起病,主要表现为急性肾炎综合征,少尿或无尿、血尿(常为肉眼血尿且反复发作)、大量蛋白尿、红细胞管型、伴或不伴水肿和高血压,病程迅速进展,致使肾功能进行性损害,可在数周或数月发展至肾衰竭终末期。患者可有前驱呼吸道感染。Ⅱ型患者常伴肾病综合征,Ⅲ型患者可有不明原因的发热、乏力、关节痛和咯血等系统性血管炎的表现。可有三种转归:①在数周内迅速发展为尿毒症,呈急性肾衰竭表现;②肾功能损害的进行速度较慢,在几个月或1年内发展为尿毒症;③少数患者治疗后病情稳定,甚至痊愈或残留不同程度肾功能损害。

二、治疗原则

对本症群的治疗宜及早进行,若新月体在70%以上,或血肌酐浓度在5mg/dl以上者,虽积极抢救,但肾功能恢复机会不多。

1.甲泼尼龙冲击伴环磷酰胺治疗 用500～1000mg甲基强的松龙加于5%葡萄糖液250ml,静脉内注射,连续3d;必要时间隔3～5d可进行下一疗程,一般不超过3个疗程。以后改口服强的松40mg/d及环磷酰胺口服治疗,也可用环磷酰胺冲击疗法(1g溶于5%葡萄糖静脉点滴,每月1次)替代常规口服。

2.血浆置换 每天置换掉血浆2～4L或每周3次,联合应用类固醇激素、细胞毒药物治疗RPGN,直至血清抗体或免疫复合物转阴、病情好转。

3.透析疗法 由于本病病程为持续进展,预后甚差,非透析疗法无肯定疗效,出现终末期肾衰竭病例应采用腹膜透析或血液透析,后两者较长期使用激素或免疫抑制剂为安全。对年龄大、心血管功能差、有出血倾向者,选用腹膜透析为宜;拟采用血浆置换者可先做血液透析。

4.抗凝治疗 应用抗凝剂低分子量肝素、尿激酶、华法林(warfarin)配合潘生丁等治疗。肝素治疗要早,持续用药时间要长,剂量适中,并严密观察出血倾向,每日50～75mg加在5%葡萄糖液250ml中静脉滴注较为安全;尿激酶用法为每日2次,每次2万～4万U,静脉注射。只要无出血等禁忌证发生,应长期连续使用肝素,并配合潘生丁静脉滴注或口服,两者可有协同作用。

5.肾移植 肾移植后RPGN患者仍有可能复发,但难以确定复发的可能性。循环中存在抗基底膜抗体的患者,在开始血透治疗后观察3～6个月,然后再进行肾移植。在肾移植前,先行双肾切除术能否降低复发并无定论。

(曹莉)

第三节 IgA肾病

IgA肾病又称Berger病,是一种特殊类型的肾小球肾炎,以反复发作肉眼血尿或镜下血尿,系膜区IgA沉积或以IgA沉积为主要特征。多发于儿童和青年,发病前常有上呼吸道感染。

一、临床表现

1.发作性肉眼血尿 多见于儿童。其肉眼血尿多在上呼吸道感染(扁桃体炎等)后发生,亦有部分在急性胃肠炎或尿路感染后发作,间隔时间多在24～72h。肉眼血尿可持续数小时至数天,然后转为持续性镜下血尿,部分患者血尿可消失,但常发作,发作时重现肉眼血尿,可伴有轻微全身症状,如肌肉酸痛、尿痛、腰骨痛,或一过性血压及尿素氮升高。

2.镜下血尿及无症状性蛋白尿 此为儿童及青少年IgA肾病的主要临床表现,常在体检中被发现,可表现为单纯镜下血尿,或镜下血尿伴少量蛋白尿。持续性镜下血尿伴有蛋白尿,预后差。

3. 蛋白尿 为轻度蛋白尿,尿蛋白定量一般<1g/24h,少数患者可出现大量蛋白尿甚至出现肾病综合征。

4. 其他 部分 IgA 肾病患者可出现肾病综合征、急进性肾炎综合征、肾衰竭,少数可出现腰和(或)腹部剧痛伴血尿。中、重度蛋白尿常提示最终发展到肾功能不全,预后较差。但 IgA 肾病表现为肾病综合征的患者,若肾组织病理变化轻微,对糖皮质激素治疗反应好,预后好。IgA 肾病患者有高血压,特别是难于控制的严重高血压,预后差。无高血压及肾功能减退的 IgA 肾病患者,妊娠一般是安全的。

二、治疗原则

IgA 肾病治疗需根据患者的肾脏病理改变和临床表现确定。

1. 控制感染 有上呼吸道感染的患者,应积极治疗。一般主张用青霉素(过敏者用林可霉素或红霉素)常规治疗 10~14d,应避免应用对肾有损害的抗生素。必要时在控制急性感染后,可考虑摘除扁桃体。

2. 单纯性血尿和(或)轻度蛋白尿(<1g/d)型 一般无需特殊慢性治疗,避免劳累、预防感冒和避免使用肾毒性药物。必要时可加用 ACEI 或 ARB 类药物。

3. 大量蛋白尿或肾病综合征型 病理改变轻微者(如轻微性肾小球病变轻度系膜增生性肾小球肾炎等),糖皮质激素和细胞毒药物可获得较好疗效。如病理变化重者则常无效,大量蛋白尿长期得不到控制者,常进展至慢性肾衰竭,预后较差。

4. 急进性肾小球肾炎型 肾活检病理学检查显示以 IgA 沉积为主的新月体肾小球肾炎,常呈肾功能急剧恶化,该类患者应按急进肾小球肾炎治疗,应予大剂量甲泼尼龙联合环磷酰胺冲击治疗。若患者已达到透析指征,应配合透析治疗,该类患者预后差,多数患者肾功能不能恢复。

5. 慢性肾小球肾炎型 可参照一般慢性肾炎治疗原则,以延缓肾功能恶化为主要治疗目的。合并高血压者应积极控制高血压,对保护肾功能极为重要,血管紧张素转换酶抑制剂(ACEI)有较好地控制血压和延缓肾功能恶化的作用,并且有减少尿蛋白的作用。

(曹莉)

第四节 肾病综合征

肾病综合征(nephrotic syndrome,NS)简称肾综,是指由多种病因引起的,以肾小球基底膜通透性增加伴肾小球滤过率降低等肾小球病变为主的一组综合征。肾病综合征不是一独立性疾病,而是肾小球疾病中的一组症候群。原发性肾病综合征的主要病理类型有:微小病变(MCD)、系膜增生性肾炎(MsPGN)、局灶节段肾小球硬化症(FSGS)、系膜毛细血管性肾炎(MCGN)和膜性肾病(MN)。

一、临床表现

1. 大量蛋白尿 尿蛋白定量>3.5g/24h。凡增加肾小球内压力及导致高灌注,高滤过的因素如合并高血压,输注血浆和进食高蛋白饮食等均可加重蛋白尿。

2. 低蛋白血症 血浆白蛋白<30g/L。

3.高度水肿。

4.高脂血症 常与低蛋白血症并存,主要表现为高胆固醇或高甘油三酯血症,极低密度和低密脂蛋白浓度升高。

以上1、2两项为诊断所必需。

二、治疗原则

肾病综合征的治疗需根据患者的肾脏病理改变、临床表现和并发症确定。

(一)糖皮质激素治疗

糖皮质激素的疗效反应很大程度上取决于其病理类型,一般认为微小病变的疗效最为肯定。临床上一般选用泼尼松 1mg/(kg·d),儿童 1.5～2mg/(kg·d)。经治疗 8 周后,有效者应维持应用,然后逐渐减量,一般每 1～2 周减原剂量 10%～20%,剂量越小递减的量越少,速度越慢。激素的维持量和维持时间因病例不同而异,以不出现临床症状而采用的最小剂量为度,以低于 15mg/d 为满意。在维持阶段有体重变化、感染、手术和妊娠等情况时调整激素用量。经 8 周以上正规治疗无效病例,需排除影响疗效的因素,如感染、水肿所致的体重增加和肾静脉血栓形成等,应尽可能及时诊断与处理。对口服激素治疗反应不良、高度水肿影响胃肠道对激素的吸收、伴全身疾病(如系统性红斑狼疮)、病理上有明显的肾间质病变、小球弥漫性增生、新月体形成和血管纤维素样坏死等改变的患者,可予以静脉激素冲击治疗。冲击疗法的剂量为甲泼尼松龙 0.5～1g/d,疗程 3～5d,但要注意加重水钠潴留和高血压等副作用。

(二)细胞毒性药物

激素治疗无效或激素依赖型或反复发作型,因不能耐受激素的副作用而难以继续用药的可以试用细胞毒药物治疗。目前临床上常用的此类药物有环磷酰胺(CTX)、苯丁酸氮介(CB1348)和环孢霉素 A(CsA)。

1.CTX 的剂量为 2～3mg/(kg·d),疗程 8 周,当累积总量超过 300mg/kg 时易发生性腺毒性。对狼疮性肾炎、膜性肾炎引起的肾病综合征,有人主张选用 CTX 冲击治疗,剂量为每次 12～20mg/kg,每月一次,连用 5～6 次,以后按患者的耐受情况延长用药间隙期,总用药剂量可达 9～12g。冲击治疗目的为减少激素用量,降低感染并发症并提高疗效,但应根据肾小球滤过功能选择剂量或忌用。

2.苯丁酸氮介 0.1mg/(kg·d),分 3 次口服,疗程 8 周,累积总量达 7～8mg/kg 则易发生毒性副作用。对用药后缓解又重新复发者多不主张进行第二次用药,以免中毒。

3.环孢霉素 A(CsA)对目前临床上以微小病变和膜增生性肾炎疗效较肯定。应用 CsA 最大优点是减少蛋白尿及改善低蛋白血症疗效可靠,不影响生长发育和抑制造血细胞功能。但此药亦有多种副作用,最严重的副作用为肾、肝毒性。其肾毒性发生率在 20%～40%,长期应用可导致间质纤维化。个别病例在停药后易复发。故不宜长期用此药治疗,更不宜轻易将此药作为首选药物。CsA 的治疗剂量为 3～5mg/(kg·d),使药物血浓度的谷值在 75～200μg/ml,一般在用药后 2～8 周起效,但个体差异很大,个别患者则需更长的时间才有效,见效后应逐渐减量。用药过程中出现血肌酐升高应警惕 CsA 中毒的可能。疗程一般为 3～6 个月,复发者再用仍可有效。

(三)对症治疗

1.低白蛋白血症治疗

(1)饮食疗法:建议每日蛋白摄入量为 1g/kg,每摄入 1g 蛋白质,必须同时摄入非蛋白热卡 138kJ(33kcal)。供给的蛋白质应为优质蛋白,如牛奶、鸡蛋和鱼、肉类。

(2)静脉滴注白蛋白:由于静脉输入白蛋白在 1～2d 内即经肾脏从尿中丢失,而且费用昂贵。另外大量静脉应用白蛋白有免疫抑制、丙型肝炎、诱发心衰、延迟缓解和增加复发率等副作用,故在应用静脉白蛋白时应严格掌握适应证:①严重的全身水肿,而静脉注射速尿不能达到利尿效果的患者,在静脉滴注白蛋白以后,紧接着静脉滴注速尿(速尿 120mg,加入葡萄糖溶液 100～250ml 中,缓慢滴注 1h),常可使原先对速尿无效者仍能获得良好的利尿效果。②使用速尿利尿后,出现血浆容量不足的临床表现者。③因肾间质水肿引起急性肾衰竭者。

2.水肿的治疗

(1)限钠饮食:限钠饮食应以患者能耐受,不影响其食欲为度,低盐饮食的食盐含量为 3～5g/d。慢性患者,由于长期限钠饮食,可导致细胞内缺钠,应引起注意。

(2)利尿剂的应用:①袢利尿剂:速尿 20～120mg/d,丁脲胺 1～5mg/d。②噻嗪类利尿剂:双氢氯塞嗪的常用剂量为 75～100mg/d。③排钠潴钾利尿剂:螺内酯常用剂量为 60～120mg/d,单独使用此类药物效果较差,故常与排钾利尿剂合用。④渗透性利尿剂:低分子右旋糖酐的常用剂量 500ml/2～3d,甘露醇 250ml/d,注意肾功能损害者慎用。患者的利尿药物首选速尿,但剂量个体差异很大。静脉用药效果较好,方法:将 100mg 速尿加入 100ml 葡萄糖溶液或 100ml 甘露醇中,缓慢静滴 1h;常与螺内酯合用。速尿长期应用(7～10d)后,利尿作用减弱,有时需加剂量,最好改为间歇用药,即停药 3d 后再用。建议对严重水肿者选择不同作用部位的利尿剂联合交替使用。

3.高凝状态治疗 患者由于凝血因子改变处于血液高凝状态,尤其当血浆白蛋白低于 20～25g/L 时,即有静脉血栓形成可能。目前临床常用的抗凝药物有:

(1)普通肝素和低分子肝素:常用剂量 50～75mg/d 静滴,使 ATDI 活力单位在 90% 以上。值得注意的是肝素(MW65600)可引起血小板聚集。目前尚有低分子量肝素皮下注射,每日一次,每次 2500～5000U。

(2)尿激酶(UK):常用剂量为 2 万～8 万 U/d,使用时从小剂量开始,并可与肝素同时静滴。监测优球蛋白溶解时间,使其在 90～120min 之间。UK 的主要副作用为过敏和出血。

(3)华法林:常用剂量 2.5mg/d,口服,监测凝血酶原时间,使其在正常人的 50%～70%。

(4)潘生丁:常用剂量为 100～200mg/d。一般高凝状态的静脉抗凝时间为 2～8 周,以后改为华法林或潘生丁口服。

(5)有静脉血栓形成者:①手术移去血栓。②介入溶栓。经介入放射在肾动脉端一次性注入 UK24 万 U 来溶解肾静脉血栓,此方法可重复应用。③全身静脉抗凝。即肝素加尿激酶,疗程 2～3 个月。④口服华法林至疾病缓解以防血栓再形成。

4.高脂血症治疗 可选用的降脂药物有:①纤维酸类药物(fibric acids):非诺贝特(fenofibrate)每日 3 次,每次 100mg;吉非罗齐(gemfibrozil)每日 2 次,每次 600mg,其降血甘油三酯作用强于降胆固醇。此药偶有胃肠道不适和血清转氨酶升高。②HMG－CoA 还原酶抑制剂:洛伐他汀(美降脂),20mg^2/d,辛伐他汀(舒降之),5mg^2/d。③血管紧张素转换酶抑制剂(ACEI)。

5.急性肾衰竭治疗 合并急性肾衰竭时因病因不同则治疗方法各异。对于因血流动力学因素所致者,主要治疗原则包括:合理使用利尿剂、肾上腺皮质激素、纠正低血容量和透析疗法。使用利尿剂时需注意：①适时使用利尿剂：伴急性肾衰竭有严重低蛋白血症者，在未补充血浆蛋白就使用大剂量利尿剂时，会加重低蛋白血症和低血容量，肾衰竭更趋恶化。故应在补充血浆白蛋白后（每日静脉用 $10\sim50g$ 人体白蛋白）再予以利尿剂。但一次过量补充血浆白蛋白又未及时用利尿剂时，又可能导致肺水肿。②适当使用利尿剂：由于患者有相对性血容量不足和低血压倾向，此时用利尿剂应以每日尿量 $2000\sim2500ml$ 或体重每日下降在 $1kg$ 左右为宜。③伴血浆肾素水平增高的患者，使用利尿剂血容量下降后使血浆肾素水平更高，利尿治疗不但无效反而加重病情。此类患者只有纠正低蛋白血症和低血容量后再用利尿剂才有利于肾功能恢复。

合并急性肾衰竭一般均为可逆性，大多数患者在治疗下，随着尿量增加，肾功能逐渐恢复。少数患者在病程中多次发生急性肾衰竭也均可恢复。预后与急性肾衰竭的病因有关，一般来说急进性肾小球肾炎、肾静脉血栓形成预后较差。

（曹莉）

第五节　急性间质性肾炎

急性间质性肾炎（AIN）又称急性肾小管间质肾炎（ATIN），是由多种病因引起、临床表现为急性肾损伤（AKI）。AT1N 是 AKI 的常见病因，也是许多患者在慢性肾脏病基础上发生 AKI 的原因之一。

在各类病因导致的 ATIN 中，药物和感染是最常见的原因，较少见的原因为自身免疫相关的特发性 AIN。此外，理化因素、代谢因素、血液系统疾病、自身免疫性系统性疾病（如干燥综合征、系统性红斑狼疮）、尿路梗阻、肿瘤浸润以及肾移植等均可引起 ATIN。

一、药物相关急性间质肾炎

药物相关急性间质肾炎（D－AIN）是药物相关肾损伤害中常见的类型之一。涉及的药物种类繁多，可以是单一药物或多种药物混合应用致病。

（一）临床表现

病前有可疑药物使用史。

全身过敏反应，可能表现为药物热、药疹、外周血嗜酸性粒细胞升高，少数还可以出现轻微关节痛和淋巴结肿大。严重病例还可以有血液、肝脏等其他脏器或系统受累，其临床表现较重，皮疹类型可呈多形性（如红色血囊性丘疹、斑丘疹、脓疱、大疱及紫癜等），血清学检查可见血清 IgE 水平增高，临床又称为过敏反应综合征。

尿常规检查改变较轻，可见无菌性白细胞尿（包括嗜酸性粒细胞尿），镜下血尿或肉眼血尿，轻度至重度蛋白尿（常为轻度蛋白尿，但非类固醇抗炎药引起者蛋白尿可达重度）。

于短期内出现进行性肾功能减退，近端和（或）远端肾小管功能损伤（肾性尿糖、低比重尿/低渗尿、尿酶或尿低分子蛋白明显升高、肾小管酸中毒，并偶见 Fanconi 综合征）并伴有血肌酐上升。容易出现贫血、低血钾和肾性尿糖。B 超示双肾大小正常或轻度增大。

（二）治疗原则

1. 去除病因　应尽可能停用所有可疑的药物，在确切致病药物未能明确时应根据治疗需要尽量减少用药种类。

2.支持治疗 包括对症治疗及透析治疗。透析指征同 ARF。

3.肾上腺糖皮质激素 至今仍缺乏前瞻、对照的临床研究。对回顾性资料分析后发现，服用糖皮质激素治疗的 AIN 患者远期预后优于未服用者，而且应尽可能早用药。建议对于无感染征象的患者可以给予泼尼松 30~40mg/d,若患者的肾功能在治疗后 1~2 周内有所改善，则可用药 4 周即停药，不宜用药时间过长(D 级)。

4.免疫抑制剂 在应用糖皮质激素 2 周后仍无缓解迹象或肾衰竭进行性恶化，且肾活检显示并无或仅有轻度间质纤维化，则可考虑加用免疫抑制药物(D 级)。

若患者用药 6 周肾功能仍无改善，提示其病变可能已经慢性化，继续使用糖皮质激素或免疫抑制治疗将效果不佳，则应停用上述两类药物，改以针对慢性肾脏病的治疗为主。

教育患者今后应避免使用有关的可疑药物。

二、感染相关急性间质性肾炎

广义的感染相关性急性间质性肾炎包括肾实质感染和全身感染所致的 AIN 两大类。前者是由微生物直接侵犯肾盂及肾实质引起的化脓性炎症，称为肾盂肾炎。后者是由各种病原体，包括细菌、病毒、螺旋体、寄生虫、支原体等导致的全身感染(常为肾外感染)引起免疫反应导致的肾间质非化脓性炎症。

(一)临床表现

1.发病时多具有全身感染的临床表现，甚至出现败血症的症状。

2.不同病原体感染还可伴有其特征性多脏器受累表现，可能同时出现肺炎、肝损害、溶血或出血、心肌炎等表现。

3.常在感染数日或数周后出现肾脏损害表现，可主诉腰痛、尿量异常，突出表现为少尿或非少尿性 AKI。

4.化验检查常有末梢血白细胞(特别是中性粒细胞)增高，核左移。尿液检查可见轻度至中度蛋白尿、肾性尿糖、血尿及白细胞尿，但嗜酸性粒细胞尿少见，部分患者尿中可见较多的脱落肾小管上皮细胞。尿渗透压常降低，少数患者还可出现肾小管酸中毒或 Fanconi 综合征。

(二)治疗原则

针对可疑病原体给予积极的抗感染及支持治疗最为重要。对于重症患者，呈少尿或无尿型 AKI 表现或伴有多脏器衰竭者，应按 AKI 治疗原则给予替代治疗。

对于此类患者要积极控制感染，关于是否应用小剂量激素仍有争议。

多数感染相关性 AKI 患者，及时、积极的抗感染及支持治疗后，肾功能可能得到完全恢复或者部分缓解，通常远期预后良好。部分患者因感染较重或治疗不及时可发展成慢性肾功能不全。少数重症或高龄者可死于全身感染败血症或 AKI 的并发症。

三、特发性急性间质性肾炎

特发性急性肾小管间质性肾炎，简称特发性急性间质性肾炎，是指临床表现为可逆性非少尿型 AKI、肾脏病理的组织学特征为典型 AIN，但临床难以确定特异病因者。

TINU 综合征:本病是一类伴有眼色素膜炎的特发性 AIN，称为肾小管间质性肾炎－眼色素膜炎综合征，简称 TINU 综合征，是特发性 AIN 中的特殊类型。

(一)临床表现

1.常见于儿童、青少年或成年女性。

2.临床表现为少尿型 AKI,可伴有发热、体重下降、肌痛或淋巴结肿大。

3.出现轻至中度蛋白尿、肾性糖尿。血沉快及高 γ 球蛋白血症,少见嗜酸性粒细胞增多。由于肾小管功能损害突出常可伴有不同程度的电解质紊乱。

4.在病程中出现眼色素膜炎。可于肾脏损害之前(数周)、同时或于肾脏损害后(数周至数月)急性发作。常见的眼部症状有眼红、痛、畏光、视力下降,并极易复发,复发率达 50%,半数病例的眼部病变可转为慢性。

(二)治疗原则

1.支持治疗,AKI 较重者需要替代治疗。

2.免疫抑制治疗(尚缺乏循证医学证据)

建议给予中等量糖皮质激素治疗,剂量一般为 30～40mg/d。局部糖皮质激素治疗可使眼色素膜炎得以缓解。对病情较重者及伴有肉芽肿者除早期应用中等剂量的激素治疗外,必要时可以考虑给予甲泼尼龙冲击治疗。若无效或停药后复发,则可考虑应用其他免疫制剂(如环磷酰胺或环孢素 A 等)治疗。

3.部分成人患者对激素治疗反应不佳,或 TINU 综合征反复复发,可遗留不同程度的肾功能损害,但仅有极少数(<5%)进展至终末期肾衰竭。

(曹莉)

第六节　肾小管性酸中毒

肾脏对酸碱平衡的调节由肾小管完成,近曲小管主要负责重吸收滤过的碳酸氢根,而远端肾单位则主要通过生成铵离子和可滴定酸的形式泌氢,从而达到酸化尿液的效果。肾小管酸中毒是一组由于肾脏泌氢盐的能力下降而引起的阴离子间隙正常的代谢性酸中毒。一般将其分为四大类:远端肾小管中毒(1 型 RTA),近端肾小管酸中毒(2 型 RTA),3 型肾小管酸中毒则同时具有近端和远端肾小管酸中毒的特点,合并高血钾的肾小管酸中毒则为 4 型 RTA。

一、临床表现

(一)远端肾小管酸中毒(1 型 RTA)

此是由于远端肾小管泌氢功能障碍所致,近端肾小管重吸收碳酸氢根的功能正常。

由于肾小管细胞氢泵衰竭和非分泌缺陷性酸化功能障碍,在全身酸血症的刺激下不能最大限度地降低尿 pH 到 5.5 以下。

1.典型的正常阴离子间隙的高血氯性代谢性酸中毒。

2.低钾血症。

3.尿钾高、尿液中可滴定酸和(或)铵离子减少,尿 pH 始终>6.0。

4.低血钙、低血磷、骨病、尿路结石和肾钙化的发现则进一步支持该诊断。

5.不完全的远端肾小管酸中毒,可行经典的氯化铵负荷试验[停用碱性药物 2d 后予 $NH_4Cl\ 0.1g/(kg \cdot d) \times 3d$,以后测尿 pH;或 $NH_4Cl\ 0.3g/kg$,3～5h 内服完,以后每小时测尿

pH一次,共测5次。如不能降到5.5以下,则不完全性远端肾小管酸中毒诊断成立,有肝病的患者可用氯化钙代替,方法与氯化铵相同]。

(二)近端肾小管酸中毒(2型RTA)

近端肾小管酸中毒是由于近端肾小管重吸收碳酸氢根障碍,远端酸化功能则完好无损。由于近端肾小管需要吸收从肾小球滤过 HCO_3^- 的85%～90%,在2型RTA时大量的 HCO_3^- 排出,由于远端酸化功能正常,出现酸血症时,尿液pH可降到5.5以下。

1.阴离子间隙正常的高血氯性代谢酸中毒。

2.尿pH上升,为反常性碱性尿;尿碳酸氢根排泄明显增加, HCO_3^- 排泄分数大于15%,尿中可滴定酸和铵离子正常。

3.明显的低血钾、高尿钾,钙磷代谢异常主要为骨软化症或骨质疏松,儿童可有佝偻病,尿路结石和肾脏钙化较少见。

4.碳酸氢盐重吸收有助于确诊不典型患者口服或静脉滴注碳酸氢钠,如 HCO_3^- 排泄分数大于15%即可确诊。

5.近端肾小管酸中毒同样可由多种疾病引起,因此患者通常合并原发病的表现,同时近端肾小管的其他重吸收功能受累,合并Fanconi综合征。

6.遗传性的肾小管酸中毒发生酸中毒的年龄早,有婴幼儿期生长迟缓、眼部疾病(青光眼、白内障和带状角膜病)、智力低下等。头颅CT可能发现基底节钙化。

(三)混合型肾小管酸中毒(3型RTA)

患者同时具有远端及近端RTA的表现,尿中可滴定酸及铵离子均减少,伴有碳酸氢根增多,在严重酸中毒的情况下也不能将尿液最大限度的酸化,被称为混合型RTA。

1.由CAⅡ缺陷导致。

2.表现为骨硬化病、肾小管酸中毒、大脑钙化和智力低下。

3.混合型RTA,同时具有远端及近端RTA的表现。

(四)高血钾型肾小管酸中毒

该型与前三型肾小管酸中毒合并低血钾不同,通常合并高血钾。通常认为这种肾小管酸中毒和醛固酮作用减弱有关系,钠的重吸收减少,钾的排出减少,影响氢的排泌和氨的生成,因而导致酸中毒和高钾血症。常表现为①阴离子间隙正常的高血氯性代谢性酸中毒。②高血钾。③尿pH一般能达5.5以下。④合并肾衰竭时,酸中毒和高钾血症的严重程度与肾功能不全程度不成比例。⑤肾脏钙化和尿结石少见,合并肾衰竭时可有肾性骨病。⑥可有原发病的表现。

二、治疗原则

1.纠正酸中毒　补碱是纠正酸中毒的方法。近端肾小管酸中毒是每日从尿中流失大量碳酸氢根,因此补碱量大,10～20mmol/(kg·d);枸橼酸代谢产生碳酸氢根,每日剂量分多次服用,保持日夜负荷均衡;需限钠饮食,可促进肾小管对 HCO_3^- 的重吸收。远端肾小管酸中毒补碱量较小,常用枸橼酸钾或碳酸氢盐,用量需5～8mmol/(kg·d)体重,儿童需3～4mmol/(kg·d)体重,成人1～2mmol/(kg·d)体重。4型RTA纠正酸中毒可用碳酸氢钠每24h1.5～2.0mmol/kg。

2.纠正血钾异常　1～3型RTA均合并低血钾,可用枸橼酸钾补钾纠正。4型RTA合并高血钾需要避免储钾的药物和高钾饮食,可口服离子交换树脂和呋塞米等排钾利尿剂,发生严重高血钾(>6.5mmol/L)或心电图出现明显异常即应及时行透析。

3.防治并发症　防治肾结石、肾钙化和骨病。充分补充枸橼酸盐可纠正高钙血症,同时尿中枸橼酸排出增多,结合大量的钙,从而减小了草酸钙结石形成的危害性,但枸橼酸盐的增加伴随有尿 PH 的升高,增加了尿磷酸钙的饱和度,因此需要防止补碱过量。对已发生的骨病而未出现钙化的患者,可小心试用钙剂和骨化三醇 $1,25-(OH)_2D_3$ 治疗。

(曹莉)

第十章 血液系统急危重症

第一节 急性溶血性贫血

急性溶血性贫血是指红细胞在短时间内大量破坏而引起的一类贫血。临床上以红细胞－6－磷酸葡萄糖脱氢酶(G－6－PD)缺乏所致溶血、同种免疫性溶血(新生儿溶血病、溶血性输血反应)、自身免疫性溶血性贫血等较为多见。严重者会发生溶血危象和再障危象，两者可以周期性出现。临床表现急性起病，全身不适，寒战、高热、头痛、腰背四肢酸痛及腹痛，有时伴恶心、呕吐、腹泻，有些患者腹痛严重，有腹肌痉挛，甚似急腹症；同时出现贫血、黄疸、尿色棕红(血红蛋白尿)。

一、病情判断

(一)临床特点

急性溶血性贫血，起病急骤、可突发寒战、高热、面色苍白、腰酸背痛、气促、乏力、烦躁，亦可出现恶心、呕吐、腹痛等胃肠道症状。游离血红蛋白在血浆内浓度越过 1.3g/L 时，可出现血红蛋白尿，尿色如浓红茶或酱油样，12 小时后可出现黄疸，溶血产物损害肾小管细胞，可致急性肾衰竭。由于贫血，缺氧、严重者可发生神志淡漠或昏迷，休克和心功能不全。

(二)急诊检查

血常规检查示红细胞及血红蛋白迅速减低，血红蛋白常低于 60g/L，网织红细胞明显增多，常高于 5％以上，周围血涂片可见到红胞碎片及畸形红细胞；血清间接胆红素增高，尿胆原粪胆原增多，血清铁增高；血红蛋白尿及含铁血黄素尿是血管内溶血的重要指标；生化检查出现高钾血症、代谢性酸中毒、低钙血症；危象时易发生急性肾衰竭。骨髓检查有核细胞增生旺盛，粒红比值倒置，红系增生活跃，并以中晚幼细胞增生为主。

二、救治方案

(一)救治关键

去除病因和诱因；严重贫血时可给予洗涤红细胞纠正贫血，同时应用糖皮质激素和其他免疫抑制剂；药物效果不好时考虑行脾切除。

(二)一般治疗

卧床休息，烦躁不安者给予小剂量镇静剂，吸氧保证足够的液量，预防感染；溶血危象时，由于红细胞破坏，使血清铁蛋白增多、铁的重吸收增加。所以，不必补充铁剂，但应补充叶酸，以改善贫血状态。溶血危象患儿的抢救必须采取综合措施，尽快去除诱因，吸氧、镇静、输液、快速成分输血、防治心肾衰竭，纠正酸碱平衡失调与水电解质紊乱、碱化尿液、抗感染等，每日监测血常规变化，及时发现再生障碍危象，并予以适当处理。其中快速成分输血和防治肾衰竭最为重要。

(三)去除病因

对诱发溶血危象和再生障碍危象的病因应及时去除。在明确病因的一部分溶血性贫血病例,如果是由外来因素引起的,一般可以去除。去除病因是有效、最根本的治疗方法。对于可以预防的致病原因,预防比治疗更为重要。

1.如因食用蚕豆或接触药物、毒物而引起的溶血,应停止接触这类物品。

2.如血型不合或污染引起的输血反应,应立即停止输血。

3.如果是由红细胞内在缺陷引起的,多属先天遗传性的,目前的医疗水平要纠正或去除病因则很困难,一般只能做对症治疗。

(四)救治措施

1.输注红细胞是直接纠正贫血的措施,每次输注浓缩红细胞 10ml/kg,可提高血红蛋白 $20\sim30g/L$,以维持外用血,血红蛋白 $>60g/L$ 为宜。没有成分输血时也可输全血。输血目的:①迅速恢复血容量,以防止休克、心力衰竭等并发症;②补充红细胞以恢复或保持受血者机体血液循环的平衡和生理功能。

2.肾上腺皮质激素

(1)肾上腺皮质激素为温抗体型自身免疫溶血性贫血(AIHA)的首选药物,有效率为 80%。对冷抗体者多无效。

(2)G-6-PD 引起的急性溶血应用激素意见不一,有人建议足量、短程应用,起到稳定细胞膜作用。

(3)对其他非免疫性溶血性贫血,除对阵发性睡眠性血红蛋白尿(PNH)治疗评价不一外,激素均不必应用。

注意事项:①足量:开始剂量要用足,症状先好转,约 1 周后红细胞迅即上升。如治疗 3 周无效,需及时更换剂型或应用其他疗法;②缓慢减量:待溶血停止,红细胞数恢复正常后再逐渐缓慢减少剂量。一般需要持续应用 1～3 个月或更长,最好 Coomb's 试验转阴后停药,并结合具体的临床表现来确定;③监测激素的不良反应:高血压、库欣综合征、感染、诱发或加重溃疡等。

3.丙种球蛋白(IVIG) 已用于治疗 AIHA,部分患者有短期疗效。少数再生障碍危象患者需要丙种球蛋白治疗,可改善骨髓增生不良状态。丙种球蛋白输注量按每次 0.2～0.4g/kg,连续 3 日。起到减慢溶血作用,若不能终止溶血发作,可加大剂量到每次 1g/kg。对于自身免疫性疾病发生的溶血危象 IVIG 效果明显。

4.免疫抑制剂 多用于 AIHA 对激素无效或需较大剂量维持者,常用环磷酰胺、环孢素和长春新碱等。美罗华(rituximab)是一种针对 B 淋巴细胞抗原的抗 CD20 单克隆抗体,有研究表明 $375mg/(m^2 \cdot d)$,中位数为 3 周治疗儿童 AIHA,安全有效,多数患者取得持续的效果,虽然可复发,但第二次治疗仍然可控制疾病。

5.抗过氧化剂

(1)维生素 C、E:能稳定红细胞膜,减轻溶血,是高效还原剂。

(2)还原型谷胱甘肽(GsH):通过巯基与体内的自由基结合,可以转化成容易代谢的酸类物质,从而加速自由基的排泄。通过转甲基及转丙氨基反应,还能保护肝脏的台成、解毒、灭活激素等功能,并促进胆酸代谢,有利于消化道吸收脂肪和脂溶性维生素(A、D、E、K)。特别适用于 C-6-PD 缺陷症。剂量为每次 0.6～1.8g。

(3)多种维生素类及 ATP、辅酶 A、肌苷等稳定红细胞细胞膜,减轻溶血发作。

6.血浆置换可用于自身免疫性溶血。

7.脾切除对内科治疗无效者可考虑切脾治疗。脾切除术常规治疗仍不能终止溶血加重者,可紧急切脾。适用于异常红细胞在脾破坏者,切脾对遗传性球形细胞增多症有显著疗效,目前认为诊断一旦确定,年龄在 6 岁以上,若无手术禁忌证都可考虑行切脾治疗。脾切除对海洋性贫血的改善,减少输血有一定疗效,海洋性贫血切脾指征:输血次数及量渐增多者;巨脾有压迫症状者;继发性脾亢。重型 B-海洋性贫血可提早到 2 岁左右。也可进行脾动脉栓塞术或放疗。

8.保护脏器功能

(1)肾功能:急性血管内溶血(特别是异型输血),容易导致急性肾衰竭,治疗:①改善肾血管痉挛:多巴胺 3～5mg/(kg·min)扩张肾血管,增加肾血流;20%甘露醇每次 2～5ml/kg;低分子右旋糖酐每次 10ml/kg,每日 1～2 次,静脉滴注,改善微循环;②充分地水化、碱化:适量补充碳酸氢钠纠正酸中毒,防止血红蛋白在肾小管内沉积,碱性液体宜均匀适量输入。使尿液的 pH 值维持在 7～8 之间为宜;③密切观察尿量:若少于 100ml/d,应警惕急性肾衰竭的可能。此时要严格控制补液量及速度,每日 20～30ml/kg 以防发生肺水肿及心力衰竭。同时可用利尿剂。

(2)肝功能:溶血危象时,由于红细胞大量破坏,其代谢产物经肝处理,存在高胆红素血症,肝负担加重。如果既往有多次的慢性溶血发作,可发生胆红素性胆石症,出现胆系感染甚至梗阻性黄疸。①白蛋白:20%白蛋白,每次 50ml,静脉滴注,促使胆红素排泄,减轻黄疸;②中药退黄汤:清热利胆,降低总胆红素,保护肝;③甘草酸二铵(甘利欣):每次 5mg/kg,可快速降酶。

(3)心功能:由于溶血性贫血属于急性贫血,故心脏耐受性较差,输血支持是防止心力衰竭的最佳方法,应使血红蛋白维持在 90～100g/L 以上为佳。在没有纠正贫血前,禁用强心剂,因为心率增快是一种有效的代偿反应。

9.维持水电解质平衡

(1)高钾血症:溶血时由于红细胞释放出细胞内的钾离子,而使血清钾浓度升高。严重者可产生心脏停搏及低钙血症。

(2)低钙血症:①高钾血症的影响;②碱化时离子钙向细胞内流;③婴幼儿时期为维生素 D 缺乏性佝偻病的高发年龄。一旦出现离子紊乱,应迅速及时地予以纠正。

(潘玉洁)

第二节　弥散性血管内凝血

弥散性血管内凝血(DIC)是一种临床病理学综合征,发生在许多严重疾病和某些特殊情况下,几乎可见于临床各个学科。由许多疾病引起。DIC 以微循环弥散性微血栓形成及继发性纤溶亢进为主要特征,导致纤维蛋白凝块形成,从而引起脏器衰竭。伴随导致血小板和凝血因子的消耗可导致出血。DIC 并非是一种独立的疾病,而是由许多原发疾病引起。引起DIC 的疾病主要包括脓毒症、恶性肿瘤、创伤、肝病及血管异常,也可见于妊娠胎盘剥离、羊水栓塞、中毒及输血反应等。

一、病情判断

(一)临床特点

DIC 的发病原因虽然不同,但其临床表现均相似,除原发病的征象外,主要有出血、休克、栓塞及溶血四方面的表现。急性 DIC 常见于革兰阴性杆菌感染、败血症、流行性出血热、产科意外、急性溶血、输血血型不合、毒蛇咬伤、广泛大手术、体外循环、重度挤压伤及复合创伤,病势凶险,很快出现全身皮肤黏膜、内脏出血、休克、多脏器功能衰竭和严重贫血,危及生命。

(二)急诊检查

血小板(PLT)$<100\times10^9$/L 或呈进行性下降;血浆纤维蛋白原含量<1.5g/L 或呈进行性下降,或>4.0g/L。血浆鱼精蛋白试验阳性或血浆纤维蛋白降解产物(FDP)>20mg/L 或血浆 D-二聚体水平升高(阳性);PT 延长或缩短 3 秒以上或呈动态变化,或 APTT 延长 10 秒以上;外周血破碎红细胞增多$>2\%$,所谓红细胞破碎综合征。

二、救治方案

(一)救治关键

DIC 的病情严重,病势凶险,发展迅速,必须积极抢救,否则病情即可发展为不可逆性。治疗原发病及消除诱因是关键,并严密观察临床表现及实验室化验结果的变化。

(二)原发病的治疗或诱因的去除

应综合判断每一发生 DIC 病例的可能诱发因素,确定正确的治疗方案。及时去除诱因加上合理的抗凝治疗常可使 DIC 得到缓解。对于有或无出血的患者,都应密切监测凝血功能的变化,根据凝血功能改变的程度,选择合适的产科处理措施以去除病因。对产前合并 DIC 的患者,在病情发展迅速且短期内难以结束分娩者应考虑手术终止妊娠。

(三)抗感染及抗休克治疗

感染产生的内毒素是诱发 DIC 的因素,及时控制感染,减少内毒素的产生直接有利于 DIC 的治疗,亦可为去除诱因而行手术治疗时创造条件。及时清除感染病灶,并给予大剂量抗生素治疗。

(四)抗凝治疗

抗凝治疗是阻断 DIC 病理过程最重要的措施之一。抗凝治疗 DIC 发生时,早期体内有广泛的血管内凝血及血栓形成,后期可继发纤溶亢进,同时,这两种过程也可能平行交叉发生,导致临床对凝血状态难以明确判断。因此,抗凝治疗应尽量早期进行,以阻止体内广泛发生的凝血过程。对已经形成的血栓抗凝治疗无效。肝素是治疗 DIC 的最主要抗凝药物。从临床来讲,肝素的使用有导致出血的危险,目前已较少使用。

1. 普通肝素(未组分肝素、标准肝素)

(1)应用适应证:①DIC 早期;②血小板及血浆凝血因子急骤或进行性下降,迅速出现紫癜、淤斑;③明显多发性栓塞现象;④顽固性休克伴其他循环衰竭症状、体征,常规抗休克治疗效果不明显。

(2)用法、用量:①急性 DIC:首剂 50~100U/kg,静脉滴注,以后每 6~8 小时皮下注射 1 次;②慢性 DIC:每日总量 200U/kg,分 3~4 次给药,每 6~8 小时 1 次,皮下注射,8 日为一疗程。

2.低分子量肝素(LMWH)　200U/(kg·d),分2次皮下注射,疗程为5～8日。

3.其他抗凝药物

(1)丹参或复方丹参注射液:30～60ml+5％葡萄糖液100～200ml,静脉滴注,每日2～3次,每疗程7～10日。

(2)水蛭素:0.005mg/(kg·h),持续静脉滴注,疗程4～8日。主要用于急性DIC。

(3)抗凝血酶:与肝素合用,首剂40～80U/(kg·d),静脉注射,逐日递减,维持活性在80％～160％,疗程5～7日。

(4)活化蛋白C:300～3000U/kg,静脉滴注,每日1～2次。

4.血小板药物　可作为DIC的辅助性治疗,但须慎用。常用药物有右旋糖酐40、双嘧达莫(潘生丁)、阿司匹林、苯磺唑酮、噻氯匹啶(抵克立得)和前列环素等。

5.补充凝血因子及血小板　DIC中凝血因子和血小板被大量消耗,是DIC出血的主要因素。因此,积极补充凝血因子和血小板是DIC治疗的一项重要措施。

新鲜全血、新鲜血浆或新鲜冷冻血浆有补充血容量的作用,还可以补充被消耗掉的凝血因子,其中如纤维蛋白原的补充尤为重要。最好在有中心静脉压监护下进行补充,以达到有效补给量而又不致发生心肺并发症。库存血液制品的输注,可能会起到与治疗相反的作用,应尽量避免使用。纤维蛋白原及冷沉淀物可在肝素化的前提下予以使用,纤维蛋白原每次4g,对纠正消耗性低凝血状态有较好疗效。冷沉淀物含有纤维蛋白原和因子Ⅷ,可有效提高血中纤维蛋白原水平。血小板在血小板减少的患者,如血小板低于$20×10^9$/L时,常会出现威胁生命的严重出血,应紧急给予输注,每24小时1～2U(单采),使血小板迅速达到安全水平。

(五)抗纤溶治疗

抗纤溶药物只用于纤溶亢进期,必须在肝素治疗的基础上应用,否则有可能导致肾衰竭、DIC恶化、出血不止。抗纤溶药物主要有氨甲苯酸、氨甲环酸、氨基己酸和抑肽酶。前三者只能抑制纤溶酶的生成,对纤溶酶的活性无影响,而抑肽酶则对纤溶酶的活性也有抑制作用。

(潘玉洁)

第三节　过敏性紫癜

过敏性紫癜是一种常见的血管变态反应性疾病,病理改变为毛细血管炎和坏死性小动脉炎,可由感染、药物、食物等诱发,特别是一些含特殊蛋白质的食物如海鲜类食品。主要累及毛细血管。无血小板减少和凝血功能障碍。除皮肤紫癜、黏膜出血外尚可有腹部、关节及肾受累表现。多见于儿童和青少年,男性略多于女性(2.5:1),冬春季发病较多。成人发病者少见。

一、病情判断

(一)临床特点

发病前1～3周常有低热、咽痛、上呼吸道感染及全身不适等症,临床上由于病变的部位不同而有不同的表现。

1.皮肤症状　以下肢大关节附近及臀部分批出现对称分布大小不等的斑丘疹样紫癜为主。

2.关节症状　可有单个或多发性游走性关节肿痛或关节炎,有时局部有压痛,多发生在膝踝、肘、腕等,关节腔可有渗液,但不留后遗症。

3.消化道症状　约 2/3 患者可出现以腹部阵发性绞痛或持续性钝痛为主,同时可伴有呕吐、呕血或便血,严重者为血水样大便。

4.肾脏症状　紫癜一般于 2～4 周出现肉眼血尿或镜下血尿、蛋白尿和管型尿。

(二)急诊检查

1.血象　白细胞计数正常或增多,嗜酸性粒细胞增多,血小板计数正常。

2.出凝血功能检查　出凝血时间正常,血块收缩良好,毛细血管脆性试验多为阳性。

3.免疫学检查　血清 IgA 和 IgG 常增高,以前者明显;IgA 型免疫复合物增高及 IgA 类风湿因子可阳性。

4.尿液　可有蛋白、红细胞及管型。

二、救治方案

(一)救治关键

设法除去致敏因素;单纯者可用复方芦丁、钙剂、维生素 C、抗组胺制剂;发热及关节炎可用皮质类固醇激素,但不能阻止肾脏侵犯,对顽固的慢性肾炎者可加免抑制剂。

(二)一般治疗

预防和治疗各种感染,避免服用或接触可疑致敏的食物或药物。

(三)药物治疗

1.抗变态反应药物　疗效不定,氯苯那敏 4mg,每日 3 次,口服;苯海拉明或异丙嗪 25mg,每日 3 次,口服;10％葡萄糖酸钙 10ml,静脉注射,每日 1 次。

2.复方芦丁和维生素 C　可增加毛细血管抵抗力。芦丁 20～40mg,每日 2 次,口服;维生素 C2～3g,每日 1 次,静脉注射或加入葡萄糖液中静脉滴注。

3.止血药　卡巴克络 10mg,每日 2～3 次,肌内注射,或用 40～60mg,加入葡萄糖液中静脉滴注。酚磺乙胺 0.25～0.5g,每日 2～3 次,肌内注射或静脉滴注。有肾脏病变者应慎用抗纤溶药。

(四)肾上腺皮质激素

对皮肤型及肾型疗效不佳,也不能预防肾炎的发生。对关节型及腹型有效,可减轻肠道水肿,防止肠套叠。泼尼松 30～40mg,每日 1 次,口服,严重者可用氢化可的松 100～200mg 或地塞米松 10～20mg,静脉滴注,连续 3～5 日,病情好转后改口服。病情控制后宜用小维持量,一般需 3～4 个月。

(五)免疫抑制剂

对肾炎或并发膜性、增殖性肾炎,单用激素疗效不佳者,可采用环磷酰胺 2～3mg/(kg·d),静脉注射,或硫唑嘌呤 2～3mg/(kg·d),口服,但应注意血象及其他不良反应。双嘧达莫亦可减少蛋白尿。

(六)病程及预后

过敏性紫癜常可自愈,但易复发,首次发作严重者,复发率高。一般病程为 4 周,肾型病程最长,长者可达 4～5 年以上,死亡率低于 5％。

(潘玉洁)

第四节 特发性血小板减少性紫癜

特发性血小板减少性紫癜(ITP)是由于机体免疫系统功能紊乱引起血小板破坏增加而致数目减少,故又称为免疫性血小板减少性紫癜(ITP),是常见的出血性疾病,85%患者的血清中和血小板表面有抗血小板抗体。其特点是自发性出血,血小板减少,出血时间延长和血块收缩不良;骨髓中巨核细胞的发育受到抑制。ITP分为急性型和慢性型两类。

一、病情判断

(一)临床特点

特发性血小板减少性紫癜,临床以皮肤黏膜或内脏出血为主要表现,严重者可有其他部位出血,如鼻出血、牙龈渗血、妇女月经量过多或严重吐血、咯血、便血、尿血等症状,并发颅内出血是本病致死的原因。颅内出血时表现为头痛、嗜睡、昏迷、抽搐、麻痹等症状。急性暴发型患者除血小板减少外,常伴有血管壁的损害,故出血较重。

(二)急诊检查

血常规:血小板数减少,出血时间延长,血小板生存时间缩短,骨髓检查巨核细胞增多或正常,可有成熟障碍。

二、救治方案

(一)处理原则

1. 低危患者可以暂不治疗,临床观察。
2. 中危而出血症状不明显的患者也可暂不治疗,临床观察。
3. 重危或有明显出血倾向者,应积极治疗。

(二)救治关键

1. 发病初期,应减少活动,避免创伤,重度者卧床休息。
2. 输新鲜血或血小板,血小板低于 20×10^9/L,或出血严重、疑有颅内出血。
3. 应用糖皮质激素。
4. 脾切除,应用糖皮质激素无效或有禁忌时。
5. 免疫抑制剂的治疗,激素治疗无效者尚可试用。

(三)治疗措施

1. 输新鲜血小板 作为严重出血时的紧急治疗。
2. 肾上腺皮质激素 首选。一般用泼尼松 0.5~1mg/(kg·d)分 2~3 次或清晨一次口服。若出血严重,泼尼松可用至 2mg/(kg·d)口服或用甲泼尼龙 10~30mg/(kg·d)、或氢化可的松 400mg/(m²·d)或地塞米松 10~15mg/(m²·d)静脉滴注 3~5 日,待出血好转即开始阶梯法减量,约 2 周后改为泼尼松 1mg/(kg·d),以后逐渐减量,原则上先快后慢,整个疗程 6 个月左右。
3. 大剂量丙种球蛋白静脉滴注 对有严重出血者应用精制丙种球蛋白 IgG0.4g/(kg·d),连用 5 日。或 1g/(kg·d),连用 1~2 日,70%~80%的患者可提高血小板计数。
4. 脾切除 脾切除对慢性 ITP 的缓解率为 60%~75%。

5.免疫抑制剂　激素治疗无效者可试用。

(1)长春新碱:每次1.5～2mg,加生理盐水250ml,缓慢静脉滴注,持续6～8小时,每周1次;连用4～6周为一疗程。

(2)环磷酰胺:2～3mg(kg·d),口服或每次300～600mg/m²,静脉滴注,每周1次。多在2～6周时起效,如8周无效可停药。有效者可继续用药4～6周。

(3)硫唑嘌呤:1～3mg/(kg·d),一般2个月后方可显效。

(4)联合化疗。

6.环胞素A(CsA)　3～10mg/(kg·d)。

7.抗Rh球蛋白(Anti－D)　4μg/kg,一般仅用一次。

8.其他药物　炔羟雄烯异噁唑(达那唑Danazol,DNZ),400～800mg/d;INFα3MU,每周3次。

(潘玉洁)

第五节　输血反应

输血反应是指在输血中或输血后,受血者发生了用原来的疾病不能解释的新的症状或体征。输血反应又可以分为溶血性反应和非溶血性反应。输血反应按发生的时间分即发型和迟发型,即输血时或输血后24小时内发生的和输血后数日至数十日发生的。

一、病情判断

(一)临床特点

急性溶血性输血反应发生迅速,早期最常见的症状是发热,多数伴寒战;其他症状包括烦躁、颜面或全身潮红、胸痛、腰背痛、恶心等。尿液呈浓茶色或酱油样色,是最早出现的溶血症状(血红蛋白尿)。迟发性溶血性输血反应通常表现为输血数日后出现黄疸、网织红细胞升高等。

(二)急诊检查

急查血常规:血红蛋白进行性下降和稀释性血小板减少症;血气分析:代谢性酸中毒和高钾血症。

二、救治方案

(一)救治关键

怀疑急性溶血性输血反应,应立即停止输血,保留静脉通路,严密观察血压、尿色、尿量并注意出血倾向。急性溶血性输血反应诊断明确后,处理的重点是积极预防并发症。

1.当有发热先兆或寒战时,立即停止输血。

2.保持静脉通畅,给予对症处理,如应用地塞米松、苯海拉明等。

3.密切观察病情变化,如体温、脉搏、血压、呼吸等。

4.出现性溶血性输血反应,立即终止输血,应用大剂量激素,碱化尿液,利尿,纠正低血压,防治肾衰竭和DIC。

(二)溶血性反应的处理

一旦怀疑发生急性溶血性输血反应,应立即停止输血,积极预防并发症。

1.休克和急性肾衰竭的防治

(1)迅速补充血容量:纠正低血压并维持足够的肾血流灌注,可预防急性肾衰竭。早期静脉输液以晶体液为主,可扩充血容量并保证组织充分水合以增加尿量,成人每小时尿量应维持在100ml以上。

(2)利尿剂的应用:充分补液的同时,静脉注射呋塞米每次20~80mg或利尿酸每次25~50mg,必要时重复给药,除利尿作用外,可明显增加肾皮质血流量,减轻肾小管缺血,预防急性肾衰竭。甘露醇是渗透性利尿药,曾被用于治疗急性溶血性输血反应,作为预防急性肾衰竭的主要药物,但有一些学者认为该药无确实疗效。

(3)多巴胺的应用:应用多巴胺时应严密监测血流动力学参数和尿量。

(4)碱化尿液:目的是防止血红蛋白在肾小管内沉积。

(5)急性肾衰竭的处理:如果经上述治疗后仍然少尿或无尿,应限制液体入量,避免循环超负荷,必要时进行透析治疗。

2.DIC的防治

(1)肝素的应用:肝素用于DIC的防治,存在意见分歧。接受不相容输血者如系手术中或出血患者,不应使用肝素;不相容血液输入量大于200ml者,发生DIC甚至死亡的可能性较大,可以考虑预防性应用肝素;如有相对禁忌证(如术后患者),剂量减半。

(2)成分输血:出现凝血障碍或出血症状,应及时补充相应的血液成分,包括血小板、新鲜冰冻血浆、冷沉淀或纤维蛋白原浓缩剂。

(三)迟发性溶血性输血反应的处理

大多数人不需要特殊处理。少数溶血反应严重者,按急性溶血性输血反应治疗措施处理。早期,直接抗人球蛋白试验(DAT)阳性而血清抗体检测阴性时,如患者需要继续输血,放散试验所得的放散液(含特异性免役抗体)可用于交叉配血。继后输入的血液应无相应红细胞抗原。

(四)非溶血性不良反应的处理

1.发热反应

(1)一旦发生发热反应后,应首先立即停止输血。

(2)输注生理盐水保持静脉通路。

(3)将受血者血样及剩余血液制品一起送输血科(血库)进行有关方面实验室检查。

(4)对症处理:若患者在输血过程中或输血结束后数小时内出现发热、寒战时给患者保暖,可适当增加盖被、热水袋热敷及喝热饮料,严重者可用哌替啶肌内或皮下注射以缓解寒战。高热时给予物理降温,必要时遵医嘱给予抗过敏药物、解热镇痛药或肾上腺皮质激素治疗。

2.过敏反应

(1)过敏反应发生后,轻者减慢滴速,密切观察。

(2)重者应立即停止输血,通知医生,用生理盐水维持静脉通道畅通,遵医嘱给予抗过敏药物,如地塞米松10mg,静脉注射;异丙嗪25mg,肌内注射;氢化可的松100mg加入500ml生理盐水中静脉滴注;盐酸肾上腺素注射液0.5~1.0mg,皮下注射等。

(3)必要时给予大流量氧气吸入4~6L/min,准备好抢救药品及物品,配合医生进行紧急救治。如喉头水肿者协助气管插管或气管切开,发生过敏性休克时给予抗休克治疗。

(4)保存余血与输血装置送检,查明原因。

3.传播疾病　该类不良反应的预防主要是:控制献血员资质及血液采集、贮存、运送、质检、输注等环节的无菌化。

4.细菌污染反应　一旦发现除立即停止输血和通知医师外,还应将剩余血和患者血标本送化验室,进行血培养和药敏试验。高热者给予物理降温,定时测量体温、脉搏、呼吸和血压,准确记录出入液量,严密观察病情,早期发现休克先兆,配合抗休克、抗感染治疗。

5.循环系统负荷过重　发现上述情况,按急性肺水肿的原则处理,停止输血,嘱患者端坐,四肢捆扎,以有效地减少回心血量。

6.其他　多次输血或红细胞,可致受血者铁负荷过量。反复异体输血,可使受血者产生同种血细胞(如血小板、白细胞等)抗体,继之发生无效输注、发热、过敏,甚至溶血反应。异体输新鲜全血(富含白细胞),可发生输血相关性移植物抗宿主病。大量输入枸橼酸钠(ACD)抗凝血或血浆,会整合受血者的血浆游离钙,若不及时补钙,则可加重出血。

(1)输血后紫癜(PTP):①IGIV首选,1g/(kg·d),连用2日;②大剂量甲泼尼龙1~2g,静脉注射,连用1~6日血浆置换;④输血小板应为HPA-la阴性且洗涤和过滤的。一般于2周左右恢复。

(2)输血相关性急性肺损伤(TRALI):①立即停止输血;②刻不容缓的纠正缺氧;③生理盐水输注和必要辅助呼吸维持血流动力学。

(潘玉洁)

第十一章　感染性疾病

第一节　流行性感冒

流行性感冒(influenza)简称流感,是一种急性呼吸道传染病,主要传播途径是呼吸道飞沫传播,具有高度传染性。每年会在世界某个区域暴发流行,发病率高居传染性疾病首位。

主要临床特征为急起高热、乏力和呼吸道症状。一般病程较短,大部分为自限性,但小儿、老年人、有慢性基础性疾病患者和免疫力低下者,易并发肺炎或其他合并症,严重者有致死危险。

一、病原学

流感病毒是 RNA 病毒,属正黏病毒科流行性感冒病毒属。外观形态多呈球形,直径约100nm,也有长丝状,长度可达数千纳米。病毒颗粒表面有两种糖蛋白突起,均具有抗原性,分别为血凝素(hemagglutinin,HA)和神经氨酸酶(neuraminidase,NA)。根据此两种抗原可将病毒分成若干亚型,如 H1N1 等。根据病毒和蛋内和膜基质蛋白抗原性的不同,可以将流感病毒分为甲、乙、丙三型。

流感病毒抵抗高温能力弱,加热到 56℃数分钟后就可以丧失致病性,加热到 100℃1 分钟就能被灭活。而在低温环境中较稳定,在 4℃环境下能存活 1 个多月。对于干燥和乙醚、甲醛等常用消毒剂都很敏感。

二、流行病学

流感发病具有一定的季节性,我国北方一般发生于冬季,而南方四季都有发生,高峰则在夏季和冬季。平均发病率可达 10%～20%。

(一)传染源

传染源主要为急性期患者及隐性感染者。患者自潜伏期末到发病后 7 天,从体液中可以排出大量病毒。尤以病初 2～3 天内传染性最强。隐性感染者因无明显症状而不易被发现,但体内有病毒增殖,传播范围可能更广泛。

(二)传播途径

空气飞沫传播是主要的传播途径。病毒污染饮食、用具、毛巾等也可以出现间接传播。

(三)易感人群

人群普遍易感。流感病毒 3 个型别之间无交叉免疫。

三、发病机制与病理变化

病毒侵入体内后依靠血凝素吸附于细胞表面,经过细胞的吞饮作用进入胞浆;然后病毒包膜与细胞膜融合释放出病毒核酸,在细胞内不断复制,再将新组装的病毒颗粒经过出芽释放到细胞之外,复制的周期大约 8 个小时左右。而被感染的细胞变性坏死、溶解脱落。

初始感染后,病变可以进一步扩展至气管、支气管和下呼吸道,可以引起广泛的坏死性气管支气管炎伴溃疡形成,甚至支气管黏膜脱落坏死。

四、临床表现

潜伏期 1~3 天,最短者感染后数小时内即可发病。典型病例临床表现分为 3 种不同类型:

(一)单纯型

发热多为最常见的首发症状,发热前有畏寒、寒战、头痛、肌痛等全身中毒症状,体温迅速升高,可达 39℃~40℃。发热期可以持续 1~5 天甚至更长。也可以有流涕、鼻塞、声嘶等呼吸道症状。急性期查体可见患者呈急性热病容,颜面潮红、结膜充血、咽部充血等,肺部查体可见呼吸音粗,有或没有啰音存在。退热后全身症状逐渐好转,而呼吸道症状可能持续 2 周左右才会逐渐消失。

(二)肺炎型

流感由单纯型转为肺炎型多发生于有潜在肺部病变、免疫力低下或有免疫缺陷的人群。典型的肺炎型患者初期表现类似于单纯型,但病情迅速加重,高热持续不退,迅速出现呼吸困难、发绀、痰中带血等症状,可伴有心脏、肾脏等功能异常。查体可以发现双肺呼吸音低,满布干、湿性啰音,但较少发现肺实变体征。表现为成人呼吸窘迫综合征,患者可因呼吸衰竭或循环衰竭死亡。病死率高达 50% 左右。

(三)其他类型

病毒侵入神经系统可以引起中毒性症状,临床上有脑炎或脑膜炎,表现为高热、昏迷、谵妄等,称为中毒型,较少见。患者发热伴有恶心、呕吐、腹痛、腹泻等消化道症状为主,称为胃肠型,一般 2~3 天可以恢复。

五、实验室检查

(一)血常规

外周血白细胞总数在急性期时明显减少,淋巴细胞数相对增加,合并细菌感染时白细胞总数和中性粒细胞百分比可增高。

(二)病原学检查

可取患者的咽拭子、含漱液、上呼吸道分泌物进行病毒分离,起病 3 天内标本分离的阳性率较高。

(三)血清学检测

采集急性期及病后 3~4 周内两份血清,采用酶联免疫吸附试验或补体结合试验等方法测定抗流感病毒抗体。如有抗体滴度 4 倍以上增长则为阳性,有诊断意义。

六、诊断

同一季节在同一地区,1~2 天内有大量上呼吸道感染患者发生,或有小范围内相互传播的证据,如学校、办公室内病例集中发生,应考虑流感。非流行季节根据临床表现、结合流行病学、临床表现、实验室检查、病毒分离和血清学抗体检测综合判断。

七、鉴别诊断

本病应与其他病原体所致呼吸道感染,如支原体、衣原体、细菌以及其他病毒等引起的疾病相鉴别。

八、治疗

(一)隔离患者

呼吸道隔离一周至主要症状消失。

(二)一般治疗

多休息、多饮水、多吃富含维生素 C 的食物。对于高热、食欲差的患者应予以物理或药物降温、静脉补液、维持水电解质平衡及预防严重并发症。

(三)抗病毒治疗

应早期予以抗病毒治疗。目前临床抗流感病毒药物分为神经氨酸酶抑制剂和 M2 通道阻滞剂两大类。

1.神经氨酸酶抑制剂　在发病或暴露后早期及时应用有效。代表药物为磷酸奥司他韦(商品名:达菲)。能通过对流感病毒神经氨酸酶的抑制作用,阻止流感病毒的播散和排放,减少并发症,缩短病程。此药有高度的特异性,只对甲型及乙型流感病毒有效,目前限于 13 岁以上患者应用。不良反应多为恶心、呕吐、胃肠道不适等,推荐剂量为 13 岁以上患者每天 2次,每次 75mg,连续用药 5 天。

2.M2 离子通道蛋白阻滞剂　代表药物为金刚烷胺和金刚乙胺。通过阻断 M2 离子通道蛋白阻止病毒脱壳,令病毒早期复制被中断,从而起到抗流感病毒抗体的作用。疾病早期应用效果好。不良反应较多,尤其是中枢神经系统不良反应大,主要有厌食、恶心、焦虑、失眠、头痛等。金刚烷胺推荐用量为成人 200mg/天,儿童 4~5mg/kg,分两次口服,疗程 3~4 天。金刚乙胺推荐用量为 10~65 岁患者 100mg,每天 2 次,疗程 5 天。65 岁以上患者剂量减半。肾功能差的患者慎用或减量服用。

九、预防

(一)接种流感疫苗

在流行季节之前对易感染群进行疫苗接种,可以降低发病率、减轻症状,减少并发症,降低死亡率。

(二)药物预防

抗病毒药物可以作为预防流感、用作疫苗免疫计划的补充方式。

(潘玉洁)

第二节　人感染高致病性禽流感

人感染高致病性禽流感是禽甲型流感病毒某些亚型中的一些毒株,如 H5N1、H7N7 等感染所致疾病,指在接触由病毒感染的病/死禽或暴露在被病毒污染的环境后引起的人类急性呼吸道传染病。

近年来 H5N1 型禽流感病毒在全球蔓延,不断引起人类发病,并且推测这一病毒可能通过基因重配或突变演变成为能引起人类流感大流行的病毒,因此成为全球关注的焦点。我国《传染病防治法》将其列为乙类传染病,但实行甲类管理,即一旦发生疫情,采取中类传染病的预防控制措施。

一、病原学

高致病性禽流感病毒属正黏病毒科甲型流感病毒,结构与人甲型流感病毒相同,是多形性病毒,常为球型,直径为 80～120nm,外层有囊膜。禽流感病毒的基因为节段负链单股RNA,根据外膜上血凝素和神经氨酸酶蛋内抗原性的不同,分许多甲流病毒亚型,目前已经鉴定出 16 个 H 亚型和 9 个 N 亚型。其中 H5 和 H7 亚型毒株能引起严重的禽类疾病,成为高致病性禽流感病毒。目前感染人类的禽流感病毒亚型主要是 H5N1、H9N2、H7N7,其中感染H5N1 病毒的患者病情重,病死率高。

禽流感病毒对低温抵抗力强,但易被石灰、乙醚、碘剂等消毒剂灭活,对热较敏感。经55℃30min 或 100℃2min 可使该病毒灭活。但在粪便中可存活较长时间。

二、流行病学

在 2003 年下半年世界上多个国家爆发家禽和野生禽类的 A(H5N1)病毒感染,其中有 14个国家出现人禽流感病例。截至 2008 年 1 月 15 日,由世界卫生组织报道的全球确诊病例共350 例,其中 217 例患者死亡,病死率高达 62.0%。

(一)传染源

主要为患禽流感或携带禽流感病毒的家禽,如鸡、鸭、鹅及猪等,患者是否有传染性尚有待进一步确定。

(二)传播途径

主要通过呼吸道传播,密切接触感染的禽类及其分泌、排泄物,以及受病毒污染的水等可以被感染。

(三)易感人群

人群普遍易感,兽医、动物饲养者等以及与不明原因病死家禽或感染、疑似感染禽流感密切接触人员为高危人群。

人感染高致病性禽流感病毒多发生于冬春季,人感染禽流感病例多数为年轻人和儿童,通常伴随着家禽中禽流感爆发,呈零星分布。

三、发病机制与病理变化

病毒通过呼吸道感染患者后,引起以肺脏为主的多脏器损伤。病毒序列和病毒蛋白存在于肺泡Ⅱ型上皮细胞、巨噬细胞、单核细胞和气管上皮细胞中,引起弥漫性肺组织改变。小肠的黏膜上皮细胞、大脑中枢神经元细胞也易被累及,感染病毒后可以同时伴有心脏、肝脏、肾脏等器官组织损伤。此外,病毒还可以穿过胎盘屏障感染胎儿。

肺脏中被感染的靶细胞主要是Ⅱ型肺泡上皮细胞,损伤机制如下:①病毒能够直接导致细胞的死亡。②病毒可能刺激机体大量产生各种细胞因子,造成炎性因子的"瀑布效应",引起多种细胞损伤,随着病程的延长,受累部位可出现广泛纤维化。③病毒可以血液中的免疫细胞为载体,扩散到肺外的多个脏器。

早期急性渗出期主要表现为大部分气管上皮、支气管上皮及肺泡上皮变性、坏死及脱落,肺泡腔内有多少不等的脱落上皮细胞及单核细胞,偶见红细胞,并可见大量渗出液及少许纤维素渗出。中晚期主要以增生性和纤维化性改变为主,表现为支气管、细支气管上皮和肺泡上皮增生及鳞状上皮化生。大部分肺泡腔含气减少,充以多种渗出成分,包括浆液、纤维素、红细胞及巨噬细胞,渗出物有不同程度的机化。

四、临床表现

潜伏期一般1周左右,重症患者表现为急性起病,临床上常见的症状为高热、咳嗽、咳痰、呼吸困难等,其中呼吸困难呈进行性加重,可在短时间内出现急性呼吸衰竭;伴有肌痛、咽痛、流涕、呕吐、腹痛、腹泻等症状。少许患者在病程中可以出现精神神经症状,如烦躁、谵妄。

病情进展快,虽然呼吸衰竭患者可以接受呼吸机辅助通气治疗,但大多数仍出现肺出血、肾衰竭、休克等多种并发症而死亡。

五、实验室检查

1.血象和脑脊液　外周血白细胞总数一般正常或降低,重症患者白细胞及淋巴细胞下降明显。

2.病毒分离　可以从患者呼吸道标本中,如鼻咽部分泌物、气管吸出物及含漱液等,分离出病毒。

3.病毒抗体检测　用酶联免疫吸附法或免疫荧光法检测病毒抗原,或用聚合酶链反应方法检查病毒核酸。

4.血清学检查　采用血清补体结合试验或免疫吸附试验可以检测病毒抗体。对比发病初期和恢复期双份血清的前后滴度,如果有4倍以上升高,可以作为回顾性参考,但对于早期诊断意义不大。

5.影像学检查　肺部平片或肺CT可以见到肺内呈斑片状、弥漫性浸润,或呈间质改变,少数可以伴有胸腔积液。

六、诊断

卫生部出台人禽流感诊疗方案(2008版)对于此病明确诊断方案如下:

1.医学观察病例　有流行病学接触史,1周内出现流感样临床表现者。对于被诊断为医学观察病例者,医疗机构应当及时报告当地疾病预防控制机构,并对其进行7天医学观察。

2.疑似病例　具备流行病学史中任何一项,且无其他明确诊断的肺炎病例。

3.临床诊断病例有两种情形　①诊断为人禽流感疑似病例,但无法进一步取得临床检验标本或实验室检查证据,而与其有共同接触史的人被诊断为确诊病例,并且没有其他疾病确定诊断依据者。②具备流行病学史中任何一项,伴有关临床表现,实验室病原检测患者恢复期血清红细胞凝集抑制(Hemagglutination Inhibition,HI)试验或微量中和试验(Microneutralization,MN)A(H5N1)抗体阳性(HI抗体或中和抗体效价≥40)。

4.确诊病例　有流行病学接触史和临床表现,从患者呼吸道分泌物标本或相关组织标本中分离出特定病毒,或采用其他方法,禽流感病毒亚型特异抗原或核酸检查阳性,或发病初期和恢复期双份血清禽流感病毒亚型毒株抗体滴度升高4倍或以上者。

另外,在流行病学史不详的情况下,根据临床表现、辅助检查和实验室检查结果,特别是从患者呼吸道分泌物或相关组织标本中分离出特定病毒,或采用其他方法,禽流感病毒亚型特异抗原或核酸检查阳性,或发病初期和恢复期双份血清禽流感病毒亚型毒株抗体滴度升高4倍或以上者,也可以确定诊断。

重症患者诊断标准:具备以下三项之中的任何一项,即可诊断为重症人禽流感。

①呼吸困难,成人休息状态下呼吸频率≥30次/min,且伴有下列情况之一:a 胸片显示多叶病变或在正位胸片上病灶总面积占双肺总面积的1/3以上;b 病情进展,24~48小时内病灶面积增大超过50%,且在正位胸片上占双肺总面积的1/4以上。

②出现明显低氧血症,氧合指数低于300mmHg。

③出现休克或多器官功能障碍综合征(MODS)。

七、鉴别诊断

本病应注意与SARS等其他病毒性和非典型病原,如军团杆菌、肺炎支原体、肺炎衣原体等所致的肺炎进行鉴别。流行病学接触史及病原分离有助于确诊。

八、治疗

(一)一般治疗

卧床休息、吸氧、止咳祛痰。对高热患者予以退热治疗,如物理降温等;有肝肾功能损伤者采用相应治疗。加强营养支持,维持水、电解质平衡。注意保护消化道黏膜,避免消化道出血。

(二)抗病毒治疗

早期应用抗病毒药物可以减轻病情、缩短病程、改善预后。用药方案与流行性感冒相近。达菲(磷酸奥司他韦)是目前WHO推荐的治疗药物,对耐金刚烷胺和金刚乙胺的禽流感病毒有效。

(三)预防并发症

预防合并细菌感染等并发症,必要时应用抗菌药物。

(四)重症患者的治疗

临床曾应用激素以及其他免疫调节剂,如胸腺肽、干扰素、静脉用丙种球蛋白(IVIG)等,还需进一步研究。

九、预防

(一)监测及控制传染源

加强禽类疾病监测和家禽以及相关人员的检疫。对疑似病例、临床诊断病例和确诊病例进行隔离。

(二)切断传播途径

对疫源地禽类进行屠宰及彻底消毒,医院及医务人员进行彻底消毒及加强隔离防护。保持空气流通,养成勤洗手的个人良好卫生习惯。

(三)预防接种

1.疫苗接种　目前尚无确切有保护意义的疫苗。

2.免疫球蛋白注射　静脉注射免疫球蛋白提高免疫功能,对于感染尚无确切的预防意义。

(拜合提尼沙·吐尔地)

第三节　麻疹

麻疹(measles)是感染麻疹病毒引起的急性呼吸道传染病。传染性极强,在人口密集而未普遍接种疫苗的地区易发生流行。目前,麻疹已经被列为世界上消灭疾病的第二目标。

一、病原学

麻疹病毒,属副黏病毒。电镜下呈球形或多形性,直径为 100~250nm。病毒由中心和外包膜组成。中心为 RNA 和对称的螺旋形衣壳体,外包膜则是双层含脂蛋白囊膜。麻疹病毒含有 6 种结构蛋白,却只有一个病毒型。感染时血内可测出特异性抗体,感染后可获得持久免疫力。

麻疹病毒在外界环境中,对干燥、紫外线、高温和一般消毒剂如氯仿、乙醚等都没有抵抗力。在空气流通环境中或阳光下 30 分钟就失去活力;在室温下仅存活 36 小时,56℃时 30 分钟即被破坏。能耐寒不怕冻,-70℃可存活 5 年以上,冰冻干燥可保存 20 年。发病季节以冬春季为主,但全年均可发生。

二、流行病学

(一)传染源

急性期患者是最主要传染源。隐匿感染患者和无症状携带者体内病毒含量极低,传染性不强。

(二)传播途径

主要经呼吸道传播,出疹前后共 10 天时间内为传染期,出疹后 2 天内传染性最强。鼻腔、口腔、咽部及眼部黏膜分泌物中均有大量病毒,经飞沫传播或手污染接触传播。经衣服、用具感染者较少。

(三)易感人群

未患过麻疹或未接种过疫苗的均为易感者。发病年龄以 6 个月~5 岁最多见。病后获得持久的免疫力。

三、发病机制与病理变化

麻疹病毒侵入上呼吸道或眼结膜上皮细胞,在该处复制繁殖,通过局部淋巴组织进入血流,形成第一次病毒血症。病毒被单核—巨噬细胞系统吞噬,在其内广泛繁殖,大量病毒再次进入血流,形成第二次病毒血症,病毒散布到全身各组织器官,出现高热和出疹病变。

麻疹病变的损伤除了病毒直接侵犯宿主细胞外,尚有一系列免疫因素存在。麻疹病毒刺激 T 淋巴细胞,形成致敏淋巴细胞。当其与病毒抗原接触时,产生全身性迟发型超敏细胞免疫反应,导致细胞中毒病变,并且引起呼吸道、脑组织、肝脏、肾脏及心脏改变。

麻疹的特征性病理变化是当病毒侵袭时,组织内出现广泛的细胞融合,形成多核巨细胞,其中一种称为 Warthin－Finkeldey giant cells 细胞。多核细胞大小不一,内有数十至百余个核,细胞核内外均有病毒集落(嗜酸性包涵体),尤其胞浆内更多。另一种为上皮巨细胞,可以在呼吸道分泌物中找到。

病毒或免疫复合物在皮肤真皮及呼吸道的表浅血管沉积,使真皮细胞及呼吸道上皮细胞充血水肿,黏膜肿胀,淋巴细胞浸润,管腔内充满炎性渗出物,肺泡壁细胞肿胀、增生与单核细胞浸润并渗出,在皮肤形成麻疹皮疹和黏膜疹,而在肺部呈间质改变,严重者形成麻疹性肺炎。

病程中机体免疫功能降低,哮喘、湿疹、肾病综合征等在麻疹病程中或病后得到暂时的缓解,较易继发细菌感染。结核病在麻疹后可复发或加重,麻疹初期结核菌素实验多转为阴性。

四、临床表现

潜伏期 10 天左右,接种疫苗后潜伏期可能延长至接近 1 个月。典型病例临床表现分为三期:

(一)前驱期

突出症状为发热及明显的卡他症状。大多数患者有低或中度发热,伴头痛、乏力、纳差、恶心、周身不适等症状。咳嗽、流鼻涕,常被误以为感冒。眼结膜充血、流泪、畏光、眼部分泌物增多等。柯氏斑的出现是早期的特征性表现。发病 2～3 天左右在口腔内,双侧第二磨牙颊黏膜处出现细砂样灰白色小点,周围红晕,也可以出现在口唇部,出现皮疹约 1～2 天后消失。

(二)出疹期

发病 3～4 日后出现皮疹。出疹顺序为首先见于耳后、发际渐及耳前、面颊、前额,一天之内迅速蔓延及躯干与四肢,最后达手足心,2～3 日布及全身。皮疹初为淡红色斑丘疹,直径 2～3mm,散在,疹间皮肤正常。随病情进展皮疹渐密集且呈鲜红色,后逐渐转变为暗红色。疹间皮肤仍正常。这一时期全身中毒症状加重,高热、全身淋巴结及肝脾肿大、肺部可闻及干、湿性啰音;嗜睡或烦躁不安;卡他症状加重,咳嗽,结膜红肿、畏光。

(三)恢复期

皮疹逐渐消退,仍按照出疹顺序自上而下。遗留有棕褐色色素沉着,皮疹消退时伴有糠麸样脱屑。全身中毒症状减轻,逐渐痊愈。

五、并发症

(一)肺炎

麻疹病毒本身可以引起间质性肺炎,病程中由于机体免疫力下降等原因,也容易并发细菌感染出现继发性肺炎,以出疹期多见。并发肺炎时全身症状及肺部表现明显加重,严重时可以出现呼吸衰竭而危及生命。若病程迁延,可能引起支气管扩张。

(二)心肌炎

因病毒损伤或高热、中毒症状严重等原因,可影响心脏功能,尤其儿童更为多见。表现为气促缺氧、发绀、心率快、心音弱等,心电图显示丁波和 ST 段改变。

(三)脑炎

麻疹并发中枢神经系统病变的较多见,多发生于出疹期。中枢损伤可能与麻疹病毒直接损伤或免疫反应有关。常表现为肢体瘫痪或呼吸衰竭。脑脊液中细胞数增多至 50～500 个/mm³。

麻疹病毒可以长期隐伏于脑组织中,产生有缺陷的病毒颗粒,引起脑部进行性退化病变。

导致出现亚急性硬化性全脑炎(subacute sclerosing panencephalitis,SSPE),是一种麻疹的远期并发症,起病隐匿,预后不良,病程半年到六七年不等。

(四)喉炎

麻疹患者伴有轻度喉炎时可以出现声嘶、刺激性干咳。重症喉炎者可以出现喉梗阻,有缺氧、吸气时呼吸困难、三凹征等。严重者可窒息。

六、实验室检查

(一)血象

外周血白细胞总数下降,中性粒细胞下降更为明显。脑脊液细胞数及蛋白质可稍增多,糖和氯化物正常。

(二)病原学检查

取患者的鼻咽部、眼部分泌物分离病毒可确诊。

(三)病毒抗体检查

特异性 IgM 检测有早期诊断价值。急性期及恢复期双份血清抗体效价增高 4 倍以上升为阳性。应用免疫学方法在上皮细胞或白细胞内找到麻疹抗原有诊断价值。

七、诊断

根据患者流行病学资料及典型的临床症状,即可做出临床诊断。不同时期特异性的实验室检测有助于早期及准确地进行诊断。

八、鉴别诊断

本病应与其他出疹性疾病相鉴别。

(一)风疹

全身症状轻、无柯氏斑、皮疹色淡,1～2 天消退,无色素沉着及脱屑。

(二)幼儿急疹

急起高热,数日后热退,出现皮疹。

(三)猩红热

无柯氏斑,全身猩红色针尖大小皮疹,疹间皮肤色红,实验室检查提示白细胞及中性粒细胞明显增高。

(四)其他不典型皮疹。

九、治疗

目前尚无有效特异性治疗,主要为对症支持治疗,包括:

(一)隔离患者

呼吸道隔离至出疹后 5 天。有并发症者延长至 10 天。

(二)对症处理

卧床休息,保持居室空气新鲜,保持眼部、口鼻皮肤清洁,预防感染。补充热量,注意水、电解质及酸碱平衡;对于重症患者可早期予以丙种球蛋白肌注,输注血浆等。

(三)并发症的治疗

1.支气管肺炎　主要为抗菌治疗,可以参考痰菌药敏选用抗菌药物。

2.心肌炎　有心衰者宜及早强心治疗,有循环衰竭者应注意补液及维持电解质平衡。

3.急性喉炎　选用抗菌药物,重症者可以考虑用肾上腺皮质激素以缓解喉部水肿。出现喉梗阻者应及早行气管切开术或气管插管。

十、预防

预防接种减毒活疫苗接种可用于暴露后预防,也可用于暴露前预防。我国计划免疫定于8月龄初种,7岁时复种。应急接种时,最好在麻疹流行季节前1个月。接种12日后产生抗体。年幼、体弱患病的易感儿接触麻疹后,可采用被动免疫。接触患者后5日内注射可有保护作用,6日后注射可减轻症状,有效期3～8周,常用的制剂是丙种球蛋白。

(潘玉洁)

第四节　传染性非典型肺炎

传染性非典型肺炎,是指由一种新的冠状病毒引起的急性呼吸系统传染病,世界卫生组织命名为严重急性呼吸道症候群(severe acute respiratory syndrome,SARS)。早期也曾经称作不明原因肺炎(UP)和非典型肺炎(AP),是一种新的呼吸道传染性疾病。临床主要表现为发热、干咳少痰,严重出现气促或呼吸窘迫。在家庭和医院有显著的聚集现象。

一、病原学

SARS 的病原体是新的冠状病毒,自 2002—2003 年世界范围内大流行后,命名为 SARS 病毒。SARS 病毒为单股正链 RNA 病毒。截止到 2004 年 4 月,NCBI 的 Gen－Bank 已发布两条完整的 SARS 病毒基因组,NC－004718(29736bp)和 AY278554(29206bp)－SARS coronavirus CUHK－W1。病毒呈不规则形颗粒,直径约为 60～220nm,有包膜,其表面有梅花形的膜粒,状如皇冠,故称为冠状病毒(coronavirus)。包膜上有两种糖蛋白:S 蛋白也称刺突糖蛋白,是主要的抗原,能与宿主受体结合,使细胞融合。M 蛋白是一种跨膜蛋白,能参与包膜形成。冠状病毒的核酸为非节段单链(＋)RNA,长 27～31kd,是 RNA 病毒中最长的 RNA 核酸链。冠状病毒的 RNA 和 RNA 之间重组率非常高,导致病毒变异率增高。重组后,RNA 序列发生了变化,由此核酸编码的氨基酸序列也变了,氨基酸构成的蛋白质随之发生变化,使其抗原性发生了变化。而抗原性发生变化的结果是导致原有疫苗失效,免疫失效。

二、流行病学

(一)传染源

患者是主要传染源,急性患者、重症患者体内病毒含量高,症状明显,传染性强。超级传播者(super spreader)可造成数十或百人感染,危害广。潜伏期患者传染性低或无传染性。康复患者无传染性。隐性感染者是否存在传染性尚不清楚。慢性患者未发现。果子狸等野生动物体内分离出冠状病毒,可能是宿主和传染源,需进一步证实。

(二)传播途径

短距离飞沫传播是主要传播途径。接触呼吸道分泌物、消化道排泄物、其他体液、被患者污染的物品等均可感染。排泄物污染环境可造成局部流行。

（三）易感人群

人群普遍易感，发病者青壮年多，儿童、老人少见。家庭成员、医务人员属高危人群。在家庭和医院有显著的聚集现象。

三、发病机制与病理变化

SARS 的发病机制不明确，推测 SARS 病毒通过其表面蛋白与肺泡上皮等细胞上的相应受体结合，导致肺炎的发生。病理改变主要显示弥漫性肺泡损伤和炎症细胞浸润，早期的特征是肺水肿、纤维素渗出、透明膜形成、脱屑性肺炎及灶性肺出血等病变；机化期可见到肺泡内含细胞性的纤维黏液样渗出物及肺泡间隔的成纤维细胞增生，仅部分病例出现明显的纤维增生，导致肺纤维化甚至硬化。

四、临床表现

潜伏期一般为 1～14 天，平均 5 天。在收集流行病学资料时需注意在 2 周内患者接触史、旅游或乘坐公共交通史，或一个小集体多人同时起病，或者作为传染源感染别人的依据。SARS 的早期与一般的感冒、流感、上呼吸道感染等可以导致发热的疾病有一定的类似，表现为发热、全身不适、肌肉酸痛等；充分发展期的 SARS 又与普通的典型肺炎有很多类似之处，表现为发热、咳嗽、咳痰、气促、胸痛、全身不适等。

（一）发热及全身症状

多以急性发热为首发症状，体温通常＞38.0℃，可呈弛张热，伴畏寒。发热早期用解热镇痛药可以缓解，病情进展后逐渐发展为持续发热，一般的解热镇痛药较难缓解。使用糖皮质激素的话，规律使用激素的情况下热退数天后又再出现发热，直到高峰期过后才达到真正的退热。病程一般 3～4 周。多数患者可伴有头痛、关节酸痛、全身酸痛、乏力。

（二）呼吸系统症状体征

早期呼吸系统症状不明显，在中后期逐渐出现咳嗽，多为干咳、少痰或咳痰困难，可能会有血性痰，大咯血罕见。可能会有胸痛、咳嗽或深呼吸时加重；大约有 30% 的患者在疾病的高峰期（10～15 天）出现气促，甚至缺氧的表现，约有 15% 的患者进展为急性呼吸窘迫综合征。肺部体征常不明显，约有 10% 的患者可闻及少量到中量湿啰音，可有肺实变体征。个别患者合并有少量胸腔积液。

（三）其他系统的症状

可有腹泻、心悸等症状，个别患者出现心脏、肝脏、肾脏等器官功能损害的表现。

（四）常见的并发症

急性期常见的并发症有纵隔气肿、气胸、肺气肿、细菌或真菌感染、休克、心率紊乱或心功能不全、肾功能损害、肝功能损害、骨髓抑制、DIC、消化道出血等。恢复期主要的并发症有纵隔气肿、气胸、肺纤维化等。

（五）严重病例的临床表现

重症患者常见临床表现为持续的高热、呼吸困难明显、胸片肺部浸润影发展迅速。部分患者发展为急性呼吸窘迫综合征，也有合并有多器官功能损害。

专家建议严重 SARS 的诊断标准如下：

1.多叶病变或 X 线胸片 48 小时内进展＞50％。

2.呼吸困难,呼吸频率＞30 次/分。

3.低氧血症 吸氧 3～5 升/分条件下,SaO_2＜93％;或氧合指数＜300mmHg。

4.休克、ARDS 或多器官功能障碍综合征。

5.具有严重基础性疾病或合并其他感染或年龄＞50 岁。

五、实验室检查

(一)血常规

外周血白细胞总数正常或降低,常有血小板计数减少。

(二)病原学检查

1.应用酶联免疫吸附方法可检出血清病毒抗体,但检测结果阴性也不能排除诊断。

2.应用 RT－PCR 检测样品包括血液、粪便、呼吸道分泌物。PCR 结果可以辅助临床诊断评价,但不能肯定或排除疾病的可能。

3.细胞培养方法 利用 VERO 细胞来检测 SARS 患者的呼吸道分泌物和血液样品,阳性结果表示 SARS 患者感染了冠状病毒,阴性结果不表明患者不是 SARS。

(三)影像学检查

肺部 X 线片及 CT 检查提示双肺不同程度的片状、斑片状浸润性阴影或呈网状样改变,部分患者进展迅速,呈大片阴影;常为多叶或双侧改变,阴影吸收消散较慢;肺部阴影与症状体征可不一致。

六、诊断

1.流行病学史 与发病者有密切接触史,或属受传染的群体发病者之一,或有明确的传染他人的证据;发病前 2 周内曾到过或居住于报告有传染性非典型肺炎患者并出现继发感染疫情的区域。

2.症状与体征 起病急,以发热为首发症状,体温一般＞38℃,偶有畏寒;可伴有头痛、关节酸痛、肌肉酸痛、乏力、腹泻。常无上呼吸道卡他症状;可有咳嗽、多为干咳、少痰,偶有血丝痰;可有胸闷,严重者出现呼吸加速、气促或明显呼吸窘迫。肺部体征不明显,部分患者可闻少许湿啰音,或有肺实变体征。(注意:有少数患者不以发热为首发症状,尤其是有近期手术史或有严重基础疾病和正在服用免疫抑制剂的患者。)

3.实验室检查 外周血白细胞计数一般不升高,或降低;常有淋巴细胞计数减少。

4.肺部影像学改变 早期肺部病变可能较轻或无影像学改变。若检查结果阴性而病情进展迅速,应在 1～2 天后予以复查。

5.抗菌药物治疗无明显效果 目前卫生部推荐的诊断标准如下:

①疑似病例诊断标准:符合上述 1.1＋2＋3 条或 1.2＋2＋4 条或 2＋3＋4 条。

②临床诊断标准:符合上述 1.1＋2＋4 条或 1.2＋2＋4＋5 条或 1.2＋2＋3＋4 条。

③医学观察对象标准:符合上述 1.2＋2＋3 条。

七、鉴别诊断

注意排除流行性感冒、细菌性肺炎、肺结核、肺部肿瘤、流行性出血热、非感染性间质性疾病、肺栓塞、肺嗜酸性粒细胞浸润症等临床表现类似的肺部疾患。

八、治疗

(一)一般治疗

按呼吸道隔离,疑似、诊断病例分开收治。注意监测病情变化,多数患者在病后 14 天内属于进展期,应密切观察病情变化,监测症状、体温、呼吸频率、SpO$_2$ 或动脉血气分析,血象、胸片(早期复查间隔时间不超过 2~3 天),监护心、肝、肾功能等。

(二)对症治疗

患者卧床休息,避免劳累。咳嗽剧烈者给予镇咳药物;咳痰困难者给予祛痰药。发热超过 38.5℃者,可使用解热镇痛药,退热效果欠佳的高热者物理降温;儿童忌用阿司匹林,因该药有可能引起 Reye 综合征。心、肝、肾等器官功能损害,应该作相应处理。加强营养支持。注意水电解质平衡。出现呼吸急促或 PaO$_2$<70mmHg 或 SpO$_2$<93% 时应给予持续鼻导管或面罩吸氧。

(三)糖皮质激素

糖皮质激素的应用指征:①有严重中毒症状,高热 3 日不退;②48 小时内肺部阴影进展超过 50%;③有急性肺损伤或出现 ARDS。

糖皮质激素的成人剂量:静点甲基强的松龙 80~320mg/d,可适当增加剂量,大剂量应用时间不宜过长。建议采用半衰期短的激素。注意糖皮质激素的不良反应。儿童慎用糖皮质激素。应用糖皮质激素时应注意加强辅助治疗,补钙及应用胃黏膜保护药物等。

(四)预防和治疗继发细菌感染

根据临床情况,可选用适当抗生素。

(五)其他治疗

早期可试用抗病毒药物,如重组人干扰素 α-2b 喷雾剂和重组人干扰素 ω 鼻喷剂。正在研制的反义疗法(antisense therapy)、RNA 干扰(RNA interference)。重症可试用增强免疫功能的药物,也可选用中药辅助治疗。

(六)重症病例的处理

1. 加强监护,监测生命指征。

2. 使用呼吸机辅助通气,通常选择通气模式为无创持续气道正压通气(CPAP)。若患者不耐受 NPPV 或氧饱合度改善不满意,应进行有创正压机械通气。

3. 如果患者有并发休克或多器官功能障碍综合征,给予相应支持治疗。

九、预防

(一)切断传播途径

避免去空气流通不畅、人口密集的公共场所,减少群众性集会,避免去患者所在区域,如有需要,请穿隔离服,减少乘座公共交通工具,如有需要,请佩戴口罩(不宜超过 6 小时)。

(二)消灭或减少病毒

病毒在体外容易失活,如温度、紫外线、消毒剂等;病毒只有达到一定浓度时才会致病,因此加强通风,降低病毒浓度也是可行的方法。

(三)增强自身免疫力

流行季节加强户外活动,呼吸新鲜空气,增强体质;提高免疫力,注意均衡饮食、充足休息、根据气候变化增减衣服;保持良好的心态,减轻压力和避免吸烟,增强身体的抵抗力。

(拜合提尼沙·吐尔地)

第五节 病毒性肝炎

病毒性肝炎(viral hepatitis)是由多种肝炎病毒引起的以肝脏病变为主的一组感染性疾病,是法定乙类传染病,传播途径复杂、流行面广泛、传染性较强、发病率高。目前分为甲、乙、丙、丁、戊型,其中甲型和戊型病毒性肝炎主要表现为急性肝炎,乙型、丙型、丁型病毒性肝炎可以呈急性肝炎或慢性肝炎的表现,有进展为肝硬化和肝细胞癌的可能。而庚肝病毒、TT病毒和SEN病毒,不具有嗜肝脏细胞的特性,不属于我们所称的肝炎病毒。

一、病原学

病毒性肝炎的病原体是肝炎病毒,既往证实肝炎病毒有嗜肝性,主要在肝脏引起病变损害。目前肝炎病毒分为甲、乙、丙、丁、戊五型。

(一)甲型肝炎病毒

甲型肝炎病毒(Hepatitis A virus,HAV)属于小核糖核酸病毒科,为嗜肝的RNA病毒属。病毒体直径约28nm,呈球形,无包膜,由衣壳蛋白和RNA基因组构成。HAV RNA是线性单股RNA,位于病毒球形体衣壳内,共7470~7480左右个碱基。病毒在肝细胞内复制,以病毒RNA为模板,在RNA聚合酶作用下合成新的病毒RNA,有编码区编码的结构蛋白包裹,组成新的病毒颗粒。电镜下可见到两种病毒颗粒,一种为实心颗粒,是成熟的病毒体,具有感染性;一种为空心颗粒,仅有蛋白衣壳而没有核酸,有抗原性而无感染性。

HAV只有一个血清型。HAV可以依据核苷酸序列分为7个基因型,其中Ⅰ型、Ⅱ型、Ⅲ型和Ⅶ型可以感染人类,国内外以Ⅰ型感染为主。

HAV对外界环境抵抗力较强,能耐酸碱,室温中可以生存1周。56℃环境中能存活30分钟,在干燥粪便中25℃环境下能存活30天,在贝壳类动物、污水、淡水、海水、泥土中能存活数月。这种稳定性对HAV通过水和食物传播十分有利。首选的灭活方法为121℃,高压蒸汽20分钟,此外,对碘(3mg/L,5分钟)、紫外线、甲醇等敏感。

(二)乙型肝炎病毒

乙型肝炎病毒(Hepatitis B virus,HBV)属嗜肝DNA病毒科正嗜肝病毒组,为球形颗粒结构,直径约42mn,称Dane颗粒,由包膜和核心组成。电镜下此颗粒分5种:①大球型颗粒,为完整的DNA颗粒,包膜内含完整病毒核心,是病毒复制的主体。②小球型颗粒,直径22nm。③管形颗粒,直径22nm。后两种颗粒为空心包膜,有抗原性而不含核酸,无感染性。

HBV基因组为不完全环状双链DNA,长链长约3.2kb。短链长度不定。HBV DNA的长链有4个开放性读框(ORF),即S区、C区、P区和X区。S区包括前S1、前S2和S区基因,编码前S1、前S2和S三种外壳蛋白;C区包括前C区和C区两个区,编码HBeAg和HBcAg蛋白,前C区编码蛋白释放后即为HBeAg;C区编码HBcAg蛋白。P基因编码多种功能蛋白,包括DNA聚合酶、RNA酶等,参与病毒复制过程。X基因的产物是X蛋白,即HBxAg,具有反式激活的作用,可以促进HBV或其他病毒的复制。并且可能与肿瘤的发生有关。

HBV的抵抗力较强，紫外线照射，加热60℃持续4小时及一般浓度的化学消毒剂（如苯酚、硫柳汞等）均不能使之灭活，在干燥或冰冻环境下能生存数月到数年，加热60℃持续10小时，煮沸（100℃）持续20分钟，高压蒸汽122℃持续10分钟或过氧乙酸（0.5%）7.5分钟以上则可以灭活。

HBV侵入肝细胞后，双链环状HBV DNA在细胞核内以负链DNA为模板延长正链以修补正链中的裂隙区，形成共价闭合环状DNA（cccDNA）；然后以cccDNA为模板，转录成几种不同长度的mRNA，分别作为前基因组RNA和编码HBV的各种抗原。cccDNA半衰期较长，很难从体内彻底清除。

HBV的抗原复杂，其外壳中有表面抗原，核心成分中有核心抗原和e抗原，感染后可引起机体的免疫反应，产生相应的抗体。

1.乙型肝炎表面抗原（HBsAg）和表面抗体（抗HBs）　感染后1～12周即可由血内测到，一般持续4～12周，至恢复期消失，但感染持续者可长期存在。HBsAg无感染性而有抗原性，能刺激机体产生抗HBs。在HBsAg自血中消失后不久或数星期或数月，可自血中测到抗HBS，抗HBs出现后其滴度逐渐上升，并可持续存在多年。抗HBs对同型感染具有保护作用。近期感染者所产生的抗HBs属IgM型，而长期存在血中的为抗HBsIgG型抗体。

2.乙型肝炎前S抗原及前S抗体　前S1及前S2蛋白具有与HBsAg不同的抗原性。完整的HBV颗粒含有S蛋白及前S2蛋白，而缺陷病毒颗粒则无前S2蛋白。血清中出现前S1、前S2抗原是HBV活动性复制的标志。前S2蛋白具有较S蛋白更强的免疫原性，含有前S2蛋白的HBsAg诱生的抗HBs，其滴度明显高于不含前S2蛋白的HBsAg所诱生者。前S2蛋白具有聚合人血清蛋白受体（PHSAR）的功能，能使HBV与聚合人血清蛋白结合，以致免疫系统不易识别，且可通过肝细胞膜上的PHSA－R而吸附于肝细胞膜上，从而侵入肝细胞。

3.乙型肝炎核心抗原（HBcAg）和核心抗体（抗HBc）　血液中一般不能查到游离的HBcAg。血中的Dane颗粒经去垢剂处理后可以查到其核心部分的HBcAg和DNA聚合酶。抗HBc，在HBsAg出现后2～5周，临床症状未出现前可由血内测出。早期出现者主要是抗HBcIgM抗体，其滴度迅速上升并保持高滴度，至HBsAg消失后，抗HBcIgM滴度即迅速降低。抗HBcIgM一般在血内维持6～8个月，是近期感染的重要标志；但在慢性活动型肝炎患者血中亦可测到。抗HBcIgG出现较迟，但可长期存在。抗HBc对HBV感染无保护作用。血清中抗HBcIgM阳性表明体内有HBV复制，且有肝细胞损害；若抗HBcIgG阳性且滴度高，伴以抗HBs阳性，则为乙型肝炎恢复期；若抗HBcIgG呈低滴度，抗HBcIgM阴性，而抗HBs阳性，则是既往感染的标志。

4.乙型肝炎e抗原（HBeAg）和e抗体（HBe）　HBeAg是HBcAg的亚成分。在感染HBV后，HBeAg可与HBsAg同时或稍后出现于血中，其消失则稍早于HBsAg。HBeAg阳性是病毒活动性复制的重要指标，传染性高。急性肝炎患者若HBeAg持续阳性10周以上，则易于转为持续感染。

抗HBe在HBeAg消失后很短时间内即在血中出现，其出现表示病毒复制已减少，传染降低。但抗HBe阳性者的血清中仍可查到少数Dane颗粒，且在患者肝细胞核内可检出整合的HBV DNA片断。抗HBe在临床恢复后尚可持续存在1～2年。

（三）丙型肝炎病毒

丙型肝炎病毒（Hepatitis C virus，HCV）是一种 RNA 病毒（HCV RNA），易变异，目前可分为 6 个基因型及不同亚型，按照国际通行的方法，以阿拉伯数字表示 HCV 基因型，以小写的英文字母表示基因亚型（如 1a、2b、3c 等）。基因 1 型呈全球性分布，占所有 HCV 感染的70％以上。HCV 感染宿主后，经一定时期，在感染者体内形成以一个优势株为主的相关突变株病毒群，称为准种。

HCV 呈球形颗粒，外有脂质壳、囊膜和棘突结构，内含有核心蛋白组成核衣壳和核酸 RNA。

HCV 基因组两侧为 5′和 3′非编码区，中间含有一个开放读码框（ORF），编码 10 余种结构和非结构（NS）蛋白。NS3 区编码的蛋白是一种多功能蛋白，氨基端具有蛋白酶活性，羧基端具有螺旋酶/三磷酸核苷酶活性；NS5B 所编码的蛋白是 RNA 依赖的 RNA 聚合酶，以上蛋白均为 HCV 复制所必需，是抗病毒治疗的重要靶位。

丙型肝炎病毒对一般化学消毒剂敏感，高温加热和甲醛熏蒸等均可灭活病毒。

（四）丁型肝炎病毒

丁型肝炎病毒（Hepatitis D virus，HDV）是一种有缺陷的病毒，其生物周期的完成要依赖于乙型肝炎病毒的帮助，因此丁型肝炎不能单独存在，必须与乙型肝炎病毒形成重叠感染才能引起疾病，感染后易导致疾病慢性化、病情较重或疾病恶化，易发生肝脏硬化和功能衰竭。

成熟的 HDV 基因组是一个单股 RNA，形成一个球形的病毒颗粒，直径为 35～37nm。HDV 在血液中有 HBsAg 包被，它的复制、表达及侵袭肝脏细胞均需要 HBV 或其他嗜肝脏DNA 病毒辅助作用。但 HDV DNA 不需任何辅助即可自行复制。目前已知 HDV 只有一个血清型，但 HDV 容易发生变异，变异所产生不同的毒株毒力各不相同，抗 HDV 也不是保护性抗体，目前多数学者认为，HDV 感染可明显抑制 HBV－DNA 合成。

灭活 HBV DNA 的方法就可以灭活 HDV DNA，如煮沸 10 分钟或 65℃持续 10 小时或高压蒸汽消毒等。

（五）戊型肝炎病毒

戊型肝炎病毒（Hepatitis E virus，HEV）为肝炎病毒科 RNA 病毒。圆球状，大约直径 27～38nm。其外观呈对称的 20 面体，无外壳无包膜，表面结构有突起和缺刻。该病毒分为 8 个基因型，其中两个主要型为缅甸株（或亚洲株）和墨西哥株。HEV 只有一个血清型。

HEV 的基因组为一线状、正链、单股 RNA，全长为 7.2～7.6kb，编码 2400～2533 个氨基酸，有 3 个相互重叠的开放读码框架（ORF）。ORF1 主要编码与病毒核酸复制有关的非结构蛋白，ORF2 是主要结构基因区，除编码病毒衣壳蛋白外，还含有引起中和抗体的重要表位。ORF3 编码细胞内多表达蛋白。

HEV 不稳定，对高盐、氯化铯、氯仿敏感，反复冻融（－70℃到 8℃之间）及在蔗糖溶液中活性降低，但在碱性环境中较稳定。

二、流行病学

（一）甲型肝炎病毒

甲型肝炎病毒传染源为急性期患者和隐性感染者。潜伏期末至发病初期为排毒高峰，传染期到发病后 4 周。感染者粪便的排毒量大，排毒时间长，因而主要传播途径为粪口传播，水源和食物被污染后可以导致暴发流行。人群对此病普遍易感,感染后终生免疫。

（二）乙型肝炎病毒

乙型肝炎病毒主要传染源是病毒的携带者和急慢性患者,其中慢性 HBV 携带者和慢性患者是主要传染源。其传播途径较多,有围生期传播（通过分娩时接触阴道分泌物和羊水）、输血传播（输注血制品）、性传播、接触破损的皮肤黏膜（针刺、医源性、手术、拔牙、纹身、共享剃须刀等）传播等方式。人群对此普遍易感,接种乙肝疫苗后,感染率大大下降。

（三）丙型肝炎病毒

丙型肝炎病毒传染源为急慢性患者和无症状携带者。传播途径与乙型病毒性肝炎类似。人群对此普遍易感,抗 HCV 无保护性意义,而由于其亚型较多并且易于变异,感染后对于不同型的病毒株无保护性免疫,目前也无有效的保护性疫苗可供危险人群接种。

（四）丁型肝炎病毒

丁型肝炎病毒传染源和传播途径与乙型肝炎类似,而且大多与乙型肝炎病毒重叠感染。人类对之普遍易感。

（五）戊型肝炎病毒

戊型肝炎病毒传染源为潜伏期末和急性期早期的患者和隐形感染者。传播途径是粪口传播,水源污染可以引起大流行,食物污染也可以引起小规模暴发流行。日常生活接触也是一种传播途径,少见血制品传播的报道。人群普遍易感,青壮年高发,儿童多为隐性感染,成人显性感染多见。

三、发病机制与病理变化

病毒性肝炎发病机制较复杂,不同类型的病毒引起疾病的机制也不尽相同。甲型及戊型病毒性肝炎分别由 HAV 和 HEV 感染引起,HAV/HEV 经口进入体内后,经肠道进入血流引起短暂的病毒血症,约 1 周后到达肝脏进入肝细胞内进行病毒复制。约 2 周左右通过胆汁排入肠道并出现在粪便中。病毒侵犯的主要器官是肝脏。HAV 引起肝细胞损伤的机制尚未明确,一般认为感染早期 HAV 直接引起肝细胞病变较轻微,肝脏损害是 HAV 感染肝细胞的免疫病理反应所引起的;戊型肝炎早期肝脏的炎症主要有 HEV 直接致细胞病变,而在病毒清除期肝细胞的病变主要由 HEV 诱导的免疫反应引起。

乙肝病毒对肝脏的损害机制较复杂,多数学者认为不是直接的,而是通过免疫应答引起的免疫损伤,介导了肝细胞坏死病变及炎症反应。HBV 感染以后,激发人体的细胞免疫和体液免疫机制,而细胞免疫是引起损伤的主要因素。通过免疫杀伤细胞如 CTL、NK 细胞和巨噬细胞对感染病毒肝细胞的杀伤、溶解及造成凋亡,其中 CTL 是主要效应细胞。HBV 感染后,病毒或内毒素可以激活单核巨噬细胞系统,产生一系列细胞因子,促进和增强免疫应答,加重肝脏细胞损伤。参与的细胞因子有 IFN,1L−2 等。

丙型病毒性肝炎的发病机制复杂,肝炎病毒对于肝脏细胞有直接的致病作用。同时病毒和机体免疫系统间的相互作用也参与疾病发生、发展及转归过程。其中 HCV 抗原特异性 CTL 在其中发挥重要作用,细胞凋亡是丙型肝炎肝细胞损伤的机制之一,此外,调节性 T 细胞也参与整个疾病过程。

四、临床表现

不同类型肝炎的潜伏期长短不一,甲型肝炎为 2～6 周（平均一个月）;乙型肝炎为 6 周～

6 个月(平均约 3 个月);丙型肝炎为 5～12 周(平均 7.8 周)。

（一）急性肝炎

1.急性黄疸型肝炎 病程可分为 3 个阶段。

（1）黄疸前期：多有发热，伴以乏力、食欲不振、厌油、恶心、呕吐，常有上腹部不适、腹胀、便泌或腹泻；少数病例可出现上呼吸道症状，或皮疹、关节痛等症状。尿色逐渐加深，至本期末尿色呈红茶样。肝脏可轻度肿大，伴有触痛及叩击痛。化验：尿胆红素及尿胆原阳性，血转氨酶明显升高。本期一般持续 5～7 天。

（2）黄疸期：尿色加深，巩膜及皮肤出现黄染，且逐日加深，多于数日至 2 周内达高峰，然后逐渐下降。黄疸出现后一般症状很快好转，而胃肠道症状及全身乏力则见增重。在黄疸严重时可有皮肤搔痒，大便颜色变浅至灰白色，也可能出现心动过缓等症状。儿童患者黄疸较轻，且持续时间较短。本期肝脾肿大明显，有明显触痛及叩击痛，肝功能改变明显。本期持续 2～6 周。

（3）恢复期：黄疸消退，精神及食欲好转。肿大的肝脏逐渐回缩，触痛及叩击痛消失。肝功能恢复正常。本期持续 1～2 个月。总病程 2～4 个月。

2.急性无黄疸型肝炎 除无黄疸外与黄疸型类似。起病缓慢，临床症状较轻，仅有乏力、食欲不振、恶心、肝区痛和腹胀、稀便等症状，多无发热，亦不出现黄疸。肝常肿大伴触痛及叩击痛；少数有脾肿大。肝功能改变主要是 ALT 升高。不少病例并无明显症状，仅在普查时被发现。多于 3 个月内逐渐恢复。部分乙型及丙型肝炎病例可发展为慢性肝炎。

（二）慢性肝炎

急性肝炎病程半年以上，或既往有乙型、丙型、丁型肝炎史或有乙肝表面抗原携带史，目前有较明显的肝炎症状，如倦怠无力、食欲差、腹胀、肝区痛等，以及肝病体征如面色常晦暗、肝肿大质硬伴有触痛及叩击痛、脾肿大、黄疸、蜘蛛痣、肝掌及明显痤疮等，以及肝功能明显异常者为慢性肝炎。

多根据病情分为轻、中、重三度。

1.轻度 仍有乏力、食欲不振、头晕、厌油、尿黄、肝区不适、腹胀、伴或不伴有肝区痛等症状，多无黄疸。肝肿大伴有轻度触痛及叩击痛。肝功检查主要是 ALT 单项增高。

2.中度 症状、体征及实验室检查在轻度和重度之间。

3.重度 明显的持续的肝炎症状，如乏力、稀便、纳差、腹胀、尿黄等。伴肝病面容、肝掌、蜘蛛痣、脾大、ALT 和或 AST 升高，白蛋白降低。部分病例出现肝外器官损害，如慢性多发性关节炎，慢性肾小球炎，慢性溃疡性结肠炎，结节性多动脉炎，桥本氏甲状腺炎等。

（三）重型肝炎（肝衰竭）

病因复杂，包括感染、妊娠、过度疲劳、精神刺激、饮酒、药物性肝损伤、感染等情况。按照患者临床表现情况，可以分成以下类别。

1.急性重型肝炎 亦称暴发型肝炎。特点是：起病急，病情发展迅猛，病程短，一般不超过 3 周。患者常有高热，消化道症状严重（厌食、恶心、频繁呕吐、鼓肠等），极度乏力。迅速进展为肝性脑病及其他肝衰竭症状。病程不超过 3 周。

2.亚急性肝衰竭 在起病数日内出现Ⅱ度以上肝性脑病者，称为脑病型。体检有扑翼样震颤，肝臭等。以腹水及相关症状为首发症状者，称为腹水型。黄疸出现后，迅速加深。出血倾向明显（鼻衄、瘀斑、呕血、便血等）。肝脏迅速缩小。亦出现浮肿。腹水及肾功不全。外周血白细胞计数及中性粒细胞增高,血小板减少;凝血酶原时间明显延长,凝血酶原活动度下降,纤维蛋白原减少。血糖下降,血氨升高,血清胆红素上升,ALT升高,胆固醇酯及胆碱脂明显降低,尿常规可查见蛋白及管型,尿胆红素强阳性。进展到肝肾综合征后,预后极差。病程常超过3周到数月,容易转化为慢性肝炎或肝硬化。

3.慢性急性肝衰竭 在慢性活动性肝炎或肝硬化的病程中病情恶化出现急性肝功能失代偿的临床表现,预后差。

4.慢性肝衰竭 在肝硬化基础上肝功能进行性减退导致的以腹水或门脉高压、凝血功能障碍和感性脑病等为主要表现的慢性肝功能失代偿。

根据临床表现的不同程度可以分为早期、中期和晚期。

①早期:有明显厌食、呕吐、腹胀等严重消化道症状,乏力明显,黄疸进行性加深,有出血倾向,凝血酶原活动度≤40%,无肝性脑病或明显腹水。

②中期:较早期病情进一步进展,并且出现以下情况之一:a出现Ⅱ度以上肝性脑病和明显腹水。b出血倾向明显,且20%≤凝血酶原活动度≤30%。

③晚期:病情明显加重,出现以下情况之一者:a有并发症出现,如肝肾综合征、肝性脑病。b有严重出血倾向,凝血酶原活动度≤20%。

(四)淤胆型肝炎

亦称毛细胆管型肝炎或胆汁瘀积型肝炎。起病及临床表现类似急性黄胆型肝炎,但乏力及食欲减退等症状较轻而黄疸重且持久,有皮肤瘙痒、肝脏肿大、便色变浅、转肽酶、碱性磷酸酶以及5-核苷酸酶等梗阻指标升高,尿中胆红素强阳性而尿胆原阴性。

(五)肝炎肝硬化

患肝炎后,病情呈慢性进展,未达到肝硬化标准,但肝脏纤维化表现明显者,称为肝炎肝纤维化。肝脏形成硬化病变后,肝组织弥漫性纤维化伴有假小叶形成。

根据炎症活动情况分为静止性和活动性两类。①活动性肝硬化:有慢性肝炎活动期的临床表现,明显乏力及消化道症状,黄疸,白蛋白下降,有腹壁、食管静脉曲张,腹水,肝硬化、脾进行性增大,门静脉、脾静脉增宽等门脉高压症表现。②静止性肝硬化:无肝炎活动的表现,症状轻或无特异性,可能有上述体征。

根据肝组织病理和临床表现分为代偿期和非代偿期。①代偿期肝硬化,一般属Child-Pugh A级。影像学、生化学或血液学检查有肝细胞合成功能障碍或门静脉高压症(如脾功能亢进及食管胃底静脉曲张)证据,或组织学符合肝硬化诊断,但无食管胃底静脉曲张破裂出血、腹水或肝性脑病等严重并发症。②失代偿期肝硬化,一般属Child-Pugh B、C级。患者已发生食管胃底静脉曲张破裂出血、肝性脑病、腹水等严重并发症。

几种特殊人群的肝硬化:

1.儿童 病例的病情一般较轻,病程较短恢复完全。但1岁以内乳幼罹患肝炎时病情较重,易于发生为重症肝炎或肝硬化。

2.老年期 老年人罹患肝炎多为黄疸型,淤胆多见,且持续时间较长;重型肝炎发生率较高,病死率亦较高。

3.妊娠期合并肝炎 妊娠妇女合并肝炎者病情一般较重;常发生黄疸,妊娠晚期合并病毒性肝炎易发生重型肝炎,病死率较高,且易引起早产、死胎、新生儿窒息,胎儿先天畸形等;产程中及产后易发生大量出血。

五、实验室检查

（一）血常规

急性肝炎初期外周血白细胞总数正常或轻度增多,淋巴细胞相对增多,重症肝炎时白细胞数升高,红细胞及血红蛋白下降。肝病伴脾功亢进时可以有三系减少情况出现。

（二）尿常规

尿胆红素及尿胆原增高有助于黄疸的鉴别诊断。合并感染时尿中可以出现少量蛋白、白细胞、红细胞及管型。

（三）肝功能检查

1.血清酶检查

(1)转氨酶:丙氨酸氨基转移酶(ALT)和门冬氨酸氨基转移酶(AST)升高,其中 ALT 对肝病的特异性诊断意义高于 AST,急性肝炎时 ALT 明显升高,AST/ALT 常小于 1。而慢性肝炎和肝硬化时 ALT 轻度至中等程度升高,AST/ALT 常大于 1,重症肝炎者 ALT 可以快速下降,而胆红素明显升高,即人们平时所谓的酶胆分离,提示肝细胞大量坏死及预后不良。

(2)r－谷氨酰转肽酶(GGT):肝炎、肝癌患者可以显著增高,尤其合并胆管炎和胆管阻塞时明显。

(3)胆碱酯酶:活性降低提示肝细胞损伤较重,值越低提示病情越重。

(4)碱性磷酸酶:升高时提示胆汁排泄受阻,但也应与骨病相鉴别。

2.血清蛋白 肝细胞合成血清白蛋白,α1 蛋白、α2 蛋白以及 β 蛋白,而浆细胞合成 R 蛋白。急性肝炎时,血清白蛋白可正常或略低,而慢性肝炎及肝硬化时,白蛋白下降,γ 蛋白升高。

3.胆红素 急性或慢性肝炎时,血清胆红素升高,尤其黄疸出现时升高更为明显。重型肝炎时总胆红素常超过 $171\mu mol/L$。胆红素的含量是反映肝细胞损伤严重程度的重要指标。

4.凝血酶原活动度(PTA) 此指标高低与肝脏损伤程度成反比,肝炎时动态监测凝血指标是诊断分型及评价预后的重要依据,PTA＜40％时提示重症肝炎。

5.血氨 肝性脑病血氨明显升高,是由于肝脏清除氨能力减退和消失所致。

（四）甲胎蛋白

急性肝炎时一般不增高,慢性肝炎可增高。重型肝炎时此指标增高提示有肝细胞再生,预后好。

（五）病原学检查

1.甲型肝炎

(1)检测抗原:用双抗体夹心法检测 HAV 抗原。HAV 抗原性很强,且只有一个抗原型别,对检测十分有利,但是缺乏商品化的试剂,难应用于临床病例的确诊。

(2)检测核酸:分子杂交和 PCR 法检测病毒核酸,敏感度更高。但多用于科研。

(3)检测抗体:检测 IgM 抗体和 IgG 抗体,前者表明机体存在近期感染,后者须检测双份血清,抗体效价明显升高表明近期感染,单份血清抗体阳性,仅提示既往感染。

2.乙型肝炎

(1)血清学检测:HBV 血清学标志包括 HBsAg、抗－HBs、HBeAg、抗－HBe、抗－HBc 和抗－HBc－IgM。HBsAg 阳性表示 HBV 感染;抗－HBs 为保护性抗体,其阳性表示对

HBV 有免疫力,见于乙型肝炎康复及接种乙型肝炎疫苗者;HBsAg 转阴且抗－HBs 转阳,称为 HBsAg 血清学转换;HBcAg 转阴且抗－HBe 转阳,称为 HBeAg 血清学转换;抗 HBc－IgM 阳性提示 HBV 复制,多见于乙型肝炎急性期,但亦可见于慢性乙型肝炎急性发作;抗－HBc 总抗体主要是抗－HBc－IgG,只要感染过 HBV,无论病毒是否被清除,此抗体多为阳性。

(2)HBV DNA 基因型和变异检测:HBV DNA 定量检测,可反映病毒复制水平,主要用于慢性 HBV 感染的诊断、治疗适应证的选择及抗病毒疗效的判断。HBV 基因分型和耐药突变株检测:常用的方法有基因型特异性引物 PCR 法、限制性片段长度多态性分析法(RFLP)、线性探针反向杂交法(INNO－LiPA)和基因序列测定法等。

3.丙型肝炎

(1)抗 HCV IgG 和抗－HCV IgM 检测:HCV 抗体不是保护性抗体,仅提示有病毒感染。IgM 一般可持续 3 个月左右,阳性者提示现正感染。而 IgG 阳性则提示既往感染。

(2)HCV RNA 的检测:病毒核酸阳性是病毒感染和复制的直接标志。

(3)HCV 基因型、亚型的检测:基因分型结果有助于判定治疗方案,并且根据结果评估预后。

4.丁型肝炎

(1)检测 HDV 抗原:用于研究或急性丁肝的诊断。

(2)检测 HDV 核酸:敏感性和特异性均高,是诊断 HDV 感染最直接的证据。

(3)检测血清 HDV 抗体:血清中 HDV IgM 可以存在数周,阳性者是现症感染的标志。IgG 不是保护性抗体,高滴度提示感染持续存在。

5.戊型肝炎

(1)检测 HEV 核酸:诊断急性戊肝特异性最佳,采用 RT－PCR 方法取胆汁和粪便也可用于检测,多用于科学研究。

(2)检测 HEV 抗体:IgM 型为近期感染的证据,IgG 型无法确定感染的时间。

(六)影像学检查

可对肝脏、胆囊、脾脏进行超声显像、电子计算机断层扫描(CT)和磁共振成像(MRI)等检查。影像学检查的主要目的是监测慢性乙型肝炎的临床进展、了解有无肝硬化、发现和鉴别占位性病变性质,尤其是筛查和诊断 HCC。

(七)肝组织病理检查

肝组织活检的目的是评估慢性乙型肝炎患者肝脏病变程度、排除其他肝脏疾病、判断预后和监测治疗应答。

六、并发症

多发生于 HBV 及 HCV 感染,主要肝内并发症有肝硬化、肝性脑病、肝细胞癌、脂肪肝等,肝外并发症有胆道炎症、糖尿病、胰腺炎、甲亢、再障、心肌炎、肾小球肾炎等。

七、诊断

根据患者流行病学史、典型的临床症状以及实验室检查,即可作出临床诊断。检查病毒核酸阳性是最明确的诊断依据。

八、鉴别诊断

（一）其他原因引起的肝炎

如 EB 病毒、巨细胞病毒、伤寒、出血热、药物应用、自身免疫、遗传因素等，病原检查可以明确鉴别。

（二）其他原因引起的黄疸

如胆管结石或肿瘤、贫血、溶血、胰头癌等。根据临床表现及实验室检查结果可以鉴别。

九、治疗

病毒性肝炎的治疗应根据不同病原、不同临床类型及组织学损害区别对待。但各项肝炎患者均应予以充足休息及足够的营养，服用适当药物，避免饮酒、过度劳累、感冒及使用肝损害药物。

（一）急性肝炎治疗原则

急性肝炎一般为自限性，多可以完全康复。治疗应强调早期卧床休息，至症状明显减退，可逐步增加活动，避免过劳，肝功正常后仍应休息 1~3 个月。饮食宜清淡，热量足够，丰富蛋白质摄入，适当补充维生素。进食量过少者可由静脉补充葡萄糖及维生素。不强调高糖和低脂肪饮食。一般不采用抗病毒治疗，但是急性丙型肝炎除外，不进行抗病毒治疗易转为慢性，应选用干扰素同时加用利巴韦林联合治疗。

（二）慢性肝炎治疗原则

1. 一般治疗　适当休息，合理膳食，选择适当的高蛋白、高热量、高维生素的易消化食物可以有利于肝脏恢复。

2. 药物治疗

（1）保肝药物：有助于改善和恢复肝功能，如维生素类、还原性谷胱甘肽、甘草提取物、丹参、茵栀黄、门冬氨酸鸟苷酸等。

（2）免疫调节：如胸腺肽、转移因子、小牛脾血清提取物、香菇多糖等。

（3）抗纤维化：丹参、冬虫夏草及干扰素等，抗纤维化作用明显。

（4）抗病毒治疗：一般适应证包括：①HBeAg 阳性者，HBV DNA≥10^5 拷贝/mL（相当于 2000IU/mL）；HBeAg 阴性者，HBVDNA≥10^4 拷贝/mL（相当于 2000IU/mL）；②ALT≥2×ULN；如用干扰素治疗，ALT≤10×ULN，血清总胆红素应＜2×ULN；③ALT＜2×ULN，但肝组织学显示 Knodell HAI≥4，或炎症坏死≥G2，或纤维化≥S2。

对持续 HBV DNA 阳性，达不到上述治疗标准，但有以下情形之一者，亦应考虑给予抗病毒治疗：①对 ALT 大于正常上限且年龄＞40 岁者，也应考虑抗病毒治疗（Ⅲ）。②对 ALT 持续正常但年龄较大者（＞40 岁），应密切随访，最好进行肝活检；如果肝组织学显示 Knodell HAI≥4，或炎症坏死≥G2，或纤维化≥S2，应积极给予抗病毒治疗（Ⅱ）。③动态观察发现有疾病进展的证据（如脾脏增大）者，建议行肝组织学检查，必要时给予抗病毒治疗（Ⅲ）。

1）干扰素治疗：我国已批准普通干扰素（2a,2b 和 1b）和聚乙二醇化干扰素（2a 和 2b）用于治疗慢性肝炎。

干扰素的不良反应及其处理：

流感样症候群：表现为发热、寒战、头痛、肌肉酸痛和乏力等，可在睡前注射 IFN，或在注射干扰素的同时服用解热镇痛药。一过性外周血细胞减少,主要表现为外周血白细胞(中性粒细胞)和血小板减少。如中性粒细胞绝对计数≤$0.75×10^9$个/L和(或)血小板<$50×10^9$个/L,应降低IFN-α剂量;1~2周后复查,如恢复,则逐渐增加至原量。如中性粒细胞绝对计数≤$0.5×10^9$个/L和(或)血小板<$30×10^9$个/L,则应停药。对中性粒细胞明显降低者,可试用粒细胞集落刺激因子(G-CSF)或粒细胞巨噬细胞集落刺激因子(GM-CSF)治疗。

精神异常可表现为抑郁、妄想、重度焦虑等精神病症状。对症状严重者,应及时停用IFN,必要时会同神经精神科医师进一步诊治。

自身免疫性疾病 一些患者可出现自身抗体,仅少部分患者出现甲状腺疾病(甲状腺功能减退或亢进)、糖尿病、血小板减少、银屑病、白斑、类风湿性关节炎和系统性红斑狼疮样综合征等,应请相关科室医师会诊共同诊治,严重者应停药。

其他少见的不良反应 包括肾脏损害(间质性肾炎、肾病综合征和急性肾衰竭等)、心血管并发症(心律失常、缺血性心脏病和心肌病等)、视网膜病变、听力下降和间质性肺炎等,应停止干扰素治疗。

干扰素治疗的禁忌证:

干扰素治疗的绝对禁忌证包括:妊娠、精神病史(如严重抑郁症)、未能控制的癫痫、未戒断的酗酒/吸毒者、未经控制的自身免疫性疾病、失代偿期肝硬化、有症状的心脏病。

干扰素治疗的相对禁忌证包括:甲状腺疾病、视网膜病、银屑病、既往抑郁症史,未控制的糖尿病、高血压,治疗前中性粒细胞计数<$1.0×10^9$/L或血小板计数<$50×10^9$/L。

2)核苷(酸)类似物治疗:目前已应用于临床的抗HBV核苷(酸)类似物药物有5种,我国已上市4种。

拉米夫定(lamivudine,LAM):国内外随机对照临床试验结果表明,每日1次口服100mg拉米夫定可明显抑制HBV DNA水平;HBeAg血清学转换率随治疗时间延长而提高,治疗1、2、3、4和5年时分别为16%、17%、23%、28%和35%,治疗前ALT水平较高者,其HBeAg血清学转换率较高。拉米夫定不良反应发生率低,安全性类似安慰剂。随治疗时间延长,病毒耐药突变的发生率增高。

阿德福韦酯(adefovir dipivoxil,ADV):国内外随机双盲临床试验表明,HBeAg阳性慢性乙型肝炎患者口服阿德福韦酯可明显抑制HBV DNA复制,促进ALT复常、改善肝组织炎症坏死和纤维化。阿德福韦酯联合拉米夫定,对于拉米夫定耐药的慢性乙型肝炎能有效抑制HBV DNA、促进ALT复常,且联合用药者对阿德福韦酯的耐药发生率更低。多项研究结果显示,对发生拉米夫定耐药的代偿期和失代偿期肝硬化患者,联合阿德福韦酯治疗均有效。

恩替卡韦(entecavir,ETV):随机双盲对照临床试验表明,对于HBeAg阳性慢性乙肝患者,恩替卡韦治疗48周时HBV DNA下降至300拷贝/mL以下者为67%、ALT复常者为68%、有肝组织学改善者为72%,均优于接受拉米夫定治疗者;但两组HBeAg血清转换率相似(21%和18%)。对于HBeAg阴性患者,恩替卡韦治疗48周时HBV DNA下降至PCR检测水平以下者为90%、ALT复常率为78%、肝组织学改善率为70%。

替比夫定(telbivudine,LdT):多中心临床试验表明,HBeAg阳性患者治疗52周时,替比夫定组HBV DNA下降至PCR法检测水平以下者为60.0%、ALT复常率为77.2%、耐药发生率为5.0%、肝组织学应答率为64.7%,均优于拉米夫定治疗组,但其HBeAg血清转换率(22.5%)与后者相似;HBeAg阴性患者治疗52周时,其HBV DNA抑制、ALT复常率及耐药发生率亦优于拉米夫定组。治疗 2 年时,其总体疗效(除 HBeAg 消失及血清转换率外)和耐药发生率亦优于拉米夫定组。替比夫定的总体不良事件发生率和拉米夫定相似,但治疗 52 周和 104 周时发生 3~4 级肌酸激酶(CK)升高者为分别 7.5% 和 12.9%,而拉米夫定组分别为 3.1% 和 4.1%。

替诺福韦醋(tenofovir disoproxil fumarate,TDF):TDF 与阿德福韦酯结构相似,但肾毒性较小,治疗剂量为每日 300mg。本药在我国尚未被批准上市。

(三)重症肝炎治疗原则

1. 一般治疗 注意休息、补充营养,注意出入量平衡,减少饮食摄入蛋白质,供给足够量的白蛋白及输注血浆等,禁用肝肾损伤药物。

2. 免疫调节治疗

(1)肾上腺皮质激素:对急性重型肝炎者不主张应用。亦有人认为在病程早期、短程(3~5 日)、中等剂量应用可有一定好处,至病程晚期则禁用。

(2)胸腺肽:胸腺肽 160~200mg/天静滴或胸腺肽 0.116mg/天皮下注射可提高疗效。

(3)甘草酸制剂如强力宁、甘利欣,有类似肾上腺皮质激素作用,而无加重继发感染之危险,因具有较强的抗炎、护肝及改善肝功能作用而被临床广泛使用。

3. 促进肝细胞再生治疗 促肝细胞生长素(PHGF)可促进肝细胞 DNA 合成及其再生与修复,提高枯否细胞功能,抑制 TNF 产生,减少细胞膜脂质过氧化,减轻肝细胞损伤,提高重症肝炎的存活率。前列腺素 E1(PGE1),有扩张肝脏血管,改善微循环,促进肝细胞再生,稳定溶酶体膜,减轻肝损伤的作用。对重症肝炎有一定治疗作用,并有扩张肾血管、调节水钠平衡及利尿作用:从而预防肝肾综合征,但副作用较大。

4. 人工肝 人工肝支持系统(ALSS)为肝衰竭患者提供肝功能支持,延长生存期,可作为肝衰竭到肝移植前的过渡桥梁,并可支持患者度过移植后最初的无功能期。

5. 肝移植 肝移植用于治疗重症肝炎已屡有报告,但移植肝发生 HBV、HCV 复发感染十分严重,致使部分患者在移植 1 年内再次发生肝衰竭,目前正寻求强有力的抗病毒药物阻止感染,拉米夫定预防 HBV 复发感染方面已显效,但需长期应用。

6. 并发症的防治 必要时可加用抗生素控制感染,随着科学技术的进步、基因检测和治疗手段的普及,肝炎的防控工作效果显著,进展为肝硬化、肝癌的患者日渐减少,消灭肝炎是我们的最终目标。

十、预防

(一)控制传染源

急性患者应隔离治疗至病毒消失,慢性患者和携带者根据病毒复制结果评价传染性大小。从事食品加工、餐饮、托幼工作的患者,如果存在现症感染应停职。严格筛查献血人员。

(二)切断传播途径

甲肝、戊肝消化道传播为主,乙、丙、丁型肝炎以血液传播为主,加强血制品管理,接触患者后立刻用肥皂水和流水洗手,餐饮、洗浴、美容、理发等环节按规定消毒处理。进行主动和被动免疫切断母婴传播途径。

(三)预防接种

新生儿普遍接种乙肝疫苗,对于高危人群接种减毒或灭活疫苗有助于预防感染。丙型肝炎目前尚无可靠疫苗,但随着研究进展,稳定的丙型肝炎疫苗正在研制中,有望早日投入市场使用。目前对于戊肝、丁肝尚缺乏有效的免疫预防措施。

(潘玉洁)

第六节　病毒感染性腹泻

病毒感染性腹泻(viral infectious diarrhea)又称病毒性胃肠炎(viral gastroenteritis),是一种由肠道病毒感染引起的,以呕吐、腹泻、水样便为主要临床特征的急性肠道传染病。有多种病毒可以引起胃肠炎,其中最常见的是轮状病毒,其次为诺沃克病毒和肠腺病毒。其他如嵌杯病毒、柯萨奇病毒、星状病毒、埃克病毒和冠状病毒等也可引起病毒性腹泻。

一、病原学

(一)轮状病毒

人轮状病毒属呼肠病毒科,呈球形,为双链 RNA 病毒,有双层衣壳。其基因组由 11 条双链 RNA 片段组成,分子量在 0.2~2.2mD 之间。电镜下见病毒内壳由内向外壳呈放射状排列,类似于车轮形状,所以称为轮状病毒。按照结构蛋白和电泳图谱,可将人轮状病毒分为 A~G 七个组和两个亚群,其中 B 组只见于成人的爆发流行群体;A 组只引起婴幼儿肠炎,不感染成人及五周岁以上的大部分儿童。

A 组轮状病毒在外界环境中比较稳定,在粪便中可存活数周,耐酸碱。B 组轮状病毒较不稳定,易降解破坏。

(二)诺沃克病毒

是人类杯状病毒科(Human Calicivirus,HuCV)中诺如病毒(Norovirus,NV)属的原型代表株。诺沃克病毒呈球形,无包膜,直径约为 25~35nm,呈二十面体对称,核酸为单股正链 RNA,长度 7642nt,有三个开放读码框架(ORF),ORF1 编码衣壳蛋白相关的多肽。

诺沃克病毒耐酸、耐热,60℃30 分钟后病毒仍有活性,但煮沸后 2 分钟左右可令其失活。

(三)肠腺病毒

腺病毒含双股 DNA,直径平均 70nm,目前分 A~F 六个亚群,41 个血清型。其中,F 组 40 型、41 型和 30 型,可侵袭小肠引起腹泻,故称之为肠腺病毒。

对酸碱及温度的耐受性强,对甲醛敏感。在 56 摄氏度环境下经 2~5 分钟即可灭活,对紫外线敏感,照射 30 分钟后即丧失活性。

二、流行病学

人和动物都可以作为传染源,传播途径以粪口传播和人－人接触传播为主,人类普遍易感。

(一)轮状病毒

1.传染源　为被感染的人和动物,尤其患者急性期时粪便中有大量病毒颗粒,发病后持续排毒可以长达 40 余天。

2.传播途径　轮状病毒的传播途径主要通过粪－口途径,也可通过气溶胶形式传播,因此皮肤接触及呼吸道传播是其主要传播方式。成人轮状病毒胃肠炎常呈水源性暴发流行。

3.易感人群　A组轮状病毒主要感染婴幼儿,成人感染后多无明显表现。B组轮状病毒成人普遍易感,青壮年发病居多。C组轮状病毒主要感染儿童,成人偶有发病。

（二）诺沃克病毒

1.传染源　隐性感染者和患者,以患者居多。

2.传播途径　粪—口传播为主要途径。照顾患者,与患者同餐或使用相同的餐具可能被感染,食物和水被污染容易造成暴发流行。流行时间约为1～2周。

3.易感人群　人群普遍易感,以成人和大龄儿童多见。诺沃克病毒抗体无保护作用,可以反复感染。

（三）肠腺病毒

1.传染源　患者和隐性感染者是主要传染源,粪便中可持续排毒2周左右。

2.传播途径　粪口传播和人—人传播为主要传播途径。少数患者可以出现呼吸道传播感染。水及食物传播未见报道。

3.易感人群　成人很少发病,大多数为2岁以下患儿。感染后可以获得持久免疫力。

三、发病机制与病理变化

（一）轮状病毒

病毒感染机体后,侵入小肠上皮细胞,破坏肠绒毛的上皮细胞结构,导致绒毛酶减少对乳糖酶、麦芽糖酶、蔗糖酶的分解作用减弱,减少双糖向单糖转化。导致双糖在肠内蓄积,形成肠腔内高渗透压,使水分移入肠腔,产生了渗透性腹泻和呕吐。而小肠绒毛上皮细胞被病毒破坏,脱落后,肠隐窝底部的立方上皮细胞上移,代替了成熟的肠绒毛上皮细胞,其功能不完善,肠道内呈高分泌、低吸收状态,导致肠液在肠道中滞留,使腹泻时间延长。持续大量的呕吐和腹泻导致脱水、酸中毒和电解质紊乱。

（二）诺沃克病毒

病毒被患者摄入后,滞留于空肠上段肠上皮细胞中,导致肠细胞刷状缘碱性磷酸酶水平下降,使空肠对脂肪、D—木糖和乳糖等双糖的分解作用一过性降低,糖类代谢差使肠腔内渗透压上升,出现呕吐和渗透性腹泻。病毒损伤使肠黏膜上皮细胞内酶活性异常,分解食物功能下降,胃排空时间延长也进一步加重恶心和呕吐等症状。

（三）肠腺病毒

病毒侵犯空肠和回肠黏膜上皮细胞,导致细胞变性、溶解,令小肠吸收功能出现障碍,对糖及其他食物分解吸收作用减弱,出现渗透性腹泻。

四、临床表现

（一）轮状病毒

轮状病毒是婴幼儿急性腹泻的最常见病原体,2岁以下患儿症状可以进展较重,大便为水样、黄绿色或米汤样便,无黏液、脓血,无里急后重症状。

A组轮状病毒主要侵袭婴幼儿,潜伏期2～3天。起病急,主要症状是呕吐和腹泻,可以伴有轻、中等程度的发热。症状通常是从呕吐开始,接着是4～8天的腹泻,每日数次到数十次不等,常有肌痛、腹痛、头痛等。严重者可以出现脱水现象及代谢性酸中毒,这也成为轮状病毒感染的最常见的死因。

B组轮状病毒感染多为成年人,潜伏期约 3 天左右,突然出现严重腹泻,大量水样便,可以伴有恶心、呕吐、腹痛、腹胀、乏力等。无发热或轻度发热,多数 5～6 天左右缓解。

(二)诺沃克病毒

诺如病毒潜伏期多在 24～48 小时。起病急,成人和大龄儿童发病率高。主要症状为恶心、呕吐、发热、腹痛和腹泻。儿童患者呕吐普遍,成人患者腹泻为多。腹泻为黄色稀水样便,无黏液脓血。而每天数次到十数次不等。原发感染患者的呕吐症状明显多于续发感染者,有些感染者仅表现出呕吐症状。此外,也可见头痛、寒颤和肌肉痛等症状,严重者可出现脱水症状。

(三)肠腺病毒

感染后引起病程稍长于前两种病毒。腹泻常为水样便,每天 3～30 次不等,持续 10 天左右。可以有持续呕吐、低热及轻度的呼吸道症状。

五、实验室检查

(一)外周血象

早期外周血白细胞总数正常或偏低,以后可以稍增高。

(二)便常规

便多为黄色稀水样,无脓细胞及红细胞,有时可以有少量白细胞。

(三)病原学检查

1.电镜法　直接电镜法和免疫电镜法可以从粪便提取液中检出病毒颗粒,但诺沃克病毒检出较难。而且电镜法观察的灵敏度较低,只能用于患病早期病毒大量排出时采集的样本检测。免疫电镜法比电镜法的敏感性高,主要应用于恢复期血清捕捉同型抗原。

2.免疫法　包括补体结合、免疫荧光、放射免疫及酶联免疫等方法。

3.分子生物学检测方法　杂交技术和逆转录聚合酶链反应能准确、灵敏地检测标本中的病毒,而且可以进一步对病毒进行基因分型。

4.凝胶电泳分析　从粪便提取液中提取病毒 RNA 进行聚丙烯酰胺凝胶电泳(PAGE),可以分析基因片段分布图及酶切图谱,进行轮状病毒和肠腺病毒的测定。

5.大便培养　无致病细菌生长。

6.病毒浓缩　病毒浓缩方法一般分为两大类,一类为有机絮凝沉淀法,主要使用聚乙二醇(PEG)沉淀,目前对于固体样品 PEG 沉淀法是最有效的浓缩方法。第二类是膜过滤法,检测海水、生活污水中的 NV 曾用过这种方法。

7.核酸提取　提取病毒核酸的方法效果较好,只是成本偏高。

(四)血清抗体检查

应用病毒特异性抗原检测特异性抗体,若恢复期血清抗体比发病初期血清抗体效价呈 4 倍以上升高有意义。

六、诊断

主要根据流行病学特点,临床表现、实验室检查可明确。症状不典型者,确诊需要经电镜查找病毒颗粒或检出粪便中特异性抗原,或血清中查出特异性抗体。

七、鉴别诊断

注意与大肠杆菌、沙门菌属引起的细菌感染性腹泻相鉴别。而其他病毒感染所致的腹泻需查病毒抗体和病毒核酸等有助于明确诊断。

八、治疗

本病多数较轻,病程短且为自限性,预后良好。

治疗关键是针对腹泻和脱水的对症和补液治疗。无特异性病原治疗。吐、泻严重者可行止吐剂及镇静剂。痉挛性腹痛654－2治疗。饮食清淡且水分多、呕吐严重者禁食8～12小时。重型患者需纠正酸中毒和电解质紊乱。

(一)轻度脱水及电解质紊乱

可以口服补液,口服补液盐(ORS),配方为1升水含:氯化钠3.5克、碳酸氢钠2.5克、氯化钾1.5克、葡萄糖20克或蔗糖40克。方法:①排出量1份补1.5份、速度不宜太快,5～10分钟200～300mL。②高渗性脱水稀释1倍使用。③脱水纠正以后,口渴感消失后则停服。④可服牛乳和母乳。

(二)严重脱水及电解质紊乱(失水占体重10％～15％)

静脉补液:早期、迅速、足量、先盐后糖、先快后慢、纠酸补钙、见尿补钾。

静脉补液＋口服补液效果更好。24小时补液总量8000～12000mL,30分钟2000mL,2小时4000mL,血压正常后尽量口服补液,保持静脉通道。静脉补液:乳酸盐林格液;若能口服补液,静脉补液的成分3:2:1(3份葡萄糖、2份生理盐水、1份1.4％碳酸氢钠),也可用5:4:1液(1000mL含氯化钠5克、碳酸氢钠4克、氯化钾1克)。

九、预防

1.管理传染源　消化道隔离、积极治疗。

2.切断传播途径　最重要而有效措施。食品、饮水及个人卫生。

3.保护易感人群　现仅轮状病毒疫苗获准临床应用。主要用于6～12个月的婴儿,2、4、6个月龄服用3次效果最好。

(潘玉洁)

第十二章　老年急危重症

第一节　老年帕金森病

帕金森病(Parkinson's disease,PD)又名震颤麻痹(paralysis agitans),是老年人中较常见的神经系统变性疾病,临床上以震颤、肌强直、运动迟缓为主要特征,病情可分为原发性和继发性两类,原发性好发于中老年人。

一、病因与分类

1.原发性 PD　多因素参与,遗传因素使易感性增加,环境因素及年龄老化共同作用。

(1)年龄老化:黑质多巴胺能神经元减少,60 岁以后更明显。

(2)环境因素与毒性暴露:外在环境中某些化学物质可选择性地破坏神经元而诱发 PD,如杀虫剂,除草剂等,重金属铁、锰、铅等有关工业环境暴露作为危险因素。

(3)遗传因素:约 10%PD 有家族史,呈不完全外显率常染色体显性遗传,其遗传易感基因有 CYP2D6B;细胞色素 $P45O_2D_6L$ 型基因突变;谷胱甘肽转移酶 U 基因突变。

目前普遍认为,通过氧化应激、线粒体功能缺陷、钙超载、兴奋性氨基酸毒性、免疫异常、细胞凋亡等机制才导致黑质 DA 能神经元大量变性。

2.继发性帕金森综合征病因

(1)感染性:如脑炎后、朊蛋白病等。

(2)外伤性:颅脑外伤、拳击性脑病等。

(3)血管性:多发性脑梗死、低血压性休克等。

(4)药物性:如吩噻嗪类药物利血平、抑郁剂等。

(5)中毒性:如汞、一氧化碳、锰、二硫化碳、甲醇、乙醇、毒品等。

(6)其他:如甲状腺功能减退、肝脑变性、脑瘤等。

3.临床有 PD 症状的疾病　①遗传变性性帕金森综合征(包括弥散性路易体病、脊髓小脑变性、Wilson 病、Huntington 病等);②帕金森叠加综合征(包括多系统萎缩、进行性核上性麻痹、皮质基底节变性等)。

二、病理及发病机制

原发性 PD 主要病变在黑质及黑质纹状体通路,其次为纹状体、蓝斑、中缝核、迷走神经背核、丘脑底核、下丘脑、大脑皮质等。黑质致密部 DA 能神经元大量变性、缺失,胞浆内 Lewy 小体

三、诊断

1.临床表现　患者多在 60 岁以后发病,男性略多于女性,起病隐袭、缓慢发展,主要表现为震颤强直、运动障碍三重征。

(1)症状

1)缓慢出现的一侧或两侧肢体震颤、发紧、僵硬感。

2)动作缓慢、笨拙,行走时下肢沉重,不能很快转弯,运动时易疲劳,持久性差,易跌倒,最终卧床不起。

3)强直肌群疼痛,尤以肩周、小腿肌肉、腰肌为甚。

4)其他:语音低钝、情绪低落,主动活动减少,记忆力减退,便秘,小便控制能力差等。

(2)体征

1)震颤:常一侧手部开始,逐渐扩展至同侧下肢及对侧上、下肢,下颌、口唇、舌及头部亦可受累,在静止时出现(静止性震颤),随意运动时减少或消失,紧张时加剧,睡眠时消失。手部震颤以拇指、示指、中指为主,呈搓丸样动作,下肢震颤以踝关节为主。

2)肌强直:多一侧上肢近端开始,以后扩展至全身,强直为伸肌和屈肌肌张力均增高所致,被动运动时因增高的肌张力始终保持一致,所谓阻力均匀,故称为"铅管样强直",若伴有震颤,则如同转动齿轮感,称为"齿轮样强直。"

3)运动障碍:由肌强直及姿势反射障碍所致,表现为随意运动缓慢.动作减少.幅度变小,上肢不能作精细动作,字越写越小,称"写字过小症"。姿势和步态异常:站立时头、躯干向前俯屈,四肢微屈,行走时上肢的前后摆动消失,起步困难,步伐小,但迈步后由于身体前倾、重心前移而越走越快,不能立即停步,称"慌张步态"。面部表情活动减少,常双眼凝视,瞬目动作减少,呈"面具脸"。语音单调、低沉、含糊不清。

4)自主神经紊乱:可有皮脂腺分泌亢进,多汗,唾液分泌过多,便秘,直立性低血压等。

5)眼征:可瞳孔对光反射及眼辐辏反射减弱、会聚麻痹,上视受限。个别有动眼危象,表现发作性眼球固定,上视或向下、并向一侧,瞳孔散大,全身不能活动,持续约数分钟至数小时。

6)精神及智能障碍:可有不同程度的抑郁、焦虑、认知功能障碍、视幻觉等。

2.辅助检查

(1)实验室检查

1)脑脊液:CSF 压力、常规、生化多为正常,DA 代谢产物 HVA 含量降低。

2)尿:DA 及 HVA 含量降低。

3)基因检测 DNA 印迹技术:PCR、DNA 序列分析等在少数家庭性 PD 患者中可能会发现基因突变。

(2)影像检查

1)颅脑 CT 及 MRI:不同程度脑萎缩改变,但无特异性,可与其他疾病相鉴别。

2)功能显像检测:PET 或 SPECT 与特定放射性核素检测,见 PD 者脑内 DAT 功能降低、DA 递质合成减少,D_2 型 DA 受体活性在疾病早期超敏,后期低敏。

3.诊断要点　中老年发病、缓慢进行静止性震颤、肌强直、运动障碍及其特殊的姿势和步态,典型的 PD 诊断并不难。

4.鉴别诊断

(1)老年性震颤特点:①幅度小、频率快;②出现于随意运动中;③肌张力不高;④安坦等药物治疗无效。

(2)特发性震颤:①震颤在随意运动时加重,静止时减轻;②部分病例有家庭史;③肌张力正常;④饮酒可使震颤暂时减轻,普萘洛尔治疗可使震颤减轻;⑤苯海索等药治疗无效。

(3)帕金森综合征以下两点可与 PD 鉴别：①有相应的病因如脑炎、药物、毒物、外伤、脑血管病等病史；②有相应原发病的症状及体征。

(4)其他神经系统变性病并有 PD 综合征

1)橄榄桥脑小脑萎缩(OPCA)疾病：早期即有小脑共济失调，晚期才出现 PD 表现，MRI 显示小脑及脑干萎缩。

2)Shy—Drager 综合征：以自主神经症状最为突出如直立性低血压、性功能障碍及排尿障碍，可有共济失调及锥体束征，PD 症状相对较轻。

3)纹状体黑质变性：表现为运动迟缓和肌强直，震颤不明显，可兼有锥体系、小脑、自主神经症状，左旋多巴疗效差。

4)进行性核上性麻痹：运动迟缓、肌强直，早期即有姿势步态不稳、体姿伸直(与 PD 的躯干前倾不同)，核上性眼肌麻痹(垂直注视不能)，常有假性球麻痹及锥体束征，震颤不明显，对左旋多巴反应差。

5)弥散性路易体病(DLBD)：有痴呆、幻觉、锥体外系运动障碍，痴呆出现早且迅速进展，可有肌阵挛。

四、治疗

1.药物治疗　目前仍以药物治疗为主，恢复纹状体 DA 和 ACh 的平衡以减轻症状。

(1)抗胆碱能药物

1)苯海索(安坦，artane)3～6mg/d，分 3 次口服。不良反应：不安、妄想、幻觉、精神错乱、记忆力减退、口干、便秘、小便排出困难、视物模糊等。禁忌证：青光眼及前列腺肥大等。

2)开马君(kemadrin)开始为 7.5mg/d，分 3 次口服。以后可逐渐至 10～30mg/d。不良反应与苯海索相同。

(2)多巴胺释放促进剂：金刚烷胺(amantadine)200mg/d，分 2 次服用。可促进 DA 在神经末梢释放，一般与苯海索合用。不良反应：不宁腿、神志模糊、下肢网状青斑、踝部水肿等。

(3)补充 DA 制剂：通过血脑屏障，多巴胺前体左旋多巴在脑内转变为多巴胺。

1)美多巴(madopar)第 1 周 62.5～125mg，每天 1 次口服，以后每周增加 125md/d，一般不超过 1000mg/d，分 3～4 次口服。达适宜治疗效果后维持服用。两种片剂：125mg/片(含苄丝肼 25mg，左旋多巴 100mg)和 250mg/片(含苄丝肼 50mg，左旋多巴 200mg)。

2)息宁(心宁美，Sinemet)1 号片 1 片/天，第 1 周用，以后每周增加 1 片/天，达最适宜剂量时维持用。1 号片含卡比多巴 10mg，左旋多巴 100mg；2 号片含卡比多巴 25mg，左旋多巴，2 号片不超过 4 片/天。

常用有息宁控释片(Sinemet CR)和美多巴缓释片(Madopar HBS)可获平稳血浓度，减少每日服药次数。起效缓慢，生物利用度较低，用药剂量要比标准片相应增加 30%，用药次数则相应减少。水溶片有弥散型美多巴，易在水中溶解，吸收迅速起效快(10 分钟左右)，作用持续时间与标准片基本相同，适用于有吞咽困难，清晨运动不能，"开期"一般延迟，"关期"延长，剂末肌张力障碍患者。

多巴制剂副作用：周围性，如恶心、呕吐、低血压、心律失常等；中枢性，如症状波动多为远期并发症，表现为疗效减退或剂末恶化，可改用缓释剂或增加用药次数。或出现"开—关"现象。"开期"指症状突然缓解，"关期"指症状突然加重，在两者之间波动，可试用 DA 受体激动剂,运动障碍,又称异动症,表现类似于舞蹈症,手足徐动症不自主运动或肌张力障碍,可发生在剂峰,剂末或清晨服药前,可调整用药剂量或加用 DA 受体激动剂;精神症状,如梦境,抑郁、焦虑、错觉、幻觉、欣快、轻躁狂、精神错乱和意识模糊等。

(4)DA 受体激动剂:多巴胺受体激动剂有两种类型,一是麦角类,药物包括溴隐亭(bromcriptine)、培高利特(pergolide)、α-二氢麦角隐亭(dihydroergodryptine)、卡麦角林(cabergoline)和麦角乙脲(lisuride);二是非麦角类,药物有普拉克索(pramipexole)、罗匹尼罗(ropinirole)、吡贝地尔(piribedil)、罗替戈汀(rotigotine)和阿朴吗啡(apomorphine)。

麦角类多巴胺受体激动剂会导致心脏瓣膜病变和肺胸膜纤维化,现多不主张使用,其中培高利特已停用,应从小剂量开始,逐渐增加剂量至获得满意疗效而不出现不良反应为止。其不良反应与复方左旋多巴相似,症状波动和异动症发生率低,体位性低血压和精神症状发生率较高。

(5)抑制多巴胺分解代谢药

1)单胺氧化酶 B(MAO-B)抑制剂:司来吉兰(selegiline,丙炔苯丙胺,Deprengl,优麦克斯,Jumex)为选择性 MAO-B 抑制剂,阻止 DA 降解或增加脑内 DA 含量,与复方左旋多巴合用有协同作用。用量:2.5~5mg,每天 2 次。副作用有口干、胃纳减退、位置性低血压,有消化道溃疡者慎用。

2)儿茶酚-氧位-甲基转移酶(COMT)抑制剂:托卡朋(tolcapone,答是美,Tasmar,柯丹,Comtan,恩他卡朋,Entacapone)通过抑制左旋多巴在外周的代谢,增加左旋多巴进脑量,阻止脑内 DA 降解,常用量 50~150mg/d,分 3 次口服,一般不超过 200mg/d,需与复方左旋多巴合用。副作用有腹泻、头痛、口干、多汗、转氨酶升高等,用药期应监测肝功能。

(6)增强 DA 传导药:脯-亮-甘酰胺(PLG)可加强 DA 的传导,拮抗神经毒物 MPTP 对黑质细胞的损害作用,与复方 L-Dopa 合用有协同作用,用量 400mg/d,静脉滴注。10 天为一疗程。

(7)增加内源性 DA 合成药:烟酰胺腺嘌呤二核苷酸(NADH),间接提高 TH 的活性,增加 DA 的合成。

(8)兴奋性氨基酸释放抑制剂:拉莫三嗪(lamotrigine)能抑制谷氨酸释放而消除其兴奋性神经毒性作用。

2.外科治疗

(1)脑立体定向手术:通过对丘脑外侧核或苍白球的立体定向手术,阻断来自苍白球、红核、前庭神经核和小脑的纤维投向大脑运动区及运动前区发出的冲动,减轻对侧肢体的肌强直和震颤。应用 MRI,CT 影像学技术及电生理技术(微电制图技术进行重点定位)。

(2)细胞移植:将自身肾上腺髓质细胞,尤其是异体胚胎中脑黑质细胞移植到患者的纹状体,以期移植细胞产生 DA,纠正 DA 递质缺乏,改善 PD 症状。

(3)深部脑刺激术(DBS):利用低电压高频刺激丘脑腹中间核(Vim)、丘脑底核(STN)和苍白球(GB),抑制其神经元的活动。

3.康复治疗　对于改善症状有一定作用,包括语言的锻炼,面部肌肉、手部、四肢及躯干的锻炼,步态及平衡的锻炼,以及各种日常生活的训练等。

五、预后

PD 是种慢性进展性疾病,尚无根治方法。疾病晚期常卧床不起。常见直接死因为肺炎、骨折等各种并发症。

(谢映红)

第二节　老年癫痫

成年期(20 岁以后)起病的癫痫称晚发性癫痫。60 岁以上发生癫痫者称为老年晚发性癫痫或老年人癫痫(elderly epdepsies)。老年人癫痫多为继发性。

一、病因

老年人癫痫病因分为两大类:

1. 特发性癫痫　患者脑部无可解释症状的结构变化或代谢异常。与遗传有较密切关系,在老年人癫痫中此类比例极低。

2. 症状性癫痫　老年人癫痫绝大多数为症状性,较常见病因有五种。

(1)脑血管病:各种脑血管病均可发生癫痫,占老年人癫痫 30%～40%,主要为缺血性脑血管病,除急性期可发生外,约 33%在随后发生。在出血性脑血管病中,癫痫多在急性期发生或为首发症状。

(2)脑肿瘤:老年人癫痫常见病因,癫痫常是脑瘤首发症状,其中以脑膜瘤、脑转移瘤、脑胶质瘤多见。

(3)脑外伤:老年人颅脑外伤伴颅骨骨折、颅内血肿、脑挫伤等,常可伴癫痫发作。

(4)代谢性疾病

1)糖尿病:非酮症性高血糖症、酮症酸中毒、高渗性昏迷等均可引起癫痫发作。

2)尿毒症:尿毒症晚期因水电解质严重紊乱常出现癫痫。

(5)慢性乙醇中毒:乙醇性癫痫在西方国家常见,我国却很少见。

3. 隐源性癫痫　临床表现提示为症状性癫痫,但目前的检查手段不能发现明确的病因。

二、发病机制

老年人癫痫发病机制尚未完全明了。目前认为与中枢神经系统抑制性递质 γ-氨基丁酸减少及兴奋性递质谷氨酸增多有关,细胞内钙离子超载以及细胞内外如钠、氯、镁等紊乱也有关系。癫痫发病与遗传有一定关系。

三、诊断

1. 老年人癫痫特点

(1)多为症状性,临床发作形式大部分为部分性发作,其中以单纯部分性发作为主,极少数人表现为复杂部分性发作,几乎无失神发作。

(2)老年癫痫发生与病灶大小及疾病严重程度不一定呈平行关系,而与病灶发生部位有关,以额、顶、颞叶发生率最高。可能始于局部,以后迅速扩散为双侧大脑半球继发性强直一阵挛性发作,而非原发性强直－阵挛性发作。

(3)老年癫痫发作后朦胧状态:可持续很长时间,至少有 14%患者超过 24 小时,甚至可长达一周。发作后麻痹(Todd's palsy)也比较多见,尤其容易发生在脑卒中后癫痫的患者,易与再次脑卒中相混淆。

2.老年人癫痫诊断要点

(1)癫痫诊断:首先要确定是否是癫痫,其次是明确发作类型,最后要尽可能查明原因。

(2)60 岁以上老年人出现 2 次或 2 次以上痫性发作,可诊断为老年人癫痫。脑电图及与之有关的检查是诊断癫痫很关键的辅助检查。老年癫痫的脑电图异常多表现为局灶性慢波活动,而痫性放电则较其他年龄组少见。

(3)明确类型为治疗提供重要依据:症状性癫痫常见原因为脑血管病、脑肿瘤、脑外伤。颅脑 CT、MRI 等对发现这些病因有很大帮助。糖尿病所致者除糖尿病临床表现外,糖耐量试验对诊断均有帮助,其他少见病因如脑寄生虫病,除影像学检查外,血及脑脊液的有关免疫学检查有很大意义。

3.鉴别诊断　老年人癫痫需与下列疾病相鉴别。

(1)晕厥:晕厥也是短暂意识障碍,常无先兆、无自动症,无强直－阵挛发作规律以及发作后朦胧状态,尽管有时晕厥发作时也可有肌强直和短促肌阵挛,但比癫痫性抽搐的发生要慢一些,开始常先有头晕、恶心,意识丧失前有双眼发黑等症状。老年患者中晕厥重要原因是心源性的,而抽搐本身可诱发心律失常,并导致意识丧失,当体格检查及常规脑电图均是阴性结果,而临床怀疑心源性时,应建议患者做 24 小时动态脑电图及心电图监测,对鉴别诊断有帮助。

(2)短暂脑缺血发作:由于脑血管病是老年人癫痫常见病因,老年人癫痫常见的 Todd 麻痹和较长的发作后朦胧状态,与短暂脑缺血发作鉴别更为困难,尤其是单纯部分性发作与椎－基底动脉缺血发作临床很难鉴别,尽管脑电图有时正常,但癫痫其他发作形式及其他征象有助于鉴别诊断。

(3)偏头痛:癫痫发作后常伴头痛,尤其是强直－阵挛发作,偏头痛的等位症可模拟癫痫发作,但偏头痛持续时间较长,且脑电图无痫样放电等均可鉴别二者。

四、治疗

1.病因治疗　老年人癫痫多为症状性,病因治疗很重要。脑血管病继发癫痫,特别是脑梗死急性期发生者提示预后不良。如病情能稳定好转,癫痫发作控制后可以逐渐停用抗癫痫药物。如卒中后恢复期发生癫痫则需长期服抗痫药。颅内肿瘤患者行外科治疗或放疗、化疗。脑寄生虫病患者则应进行驱虫治疗。

2.抗癫痫药物治疗

(1)一旦老年人癫痫诊断成立,即需进行抗癫痫药物治疗。

(2)药物选择上与其他年龄组无明显差别;原则个性化选药,兼顾考虑患者发作类型、认知功能、药物代谢及经济状况等。

(3)服用方法主张小剂量开始,逐渐加量,以免产生不良反应(表 12－1)。

表 12—1　常用抗癫痫药剂量、不良反应

药名	常用剂量(mg/d)	有效血浓度(mg/L)	常见不良反应
丙戊酸钠	600～1800	50～100	恶心呕吐,体重增加
氯硝西泮	4～6	0.015～0.05	嗜睡,烦躁
卡马西平	600～1200	4～10	头晕,共济失调,复视
苯妥英钠	300～500	10～25	共济失调,头晕,复视
苯巴比妥	90～300	15～30	嗜睡,烦躁,皮疹
扑癫酮	750～1500	5～15	嗜睡,烦躁,皮疹
托吡酯	50～200		嗜睡,找词困难,学习下降
奥卡西平	600～1200		低钠血症,皮疹
加巴喷丁	900～1800		较少
拉莫三嗪	100～300		皮疹,攻击行为,易激惹
左乙拉西坦	1000～4000		较少

(4)长期用药需定期复查血象、尿常规及肝肾功能。有条件者应定期进行血药物浓度监测。由于老年人癫痫中有脑的损害和年龄有关的变化,因此,老年人的药代动力学的敏感性增高,药物浓度治疗范围的上限应该向下调整。

3.癫痫持续状态治疗　老年人癫痫持续状态,在给氧防护同时静脉注射地西泮 10～20mg,其速度不超过 2mg/min,大部分患者有效。用药有效而复发者可给予地西泮于 0.9% 生理盐水 500ml 中,24 小时总量不超过 100mg 缓慢静脉滴注。应特别注意老年患者呼吸、意识、血压的改变。

4.中医治疗　中医治疗总法则是消除病因,控制发作,巩固疗效,防止复发。消除病因要有针对性,有热清热,有疾逐疾,有瘀化瘀,有风熄风,有惊镇惊,有虫驱虫等;控制发作主要以平降逆气;巩固疗效,防止复发则调整脏腑、经络、气血功能,重在补脾肾。

五、预防保健

老年癫痫患者应避免做发作时可带来危险的活动和工作,如游泳、驾驶车辆、空中作业等。祛除已知诱发因素,如睡眠缺乏、过度疲劳、高度紧张、过度饮酒和酗酒者突然戒酒等。应说服患者长期规律服药,生活规律及适当体育锻炼。

(谢映红)

第三节　老年痴呆

痴呆(demantia)是在意识清晰的情况下全面持续性的智能障碍,是获得性进行性认知功能障碍的综合征。所谓获得性是与先天性精神发育迟滞相区别,持续性(数月以上)是指应排除急性脑损伤、代谢、中毒等病变所致的意识错乱,智能障碍表现为不同程度的记忆障碍、语言障碍、视空间功能障碍、人格异常及认知能力下降。认知能力包括计算力、判断力、想象力、创造力、思维能力、综合能力、分析解决问题能力等。智能障碍导致患者的生活自理及行使社会职责能力明显减退。

痴呆的发病率和患病率随年龄增长而增加,痴呆病因通常包括变性性和非变性性,前者如阿尔茨海默(Alzheimer)病、Pick病、路易体痴呆等,后者包括血管性痴呆、感染性痴呆、外伤性痴呆等;老年期尤以Alzheimer病、血管性痴呆最为多见,故在本章中着重阐述,其他类型的痴呆仅在鉴别诊断中简单介绍。

一、Alzheimer 病

阿尔茨海默病(Alzheimer's disease,AD)由Alois Alzheimer于1907年首先报道。国际疾病分类诊断标准第9次修订(ICD-9)将本病65岁前起病者称为早老性痴呆,65岁以后发病则称为(Alzheimer型)老年性痴呆,但两组的病理和临床过程相同,故而ICD-10中将其通称为阿尔茨海默病。国内统计65岁以上人口中2%~3%患有AD,且发病率随年龄增加而增高,女性略多于男性。

(一)病因和发病机制

病因及发病机制尚未确定,可能与多种因素有关。

1.遗传 研究证实,人体第1、14、19、21号染色体上都存在有与AD相关基因位点,约15%AD为常染色体显性遗传。

2.外伤 反复头部外伤可能是产生AD危险因素,如从事拳击运动可产生痴呆,患者脑部可观察到AD特征性病理改变如神经原纤维缠结等。

3.中毒 在AD患者神经元胞核中常有铝沉积,实验发现铝可导致神经原纤维缠结;兴奋性毒素如谷氨酸盐可能诱导神经细胞死亡。

4.感染 AD与亚急性海绵状脑病(CJD)、库鲁病(Kurn)等已证实由慢病毒感染所致的疾病在临床和病理上有相似之处。

5.神经递质改变 海马和皮质的胆碱能神经元递质功能紊乱被认为是记忆障碍等认知功能减退的重要原因。5-羟色胺、γ-氨基丁酸等非胆碱能递质也有不同程度下降。

6.其他 病理检查发现AD患者脑内老年斑周围有小胶质细胞增生,为炎性免疫反应的改变,"慢性炎症学说"可能与炎症因子、免疫调节异常有关。实验研究显示钙失调、胆固醇水平升高可能是AD形成诱因。长期暴露于低频电磁场人群AD患病率较高提示发病与环境因素关系密切。

(二)病理

广泛大脑皮质萎缩,脑沟增宽,脑室扩大,以额、顶、颞叶尤为严重,海马显著萎缩。显微镜观察:皮质神经元减少,星形胶质细胞增生,皮质下白质可出现继发性脱髓鞘。特征性的变化为神经原纤维缠结(neurofibrillary tangles,NFT)、老年斑、颗粒空泡变性及血管壁淀粉样蛋白(AP)沉积。

(三)诊断

1.临床表现

(1)症状

1)本病起病隐袭、缓慢进行性发展。

2)首发症状常为记忆力障碍,尤其以近事遗忘明显;继而出现远期记忆障碍、视空间功能受损、命名障碍等,早期人格尚完整,简单工作和社会活动仍能胜任。

3)继续进展可出现精神症状和广泛认知功能障碍,如失语、失用、失认等,部分日常生活需照顾;至疾病晚期,智能严重衰退,大小便失去控制,生活完全不能自理。

4)死亡原因多为全身衰竭和继发性感染。

(2)体征

1)疾病早期神经系统检查无异常发现。

2)疾病进展到一定时期,易引出抓握反射和吸吮反射,活动明显减少或缄默,步履不稳与步幅减小,可查及强直(肌张力增高)、运动减少等锥体外系受累的征象,偶见肌阵挛和舞蹈样多动。

3)晚期患者立行不能,四肢蜷曲,卧床不起。

2.辅助检查

(1)血液、脑脊液无明显异常。

(2)脑电图:正常或呈弥漫性慢波,但无特异性。

(3)诱发电位:部分患者听觉诱发电位潜伏期延长,事件相关电位(P300)可区分皮质型和皮质下型痴呆。

(4)CT:呈脑萎缩改变,以额颞区明显。可用于排除脑梗塞、脑积水及硬脑膜下血肿等可引起痴呆的疾病。

(5)MRI:除了应用于鉴别诊断外,还可用来测量海马体积,患者海马多明显萎缩。

(6)PET:FDG－PET 或^{15}O－PET 显像表现为额叶、顶叶、颞叶葡萄糖代谢减少,脑氧利用(CMRO$_2$)降低,而该区域的脑血流无明显下降,呈代谢/血流分离现象。目前 FDA 已批准 Florbetapir F18 注射液用于评估阿尔茨海默病和其他原因发生的认知障碍。该药为β－淀粉样蛋白显像剂,它能与阿尔茨海默病标志性的淀粉样蛋白斑块结合,通过正电子发射断层扫描平均敏感度为 95%,为该病的诊断和研究提供有力支持。

3.神经心理学检查常用的检查量表

(1)简易精神状态量表(MMSE):是国内外应用最广泛的认知功能量表,主要用于 AD 的筛查及认知功能障碍严重程度的评估。其优点是操作简便、耗时短,适用于老年人群和流行病学调查等大样本研究,缺点是一些项目设计相对简单,对于轻度和极重度的 AD 患者不够敏感,训练效应及年龄、受教育程度、文化背景等因素对结果有影响。

(2)日常生活能力量表(ADL):主要用于评估老年人伤残程度或需要帮助的程度。AD 协作研究组(ADCS)将其改良为两个版本(ADCS－ADL19),包括了主要的基本日常生活能力,适用于严重的 AD 患者;而由 23 个项目组成的版本(ADCS－ADL23)包括了更复杂的生活能力,适用于轻、中度 AD 患者的评估。该量表受诸如年龄、性别、肢体运动障碍以及其他伴随疾病(肺气肿、心脏病)等因素的影响。

(3)神经精神科问卷(NPI):是目前应用广泛的神经行为评定量表,评定痴呆患者的精神行为症状。

(4)AD 评定量表－认知部分(ADAS－cog):是 AD 患者专用的认知功能损害的量表,该量表最主要用于 AD 患者药物疗效的评估,被认为是评价中轻度 AD 疗效的"金标准"。但对痴呆早期和晚期患者的认知评价不够敏感,也不能用于痴呆病因的鉴别诊断,部分项目需要受试者有一定的阅读书写能力。

(5)临床痴呆评定(CDR)、总体衰退量表(GDS)和功能评定分期量表(FAST):主要用于全面评估痴呆患者的功能减退,也可用于临床试验时对痴呆病程的分期,描述痴呆的严重程度。

（6）Hachinski 缺血量表（HIS）：多用于帮助 AD 和血管性痴呆（vascular dementia，VD）的鉴别。

（7）其他：此外还有严重损害量表（SIB）、临床总体印象量表（CGI）、AD 协作组－临床医生对病情变化总体印象（ADCS－CGIC）、AD 行为病理症状（BEHAVE－AD）、AD 相关生活质量（ADRQL）、AD 生活质量（QOL－AD）、进行性衰退量表（PDS）等多种量表，均需根据不同测试人群和研究目的进行选择。

4. 诊断标准　AD 确诊只能通过组织病理学的方法，即脑组织活检或尸检而得到证实，本文节选目前应用较多的 1984 年 NINCDS－ADRDA 制定诊断标准。

（1）AD 临床诊断标准：通过临床检查确定痴呆，如应用 MMSE、BleSSed 痴呆量表等收集资料，通过神经心理学检查验证；两项或多项认知功能的恶化；进行性记忆或其他认知功能的恶化；无意识障碍；40～90 岁发病，最常见于 65 岁以后；没有可导致进行性缺陷的全身性疾患或其他脑部疾病（表 12－2、表 12－3）。

表 12－2　AD 临床评分

• Hachinski 评分法	项目	评分	项目	评分
AD<4 分，VD>7 分	急性起病	2	情感不稳定	1
	阶梯状恶化	1	高血压史	1
	波动性病程	2	卒中史	2
	夜间精神错乱	1	伴动脉硬化	1
	人格保持良好	1	局灶性神经系统症状	2
	抑郁	1	局灶性神经系统体征	2
	躯体疾患	1		
• 改良 Hachinski 评分 AD<2 分，VD>5 分急性起病	急性起病	2	CT	
	有卒中病史	1	孤立病灶（低密度）	2
	神经系统症状	2	多发病灶（低密度）	3
	神经系统体征	2		

（2）AD 诊断标准：由上述标准加上从活检或尸检所获得的组织病理学证据。

2011 年美国国家衰老研究所（National Institute of Aging，NIA）和阿尔茨海默病学会（Alzheimer's Association，AA）对前述诊断标准进行了修订（表 12－3），将 AD 视为包括轻度认知损害（mild cognitive impairment，MCI）在内的连续疾病过程，并将生物标志纳入诊断标准中，但此标准尚未能提出具有可操作性生物标记物诊断分界值。

表 12－3　NIA－AA 阿尔兹海默病（AD）诊断标准

符合痴呆诊断标准，并具备以下特征：

A. 隐袭起病。症状数月或数年内渐进发展，而非数日内突然发生；并且

B. 通过报告或观察有明确认知功能下降病史；并且

C. 病史和检查有明显认知缺损，表现以下两种类型之一：

a. 遗忘：学习能力及近期所学信息回忆能力受损。至少具备一项前面定义的其他认知领域功能损害

b. 非遗忘

语言障碍：最明显的是找词困难，也可能出现其他认知内容损害

视觉障碍：最明显的是空间认知，包括物体失认、面孔失认、视觉图像组合失认和失读症，也可能出现其他认知内容损害

执行功能障碍:推理、判断和解决问题能力受损,及其他认知内容损害

D. 有以下情形不应使用很可能 AD 诊断:

a. 存在时间上与认知损害发生或加重相关卒中病,或多发或广泛梗死或严重白质高信号负荷

b. 有路易体痴呆突出特征

c. 行为变异型痴呆(bvFTD)突出特征

d. 语义变异型原发性进行性失语或非流利型/语法缺失变异型原发性进行性失语

e. 可用其他伴随神经系统疾病或影响认知功能药物使用解释

不同确定性水平

确定衰退:基于知情者提供信息和正式神经心理学测试或标准精神状态检查证明

很可能 AD,突变基因携带者符合很可能 AD 的核心临床标准,存在(APP,PSEN1 或 PSEN2)遗传突变增加了 AD 病理原因的可能性。apoE ε4 等位基因纳入此类的特异性不充分

很可能 AD 伴 AD 病理生理学过程

符合很可能 AD 核心临床标准的人群中生物标志物可以增加是 AD 病理生理学改变所致临床综合征的可能性。目前不提倡常规诊断中使用 AD 生物标志物测试,主要基于以下原因:①核心临床标准在大多数患者中具有很好的诊断精确性;②还需要更多的研究确定生物标志物的标准;③不同场所生物标志缺乏标准化;④社区机构的生物标志可获得性存在很大的差异。以下三种情况使用生物标志物可能增加 AD 病理生理学诊断的确定性:调查研究、临床试验和可获得并能被医生合理的评价

非典型病程

符合 AD 型痴呆认知损害的特征,或者突然发病,或是缺少充分的病史或客观认知测试结果肯定认知功能的进行性减退

混合表现

符合 AD 的核心临床标准,但存在:①证据显示有共存脑血管疾病,存在时间关联的卒中史或存在多发或广泛梗死或严重白质高信号负荷;或②存在 DLB 的特征;或③其他神经疾病、非神经疾病或影响认知的药物使用能够解释

可能 AD 伴 AD 病理生理学过程

此分类是为符合非 AD 的痴呆临床标准而 AD 病理生理学生物标志物阳性的患者而设,如患者符合 LBD 或 FTD 的临床诊断标准,但 AD 生物标志物阳性或尸检结果符合 AD 的病理学诊断标准

(四)鉴别诊断

1. 血管性痴呆 多有脑卒中病史,认知障碍发生在脑血管事件 3 个月内,神经系统体检和影像学检查提示脑血管病病灶,常用 Hachinski 缺血量表鉴别,Loeb(1988 年)对缺血量表进行了修订。有些特殊部位的脑血管病常可导致痴呆,如角回、丘脑前部或旁内侧部等。

2. 皮质下痴呆 如慢性进行性舞蹈病、进行性核上性麻痹及帕金森病痴呆等。帕金森病痴呆常见于帕金森病晚期患者,多先有震颤、肌强直等锥体外系症状,以后逐渐出现痴呆;经抗震颤麻痹药物治疗后痴呆症状可随神经系统症状好转而有所改善;病理特点为黑质、蓝斑色素脱失,间脑、脑干的单胺能神经元、脊髓侧角等部位可见 Lewy 小体(胞浆内同心圆性嗜伊红包涵体),而在大脑皮质极少出现 Lewy 小体。慢性进行性舞蹈病、进行性核上性麻痹等常伴构音障碍,早期即有肌张力改变、不自主运动等。

3. 路易小体痴呆(Lewy body dementia,LBD) 多见于老年人,呈波动性的认知衰退,可有发作性意识模糊和意识清醒间期,常伴有锥体外系症状及锥体束征;病理特点为黑质、蓝斑、Meynert 基底核及整个大脑皮质神经元内均可见路易小体分布。

4. 匹克病(Pickdisease) 较少见,女性发病率高于男性,主要症状为进行性痴呆,特点为缓慢进展的性格改变及社会性衰退,随后才出现智能、记忆等功能的损害,少数患者可有癫

病;CT 和 MRI 显示额叶和(或)颞叶、顶叶萎缩;病理检查可见明显的叶性萎缩及 Pick 小体(胞浆内细小球形嗜银包涵体)。

5. 亚急性海绵状脑病(CJD) 又称为皮质纹状体脊髓变性,初表现行为异常、记忆障碍,以后迅速出现进行性痴呆,常伴有肌强直、肌阵挛、肢体瘫痪、腱反射亢进、共济失调等,脑电图可见阵发性三相波。

6. 正常颅内压脑积水(NPH) 多发生于蛛网膜下腔出血、头部外伤和颅内感染后,也有特发性 NPH。临床表现为进行性智力衰退、共济失调步态与尿失禁三联征,CT 或 MRI 提示脑室扩大而腰穿脑脊液压力正常。

7. 假性痴呆 老年抑郁症患者在接受精神智能状态检查时可能显示认知功能障碍,但其记忆力改变较痴呆患者突然,且程度较轻,不再发展,按抑郁症治疗可获改善(表 12—4)。

表 12—4 AD 鉴别

AD 与抑郁症	痴呆	抑郁症
起病	慢	急
病情经过	情感行为可变动	固定的抑郁
症状持续时间	长	短
回答提问	错答	不知道
对自己评估	未感到能力低下	自感能力低下
认知障碍	不变	有变动
AD 与意识障碍	痴呆	意识障碍
起病	慢,进行性加重	急,常可缓解或治愈
症状	智能低下,低级精神活动保存	全面精神活动降低
症状波动	不明显	明显
进展	缓慢	迅速
体征	无特殊	常有神经系定位征
脑电图	少特异性	弥漫性慢波

8. 其他 AD 尚应与其他可引起痴呆的疾病作鉴别,如脑外伤、脑炎、酗酒、甲状腺功能减退、维生素缺乏等引起的痴呆有明显的病因病史及相关症状,再如神经梅毒引起的痴呆常合并瞳孔异常、共济失调等体征,血清学和脑脊液也有助于鉴别。

(五)治疗

迄今无特效治疗,通过药物治疗可能延缓部分患者病情进展及改善认知功能。

1. 乙酰胆碱酯酶抑制剂 该类药物通过减少突触间隙处胆碱酯酶对突触前神经元释放的乙酰胆碱的水解,增加了此处乙酰胆碱的含量,从而改善症状。常用的有多奈哌齐(done-pezil,aricept)5～10mg/d。利伐斯的明(rivastigmine)是双重胆碱酯酶抑制剂,开始可用 1.5～3mg/d,以后加至 6～12mg/d 分次口服。加兰他敏也被 FDA 批准用于治疗轻中度 AD,常用剂量为 16mg 或 24mg/d。还有哈伯因(Huperzine A):100μg,每日 3 次。

2. NMDA 受体拮抗剂 近年来兴奋性氨基酸尤其是谷氨酸(Glu)在 AD 中的神经毒性作用越来越受到重视。NMDA 受体为谷氨酸盐受体亚型,美金刚是一种具有中度亲合力的 NMDA 受体拮抗剂,能通过拮抗 NMDA 受体而阻断过多谷氨酸盐的释放而改善 AD 患者的临床症状。由于其具有良好的耐受性和安全性而被 FDA 批准用于中重度 AD 的治疗。是第一个在 AD 和 VD 方而有显著疗效的 NMDA 受体拮抗剂。

3.营养和保护神经药物　抗氧化剂、吡拉西坦、麦角类药物、银杏制剂等。

4.其他药物　如降胆固醇药物、罗格列酮、非类固醇类抗炎药和皮质醇类抗炎药、B 族维生素等,因这些药物可能降低相关疾病的血管损害,也在临床研究中。

5.免疫治疗　①主动免疫,Aβ 多肽疫苗刺激产生抗 Aβ 抗体,促进 Aβ 清除。②被动免疫,是将体外产生的抗 Aβ 单克隆抗体应用于患者体内,促进大脑内 Aβ 转移或清除。

6.基因治疗　将治疗基因(如神经生长因子)转染给靶细胞,再将其移植入脑内,通过其分泌基因产物而达到治疗的目的,此类方法目前尚处于实验阶段。

7.对症及营养支持治疗　根据病情应用抗精神病或抗抑郁药物,如 5－羟色胺再摄取抑制剂(SSRI)、氟哌啶醇、劳拉西泮等;进行认知治疗、体育锻炼;加强营养和护理,预防合并症等。

二、血管性痴呆

血管性痴呆(VD)是由脑血管疾病导致的智能及认知功能障碍综合征。

血管性认知功能损害(VCI)指存在临床卒中或亚临床脑血管损伤,引起至少一个认知功能区受损的一组综合征,其中最严重形式是血管性痴呆。VCI 组成应包括从轻度认知功能损害(MCI)发展到明显痴呆的所有脑血管疾病相关认知功能损害。血管性因素是老年人群 VCI 和痴呆重要原因。神经血管单元功能障碍和脑血流量调节机制障碍是 VCI 进程(从轻度认知功能受损到痴呆)中重要因素。

(一)病因及分类

1.多发性脑梗死性痴呆(MID)较为常见,由多发的、较大的脑动脉梗塞引起,常可同时累及大脑皮质和皮质下组织。

2.单一梗死引起的痴呆　常见于角回、丘脑、额底部及边缘系统等,其中丘脑性痴呆较为多见。单一的大面积脑梗死病灶尤其是额叶和颞叶部位受累者易导致痴呆。

3.小血管病变引起的痴呆　如皮质下动脉硬化性脑病(Binswanger 病)、多发性腔隙性脑梗死、脑淀粉样血管病等。

4.出血性痴呆　慢性硬膜下血肿、蛛网膜下腔出血后遗症和淀粉样血管病性脑出血等均可引起 VD。

5.脑低灌注状态　如继发于心脏停搏或严重持续性低血压的全脑缺血、缺氧等。

6.混合型痴呆　VD 和 AD 或其他类型的痴呆并存或先后发生。

7.其他　各种脑血管炎和先天性脑血管异常等引起。

(二)诊断

1.临床表现

(1)痴呆的精神症状,如记忆力差、计算力、定向力减退;根据病变部位不同可出现各种相关神经精神症状,如大脑优势半球皮层病变可能出现失语、失用、失读等症状,皮质下病变可能出现相应的运动、感觉障碍,还可出现幻觉、木僵、淡漠等精神症状。MID 痴呆病程多呈阶梯式进展,每次发作后可残留一些神经精神症状,反复发作叠加,直到智能全面衰退。

(2)血管病继发的神经损害症状。单一脑梗死多急性起病,常伴明显的神经系统受损症状和体征,如瘫痪、失语等。

2.辅助检查

(1)血液检查：多有血液流变学异常如血黏度、红细胞比容、纤维蛋白原增高及血小板聚集率升高等，此外还常伴有血脂、血糖升高。

(2)经颅多普勒超声(TCD)：可了解颅内血管有无狭窄、闭塞及狭窄程度。

(3)头部 CT 和 MRI：可显示单个或多个梗死或出血灶，常伴有不同程度的脑室扩大、白质疏松等，MRI 还可显示 CT 难以分辨的微小病灶。

(4)正电子发射断层扫描(PET)：显示脑血流和脑氧利用减低呈局灶性，且与某一特定动脉分布区有关，相应病灶葡萄糖代谢降低，代谢与血流减低呈对应性。

3.诊断标准　目前公认诊断血管性痴呆必须具备 3 个条件。

(1)临床上必须有痴呆症状。

(2)有患脑血管病证据，包括病史、体格检查及影像学等证据或经神经病理检查证实。

(3)痴呆必须与脑血管有关，即应在脑血管病发生后 3 个月之内出现。

(三)鉴别诊断

1.脑血管病引起的神经精神症状　如各种失语、谵妄、幻觉等，但这些症状持续时间一般较短，可随着脑血管病变改善而好转甚至消失，而且症状单纯，不伴其他认知功能障碍。

2.与 Alzheimer 病、假性痴呆及其他可引起痴呆的疾病作鉴别，详见前部分。

3.CADASIL(常染色体显性遗传性脑动脉病伴皮质下梗死和白质脑病)　多见于青壮年，常有家族史，除痴呆症状外还有反复发生的短暂脑缺血发作、皮质下缺血性梗死和腔隙性梗死，常伴有偏头痛、抑郁等，MRI 可见皮质下多发的小梗死灶，脑或皮肤活检可见血管壁增厚、血管平滑肌中层细胞嗜锇颗粒沉积，目前本病可通过基因诊断来鉴别。

(四)治疗

目前尚无特效治疗，关键在于对脑血管病的预防和治疗，及时发现并控制脑血管病危险因素，如高血压、高血糖、高血脂等。可选用改善脑循环、营养和保护神经类药物如二氢麦角碱类、钙通道阻滞剂、吡拉西坦、维生素 E 等，研究表明胆碱酯酶抑制剂如多奈哌齐对血管性痴呆也有较好疗效，还可根据病情适当应用抗抑郁、抗焦虑、镇静、安眠等药物对症治疗，此外，心理治疗、语言训练及营养支持疗法亦很重要。

(谢映红)

第四节　老年糖尿病

一、糖尿病的病因、发病机制与诊断标准和分型

1.糖尿病的病因　目前已了解无论是 1 型糖尿病(T_1DM)还是 2 型糖尿病(T_2DM)，其基本病因为遗传与环境因素两方面综合作用的结果，既往大量流行病学资料表明 T_2DM 有明显的遗传倾向，如 T_2DM 双亲子女中糖尿病患病率比非糖尿病双亲子女高 4 倍，20 世纪 70 年代对孪生子中糖尿病患病率的研究，表明单卵孪生子患病一致性高达 97%，某些种族如美国 Pima 印第安人和南太平洋岛国 Nauru 人糖尿病患病率高达 30%～50%。随着分子生物学技术的不断进步，人们陆续发现某些单基因突变性糖尿病，如 80 年代先后发现的"异常胰岛素原血症"和"异常胰岛素血症"；90 年代以后发现的有年轻的成年发病型糖尿病(MODY)

突变基因,其中属于转录因子变异的有:细胞核因子－α4(MODY－1),细胞核因子－α1(MODY－3)和胰岛素启动因子－1(MODY－4),细胞核转录因子－β(MODY－5),另一类为葡萄糖激酶基因突变(MODY－2)以及线粒体基因突变糖尿病,这些是目前已证实的单基因突变遗传糖尿病,但还不到临床 T_2DM 的10%,即90%以上 T_2DM 的遗传变异仍不清楚。

环境因素直接参与糖尿病的发病,如饮食结构改变、高热量摄入和体力活动的减少。肥胖是 T_2DM 发病的主要环境因素,遗传只是表明遗传个体具有患糖尿病的遗传易感性,但不一定必然发病,只是在环境因素的相互作用下才导致发生临床糖尿病。

2. 糖尿病的发病机制　由于遗传因素和环境因素共同作用导致胰岛 β 细胞功能障碍和胰岛素作用障碍,即胰岛素分泌减少和胰岛素抵抗两方面,T_2DM 以胰岛素抵抗为主伴胰岛素分泌障碍或是由胰岛素分泌障碍为主伴胰岛素抵抗,不管何者为主,早期由于 β 细胞功能代偿而出现高胰岛素血症,临床无血糖增高,随着病程进展,β 细胞功能丧失和走向衰竭,糖代谢也由糖耐量正常和糖耐量减低,进展到临床高血糖并最终引起器官损害。

3. 糖尿病的诊断标准和分型(WHO,1999)　1999 年世界卫生组织(WHO)修订了 1985年的标准,颁布了新的糖尿病诊断标准。该糖尿病诊断标准为全球开展糖尿病的研究和糖尿病并发症的防治起到非常重要的作用。中华医学会糖尿病分会也于 1999 年 10 月通过决议决定采用该诊断标准和分型,并于当年开始实施。现全球也多采用 1999 年 WHO 诊断标准。诊断标准如下:

有糖尿病症状(多尿、烦渴、多饮、消瘦)者符合以下三条之一者为糖尿病:①随机(一天中任意时间)血糖≥11.1mmol/L。②空腹血糖≥7.0mmol/L。③OGTT 2h 血糖 11.1mmol/L。(注:以上血糖均为静脉血浆血糖)。

诊断说明:①无症状者诊断为糖尿病应有两次血糖测定结果达到以上标准。②在急性感染、外伤或其他应激情况下,虽测出明显高血糖,亦不能立即诊断为糖尿病,需在应激情况结束后重新检测。③理想情况均应进行 OGTT,如果因某种原因不适于进行 OGTT,或儿童糖尿病症状重、血糖高、尿糖阳性、尿酮体阳性,可不进行 OGTT。

近年来 HbA_1c 正日益受到临床的高度重视,在 2009 年美国糖尿病学会(ADA)科学年会上,由 ADA 联合欧洲糖尿病研究学会(EASD)及国际糖尿病联盟(IDF)共同成立了国际专家委员会,经过讨论提出共识,建议将 HbA_1c 作为糖尿病的诊断指标之一,该报告于 2009 年 7月在《Diabetes Care》杂志上发布。专家委员会指出,与血糖相比,HbA_1c 在实验室检测技术方面有诸多优势。此外,反映长期血糖的正确、精确的测量方法,其与慢性并发症发生风险之间有很好的相关性,使用 HbA_1c 更易于指导糖尿病管理和调整治疗。基于 HbA_1c 与视网膜病变的相关性,专家委员会选择 HbA_1c 的诊断切点为≥6.5%(正常参考值为 4.0%～6.0%),此结果需要两次测量以确认。但是也有学者有不同意见,他们认为 HbA_1c 的检测方法在标准化、普及化程度及价格等方面仍存在诸多问题,且 HbA_1c 的测定结果易受血红蛋白的影响,应用有局限性,不能识别某些糖尿病如暴发性 1 型糖尿病等。直到目前为止,学术界对 HbA_1c 诊断 2 型糖尿病的切点还未达成共识。

二、老年人糖代谢改变

随着年龄增加糖耐量减低,血糖升高。一般 50 岁以后年龄平均每增长 10 岁,空腹血糖增加 0.05mmol/L,餐后血糖增加 0.4～0.7mmol/L,老年人的 IGT 与高血糖主要是由于:①

受体后胰岛素抵抗所致,特别是骨骼肌胰岛素介导的糖摄取下降;②葡萄糖刺激胰岛 β 细胞分泌早期起始上升时间延迟以致胰岛素分泌第一相消失,但胰岛素水平正常或增高,其原因是由于 β 细胞代偿分泌和胰岛素清除减低,但随着病程进展和延长,β 细胞失代偿,最终导致 β 细胞功能衰竭;③与青年人相比,老年人的胰岛素反调节激素如肾上腺糖皮质激素、肾上腺素等相对增加;④老年人胰岛素对肝糖产生的抑制作用衰减;⑤肥胖也是一个主要因素,老年人因体力活动减少,肥胖或超重,如 40% 的超重健康人,70 岁以后肌肉减少而脂肪增加;⑥老年人胰岛本身出现组织学的退行性改变。如 β 细胞数目比青少年少,而 α 细胞数相对增加,另外就是已证实老年人胰岛本身胰岛素沉积增加也是引起胰岛素分泌下降的原因之一。综合以上,老年人随着增龄出现胰岛素作用下降,胰岛 β 细胞也随之发生功能和组织学改变,而导致糖代谢异常。

三、老年糖尿病的患病率与临床表现

老年糖尿病一般指年龄≥65 岁(中国≥60 岁)人的糖尿病患病率,其中包括 60 岁以前已发病的患者约为 10%～20%,美国 Fragmigham 研究显示,70 岁以上人群患病率为 10%,15 岁组为 15/10 万,而 65 岁组高达 613/10 万。中国按 1996 年全国调查 20 岁组患病率为 0.56%,30 岁组 1.36%,40 岁组 3.03%,50 岁组 7.03%,60 岁组 11.32%,即 60 岁组为 30 岁组的 10 倍。随着人口老龄化程度的加重,老年人糖尿病患病率的上升及其所导致的各种使患者过多或过早致残、致死的慢性并发症已成为全社会关注的问题。加强对老年糖尿病的诊断、防治研究,提高老年人群的生活质量具有重要的现实意义。

大多数老年糖尿病患者诊断时无典型临床表现,往往因例行身体检查或因其他疾病检查而发现血糖增高,而另一些老年糖尿病患者则是以并发症就诊而发现。如发生心脑血管并发症、高渗性糖尿病昏迷、视力改变、老年女性外阴瘙痒等,也有因不明原因的消瘦就诊而发现,关于老年糖尿病患者的诊断标准和要求与一般人一样。除此而外,老年糖尿病患者有一些特殊表现需要注意:①体温低和多汗;②下肢皮肤大疱;③糖尿病神经恶液质;④不典型的肾乳突坏死;⑤10% 有肩关节痛;⑥男性老年糖尿病患者的糖尿病性肌萎缩;⑦恶性外耳炎;⑧认知功能减退和痴呆,尤其是女性患者,对有这些表现和可疑的老年人要及时查血糖(不可只查尿糖)。

四、老年糖尿病患者的治疗要求

老年糖尿病患者治疗与一般糖尿病患者相同,但要照顾老年人的特点。与非糖尿病者相比,老年糖尿病患者过早死亡、功能障碍、并发疾病(如高血压、冠心病、卒中)的发病率增加,并且更易发生老年综合征如抑郁、认知障碍、尿失禁、跌倒性损伤以及持续疼痛。由于临床和功能的异质性,对老年糖尿病患者的治疗较为复杂。一些患者中年发病且有多年的共存疾病,其他新确诊的患者可能患有多年未确诊的共存疾病或新发糖尿病并发症;有些糖尿病患者较虚弱且存在其他慢性疾病、大量糖尿病相关的共存疾病或运动、认知功能受限;而有些糖尿病患者共存疾病极少且较活跃,这一人群生活经验的差异也很大。临床治疗时应考虑这一异质性以确定治疗目标。对于可从长期的强化糖尿病治疗中获益者,以及认知功能正常并主动愿意自我治疗者,应给予鼓励,其治疗目标与年轻患者相同。对于患有晚期糖尿病并发症、生存期有限的共存疾病或认知功能受损者,可降低血糖控制的目标值。

1.老年糖尿病患者的治疗目标 血糖控制指标参照国际糖尿病联盟亚太区 T_2DM 政策组制订标准,空腹<7.8mmol/L,餐后 2h<10.0mmol/L,老年人可放宽到 11.1mmol/L,以避免低血糖。HbA_1c<8.0%。

2.老年糖尿病患者的治疗饮食要求 DRI(Dietaw Reference Intakes)报道,为满足机体日常营养需求并使慢性疾病的危险降到最低,成人(非特指糖尿病患者)能量消耗比例应为:45%~65%的碳水化合物,20%~35%的脂肪以及 10%~35%的蛋白质。目前还未确定出糖尿病患者的最佳主要营养素组合。另外,碳水化合物、蛋白质和脂肪的最佳组合因人而异。

对于老年人来说,饮食需注意以下几点:①严格控制总热量。由于老年人活动少,代谢功能相对减低,因此每日摄入总热量不应超过按标准体重计算出热量的高限。对于大多数患者来说,减重饮食至少应为女性 1000~1200kcal/d,男性 1200~1600kcal/d。②选择易消化的食品。③蛋白质选用吸收利用率高的动物蛋白,植物蛋白如豆制品应限量,尤其是有肾功能减低的患者。④鼓励多吃含高纤维的食品和蔬菜。和普通人群相似,应鼓励糖尿病患者选用不同类型的含纤维素食物,如豆类、富含纤维素的谷类、蔬菜和全麦食品(含维生素、矿物质、纤维素和其他有益健康的物质)。⑤限制食盐量每日不超过 6.0g。⑥选择低糖水果。如果血糖控制不好,可能造成水溶性维生素及矿物质的过量丢失,因此需要补充新鲜的含糖量低的水果蔬菜,如西红柿、黄瓜等。通常可在两餐之间或睡前 1h 食用,也可选在饥饿时或体力活动之后。为了避免餐后血糖增高,一般不建议正餐前后吃水果。

3.选择适合老年人的运动 运动疗法是糖尿病的基本治疗方法,也是预防糖尿病的关键举措。适当的运动可以增加葡萄糖利用和胰岛素敏感性,延迟运动后肝脏葡萄糖输出,降低血糖。运动可以保护胰岛 β 细胞、心脏、肾脏等多种脏器功能,减少体脂含量,增加细胞线粒体含量。氧化应激、血管病变、炎性反应在糖尿病并发症发生中起关键作用。适当运动可以在基因水平调节氧化还原信号,增强机体抗氧化能力,改善局部血流动力学,并通过增加白细胞介素-6 水平减轻炎性反应,从而预防或延缓糖尿病进展及晚期并发症的发生。

然而,运动作为一种治疗策略,存在个体和运动强度的差异,需要个体化对待。糖尿病患者会出现运动耐力下降,进行体育锻炼时要注意运动方式、量、时间等的选择。建议最初根据患者的意愿和能力进行适度的锻炼,以后逐步增加活动时间和频率。老年人可进行走步、爬山、打太极拳、游泳等锻炼,至少每周锻炼 3 次,每次坚持 30min。

4.老年糖尿病患者的药物选择 对只是餐后血糖轻度增高的患者,尽量通过饮食控制和运动等行为治疗。对单纯饮食、运动治疗不达标或诊断时血糖(包括空腹)明显增高者,需及时选用降糖药物治疗。

药物的降糖效果不仅与药物本身有关,还与糖尿病病程、基线血糖水平、以往治疗情况以及其他因素有关,应主要依据血糖情况选择药物。如血糖水平较高(HbA_1c>8.5%),应选择降糖效果强且迅速的药物,或者尽早联合用药。如血糖水平接近目标值(HbA_1c<7.5%),可选择降糖效果较弱或者起效较慢的药物。因此,降糖药物的选择应个体化。

(1)二甲双胍:二甲双胍的主要作用是降低肝脏葡萄糖输出和空腹血糖。二甲双胍单药治疗可使 HbA_1c 降低 1.5%左右。其耐受良好,最常见的不良反应是胃肠道反应。二甲双胍单药治疗发生低血糖的几率不高,可安全用于治疗糖尿病早期的高血糖。二甲双胍影响维生素 B_{12} 的吸收,但很少引起贫血。其主要的降糖外作用是减轻体重,这和许多其他降糖药物不同。英国前瞻性糖尿病研究(UKPDS)结果显示,二甲双胍治疗有利于改善心血管疾病不良后果,该结果尚需进一步研究证实。肾功能不全者禁用二甲双胍,因其可使乳酸产生过多,尽管该情况发生率很低(低于 1/10),但却是致命性的并发症。

(2)磺脲类药物:磺脲类药物可通过增加胰岛素分泌来降低血糖,在降糖效果方面和二甲双胍类似,均可使 HbA_1c 降低 1.5% 左右。主要不良反应是低血糖,严重时甚至威胁生命,发生率很低但多发生于老年患者。氯磺丙脲、格列苯脲和其他磺脲类药物相比,更易引发低血糖。另外,使用磺脲类药物可使患者体重增加 2kg 左右。磺脲类单药治疗起效快于其他药物如噻唑烷二酮类(TZDs),但在维持血糖方面不如 TZDs 或二甲双胍。糖尿病研究大学组(UGDP)研究结果显示,磺脲类药物治疗可能增加心血管疾病的死亡率。但该结果未被 UK-PDS 或百普乐与达美康缓释片对照试验(ADVANCE)证实。

(3)格列奈类:和磺脲类一样,格列奈类可刺激胰岛素分泌,但两者与磺脲类受体的结合部位不同。格列奈类的半衰期短于磺脲类且服用次数较频繁。瑞格列奈的降糖效果与二甲双胍或磺脲类类似,可使 HbA_1c 降低 1.5% 左右。那格列奈单药治疗或联合治疗时,降低 HbA_1c 作用弱于瑞格列奈。那格列奈体重增加情况与磺脲类相似,但更少发生低血糖。

(4)α—葡萄糖苷酶抑制剂:α—葡萄糖苷酶抑制剂减少近端小肠多糖的消化吸收,降低餐后血糖且不引起低血糖。在降糖效果方面不如二甲双胍或磺脲类,可使 HbA_1c 降低 0.5% ~ 0.8%。由于碳水化合物在远端吸收,故不发生消化不良或体重降低,但由于碳水化合物被运送到结肠,故易出现产气过多和胃肠道症状。在临床试验中,25% ~ 45% 的参与者由于上述不良反应而停用葡萄糖苷酶抑制剂。一项临床试验研究了阿卡波糖对糖耐量减低的糖尿病高危人群的预防作用,结果发现,其可减少严重心血管疾病的发生。这一潜在作用尚需进一步证实。

(5)噻唑烷二酮类(TZDs):TZDs 是过氧化物酶体增殖物活化受体 γ 调节因子,可增加肌肉、脂肪和肝脏对内源性和外源性胰岛素的敏感性。TZDs 单药治疗可使 HbA_1c 降低 0.5% ~ 1.4%,其降糖效果比磺脲类更持久。最常见的不良反应是体重增加和体液潴留,并可出现体表水肿,增加充血性心力衰竭的危险性,且可增加女性(也可能包括男性)骨折的发生。TZDs 对致动脉硬化的脂谱有改善作用(吡格列酮)或无作用(罗格列酮)。一些荟萃分析表明,罗格列酮可使心肌梗死的危险性增加 30% ~ 40%。另有研究指出,吡格列酮可使心肌梗死和卒中发生率减少 16%。荟萃分析显示,吡格列酮可能对降低心血管疾病风险具有积极作用。目前在美国,TZDs 可和二甲双胍、磺脲类、格列奈类以及胰岛素联用。

(6)胰岛素:胰岛素是目前使用时间最长、临床经验最多及最有效的降糖药物。如果使用剂量充分,胰岛素可使任何水平的 HbA_1cp 低至或者接近治疗目标。和其他降糖药物不同,胰岛素没有最大剂量。相对大剂量的胰岛素($\geqslant 1U/kg$),可能有助于改善 2 型糖尿病患者的胰岛素抵抗以及使 HbA_1c 降低至目标值。初始治疗旨在增加基础胰岛素量,常使用中效或长效胰岛素,但患者在餐时治疗时可能需用短效或速效胰岛素。速效或长效胰岛素在降低 HbA_1c 作用方面并不优于中效胰岛素。胰岛素治疗可改善甘油三酯和高密度脂蛋白—胆固醇水平,特别是血糖控制不佳的患者,但同时可使体重增加 2~4kg,并增加低血糖风险。在以血糖恢复正常及平均 HbA_1c 达标(约为 7%)为目标的临床试验中,严重低血糖事件的发生率为每年 1/100~3/100,而糖尿病控制与并发症试验(DCCT)研究中强化血糖控制组严重低血糖事件的发生率为每年 61/100。和普通胰岛素相比,短效胰岛素类似物可降低低血糖风险。

(7)胰高血糖素样肽—1(GLP—1)受体激动剂(exenatide):GLP—1 是由小肠 L 细胞分

泌的肽类,可促进葡萄糖刺激的胰岛素分泌。Exenatide 和人类 GLP—1 序列相似,但半衰期更长,可与 β 细胞上的 GLP—1 受体紧密结合,增强葡萄糖刺激的胰岛素分泌作用。首个人工合成的 exenatide—艾塞那肽已于 2005 年在美国应用,每日 2 次皮下注射。Exenatide 主要通过降低餐后血糖水平,使 HbA_1cp 低 0.5%～1.0%。Exenatide 抑制糖原分泌,降低胃动力,其不引起低血糖,但常引发胃肠道功能紊乱。在接受治疗的患者中有 30%～45% 曾发生过 1 次或以上的恶心、呕吐或腹泻,这些不良反应随治疗时间延长而减轻。试验表明,Exenatide 治疗 6 个月可使体重减轻 2～3kg,这可能和其胃肠道不良反应有关。

(8)二肽基肽酶—4(DPP—4)抑制剂:GLP—1 和葡萄糖依赖性胰岛素释放多肽(GIP)是小肠分泌的主要促胰岛素释放多肽,可被 DPP—4 迅速降解。DPP—4 是细胞膜蛋白家族成员,可在多种组织中表达,包括免疫细胞。DPP—4 抑制剂为小分子物质,可增强 GLP—1 和 GIP 的作用,增加葡萄糖依赖的胰岛素分泌,并抑制糖原分泌。首个口服 DPP4 抑制剂西格列汀于 2006 年 10 月在美国批准上市,可单药治疗,也可与二甲双胍或 TZDs 联用。另一 DPP—4 抑制剂维格列汀于 2008 年 2 月在欧洲批准上市,其他 DPP—4 抑制剂尚在研发中。临床试验表明,DPP—4 抑制剂可使 HbA_1c 水平降低 0.6%～0.9%,不改变体重,且患者耐受性良好,单药治疗时不引起低血糖,可与二甲双胍联用。该药可能影响免疫功能,且有报道其可增加上呼吸道感染。

(9)胰岛淀粉样肽激动剂:普兰林肽是人工合成的胰岛淀粉样肽激动剂,可在餐前皮下注射,延迟胃排空,抑制糖原合成,降低餐后血糖。临床研究发现,普兰林肽可使 HbA_1c 降低 0.5%～0.7%。主要临床不良反应是胃肠道反应,约 30% 的患者出现恶心,但随治疗时间延长而减轻。治疗 6 个月可使体重降低 1～1.5kg,这可能和其胃肠道不良反应有关。目前在美国,普兰林肽仅作为胰岛素治疗的辅助手段使用。

此外,控制高血压对老年患者十分有益,老年糖尿病患者合并高血压者多,糖尿病合并高血压是促使患者发生心血管并发症和糖尿病肾病的危险因素。随机临床试验显示,降低糖尿病患者的血压,使收缩压<140mmHg、舒张压<80mmHg,可减少其心血管事件、卒中及肾病的发生。因此,ADA 建议在每次常规糖尿病检查时都应检测血压,对于收缩压≥130mmHg 或舒张压≥80mmHg 的患者应在几天后重测一次血压。目标是尽可能将血压控制在 130/80mmHg 以下。

老年糖尿病患者多伴有血脂异常即高甘油三酯、高低密度脂蛋白和低高密度脂蛋白,血脂异常也是糖尿病心血管并发症的危险因素,因此应同时用调脂药纠正血脂异常。研究发现,在降低低密度脂蛋白—胆固醇水平,增加高密度脂蛋白—胆固醇水平,并降低甘油三酯水平的脂质治疗可降低 2 型糖尿病患者尤其是先前发生过心血管事件患者的大血管疾病的发生率及死亡率。应用 3—羟基—3—甲基戊二酰辅酶还原酶抑制剂(他汀类),可明显降低糖尿病患者冠状动脉及脑血管事件的发生率。冠状动脉糖尿病研究(CARDS)也表明,2 型糖尿病患者口服阿托伐他汀 10mg/d,可显著降低包括卒中在内的心血管事件的发生。

五、老年糖尿病的预防

前面已经说明中年以后糖尿病患病率随增龄而上升,因此从 40 岁以后应每半年测一次血糖(空腹和餐后),以便能早期发现,早期治疗。中老年人强调要保持健康的生活习惯,包括饮食热量控制,避免高脂、高糖、高热量的饮食,每天有适量的运动,维持热量平衡和体重正常。增强体质、避免感染等是预防糖尿病的关键。

六、老年糖尿病的急性并发症

1.急性代谢并发症 急性代谢并发症或称"高血糖急症",包括糖尿病酮症酸中毒和非酮症性高血糖高渗性糖尿病昏迷。

老年糖尿病酮症酸中毒多半发生在一些应激情况,最多见的是合并各种感染、心脑血管意外等,部分是因为长期治疗不当,病情未能控制的结果。临床表现无特异性往往为引起发病的各种应激情况的表现,因此对临床可疑的老年患者,应及时查血、尿糖和酮体。老年糖尿病酮症酸中毒的诊断和治疗要求与一般糖尿病患者相同,治疗最安全有效的方法是小剂量静脉胰岛素输注。小剂量胰岛素界定范围:1～10U/h(平均 5～6U/h 为常用有效剂量)或 0.05～0.1U/(kg·h)。小剂量胰岛素治疗主要分下述 3 个步骤:

(1)第一阶段:如血糖＞16.6mmol/L,予生理盐水＋胰岛素持续静滴,可先按 4～6u/h 给予。每 2h 或每瓶液末查血糖,然后依据血糖下降情况进行剂量调整:①血糖下降幅度超过胰岛素使用前 30%,或平均每 h 下降 3.9～5.6mmol/L 可维持原剂量、原速度。②如血糖未下降或下降速度过慢(＜30%),则可加大胰岛素剂量或加快液体静滴速度。③如血糖下降速度过快,或出现低血糖反应,需酌情处理:若血糖下降过快(＞5.6mmol/L),可减慢液速,或将生理盐水加量以稀释胰岛素的浓度,减少胰岛素的输入量,如血糖已＜5.6mmol/L 或有低血糖反应,可单予生理盐水或葡萄糖液＋胰岛素,因胰岛素在血中的半衰期极短,可很快被代谢。血糖下降速度以 4.2～5.5mmol/L/h 为宜。

(2)第二阶段:当血糖下降至 13.9mmol/L 开始此阶段治疗。主要有 2 点变化:①将生理盐水改为 5%GS 或 5%GNS。理由:可防止低血糖的发生;防止血糖下降过快引起血浆渗透压的急剧改变;有利于抑制脂肪的进一步分解和酮体的生成;胰岛素和葡萄糖同时滴注有助于胰岛素依赖性组织对葡萄糖利用的恢复。②胰岛素用量可按一定比例加入 GS 中。可依据患者血糖情况调葡萄糖:胰岛素之比,一般为(2～4):1(即每 2～4g 葡萄糖＋1U 胰岛素)。此阶段需依据患者血糖变化及时调整液体中葡萄糖与胰岛素的比例,维持血糖在 11.1mmol/L 左右,直至尿酮转阴。

(3)第三阶段:酮体转阴后可改为皮下胰岛素常规治疗。如酮体转阴停止静滴胰岛素前,不予皮下注射胰岛素,可出现"胰岛素间隙",即血糖迅速升高,易导致酮症再发。为杜绝胰岛素间隙,要求停输胰岛素前 30～60min 必须皮下追加胰岛素。剂量 4～10U,注射后进餐少许。如果酮体转阴后,患者因某种原因不能进食,不可皮下注射胰岛素。此时应依据血糖及电解质情况,酌情予以 5%GS 或 GNS＋胰岛素持续静点,维持血糖在 8.3mmol/L 左右,直至患者恢复进食。

非酮症性高血糖高渗性糖尿病昏迷(简称高渗性昏迷),主要发生于老年糖尿病患者,目前死亡率为 15%～20%。该病起病隐蔽,又无特殊临床表现,而且 2/3 的患者发病前无糖尿病病史。各种感染和不同原因的失水以及某些药物应用不当包括大量使用激素、利尿剂等是发病的主要诱因。对老年糖尿病患者高渗性昏迷的诊断,完全有赖于临床医生对此急症的认识和警惕,对任何可疑患者需及时进行血、尿糖以及酮体的检查。治疗首先是补液纠正高渗状态,对老年人特别是可疑心功能不佳者必须在中心静脉压监护下补液,同时给予小剂量静脉胰岛素输注。

2.老年糖尿病患者合并各种继发感染　老年糖尿病患者免疫力减低,容易发生各种感染,一旦发生各种感染应强调及时就医以及注意:①明确诊断病原和及时有针对性地进行有效的抗感染治疗。②对所有合并感染的患者应同时查血、尿糖酮体,及时调整对糖尿病的治疗,防治高血糖急症的发生。

七、老年糖尿病患者低血糖

1.老年糖尿病低血糖诱因　糖尿病患者低血糖觉察能力受损是低血糖事件的最危险因素。此外,胰岛素治疗的时间、婚姻状况等也是其危险因素。德国 Schuhes 等发现,老年、病程较长的 2 型糖尿病患者对低血糖的觉察能力较年轻组下降,推断 2 型糖尿病患者对低血糖觉察能力随年龄增长而下降,因此老年糖尿病患者低血糖危险性增加。

老年糖尿病患者低血糖发作常可诱发对患者有致命危险的心、脑血管并发症,因此老年糖尿病患者的低血糖发作要比高血糖更具危险性。老年人由于肝糖原储备减少和肝、肾功能衰减而容易发生低血糖。老年糖尿病患者低血糖发作最多见的原因是治疗用药不当:①由于大多数老年糖尿病患者的病情较轻,不宜用降糖作用强烈的降糖药,不当应用优降糖等磺脲类降糖药是国内引发老年糖尿病患者低血糖发作最常见的原因;②用药剂量不当:由于老年人本身肝、肾功能减低,因此老年人用量应低于常规剂量,包括胰岛素的用量,因为药物大多在肝脏代谢,代谢产物经由肝、肾排出,以胰岛素为例,40％在肝代谢,约 15％经由肾排出,因此一般老年人剂量要较常规用量减少 20％～30％;③联合用药不当更易引起低血糖。

2.老年糖尿病患者低血糖的临床表现　老年糖尿患者低血糖的临床表现不一,有的患者表现精神失常如幻觉、烦躁,而最具危险的是老年糖尿病患者没有低血糖刺激肾上腺素分泌而引起的交感神经兴奋症状,如心慌、出汗、饥饿等,而突然昏迷,即"无预警性低血糖昏迷",但也有老年糖尿病低血糖(血糖<1.1mmol/L)而无症状。因此对老年低血糖的诊断应:①仔细询问病史,特别是用药史;②对可疑者及时测血糖明确诊断;③应同时测尿糖和酮体以排除老年人因饥饿引起的低血糖。

3.老年糖尿病患者低血糖的治疗　轻者可给患者饮糖水或吃糖块,重者或昏迷者可立即皮下或肌肉注射胰升糖素 0.5～1.0mg,或用 20％葡萄糖 40～100ml 静脉注射,然后继续用10％葡萄糖静脉输注,直到患者清醒。如为优降糖引起的低血糖,则在患者清醒后仍需继续维持输糖48h,这是因为优降糖的代谢产物仍有生物活性。在治疗过程中定时监测血糖和电解质。

4.老年糖尿病低血糖的预防　①要对老年糖尿病患者本人及其亲属进行低血糖预防、认识和紧急处理的教育;②对餐后血糖 11.1mmol/L 左右又无临床症状的老年糖尿病患者,尽量采用饮食控制和增加运动等行为干预治疗,如果用药也尽量选用降糖作用缓和、安全性大的降糖药;③注射胰岛素的老年患者,一定要强调按时进食;④有条件者应定时进行自我血糖监测;⑤老年糖尿病患者应避免独居以防低血糖意外。

八、老年糖尿病患者的慢性并发症

1.糖尿病大血管并发症

(1)老年糖尿病合并冠心病:据统计,糖尿病占老年人死亡原因的第 6 位,但老年糖尿病患者的死亡率比非糖尿病老人高 2.5 倍,糖尿病慢性并发症是老年糖尿病患者致残和死亡的主要原因,约80%的老年糖尿病患者死于心血管合并症,其中最多的是冠心病。北京大学附属第一医院住院糖尿病患者死亡原因统计,22.5%直接死于心肌梗死,17%死于脑血管病。临床统计糖尿病合并冠心病者比非糖尿病患者高2~4倍。北京大学附属第一医院统计10年因急性心梗入CCU的患者,683例中糖尿病合并心梗者62例,占9.1%,他们的平均年龄为59岁,最早的发病年龄为41岁。一项对冠脉造影确诊的糖尿病和非糖尿病两组冠心患者通过心肌活检比较两组的病理与临床改变,结果表明糖尿病心梗的发病年龄早,其心肌病理改变较非糖尿病组广泛且严重。另外,糖尿病合并心梗,尤其是老年人,往往没有典型的心前区疼痛症状,即所谓"无痛性心梗"。老年糖尿病心梗因往往已有动脉粥样化改变和心肌退行性改变而容易发生室颤和泵衰竭,轻者很快发生充血性心力衰竭,重者可发生心源性休克甚至猝死。此外,翟迎九等研究发现,空腹血糖受损是冠状动脉发生病变的独立危险因子,空腹血糖为5.6~6.0mmol/L组、6.1~6.9mmol/L组与空腹血糖≤5.5mmol/L组相比,冠状动脉发生病变的风险明显增加,与其他两组比较,空腹血糖为6.1~6.9mmol/L组的冠状动脉狭窄性病变较重,表现在积分、狭窄百分比、累及血管支数上,其中FPG为5.6~6.0mmol/L组在左前降支的狭窄程度也较FPG≤5.5mmol/L组明显加重,提示空腹血糖为5.6~6.0mmol/L似乎处于一个过渡阶段,但冠状动脉发生病变的风险已有所升高,而空腹血糖为6.1mmol/L可能是冠状动脉病变明显增高的转折点。该研究结果来源于可疑冠心病而进行冠状动脉造影检查的病例,提示在冠心病高危人群中,空腹血糖与冠状动脉病变密切相关,在空腹血糖受损阶段,甚至空腹血糖在5.6~6.0mmol/L阶段,冠状动脉发生病变的风险已明显升高。因此对糖尿病冠心病的防治需严格控制血糖,另尚应包括所有冠心病的危险因素,即严格控制血压,纠正血脂异常,降低血液黏稠度和禁烟。目前,已有充分证据表明低剂量的阿司匹林可作为糖尿病患者心血管事件的一级预防策略,ADA已推荐阿司匹林作为糖尿病个体心血管事件的一级预防用药。

(2)糖尿病合并脑血管病:糖尿病合并脑血管病平均发病年龄为62岁,50岁以后发病者占89%。发病者中89%为脑梗死,明显多于脑出血(10.9%)。糖尿病患者易出现血糖高、血脂高、血黏稠度高的现象,这"三高"可致血流缓慢、淤滞和动脉硬化,而造成脑梗死。其临床表现特点是:梗塞以中小梗塞多见,CT上是以基底节区、多发性、腔隙性梗塞为其特点。大多数病例症状较轻,常不出现任何症状,有的仅表现无力、肢体麻木等,有的出现智力、精神和语言障碍,许多病例为无症状性脑梗死,或为轻度偏瘫,但常反复发作,进行性加重,恢复困难。糖尿病脑梗死的发病机制至今尚未明确,目前认为可能与糖尿病患者微小动脉病变较为严重有关,而较大面积梗塞多与继发性粥样硬化有关,因为这些患者多数同时患有冠心病和/或高血压病。糖尿病合并脑血管病是糖尿病患者另一致残和早亡的主要原因。

(3)糖尿病足:糖尿病足是老年糖尿病患者第3个常见的大血管并发症,糖尿病足的患病率各国报告不一,约占住院糖尿病患者的6%~20%,美国报道糖尿病足患病率为25%,年发病率为5.6%,以45~64岁年龄段患病率最高,男性多于女性,发生糖尿病足溃疡者尤多见于老年患者,平均每1000名糖尿病患者中有6人因糖尿病足而截肢,男性糖尿病肢端坏疽比非糖尿病高53倍,需截肢的危险高15倍,60岁老年糖尿病患者发生下肢坏疽者比同龄非糖尿病患者高85倍。北京空军总院采用局部与全身综合治疗,效果显著,创面愈合率达85.7%,截肢率仅占1.7%,明显优于国外报道。

截肢和足部溃疡是糖尿病神经病变的常见后果,也是糖尿病患者致死和致残的主要原因。早期发现和治疗相关独立危险因素可预防或延缓不良后果。糖尿病病史>10年、男性、血糖控制不佳或患有心血管、视网膜、肾脏并发症的患者,其溃疡和截肢的危险性增加。以下足部情况与截肢危险性增加相关:周围神经病变伴保护性感觉丧失;神经病变状态下生物力学改变;压力增加的证据(红斑、痂下出血);骨骼畸形;外周血管疾病;溃疡或截肢史;严重的指甲病变。对老年糖尿病患者一定要重视对脚的防护宣传,作为糖尿病教育的重要内容,告诉患者注意穿松软的鞋袜,避免烫伤和外伤,定期检查。有神经病变或出现足底压力增高者,应穿合适的步行鞋或运动鞋。应告知患者感觉丧失的表现和确定其他感觉异常的方法,以早期发现问题。足底压力增高的患者(如出现红斑、发热、结痂或可测量的压力增高)应穿可缓冲和分散压力的鞋。骨骼畸形(如锤状趾、跖骨头突出或拇趾外翻)患者可能需要较宽或较深的鞋。肢端骨骼畸形(如 Charcot 足)不能穿一般的治疗鞋者需量身定做。

2.糖尿病小血管并发症

(1)糖尿病视网膜病变(见糖尿病眼病)。

(2)糖尿病肾病:糖尿病肾病是糖尿病最常见、最严重的慢性微血管并发症之一,也是引起终末期肾病的主要原因之一。其病程迁延,发病隐匿,早期多无症状,易延误诊断,一旦出现,肾功能迅速恶化进入终末期肾病。糖尿病肾病也是老年糖尿病患者重要的死亡原因。糖尿病晚期肾病的5年存活率约为28%,明显低于非糖尿病者(40%),而且随终末期肾病发生年龄的增加而下降。

老年糖尿病肾病的临床诊断仍然主要靠尿白蛋白排出增加或持续蛋白尿,以及肾功能、血肌酐和肌酐清除率等检查,但要注意尿白蛋白排出和蛋白尿均无特异性,尤其是老年人必须排除其他如肾动脉硬化、泌尿系统感染等因素,但另一方面又不可忽视老年糖尿病患者尿白蛋白排出增加(除提示有糖尿病肾病外),还预示可能合并有心血管疾病。老年糖尿病肾病目前尚无有效的治疗办法,但据糖尿病控制与并发症实验(DCCT)和英国前瞻性糖尿病研究(UKPDS)两项著名的临床试验表明,早期严格控制血糖(HbA$_1$c<7%)和血压(BP<130/85mmHg)可以阻止和延缓糖尿病肾病的发生与恶化。目前血液透析和腹膜透析已成为终末期糖尿病肾病的有效治疗手段,但就生活质量及透析并发症而言,腹膜透析更适合糖尿病肾病患者。老年糖尿病终末期肾病不考虑肾移植与血液透析,因效果不好,并发症多,反而影响预后,一般选择腹膜透析以延长生命。

3.老年糖尿病眼病

(1)糖尿病视网膜病变:老年糖尿病患者16%有视力障碍或全盲,糖尿病视网膜病变是导致老年糖尿病患者视力损害以至失明的主要原因。老年糖尿病视网膜病变随糖尿病病程增加而明显增多。糖尿病病程小于5年者背景性视网膜病变患病率为29%,增殖性糖尿病视网膜病变为2%,病程超过15年者的背景性视网膜病变更高达78%,增殖性视网膜病变也由2%上升为16%。背景性糖尿病视网膜病变又称非增殖性糖尿病视网膜病变,主要表现在眼底可见散在的微血管瘤或灶状出血与硬性渗出,一般对视力影响不大。增殖性糖尿病视网膜病变,除有背景性糖尿病视网膜病变的改变外,还有玻璃体反复出血,眼底新生小血管及极化物和纤维增殖,患者出现突然视力改变,严重者可发生视网膜剥离而致盲。老年糖尿病增殖性视网膜病变70%可波及黄斑及视乳突,引起糖尿病性黄斑病变(Diabetic maculopathy)及糖尿病性视乳突病变,前者包括黄斑水肿和缺血,以及瘢痕增殖取代了正常黄斑组织。糖尿病视乳突病变有乳突水肿和缺血两种改变,水肿主要见于年轻糖尿病患者,水肿消退后对视力影响不大。老年糖尿病患者多为缺血性改变,可严重影响视力。黄斑病变及缺血性视乳突病变是导致老年糖尿病患者视力损害及至失明的主要原因。

传统观点认为,激光和玻璃体手术是糖尿病视网膜病变的有效治疗手段,但这些有创性方法主要是针对增殖性糖尿病视网膜病变或晚期视网膜病变。随着筛查的普及、诊断技术的提高,以及对糖尿病视网膜病变发病机制了解的不断深入,药物治疗可以阻断糖尿病视网膜病变发病机制的各个途径,已经成为治疗研究的热点,如蛋白激酶 C 抑制剂、抗血小板聚集药、抗氧化剂、糖皮质激素、醛糖还原酶抑制剂、3-羟基-3-甲基戊二酰辅酶 A 抑制剂、免疫相关因子 IL-16 以及中药等。随着研究的不断深入和完善,药物治疗方法将受到更广泛的关注,目前一系列针对糖尿病视网膜病变药物治疗的大规模临床试验正在进行,这将为其治疗带来新的选择。

(2)糖尿病白内障:真性糖尿病白内障少见,主要发生于儿童及青少年糖尿病。老年糖尿病患者主要为老年性白内障,发病率高,发病年龄早于非糖尿病患者,成熟也快于非糖尿病老年人。有报告长年服用维生素 C 有助于预防和延缓糖尿病白内障的发生。目前对糖尿病白内障可行超声乳化联合人工晶体植入术治疗。

(3)眼外肌麻痹:多见于老年糖尿病患者,尤其是血糖控制不良的患者,最多见为一侧外直肌麻痹,其次为一侧外展神经,再次为两侧外展神经或动眼神经麻痹。主要症状为眼球运动障碍,出现复视,动眼神经麻痹者尚伴有上眼睑下垂,常突然发生,多可自行恢复,预后好,复发少。

4.老年糖尿病神经病变　糖尿病神经病变包含周围神经病变、自主神经病变和单神经病变,而以周围神经病变最多见,平常所说糖尿病神经病变多指糖尿病周围神经病变而言。糖尿病神经病变的患病率很高,而且明显地随年龄和糖尿病病程增加。英国对 119 家糖尿病中心 6487 名糖尿病患者的大型研究显示,糖尿病神经病变总患病率 28.5%,年龄≥70 岁者为 44.2%,糖尿病病程超过 10 年者为 36.8%,糖尿病神经病变的患病率随检查方法和诊断指标以及患者年龄和病程的不同而有很大的差别。目前尚无针对神经损伤的特异治疗方法,改善血糖控制可延缓病程进展但不能逆转神经功能的丧失,有效的对症治疗可用于周围和自主神经病变。

(1)糖尿病周围神经病变:也叫糖尿病感觉性多神经病变或糖尿病末梢神经炎,是糖尿病神经病变中最多见的,以小神经纤维病变为主,其发病显然与糖尿病控制不良,高血糖引起神经元和神经纤维脱髓鞘有关,机制可能因高血糖引起神经组织山梨醇-肌醇-钠-钾-ATP酶活性减低和神经组织蛋白糖化,以致神经传导速度减慢和神经结构改变,典型临床表现为肢体远端对称性感觉障碍,蚁走感,针刺样或烧灼样疼痛,越是夜间安静时越明显。糖尿病周围神经病变根据病程长短分为:①急性痛性神经病变,病程一般不超过 6 个月,症状重,但常可随糖尿病控制而自行缓解;②慢性痛性神经病变,虽然发生较晚,但症状可持续 6 个月以上,而且没有好的治疗办法可以缓解症状。

(2)糖尿病自主神经病变:可累及全身所有自主神经支配的器官和系统,因此,其临床表现也因受累器官不同而异。最主要的如心血管系统表现有体位性低血压,安静状态下心跳快,以及无痛性心梗;消化系统最常见的胃轻瘫和顽固性腹泻;泌尿系统因膀胱逼尿肌和膀胱括约肌受累,致患者发生神经膀胱,排尿困难,尿潴留;男性患者发生阳痿等。汗腺受累以致皮肤出汗异常,如糖尿病患者常在进食时头、颈部大汗淋漓,而下肢皮肤发凉、干而无汗,甚至发生皮肤干裂。

(3)糖尿病单神经病变:更多见于老年糖尿病患者,主要累及Ⅲ(动眼)Ⅳ(外展)颅神经(参见糖尿病眼病)。

(4)糖尿病认知功能改变:老年糖尿病患者容易发生认知功能障碍,与大脑皮质退行性改变有关,近年更证明2型糖尿病患者和阿茨海默病的人脑组织内同样有胰淀粉样多肽沉积,发生在老年糖尿病患者的宾斯旺格症认为是大脑白质退行性改变,患者表现为时轻时重的认知障碍,但最终会走向老年性痴呆。

(5)糖尿病神经病变的诊断:老年糖尿病神经病变的诊断除病史上注意前述因不同神经受累所引起的症状特点外,临床诊断时可分别做以下功能检查。

1)感觉神经功能检查:①振动觉:用128Hz音叉检查患者的振动觉。②触觉:采用单尼龙丝触及不同皮肤部位的触觉。③痛觉:对针刺的反应。④温度觉。几种试验联合诊断周围的敏感性>87%。10g单丝压迫感丧失和振动感降低提示出现足部溃疡。每年至少进行一种检查试验,应用两种试验可提高诊断能力。局灶性和多灶性神经病变的评估需要针对有神经症状的部位进行临床检查。

2)运动神经功能检查:①检查腱反射与走路步态;②特殊检查可查神经传导速度和肌电图。

3)自主神经功能检查:反映心血管自主神经功能的临床检查有深呼吸试验及Valsalva试验,观察心率反应、24h动态血压及体位变化血压改变,以及用B超测膀胱残余尿量和计算尿流率,邮票试验检查阴茎勃起功能等临床检查。

(6)糖尿病神经病变的治疗:目前尚无有效的治疗办法,大量临床试验包括著名的DCCT结果均表明严格的血糖控制是预防和治疗糖尿病神经病变的关键。另一基本治疗就是对症治疗,特别是缓解疼痛症状包括用各种镇痛药可以改善患者的生活质量。其他如醛糖还原酶抑制剂、抗氧化剂、神经营养药等,理论上和动物实验有效,但临床效果不理想。

(7)糖尿病神经病变的预后一般没有生命危险,但症状顽固,尤其是疼痛严重影响患者的生活。另外,下肢神经病变合并血管病变是糖尿病患者尤其是老年糖尿病患者发生糖尿病足的基本原因,神经性膀胱尿潴留可导致肾盂积水和泌尿系统感染,这些并发症的预后不良。

(朱永林)

第十三章　小儿急危重症

第一节　新生儿窒息

一、概述

新生儿窒息(asphyxia of newbown)是指胎儿缺氧及娩出过程中发生了呼吸循环障碍,致使出生时无呼吸或存在呼吸抑制,另外,将出生时无窒息而数分钟后出现呼吸抑制的患儿也列为窒息。凡能影响母体和胎儿之间血液循环和气体交换的原因,或能使血氧浓度降低的任何因素均可引起窒息,其后果可导致严重的低氧血症、高碳酸血症,本病是围生儿发生死亡及致残的主要原因。新生儿窒息多见于分娩时脐带脱垂、打结、绕颈、绕体及各种难产,另外由于母亲产前患病、分娩前用药(如麻醉剂、镇静剂)和胎儿因素(胎粪吸入、早产)等引发窒息者也不少见。本病在我国的发病率约为 5%,病死率占活产新生儿的 3%左右。

二、诊断思路

(一)病史要点

1. 出生史　有明确的可导致宫内缺氧的异常产科史以及宫内窘迫表现。

2. 发病情况与症状　胎儿缺氧(宫内窒息)早期有胎动增加,胎心率增快,≥160 次/min;晚期胎动减少甚至消失,使心率变慢或不规则,羊水被胎粪污染呈黄绿或墨绿色。

窒息、缺氧缺血造成多器官性损伤,但发生的频率和程度则常有差异。①心血管系统:轻症时有传导系统和心肌受损;严重者出现心源性休克和心衰。②呼吸系统:易发生羊水或胎粪吸入综合征,肺出血和持续肺动脉高压,低体重儿常见肺透明膜病、呼吸暂停等。③肾脏损害:较多见,急性肾功衰时有尿少、蛋白尿、血尿素氮及肌酐增高,肾静脉栓塞时可见肉眼血尿。④中枢神经系统:主要是缺氧缺血性脑病和颅内出血。⑤代谢方面:常见低血糖,电解质紊乱如低钠血症和低钙血症等。⑥胃肠道:有应激性溃疡和坏死性小肠结肠炎等。缺氧还导致肝葡萄糖醛酸转移酶活力降低,酸中毒更可抑制胆红素与白蛋白结合而使黄疸加重。

(二)查体要点

(1)皮肤青紫与苍白。

(2)心率小于 100 次/min。

(3)弹足底或插鼻管时无反应。

(4)呼吸慢而不规则。

(5)肌张力松弛或消失。

(三)辅助检查

1. 常规检查

(1)血常规检查。

(2)血气分析检查:估计缺氧的程度。头皮血 pH<7.25 提示严重缺氧。

(3)血糖检测:常出现低血糖。

(4)胸片:有时可见部分肺不张或灶性肺气肿。

(5)心电图:P-R 间期延长、ST 段下移、T 波抬高。

2.其他检查

(1)血电解质:可有低钙、低钠血症。

(2)肾功能检查:可有尿素氮、肌酐轻度升高。

(四)诊断标准

根据分娩窒息史、临床表现及 Apgar 评分进行诊断。Apgar 评分是一种简易的临床评价刚出生新生儿窒息程度的方法。内容包括心率、呼吸、对刺激的反应、肌张力和皮肤颜色等五项,每项 0~2 分,总共 10 分;评分越高,表示窒息程度越轻。凡出生后 1min 内 Apgar 评分≤7 分者为新生儿窒息。其中 4~7 分者为轻度窒息,0~3 分为重度窒息。如出生 1min 的评分为 8~10 分,5min 后复评降到 7 分及以下亦属窒息。

(五)鉴别诊断

1.颅内出血 患儿可有出生窒息史,但神经系统症状进展快,神经系统的症状呈波动式兴奋与抑制状态,头颅 B 超或 CT 可见出血病灶。

2.新生儿呼吸窘迫综合征 早产儿多见,出生后不久即出现进行性呼吸困难为其特点。死亡多发生在出生后 48h 内,72h 后随着肺的成熟度增加,多数患儿能逐渐恢复。X 线的特殊表现为毛玻璃样改变或出现"白肺"。羊水卵磷脂和鞘磷脂的比例(VS)常小于 1.5。

三、治疗措施

1.治疗原则 必须分秒必争地重建有效呼吸,复苏可按 A、B、C、D、E 顺序进行:A(airway):尽量吸净呼吸道黏液。B(breathing):建立呼吸,增加通气。C(circulation):维持正常循环,保证足够心搏出量。D(drug):药物治疗。E(evaluation):评价。前三项最为重要,其中 A 是根本,通气是关键。

2.窒息复苏基本方法

(1)保持呼吸道通畅:在治疗过程中,除需保暖、吸取口、鼻腔中的分泌物外,还应进行气管插管以吸取羊水与胎粪,吸引力应控制在 9.81kPa,否则可引起喉痉挛、呼吸暂停、心动过缓或心律不齐等并发症。

(2)增加通气,保证供氧。

(3)保证有足够的心排血量:在血气正常后出现低血容量表现时可使用全血或血浆,每次 10ml/kg,静脉滴注。

(4)纠正酸中毒。

(5)注意保暖,减少氧耗。

(6)有呼吸机设备的单位,宜在缺氧和酸中毒对组织和器官产生损害前早期应用呼吸机,尚有自主呼吸的呼吸衰竭患儿可用持续正压呼吸(CPAP)。若无自主呼吸则用间歇正压呼吸(IPPV)。

(7)复苏后观察监护:监护主要内容为体温、呼吸、心率、血压、尿量、肤色和窒息所导致的神经系统症状;注意酸碱失衡、电解质紊乱、尿便异常、感染和喂养等问题。

四、预后

新生儿窒息的预后主要取决于窒息程度,轻度窒息预后较好,重度窒息则可留有不同程度的后遗症。因此,本病的抢救必须分秒必争,并应于早期即执行呼吸管理,同时进行保暖、吸氧、吸痰等治疗,然后再评价心率、呼吸,如评分低应及时应用纳洛酮、肾上腺素及多巴胺。为了预防新生儿窒息的发生,应注意加强对高危妊娠的管理,并于产程中加强监护。

窒息经复苏后须再评分 2~3 次,如果评分>7 分,已重建自主呼吸,肌张力和神态正常、拥抱反射恢复、神经症状消失、无抽搐,则显示治疗效果良好。

重度窒息患儿发生智能异常者约为 4.1%,而轻度窒息者发生智能异常为 2.6%。窒息经抢救于 5~20min 好转者有 5.7%发生智能异常,而于 20min 好转者则有 36.4%发生智能异常。

五、预防

孕妇应定期作产前检查,发现高危妊娠应及时处理,避免早产和手术产;提高产科技术;对高危妊娠进行产时胎心监护,及早发现胎儿宫内窘迫并进行处理;产时,当胎头娩出后,立即挤净口、鼻黏液,出生后再次挤出或吸出口、鼻、咽部分泌物,并做好一切新生儿复苏的准备工作。

(马永涛)

第二节　新生儿缺氧缺血性脑病

一、概述

新生儿缺氧缺血性脑病(hypoxic ischemic encephalopathy,HIE)是指围生期窒息导致脑的缺氧缺血性损害,临床出现一系列神经系统异常的表现,是新生儿窒息后的严重并发症,严重病例的存活者可产生神经系统后遗症,围生期窒息是 HIE 最主要的原因,缺氧是脑损伤发生的基础。目前国内发病率约为 3%,病死率约为 2%,由此引起的智力、行为障碍约占 1.3%,1 岁以下脑瘫中由于 HIE 所致者占 25%。新生儿窒息对脑细胞的影响主要并不在缺血时,而是在缺血再灌注后,在缺氧、缺血的低灌注阶段中会出现脑细胞损伤,因此再灌注损伤在缺氧缺血的发病中起重要作用。轻者预后较好,重者可引起智力障碍、脑瘫,25%的病儿有不同程度的后遗症,甚至死亡。

二、诊断思路

(一)病史要点

1. 出生史　有明确的可导致胎儿宫内缺氧的异常产科病史(如母亲有高血压、妊娠高血压综合征);以及有严重的胎儿宫内窘迫表现,如宫内胎动减少,胎心减慢<100 次/min,持续 5 分钟以上,胎粪污染羊水呈Ⅲ度以上混浊,或者在分娩过程中有明显窒息史。

出生时有新生儿窒息,尤其是重度窒息。如 Apgar 评分:1 分钟≤3 分,5 分钟≤6 分;经抢救 10 分钟后始有自主呼吸;需用气管内插管正压呼吸 2 分钟以上。

出生后 12 小时内有以下表现:

(1)意识障碍,如过度兴奋、嗜睡、昏睡甚至昏迷。

(2)肢体张力改变,如张力减弱、松软。

(3)病情较重者有惊厥。

(4)重症者有脑干症状,如呼吸节律不齐、呼吸减慢、呼吸暂停等中枢性呼吸衰竭。

(5)排除产伤性颅内出血、宫内感染性脑炎、中枢神经系统先天性畸形。

2.发病情况与症状　HIE主要因围生期发生窒息、缺氧所致,临床特征为出生后12小时内发生意识障碍(如过度兴奋、嗜睡、昏迷等),部分患儿可出现脑干损伤症状、中枢性呼吸衰竭、低氧血症和酸中毒。惊厥、脑水肿、颅内高压等神经系统症状。出生后不久出现神经系统症状并持续至24小时以上,如意识改变(过度兴奋、嗜睡、昏迷),肌张力改变(增高或减弱),原始反射异常(吸吮、拥抱反射减弱或消失),病重时可有惊厥,脑干症状和前囟张力增高。排除电解质紊乱、颅内出血和产伤等原因引起的抽搐,以及宫内感染、遗传代谢性疾病和其他先天性疾病所引起的脑损伤。

(二)查体要点

(1)呼吸节律改变、瞳孔缩小或扩大、对光反应迟钝或消失,可有眼球震颤。

(2)原始反射异常,如拥抱反射亢进、减弱或消失,吸吮反射减弱或消失。

(3)肢体颤抖、睁眼时间长、凝视等。

(4)囟门张力增高。

(三)辅助检查

1.常规检查

(1)头颅B超:显示病变主要为缺血性脑水肿所引起的改变。显示脑室变窄或消失,脑室周围尤以侧脑室外角后方有高回声区,此征象系白质软化、水肿所致。

(2)CT检查分度诊断:正常足月儿脑白质CT值>20HU,如≤18HU为低密度。

1)轻度:散在、局灶低密度影分布于两个脑叶。

2)中度:低密度影超过2个脑叶,白质与灰质的对比模糊。

3)重度:大脑半球弥散性低密度影,灰白质界限消失,侧脑室变窄。

中度、重度HIE常伴有蛛网膜下腔出血、脑室内出血或脑实质出血。

(3)脑电图检查:脑电图异常在中、重度患儿较常见。

2.其他检查

(1)血清磷酸肌酸酶脑型同工酶(CK-BB)增高。

(2)血β-内啡肽(P-EP)增高。

(3)MRI:能清晰显示颅后凹及脑干等B超和CT不易探及部位的病变。

(四)诊断标准

根据2005年中华儿科学会新生儿学组的讨论,确定新生儿缺氧缺血性脑病的诊断标准如下:

1.有明确的可导致胎儿宫内窘迫的异常产科病史。

2.出生时有新生儿窒息。

3.出生后不久出现神经系统症状。

4.排除电解质紊乱、颅内出血、遗传代谢等其他因素所致的脑损伤。

符合以上4项可诊断为新生儿缺氧缺血性脑病。

诊断为HIE后需进一步进行临床分度(表13-1)。

表 13-1　新生儿缺氧缺血性脑病临床分度

项目	轻度（Ⅰ）	中度（Ⅱ）	重度（Ⅲ）
意识	过度兴奋	嗜睡、迟钝	昏迷
肌张力	正常	减弱	松软
拥抱反射	稍活跃	减弱	消失
吸吮反射	正常	减弱	消失
惊厥	无	通常伴有	多见或持续
中枢性呼吸困难	无	无或轻度	常有
瞳孔改变	无	缩小	不对称，扩大或光反应消失
前囟张力	正常	正常，稍饱满	饱满，紧张
病程及预后	症状持续 24 小时左右，预后好	大多数 1 周后症状消失，不消失者如存活，可能有后遗症	病死率高，多在 1 周内死亡，存活者症状持续数周，多有后遗症

（五）诊断步骤　诊断步骤见图 13-1。

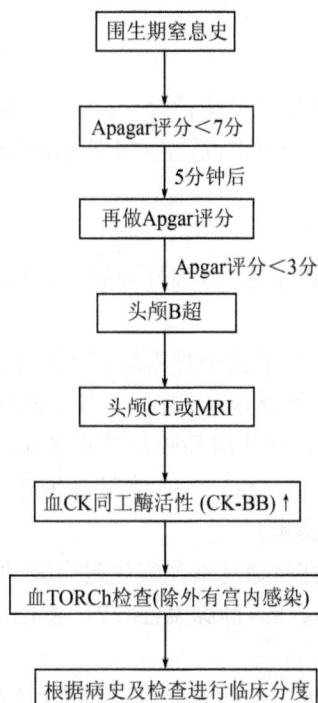

图 13-1　新生儿缺氧缺血性脑病诊断流程图

围生期窒息史

↓

Apagar评分＜7分

↓ 5分钟后

再做Apagar评分

↓ Apagar评分＜3分

头颅B超

↓

头颅CT或MRI

↓

血CK同工酶活性 (CK-BB)↑

↓

血TORCh检查(除外有宫内感染)

↓

根据病史及检查进行临床分度

（六）鉴别诊断

1. 颅内出血　可有宫内窘迫史和产伤史，神经系统出现兴奋与抑制波动，头颅 B 超和 CT 显示有出血灶。

2. 宫内感染并发颅内病变　新生儿巨细胞病毒或弓形虫感染可出现惊厥、病理性黄疸、肝脾肿大，实验室检查血巨细胞和弓形虫 IgM 抗体阳性，头颅 B 超和 CT 显示有出血灶。以巨细胞病毒（CMV）病为例，本病为先天性感染巨细胞病毒，母体原发感染所致的新生儿感染临床表现较重。如有神经系统 CMV 感染应发生在孕早期，可致胎儿流产、死胎，成活者出生时体格、脑发育迟缓、脑坏死、钙化，多半为小样儿。会出现小头畸形、视网膜病变、脑积水、智力低下和脑瘫或肝脾肿大及黄疸等全身性感染症状。尿和脑脊液中有巨细胞病毒。

3.低血钙 新生儿因低血钙出现惊厥，不一定有宫内窘迫史和出生时窒息史，生化检查提示血钙降低，经使用钙剂后惊厥停止。

4.大脑发育不良脑损害 以先天性大脑、脑血管发育不良为例：一般生前及围产缺氧病史的足月新生儿，其家族中也无遗传、代谢及畸形病史。出生前、围生期均无缺氧病史，足月顺产出生后无窒息。出生后反应较差，肌张力略低，无颅高压症，脑电图无异常，头颅 CT 扫描可异常。

5.早产儿低血糖脑损害 早产儿低血糖经常与围生期其他导致脑损伤的因素同时发生，如出生时重度窒息时，更关注缺氧缺血造成的脑损害而忽略了低血糖性的脑损伤。后者与缺血缺氧性脑病的发病机制相似。但在代谢特点、脑组织影像学、脑电图和组织病理学上有其特点。脑损伤取决于低血糖的严重程度和持续时间。低血糖性脑损伤更容易影响皮质的表面，枕后皮质区域较前额的皮质更易受累，脑干和齿状核也可以有影响，颞叶受影响最小。

此外，胆红素脑病、氨基酸代谢障碍等疾病根据各自的特点与 HIE 进行鉴别。

三、治疗措施

目前仍强调综合治疗、早期治疗与足量治疗，神经细胞缺氧损伤后从充血水肿到死亡有一个过程，早期治疗可减少神经元的死亡，重症患儿应采取加强新生儿期后的治疗，减少后遗症的发生。

（一）基础治疗

1.供氧 根据病情选用各种供氧方法，如鼻导管、头罩、通气治疗，保持血 PaO_2 在 $50\sim70mmHg$ 以上。

2.控制脑水肿 虽然国内、外对于使用甘露醇有不同意见，但少量的甘露醇确能迅速纠正脑水肿，其降低颅内高压的效果明显，每次用 20%甘露醇 $0.25\sim0.5g/kg$，静脉推注，每 $4\sim6$ 小时一次。地塞米松为一种有效、作用时间较长的脱水剂，与甘露醇合用可起相辅相成的作用，剂量为每次地塞米松 $0.5mg/kg$，每日 $2\sim3$ 次静脉推注。因脑损伤可使抗利尿激素增多而致少尿，可酌情应用呋塞米（呋塞米）。

3.维持正常血压 治疗中应注意避免血压发生过大波动，以保证脑血流灌注的稳定。血压低时可用多巴胺每分钟 $3\sim10\mu g/kg$，静脉滴注，或用多巴酚丁胺每分钟 $3\sim10\mu g/kg$，静脉滴注，并监测血压。

4.抗惊厥治疗 如惊厥频发或呈持续状态，可用负荷量苯巴比妥，首剂 $15\sim20mg/kg$，静脉注射，维持量为每日 $5mg/kg$。频发惊厥可间歇加用地西泮或水合氯醛。

5.环境 维持内环境稳定。

6.改善脑代谢药物的应用

（1）胞磷胆碱：可增加脑血流量，改善脑代谢，促进大脑功能恢复及改善意识状态。用 $0.1g$ 加入 5%葡萄糖 50ml 中，静脉滴注，连续用 $7\sim10$ 日，在颅内出血的急性期应慎用。

（2）脑活素：1ml 加入 5%葡萄糖 50ml 中缓慢静脉滴注，每日 1 次，10 日为一疗程，但在高未结合胆红素血症、肝肾功能障碍及过敏体质时慎用。

（3）脑复康（吡拉西坦，吡烷酮醋胺）：$0.1g$，每日 2 次，共用 3 个月。其他如丽珠赛乐亦可使用。

7.清除自由基药物的应用 最近有学者认为,脑缺血重新灌注后脑组织内的自由基的产生会增多,造成脑细胞膜脂质过氧化损伤,最终导致细胞功能和结构的改变,此时可用能清除各种自由基的药物,如维生素 C、维生素 E、辅酶 A 等。

8.神经营养因子 神经营养因子能促进神经细胞分化、增殖和发育,促进受损神经细胞功能的恢复,对缺氧缺血性脑损伤有一定作用。

9.兴奋性氨基酸递质拮抗剂 兴奋性氨基酸在神经细胞缺氧缺血损伤中起重要作用,其拮抗剂可减少神经细胞的损伤。

(二)治疗措施

治疗措施见图 13－2。

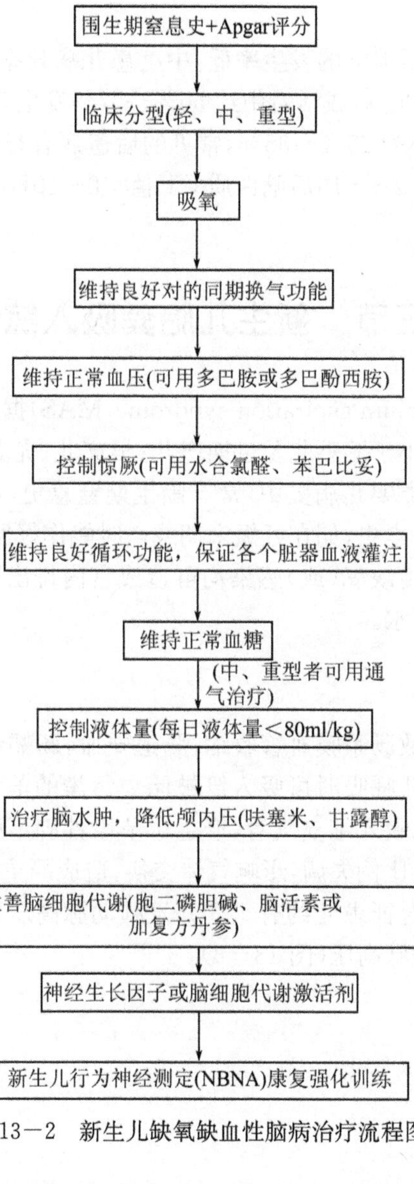

图13－2 新生儿缺氧缺血性脑病治疗流程图

四、预后

本病预后与病情严重程度、抢救是否正确、及时关系密切。凡自主呼吸出现过迟、频繁惊厥不能控制、神经症状持续 1 周仍未减轻或消失、脑电图异常、血清 CK－BB 持续增高者预后均不良。幸存者常留有脑瘫、共济失调、智力障碍和癫痫等神经系统后遗症。

多数病例经治疗后病情逐渐恢复，一般来说，观察意识与肌张力变化最为重要，若意识逐渐转为清醒、肌张力正常，提示病情好转。如患儿一直处于昏迷状态，肌张力松软或强直，则提示病情严重，可能有两方面的原因：①病情危重，脑损伤严重且范围广泛，脑干功能受损。②治疗方法不当，未能很好地维持各脏器功能及内环境的稳定，若属于这种情况应采取积极的治疗措施，以促进恢复。

轻度患儿一般无死亡，后遗症的发生率低；中度患儿病死率约为 5％，后遗症发生率约为10％；重度患儿病死率高达 30％，成活者中约 50％～57％发生后遗症。

HIE 总的后遗症发生率为 25％～35％，常见的后遗症有智力低下、癫痫、脑瘫，其次为听力与视力降低或丧失。出生 2～3 周后脑白质 CT 值＜8～10HU（严重低密度）者预后差。

（马永涛）

第三节 新生儿胎粪吸入综合征

胎粪吸入综合征（meconium aspiration syndrome，MAS）据统计占活产新生儿的 1.2％～1.6％，本病发生于足月儿、小于胎龄儿及过期产儿；早产儿（尤其胎龄＜34 周者）虽有严重窒息，在宫内也不排胎粪。此类婴儿病史中，常有围生期窒息史，母亲常有产科并发症，分娩时常有产程延长及羊水胎粪污染史，如在妊娠末期或产时能作好胎心监护，产房能作好吸引，常可避免大量胎粪吸入，急慢性缺氧（或）感染均可造成宫内排出胎粪，在应激状态下宫内产生喘气可吸入大量胎粪污染羊水。

一、病因及发病机制

急、慢性宫内缺氧可导致肠系膜血管收缩，肠道缺血，肠蠕动亢进，肛门括约肌松弛而引起宫内排胎粪，宫内缺氧胎儿呼吸时可吸入已被胎粪污染的羊水，婴儿前几次呼吸可将在上呼吸道含胎粪小颗粒的羊水吸入细支气管，产生小节段性肺不张，局限性阻塞性肺气肿及化学性肺炎，使肺的通气、血流比例失调，影响气体交换，造成严重呼吸窘迫，甚或并发气胸及持续肺动脉高压，胎粪吸入综合征患儿约有 1/3 并发肺动脉高压，在宫内脐带长时间受压可导致肺血管重构造成持续肺动脉高压（图 13－3）。

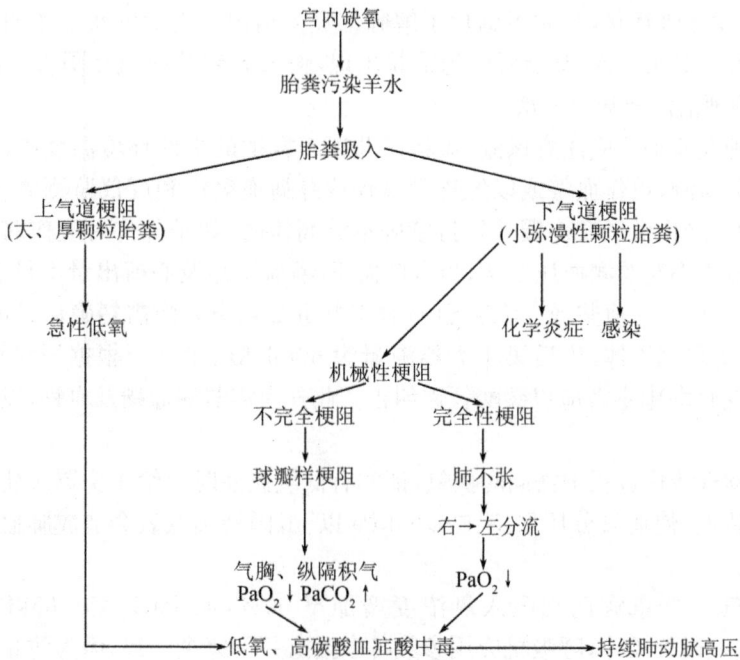

图 13-3　胎粪吸入综合征的病理生理

二、临床表现

　　婴儿出生时皮肤常覆盖胎粪,指、趾甲及脐带为胎粪污染呈黄、绿色,经复苏,建立自主呼吸后不久即出现呼吸困难、青紫。当气体滞留于肺部时,因肺部过度扩张可见胸廓前、后径增宽呈桶状,听诊可闻粗大啰音及细小捻发音;出生时有严重窒息者可有苍白和肌张力低下,由于严重缺氧可造成心功能不全、心率减慢,末梢循环灌注不足及休克表现。10%～20%可伴有气胸及纵隔积气,严重病例当并发持续胎儿循环时呈严重青紫。多数病例于 7～10 天恢复。

三、X 线表现

　　1.轻型　肺纹理增粗,呈轻度肺气肿,横膈轻度下降,诊断需结合病史及临床,常仅需吸入低于 40%氧,吸氧时间＜48 小时。

　　2.中型　肺野有密度增加的粗颗粒或片状、团块状、云絮状阴影;或有节段肺不张及透亮充气区,心影常缩小,需吸入＞40%氧,持续吸氧时间＞48 小时,但无气漏发生。

　　3.重型　两肺有广泛粗颗粒阴影或斑片云絮状阴影及肺气肿现象,有时可见肺不张和炎症融合形成大片状阴影,常并发气胸或纵隔积气,需机械通气治疗,持续通气时间常超过 48小时,常伴肺动脉高压。

四、治疗

　　1.清理呼吸道　见到胎粪污染羊水时,于婴儿胸部娩出前清理口、鼻、咽分泌物,用大口径吸管吸出含胎粪的黏液、羊水,窒息如无活力婴儿出生时立即在喉镜下用胎粪吸引管作气管内吸引,然后再按复苏步骤处理,必要时需再次气管插管吸引。如自主呼吸有力可拔除气管插管,继续观察呼吸症状,同时摄胸片了解肺部吸入情况。生后的头 2 小时内,每 30 分钟行胸部物理治疗及吸引一次,如有呼吸道症状出现,胸部 X 线片有斑片阴影时,以后每隔 3～4 小时作胸部物理治疗及吸引一次。

2.一般处理及监护　应注意保温,需将患儿置于合适的中性环境温度中;有呼吸系统症状者应进行血氧监测,可作血气或以经皮测氧仪或脉搏血氧饱和度仪监测氧合状态,及时处理低氧血症,如有严重低氧血症疑并发持续肺动脉高压时,如条件许可应作脐动脉插管。严重窒息者应每隔 2 小时监测血压 1 次,当有低血压,灌流不足及心搏出量不足表现时,可输入生理盐水,必要时可考虑血浆或 5％白蛋白;对于严重窒息患儿尚需精确记录尿量,为防止脑水肿及肾衰竭,需限制液体,生后第 1 天给液量为 60ml/kg,第 2 天根据尿量可增加至 60～80ml/kg,有代谢性酸中毒者应以碳酸氢钠纠正。此外尚需监测血糖及血钙,发现异常均应及时纠正。

3.氧疗　物理治疗过程中需同时供氧,证实有低氧血症时应给予头罩湿化、加湿吸氧,随时调整吸入氧浓度,使血氧分压保持在 6.65kPa 以上,因持续低氧会造成肺血管痉挛并发持续肺动脉高压。

4.机械通气　严重病例当吸入氧浓度增加至 60％,而 $PaO_2 < 6.65kPa$ 或 $PaCO_2 > 7.98kPa$ 时需机械通气治疗,呼吸机应用参数各家报道并不完全一致,但为防止空气进一步滞留于肺内不能用太高呼气末正压,推荐用 $0.196 \sim 0.39kPa$($2 \sim 4cmH_2O$,$1cmH_2O = 0.098kPa$),有人认为可用较高吸气峰压 $2.94 \sim 3.43kPa$($30 \sim 35cmH_2O$),呼吸频率 20～25次/分,吸气时间 0.4～0.5 秒,应有足够呼气时间;也有人认为开始呼吸机设置可为:吸入氧浓度 0.8,呼吸频率 60 次/分,吸气峰压 2.45kPa,呼气末正压 0.29kPa。某些患儿对较快的通气频率及较短的吸气时间(每次 0.2 秒)反应良好,常规呼吸机治疗失败或并发气漏时,改用高频振荡通气常能取得良好效果。呼吸机应用过程中如有躁动需同时用镇静剂或肌肉松弛剂,胎粪吸入综合征患儿在机械通气时,随时应警惕气胸之发生,需准备好抽气注射器及排气设备。

5.药物治疗　胎粪会加速细菌生长,故当 X 线胸片显示肺部有浸润变化时应常规给予广谱抗生素治疗,必要时作气管分泌物细菌培养。

6.严重低氧血症病例　经上述处理不能使低氧改善时,常并发持续肺动脉高压。

五、预防

对于有胎盘功能不良的孕妇如妊娠毒血症或高血压等,或已确诊为小于胎龄儿及过期产儿时,在妊娠末近分娩期应做胎心监护,发现胎粪污染羊水时,应作好吸引胎粪及复苏准备,力争建立第 1 次自主呼吸前,吸出咽喉部及气管内胎粪。

(马永涛)

第四节　新生儿黄疸

黄疸(jaundice)为一种重要的临床症状,是由于体内胆红素的增高引起皮肤、黏膜或其他器官黄染的现象。成人血清胆红素$>34\mu mol/L$(2mg/dl)时,巩膜和皮肤可见黄染。新生儿由于毛细血管丰富,胆红素$>85\mu mmol/L$(5mg/dl)时才出现皮肤黄染。婴幼儿和成人若出现黄疸是病理表现,而新生儿出现黄疸则分生理性黄疸和病理性黄疸。

一、生理性黄疸

新生儿生理性黄疸(physiological jaundice)是单纯由新生儿胆红素代谢的特点所致而无各种致病因素的存在,除黄疸外无临床症状,肝功能正常,血清未结合胆红素的增加在一定范围以内。但由于有些极低出生体重儿在胆红素水平不甚高的情况下仍有可能发生胆红素脑病,因而此情况下不能认为仅仅是生理性的;而且,生理性黄疸和病理性黄疸在某些情况下难以截然分开,故有人建议将生理性黄疸改为发育性高胆红素血症(developmental hyperbilirubinemia),也有人认为应命名为"新生儿暂时性黄疸"。

约有 50%~60% 的足月儿和 80% 的早产儿出现生理性黄疸,一般于生后 2~3 天出现,4~5 天达高峰,足月儿于生后 7~10 天消退,早产儿可延续到 2~4 周左右。传统的诊断标准为足月儿血清胆红素不超过 $220.6\mu mol/L(12.9mg/dl)$,早产儿不超过 $255\mu mmol/L(15mg/dl)$。事实上,对于早产儿这一标准只是意味着早产儿胆红素水平明显较高,由于早产儿血脑屏障等发育不成熟,即使胆红素水平较低,也与胆红素脑病有较高的相关性。近年来,国内外许多学者通过大量的临床研究和调查,认识到生理性黄疸的程度受许多因素的影响,不仅有个体差异,也与种族、地区、遗传、性别、喂养方式等有关。东方人比西方人高,美国印第安人比白种人要高。我国有不同地区的学者通过对正常新生儿血清胆红素水平的动态监测,证实我国正常新生儿生理性黄疸时其血清胆红素峰值高于传统的诊断水平,故需要进行更大样本的前瞻性研究,才能得出我国新生儿生理性黄疸的诊断标准。

生理性黄疸的发生与新生儿胆红素代谢的特点有关:

1. 胆红素产生增加　新生儿红细胞容积相对大而寿命短,如出生前后血氧分压的改变使红细胞过剩,加上出生后的髓外造血灶的吸收,都可造成胆红素的增加。

2. 血清蛋白联结运送不足　新生儿刚出生后存在或多或少的酸中毒,故常显示胆红素与清蛋白的联结不足,特别是早产儿清蛋白水平偏低,如用药不当,医源性地加入了争夺清蛋白的物质,使胆红素运送受阻。

3. 肝脏的处理能力不足　新生儿出生不久其肝内 y、z 蛋白极微,故对胆红素的摄取能力不足。喂养延迟、呕吐等引起葡萄糖不足均可影响胆红素的结合。在肝内胆红素与葡萄糖醛酸结合的过程中一系列酶均需能量与氧气,若新生儿产时或产后缺氧、寒冷损伤、酸中毒以及感染时产生毒素等情况发生,则酶功能受抑制。特别是起重要作用的葡萄糖醛酸转移酶在刚出生新生儿的肝内含量甚低,因而造成对胆红素的处理不良。

4. 肝肠循环负荷较大　刚出生新生儿因肠内葡萄糖醛酸苷酶的作用,使结合胆红素水解成未结合胆红素在肠腔内被重新吸收。新生儿每天形成胆红素约 20mg,若胎粪排出延迟则胆红素的肝肠循环负荷增加。

生理性黄疸不需特殊处理,适当提早喂养、供给葡萄糖可使生理性黄疸有所减轻。

二、病理性黄疸

新生儿病理性黄疸是新生儿早期除胆红素代谢的特点外,同时有使黄疸加重的疾病或致病因素存在。当血清胆红素超过生理性黄疸的水平,临床诊断为高胆红素血症(高胆)。但广义的病理性黄疸还包括已过生理性黄疸时期而血清胆红素仍超过正常水平者。部分病理性黄疸可致中枢神经系统受损,产生胆红素脑病。我国新生儿高胆的发病率各家报道不一,为9.1%~50.0%,甚至更高。1997年,徐放生等统计164所医院共收治患病新生儿39621例,其中黄疸患儿13918例,占患病新生儿总数的35.13%;高胆红素血症患儿共收治10365例,占患病新生儿总数的26.16%,黄疸患儿的74.47%;发生胆红素脑病216例,为高胆患儿的2.08%。新生儿黄疸有下列情况之一时要考虑病理性黄疸:①生后24小时内出现黄疸,血清胆红素>102μmmol/L(6mg/dl)。②足月儿血清胆红素>220.6μmmol/L(12.9mg/dl),早产儿>255μmol/L(15mg/dl)。③血清结合胆红素>34μmol/L(2mg/dl)。④血清胆红素每天上升>85μmol/L(5mg/dl)。⑤黄疸持续时间较长,超过2~4周,或进行性加重。

新生儿病理性黄疸按发病机制可分为红细胞破坏增多(溶血性、肝前性)、肝脏胆红素代谢功能低下(肝细胞性)和胆汁排出障碍(梗阻性、肝后性)三类。按实验室测定总胆红素和结合胆红素浓度的增高程度可分为高未结合胆红素血症和高结合胆红素血症,如两者同时存在则称混合性高胆红素血症。

(一)高未结合胆红素血症

引起的原因有:①胆红素产生过多:如母婴血型不合、遗传性球形红细胞增多症、红细胞酶的缺陷(如G-6-PD、丙酮酸激酶、己糖激酶等)、血管外溶血、红细胞增多症等。②肝细胞摄取和结合低下:如肝脏酶系统功能不全引起的黄疸、甲状腺功能低下、进食减少等。③肠-肝循环增加:如胎粪排出延迟等。

1. 新生儿溶血病　因母子血型不合而引起的同族免疫性溶血称为新生儿溶血病(hemolytic disease of newborn)。临床上以Rh及ABO系统不合引起溶血者多见。Rh系统血型不合的溶血病以D因子不合者多见,此病一般在第2胎以后发生,但若Rh阴性妇女在孕前曾接受Rh阳性的输血,则第一胎新生儿也可以发病。ABO血型不合者较Rh不合多见,大多数母亲为O型,子为A或B型,本病可见于第一胎,可能因其母孕前已受其他原因的刺激,如寄生虫感染,注射伤寒疫苗、破伤风或白喉抗毒素等,均可使机体发生初发免疫反应,当怀孕时再次刺激机体产生免疫抗体,即可通过胎盘进入胎儿引起溶血。

2. 母乳性黄疸　其特征为新生儿以母乳喂养后不久即出现黄疸,可持续数周到数月,而其他方面正常。20世纪60年代,文献报道发生率为1%~2%,随着对母乳性黄疸的认识的提高,从20世纪80年代报道的发生率有逐年上升的趋势。分为早发型(母乳喂养性黄疸)和晚发型(母乳性黄疸)。其发生的原因目前认为主要是因为新生儿胆红素代谢的肠-肝循环增加有关。

早发型母乳喂养性黄疸的预防和处理:鼓励尽早喂奶。喂奶最好在每天10次以上,血清胆红素达到光疗指征时可光疗。晚发型母乳性黄疸,血清胆红素<257μmol/L(15mg/dl)时不需停母乳;>257μmol/L(15mg/dl)时暂停母乳3天,>342μmol/L(20mg/dl)时则加光疗,一般不需用清蛋白或血浆治疗。

(二)高结合胆红素血症

新生儿结合胆红素增高的疾病,其临床均以阻塞性黄疸为特征,即皮肤、巩膜黄染,大便色泽变淡或呈灰白色如油灰状,小便深黄,肝脾大及肝功能损害等,亦称之为肝炎综合征。主要有新生儿肝炎和胆道闭锁。

1. 新生儿肝炎　多数为胎儿在宫内由病毒感染所致,国际上所指的CROTCHS或TORCH感染(即巨细胞病毒、风疹病毒、弓形虫、柯萨奇和其他肠道病毒、单纯疱疹和乙肝病毒、HIV 以及其他病毒)均可为新生儿肝炎的病因。感染可经胎盘传给胎儿或在通过产道娩出时被感染。常在生后 1～3 周或更晚出现黄疸,经过一般处理后好转,病程约 4～6 周。

2.胆道闭锁　其病因尚不清楚,发病率在亚洲比白种人为高,多在生后 2 周始显黄疸并呈进行性加重,粪色由浅黄转为白色,肝脏进行性增大,边缘硬而光滑;肝功能以结合胆红素升高为主。3 个月后可逐渐发展至肝硬化。

3.代谢性疾病　由先天性代谢障碍所引起的一类疾病,部分可以在新生儿期间出现黄疸。

(三)混合性高胆红素血症

感染是引起混合性高胆红素血症的重要原因,细菌和病毒都可引起黄疸。患儿多伴有发热或体温不升、食欲缺乏、呼吸不规则、嗜睡和烦躁不安等症状。如感染伴有溶血,则可出现贫血。治疗主要是积极控制感染,加强支持疗法。

表 13-2、13-3 示新生儿黄疸干预标准,主要针对非结合胆红素升高引起的黄疸(中华医学会儿科学分会新生儿学组,2000 年 9 月)。

表 13-2　不同出生时龄的足月新生儿黄疸干预推荐标准

时龄(h)	血清总胆红素水平(μmol/L)			
	考虑光疗	光疗	光疗失败换血	换血加光疗
-24	≥103(≥6)	≥154(≥9)	≥205(≥12)	≥257(≥15)
-48	≥154(≥9)	≥205(≥12)	≥291(≥17)	≥342(≥20)
-72	≥205(≥12)	≥257(≥15)	≥342(≥20)	≥428(≥25)
>72	≥257(≥15)	≥291(≥17)	≥376(≥22)	≥428(≥25)

注:括号内数值为 mg/dl,1mg/dl=17.1μmol/L

表 13-3　不同胎龄/出生体重的早产儿黄疸干预推荐标准

胎龄/出生体重(g)	出生-24h(μmol/L)		-48h(μmol/L)		-72h(μmol/L)	
	光疗	换血	光疗	换血	光疗	换血
～28 周/<1000	≥17～86 (≥1～5)	≥86～120 (≥5～7)	≥86～120 (≥5～7)	≥120～154 (≥7～9)	≥120 (≥7)	≥154～271 (≥9～10)
28～31 周/1000～1500	≥17～103 (≥1～6)	≥86～154 (≥5～9)	≥103～154 (≥6～9)	≥137-222 (≥8～13)	≥154 (≥9)	≥188～257 (≥11～15)
32～34 周/1500～2000	≥17～103 (≥1～6)	≥86～171 (≥5～10)	≥103～171 (≥6～10)	≥171～257 (≥10～15)	≥171～205 (≥10～12)	257～291 (≥15～17)
35～36 周/2000～2500	≥17～120 (≥1～7)	≥86～188 (≥5～11)	≥120～205 (≥7～12)	≥205～291 (≥12～17)	≥205～239 (≥12～14)	≥174～308 (≥16～18)

注:括号内数值为 mg/dl,1mg/dl=17.1μmol/L

(马永涛)

第五节　急性病毒性脑炎

急性病毒性脑炎(acute viral encephalitis)是指由病毒感染所引起的急性脑实质炎症。如果病毒感染累及脑实质也累及脑膜,症状明显时又称为病毒性脑膜脑炎。本病已成为小儿中枢神经系统感染的常见病,其临床表现轻重不一,轻者预后良好,重者可致残甚至致死。病原学上绝大多数为肠道病毒,夏秋季多见,大多见于2～6岁小儿。单纯疱疹病毒所致的脑炎一年四季散发,可见于所有年龄儿童。本节讨论由肠道病毒、疱疹病毒、呼吸道病毒等引起的脑炎。

一、诊断标准

1. 轻者仅有头痛、呕吐表现,而无阳性体征;重者可伴有发热、惊厥、昏迷、脑膜刺激征阳性、锥体束征阳性、局限性神经系统体征、精神行为异常。

2. 脑脊液检查可见蛋白质、糖正常,细胞数正常或稍增多,一般不超过 $200 \times 10^6/L$,脑脊液涂片、培养均无细菌发现。脑脊液细胞学检查病初1～2日可有中性粒细胞,以后以淋巴细胞为主。

3. 排除经治性化脓性脑膜炎、结核性脑膜炎等中枢神经系统疾病。

4. 血清特异性病毒抗体 IgM 阳性或 IgG 恢复期时 4 倍增高。脑脊液中分离出病毒或检测到病毒特异性抗原或抗体,或检出病毒核酸。

5. 脑电图有明显弥漫性慢波改变。

具有上述第1～3项,伴或不伴第5项,可临床诊断为本病,如同时具有第4项可做病原学确诊。

二、治疗方案

(一)一般治疗

充分供给营养,保持水电解质平衡,纠正酸碱代谢紊乱,昏迷患儿可鼻饲或静脉营养。重症患儿持续监测生命体征,保持呼吸道通畅,维持呼吸、循环功能;必要时气管插管、机械通气。防止吸入性肺炎,勤翻身,防止褥疮。不能排除细菌性脑膜炎时,应给予经验性抗生素治疗。

(二)药物治疗

1. 颅高压治疗 治疗期间使患儿维持轻度脱水状态至症状及体征消失为止。

(1)20%甘露醇:每次 0.5～1.0g/kg 于 20～30 分钟内静脉推注或快速滴入,每 4～6 小时 1 次,病情稳定后渐减少频次,疗程5～7日。有脑疝征兆者加大甘露醇剂量,每次 2g/kg。病情稳定后,可改用与甘油果糖交替使用。

(2)地塞米松:仅用于重症患者。每日 0.2～0.6mg/kg,分 3～4 次静脉推注,先用较大剂量,2 日后减量,根据病情应用3～5日。

(3)呋塞米:每次 0.5～1mg/kg,静脉推注或肌内注射,每日 2～4 次,使用呋塞米时应注意水电解质紊乱。

(4)甘油果糖:10%甘油果糖注射液每次 5～10ml/kg 静脉滴注,1～2 小时滴完,间隔4～6 小时 1 次。甘油果糖可与甘露醇交替使用。

(5)过度通气疗法:一旦发现有呼吸衰竭时应立刻气管插管,快频率机械通气,维持 $PaCO_2$ 在 3.5～4.0kPa(25～30mmHg),同时供氧,使 PaO_2 为 13.3～20kPa(100～150mmHg),可使脑血管收缩,颅内脑血流量减少,颅内压下降。过度通气时间一般不超过 1

小时。

2.控制惊厥 要快速有效控制惊厥发作。

(1)地西泮(安定):是惊厥急救的首选药物。每次 0.2～0.5mg/kg 静脉推注,速度每分钟 1mg,必要时 15～20 分钟后重复 1～2 次。剂量婴幼儿每次<5mg,年长儿每次<10mg。

(2)苯巴比妥钠:肌注吸收较慢,不宜用于急救,应选择静脉推注,首剂 10mg/kg,速度每分钟<25mg,维持用量每次 5mg/kg,每日 2～3 次。

(3)水合氯醛:每次 40～60mg//kg,口服或保留灌肠,每次剂量<1g。

(4)咪达唑仑:反复惊厥发作,地西泮或苯巴比妥钠效果不佳者可用此药。首剂为 0.2mg/kg,缓慢静脉推注,以后静脉滴注维持给药,初始剂量每分钟 1～2μg/kg,每 15 分钟增加 1μg/kg 至惊厥发作控制,最大剂量不超过每分钟 10μg/kg。

3.高热的处理 控制高热有物理降温和药物降温,如高热不退或伴有反复惊厥发作时可考虑亚冬眠疗法。

4.抗病毒治疗

(1)利巴韦林:肠道病毒所致病毒性脑炎可用利巴韦林静脉滴注,剂量宜用足,每日 15mg/kg,分 2～3 次静脉滴注,疗程 1～2 周。

(2)阿昔洛韦:单纯性疱疹病毒、水痘-带状疱疹病毒感染可首选阿昔洛韦,每次 10mg/kg,每 8 小时静脉滴注 1 次,每次 1 小时内滴完,疗程 1～2 周。

(3)更昔洛韦:巨细胞病毒、EB 病毒感染可用更昔洛韦,每日 10mg/kg,分 2 次静脉滴注,用 14 日后改为每日 5mg/kg,每日 1 次静脉滴注,用 1～2 周。

(4)膦甲酸钠:严重中枢神经系统的巨细胞病毒感染,可用膦甲酸钠,初始剂量每日 180mg/kg,分 3 次,每 8 小时静脉滴注 1 次,14～21 日后改为每日 90mg/kg,每日 1 次静脉滴注,用 2～3 周。

(5)阿糖腺苷:可用于单纯疱疹病毒、EV 病毒、水痘-带状疱疹病毒引起的严重脑炎。常用剂量为每日 15mg/kg,静滴 12 小时或更长时间,疗程至少 10 日以上。

(6)干扰素:α 干扰素常用于病毒性脑炎的抗病毒治疗,常用剂量为每次 100 万 IU,每日 1 次肌内注射,3～5 日为 1 个疗程。常见不良反应为发热,因此对高热患儿应在降温后再用。

(7)大剂量免疫球蛋白:病毒性脑炎的治疗一般采用每日 400mg/kg 静脉滴注,连用 5 日。

5.神经细胞保护剂 在病毒性脑炎的急性期、恢复期给予适当的神经细胞保护剂治疗,可阻止神经损伤发生或促进其损伤的恢复。常用神经细胞保护剂有:

(1)脑细胞代谢活化剂:脑活素、胞磷胆碱、吡拉西坦等。

(2)神经生长因子:每次 1 支 18μg 肌内注射,≤3 岁隔日 1 次,>3 岁每日 1 次,4 周为 1 个疗程。

(3)单唾液酸四己糖神经节苷脂:每日 20～40mg,每日 1 次缓慢静脉滴注。在急性期可用量偏大,2～3 周后减少剂量,一般用 4～6 周。

(4)维生素 B 族药物:维生素 B_1、维生素 B_6、维生素 B_{12}。

(5)果糖二磷酸钠:每日 100～200mg/kg,每日 1 次静脉滴注,3～4 周为 1 个疗程。也可口服,每次 2 片,每日 3 次。

(三)其他治疗

1.高压氧治疗　有助于急性期昏迷患者恢复意识。

2.康复治疗　重症恢复期患儿或留有后遗症者,及时进行康复治疗。根据具体情况及时进行主动或被动功能锻炼、针灸、按摩等。

三、疗效观察与随访

1.观察内容　治疗后注意观察:

(1)症状:惊厥发作、体温、头痛、呕吐、精神行为变化;

(2)体征:意识、血压、瞳孔变化、囟门张力、颅神经损伤体征、肢体运动、四肢肌张力、腱反射、病理反射、脑膜刺激征等;

(3)脑脊液变化、脑脊液特异性病毒抗体检测、脑电图、脑 CT 或 MRI;

(4)重症患儿还需注意观察呼吸、脉搏、血电解质、血气分析等的变化。

2.治愈标准

(1)临床症状、体征消失,无意识障碍;

(2)脑脊液检查恢复正常;

(3)脑电图恢复正常节律;

(4)无任何后遗症,如智力减退、癫痫等。

3.随访

(1)已发生神经系统后遗症的患儿,及时进行语言友瘫痪肢体的康复训练,定期监测运动、语言、社交行为等发育;

(2)有继发性癫痫患儿,密切观察惊厥控制情况,门诊指导正规用药,定期监测血药浓度和药物不良反应;

(3)脑电图、脑 CT 或 MRI 异常患儿,定期门诊复查。

四、治疗经验与解析

1.甘露醇在初用时脱水作用强,疗效明显,但连续应用 5～6 次以后作用逐渐减弱,可与呋塞米、地塞米松、甘油果糖交替应用,以增加疗效。有脑疝征兆者需加大甘露醇剂量,首次 2.0g/kg,2 小时后再应用,每次 1g/kg,继之每 2～4 小时 1 次,当脑压改善、瞳孔等大、呼吸节律正常后,逐渐减为每次 0.5g/kg。大剂量甘露醇会导致血容量突增,加重心脏负荷,当患儿有心、肺、肾功能不全,可先给予利尿剂减少血容量。

2.糖皮质激素可减少体内干扰素和抗病毒抗体的合成,因此,一般患者可不用糖皮质激素。对反复惊厥、显著颅内压增高、昏迷的重症患者,为减少炎症反应与脑水肿,可短时间用糖皮质激素,用地塞米松 3～5 日。患水痘脑炎时禁用激素。

3.脑炎患者易发生抗利塚激素异常分泌综合征,血容量正常的患者也应限制液量,检测电解质。

4.一般病毒性脑炎在惊厥控制后不需长期口服抗癫痫药。以下情况可考虑加用口服抗癫痫药:

(1)反复惊厥发作者;

(2)惊厥发作后布运动、言语等障碍;

(3)影像学有局灶性炎症病灶或梗死灶者。

这些情况遗留癫痫的可能性较大，且反复惊厥发作也加重：脑损伤，故建议加用抗癫痫药。目前多使用新型抗癫痫药物，如托吡酯（妥泰）、曲莱、拉莫三嗪等。一般在病后3个月、6个月复查脑电图，脑电图无异常放电，临床可考虑逐渐停抗癫痫药。

（周莉）

第六节　化脓性脑膜炎

化脓性脑膜炎（purulent meningitis）简称化脑，是由各种化脓性细菌引起的以脑膜炎症为主的中枢神经系统感染性疾病。脑膜炎双球菌所致的化脑亦称为流行性脑脊髓膜炎，具有流行性，属传染病范畴。其他化脑最常见的致病菌有B型流感嗜血杆菌与肺炎链球菌。新生儿化脑致病菌常为大肠埃希菌。本节讨论除脑膜炎双球菌脑膜炎以外的化脑。任何年龄均可患化脑，但绝大多数化脑发生在5岁以内儿童。随着诊断、治疗水平不断发展，本病预后已有明显改善，但仍有约1/3幸存者遗留各种神经系统后遗症，6月龄以下幼婴患本病预后更为严重。

一、诊断标准

1. 起病时婴儿有凝视、尖叫、前囟饱满、颅缝增宽、抽搐。幼儿有发热、头痛、呕吐，可有惊厥、昏迷，出现脑疝体征。体检有颈抵抗，巴彬斯基征和凯尔尼格征阳性。部分患儿可有Ⅱ、Ⅲ、Ⅵ、Ⅶ、Ⅷ脑神经受累表现或肢体瘫痪。如有颅内脓肿、硬膜下积液、脑积水、静脉窦栓塞等并发症，可有视盘水肿。

2. 血象检查白细胞明显增多，中性粒细胞明显增高。严重者有时可不增多。部分患者血培养阳性。

3. 脑脊液中白细胞明显增多，常$>500×10^6$/L，中性粒细胞占优势，潘氏试验阳性，蛋白质含量明显增高，葡萄糖减少。

4. 脑脊液涂片或培养找到细菌，或免疫学检查有细菌抗原，或分子生物学检查发现细菌核酸。

5. 排除结核性脑膜炎、病毒性脑膜炎、真菌性脑膜炎等。

具有上述第1～3项和第5项，可临床诊断为本病，如同时具有第4项则可做病原学确诊。

二、治疗方案

（一）一般治疗

卧床休息，加强营养。保持水电解质平衡，纠正酸碱代谢紊乱，昏迷患儿可鼻饲或静脉营养。急性期严密监测患儿意识、呼吸、脉搏、血压，观察尿量、瞳孔及呼吸节律的改变，以便及早发现休克、脑疝、呼吸衰竭。监测血、尿渗透压以早期发现抗利尿激素分泌异常。适当控制液量，既要保证患儿入量，又要避免输液量过多加重脑水肿，入量一般为生理需要量的75%。

（二）抗生素治疗

1. 用药原则

（1）尽早采用抗生素静脉注射治疗；

(2)选用可穿透血脑屏障、脑脊液浓度高的抗生素。应该选用在脑膜炎症时,脑脊液/血药浓度比率≥10%的药物(表13—4);

(3)脑脊液细菌培养阳性时,根据药敏试验选用抗生素;

(4)剂量、疗程应足够。停药指征一般是症状消失、热退1周以上,脑脊液完全恢复正常。

表13—4 抗微生物药物在脑膜炎症时脑脊液中的浓度

脑脊液/血药浓度比率>50%		脑脊液/血药浓度比率 10%~50%		脑脊液/血药浓度比率<10%	脑脊液药物浓度微量或为0
氯霉素 磺胺嘧啶	青霉素	氨苄西林	奈夫西林	氯唑西林	红霉素
磺胺甲噁唑	羧苄西林	阿莫西林	美洛西林	苯唑西林	克拉霉素
乙硫异烟胺 异烟肼	哌拉西林	阿洛西林	氨曲南	头孢拉定	阿奇霉素
吡嗪酰胺 环丝氨酸	阿扑西林	替卡西林	头孢呋辛	头孢唑林	罗红霉素
甲硝唑 替硝唑	头孢噻啶	头孢孟多	头孢曲松	头孢匹林	酮康唑
奥硝唑 氟洛沙星	头孢噻肟	头孢他啶	头孢吡肟	头孢西丁	两性霉素B
培氟沙星 氟康唑	头孢甲肟	头孢唑肟	亚胺培南	头孢噻吩	伊曲康唑
5-氯胞嘧啶 伏立康唑	头孢匹胺	拉氧头孢	厄他培南	头孢哌酮	夫西地酸
利巴韦林 阿昔洛韦	美罗培南	帕尼培南	庆大霉素	链霉素	替考拉宁
齐多夫定 司坦夫定	卡那霉素	阿米卡星	螺旋霉素	利奈唑胺	
去羟肌苷 膦甲酸钠	奈替米星	妥布霉素	土霉素	利奈唑烷	
	四环素	多西环素	万古霉素		
	美他环素	米诺环素	甲氧苄啶		
	克林霉素	林可霉素	利福布汀		
	乙胺嘧啶	利福平	对氨基水杨酸		
	乙胺丁醇	磷霉素	氧氟沙星		
	多黏菌素B	拉米夫定	阿糖腺苷		
	环丙沙星	扎西他滨	地丹诺欣		
	更昔洛韦				

2.病原菌明确之前的抗生素经验治疗 应选用对肺炎链球菌、脑膜炎球菌和流感嗜血杆菌三种常见致病菌皆有效的抗生素。

(1)青霉素＋氨苄西林,青霉素每日40万~80万U/kg分4次静脉快速滴入,氨苄西林每日200~300mg/kg,分4次静脉快速滴入;疗程为2~3周。

(2)头孢曲松,每日100mg/kg,分2次静脉滴注,12小时1次,疗程为2~3周。原则是全疗程抗生素剂量不减。

(3)其他抗生素有头孢呋辛或头孢噻肟,剂量每日200mg/kg分2~3次静脉滴注,疗程同上。

3.病原菌明确后的抗生素选择 应参照细菌药物敏感试验的结果,结合初始治疗的临床疗效选用抗生素,参见表13—5。

表13-5 治疗化脓性脑膜炎的抗生素应用

病原菌	首选抗生素	备选抗生素	疗程
金黄色葡萄球菌(MSSA)	青霉素,苯唑西林	头孢呋辛,头孢噻肟	3周
耐甲氧西林金黄色葡萄球菌(MRSA)	万古霉素+利福平 美洛培南+利福平	磷霉素+万古霉素	3~4周
肺炎链球菌	青霉素	头孢曲松　头孢噻肟	1~2周
耐青霉素肺炎链球菌(PRSP)	万古霉素+头孢曲松	帕尼培南　美罗培南	3~4周
脑膜炎球菌	青霉素+氨苄西林	头孢呋辛　头孢曲松	1~2周
流感嗜血杆菌	氧苄西林+头孢曲松	头孢呋辛　利福平	1~2周
大肠埃希菌	氨曲南	头孢曲松　头孢噻肟	2~3周
变形杆菌	头孢曲松	氨曲南　头孢噻肟	2~3周
克雷白杆菌	头孢曲松　头孢噻肟	头孢他啶　哌拉西林	2~3周
沙门菌	氨苄西林　氨曲南	头孢曲松　头孢噻肟	2~3周
李斯特菌	氨苄西林　青霉素	利福平　磺胺嘧啶	2~3周
铜绿假单胞菌(绿脓杆菌)	哌拉西林　氨曲南	头孢他啶	3周
多重耐药铜绿假单胞菌(MDRP)	亚胺培南　美洛培南	磷霉素+头孢他啶	4周
产超广谱β-内酰胺酶(ESBLs)菌株	美罗培南+哌拉西林/他唑巴坦	拉氧头孢+帕尼培南	4周
厌氧菌	青霉素+氨苄西林	甲硝唑,替硝唑	2~3周

(三)其他药物应用

1.糖皮质激素治疗　抗生素开始治疗的同时应用地塞米松每日0.4~0.6mg/kg,分3~4次静脉推注,可在抗生素应用前15~30分钟或同时给予。疗程3~5日。

2.降低颅内压治疗　早期应用脱水剂,20%甘露醇,首剂可0.5~1.0g/kg,对于颅内压增高严重、有脑疝可能者,可用至每次2g/kg,每4~6小时静脉推注或快速静脉滴注1次。病情稳定后可每次0.25~0.5g/kg,可根据颅内压增高程度增加注射次数,但不增加每次的剂量,以免造成脑膜粘连、脑积水等并发症。疗程5~7日。

3.控制惊厥　使用地西泮、苯巴比妥钠、水合氯醛等药物抗惊厥。注意排查导致惊厥的原因,如电解质紊乱(低钠、低钙)、硬膜下积液、颅内高压、高热惊厥等。每日1000万U以上青霉素静脉高浓度滴注,可致青霉素脑病,发生惊厥。

4.对症治疗　高热者退热治疗。积极抢救休克和DIC。脑性低钠血症者限制液体入量,适当补充钠盐。加强支持治疗,对于免疫力低下者,可适当输注免疫球蛋白。

(四)并发症治疗

1.硬膜下积液　少量积液无需处理,如积液量较大引起颅内压增高或局部刺激症状时,应做硬膜下穿刺放出积液。首次穿刺液应检查常规、生化、细菌涂片及细菌培养。开始每日或隔日穿刺1次,放液量每次每侧不超过30ml,应任其自然流出,不能抽吸。有的患儿需反复多次穿刺,1~2周后酌情延长穿刺间隔时间,减少穿刺次数,直至症状消失,积液性质好转或液量明显减少。如为硬膜下积脓,穿刺放出积脓后应注入抗生素如青霉素,每次0.5万~1万U;氨苄西林,每次50~100mg。

2.脑室管膜炎　进行侧脑室穿刺引流,减低脑室内压。同时,针对病原菌并结合用药安全性,选择适宜抗生素脑室内注入,同上。

3.脑积水与脑脓肿　主要依赖手术治疗,脑积水手术包括正中孔粘连松解、导水管扩张和脑脊液分流术。

三、疗效观察与随访

1.观察内容　治疗后注意观察:①症状:惊厥发作、体温、头痛、呕吐等,对小婴儿或新生儿注意观察吃奶情况、呼吸、发绀或皮肤黄疸情况;②体征:意识状态、血压、瞳孔变化、囟门张力、皮肤淤点瘀斑、颅神经损伤体征、脑膜刺激征、病理反射等;③定期复查脑脊液,包括脑脊液压力、细胞计数、细胞分类、蛋白定量、糖及氯含量的变化,复查脑脊液细菌涂片和培养;④重症患儿需密切观察呼吸、脉搏、血压、尿量、血电解质、血气分析等的变化;⑤病情好转不明显、反复或恶化者及时行脑影像学检查,排除硬脑膜下积液、脑脓肿、脑室管膜炎、脑积水。

2.治愈标准　①临床症状和体征消失;②脑脊液各项检查正常;③无颅神经和周围神经致残病变,无后遗症。

3.随访　要点包括:①主要是神经系统后遗症方面的随访,监测听力、运动及语言发育;②有继发性癫痫患儿,观察惊厥控制情况,正规用药,定期监测血药浓度和药物不良反应;③脑电图有异常者定期复查,有脑积水、硬膜下积液、脑室管膜炎、脑脓肿等并发症者,定期复查脑 CT 或 MRI。

四、治疗经验与解析

1.如患儿早期曾使用过抗生素,临床表现可不典型,脑脊液检查结果可以正常或与病毒性脑膜炎检查结果相似,细胞数不超过 $300×10^6$/L,蛋白正常、糖正常或接近正常,脑脊液涂片及培养均可不发现细菌,易误诊为结核性脑膜炎、病毒性脑膜炎等。因此必须结合病史、治疗经过和其他检查结果谨慎判断。如脑脊液细胞学检查中以中性粒细胞增多为主时应高度怀疑化脑。

2.加强对化脑的认识,一旦怀疑或确诊化脑,尽快静脉使用足量、可穿透血脑屏障且脑脊液浓度高的抗生素,并按计划完成疗程。对于抗生素的选择,虽然氯霉素易于通过血脑屏障,阿米卡星等部分氨基糖苷类抗生素可通过血脑屏障,但由于氯霉素对造血的严重不良反应,氨基糖苷类对听力的严重不良反应,现已很少应用。如果细菌对其他药物耐药,仅对氯霉素或氨基糖苷类敏感,需要应用时,必须让家长签字同意。

3.化脑是否治愈,除了临床症状、体征消失外,更重要的是了解脑脊液情况,以此评价效果及作为出院的指征。如治疗后脑脊液检查发现蛋白含量持续偏高,则提示椎管内脑脊液循环阻塞或炎症未能有效控制;如脑脊液糖含量持续偏低则提示预后不佳。

4.反复、再发的化脑治疗棘手,应积极寻找并去除病因。如免疫力低下、先天性皮样囊肿、脊柱皮肤窦道、脑脊膜膨出、内耳畸形、镫骨足板漏(引起脑脊液耳漏)、脑脊液鼻漏、脊柱脓肿等,应及时进行治疗。

(周莉)

第七节　脑性瘫痪

脑性瘫痪(cerebral palsy)简称脑瘫,是指出生前到生后 1 个月内各种原因所引起的非进行性脑损伤或发育缺陷所致的中枢性运动障碍及姿势异常。2009 年第 3 届国际小儿脑瘫学术大会定义为神经发育疾病。本病病因包括 3 类:①出生前因素:母亲妊娠期异常情况,胎盘胎儿异常;②出生时因素:新生儿异常如窒息、产伤等;③出生后因素:新生儿疾病如颅内出血、中枢神经系统感染、胆红素脑病等。约 1/4 患儿找不到病因。本病多见于早产儿与低出生体重儿。早期诊断,早期干预治疗,预后可大大改善。

一、诊断标准

（一）诊断依据

1.引起脑性瘫痪(简称脑瘫)的脑损伤为非进行性。

2.引起运动障碍的病变部位在脑部。

3.症状在婴儿期出现。

4.有时合并智力障碍、癫痫、感知觉障碍及其他异常。

5.除外进行性疾病所致的中枢性运动障碍及正常小儿暂时性的运动发育迟缓。

（二）临床分型诊断

1.痉挛型　以锥体系受损为主。肌张力增高,肢体活动受限,腱反射亢进,踝阵挛和巴氏征阳性。下肢大腿内收肌张力增高,行走时呈剪刀步态,或托起患儿时双下肢呈剪刀状交叉。按瘫痪部位可分为:①单瘫:单个肢体受累;②双瘫:四肢受累,上肢轻,下肢重;③三肢瘫:三个肢体受累;④偏瘫:半侧肢体受累;⑤四肢瘫:四肢受累,上、下肢受累程度相似。

2.不随意运动型(手足徐动型)　以锥体外系受损为主。不随意运动增多,表现为手足徐动、舞蹈样动作、肌张力不全、震颤等。

3.共济失调型　以小脑受损为主。步态不稳,走路时两足间距加宽,四肢动作不协调,上肢有意向性震颤,肌张力低下,腱反射不亢进。

4.肌张力低下型　往往是其他类型的过渡形式。肌张力低下,自主运动很少,关节活动范围增大,可引出腱反射。

5.混合型　以上某几种类型同时存在。

二、治疗方案

（一）一般治疗

保证营养供给,给高热量、高蛋白及富有维生素、易消化的食物。对行动不便的患儿的生活和饮食要进行管理,防止营养不良及褥疮的发生,心理和教养方面要积极鼓励,配合锻炼和治疗,防止自卑心理。如有听力障碍应尽早配置助听器。

（二）药物治疗

1.A 型肉毒毒素(BTX－A)　为痉挛型患儿首选药物。可缓解肌肉痉挛。1 次注射维持疗效 3～4 个月,为康复训练创造有利条件。先用神经兴奋刺激仪定位,注射于靶肌肉最高兴奋点,分层注入 5～10U,每侧肢体 2～3U/kg,总量 8～10U/kg,安全可靠。

2.盐酸乙哌立松(妙纳)　用于痉挛型患儿,可缓解肌张力亢进,每日 2～3mg/kg 分 3 次口服。

3.丹曲林(硝苯呋海因钠,Dantrolene Sodium)　是一种苯妥英的衍生物,用于痉挛型患儿,开始每日 2mg/kg,分 2 次口服,逐步加量直至肌张亢进获得改善,但总量不超过每日 400mg。

4.巴氯芬(氯苯氨丁酸,Baclofen) 是一种 γ 氨基丁酸受体激动剂,用于痉挛型患儿,开始每日 0.75～1.5mg/kg,分 3 次口服,渐增加剂量,最大 1 日不超过 60mg。不良反应有嗜睡、恶心、眩晕、呼吸抑制,偶有尿潴留。

5.盐酸苯海索(安坦) 用于手足徐动型患儿,可改善肌张力。起始用小剂量,<6 岁剂量为每日 1mg,>6 岁每日 2mg 口服,根据疗效,可分别逐渐加量至每日 5 或 10mg。

6.抗癫痫药物 有癫痫发作者按发作类型给予抗癫痫药物治疗,可应用氯硝西泮、丙戊酸钠。

7.单唾液酸四己糖神经节苷脂 可促进患儿康复。20mg 加入葡萄糖溶液 100ml 中静脉滴注,每日 1 次,1 个疗程时间为,<1 岁 20 日,1～2 岁 30 日,2～3 岁 60 日,>3 岁 90 日。可用 1～4 个疗程。

(三)手术治疗

用于非手术治疗效果欠佳的 3 岁以上的患儿。痉挛型脑瘫的手术包括:①肌腱手术:如跟腱延长术;②神经手术:如闭孔神经前支切断术、选择性脊神经后根切断术、脊神经后根部分分叉吻合术、周围神经缩窄术;③骨关节矫形手术。治疗手足徐动型脑瘫的手术有颈总动脉外膜交感神经网剥脱术。

(四)其他治疗

1.矫形器的应用 在功能训练中,需用一些辅助器具,如踝足矫形器,矫正小儿异常姿势,调整肌肉紧张度。

2.针灸及按摩 肢体按摩、针灸治疗如头针疗法可促进脑性瘫痪的康复。小针刀闭合疗法用于治疗尖足。

3.物理治疗 包括水疗法、各种电疗、肌电生物反馈疗法、经络导平仪、脑循环仪等,可改善肌张力、语言障碍等。

4.高压氧治疗 对于 12 个月,尤其是 6 个月内的婴儿脑瘫有效。在婴儿氧舱中纯氧治疗,压力 0.1mPa,每日 1 次,10 日为 1 个疗程,一般用 2～3 个疗程,严重者 6～7 个疗程。

5.神经干细胞移植 自体神经干细胞移植、胚胎嗅鞘细胞移植等,有效性维持 1～6 个月。

6.脑瘫流涎症的治疗 可应用在唾液腺内注射 A 型肉毒毒素、下颌下腺导管移位术、行为疗法、口腔运动疗法、听觉肌电生物反馈疗法、功能训练、针灸及按摩、抗胆碱药物如阿托品等治疗。

三、疗效观察与随访

1.观察内容 脑瘫的主要表现是运动障碍和姿势异常。在治疗中观察患儿肌肉痉挛、手足徐动、强直、共济失调、肢体震颤、肌张力低下、智力低下、癫痫、视力障碍、听力障碍、语言障碍、精神行为异常等有无改善。

2.预后 儿童脑瘫的预后,关键在于开展康复治疗时间的早晚及大脑损害程度的轻重,是否有并发症等。对脑瘫越早干预治疗,越能较好地恢复功能。早期治疗可以抑制异常动作姿势,促进正常运动发育,防止肌肉挛缩和关节畸形。早期训练日常生活基本技能、发音、咀嚼、吞咽等,可提高生活质量,部分可达到生活自理,部分患者能学习和走向社会从事劳动。

疗程越长,疗效越好。

3.随访 轻度瘫痪、智力正常者可正常生活,早期治疗后大多数可上学。瘫痪较重、智力落后者治疗后略有好转,但不能正常生活。瘫痪严重、智力低下者治疗效果不明显,必须有人照顾日常生活。脑瘫病变是非进行的,但随着年龄的增长,异常姿势固定化,可发生肌肉挛缩,关节畸形,原来可行走的患儿最终会因肌肉肌腱挛缩而坐轮椅或卧床不起,对脑瘫儿童的生活造成巨大影响。

四、治疗经验与解析

1.早期发现诊断后,应用药物如 A 型肉毒毒素缓解肌肉痉挛,同时进行功能训练,促进正常运动发育,抑制异常运动和姿势;利用中西医结合治疗等多种手段对患儿进行全面、多样化的综合治疗。如非手术治疗疗效欠佳,可用手术治疗。神经干细胞移植是将来治疗的发展方向。

2.对脑瘫儿童进行有效长期的康复管理是脑瘫康复的主要内容之一。脑瘫患儿不仅要在医疗机构得到康复治疗,还需延伸到社区和家庭,从而保证康复治疗的持续性和长期性。家长与医务人员密切配合,共同制订训练计划、评估训练效果。可采用机构医院—社区医院—残联—家庭—学校相结合的康复模式,使脑瘫儿童能同时得到功能康复、教育、医疗保健和社会能力等全方位的服务,以最大限度地使脑瘫患儿得到全面康复,从而早日参与社会生活。

(周莉)

第八节　小儿肝炎

一、甲型肝炎

甲型肝炎(hepatitis A)简称甲肝,是由甲型肝炎病毒(hep—atitis A virus,HAV)引起的急性传染病,主要经粪—口途径传播,其发病高峰仍在儿童时期,一般以秋冬季节多见。临床表现多样,一般无慢性病例,预后良好,病后终身免疫。

(一)诊断

1.流行病学史

(1)所居住地区有甲型肝炎流行。

(2)病前 15～45 天(平均 30 天)有甲肝患者接触史或摄入 HAV 污染的水或食物。

(3)未接种过甲肝疫苗。

2.临床表现

(1)急性黄疸型

1)黄疸前期:起病急,多有发热,伴疲乏、畏食、恶心、呕吐、肝区不适等。历时 2～8 天。此期末已有肝大和肝酶升高。

2)黄疸期:先有尿黄,继而出现巩膜、皮肤黄染,并逐渐加深,肝脏继续增大,质地转坚伴触痛,少数伴脾大。黄疸出现后热退,上述症状逐渐好转,此期 1～2 周。

3)恢复期:黄疸于数日内消退,肝酶逐渐下降至正常,肝脏渐缩小变软,完全恢复需 1～2 个月或更长。

(2)急性无黄疸型:病情较轻,病初少有发热。

(3)亚临床型:无临床症状,但有肝大和肝酶异常。

(4)淤胆型:黄疸持续时间长,大便色淡。此型儿童少见。

(5)重症型:起病为急性黄疸型,而后出现肝性脑病(Ⅱ度以上),凝血酶原活动度(PTA)低于40%,黄疸迅速加深,鼓肠、腹水等重症表现时诊断为重型。起病14天内发生上述危象伴肝浊音界进行性缩小(黄疸有时很浅或未出现)为急性重型;起病15天至24周出现者为亚急性重型。

(6)复发型:少数病例在恢复期或病愈后,肝炎病情再度出现,但复发病情一般较轻,黄疸少见。

(7)隐性感染:无任何肝炎症状和体征,肝酶正常,仅在血清中测得抗HAVIgM抗体。

3.实验室检查

(1)肝功能检查

1)胆色素代谢:血清总胆红素>17.1μmol/L即视为有黄疸(包括隐性黄疸),伴直接胆红素升高。早期尿中尿胆原增力口,其后胆红素亦增多。

2)血清转氨酶:主要检测血清丙氨酸转氨酶(sALT)>40U/L。

(2)血清学和病原学检查

1)血清抗HAV抗体:①抗HAV IgM:在黄疸前期即可检出,持续4~6个月,为HAV急性感染的可靠指标。②抗HAV IgG:于黄疸期末产生,可终身存在。单项阳性表明既往感染或甲肝疫苗接种后免疫反应。

2)免疫学检查:取粪便标本分离病毒;用免疫电镜检测粪便中HAV;用ELISA法检测HAV抗原;用分子杂交或PCR法检测HAV RNA等。

(3)血常规检查:白细胞总数可偏低,可见异形淋巴细胞。

(4)B超检查:急性期常见胆囊壁增厚或毛糙等改变。

(二)鉴别诊断

1.其他病毒性肝炎 主要靠血清学或病原学检查鉴别之。

2.中毒性肝炎和药物性肝炎 根据病史、临床表现或用药史等不难鉴别。

(三)治疗

1.一般治疗 急性期限制活动,恢复期避免过劳。低脂、足量蛋白、高维生素饮食,呕吐者可静脉补充营养和液体。恢复期不可多食,以免发生脂肪肝。

2.退黄降酶 可口服垂盆草糖浆10~30ml/次,每天3次。黄疸重者可用茵栀黄注射液10~20ml,加入10%葡萄糖注射液100~250ml内静脉滴注。急性病毒性肝炎时不应使用皮质激素,因其应用并未显示出益处,且大剂量使用增加继发严重细菌或真菌感染的危险性。对淤胆型黄疸持续不退者可采用皮质激素短程疗法:地塞米松0.2~0.3mg/kg,每日或隔日静脉注射,连用5次。sALT持续不降者可加服联苯双酯(1.5mg/粒),每次量:婴儿1~2粒;幼儿3~4粒;学龄儿5~8粒,每天3次,可根据病情酌情增减剂量,并注意逐渐减量停药。

3.保护肝细胞和改善肝功能 一般选用肌苷、维生素(B族、C族、K族等),还可选用其他抗肝细胞损伤药。

(四)预防

1.一般预防 管好传染源,改善卫生条件和培养良好卫生习惯。

2.主动免疫　目前已有两种疫苗用于临床：①减毒活疫苗（H₂ 株和 L－A－1 株）：H₂ 减毒疫苗保护率达 100％，一次 1ml 上臂皮下注射即可；②灭活疫苗：需多次注射（0、1、6 程序），1ml/次，已在国外用于旅行者等人群的预防。

3.被动免疫　在接触甲肝患者 2 周内，肌内注射含抗 HAV IgG 的人血丙种球蛋白 0.02～0.06ml/kg，可防止发病或减轻症状。暴露前预防（去 HAV 感染高发地区旅行前）：保护期<3 个月 0.02ml/kg；3～5 个月 0.06ml/kg。>5 个月需重复注射。

二、乙型肝炎

乙型肝炎（hepatitis B）简称乙肝，是由乙型肝炎病毒（hepatitis B virus，HBV）引起的传染性疾病。主要经注射（包括血制品）途径、母婴传播和密切接触等方式传播。儿童感染后常迁延不愈，易成为慢性病毒携带状态或慢性肝炎。

（一）诊断

1.流行病学史

（1）家族成员，特别是母亲有 HBV 感染，或所在集体机构中有乙肝患者。

（2）输注过血制品或使用过非一次性注射器。

（3）未接种过乙肝疫苗。

2.临床表现　临床分为急性肝炎、慢性肝炎、重型肝炎、淤胆型肝炎和肝炎肝硬化。儿童病例常因症状缺如或轻微易被忽略，多呈亚临床型。幼龄或围生期感染易表现为慢性病毒携带状态。

（1）急性肝炎临床表现与甲肝类似。

（2）慢性肝炎：急性肝炎病程超过半年或原有乙型肝炎 HBsAg 携带史，本次因 HBV 出现肝炎病情者。根据肝损害程度又分为轻、中、重度。①轻度：症状、体征轻微或缺如，肝功能指标仅 1 项或 2 项轻度异常如 ALT≤正常上限的 3 倍，胆红素≤正常上限的 2 倍，γ 球蛋白≤21％；凝血酶原活动度（PTA）>70％。肝活检炎症活动度（G）分级为 1～2，纤维化程度（S）分期为 0～2。②中度：症状、体征和实验室检查介于轻、重度之间。肝活检呈 G3 级、S1～3 期。③重度：有明显或持续肝炎症状伴肝掌、蜘蛛痣、脾大但无门脉高压者，ALT 反复或持续升高；白蛋白明显下降，TB>正常 5 倍，PTA 为 60％～40％，胆碱酯酶<2500U/L4 项中至少有一项符合；肝活检为 G4 级，S2～S4 期改变。

（3）重型肝炎：分为急性、亚急性和慢性重型肝炎。前两者同甲型重型肝炎。慢性重型是在慢性 HBV 携带或慢性肝炎或肝硬化基础上发生，起病时表现同亚急性重型，随病情发展而加重，有出血倾向（PTA<40％），黄疸加深（TB>正常 10 倍），腹水、肝性脑病等重症表现。肝活检见慢性肝病变背景上出现大块性或亚大块性新鲜肝实质坏死。

（4）淤胆型肝炎：可分为急性淤胆型和慢性淤胆型。临床表现同甲型淤胆型肝炎，但慢性淤胆型发生在慢性肝炎基础上，黄疸持续时间更长，预后较急性淤胆型差。

（5）肝炎肝硬化：肝活检有弥漫性肝纤维化及结节形成。B 超可见肝脏缩小，表面凹凸不平，肝实质回声增强，呈结节状，门静脉和脾静脉内径增宽。代偿性肝硬化指早期肝硬化，可有门静脉高压症，但无腹水、肝性脑病或上消化道出血。失代偿性肝硬化指中晚期肝硬化，有明显肝功能异常和失代偿征象。可有腹水、肝性脑病和门脉高压症引起的侧枝血管明显曲张或出血。

3.实验室检查

(1)肝功能检查:同甲肝。

(2)血清 HBV 标志物(HBV markers)检测(常用 ELISA 法)

1)乙肝表面抗原(HBsAg)和表面抗体(抗 HBs):HBsAg 是 HBV 感染的标志,高滴度阳性提示有 HBV 复制。抗 HBs 为保护性中和抗体,在乙肝恢复期或乙肝疫苗免疫后出现。两者同时阳性见于疫苗免疫后 HBV 变异株感染。

2)乙肝 e 抗原(HBeAg)和 e 抗体(抗 HBe):HBeAg 是 HBV 复制标志。HBeAg 阴转和抗 HBe 出现表明病毒复制停止,见于①急性感染恢复期;②慢性感染 HBV 非复制期;③HBV 极低复制状态或慢性期 Pre-core 基因突变时。两者不会同时阳性,同时持续阴性提示 Pre-core 突变株感染。

3)乙肝核心抗原(HBeAg)和核心抗体(抗 HBc):HBeAg 是 HBV 复制的直接标志。抗 HBc IgM 亦是 HBV 复制标志,急性期呈高滴度阳性,慢性感染 HBV 复制期滴度较低。抗 HBc IgG 在 HBV 感染后常持续存在,高滴度阳性提示有 HBV 复制,单项阳性见于 HBV 低水平复制的"窗口期"。

(3)血清 HBV-DNA:是 HBV 复制的直接标志,常用 PCR 法定性或定量检测。

(二)治疗

1.一般治疗　一般治疗同其他肝炎,包括合理营养、适宜活动、保护肝细胞、改善肝功能、预防肝维化、调整免疫和对症治疗等综合治疗措施。

2.抗病毒治疗　抗病毒治疗的近期目标是抑制病毒增生,改善症状和肝脏功能,减轻肝组织病变;远期目标为清除病毒,防止肝硬化和肝细胞癌的发生,提高生存率和改善生存质量。目前在世界范围批准治疗慢性乙肝的药物只有干扰素和拉米夫定 2 种。一般认为,对于无肝损害或轻微肝病的 HBV 感染者宜医学观察,不推荐治疗。

(1)干扰素-α(IFN-α):血清 HBV-DNA>10^4 copies/ml 伴 ALT 异常的慢性患者适合 IFN-α 治疗,失代偿性肝硬化和患自身免疫性疾病或有重要脏器疾病者不宜使用。儿童推荐剂量为 600 万 U/(m^2·次),皮下或肌内注射,每周 3 次,疗程≥6 个月。治疗初期常见发热等感冒样综合征,在晚间或睡眠前用药可减轻不适反应。粒细胞和血小板减少是常见不良反应,前者经加服复方阿胶浆可获改善,当 WBC 计数<$3.0×10^9$/L 或粒细胞计数<$1.5×10^9$/L 或血小板计数<$40×10^9$/L 时应停药,一般可自行恢复,恢复后可重新治疗。

(2)拉米夫定:为核苷类似物,适应证同 IFN-α。儿童推荐剂量:<12 岁 3mg/(kg·d),>12 岁同成人:100mg/d,口服,每天 1 次,疗程暂定 1 年。用药期间应监测肝功能和血常规,若服药 6 个月以上病情复发,应考虑发生 HBV 变异而停药。一般停药 3～6 个月后,因 LAM 作用消除而病情复发,将 LAM 与 IFA-α 联合应用,可更早获得疗效。

(3)其他药物:①阿地福韦(ADV):用于治疗 LAM 耐药的 HBV 变异株感染。儿童用药的安全性和药代动力学尚在研究中。②胸腺素<$α_1$($Tα_1$):通过诱导和促进细胞免疫而清除病毒,其副反应极小,12～16 岁儿童 1.6mg 皮下注射,每周 2 次,共 6 个月。患者能很好耐受,适于对 IFN 和 LAM 不能耐受者和重型肝炎,可用于联合治疗。

(4)肝移植:国外对慢性失代偿性乙肝患者采用肝移植和 LAM 联合治疗(移植后持续服用 LAM),5 年存活率可达 95%以上。

(三)预防

1.乙肝疫苗预防

(1)基础免疫:基础免疫共 3 针,阻断母婴传播 10μg/次,其他人群 5μg/次,采取 0－1－6 方案(新生儿出生 24 小时内,1 个月和 6 个月各 1 针),注射部位以上臂三角肌最佳。

(2)加强和复种:基础免疫后应强调检测抗 HBs 水平。产生有效抗 HBs 表明免疫成功;无抗 HBs 产生者应全程复种;免疫成功后抗 HBs 水平下降或消失应加强免疫(单剂接种即可)。

2.乙肝高效免疫球蛋白(HBIG)的使用　高危新生儿(母亲 HBsAg 阳性,特别是伴 HBeAg 阳性者)生后 12 小时内肌内注射 HBIG 200－400U;单次急性接触 HBV(如输血制品、意外污染针头刺伤等)后 48 小时内肌内注射 HBIG 600U,推荐使用两剂,间隔 30 天。接触 HBV 达 7 天或超过 7 天者不应使用 HBIG。HBIG 与乙肝疫苗联合应用可更有效地阻断母婴传播 HBV。有报道,二者同时不同部位注射时,600IU 的 HBIG 不足以干扰乙肝疫苗的免疫反应。

三、丙型肝炎

丙型肝炎(hepatitis C)简称丙肝,是由丙型肝炎病毒(hepatitis C virus,HCV)引起的传染病。主要经血及血制品传播,儿童还可经母婴传播获得。临床上儿童病例常呈亚临床型,易慢性化。干扰素治疗可改善肝脏病变,部分患儿病毒血症消失。

(一)诊断

1.流行病学史　①有输血及血制品史;②家庭成员,特别是母亲患有丙型肝炎。

2.临床表现

(1)急性丙型肝炎:多起病隐匿,症状较轻,常见乏力或活动耐力下降、厌食、腹部不适等。约 25％出现黄疸,多呈轻度。肝轻－中度增大,脾大少见。ALT 增高曲线可表现为单相或多相型增高,后种类型预示肝损害严重或易发展成慢性型。病程 3～6 个月或更长时间。有明显转慢性化倾向,40％～60％转为慢性肝炎。

(2)慢性丙型肝炎:分型同乙肝。病毒血症可呈持续性或间歇性,以前者多见,自然痊愈的可能性极小,部分病儿可发展为肝炎肝硬化。

(3)亚临床型丙型肝炎:为儿科常见临床类型。无肝炎症状,常在体检或因其他疾病就医时发现肝炎病情,进一步追查病原方得以诊断。追问相关病史可发现有些患儿处于急性期,而有些已进入慢性阶段。

(4)病毒携带状态:从无肝炎症状。定期随访也无肝脏大小和质地异常,sALT 无升高。肝活检基本正常或呈轻微病变。

(5)婴儿 HCV 感染的特点

1)显性感染者易出现黄疸,脾大较年长儿多见。

2)经母婴传播获得感染的婴儿可呈短暂的病毒血症,即在出生数月后病毒血症消失,抗 HCV 多随之转阴。

3.实验室检查

(1)血清 HCV RNA(RT－PCR 法):是活动性 HCV 感染的标志。应注意慢性感染者可呈间歇阳性。

(2)血清抗 HCV(包括针对结构和非结构抗原的抗体):常检测抗 HCV IgG 型抗体,阳性表明已感染或正在感染 HCV;其 IgM 型抗体可在 IgG 出现前、同时、甚至继其之后出现,持续半年以上不消退者常转为慢性肝炎,在慢性型肝病活动期常呈阳性。

(3)HCV 抗原检查:已建立免疫 PCR 法,可直接检测血清和体液中低水平表达的 HCV 抗原;或用免疫组化法检测肝组织内 HCV 抗原。

(二)治疗

1. 一般治疗　一般治疗同乙肝。

2. 抗病毒治疗　首选 IFN－α,或采用 IFN－α 与利巴韦林(病毒唑)联合用药。IFN－α 用法同乙肝。利巴韦林:儿童推荐口服剂量为 10～15mg/(kg·d),疗程≥6 个月。利巴韦林 与 IFN 联用,较 IFN 单用的成功率高 9.8 倍,但大剂量口服可致溶血,对胎儿有致畸作用。疗效观察:除肝炎病情外,疗程中每月需检测血清 HCVRNA,若治疗 12 周无效,即 sALT 未 下降 50%,HCV－RNA 仍阳性,可考虑停止治疗。

(三)疗效及预后

干扰素治疗效果与病情、病期、病毒基因分型和个体反应性、有无抗干扰素抗体产生等多 种因素有关。长期应答率(病毒基因持续阴性)可达 40% 以上。慢性病例可在儿童期或成人 阶段发展成肝硬化。

(四)预防

严格献血员筛查和血制品管理以及医疗器材的消毒管理,可以减少经输血制品和医源性 途径传播的 HCV 感染。目前尚无主动和被动免疫措施。

(李小象)

第九节　小儿肝功能衰竭

肝功能衰竭(hepatic failure)是由多种原因引起的大量肝细胞坏死或肝细胞内细胞器严 重功能障碍,导致肝的合成、分泌和解毒等功能丧失的一组临床综合征,包括肝性脑病、出血 倾向等。现仍将在肝疾病起病后 8 周内发生者称为急性肝功能衰竭;8～24 周内发生者称为 亚急性肝功能衰竭;24 周后发生者称为慢性肝功能衰竭。病情凶险,预后不佳,死亡率高。

一、病因

1. 病毒性肝炎　是儿童期最常见的肝疾病。但在急性甲型肝炎和戊型肝炎中重症肝炎 者少见,因而罕见肝功能衰竭;在乙型肝炎和丙型肝炎急性期发生肝功能衰竭也不多见,慢性 期如病情严重、进展急骤,可在慢性活动性肝炎或肝硬化基础上发生肝功能衰竭。此外,罹患 重症先天性巨细胞病毒感染婴儿也易发生肝功能衰竭,EB 病毒、微小病毒 B19 等也可引起肝 功能衰竭。

2. 遗传代谢性肝病　如婴幼儿期的半乳糖血症、果糖不耐受症、糖原累积病、酪氨酸血 症、有机酸尿症和儿童期的肝豆状核变性(Wilson 病)等均可发生肝功能衰竭。

3. 药物中毒、食物中毒性肝病　如过量对乙酰氨基酚、异烟肼等药物中毒和毒蕈中毒、鱼 胆中毒等。

4. 先天性胆道闭锁晚期,并发胆汁性肝硬化后可发生肝衰竭。

5. Reye 综合征。

6.其他　如日本血吸虫病、华枝睾吸虫病晚期,郎格罕细胞组织细胞增生症、噬血细胞综合征、渗出性多型红斑等。

二、诊断

（一）临床表现

1.肝性脑病　出现各种神经、精神异常表现。重症肝性脑病时可出现嗜睡、昏迷、抽搐。严重脑水肿时可因颅内高压发生枕骨大孔疝、呼吸暂停而死亡。一般按轻重程度不等,分为4级:

Ⅰ级(初期):轻微的性格、行为改变,如烦躁不安或精神萎靡。

Ⅱ级(接近昏迷期):中度精神错乱,睡眠障碍,行为失常;常见膝反射亢进,踝阵挛,拍击性震颤。

Ⅲ级(半昏迷期):严重精神错乱,昏睡但能唤醒;震颤,可有惊厥。

Ⅳ级(昏迷期):昏迷、惊厥、肌强直或肌松弛。

2.出血　有两种情况。

(1)应激性消化道溃疡所致:表现为大量消化道出血如呕血、便血。

(2)凝血障碍所致:除消化道出血外,尚有皮肤黏膜出血。婴儿还可发生颅内出血。

3.多系统器官功能紊乱或衰竭征象　可发生肝肾综合征,表现为少尿、无尿、心律失常和休克等。

4.黄疸　短期内出现黄疸或黄疸急骤加深。Reye综合征患儿可无黄疸出现。

5.肝缩小　主要见于急性肝功能衰竭。

6.腹胀、腹水、肝臭。

7.继发性感染。

（二）实验室检查

1.血清总胆红素升高,常超过 $171\mu mol/L$;血清丙氨酸氨基转移酶(sALT)可先增高后降至正常,呈现胆酶分离现象。

2.凝血酶原时间明显延长。

3.部分患儿血氨增高。

4.血清甲胎球蛋白增加,常提示肝细胞增生,预后较好。

5.其他　血总蛋白、白蛋白、胆固醇等下降。

三、治疗

（一）针对肝性脑病

1.降低颅内高压

(1)20%甘露醇静脉推注,根据颅内高压严重程度选择剂量,一般为 $0.5\sim 1g/(kg\cdot$次),间隔 $4\sim 8h$。

(2)塞米松静脉注射,$0.3\sim 0.5mg/(kg\cdot$次),间隔 $6h$。

(3)过度通气与氧疗,维持 $PaO_2\ 90\sim 150mmHg$,$PaCO_2\ 25\sim 30mmHg$。

2.降低血氨　血氨增高者给予谷氨酸钾等;肠道酸化,可给予乳果糖口服,每次量 $5\sim 15ml$,1 日 3 次;或食醋加等量消毒等渗盐水保留灌肠;静脉滴注门冬氨酸－鸟氨酸或支链氨基酸等药。

（二）供给营养物质

1.静脉输注白蛋白 1g/(kg·d)；控制蛋白质摄入量：急性患者 0.3～0.5g/(kg·d)，慢性患者每日 10～30g。

2.适量热量，按 40～60kcal/(kg·d)计；控制脂肪摄入量。

3.控制液体量　总液量 1200ml/(m²·d)，根据颅内压、肾功能、血压、体温、肠道丢失等予以调整；有颅内高压者，液量应严格控制，一般以达到轻度脱水为宜。

4.注意补钾、维持电解质和酸碱平衡。

5.常规补充维生素 $K_1$10mg/d；维生素 C 1～3g/d；常规剂量的 B 族维生素和维生素 E。

（三）止血治疗

1.给予新鲜冰冻血浆或凝血酶原复合物等以补充凝血因子。

2.应激性消化道溃疡者给予口服凝血酶、静脉滴注 H_2 受体拮抗剂，如法莫替定等。

（四）促进肝细胞再生

静脉滴注促肝细胞生长素，如威佳，30～120μg/d，分 2 次用，一般疗程 30 天；或可给予胰高糖素和胰岛素。

（五）其他处理

1.给氧，必要时机械通气。

2.可给予山莨菪碱、丹参等以疏通肝微循环。

3.及时纠正心衰、心律失常和休克等。

4.防治继发感染，尤应警惕真菌感染。

5.禁用一切损害肝的药物。

（李小象）

第十节　脓毒症与脓毒性休克

脓毒症(sepsis)既往称败血症(septicemia)，是指由病原微生物感染引起的全身炎性反应(SIRS)，引起感染的病原微生物包括细菌、病毒、真菌、支原体、寄生虫等，但绝大多数是细菌。脓毒症的本质是机体的免疫系统对入侵的病原微生物的一种防御反应，目的是清除病原微生物，但其过度反应会导致 SIRS 的发生。脓毒症本质上就是机体促炎反应（全身炎性反应综合征，SIRS）与抗炎反应（代偿性抗炎反应综合征，CARS）失衡的结果。脓毒症早期的病理生理改变时功能性的、可逆性的，严重时可导致严重脓毒症、脓毒性休克与多器官功能不全综合征(MODS)。

脓毒性休克或感染性休克(septic shock)，是发生在各种严重感染的基础上，由致病微生物（如细菌、病毒、真菌等）及其产物所引起的循环灌注不良、不能满足重要生命器官代谢需要的急性而复杂的临床综合征。病理生理变化包括有效循环血容量减少，组织血流灌注不足，细胞代谢和器官功能紊乱。临床特征包括面色苍白、四肢湿冷、脉细速、呼吸急促或发绀、精神萎靡或烦躁不安、血压降低、脉压差小、尿少等，可发生多器官功能不全综合征。多种病原微生物感染均可引起脓毒性休克，其中以革兰阴性(G—)杆菌感染所致者最多见。

有关脓毒症的几个概念的区别与联系：SIRS＋高度可疑或证实的感染即为脓毒症(sepsis),sepsis＋MODS 或组织低灌注即为严重脓毒症(severe sepsis),sepsis＋循环功能障碍(顽固性组织低灌注,伴或不伴低血压)即为脓毒性休克(septic shock)。

有关脓毒症的几个病理生理过程:脓毒症与感染;脓毒症与 SIRS;脓毒症与 ARDS;脓毒症与脓毒性休克;脓毒症与微循环线粒体窘迫综合征(MMDS);脓毒症与 DIC;脓毒症与噬血细胞综合征(HPS);脓毒症与脓毒症相关性脑病(SAE);脓毒症与 MODS。

一、诊断

(一)临床表现

1.休克代偿期(早期)　指血压收缩压在正常水平,伴有组织和器官灌注不良的表现。

(1)心动过速:心率、脉搏增快。

(2)皮肤改变:面色苍白发灰,唇周、指(趾)发绀,皮肤花纹,四肢发凉。若有面色潮红、四肢温暖、皮肤干燥则为暖休克。

(3)毛细血管再充盈时间延长,CRT≥3s(需除外环境因素影响)。

(4)末梢的脉搏要弱于中心的脉搏。

(5)收缩压正常。

2.休克失代偿期　除有上述休克代偿期表现外,同时存在体循环的低血压。

(1)血压下降(收缩压下降):新生儿<60mmHg,婴儿<70mmHg,1～10 岁<70mmHg＋[2×年龄(岁)],≥10 岁<90mmHg。

(2)意识改变:烦躁不安或萎靡,表情淡漠,意识模糊,甚至昏迷、惊厥。

(3)尿量减少:<1mg/(kg·h)。

(4)代谢性酸中毒(需除外其他缺血缺氧及代谢因素)。

(5)呼吸急促。

(6)中央动脉搏动减弱。

3.休克不可逆期　表现为血压明显下降,心音极度低钝,常合并肺水肿或 ARDS、DIC、肾衰竭、脑水肿、胃肠功能衰竭等多器官功能衰竭。

4.临床分型

(1)暖休克:为高动力性休克。可有意识改变、尿量减少或代谢性酸中毒等,但面色潮红、四肢温暖、脉搏无明显减弱,毛细血管再充盈时间无明显延长。为休克早期,容易漏诊,且可很快转变为冷休克。

(2)冷休克:为低动力性休克。皮肤苍白、花纹,四肢凉,脉搏快、细弱,毛细血管再充盈时间延长。儿科以此型为多见。

(二)辅助检查

1.血常规　白细胞总数大多增高,中性粒细胞增多伴核左移。严重患者白细胞计数减少,或伴血红蛋白、血小板减少。

2.血生化及血气分析

(1)血电解质:血钠、氯多偏低,血钾高低不一。

(2)血清酶:血清转氨酶、肌酸磷酸激酶、乳酸脱氢酶同工酶等增高。

(3)高乳酸血症。

(4)肾功能不全时血尿素氮、肌酐增高。

(5)血气分析:低氧血症、代谢性酸中毒。

3.凝血功能检查　发生 DIC 时,血小板进行性减少、纤维蛋白原减少、凝血酶原时间延长、纤维蛋白降解产物及 D－二聚体增加。

4.其他炎性反应指标检查

(1)C 反应蛋白(CRP)。

(2)降钙素原(PCT):PCT 浓度的临床意义与处置建议,见表 13－6。

表 13－6　对于 PCT 结果判读的建议

PCT(ng/ml)	临床意义	处置建议
<0.05	正常值	—
<0.5	无或轻度全身炎症反应。可能为局部炎症或局部感染。	建议查找感染或者其他导致 PCT 增高的病因
0.5～2.0	中度全身炎症反应。可能存在感染,也可能是非感染因素。	建议查找可能的感染因素。如果发现感染,建议 6～12h 后复查 PCT。
2.0～10	很可能为脓毒症、严重脓毒症或脓毒性休克。具毒有高度气管功能障碍风险。	建议每日复查 PCT。如果 PCT 持续高水平(>4 天),需重新考虑治疗脓毒症治疗方案。
≥10	几乎均为严重细菌性脓毒症或脓毒性休克。常伴有器官功能衰竭,具有高度死亡风险。	建议每日检测 PCT,以平均治疗效果。

注:①必须结合临床情况进行 PCT 水平判读。②还应考虑有假阳性和假阴性的可能性。

(3)D－二聚体(D－D)。

(4)白介素－6(IL－6)。

(5)肿瘤坏死因子(TNF－α)。

(6)血浆内皮素－1(ET－1)。

5.病原学检查　感染的证据包括临床体检、影像学或实验室检查的阳性结果。血、痰液及其他渗出液或脓液涂片、培养可找到致病菌,药敏试验可指导抗生素的选择。

6.其他检查　心电图、脑电图、B 超、X 线、CT、MRI 等检查有助于确定病灶或了解各器官功能情况。

二、治疗

脓毒性休克治疗应早期、积极、持续。采取综合治疗措施,清除感染病灶,支持衰竭的器官或系统的功能。

(一)一般治疗

1.重症监护　监测各项生命体征、临床症状及实验室指标,如体温、呼吸、脉搏、心率、血压、尿量、白血病计数、血小板计数、电解质、血糖、血气分析、肝肾功能、凝血指标、其他炎性反应指标(CRP、PCT、IL－6、00)以及心电图等,了解病情变化及各器官功能。注意有可能发生功能衰竭的器官系统,进行早期脏器功能支持。

2.合适体位　头部及双下肢抬高 30°。

3.对症治疗　积极控制体温;必要时,镇静镇痛治疗。

(二)抗休克治疗

1.液体复苏　包括容量复苏、纠正酸中毒、维持电解质平衡等。建立 2 条静脉或骨髓通道,条件允许应放置中心静脉导管。积极用晶体或胶体液复苏对小儿脓毒性休克成功治疗非常重要。推荐更有力、更确定性复苏策略,一旦诊断严重脓毒症,尽快液体复苏,第一小时最重要。并经常反复评估病情(氧合、心率、尿量等指标)。液体复苏方案见表13-7。

表13-7　脓毒性休克的液体复苏方案

治疗方案	阶段	液体性质	时间	速度和剂量
液体复苏	快速输液	等张	1h	20ml/kg,10~20min 静脉推注,可重复 2~3 次,总量达 40~60ml/kg
	继续输液	1/2~2/3	6~8h	5~10ml/(kg.h)
	维持输液	1/4~1/3	24h	2~4ml/(kg·h)

(1)第 1 小时快速输液阶段:常用 0.9%氯化钠或林格氏液,一般不含葡萄糖或碱性液。首剂 20ml/kg,10~20min 内快速静脉推入。若循环无改善,可再予第 2 剂、第 3 剂,每次均为 10~20ml/kg。总量最多可达 40~60ml/kg。第 1 小时快速输液既要重视液体量不足,又要注意心肺功能,还要监测血糖,一般第 1 小时快速输液不用含糖液或碱性液。

(2)继续输液阶段:可用 1/2~2/3 张含钠液,根据血电解质测定结果进行调整。按 5~10ml/(kg·h)速度输入,观察 6~8 小时,至休克基本纠正。如果患儿意识状态良好、安静,四肢温暖,毛细血管再充盈时间<2 秒,脉搏有力,收缩压>90mmHg,脉压差>30mmHg,尿量>1ml/(kg·h),可视为休克已纠正。注意补液过程中出现高血糖症,宜用 5%葡萄糖液配制溶液。

(3)维持输液阶段:用 1/3 张液体,按 2~4ml/(kg·h)速度在余下 16 小时内缓慢输入,24 小时后根据情况调整。

继续输液及维持输液阶段也要动态观察循环状态,评估液体量是否恰当,随时调整输液方案。

(4)可适当补充胶体液,如血浆、白蛋白、低分子右旋糖酐、羟乙基淀粉(万汶)等。贫血重者(Hb<70g/L,HCT<30%)酌情输注浓缩红细胞,使 Hb>100g/L。

(5)纠正酸中毒及电解质紊乱:在保证有效通气前提下,根据血气分析结果补充碳酸氢钠,使血 pH 达 7.25 即可。根据检测结果适当补充其他电解质,如钾、钙、镁等,并调整补钠量。

(6)监测血糖,早期 30~60 分钟测定一次,稳定后 4h 测定一次。若有低血糖可用 0.5~1g/kg 葡萄糖纠正,当血糖>11.1mmol/L,用正规胰岛素 0.05U/(kg·h)治疗,称为强化胰岛素治疗。

2.血管活性药物　在液体复苏基础上休克难以纠正,血压仍低或仍有明显灌注不良表现时,可考虑使用血管活性药物以提高血压、改善脏器灌注。

(1)多巴胺:5~10μg/(kg·min)时主要兴奋 β 受体;>10μg/(kg·min)时主要兴奋 α 受体。可根据血压、尿量等酌情按一定的给药速度持续静脉泵注,最大量≤20μg/(kg·min)。

(2)肾上腺素 0.05~0.5μg(kg·min)兴奋 β 受体,0.5~2.0μg/(kg·min)兴奋 α 受体,升高血压。冷休克或有多巴胺抵抗时首选。

(3)去甲肾上腺素:有兴奋 β 受体作用,但更多是兴奋 α 受体,收缩血管,升高血压。常用量 0.05~0.5μg/(kg·min)。暖休克或有多巴胺抵抗时首选。

(4)正性肌力药：伴有心功能障碍，疗效不佳时可选用。多巴酚丁胺，常用量 $5\sim10\mu g/$ (kg·min)，最大量≤$20\mu g/$(kg·min)。也可用氨力农，$1\sim20\mu g/$(kg·min)，或米力农，负荷量为 $50\sim100\mu g/kg$，于 $15\sim30$ 分钟内缓慢静脉注射；维持量为 $0.25\sim0.75\mu g/$(kg·min)。

(5)抗胆碱药：调节微血管舒缩状态，既解除儿茶酚胺所致血管痉挛，又对抗乙酰胆碱的扩血管作用。常用山莨菪碱(654－2)：$0.5\sim1.0mg/$(kg·次)，每 $15\sim30$ 分钟静脉注射 1 次，一般 $5\sim10$ 次直至休克改善。亦可用东莨菪碱 $0.03\sim0.05mg/$(kg·次)(适用于合并脑水肿伴惊厥与呼吸抑制者)，或阿托品 $0.03\sim0.05mg$(kg·次)(青光眼忌用)，用法与 654－2 相同。

(6)硝普钠：心功能障碍严重且又存在高外周阻力的患儿，在液体复苏及使用正性肌力药的基础上可使用。用量 $0.5\sim8\mu g/$(kg·min)，应从小剂量开始使用。

(三)抗感染治疗

选择合适的抗生素控制感染是最重要的病因治疗。应尽力明确病原菌，用药前进行血培养(包括厌氧菌培养)、大便培养、脑脊液或其他体液培养等。选用强有力的广谱抗菌药物。经验性应用广谱抗生素覆盖可能致病微生物(细菌或真菌)，且在感染组织具有良好的组织穿透力。用抗生素 $48\sim72h$ 后，根据培养和临床反应评估疗效，选用目标性的窄谱抗生素，疗程 $7\sim10$ 天。同时积极处理感染灶；对创伤患者应清除感染灶和坏死组织，局部止血。

(四)糖皮质激素使用

目前主张小剂量、短程使用。常用氢化可的松 $3\sim5mg/$(kg·d)，甲泼尼龙 $2\sim3mg/$(kg·d)，或地塞米松 $0.3\sim0.5mg/$(kg·d)，均分 $2\sim3$ 次给予。疗程 7 天。

(五)免疫支持治疗

应用大剂量 IVIG，$400mg/$(kg·d)，连用 $3\sim5$ 天。其他免疫支持治疗。

(六)维护器官系统功能，纠正凝血功能障碍与 DIC

早期可使用小剂量肝素钠 $5\sim10\mu g/kg$ 皮下或静脉注射(注意肝素钠不能皮下注射)，每 6 小时 1 次，或使用低分子肝素抗凝治疗。若已明确有 DIC，则按 DIC 治疗。其他器官系统功能维护参见各相关章节。

(七)血液净化治疗

为清除炎症介质与细胞因子治疗，可进行血液净化疗法，包括血浆置换和持续静脉血液过滤等。

(八)其他支持治疗

保证足够能量及营养供给；保证氧供和通气，必要时行气管插管及机械通气；矫正贫血、低蛋白血症等。

三、注意事项

1.早期休克的识别和处理非常重要。严重感染时应注意观察皮肤黏膜及四肢改变，监测心率、脉搏、血压及尿量、毛细血管再充盈时间等。早期休克血压不一定下降，当脉压差小于 20mmHg、毛细血管再充盈时间大于 2 秒时支持诊断。

2.充分液体复苏是逆转休克病情、降低病死率最关键的措施。需迅速建立 2 条经脉通道,条件允许时可放置中心静脉导管。

3.小婴儿心功能代偿能力差,治疗过程中扩容速度过快,易致心力衰竭、心源性肺水肿。

4.高排低阻型休克,多巴胺是一线治疗药物,但6月以下患儿会出现多巴胺抵抗,可换用去甲肾上腺素或较大剂量肾上腺素。

5.心搏出量下降时,12月以下婴儿可出现多巴酚丁胺或多巴胺抵抗,可换用肾上腺素。

6.磷酸二酯酶抑制剂(氨力农、米力农)半衰期长,出现快速心律失常和低血压时应迅速停药,去甲肾上腺素可纠正低血压。

(李小象)

第十四章　急性中毒

第一节　急性有机磷杀虫剂中毒

急性有机磷杀虫剂中毒(acute organophosphorous poisoning，AOPP)是指机体在无保护措施或非正常接触有机磷杀虫剂，致使乙酰胆碱酯酶活性受到抑制引起体内乙酰胆碱蓄积，胆碱能神经受到持续冲动而导致的一系列以毒蕈碱样、烟碱样和中枢神经系统症状为主要特征的人体器官功能紊乱，严重患者可因昏迷和呼吸衰竭而死亡。我国现有农药生产厂家 2000 家，农药品种近 800 种，农药原药产量为 75 万吨，居世界第二，其中除草剂占农药总量的 25%，杀虫剂占 56%，其他(包括非法农药)占 19%。由于有机磷杀虫剂的生产、运输和使用不当以及误服、自服可发生急/慢性中毒，临床急诊以及危重病例较为常见，占急性中毒的 49.1%，占中毒死亡人数的 83.6%。

一、概述

有机磷杀虫剂绝大多数为油状液体，纯品为黄色，遇碱性溶液易分解失效。具有大蒜气味，是临床上对接触中毒者鉴别诊断的重要依据之一。但乐果乳油等用苯作溶剂，苯进入人体后大部分由呼吸道排出，故乐果中毒患者，其呼出气、呕吐物或被污染物均可混有较浓的苯气味。几乎所有的有机磷农药都具有高度经皮毒性，即使属低毒类的敌百虫，也可因小量的持续的吸收而引起中毒。

(一)化学结构

有机磷杀虫剂毒性大小与其化学结构有关(图 14-1)。在其化学结构通式中，若 Y 为氧原子，则称为磷酸酯，是胆碱酯酶的直接抑制剂，在机体内不需经过氧化，即可与胆碱酯酶直接结合，其反应速率很快，如对氧磷反应速率比对硫磷快 1000 倍。在临床上这类化合物急性中毒时，潜伏期就较短。如 Y 为硫原子则称为硫代磷酸酯，是胆碱酯酶间接抑制剂，当其进入机体内后需经脱硫氧化反应，使 P-S 键转变成 P-O 键，才能抑制胆碱酯酶活性，这种氧化增毒反应在昆虫要比高等动物强烈和快速得多。因脱硫氧化反应主要是在肝脏微粒体氧化酶系统的参与下进行，所以凡能影响其氧化酶活性的因素，均可增强或减弱其氧化增毒反应。

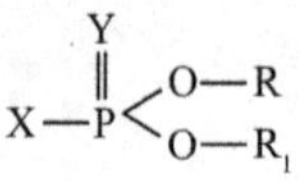

$$X-P\underset{\displaystyle O-R_1}{\overset{\displaystyle \overset{\textstyle Y}{\|}}{<}}O-R$$

图 14-1　有机磷杀虫结构通式

(二)毒性分级

有机磷农药对温血动物具有毒性，且不同品种的毒性差异较大。根据大鼠有机磷中毒灌胃模型所得急性半数致死量(LD_{50})，将国产有机磷杀虫剂分为剧毒、高毒、中毒、低毒四大类

（表14-1）。常见剧毒类有甲拌磷(3911)、对硫磷(1605)、内吸磷(1059)等，高度类有氧化乐果、甲基对硫磷、甲胺磷，中毒类有敌敌畏、乐果等，低毒类有马拉硫磷、辛硫磷等。

表14-1 我国有机磷农药急性毒性分类标准

	剧毒	高毒	中毒	低毒
大鼠经口 LD$_{50}$(mg/kg)	<10	10～100	100～1000	1000～5000

（三）毒物的吸收、代谢及排出

有机磷农药可经消化道、皮肤、黏膜、呼吸道吸收，进入机体后经肝脏氧化，大部分毒物经氧化后转变为毒性较低或无毒物质，此过程称为解毒。但少数毒物如对硫磷、乐果、马拉硫磷等经氧化后毒性大增，但进一步代谢后可失去毒性。此外有机磷农药在体内的代谢过程还包括水解、结合反应，最终排出体外。排泄途径主要为肾脏，少量经粪便，呼出气中也有微量排出。

二、病因及发病机制

（一）中毒途径

有机磷中毒包括经消化道、呼吸道、皮肤黏膜三种途径。生产和使用过程中中毒以皮肤黏膜多见，其次为呼吸道。生活中的中毒患者以误服（被农药污染的水源、食物、蔬果等）及自服经消化道中毒为主要途径。

（二）发病机制

有机磷杀虫剂进入机体内主要表现对乙酰胆碱酯酶（真性胆碱酯酶）和丁酰胆碱酯酶（假性胆碱酯酶）具有强力的抑制作用，有机磷以其磷酰根与酶的活性部分紧密结合，形成磷酰化胆碱酯酶（中毒酶），从而失去水解乙酰胆碱(ACh)的能力，造成组织中乙酰胆碱过量蓄积，使中枢神经系统和胆碱能神经过度兴奋，而后抑制或衰竭，引起一系列症状和体征。

（三）中毒酶的转归

中毒酶（磷酰化胆碱酯酶）的转归可以向三个方向转化，一是整个磷酰残基脱落，ChE自动恢复其水解Ach活性，称为自动活化反应，但该反应速度较慢，红细胞ChE的恢复每天约为1%，相当于红细胞的更新周期，而血浆中ChE活性恢复亦需月余；二是磷酰残基的部分基团脱落，ChE失去活性即"老化"反应；三是当上述两个转化反应尚未发生时，如果应用ChE重活化剂促进中毒酶的磷酰基脱落而重新恢复为自由酶，称为重活化反应。前两者是自然转归，后者是采用人工手段造成的重要转归。因此，及早应用重活化剂使中毒酶恢复活力是有机磷农药中毒治疗的根本措施。重活化机制见图（图14-2）。

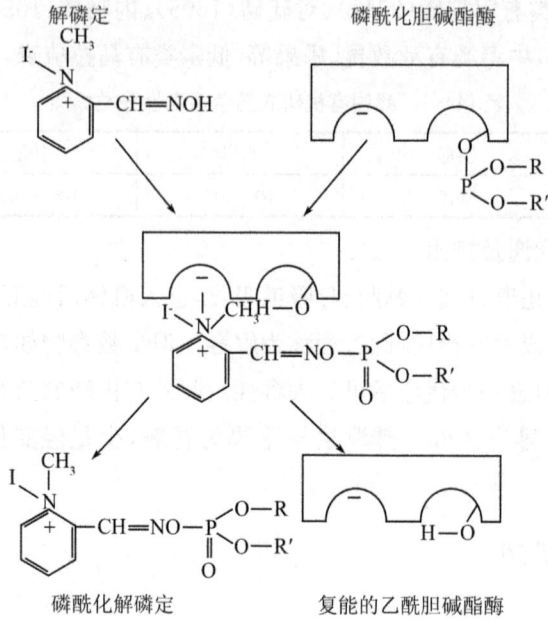

图 14-2　胆碱酯酶重活化机制示意图

三、临床表现

有机磷农药中毒,病史明确者诊断较容易,而非生产性有机磷农药中毒多因病史不详,症状不典型,往往造成误诊误治。

（一）病史

注意询问有无使用、保管、配制、喷洒、包装、装卸有机磷杀虫剂的病史,或食用被有机磷杀虫剂污染的食物（误服、自服）等;同时应了解服过何种有机磷杀虫剂、服用量和时间,服用时是否饮酒、进餐等,并寻找盛用农药的容器。

（二）症状

有机磷农药中毒引起的症状及严重程度与患者的健康状况、毒物剂量及侵入途径有关。通常潜伏期短,可通过消化道、皮肤、呼吸道侵入机体,发病愈早病情愈重。皮肤接触后,多数患者4~6小时开始出现症状。经呼吸道吸入者多在30~45分钟内发病。而经消化道摄入大量的有机磷农药者,多在20分钟甚至5分钟左右发病,且临床症状很不一致,通常以恶心、呕吐等消化道症状明显,但危重患者却以中枢神经系统抑制症状为主,严重患者甚至死亡。主要临床表现为毒蕈碱样、烟碱样症状、及中枢神经系统症状。此外,还包括脏器损伤相关表现及有机磷中毒特殊表现:反跳、中间综合征。

1. 毒蕈碱样症状（muscarinic symptoms,M样症状）

（1）眼:典型表现为瞳孔缩小,严重中毒者可呈针尖样瞳孔,对光反射消失。但4%~6%患者可出现暂时性瞳孔散大然后缩小的现象,如敌敌畏经皮肤吸收中毒时,患者较晚出现瞳孔缩小的症状。故瞳孔缩小不宜作为早期诊断的主要依据。同时,部分患者还可出现眼痛、视力模糊等不适。

（2）腺体：腺体分泌增多，如唾液腺、汗腺、鼻黏膜腺支气管腺等，主要表现为流涎、出汗、流泪、流涕，严重患者可见口吐白沫，大汗淋漓等。

（3）呼吸系统：由于支气管平滑肌痉挛和腺体分泌增多，引起支气管阻塞、水肿，患者出现不同程度的呼吸困难，甚至肺水肿，最终可因周围性或中枢性呼吸衰竭而死亡。严重患者常在病程中发生窒息，也可在急性期症状缓解后，突然发生窒息死亡。

（4）消化系统：有机磷农药中毒后，患者胃肠黏膜受刺激，平滑肌的收缩、蠕动加强，患者出现食欲减退、恶心、呕吐、腹痛、腹泻大便失禁等症状，其中以呕吐最为常见，严重者可出现应激性溃疡。

2.烟碱样症状（nicotinic symptoms，N 样症状）　中度中毒早期患者可发生骨骼各肌纤维颤动常见于眼睑、颜面肌、舌肌等部位，随病情进展逐渐发展至全身，如出现牙关紧闭、颈项强直、全身肌肉抽搐、肌无力，最终因呼吸肌麻痹而死亡。

3.神经系统症状

（1）中枢神经系统症状：早期可见头晕、头痛、乏力、意识模糊、昏迷和抽搐等。晚期患者可发生脑水肿、呼吸抑制。

（2）迟发性多发性神经病（organophosphate induced delayed polyneuropathy，OPIDP）：少数患者在急性症状恢复后 2～4 周内，出现与胆碱酯酶抑制无关的一种毒性反应，其可能原因是由于有机磷杀虫剂抑制神经靶酯酶（NTE）并使其老化所致。主要表现为进行性四肢麻木、刺痛、对称性手套、袜套型感觉异常，伴四肢无力。重症患者还可出现四肢肌肉萎缩，腱反射减弱或消失，足下垂。通常下肢病变重于上肢。肌电图提示神经电位和运动神经传导速度明显减慢。

4.心、肝、肾损害和胰腺炎症状

（1）不同程度的心肌损害：心电图可表现为期前收缩、传导阻滞、ST-T 改变、QT 间期延长等，QT 间期延长者预后较无 QT 延长者差。同时心肌酶可出现不同程度的升高。

（2）肝损害：血清转氨酶升高，可伴肝脏增大、黄疸。

（3）肾损害：蛋白尿，血尿，重症患者可出现急性肾功能衰竭。

（4）胰腺损害：无痛性急性胰腺炎较常见，不易被察觉，但实验室检查血清淀粉酶和脂肪酶升高，影像学出现相应改变。

5.中间综合征（intermediate syndrome，IMS）　常发生在急性中毒后 24～96 小时内，即急性中毒胆碱能危象控制后，迟发性神经病变之前，故而得名。急性中毒累及脑神经 3～7 和 9～12 支配的肌肉、曲颈肌、四肢近端肌肉及呼吸肌后，出现不能抬头、上下肢抬举困难、不能睁眼和张口、吞咽困难、声音嘶哑、复视、咀嚼不能、转颈和耸肩困难、伸舌困难等。严重时可出现呼吸肌麻痹和呼吸衰竭，后者是 IMS 致死的主要原因。神经肌电图检查发现，IMS 可能系突触后神经肌肉接头功能障碍所致。

6.反跳　急性中毒后 2～8 天，患者症状已经缓解或控制后，突然再次昏迷，出现肺水肿，最终死亡的现象，称为"反跳"，经口服中毒和中重度中毒患者易发生反跳，而经皮肤吸收和轻度中毒患者则较少见。反跳发生前多有先兆，如精神萎靡、面色苍白、皮肤湿冷、胸闷、气短、轻咳、肺部湿啰音、血压升高、瞳孔缩小、心率缓慢、流涎、肌束震颤等。重度中毒症状甚至可出现多脏器衰竭。出现反跳的可能原因是：①毒物清除不彻底继续被吸收有关。②农药种类如久效磷、氧乐果等复能剂治疗效果不佳，易发生反跳。③阿托品停用过早或减量过快。④复能剂注射速度太快或剂量过大。

急性有机磷杀虫剂中毒患者的临床表现分为三度：①轻度中毒：头晕、头痛、恶心、呕吐、多汗、胸闷、视力模糊、无力等，瞳孔可能缩小。血液胆碱酯酶活性一般在50%～70%。②中度中毒：除上述轻度中毒症状外，有肌肉震颤、瞳孔缩小、轻度呼吸困难、大汗、流涎、腹痛、语言不清、行路蹒跚、神志模糊、血压升高、血液胆碱酯酶活性一般在30%～50%。③重度中毒：除上述症状加重外，瞳孔小如针眼、肌肉颤动、呼吸极度困难、肺水肿、发绀、大小便失禁、昏迷、呼吸肌麻痹、部分患者出现脑水肿，血液胆碱酯酶活性一般在30%以下。

(三)实验室检查

1.全血胆碱酯酶活力测定　红细胞的胆碱酯酶(ChE)为真性ChE(AChE)，血浆ChE为假性ChE(BChE)，不能水解Ach。ChE主要来自肝脏，受肝功能影响较大。全血AChE(总活性中红细胞占60%～80%，血浆占20%～40%)和红细胞的AchE能较好反应神经肌肉组织中的AchE活性。正常人全血ChE的活力为100%，轻度中毒者70%～50%，中度中毒者50%～30%，重度中毒者30%以下。

2.毒物及其代谢物鉴定　检查血、尿或胃内容物检测到毒物或其分解产物，有助于确立诊断。如敌百虫中毒时尿中三氯乙醇含量增高，对硫磷中毒时尿中可查出分解产物对硝基酚。

四、诊断及鉴别诊断

(一)诊断

根据有机磷杀虫剂接触史，结合呼出气有蒜味、针尖样瞳孔、腺体分泌增多、肌纤维颤动以及消化道症状、呼吸困难、意识障碍等表现一般可作出临床诊断。全血胆碱酯酶活力的测定为早期诊断，评估中毒严重程度和指导重活化剂的使用提供依据。血、胃内容物及可疑污染物的有机磷测定或阿托品诊断性治疗有效(阿托品2mg静脉注射)可帮助进一步明确诊断。

在急诊诊断过程中，急性有机磷杀虫剂中毒的诊断内容应包括农药名称、中毒途径、程度以及并发症等信息。正确评估患者中毒程度是临床医师选择治疗方案和评估预后的重要参考依据。具体内容见表14-2。

表14-2　急性有机磷农药中毒程度分级

分级	临床症状	危重症表现	胆碱酯酶活力
轻度中毒	M样为主	无	70%～50%
中度中毒	M样伴发N样	无	50%～30%
重度中毒	M样及N样	肺水肿、抽搐、昏迷、呼吸肌麻痹、脑水肿等严重并发症	30%以下

(二)鉴别诊断

应与中暑、急性胃肠炎、脑炎、脑血管意外等疾病相鉴别(表14-3)。此外，还需与除虫菊酯类及杀虫脒中毒,特别是氨基甲酸酯类农药中毒相鉴别(表14-4)。

表14-3　AOPP与常见疾病鉴别

	AOPP	急性胃肠炎	乙型脑炎	中暑
病史	有机磷农药接触史	暴饮暴食或进食不洁食物	蚊虫叮咬	高温作业
体温	多正常	可增高	增高	增高
皮肤	潮湿	多正常	多正常	多汗
瞳孔	缩小	正常	多正常	正常
肌颤	多见	无	无	无
流涎	有	无	无	无
呕吐	多见	多见	喷射性	可有
腹泻	次数少	次数多	无	无
腹痛	较轻	较重	无	无
ChE活力	降低	正常	正常	正常

表14-4　有机磷农药与氨基甲酸酯类农药鉴别要点

	有机磷农药中毒	氨基甲酸酯类农药中毒
接触式与毒物分析	有机磷农药	氨基甲酸酯类农药
呕吐物及洗胃液	蒜臭味	无蒜臭味
作用方式及作用时间	磷酰基与胆碱酯酶结合时间长	整个分子与胆碱酯酶结合时间短
血浆Ach活性	明显降低且恢复慢	降低但恢复快
病程	长	短
阿托品用量	大	小
肟类解毒剂	疗效好	无效且可能增强毒性

五、治疗

(一)清除毒物

1.清除未被吸收的毒物　吸入中毒者,尽快脱离中毒环境,及时清除呼吸道分泌物,保持呼吸道通畅。经皮肤接触中毒者,立即脱去被污染的衣物,再用微温的肥皂水,或1%～5%碳酸氢钠溶液彻底清洗皮肤。敌百虫中毒禁用碱性液体清洗皮肤,以防转变成毒性更强的敌敌畏。口服中毒者,采取催吐、洗胃、导泻等措施,以排出尚未吸收的毒物。

(1)催吐:适用于口服神志清醒的患者及集体误食中毒患者,不能用于昏迷、惊厥、休克、肺水肿出血患者;心脏病患者及妊娠者亦慎用。

(2)洗胃:口服有机磷农药中毒患者服药时间即使超过12小时也应进行洗胃。对硫代磷酸酯类农药经口中毒者,禁止使用强氧化剂高锰酸钾溶液洗胃,进行镇静治疗时避免使用有肝微粒体酶系统诱导作用的巴比妥类镇静药物。

2.促进已吸收毒物的排泄

(1)利尿:呋塞米和甘露醇可促进尿液排出,此外,甘露醇还能缓解有机磷农药中毒所致的脑水肿、肺水肿。

(2)血液净化:对重症有机磷农药中毒的患者早期使用血液净化(如腹膜透析、血液灌流、血液透析),可提高毒物清除率,缩短病程,提高治愈率。

(二)抗毒治疗

当有机磷农药进入机体与胆碱酯酶结合后,可用氯解磷定、碘解磷定等药物进行抗毒治疗,具体措施如下。

1.胆碱酯酶复能剂　肟类化合物能使被抑制的胆碱酯酶恢复活性,并减轻或消除烟碱样作用,应早期、足量、联合、重复给药。目前国内使用的肟类复能剂有氯解磷定、碘解磷定、双复磷。其中氯解磷定为首选药物,可首剂 15～30mg/kg 静注,维持 6 小时。首剂 2～4 小时以 500mg/h 维持直至症状消失,血 ChE 活力稳定在正常值的 50%～60% 以上。

近年动物实验研究发现,除活化 CHE 外,肟类复能剂还具有迅速恢复已衰竭的呼吸中枢、呼吸肌的神经肌肉传导功能。

禁止肟类复能剂与碱性液体配用,以免生成有剧毒的氰化物;禁止碘解磷定与氯磷定合用,以免增加不良反应。

2.抗胆碱药

(1)M受体阻断剂:代表药物为阿托品和山莨胆碱等。可对抗 Ach 的毒蕈碱样作用,但只有在极大剂量时,对 N－受体才有作用,故不能对抗 AOPP 导致的肌颤。此外,对 AOPP 导致的中枢神经症状也无明显的缓解作用。阿托品轻度中毒 2mg,中度中毒 2～4mg,重度中毒 3～10mg,肌注或静注。必要时每 15 分钟一次,直到毒蕈碱样症状明显好转或出现“阿托品化”表现。阿托品化(atropinization)表现为瞳孔较前扩大、口干、皮肤潮红、肺啰音消失、心率增快。然而,瞳孔扩大和皮肤潮红并非“阿托品化”的可靠指标。当患者经呼吸道或眼部局部染毒时,即使给予超大剂量阿托品治疗,瞳孔也不明显扩大。因此较可靠的“阿托品化”的指标为:口干、皮肤干燥、心率增快。对中毒患者给予适量的阿托品治疗,可出现口干、皮肤潮红等症状;阿托品剂量过大,则可能出现瞳孔扩大、皮肤苍白、四肢发冷、意识模糊、烦躁不安、抽搐、尿潴留等症状,提示阿托品中毒,应立即停用。

因此,临床上应用阿托品应遵循早期、适量、反复、高度个体化的原则,避免阿托品中毒。一旦发生阿托品中毒,其与有机磷中毒并存,将使病情复杂化,增加有机磷中毒病死率。如何鉴别阿托品化与阿托品中毒,是临床医师必须掌握的基本内容(表 14－5)。

表 14－5　阿托品化与阿托品中毒的鉴别

	阿托品化	阿托品中毒
神经系统	意识清醒或模糊	意识模糊、谵妄、抽搐、昏迷
皮肤	颜面潮红、干燥	紫红、干燥
瞳孔	由小扩大不再小	极度扩大
体温	正常或轻度升高	高热
心率	增快≤120,脉搏快而有力	心动过速、甚至室颤

(2)中枢性抗胆碱药:如东莨菪碱、贝那替嗪等。这类药物对中枢神经 M－受体和 N－受体均有明显作用,不仅能对抗 AOPP 引起的毒蕈碱样症状,还能减轻烦躁不安、呼吸抑制等中枢神经系统症状。轻度、中度、重度中毒患者东莨菪碱的首次剂量分别为 0.3mg～0.5mg、0.5～1.0mg、2.0～4.0mg。

(3)长托宁(盐酸戊乙奎醚):是新型抗胆碱药物。对 M 受体亚型 M_1、M_3 受体具有较强的选择性,对 M_2 受体选择性较弱。主要作用于中枢神经 M_1 受体和平滑肌、腺体受体(M_3 受体)，对心脏和神经元突触前膜自身受体(M_2 受体)无明显作用。长托宁是唯一能同时较好对抗 AOPP 导致的 M 样症状、N 样症状、中枢神经系统症状的药物。

与阿托品相比，长托宁用药量减少，时间间隔延长，不良反应少。对轻、中、重度中毒患者长托宁的首次剂量分别为 2mg、4mg、6mg，肌内注射后 1 小时给予首剂的 1/2，以尽早达到"长托宁化"：口干、皮肤干燥、肺部啰音减少或消失、精神神经症状好转。维持量 1～2mg，每 6～12 小时一次。

(三)对症治疗

密切监护，保持气道通畅。一旦出现呼吸肌麻痹应尽早建立人工气道进行机械通气。积极防治肺水肿、脑水肿，纠正电解质和酸碱失衡。心电监护，尽早发现、处理心律失常。

总之，一旦疑诊或临床诊断为急性有机磷杀虫剂中毒，按照急性有机磷杀虫剂中毒救治流程合理有序地进行有效抢救与治疗(图 14－3)。

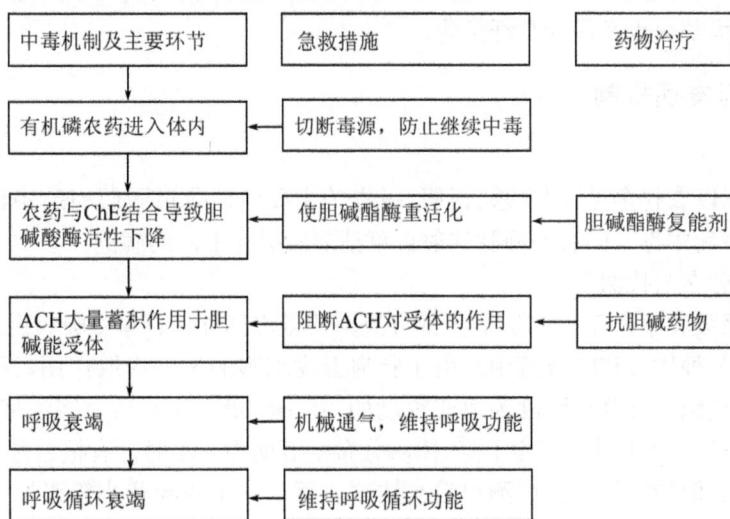

图 14－3　急性有机磷杀虫剂中毒救治流程图

(四)特殊症状的处理

1.反跳　密切观察病情变化，注意反跳前的各种临床先兆。当 AOPP 患者在使用抗胆碱药物治疗症状好转后，再次出现面色苍白、精神萎靡、皮肤湿冷、胸闷、气短、轻咳、肺部湿啰音、血压升高、瞳孔缩小、心率缓慢、流涎、肌束震颤等症状时，应考虑反跳。此时，需使用大量阿托品，直至出现阿托品化，维持给药 3～5 天。

2.迟发性猝死　严密监护，重在预防。对严重中毒恢复期的患者，应做好心电监护，电解质监测，及时纠正心律失常和电解质紊乱。一旦发现心跳呼吸骤停，按心肺复苏程序进行抢救。

3.中间综合征(IMS)　加强对本征的认识，主动预防和对症支持治疗；轻者预防其呼吸麻痹。若已经出现呼吸肌无力者，及时行气管插管和机械通气。适时评估患者肌力和自主呼吸恢复情况，尽早脱机。

4.迟发性多发性神经病(OPIDP)的治疗　目前尚无针对本病的特效药物，治疗的关键在于早发现、早诊断。除采用维生素 B_1、维生素 B_{12}治疗外，还可应用神经营养药物如神经生长因子及神经节甘酯。同时可配合针灸治疗，神经、肌肉功能锻炼。

(王鲁民)

第二节　急性百草枯中毒

百草枯(Paraquat,PQ),商品名为克无踪(Gramoxone),化学名为 1,1′－二甲基－4,4′－联吡啶二氯化物(1,1′－Dimethyl－4,4′－bipyridiniumdichloride),是一种广谱、高效、环境污染较小的接触灭生性除草剂,在全球 130 余个国家得到广泛使用。百草枯具有腐蚀性,不挥发,易溶于水,在酸性条件下稳定,遇碱水解,与阴离子表面活性剂如肥皂等接触也易失去活性。百草枯接触土壤后很快失去活性,无残留,不会损害植物根部,在农业上得到广泛应用。目前市售常见的百草枯为 20%的水剂,无色无味,为防止意外误服,生产时加入了臭味剂和催吐剂,外观为绿色或蓝色溶液,有刺激性气味。百草枯对人、畜有很强的毒性作用。大多数由于误服或自杀口服引起中毒,但也可经皮肤和呼吸道吸收中毒,其病死率高达 60%～90%,即使存活的患者,大部分也发展为肺纤维化。

一、病因与发病机制

(一)病因

百草枯中毒以农村多见,因自杀、误服、投毒等主要经消化道吸收引起中毒,也可因喷洒农药时皮肤接触后中毒。偶有经静脉注射百草枯溶液引起中毒的病例。

(二)吸收、分布与代谢

百草枯口服吸收率为 5%～15%,大部分经粪便排出体外。百草枯吸收后主要分布于肺、肝、肾、甲状腺、各种体液和脑脊液中。由于肺泡上皮细胞的主动摄取作用,百草枯在肺内形成蓄积,致使肺组织中百草枯浓度为血浆浓度的 10～90 倍。吸收后血浆浓度于 30 分钟～4 小时内达峰值,15～20 小时内缓慢下降,体内分布半衰期为 5 小时。有报道称,百草枯 4 天后血液中已测不出,但肺组织中仍可测得较高浓度。百草枯主要经肾小管以原形排泄,少量可经乳汁排出。

(三)发病机制

百草枯中毒的机制尚未完全明确,目前主要认为与其介导大量氧自由基产生从而导致急性氧化应激反应、脂质过氧化损伤及急性炎症反应等有关,导致多脏器损伤、多器官功能衰竭。脂质过氧化反应、肺泡细胞损伤,各种细胞因子、生长因子等促使成纤维细胞活化增殖及胶原纤维增生等促进肺纤维化的发生发展。

1.氧化损伤　蓄积于肺组织中的百草枯在 NADP－细胞色素 C 还原酶作用下被还原型尼克酰胺腺嘌呤二核苷酸磷酸(NADPH)转化为 PQ^+,并消耗 NADPH,进而 PQ^+ 再与细胞内的氧发生反应,产生大量超氧离子(O_2^-),O_2^- 在超氧化物歧化酶的作用下,转变为过氧化氢 H_2O_2,H_2O_2 在 Fe^{2+} 催化下迅速生成 OH^-,上述氧自由基与磷脂膜上的不饱和脂肪酸反应,引起脂质过氧化,导致细胞膜及细胞内的细胞器膜结构破坏,通透性增加,影响各种酶反应过程及离子泵功能,损伤 DNA,导致机体肺、肝、肾、心肌等多脏器损害,其中以肺损害最为严重。另外,由于在生成自由基的过程中,大量消耗 NADPH,导致需要 NADPH 的各种酶难以发挥作用,细胞难以维持其功能,造成不可逆的损害(图 14－4)。

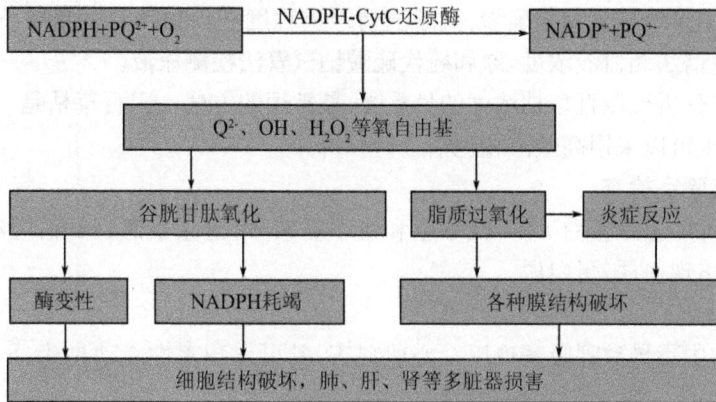

图14-4　百草枯中毒机制

2.炎性反应　百草枯引起的氧化性损伤,导致各种致炎因子迅速增加。核因子(NF-κB)的激活、肿瘤坏死因子-α(TNF-α)、转化生长因子-β(TGF-β)、白细胞介素(IL)及细胞间黏附分子(ICAM-1)等炎性因子增加,促进大量炎性细胞聚集,释放各种炎性介质,加重细胞、组织损伤,导致全身炎性反应。

二、病理改变

百草枯中毒病变主要发生于肺,称为百草枯肺(paraquat lung)。基本病变为增殖性细支气管炎和肺泡炎。肺的形态学变化取决于摄入后生存期的长短。1周内以Ⅰ型和Ⅱ型肺泡上皮细胞肿胀、变性和坏死等病理改变为主,表现为肺充血、水肿,肺脏重量增加,类似于氧中毒。生存期超过1周者,肺泡渗出物(含脱落的肺泡上皮碎屑、巨噬细胞、红细胞及透明膜)机化、单核细胞浸润、出血和间质成纤维细胞增生、肺泡间质增厚,广泛的纤维化,形成蜂窝状肺及细支气管扩张。百草枯中毒可起肾小管坏死,肝中央小叶细胞损害、坏死、心肌炎、肺动脉中层增厚,肾上腺皮质坏死等。

三、临床表现

(一)症状

百草枯中毒早期可无症状或症状较轻,随着时间推移,可表现为多脏器的损害。口服中毒者,早期主要表现为消化道症状,如口、舌及咽部烧灼感,恶心、呕吐和腹痛等症状。进一步发展出现肝、肾、肺等多脏器功能不全或衰竭的表现,如发绀、呼吸困难、咳嗽、胸痛、头晕、头痛、肌肉痉挛、抽搐、昏迷等。口服量大者,1~3日内即可出现呼吸困难、呼吸窘迫并死亡;口服量小者,早期可无明显临床表现,数日后逐渐出现胸闷、呼吸困难,并逐渐加重,发生肺纤维化。

(二)体征

口服中毒者,可出现口腔、咽喉部、食管和胃黏膜糜烂,溃疡形成,重者出现胃出血、胃穿孔。肺部听诊呼吸音减低、干湿啰音。皮肤黏膜染毒者,表现相对轻,主要为皮肤红斑、水疱、溃疡,指甲接触可使指甲出现横断、脱落,结膜接触可引起溃疡、虹膜炎。

四、实验室检查

(一)毒物检测

检测血、尿中百草枯含量是确诊、判断病情严重程度和评估预后的重要依据。常用方法有液相或气相色谱法测血液浓度,碱和硫代硫酸钠试管法检测尿液。

液相色谱是分析检测百草枯浓度的最重要、最常用的方法。因百草枯是一种极性很强的离子型化合物,也可以采用高效液相色谱进行分析。

(二)其他实验室检查

血白细胞升高,血红蛋白下降,红细胞和血小板减少,血尿素氮、肌酐、胆红素和转氨酶、淀粉酶升高,可出现血尿、蛋白尿。

(三)心电图

由于百草枯中毒导致呼吸窘迫以及心肌损害,常可出现窦性心动过速、S—T 段改变、心律失常等异常。

(四)血气分析

百草枯中毒主要表现为低氧血症,氧分压、氧饱和度降低。由于过度通气二氧化碳分压也常常降低。

(五)肺部 X 线检查

百草枯中毒早期(3 天～1 周),主要为肺野弥漫渗出,肺纹理增多,肺间质炎性变,可见点,片状阴影,肺部透亮度减低或呈毛玻璃状(图 14—5),中期(1～2 周),出现肺实变或大片实变,同时出现部分肺纤维化,后期(2 周后),出现肺纤维化及肺不张(图 14—6)。

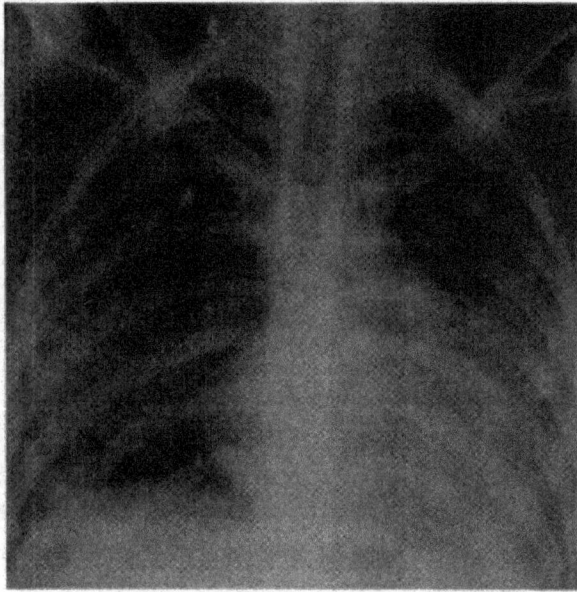

图 14—5　百草枯中毒 7 天肺野弥漫性渗出

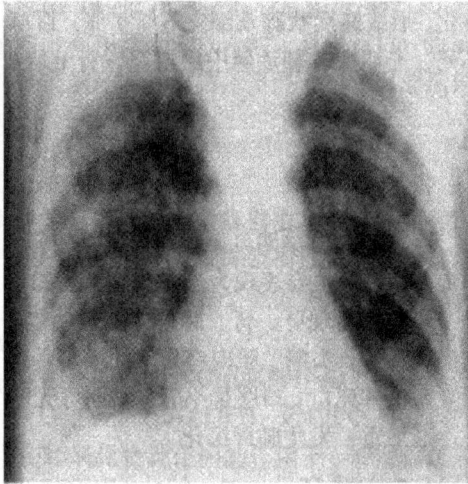

图 14－6　百草枯中毒 20 天肺野弥漫性肺纤维化形成

（六）CT 检查

中毒早期由于血管内皮受损，液体外渗，组织水肿，肺纹理增多；毛细血管压力升高，肺血管阻力增加，组织胺释放渗出与肺水肿加重，出现毛玻璃征象；如进一步发展，水肿液进入肺泡腔，出现肺实变；在病程中后期，细支气管周围淋巴组织及成纤维细胞增生，形成肺纤维化（图 14－7），还可伴支气管扩张、囊性变，肺气肿、纵隔气肿等表现。

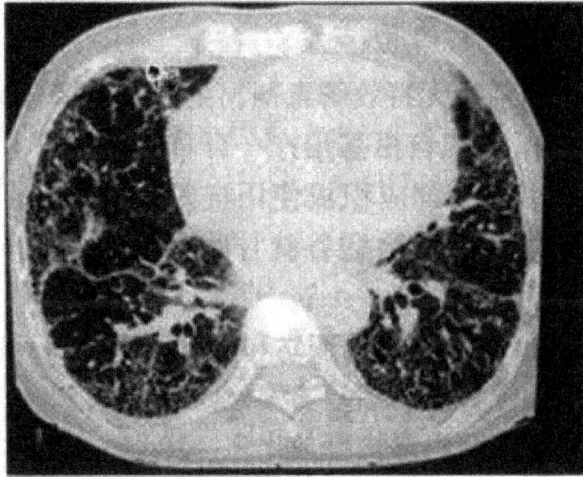

图 14－7　百草枯中毒后，出现双侧肺纤维化改变

五、诊断与鉴别诊断

（一）诊断

根据接触或口服百草枯的病史及临床表现特点，结合实验室检查可以诊断本病。呕吐物、洗胃液、血尿检测到百草枯可以确诊。需要注意的是某些患者病史并不清楚，如遇口腔溃疡伴进行性呼吸困难者，应怀疑本病可能，详问发病前的情况，注意搜寻百草枯服用的证据（自杀的遗书、空的百草枯容器包装、残留物、气味和颜色）有助于诊断，如可检测百草枯，即可确诊。

（二）鉴别诊断

应注意患者进行性呼吸困难，可能误诊为支气管肺炎等。详细询问病史有助于诊断本病，高度怀疑时，可定性或定量检测百草枯。

六、治疗

对于百草枯中毒，目前尚无特殊治疗方法，主要采取尽早清除毒物，促进百草枯排泄，抗氧化及对症支持治疗。

（一）一般治疗

1. 皮肤接触中毒　立即脱去被污染的衣物，用肥皂水彻底清洗，再用清水清洗。眼部污染者，可用2％～4％碳酸氢钠溶液冲洗15分钟，再用生理盐水洗净。

2. 口服中毒

（1）催吐：现场可刺激咽喉部催吐，口服肥皂水或泥浆水或活性炭等。

（2）立即洗胃：用2％～5％碳酸氢钠溶液、30％白陶土水或1％肥皂水或泥浆水加活性炭50～100g彻底洗胃，因百草枯对消化道的腐蚀作用，洗胃时应注意动作轻柔，以免食管或胃穿孔。

（3）导泻：洗胃后用活性炭悬液（50g）＋硫酸镁（20～40g）、20％漂白土（思密达）悬液300ml或活性炭60g/20％甘露醇100～150ml，硫酸镁15g导泻，每2～3小时一次交替使用，持续3～7天或持续到大便不再是绿色为止。

（二）药物治疗

目前尚无特效解毒剂，主要采用综合治疗，保护主要脏器功能。

1. 抗氧自由基治疗　百草枯中毒早期主要是由于脂质过氧化造成全身多脏器的损害，因此早期应积极使用抗氧化、抗自由基的药物治疗。维生素E、维生素C、维生素B_1、烟酸、还原型谷胱甘肽、乙酰半胱氨酸及超氧化物酶等可破坏氧自由基，可选择使用。

2. 肺纤维化的预防和治疗

（1）传统的治疗方案：①普萘洛尔（心得安）应早期应用。它可与结合在肺内的受体竞争，使肺内毒物释放出来，10mg，tid。②糖皮质激素：具有强大的抗炎作用，可有效维持细胞膜的稳定性，阻止后期肺纤维化。应早期大剂量使用。根据病情演变决定给药时间，一般可用10～14天。甲泼尼龙500～1000mg/d，持续使用5天后逐渐减量至停用。其他尚可选择地塞米松或氢化可的松。③免疫抑制剂：环磷酰胺、环孢素A、秋水仙碱等具有免疫调节作用，减轻炎症反应，应及早使用。环磷酰胺5mg/（kg·d）（总量4g）或秋水仙碱0.5mg，bid加入5％的葡萄糖溶液中静脉滴注。

（2）环磷酰胺和类固醇激素疗法：环磷酰胺（5mg/（kg·d）总量4g）和地塞米松（8mg 3次/天，持续2周）治疗，存活率可达72％。

3. 改善微循环　复方丹参液（30～40mg/d）、东莨菪碱（2.4～10mg/d）和地塞米松（25mg/d），能有效改善微循环，维护器官功能，降低病死率。

（三）血液净化治疗

血液净化治疗能有效清除血液中的毒物、游离的自由基以及细胞因子、炎症介质等，从而达到减少毒物和自由基毒性以及保护脏器功能的作用。血液灌流目前在中毒领域得到广泛应用，其原理是使用活性炭、树脂等吸附剂吸附清除毒素，是临床上抢救中毒患者的常用急救方法。血液灌流可有效清除血液中的百草枯,如无禁忌可尽早使用,在 6 小时内最好。连续血液灌流,每次持续 10 小时或更长,效果更好,一般可使用 5～7 天。出现肾功能衰竭时可联合血液透析治疗。需要注意的是,有研究表明如果患者血液百草枯浓度超过 3mg/L,无论进行血液透析或血液灌流均不能改善其预后。

(四)肺移植

虽然国外有个别案例报道,在百草枯中毒中毒后第 44 天,对 1 例 17 岁患者进行肺移植并获得成功,但也有案例报道患者在肺移植后再发肺纤维化死亡。因此,肺移植成功与否可能与移植选择的时机有关。由于肺移植需一定条件,技术力量及经济负担,国内尚无有关报道。

(五)给氧与机械通气

给氧有促进氧自由基生成的作用,不主张常规给氧,但在明显缺氧时可低浓度低流量给氧。一般当 PaO_2＜40mmHg(5.3kPa)或出现 ARDS 时才给予吸氧或建立人工呼吸道行机械通气治疗。通气方式一股采用呼吸末正压低流量氧吸入,可使肺泡处于一定扩张状态,增加功能残气量和气体交换,改善氧合功能,从而有利于提高氧分压。但要注意由于百草枯中毒后易并发自发性气胸及皮下气肿,故呼吸末正压选择宜偏小,并注意监测生命体征变化。

(王鲁民)

第三节 急性杀鼠剂中毒

一、概述

杀鼠剂(Rodenticide)是指一类可以杀死啮齿动物的化合物,主要用于杀灭鼠类,分类较多。我国常用的杀鼠剂按照其作用时间的快慢可分为急性杀鼠剂和慢性杀鼠剂。前者是指动物进食毒饵后数小时至一天内毒性发作死亡的杀鼠剂,如毒鼠强、氟乙酰胺;后者是指动物进食毒饵后数天毒性发作,如抗凝血类杀鼠剂。按照其作用机制,化学结构,大体可分为九类。

1. 中枢神经兴奋类杀鼠剂 毒性强,潜伏期短,病情进展快,有的抽搐症状难以控制。如毒鼠强、鼠特灵、毒鼠硅。

2. 有机氟类杀鼠剂 为早已禁用的急性杀鼠剂,如氟乙酰胺、氟乙酸钠。

3. 植物类杀鼠剂 是从植物中提取的生物碱,如毒鼠碱。

4. 干扰代谢类杀鼠剂 如灭鼠优抑制烟酰胺代谢;鼠立死拮抗维生素 B_1,干扰 γ-氨基丁酸的氨基转移和脱羧反应。

5. 硫脲类杀鼠剂 如安妥、灭鼠特、灭鼠肼、双鼠肼。肺水肿是其主要致死原因。

6. 有机磷酸酯类杀鼠剂 主要有毒鼠磷、溴代毒鼠磷、除鼠磷,其中毒机制、临床表现和救治措施与急性有机磷农药中毒类同。

7. 无机磷杀鼠剂 如磷化锌,是我国既往应用最早最广的杀鼠剂,现已禁用。中毒机制是口服后在胃酸的作用下分解产生磷化氢和氯化锌:前者抑制细胞色素氧化酶,影响细胞代谢,形成细胞窒息,中枢神经系统损害最为严重;后者对胃肠黏膜有强烈的刺激与腐蚀作用导致炎症、充血、溃疡、出血。

8.氨基甲酸酯类杀鼠剂 如灭鼠安、灭鼠晴,其中毒机制、临床表现及救治原则和氨基甲酸酯类农药中毒相同。

9.抗凝血类杀鼠剂 是我国批准合法使用的慢性杀鼠剂,第一代抗凝血类杀鼠剂有杀鼠灵、杀鼠醚、敌鼠;第二代抗凝血类杀鼠剂有溴敌隆、溴鼠灵、克鼠灵、氯鼠灵。其中杀鼠灵、杀鼠醚、克鼠灵、溴敌隆属于双香豆素类抗凝血杀鼠剂;敌鼠和敌鼠钠、氯鼠酮等属于茚满二酮类抗凝血杀鼠剂。

二、毒鼠强

(一)毒理

毒鼠强(tetramine)化学名为四亚甲基二砜四胺,分子量240.27,大鼠经口 LD_{50} 为 $0.1\sim0.3mg/kg$,对成人的致死量约为 $5\sim12mg$。为白色无味粉末,化学性质稳定,微溶于水,不溶于甲醇及乙醇。可经呼吸道与消化道吸收,口服吸收后数分钟至半小时内发病。摄入后以原形无明显选择性分布于各组织器官,血液中不与蛋白结合,主要通过肾脏以原形排出,少量可经呼吸道排出或随胆道排入肠道。由于其剧烈的毒性和稳定性,易造成二次中毒。毒鼠强是不需代谢即发生毒作用的中枢神经系统兴奋性杀鼠剂,其作用机制可能是拮抗 $\gamma-$ 氨基丁酸(GABA)的结果。GABA 的作用被毒鼠强非竞争性抑制后,中枢神经系统过度兴奋至惊厥,严重者死亡。

(二)临床表现

潜伏期为5分钟~1小时。主要临床表现为中枢神经兴奋状态-全身阵发强直性抽搐,严重者可导致呼吸循环衰竭而死亡。

1.神经系统 中枢神经系统是毒鼠强中毒的主要靶器官,全身阵发强直抽搐为其最突出的表现,每次抽搐持续约 $1\sim10$ 分钟,多可自行缓解,间隔数分钟后再次发作,每天发作可达数十次,严重者呈癫痫持续状态,可致呼吸衰竭而死亡。此外可有头痛、头晕、乏力、口唇麻木等症状;也可出现精神症状,如狂躁、幻觉、喜怒无常等,症状多可逆,脑电图显示癫痫样放电改变。

2.消化系统 患者可出现恶心、呕吐、上腹部烧灼感、腹痛、腹胀、腹泻等表现,严重者可出现消化道出血及肝脏功能损伤,表现为转氨酶的升高。

3.循环系统 患者有心悸、胸闷等症状,心电图可出现窦性心动过缓或过速,ST 段压低或抬高、低平倒置,频发早搏;患者心肌标志物异常升高。

4.呼吸系统 气紧、呼吸困难,口唇发绀,严重可出现肺水肿、咯血。

(三)诊断

1.诊断要点 根据接触或口服毒鼠强的病史及以癫痫样大发作等中枢神经系统兴奋为主要临床表现的特点,结合实验室检查应考虑有毒鼠强中毒可能,但尚需除外其他以癫痫样大发作为主要临床表现的疾病,如原发性癫痫、中枢神经系统感染性疾病、脑血管意外、亲神经毒物中毒等。血、尿和呕吐物等生物样品中检测到毒鼠强可以确诊。需要注意的是某些患者病史并不清楚,如遇癫痫持续状态者,应怀疑本病可能,详问发病前的情况,注意搜寻毒鼠强服用的证据(自杀的遗书、空的毒鼠强容器、包装)有助于诊断,如可检测毒鼠强,即可确诊。

2.诊断分级 ①轻度中毒:出现头痛、头晕、恶心、呕吐和四肢无力等症状,可有肌颤或局灶性癫痫样发作,生物样品中检出毒鼠强。②中度重度:在轻度中毒基础上,具有下列表现之一者:癫痫样大发作;精神病样症状(幻觉、妄想等)。③重度中毒:在中度中毒的基础上,具有下列表现之一者:癫痫持续状态;脏器功能衰竭。

(四)急救措施

目前尚缺乏明确的特效解毒剂,主要采取对症支持治疗。

1.清除体内毒物 可采用催吐、洗胃等方法清除尚未被吸收的毒物。洗胃时使用清水即可,每次洗胃液量为 300～500ml,直至洗出液澄清;中、重度中毒的患者洗胃后要保留洗胃管,以备反复洗胃。活性炭对清除毒鼠强有一定作用,轻度中毒患者洗胃后立即予以活性炭 1次,中、重度中毒患者在洗胃后最初 24 小时内,每 6～8 小时使用活性炭 1 次,24 小时后仍可使用。剂量:成人每次 50g,儿童每次 1g/kg,配成 8%～10%混悬液经洗胃管灌入。

2.血液灌流 因毒鼠强在体内残留时间久,且性质稳定,血液灌流为行之有效且对预后有明显改善作用的措施。一旦高度怀疑毒鼠强中毒,都应及早开展血液灌流,中、重度中毒患者更应早期进行血液灌流,并多次进行,直至癫痫症状得到控制。

3.镇静止痉 ①苯巴比妥:为基础用药,可与其他镇静止痉药物合用。轻度中毒每次0.1g,每 8 小时肌内注射 1 次;中、重度中毒每次 0.1～0.2g,每 6～8 小时肌内注射 1 次。儿童每次 2mg/kg。抽搐停止后减量使用 3～7d。②地西泮:癫痫大发作和癫痫持续状态的首选药物。成人每次 10～20mg,儿童每次 0.3～0.5mg/kg,缓慢静脉注射,成人的注射速度不超过 5mg/min,儿童的注射速度不超过 2mg/min。必要时可重复静脉注射,间隔时间在 15 分钟以上。不宜加入液体中静脉滴注。

4.其他 癫痫持续状态超过 30 分钟,连续两次使用地西泮仍不能有效控制抽搐,应及时使用静脉麻醉剂(如硫喷妥钠)或骨骼肌松弛剂(如维库溴铵)。

5.对症支持治疗 密切监护心、脑、肝、肾等重要脏器功能,及时给予相应的治疗措施。

三、氟乙酰胺

(一)毒理

氟乙酰胺(Fluoroacetamide)化学名为氟醋酸酰胺,为有机氟类杀鼠剂,为国家早已禁用的急性杀鼠剂。为白色针状结晶,易溶于水,大鼠经口 LD_{50} 为 15mg/kg,人口服致死量为 0.1～0.5g。主要通过消化道及皮肤黏膜吸收,氟乙酰胺进入人体后脱氨基转化为氟乙酸,氟乙酸与细胞内线粒体的辅酶 A 作用,生成氟代乙酰辅酶 A,再与草酰乙酸反应,生成氟柠檬酸钠,氟柠檬酸与柠檬酸虽在化学结构上相似,但不能被乌头酸酶作用,反而拮抗乌头酸酶,使柠檬酸不能代谢产生乌头酸,导致三羧酸循环中断(称之为"致死代谢合成"),使丙酮酸代谢受阻,氟柠檬酸积聚,妨碍正常的氧化磷酸化过程,从而引起中枢神经系统和心血管系统为主的毒性损害。此外,氟柠檬酸、氟乙酸还可以直接损害中枢神经系统和心肌。氟离子还可以与体内钙离子相结合,使体内血钙下降。

(二)临床表现

口服中毒潜伏期 2～15 小时,严重者短于 1 小时。急性中毒时主要出现以中枢神经系统障碍和心血管系统障碍为主的两大综合征。

1.中枢神经系统 头晕、头痛、乏力、易激动、烦躁不安、肌肉震颤、意识障碍甚至昏迷、阵发性抽搐,因强直性抽搐致呼吸衰竭。

2.心血管系统 表现有心悸、心动过速、血压下降、心力衰竭、心律失常(早搏、室速或室颤)、心肌损害(心肌酶异常增高,QT 间期与 ST－T 段改变等)等。

3.其他 可出现消化道症状以及包括分泌物增多、呼吸困难、咳嗽等在内的呼吸系统表现。

(三)诊断

1.诊断要点 ①氟乙酰胺杀鼠剂接触史。②有典型的临床表现。③实验室检查血氟、尿氟增高。④确诊需鉴定毒饵、呕吐物、胃液、血液或尿液毒物含量。

2.诊断分级 ①轻度中毒:头痛、头晕、视力模糊、乏力、四肢麻木、肢体小抽动;恶心、呕吐、口渴、上腹部烧灼感、腹痛;窦性心动过速;体温下降等。②中度中毒:除上述外,尚有分泌物增多、呼吸困难、烦躁、肢体痉挛、血压下降、心电图显示心肌损害等。③重度中毒:昏迷、惊厥、严重心律失常、瞳孔缩小、肠麻痹、大小便失禁、心衰、呼吸衰竭。

(四)急救措施

1.清除毒物 口服中毒者,立即催吐、洗胃、导泻。洗胃后可于胃管内注入适量乙醇在肝内氧化成乙酸以达到解毒目的。

2.尽早使用特效解毒剂 乙酰胺(解氟灵)可与氟乙酰胺竞争酰胺酶,使其不能脱氢产生氟乙酸,并直接提供乙酰基,与辅酶形成乙酰辅酶 A,阻止有机氟对三羧酸循环的干扰、恢复机体的氧化磷酸化代谢过程,有延长潜伏期、控制发病、减轻症状的作用。用法:成人每次 2.5～5g 肌内注射,每 6～8 小时一次,儿童按 0.1～0.3g/(kg·d)分 2～3 次肌内注射,连用 5～7d,首剂给全日总量的一半效果更好。危重患者可用 20g 加入 500～1000ml 液体中静脉滴注。

3.控制抽搐 全身阵发性抽搐是本病的突出症状,严重的抽搐,静注安定能够达到迅速解痉的效果,但安定持续时间短,可加入液体内持续静滴;再辅以鲁米那 100mg 肌注及 10% 葡萄糖酸钙静注,以防止抽搐反复发作,造成脑组织及全身组织缺氧而加重病情。

4.血液净化 对于中、重度中毒患者,可采用单纯血液灌流或血液灌流联合血液透析尽早进行血液净化,提高抢救成功率。

5.对症支持治疗 包括心电监护、防止脑水肿、保护心肌、纠正心律失常,维持水、电解质酸碱平衡、高压氧等。

四、灭鼠优

(一)毒理

灭鼠优(Pyrinuron)为干扰代谢类杀鼠剂。又名鼠必灭,抗鼠灵、吡明尼。为淡黄色粉末,无臭无味,不溶于水,易溶于乙醇等有机溶剂。大鼠经口 LD_{50} 为 12.3mg/kg。中毒机制是抑制烟酰胺的代谢,造成维生素 B 族的严重缺乏。使中枢和周围神经肌肉接头处、胰岛组织、自主神经和心脏传导等方面的障碍。还可致胰腺 B 细胞破坏引起糖尿病。

(二)临床表现

中毒的潜伏期约 3～4 小时。口服中毒者出现恶心、呕吐、腹痛、纳差等胃肠道症状,随后出现自主神经中枢及周围神经系统功能障碍,如体位性低血压、四肢感觉异常、肌力减弱、视力障碍、神经错乱、昏迷、抽搐等。早期可有短暂性低血糖,后出现尿糖,常伴酮症酸中毒。肌电图及脑电图异常。

(三)急救措施

1. 口服者催吐、洗胃导泻。

2. 尽早使用解毒剂烟酰胺　200～400mg 加入 250ml 液体中静滴。每日 1～2 次。好转后改口服,每次 100mg,每日 4 次,共 2 周。

3. 血糖升高时给予普通胰岛素。

4. 对症支持治疗立即给予心电监护、监测血糖波动、神经功能,防止低血糖、脑水肿、保护心肌,维持水、电解质酸碱平衡等。

五、溴鼠灵

（一）毒理

溴鼠灵（Brodifacoum）,又名大隆、溴鼠隆、溴敌拿鼠。为第二代抗凝血类杀鼠剂,属于双香豆素类抗凝血杀鼠剂。中毒机制是干扰肝脏对维生素 K 的作用,使凝血酶原和凝血因子 Ⅱ、Ⅶ、Ⅸ、Ⅹ 等的合成受阻,导致凝血时间和凝血酶原时间延长;同时其代谢产物亚苄基丙酮,可直接损伤毛细血管壁,使其通透性增加而加重出血。

（二）临床表现

本类杀鼠剂作用缓慢,误服后潜伏期长,大多数 2～3d 后才出现中毒症状,如恶心、呕吐、纳差、精神不振、低热等。中毒量小的患者无出血现象,不治而愈。达到一定剂量时,表现为全身广泛出血,首先出现血尿、鼻出血、牙龈出血、全身皮肤黏膜出血,严重者可出现呕血、便血、咯血及颅内出血。患者可死于颅内出血及心肌出血。由于中毒患者多以出血为主诉来就诊,应提高对其警惕性,详细询问病史有助于减少误诊。

（三）急救措施

1. 清除毒物　口服中毒者催吐、洗胃、导泻;皮肤污染者用清水彻底冲洗。

2. 特效解毒剂　轻度出血者,用维生素 K_1 10～20mg 肌内注射,每日 3～4 次;严重出血者,首剂 10～20mg 静脉注射,给予以 60～80mg 静脉滴注;出血症状好转后逐渐减量,一般连用 10～14 天,出血症状消失,凝血酶原时间活动度正常后停药。

3. 输血　对出血严重者,可输注新鲜血浆或凝血酶原复合物,以迅速止血。

4. 肾上腺皮质激素　可以减少毛细血管通透性,保护血小板和凝血因子,促进止血、抗过敏和提高机体应激能力,可酌情使用,同时给予大剂量维生素 C。

5. 对症支持治疗　应注意维生素 K_3、维生素 K_4、卡巴克络、氨苯甲酸等药物对此类抗凝血类杀鼠剂中毒所致出血无效。

六、安妥

（一）毒理

安妥（antu）为硫脲类杀鼠剂,不溶于水,易溶于有机溶剂。大鼠经口 LD_{50} 为 7～250mg/kg,人口服致死量为 4～6g。口服后对局部黏膜有刺激性作用而引起胃肠道症状,吸收后主要损害毛细血管,使其通透性增加,引起肺水肿、胸腔积液和肺出血,并可引起肝、肾损害,体温偏低、一过性血糖升高。肺水肿是其主要致死原因。

（二）临床表现

急性中毒时口部有灼热感、恶心、呕吐、口渴、头晕、嗜睡等;重症患者可出现呼吸困难、发绀、肺水肿等;也可有躁动、全身痉挛、休克等;稍晚期可有肝肿大、黄疸、血尿及蛋白尿等表现。

（三）急救措施

1. 清除毒物　口服者可用清水或者 1:5000 高锰酸钾溶液洗胃,禁用碱性液洗胃;导泻,忌用油类泻剂;皮肤接触者清水冲洗。

2. 可试用半胱氨酸 100mg/kg 肌注,或 5% 硫代硫酸钠 5~10ml 静注,每日 2~4 次,可降低安妥的毒性。

3. 禁食脂肪性食物及碱性食物。

4. 病情严重,出现肺水肿者,应用肾上腺皮质激素,并限制入量。

5. 对症支持治疗　重症者应给予心电监护、监测肝肾功能,维持水、电解质酸碱平衡等。

（王军虎）

第四节　急性药物中毒

一、镇静催眠类药物中毒

能缓和激动,消除躁动,恢复安静情绪的药物称为镇静药(sedatives)。能促进和维持近似生理睡眠的药物称为催眠药(hypnotics)。但二者之间无本质区别,因为同一药物在小剂量时起镇静作用,中等剂量时起催眠作用,而大剂量时则具有麻醉和抗惊厥作用,故统称为镇静催眠类药物(sedative hypnotics)。临床上常用的有巴比妥类(barbiturates)、苯二氮䓬类受体激动剂(benzodiazepine receptor agonists,BZRAs)及其他类。患者常因自杀或误服摄入过量药物而导致中毒,主要表现为不同程度的中枢神经系统抑制,严重者累及延髓呼吸及血管运动中枢,患者可因呼吸抑制及循环衰竭而死亡。

（一）巴比妥类药物中毒

巴比妥类药物为巴比妥酸的衍生物,是最早使用的镇静催眠药,根据其脂溶性、起效和作用持续时间分为:①长效类(作用持续时间 6~8 小时):巴比妥和苯巴比妥。②中效类(3~6 小时):异戊巴比妥、丙烯巴比妥。③短效类(2~3 小时):戊巴比妥、司可巴比妥。④超短效类(30~45 分钟):环己巴比妥、硫喷妥钠。由于其安全性较低,且较易发生依赖性,目前已经较少用于镇静和催眠,但因过量时容易导致呼吸抑制,应予以重视。

1. 病因及毒理

（1）病因:①有自杀倾向、精神异常患者一次性摄入超剂量药物或长期服用导致药物蓄积。②患者有阻塞性肺疾病、肝肾疾病或内环境紊乱等情况时,对药物敏感性增加,而代谢、排泄减少。③酒精等中枢抑制剂加重其毒性作用。

（2）巴比妥类随剂量由小到大,依次导致镇静、催眠、抗惊厥和麻醉作用。其中毒机制在于抑制丙酮酸氧化酶系统,从而抑制中枢神经系统,尤其是脑干网状结构上行激活系统,导致意识障碍。巴比妥类还能通过延长 γ-氨基丁酸(γ-aminobutyric acid,GABA)介导 Cl^- 通道开放的时间,增加 Cl^- 内流,引起超极化(抑制作用),并在高浓度时直接增加 Cl^- 内流。大剂量巴比妥类可直接抑制延髓血管运动中枢及呼吸中枢,导致休克和呼吸抑制。

2. 临床表现　巴比妥类药物中毒主要表现为不同程度的意识障碍以及对循环、呼吸的抑制,其中毒程度在临床上可分为三级(表 14-6)。

表 14-6 巴比妥类中毒的临床分级

分级	循环	呼吸	神经系统	其他
轻度中毒	无明显变化	无明显变化	嗜睡、反应迟钝、言语不清、记忆力减退、判断力及定向力障碍、眩晕、动作不协调	无明显变化
中度中毒	无明显变化	呼吸减慢	浅昏迷、眼球震颤、对光反射迟钝、腱反射消失，但角膜反射和咽反射存在	无明显变化
重度中毒	血管运动中枢抑制，周围血管扩张，血压下降	呼吸中枢抑制，呼吸浅慢而不规则，呈潮式呼吸	深昏迷，早期四肢肌张力增高、腱反射亢进、病理反射阳性，后期全身肌肉松弛，各种反射消失	体温下降、脑水肿、肾功能衰竭、肝损害、肺水肿、肺炎、皮疹

3.诊断　根据接触或口服巴比妥类药物的病史及中枢神经系统抑制为主要临床表现的特点，结合实验室检查应考虑有巴比妥类药物中毒可能，血液、呕吐物及尿液巴比妥类药物测定可有助于诊断。但尚需除外其他导致昏迷的疾病：如肝性脑病、糖尿病、急性脑卒中，并与其他可致昏迷的中毒（如吗啡、乙醇、一氧化碳）相鉴别，需要注意的是某些患者病史并不清楚，如遇昏迷患者，应常规排除本病，详问发病前的情况，注意搜寻巴比妥类药物服用的证据（自杀的遗书、空的巴比妥类药物包装）有助于诊断，应结合病史、临床表现及实验室检查综合判断。

4.急救措施

（1）重点在于维持患者呼吸及循环功能稳定：①对于昏迷伴呼吸抑制患者保持呼吸道通畅，吸氧，必要时行气管插管及机械通气治疗。②对低血压患者予以扩容，必要时可应用多巴胺或去甲肾上腺素等血管活性药物。

（2）清除体内尚未被吸收的毒物：①催吐：对服用量较小者给予催吐后，一般不需要特殊处理；对服用量较大，有意识障碍的患者不宜催吐，以免加重心脏、呼吸等系统症状或导致吸入性肺炎。②洗胃：可选择 1∶5000 高锰酸钾溶液洗胃，昏迷患者若须洗胃应在保护气道（如气管插管）的条件下进行。③管喂活性炭吸附。④导泻：洗胃后给予硫酸钠 10～15g 或甘露醇导泻，不宜使用硫酸镁，因镁离子在体内可增加中枢抑制作用。

（3）加速已吸收毒物排泄：①补液利尿：可促进巴比妥类（特别是长效类）排泄，在补液基础上静脉注射呋塞米或甘露醇，保证每小时尿量 250ml 以上，并注意纠正电解质紊乱。②碱化尿液：有利于巴比妥类（特别是长效类）由周围组织释放入血并经肾脏排泄，可给予 5％碳酸氢钠溶液 100～125ml 静脉滴注，以后根据病情需要重复 2～4 次，直至尿液 pH 达 7.5～8.0 为宜。③血液净化：对于严重中效类巴比妥中毒，或合并肾功能不全的患者，可采用血液透析或血液灌流。短效类如司可巴妥，因其与血浆蛋白结合较多，并主要在肝脏代谢，故利尿和透析效果不理想，但若病情严重或合并肝功能不全时可考虑血液灌流。

（4）中枢兴奋剂：适用于呼吸抑制或持续昏迷的患者，包括有美解眠、尼可刹米等。美解眠为中枢兴奋药，毒性较低，可用于巴比妥类及其他镇静催眠药的中毒，也用于减少硫喷妥钠麻醉深度，以加快患者苏醒。用法：5％葡萄糖注射液稀释后作静脉滴注，每 3～5 分钟滴注 50mg，直至病情改善或出现中毒症状（肌肉震颤、惊厥等）为止。

（5）对症支持治疗：昏迷患者定期翻身、拍背、吸痰，防止肺部感染及压疮，体温过低患者适当予以保温。

（二）BZRAs中毒

BZRAs可分为传统的苯二氮䓬类药物（benzodiazepine drugs，BZDs）和新型非苯二氮䓬类药物（non－BZDs）。由于其副作用较巴比妥类低，安全性高，故已逐渐取代巴比妥类，是目前使用最广泛的镇静催眠药。其中non－BZDs由于几乎无残留效应，不易产生药物依赖性和成瘾性，已逐渐成为治疗失眠的首选药物。BZDs包括有：①长效类：地西泮、氟西泮等。②中效类：阿普唑仑、氯氮䓬、硝西泮、氯硝西泮、艾司唑仑。③短效类：三唑仑等。non－BZDs包括有唑吡坦、佐匹克隆和扎来普隆等。

1.病因及毒理

（1）病因：与巴比妥类相似。

（2）BZRAs主要作用于边缘系统和间脑，其中毒机制也在于对中枢的抑制作用，但相比于巴比妥类较少引起呼吸抑制。BZDs非选择性激动$GABA_A$受体上不同的α亚基，具有镇静、抗焦虑、肌松和抗惊厥等作用。并且与巴比妥类不同的是，BZDs是通过促进GABA与其受体结合而增加Cl^-道的开放频率，且不能直接开放Cl^-通道。而non－BZDs对含α_1亚单位的$GABAa_A$受体更具有选择性，主要发挥催眠作用。

2.临床表现　此类药物的毒性作用较低，即使超过治疗剂量数倍通常仅有嗜睡、眩晕、乏力、共济失调等表现，偶有中枢兴奋、锥体外系障碍及一过性精神错乱。剂量过大时可出现昏迷、血压下降及呼吸抑制，尤其是静脉输注时要特别注意。长期使用可出现药物依赖，突然停药常出现戒断综合征，表现为抑郁、精神激动、失眠及癫痫发作等。

3.诊断　应结合病史、临床表现及实验室检查综合判断：①过量服药病史。②相关临床表现。③诊断性治疗有效：BZRAs中毒特异性拮抗剂氟马西尼能迅速逆转其所致的中枢抑制作用。④与其他导致昏迷疾病以及其他可致昏迷的中毒鉴别，同时注意排除合并其他颅脑疾病的可能，如颅脑外伤等。⑤患者呕吐物、洗胃液及尿液分析和血药浓度测定。

4.急救措施

（1）维持患者呼吸及循环功能稳定。

（2）清除体内尚未被吸收的毒物。

（3）加速已吸收毒物排泄：由于本类药物脂溶性及血浆蛋白结合率均较高，利尿剂和血液透析效果可能不理想，必要时可考虑血液灌流。

（4）特效解毒剂：氟马西尼结构与BZRAs相似，是苯二氮䓬类受体特异性拮抗剂，能逆转或减轻BZRAs的中枢抑制作用。其作用持续时间较短（半衰期为53分钟），停药后可能出现"再镇静"现象，故主要用于诊断性治疗及重症患者抢救。若患者持续昏迷或伴有呼吸抑制，可静脉持续滴注。使用方法：首次静脉注射量为0.1～0.2mg，如果在60秒内未达到所需的清醒程度，可重复使用，直至患者清醒或总量达2mg。维持治疗：静脉滴注0.2～1mg/h，总量小于3mg。

（5）对症支持治疗。

二、抗精神失常药物中毒

精神失常是由于多种原因引起的精神活动障碍的一类疾病，根据其症状学特征可分为精神分裂症、躁狂症、抑郁症和焦虑症。治疗这类疾病的药物统称为抗精神失常药物，根据临床用途分为三类:抗精神病药(antipsychotic drugs)、抗躁狂抑郁药(antimanic and antidepressant drugs)及抗焦虑药(antianxiety drugs),后者主要为 BZDs。

（一）抗精神病药中毒

抗精神病药物主要用于治疗精神分裂症,并对其他精神失常的躁狂症状也有效,根据化学结构可分为:①吩噻嗪类(phenothiazines),如氯丙嗪、氟奋乃静及三氟拉嗪。②硫杂蒽类(thioxantheres),如氯普噻吨。③丁酰苯类(butyrophenones),如氟哌啶醇。④其他类,如五氟利多、舒必利,氯氮平、利培酮、喹硫平、奥氮平。根据作用机制可分为:①传统(或典型)抗精神病药,包括吩噻嗪类、硫杂蒽类、丁酰苯类等。②非传统(或非典型)抗精神病药,包括氯氮平、利培酮、喹硫平、奥氮平等。

1.病因及毒理

(1)传统(或典型)抗精神病药:主要作用多为单纯的多巴胺 D2 受体拮抗剂,其中毒机制主要有:①镇静作用,并增强其他中枢抑制药如麻醉药、镇静催眠药、镇痛药及乙醇的作用。②锥体外系反应。③抗 α 肾上腺素能受体作用。④抗胆碱能作用。⑤抗组胺作用。

(2)非传统(或非典型)抗精神病药:对除多巴胺 D2 受体以外的其他受体,包括 5-羟色胺(5-HT)受体、谷氨酸受体等也有阻断作用,锥体外系反应少。

2.临床表现

(1)以吩噻嗪类的氯丙嗪为例:治疗剂量范围大,临床上以副作用多见,氯丙嗪一次剂量达 2~4g 可发生急性中毒反应。

(2)副作用:以锥体外系反应最具有特征性,表现为震颤麻痹综合征、静坐不能和急性肌张力障碍。其他还可能出现过敏反应及嗜睡、无力、口干等中枢神经及植物神经副作用。

(3)急性中毒表现:体温调节异常,患者出现低温或高温;血压下降甚至休克,心律不齐,心电图见 P-R 或 Q-T 间期延长,ST-T 改变;昏迷、呼吸抑制及癫痫发作。

3.诊断　应结合病史、临床表现及实验室检查综合判断:①过量服药病史。②临床特征。③与其他导致昏迷疾病相鉴别:如肝性脑病、糖尿病、急性脑卒中,以及其他可致昏迷的中毒鉴别。④患者呕吐物、洗胃液及尿液分析和血药浓度测定。

4.急救措施

(1)维持患者病情稳定:尤其注意对昏迷患者进行气道保护,对出现呼吸抑制者予以人工呼吸。

(2)清除毒物:病情允许时予以催吐、洗胃、导泻。血液净化不能有效清除本类药物。

(3)无特效解毒剂,以对症支持治疗为主,重点在以下方面:①维持患者体温正常。②低血压患者补液扩容,必要时予以 α 肾上腺素能受体兴奋剂如去甲肾上腺素、间羟胺等。注意 β 肾上腺素能受体兴奋剂如多巴胺、异丙肾上腺素会加重低血压,应避免使用(氯丙嗪最为明显)。治疗奎尼丁样心脏毒性可予以 5%碳酸氢钠 250ml 静脉输注,对心律失常者可予以利多卡因。③对昏迷患者可予以中枢神经兴奋药物如盐酸哌醋甲酯 40~100mg 肌注。对出现震颤麻痹患者予以盐酸苯海索、氢溴酸东莨菪碱等。对急性肌张力障碍患者可用苯海拉明 25~50mg 口服或 20~40mg 肌注。

（二）抗抑郁药物中毒

目前临床上常用抗抑郁药主要包括三环类及其他新型抗抑郁药等,单胺氧化酶抑制剂由于副作用大,作用较差,临床上已被三环类等取代。三环类抗抑郁药包括有:丙咪嗪、地昔帕明、阿米替林、多塞平等；其他类：氟西汀、帕罗西汀、舍曲林、氟伏沙明等。

1.病因及毒理　病因与镇静催眠药中毒类似，其中毒机制如下：①抑制单胺类递质重摄取，丙咪嗪及多塞平属于非选择性单胺再摄取抑制剂，地昔帕明属于去甲肾上腺素(NA)再摄取抑制剂，阿米替林及其他新型抗抑郁药是5－HT再摄取抑制剂。②镇静作用，增强中枢性抑制药作用。③抗胆碱作用。

2.临床表现

(1)中枢神经系统：嗜睡、困倦、头晕、乏力、手指震颤、行走不稳、兴奋不安、躁动、谵妄、惊厥、昏迷。

(2)心血管系统：血压先升高后降低，窦性心动过速、心律失常，心电图出现Q－T间期延长、ST－T改变、QRS波增宽、房室传导阻滞等，严重者可致心脏停搏。

(3)消化系统：口干、恶心、呕吐、腹胀、便秘、肝损害。

(4)泌尿系统：排尿困难、尿潴留。

(5)其他：瞳孔扩大、视物模糊及眼压增高，体温升高等。

3.诊断　应结合病史、临床表现及实验室检查综合判断：①过量服药病史。②相关临床表现。③与其他导致昏迷疾病以及其他可致昏迷的中毒鉴别。④患者呕吐物、洗胃液及尿液分析和血药浓度测定。

4.急救措施

(1)由于本类药物抑制胃肠蠕动，故服用后超过12小时仍需洗胃和灌肠。

(2)血液净化对于清除本类药物效果不显著。

(3)无特效解毒剂，以对症支持治疗为主，治疗重点包括：①出现严重室性心律失常，予以利多卡因注射，不宜使用普鲁卡因胺，其可能加重心脏毒性。出现QRS波增宽及低血压，可予以碳酸氢钠滴注。②抗胆碱能表现常能自行减轻及消退，毒扁豆碱可能加重传导阻滞，不应常规使用。③低血压患者积极补液扩容，必要时可考虑去甲肾上腺素。④癫痫发作时予以苯妥英钠，避免巴比妥及BZRAs，因其可能加强中枢抑制作用。

(三)抗躁狂药中毒

抗躁狂药包括有氯丙嗪、氟哌啶醇等，但典型的药物为碳酸锂。

1.病因及毒理　病因与镇静催眠药中毒类似。其安全范围较小，血锂浓度达1.5～2.0mmol/L时，可导致中枢中毒症状。

2.临床表现　症状主要为神经系统异常，表现为意识障碍、昏迷、肌张力增高、深反射亢进、共济失调、震颤及癫痫发作。

3.诊断　应结合病史、临床表现及实验室检查综合判断：①过量服药病史。②相关临床表现。③与其他导致昏迷疾病以及其他可致昏迷的中毒鉴别。④患者呕吐物、洗胃液及尿液分析和血药浓度测定，血锂浓度超过1.5～2.0mmol/L。

4.急救措施

(1)催吐、用生理盐水洗胃，并用硫酸钠导泻。

(2)静脉输注生理盐水能有效增加锂排泄。

(3)血液净化疗法　血液透析能有效增加锂排泄，降低血锂浓度。

(4)对症支持治疗。

（张玉峰）

第十五章　急危重症护理

第一节　常见急危重症状护理

一、心搏骤停的护理

(一)定义

心搏骤停是指心脏突然停止搏动,有效泵血功能消失,引起全身严重缺血缺氧,若不及时抢救,可导致死亡。

(二)护理评估

1. 患者意识是否丧失。

2. 患者有无自主呼吸或不能正常呼吸(濒死喘息)。

3. 大动脉(如颈动脉、股动脉)搏动是否消失。

4. 患者面色(苍白或发绀)、瞳孔大小及反射情况。

(三)护理问题/关键点

①急性意识障碍;②心排出量减少;③气体交换受损;④低效型呼吸形态;⑤清理呼吸道无效。

(四)护理措施

1. 现场急救措施

(1)胸外心脏按压:无论何种原因引起的心脏骤停均应行及时有效胸外心脏按压。将患者去枕平卧于硬板床或地上,头、颈、躯干平直无弯曲,双手放于躯干两侧,解开领口和腰带。按压速率每分钟至少 100 次,成人按压幅度至少 5cm,胸外心脏按压与人工呼吸配合之比为 30∶2。发生室颤的患者应立即给予电除颤,如室颤为细颤应先给予 0.1% 肾上腺素 1mg 静脉注射,使之转为粗颤后再进行电除颤。

(2)开放气道

1)清除口咽部的分泌物、呕吐物,取出活动义齿和其他异物。

2)打开气道:仰头举颏法(适用于无颈椎损伤)、仰头抬颈法、托下颌法(适用于疑有颈椎损伤)。

(3)人工呼吸

1)呼吸道通畅后,即应施行人工通气,以气管插管后行机械通气最为有效。

2)若在心搏骤停现场,无气管插管用具和呼吸机,应立即采用口对口人工呼吸,以免延误抢救时机。

(4)建立静脉通道:迅速建立静脉通道,按医嘱应用改善心排血量及血压的药物(肾上腺素、去甲肾上腺素、多巴胺、多巴酚丁胺),纠正心律失常药物(阿托品、胺碘酮),纠正酸中毒药物(5%碳酸氢钠注射液)及脱水剂等。

(5)评估:持续评估是否出现复苏的有效指征,密切观察生命体征变化,并做好记录。

2. 复苏后的护理

(1)立即做心电检查,严密心电监护,密切观察心电图的动态变化。出现室颤立即给予电除颤。

(2)自主呼吸未恢复者应用呼吸机,维持呼吸功能。

(3)头部置冰帽及冰袋,行亚低温治疗以保护脑组织,降低脑细胞耗氧量。

(4)保留导尿管,详细记录出入量。

(5)密切监测生命体征变化,保持呼吸道通畅,做好气管插管的护理。

(6)加强基础护理,预防压疮、感染等并发症。

(7)保证足够的能量摄入,昏迷患者应遵医嘱给予鼻饲或胃肠外营养。

(8)遵医嘱准确采集化验标本,定期进行血气分析,电解质化验。

(9)严格落实查对制度及医嘱执行制度,用药及时准确。多种药物联合应用时应注意配伍禁忌。输液速度宜快以补充有效循环血量。

(五)护理评价

1.自主心率是否恢复(可听到心音、触及大动脉搏动、心电监护出现自主心率)。

2.发绀是否消失,颜面、口唇及皮肤色泽是否转红润。

3.散大的瞳孔是否开始缩小,有无自主呼吸出现。

4.意识是否恢复。

(六)健康教育

1.大力宣传心肺复苏的知识及技能,使复苏技术社会化。

2.有原发病者应及时就诊,去除各种诱发因素。

二、休克的护理

(一)定义

休克是由于各种原因引起的机体有效循环血量锐减、组织灌注不足,以致细胞代谢障碍,重要器官受损的综合征。根据病因可分为低血容量性、感染性、心源性、神经源性和过敏性休克5类。低血容量性休克分为创伤性和失血性休克两类。其抢救处理原则为尽早去除病因,迅速恢复有效循环血量,纠正微循环障碍,增强心肌功能,恢复人体正常代谢。

(二)护理评估

1.休克的原因,如有无严重外伤、大出血、严重烧伤或感染、心功能不全、过敏反应等。

2.意识状态与表情。

3.生命体征,气道通畅度。

4.皮肤色泽及温度、面色及末梢循环情况。

5.各项检查及化验结果,如血常规、动脉血气分析、电解质、肝肾功能等。

6.补液速度及维持情况,尿量、尿比重、酸碱度的情况。

7.评估家属心理焦虑情况。

(三)护理问题/关键点

①有效循环血量减少;②组织灌注不足;③体温过高;④焦虑、恐惧;⑤有皮肤完整性受损的危险;⑥健康知识缺乏;⑦并发症:心力衰竭、呼吸衰竭、肾衰竭。

(四)护理措施

1.立即给予持续心电监护、血压、血氧饱和度监测,注意保暖,密切观察生命体征、意识状态的变化。留置导尿以观察并记录尿量、尿色判断肾功能。

2.迅速补充血容量,维持体液平衡。

(1)迅速建立两条以上静脉通路或行深静脉置管。

(2)遵医嘱合理补液,一般先快速输入晶体液后输胶体液。根据血压及中心静脉压情况调节输液速度。

(3)观察病情变化,定时监测脉搏、呼吸、血压及中心静脉压(CVP)变化,并观察患者的意识、皮肤温度及颜色。

(4)准确记录出入量,动态监测尿量与尿比重,若尿量>30ml/h,提示休克好转。

3.改善组织灌注,促进气体正常交换。

(1)取休克卧位,即仰卧中凹位,头和躯干抬高 20°~30°,下肢抬高 15°~20°,心源性休克同时伴有心力衰竭的患者取半卧位。

(2)做好用药护理,防止药液外渗。多种药物联合应用时应注意配伍禁忌。

(3)维持呼吸道通畅,迅速清理呼吸道分泌物,维持有效的气体交换,避免误吸、窒息,鼻导管或面罩给氧。必要时行呼吸机辅助呼吸,清醒患者可鼓励其深呼吸、有效咳嗽。

4.严格执行消毒隔离和无菌操作原则,遵医嘱应用抗生素,及时防治感染。维持正常体温,注意保暖,高热者给予物理降温。

5.准备好抢救物品,药品包括强心剂、纠酸药物、血浆代用品、升压药、呼吸兴奋剂等。急救器材如氧气瓶、呼吸机、气管插管等。

6.预防皮肤受损和意外受伤。

(1)病情允许时每 2 小时翻身 1 次,骨隆突处给予保护,必要时增加翻身次数,预防压疮。

(2)适当约束,做好口腔、皮肤、管道护理。

(3)意识不清、烦躁患者,加强安全措施,必要时使用约束带。

7.积极处理原发病。

8.保持环境安静,空气新鲜,室内温湿度适宜,准确进行特护记录。

9.安慰患者,缓解患者紧张、恐惧的心理,使患者积极配合治疗和护理。

(五)护理评价

1.生命体征是否稳定,呼吸是否平稳。

2.患者体液是否得以平衡,生命体征是否稳定及尿量是否正常。

3.患者的微循环是否改善,血气分析值维持在正常范围。

4.患者体温是否维持正常。

5.患者是否发生感染,或感染后被及时发现和控制。

6.患者是否发生压疮或意外受伤。

(六)健康教育

根据不同病因,采取各种方式进行健康教育。

三、发热的护理

(一)定义

发热是指任何原因引起的产热过多、散热减少、体温调节障碍、致热源作用于体温调节中枢使体温调定点上移而引起的体温升高,并超过正常范围,又称体温过高。临床以感染性发热多见。常见热型有稽留热、弛张热、间歇热、不规则热等 4 种。发热是一种症状而非独立的疾病,对发热患者除对症护理外,重要的是积极寻找原因与相关因素进行治疗与护理。

（二）护理评估

1.体温、脉搏、呼吸、血压。

2.热性和伴随症状。

3.体液平衡状况、皮肤弹性和精神状态。

4.引起发热的原因。

（三）护理问题/关键点

①体温过高;②体液不足;③感染;④口腔黏膜改变;⑤潜在并发症:惊厥、意识障碍;⑥健康知识缺乏。

（四）护理措施

1.保持环境安静、空气流通,但注意保暖勿使患者着凉。高热者卧床休息,低热者可酌情减少活动,适当休息。有谵妄、意识障碍时应加床档,注意安全。

2.监测生命体征并记录,一般每日测量体温 4 次,高热时每 4 小时测量体温 1 次,直到体温恢复正常 3 天后改为每天 1 次。注意观察热型、发热的程度及经过,出现异常及时通知医师。

3.观察在发热时有无寒战、淋巴结肿大、出血、单纯疱疹、关节肿痛、肝脾肿大或意识障碍等伴随症状。观察患者末梢循环情况,高热且四肢末梢厥冷、发绀等提示病情加重。

4.加强监测,了解血常规、血清电解质等变化。在患者大量出汗、食欲不佳及呕吐时,应密切观察有无脱水现象。

5.体温超过 38.5℃,给予物理降温或遵医嘱给药,30 分钟后测体温,并记录在体温单上。

6.给予高维生素、高热量、营养丰富易消化的流食或半流食,鼓励患者多饮水,摄取量 3000ml/d 左右。

7.每日酌情口腔护理 2～3 次,进食前后漱口。注意皮肤清洁卫生。穿棉质内衣、保持干燥。长期持续发热患者应经常改变体位,防止坠积性肺炎或压疮等并发症出现。

8.给予心理护理。注意患者心理变化,及时疏导,使患者保持心情愉快,处于接受治疗护理最佳状态。

（五）护理评价

1.患者体温是否降至正常。

2.活动耐力是否改善。

3.患者有无脱水现象。

（六）健康教育

1.鼓励使用高碳水化合物、高蛋白、低脂肪的饮食,多饮水。

2.鼓励穿着宽松、棉质、通风的衣服以利于排汗。戒烟,保持口腔卫生。

3.指导患者多了解发热的危险性,预防与处理方法。

4.切忌滥用退热及消炎药。

5.加强锻炼,提高机体抗病能力。日常生活中应尽量少接触感染源。

四、急腹症的护理

（一）定义

以急性腹痛为主要表现的腹部疾病，需要紧急处理的腹部疾病，统称为急腹症。其特点是发病急、进展快、病情重。外科性急腹症一般先有腹痛，后有发热、呕吐。分为感染性、出血性、梗阻性和缺血性四大类。内科性急腹症常先有发热、呕吐，后有腹痛；妇产科急腹症多发生在生育年龄妇女，腹痛由下腹或小腹部开始，常常伴有月经改变及阴道出血等症状。

（二）护理评估

1. 年龄、性别、婚育史、手术史、既往史。

2. 现病史，发病诱因，发病急缓以及与饮食、劳动的关系。

3. 观察体位，询问腹痛的范围，了解腹痛部位、程度和性质。有无牵涉痛，腹痛伴随症状，消化道症状等。

4. 呕吐物和大小便的性质、量、气味及颜色；是否有黄疸、发热、大汗。

5. 体温、脉搏、呼吸、血压、意识和尿量。

6. 有无阳性体征，如压痛、反跳痛、肌紧张、板状腹等。

7. 实验室检查结果，如 B 超、X 线、血、尿、便常规、诊断性腹穿等。

8. 用药效果及不良反应。

9. 心理状态及家庭支持情况。

（三）护理问题

①疼痛；②体温过高；③潜在并发症：出血、感染、休克；④体液不足；⑤健康知识缺乏。

（四）护理措施

1. 稳定患者情绪，消除焦虑和恐惧。病情危重者优先安排就诊并协助急救治疗。

2. 密切观察病情

（1）一般情况的观察：除生命体征外，还应包括神志、面色、脱水程度、皮肤色泽温度等休克前兆。

（2）观察腹痛的性质、部位、时间的长短和有无规律，有无反跳痛；呕吐物的性质及量；排便异常情况等症状。明显腹胀、腹痛和病情危重者应行胃肠减压以减轻腹胀和腹痛。

（3）协助采取舒适的卧位，一般采用半卧位，休克患者取休克位。

3. 诊断未明确前应遵循"五禁四抗"原则，"五禁"即禁食水、禁用止痛剂、禁用热敷、禁灌肠及使用泻剂、禁止活动；"四抗"即抗休克、抗水、电解质紊乱和酸碱失衡、抗腹胀、抗感染。诊断明确后适当给予解痉药缓解疼痛，观察镇痛效果及药物不良反应。

4. 遵医嘱合理输液，维持体液平衡，准确记录出入量。休克患者以大号留置针建立 2～3 条静脉通路或行深静脉置管，快速补液，遵照输液及治疗方案执行，并根据监测结果调整方案。

5. 维持体温正常，高热者应给予物理降温或遵医嘱给予抗生素并观察降温效果。存在感染而体温不升是病情危重的表现，应注意保暖并做好抗休克、抗感染治疗。

6. 病情重者应留置导尿，观察每小时尿量、尿色，监测尿比重，及早发现肾衰或泌尿系统损伤、感染。

7. 行保守治疗的同时应积极做好术前准备。

（五）护理评价

1.腹痛、呕吐等是否缓解，舒适度是否改善。

2.体温是否维持在正常范围，感染、出血是否控制。

3.生命体征是否稳定，脱水是否纠正。

4.患者有无并发症发生。

（六）健康教育

1.少食刺激性强的辛辣食物，避免暴饮暴食，饭后忌剧烈活动。

2.注意饮食及个人卫生。

3.保持心情愉快，每天进行适量体育锻炼。

4.指导患者配合做好术前准备工作，消除紧张、恐惧心理。

5.指导患者卧床休息，采取舒适体位。

6.加强自我监测，如有不适，及时就诊。

五、中暑的护理

（一）定义

中暑是指在高温环境下或受到烈日暴晒，人体体温调节功能紊乱而引起的中枢神经系统和循环系统障碍为主要表现的急性疾病。除了高温、烈日暴晒外，工作强度过大、时间过长、睡眠不足、过度疲劳等均为常见的诱因。根据临床表现的轻重，中暑可分为先兆中暑、轻症中暑和重症中暑，而它们之间的关系是渐进的。

（二）护理评估

1.所在的环境，停留时间，劳动强度，患者的心理状态。

2.生命体征，意识，皮肤的颜色、温度、湿度，脱水程度。

3.中暑发生时间及持续时间。

4.是否出现伴随症状，如高热、皮肤干燥无汗、痉挛、晕厥、昏迷等症状。

5.降温效果如何。

6.实验室检查结果，电解质、肝肾功能等。

7.用药效果及不良反应。

（三）护理问题/关键点

①体温过高；②水、电解质紊乱；③潜在并发症：急性肾衰竭、脑水肿、DIC；④健康知识缺乏。

（四）护理措施

1.迅速脱离高温环境，将患者至于阴凉通风处，解开衣服，安静休息。

2.先兆及轻症中暑者给予清凉的含盐饮料口服，酌情输入糖盐。

3.迅速采用物理或药物降温措施，降温过程注意血压、心率变化。如降至38℃左右，应暂停降温。

（1）将室温控制在20～25℃。有条件可使用冰毯。

（2）头部放置冰帽，大血管处放置冰袋，用冰水擦浴。

（3）用4～10℃的生理盐水洗胃或灌肠。

（4）遵医嘱用药或行人工冬眠疗法。

4.严密观察生命体征、意识状态、瞳孔、皮肤颜色、温度、湿度,留置导尿,观察尿量及比重;根据病情变化随时留取标本进行血生化或尿常规检查。

5.重度中暑患者,持续给氧,开放静脉通路,遵医嘱进行补液。

6.出现肌肉痉挛者,遵医嘱缓慢静脉推注 10% 葡萄糖酸钙,注意观察心电图变化。

7.对症护理

(1)保持呼吸道通畅,及时清理呼吸道分泌物。

(2)做好口腔、皮肤护理,及时更换衣物及被褥,保持床单元干燥。

(3)惊厥者应加床档防止坠床,床旁备压舌板、开口器,防止舌咬伤。

(4)根据病情制定进食方案,原则以清淡、易消化半流质或流质为主。不能经口进食者应遵医嘱给予鼻饲或静脉输入葡萄糖、氨基酸等以维持机体需要。

8.清醒者应安慰患者,给予情感支持,烦躁不安者应以稳定患者情绪为主。

(五)护理评价

1.体温是否降至正常。

2.脱水、酸中毒及电解质紊乱是否纠正。

3.患者是否清醒。

(六)健康教育

1.注意保持室内通风,保证足够的休息。气温高时应暂停作业。

2.高温下保证足够的入量,加强营养,保证足够的清凉饮料。

3.介绍预防中暑的常识。

六、电击伤的护理

(一)定义

电击伤是指一定强度的电流通过人体时,造成的机体损伤及功能障碍。电击伤致死原因是由于电流电击心脏引起心搏骤停,可致心肌抑制、室颤。触电后的损伤与电压、电流以及导体接触体表的情况有关。电压高、电流强、电阻小但体表潮湿时易致死;如果电流仅从一侧肢体或体表传导入地,或体表干燥、电阻大,可能引起烧伤而未必致死。

(二)护理评估

1.触电史,如电源的种类、电压、触电时间、患者所处的位置。

2.生命体征、意识状态呼吸道通畅情况。有无心搏骤停、心律失常。

3.局部电灼伤者伤口的大小、深度、颜色、位置。

4.有无肢体骨折、关节脱臼。伤肢水肿程度、肢端动脉搏动情况。

5.各项检查及化验结果,如血气分析、心肌酶学检查、尿肾功能,心电图、心脏超声等。

6.药物治疗效果及副作用。

(三)护理问题/关键点

①急性意识障碍;②急性呼吸、心搏停止;③潜在并发症:心肌损害、肾功能损害、感染;④健康知识缺乏。

(四)护理措施

1.应迅速使患者脱离电源,将患者置于安全处,呼吸、心搏停止者立即进行心肺复苏术。不能维持有效呼吸者尽早应用机械通气。

2.保持呼吸道及静脉通路通畅。

3.密切观察生命体征、意识、瞳孔的变化。持续心电监护,监护心肌损害和心律失常的情况。心搏停止前不要使用强心剂。留置导尿,准确记录出入量,观察有无肾功能损害。

4.处理局部伤口,保护创面,预防感染。合理使用抗生素,注射破伤风抗毒素(TAT)。

5.积极防止并发症。休克、脑水肿、肾功能不全、电解质紊乱。有骨折脱位时及时复位、固定。

6.清醒患者给予心理护理。

(五)护理评价

1.生命体征是否稳定。

2.意识是否清醒。

3.有无并发症发生。

(六)健康教育

1.宣传遇到电击伤患者的急救方法及现场救护知识。

2.保持局部创面的干燥,防止创面感染。

3.给予心理安慰,消除其恐惧心理。

七、淹溺的护理

(一)定义

淹溺是指人淹没在水或其他液体中,由于液体充满呼吸道及肺泡或反射性引起喉痉挛发生窒息,并处于临床死亡状态。从水中救出后暂时性窒息,尚有大动脉搏动者称为近乎淹溺,可有头痛或视觉障碍,呼吸困难、咳粉红色泡沫痰,烦躁不安,抽搐昏睡、昏迷和肌张力增加,腹部膨隆,四肢厥冷,口鼻充满泡沫和污泥。近乎淹溺后数分钟到数日死亡为继发淹溺,常为淹溺并发症所致。

(二)护理评估

1.淹溺史。

2.生命体征、意识状态、瞳孔。

3.面色、皮肤、黏膜情况。

4.呼吸道通畅程度,呼吸形态,血氧饱和度。

5.肺部啰音、痰鸣音,痰液的性状及量。

6.尿液的性状及量。

7.实验室检查结果。

8.心理及家庭支持情况。

(三)护理问题/关键点

①有窒息的危险;②急性意识障碍;③体液失衡;④潜在并发症:低氧血症、弥散性血管内凝血(DIC)、急性肾衰竭、急性呼吸窘迫综合征(ARDS)、多器官功能障碍综合征(MODS)等;⑤健康知识缺乏。

(四)护理措施

1.立即清理呼吸道,清除口鼻腔内污物,维持呼吸功能。给予高流量吸氧(导管法),同时湿化瓶内放入 40%～50%乙醇。必要时行机械通气。

2.呼吸、心跳停止者,立即行心肺脑复苏术。

3.开放静脉通路。淡水淹溺应严格控制输液速度,从小剂量、低速度开始;海水淹溺者应给予5‰葡萄糖和血浆液体等的输入,切忌输入生理盐水。应用脱水剂时应密切观察血压、脉搏、呼吸、意识的查化。

4.测定动脉血气分析,及时配合医师纠正低氧血症和酸中毒。

5.观察意识,呼吸频率、深度,判断呼吸困难的程度。观察有无咳痰,痰液颜色、性质,心率、血压、脉搏。

6.留置尿管,监测每小时尿的颜色、量、性质,准确记录。

7.心跳、呼吸恢复后,及时复温。

8.积极预防和治疗并发症,如肺炎、肺水肿、脑水肿、急性肾衰竭等。

9.加强患者的心理护理,缓解患者紧张、恐惧的心理。

(五)护理评价

1.呼吸道是否通畅,能否维持有效的呼吸。

2.水、电解质紊乱是否纠正。

3.意识状态是否恢复。

4.患者情绪是否稳定。

5.生命体征是否稳定。

(六)健康教育

1.指导患者及家属注意保暖,及时清理呼吸道分泌物。

2.普及急救知识,加强现场急救,为进一步抢救创造良好的条件。

八、烧伤的护理

(一)定义

烧伤泛指各种热源、光电、化学腐蚀剂、放射线等因素所致,始于皮肤、由表及里的一种损伤。通常,烧伤指单纯因高温所致的热烧伤。根据烧伤的病理生理反应及其病程演化过程大致分为急性渗出期(休克期)、感染期、修复期。严重烧伤常危及生命,获救者多致残。

(二)护理评估

1.致伤原因、受伤环境、过程及时间等。

2.生命体征、意识状态。

3.呼吸道通畅情况,呼吸形态。有无吸入性烧伤。

4.烧伤范围、深度,有无创面感染。

5.中心静脉压监测、补液情况。

6.心理及社会支持状况。

(三)护理问题/关键点

①体液不足;②皮肤完整性受损;③疼痛;④潜在并发症:感染、吸入性烧伤;⑤营养失调:低于机体需要量;⑥自我形象紊乱;⑦健康知识缺乏。

(四)护理措施

1.小面积烧伤患者,创面进行简单清创后,根据创面情况采取不同的处理方法,同时常规应用 TAT 和抗生素,有休克征象的患者予以静脉输液、抗休克治疗。

2.吸入性烧伤的处理

(1)保持呼吸道通畅,及时清理口、鼻腔内分泌物及坏死脱落的组织或用吸引器吸出。

(2)给予氧气吸入,浓度一般在40%以内。对身体极度衰弱、咳痰无力者尽早行气管插管或气管切开术。

(3)给予雾化吸入,雾化液一般为抗生素、糜蛋白酶等混合液,以稀释痰液控制炎症。

(4)各项呼吸道操作均应严格无菌操作。

(5)遵医嘱补液并进行记录,根据病情调节输液速度,防止急性肺水肿。

(6)监测各项生命体征,及时复查血气分析。

3.严重烧伤患者的处理

(1)严密观察病情变化,必要时进行特别护理。留置导尿管,准确记录出入量。随时监测各项生命体征、每小时尿量、尿色、血气分析及其他检查指标并做好记录。

(2)迅速建立有效的外周静脉通路或行中心静脉置管,实施液体疗法。根据伤情合理分配液体量、液体性质和输液速度。伤后第一个24小时补液量(成人)=体重(kg)×烧伤面积×1.5+2000ml,其中晶体与胶体量之比为2:1,晶体液首选林格液,胶体首选同型血浆,上述总量的一半在伤后8小时内输完,另一半在其后的16小时输完。伤后第二个24小时补液量为第一个24小时计算量的一半,再加每天生理需要量。液体疗法有效的评估标准为:患者清醒、收缩压>90mmHg、心率<100次/min、CVP在6~12cmH$_2$O、成人尿量达到30~70ml/h、血清电解质正常,患者没有消化道症状。

(3)遵医嘱合理应用止痛剂,可采用多种剂型、多种途径给药来缓解疼痛。但是老年患者及吸入性烧伤患者应慎用麻醉性止痛剂,如吗啡、哌替啶等,因其可抑制呼吸及成瘾。

(4)保护创面,可采用包扎疗法和暴露疗法,严重烧伤送手术室清创。包扎疗法时应抬高患肢,保持患肢功能位及敷料干燥,天气热时应注意防止中暑。

(5)积极处理并发症,如休克、感染、MODS、应激性溃疡、水及电解质紊乱及酸碱失衡。

(五)护理评价

1.生命体征是否稳定,有无缺氧、发绀等。

2.水、电解质紊乱及酸碱是否平衡。

3.有无感染情况。

4.疼痛是否缓解。

5.血容量充足,组织灌注良好。

6.患者敢于面对伤后的自我形象,能自我调节情绪,逐渐适应外界环境。

(六)健康教育

1.保持创面干燥。

2.普及烧伤急救知识,如热水烫伤后立即用冷水冲洗或浸泡;火焰烧伤后,忌奔跑、直立位呼叫等。

3.制定并实施长期的康复计划,进行必要的整形治疗和康复功能锻炼。

4.鼓励并协助患者参与一定的家庭和社会活动。

九、腹泻的护理

(一)定义

腹泻指排便次数增多,粪质稀薄,或带有黏液、脓血或未消化的食物。如解液状便,每日三次以上,或每天粪便总量大于 200 克,其中粪便含水量大于 80％,则可认为是腹泻。腹泻分为急性与慢性两种,超过两个月者属于慢性腹泻。

(二)护理评估

1.腹泻发生的时间、起病原因或诱因、病程长短;粪便的性状、次数和量、气味和颜色;有无腹痛及疼痛的部位,有无里急后重、恶心呕吐、发热等伴随症状;有无口渴、疲乏无力等失水表现;有无精神紧张、焦虑不安等心理因素。

2.急性严重腹泻时,应观察患者的生命体征、神志、尿量、皮肤弹性等,注意患者有无电解质紊乱、酸碱失衡、血容量减少。慢性腹泻时应注意患者的营养状况,有无消瘦、贫血的体征。

3.腹部体征,有无腹胀、腹部包块、压痛,肠鸣音有无异常。

4.肛周皮肤　有无因排便频繁及粪便刺激,引起肛周皮肤糜烂。

5.正确采集新鲜粪便标本送检。

6.基础生命体征观察,做好记录。

7.关注补液量是否恰当,及时遵医嘱补充液体,以防血容量不足。

8.心理护理,安慰鼓励患者,给予心理支持,保持情绪稳定。

9.协助各项生活护理,加强基础护理。

10.保持床铺清洁、干燥,及时更换床单元。

11.观察肛周皮肤,肛周皮肤护理。

12.症状及体征,观察腹泻间隔次数和时间,腹痛有无缓解等。

13.评估实验室和特殊检查结果,如电解质水平等。

(三)护理问题/关键点

①腹痛;②体液不足;③电解质紊乱;④肛周的护理;⑤腹泻物的观察;⑥活动无耐力;⑦教育需求。

(四)护理措施

1.活动无耐力　卧床休息,适当活动,避免头晕跌倒;床边悬挂防跌倒牌。患者腹泻时应给予协助并及时更换污染衣物、被褥,开窗通风以去除异味。

2.心理护理　告知患者及家属保持良好的心态正确对待疾病,避免情绪紧张。

3.监测排便情况、伴随症状、全身情况及生化指标。

4.急性起病、全身症状明显的患者应注意休息,腹部保暖。可用热敷以减少肠道运动,减少排便次数,并有利于腹痛等症状的减轻。慢性轻症者可适当活动。

5.饮食　以少渣、易消化食物为主,避免生冷、多纤维、味道浓烈的刺激性食物。急性腹泻应根据病情和医嘱,给予禁食、流食、半流食或软食。

6.药物　应用止泻药时注意观察患者的排便情况,腹泻得到控制时应及时停药;注意解痉止痛剂,如应用阿托品时的副作用:口干、视力模糊、心动过速等。

7.皮肤　排便频繁时,粪便的刺激可导致肛周皮肤损伤,引起糜烂及感染。排便后应用温水清洗肛周,保持清洁干燥,涂抹无菌凡士林或抗生素软膏以保护肛周皮肤或促进损伤处愈合。

8.动态观察患者的液体平衡状态,监测生命体征、神志、尿量的变化;有无口渴、口唇干燥、皮肤弹性下降、尿量减少、神志淡漠等脱水表现;有无肌肉无力、心律失常等低钾血症的表现；监测生化指标的变化。

9.遵医嘱及时给予液体、电解质、营养物质的补充，以满足患者的生理需要，补充额外丢失量，恢复和维持血容量。一般可经口补液；严重腹泻、伴恶心呕吐、禁食或全身症状显著者宜静脉补充水分和电解质；注意输液速度的调节，尤其对老年患者应当及时补液并注意输液速度(老年人易因腹泻发生脱水，也易因输液速度过快引起循环衰竭)。

(五)护理评价

1.患者腹泻次数是否减少。

2.有无水、电解质紊乱。

3.有无体液不足。

(六)健康教育

1.向患者及家属讲解有关病因，注意饮食卫生。

2.发生腹泻应及时就医，并保留腹泻物化验，明确病因后配合治疗。

3.慢性腹泻的患者注意饮食的种类及规律。

4.宣教正确服用药物的目的和方法。

5.出院后门诊随访。

十、呼吸困难的护理

(一)定义

指患者主观感觉空气不足、呼吸不畅，客观表现为呼吸用力，呼吸频率、深度及节律异常。

(二)护理评估

1.呼吸困难的性质　急性、慢性。

2.呼吸困难的类型　肺源性呼吸困难、心源性呼吸困难、中毒性呼吸困难、血源性呼吸困难、神经精神性与肌病性呼吸困难、胃胀气。

3.诱因。

4.年龄、性别。

5.呼吸困难程度。

6.伴随症状。

7.心理反应。

8.神志。

9.面容与表情。

10.呼吸的频率、深度和节律。

11.胸部有无阳性体征。

12.辅助检查　血气分析、肺功能测定等。

13.生命体征，脉搏氧饱和度，及热型的变化。

14.营养进食状况。

15.心理状况　有无紧张、焦虑等心理反应。

16.家庭支持和经济情况。

17.自我对疾病的认识程度。

18.呼吸音的改变。

19.辅助检查 胸片、心电图、胸部 CT,纤支镜等。

20.氧疗的效果。

（三）护理问题

①气体交换受损;②活动无耐力。

（四）护理措施

1.环境与休息 提供安静舒适、空气洁净的环境,温度和湿度要适宜。哮喘患者室内避免湿度过高、有过敏原,如尘螨、刺激性气体、花粉等。病情严重者应置于重症监护病房,以便于及时观察病情变化。

2.病情观察 动态观察患者呼吸状况,判断呼吸困难类型。

3.心理护理 呼吸困难可引起患者烦躁不安、恐惧,而不良情绪可进一步加重呼吸困难。因此,医护人员应陪伴患者身边,安慰患者,使其保持情绪稳定,增加安全感。

4.保持呼吸道通畅。

5.用药护理 遵医嘱应用支气管舒张剂、呼吸兴奋剂等,观察药物疗效和不良反应。

6.氧疗和机械通气的护理 根据呼吸困难类型、严重程度不同,进行合理氧疗或机械通气,以缓解症状。

7.呼吸训练 如指导慢性阻塞性肺气肿患者做缓慢深呼吸、腹式呼吸、缩唇呼吸等,训练呼吸肌,延长呼吸时间,使气体能完全呼出。

（五）护理评价

1.患者呼吸困难是否减轻。

2.患者有无气体交换受损。

（六）健康教育

1.活动

(1)平时多参加体育锻炼,注意劳逸结合,增强体质和免疫力。

(2)慢性病,长期卧床,年老体弱者,应经常翻身拍背,咳出痰液,及时就诊。

2.饮食 高热量、高蛋白、高维生素、易消化的流质或半流质饮食,鼓励多进食。

3.心理护理 予心理支持,向患者解释疾病的过程。

4.吸烟者戒烟。

十一、疼痛的护理

（一）定义

疼痛是与组织损伤或潜在的组织损伤相关的一种不愉快的躯体感觉和情感经历。同时可伴有代谢、内分泌、呼吸、循环和心理的改变。

（二）护理评估

1.术前评估

(1)确定评估对象。

(2)入院方式。

(3)患者神志、生命体征、情绪变化。

(4)疼痛性质、部位、强度、持续时间及发生频率。

(5)卧位、活动能力。

(6)既往病史、近期手术史、目前用药情况(高血压、冠心病、糖尿病、呼吸系统疾病等)。

(7)疼痛认知程度。

(8)疼痛的诱发因素,疼痛的进展情况及伴随症状。

(9)疼痛性质、部位、强度、持续时间及发生频率。

(10)卧位、活动能力。

(11)疼痛治疗方式、方法。

(12)患者对评估方式、疼痛控制方法的掌握情况。

2.术后评估

(1)神志、生命体征、心电监护、氧饱和度、尿量、管道、患肢肢端的血供活动感觉情况。

(2)应用的镇痛模式、途径、药物名称。

(3)再次评估疼痛性质、部位、强度、持续时间及发生频率疼痛。

(4)患者对于疼痛控制的掌握程度。

(5)给药后的疼痛程度。

(6)患者心理状态:有无焦虑、失眠。

(7)镇痛、镇静的不良反应,如胃肠道反应、神志的变化、感觉平面的异常、生命体征等。

(8)对活动的注意事项了解程度及配合情况。

(三)护理问题/关键点

①疼痛性质、部位、强度、持续时间及发生频率;②功能活动受限程度;③生理反应情况(心率、血压、情绪变化等);④认知程度;⑤疼痛治疗相关并发症;⑥疼痛控制满意度。

(四)护理措施

1.术前护理

(1)患者教育

1)放松法、想象法。

2)呈现疼痛评估尺度,解释疼痛评估目的。

3)教会其正确评估方法。

(2)与患者交流

1)了解疼痛部位、性质、强度及持续时间。

2)了解疼痛发生时的伴随症状。

3)了解疼痛对身体各方面的影响。

4)了解患者对疼痛的信念、自我应对方法及对镇痛的期望值。

5)了解既往疼痛发生的状况及治疗经过。

(3)配合医生针对性地制订治疗方案,取得患者配合。

(4)根据疼痛发生原因,采取适当止痛措施的同时,积极准备手术。

2.术后护理

(1)舒适体位,协助患者尽可能地采取卧位,指导患者适当床上活动。

(2)各种管道妥善固定,避免损伤皮肤,减少意外伤害。

(3)查看应用的镇痛方法,保持通路通畅,并做出醒目标志(标签注明药物名称、剂量、控制速度)。

(4)宣教

1)告知患者应用的镇痛措施,使用方法,直至患者复述正确。

2)再次宣教疼痛程度评估的方法(尽可能选择患者易理解的方式)。

3)教育患者疼痛控制的重要性,转变患者的疼痛控制理念,提倡预防性给药,无需忍耐。

4)告知患者根据疼痛程度自控疼痛按钮,其他任何人不可参与。

(5)用药后再次进行疼痛评分(静脉或注射药物后半小时再次评估,口服镇痛药物后1小时再次评估)。

(6)观察伤口渗血、肢体感觉、活动情况。

(7)心理护理:安慰鼓励患者,采取放松疗法,保持病室安静,环境舒适。

(8)药物应用不良反应的观察与处理

1)胃肠道反应:表现为恶心、呕吐、腹胀,症状轻者对症处理,较严重者通知麻醉师,积极采取措施。

2)晕厥:患者如感到意识模糊、眩晕,应立即停止镇痛泵,监测血压并通知医师。

3)镇静过度:患者出现嗜睡、呼吸抑制,表现为呼吸幅度变浅和呼吸次数减少,叫醒后再睡或者是呼之不应,应立即停止镇痛泵,采取急救措施,通知医师。

(五)护理评价

1.患者疼痛强度、持续时间及发生频率是否减轻。

2.有无并发症发生。

(六)健康教育

1.疼痛是患者的主观感受,如果不进行交流,旁人可能无法清楚。因此,一旦感觉到疼痛了,需要及时、主动地与医务人员进行交流。

2.正确使用疼痛评估工具是进行疼痛评估的前提。患者需要学会应用疼痛评估工具。

3.疼痛是一个广泛的概念,并不仅仅局限于严重或难以忍受的疼痛感觉。

4.当家属发现患者出现各种不良反应时,请及时告知护士。

5.患者是唯一的允许按压镇痛泵给药按钮的人。不允许患者的家属、护工等其他人按压。

6.区分镇痛泵的给药按钮和床头铃。

7.在疼痛时或进行一些会使疼痛明显加剧的活动之前按压给药。

8.锁定时间内按压镇痛泵给药按钮无效,学会有效按压。

9.如果镇痛泵报警,及时联系护士。

十二、颅内压增高的护理

(一)定义

颅内压增高(increased intracranial pressure)是神经外科常见临床病理综合征,是颅脑损伤、脑肿瘤、脑出血、脑积水和颅内炎症等所共有征象,由于上述疾病使颅腔内容物体积增加,导致颅内压持续在 $2.0kPa(200mmH_2O)$ 以上,从而引起相应的综合征,称为颅内压增高。颅内压增高会引发脑疝危象,可使患者因呼吸循环衰竭而死亡,因此对颅内压增高及时诊断和正确处理,十分重要。

(二)护理评估

1.生命体征改变　血压升高、脉搏缓慢、呼吸减慢或不规则(Cushing 三联征)。

2.基础神经体征　意识(GCS)、瞳孔、运动、反射。

3.头颅 CT 或 MRI 结果。

4.引起颅内压增高的病因　脑水肿、脑积水、肿瘤、出血、脓肿、须脑外伤等原因。

5.既往史　高血压、冠心病。

6.呼吸道评估特别应注意有无舌根后坠,气道梗阻。

7.进食情况,评估有无恶心、呕吐;关注营养状况。

8.排泄系统　大便是否规律、有无便秘;小便有无失禁或潴留。

9.皮肤黏膜情况　特别是外伤患者。

10.神经系统

(1)意识改变:由于脑干功能受损,网状结构上行激活系统受累,患者的意识由清醒转为混乱或嗜睡时,应高度警惕;一般早期可出现烦躁不安、注意力涣散,继而出现反应迟钝或消失等意识障碍。

(2)瞳孔改变:如两侧瞳孔大小多变,不等圆,对光反应差或出现分离现象,常提示脑干损伤;如一侧或双侧瞳孔散大,对光反射消失,甚至眼球固定,提示病情危重。

(3)肢体活动:常表现为一侧肢体进行性活动障碍。

11.胃肠道功能　了解进食情况,大便是否通畅。

12.患者对疾病的认识程度。

13.家庭支持情况　家属对患者的关心程度、经济情况。

14.心理状态　有无焦虑、恐惧。

15.主要症状/体征。

(1)头痛:性质多为持续性胀痛、跳痛,可阵发性加剧;时间为清晨或下半夜疼痛明显;在用力咳嗽、排便或较久屈颈、弯腰时均可使头痛加重。

(2)呕吐:常发生于清晨或头痛剧烈时,多与饮食无关,呈喷射性。

(3)视神经乳头水肿:早期表现为视网膜静脉搏动消失、增粗,视物模糊;晚期为视乳头隆起,静脉迂曲,视乳头周围出血。

(4)单侧或双侧外展神经麻痹:可以出现复视。

(5)注意其他伴随症状:可出现头皮静脉怒张。

16.特殊检查　腰椎穿刺结果。

17.实验室检查　CBC、肝肾功能、电解质、PT/AFIT、脑脊液生化常规等。

18.用药情况,药物的作用及副作用。

(三)护理问题/关键点

①头痛;②恶心、呕吐;③脑疝;④腰椎穿刺;⑤脱水药物;⑥教育需求。

(四)护理措施

本病的处理原则是采取各种方法降低颅内压,维持有效的脑组织灌注量,改善和纠正脑缺血、缺氧症状,防止脑疝的发生。

1.保持呼吸道通畅,充分给氧,改善脑缺氧。

2.体位/活动

(1)保持病室安静,避免一切不良刺激,以免造成患者情绪激动。

(2)卧床休息为主,适当活动,避免碰撞和剧烈活动。

（3）卧位时注意头颈不要过伸或过屈，以免影响颈静脉回流。

（4）病情允许时需抬高床头 15°～30°，有利于颅内静脉回流，减轻脑水肿。

3.避免做使胸膜腔内压和腹压上升的动作：如屏气、咳嗽、打喷嚏、用力排便等。

4.饮食以高热量、高蛋白和富含维生素、纤维素，丰富而易消化的食物为主；避免大量饮水。对于有吞咽困难者，需防止进食时误入气管；必要时管饲。

5.保持大便通畅　便秘可用缓泻剂或开塞露辅助通便，切忌高压大量灌肠。

6.控制液体摄入量　不宜过量、快速补液。

7.保证脱水药物正确使用

（1）高渗性脱水剂（20％甘露醇、10％甘油果糖）；利尿性脱水剂（呋塞米）。

（2）20％甘露醇：作用快，用药后 10～15 分钟起效，维持 4～6 小时；250ml 需在 20～30 分钟内静脉快速滴入或加压静脉推注；大剂量应用对肾功能可有损害，定时监测肾功能。

（3）10％甘油果糖降低颅内压作用起效较缓，持续时间较长；250ml 需要 1.5～2 小时静脉输注；一般无不良反应，如输注速度过快可出现溶血现象。

（4）颅内压增高明显者：可能会将 20％甘露醇与 10％甘油果糖或呋塞米联合使用，注意使用时应相互交替使用。

（5）用药期间注意进出量是否平衡。

（6）定时监测电解质，注意有无水、电解质紊乱。

8.对癫痫、高热、烦躁、剧烈头痛、喷射性呕吐等症状明显的患者要及时给予对症处理；禁止使用吗啡、哌替啶。

9.心理护理　保持良好的心态正确对待疾病。

10.并发症的观察与处理

（1）脑水肿：患者表现为头痛、恶心、呕吐，视神经乳头水肿。

（2）肺水肿：可以出现气急、呼吸困难、缺氧状况等；给予吸氧，防止肺部感染，必要时气管切开。

（3）消化道出血：患者若出现呕吐咖啡色胃内容物，伴呃逆，腹胀，黑便等情况，应立即报告医生，及时处理。禁食，胃肠减压，使用药物抑制胃酸分泌、保护胃黏膜等。

（4）脑疝：其主要临床表现为：①颅内压增高的症状：症状加剧，并常伴有烦躁不安。②意识改变：表现为嗜睡、浅昏迷以至昏迷，对外界的刺激反应迟钝或消失。③瞳孔改变：初起时病侧瞳孔略缩小，光反应稍迟钝，以后病侧瞳孔逐渐散大，略不规则，直接及间接光反应消失，如脑疝继续发展，则可出现双侧瞳孔散大，光反应消失。④运动障碍：表现为病变对侧肢体自主活动减少或消失。脑疝的继续发展使症状波及双侧，引起四肢肌力减退或间歇性地出现头颈后仰，四肢挺直，躯背过伸，呈角弓反张状，称为去大脑强直。⑤生命体征的紊乱：表现为血压、脉搏、呼吸、体温的改变。严重时血压忽高忽低，呼吸忽快忽慢，有时面色潮红、大汗淋漓，有时转为苍白、汗闭，体温可高达 41℃ 以上，也可低至 35℃ 以下而不升，最后呼吸停止，终于血压下降、心脏停搏而死亡。

（5）脑疝的处理：①正确评估患者生命体征和神经体征，立即通知主管医生。②紧急处理：快速打开静脉通道，立即给予 20％甘露醇 250ml 静脉快速滴注，同时需保持呼吸道通畅，并给予心电监护。③确认有效医嘱并执行：紧急护送行 CT 检查；完善术前检查，头部备皮，备血，做好药物过敏试验，准备好术前、术中用药。④监测：神经系统、生命体征、SpO_2、尿量等。⑤保持舒适:避免颅内压增高的各种诱因。

(五)护理评价

1.患者生命体征是否稳定。

2.有无并发症发生。

3.呼吸道是否保存畅通。

(六)健康教育

1.宣教如何观察各种颅内压增高症状　头痛、恶心、呕吐等,教会患者及家属分辨脑疝的先兆症状和避免诱发因素。

2.鼓励患者适当锻炼,每日进行可耐受的活动,以不出现心悸、气短、乏力等症状为宜。

3.加强营养,多摄入高蛋白,富含维生素、纤维素,易消化的食物。

4.树立恢复疾病的信心,避免因精神因素而引起疾病的变化。

5.宣教正确服用药物(药物名称、剂量、作用、用法、不良反应),切忌自行停药。若停药和减量,需根据医嘱执行。

6.定期门诊随访　定期做 CT 或 MRI 检查等,了解病情变化。

十三、昏迷的护理

(一)定义

昏迷为脑功能发生高度抑制的病理状态,主要特征是意识障碍、随意活动丧失,对外界刺激不引起反应或出现病理反射活动。昏迷是意识障碍的严重阶段,也是病情危急信号。昏迷可分为浅昏迷和深昏迷。浅昏迷时各种生理反射存在,强痛刺激(如压眶上神经)时患者有痛苦表情、呻吟和下肢退缩等反应,生命体征无明显改变;深昏迷时各种生理反射均消失,生命体征不平稳。Glasgow 评分<8 分为浅昏迷,<5 分为深昏迷。

(二)护理评估

1.详细询问病史,了解致病因素、发病过程及伴随症状、既往健康状况。

2.呼吸系统　呼吸的节律、频率,呼吸道通畅度,血氧饱和度,咳嗽反射及痰液情况,人工气道和辅助通气的情况。

3.循环系统　体温、心率、心律、血压的情况。

4.神经系统　昏迷程度,瞳孔大小及对光反射情况,肢体肌力及肌张力,深浅感觉,神经科专科症状和体征。

5.消化系统　吞咽能力及进食情况,营养状态,大便情况。

6.泌尿系统　排尿方式,有无持续导尿,尿量及尿液性状。

7.皮肤黏膜情况　皮肤黏膜完整性,肢体水肿情况(单侧肢体水肿应考虑有无深静脉血栓形成)。

8.有无肌肉萎缩、关节畸形等。

9.安全措施　坠床意外、意外拔管及自伤、保护具及约束具的使用及效果。

10.家属的心理状态及支持情况。

(三)护理问题/关键点

①急性意识障碍;②有窒息的危险;③躯体移动障碍;④营养失调:低于机体需要量;⑤排泄异常;⑥潜在并发症:压疮、深静脉血栓形成、感染;⑦健康知识缺乏。

（四）护理措施

1. 患者仰卧时，头偏向一侧，防止呼吸道的分泌物及呕吐物吸入，保持呼吸道通畅，舌后坠者托起下颌或安放口咽通气道。及时彻底吸出口鼻及呼吸道的分泌物，必要时吸氧。做好气管插管或气管切开的护理。

2. 观察病情变化并记录，包括意识、瞳孔、对光反射、呼吸型态、脉搏、体温、血压、肢体活动情况，有无脑膜刺激征及颅内压增高。留置导尿管，准确记录出入量。建立有效的静脉通路，可置留置针以备急救。床旁备抢救用品及药品。

3. 颅内压增高者，应头部抬高 $15°\sim30°$。避免增加颅内压的活动及刺激，如弯曲颈部、疼痛刺激等。

4. 遵医嘱给予药物治疗，观察有无体液不足或过多的体征。

5. 放置床档保证患者安全或适当约束。抽搐者上下颌臼齿间应放置牙垫，以防舌咬伤。

6. 加强皮肤护理，2 小时翻身叩背一次。观察受压部位皮肤情况，经常按摩骨隆突处，预防压疮。保持皮肤清洁，可为患者行床上擦浴、洗头等。出现大小便失禁时应及时更换床单，保持床单位清洁平整，防止皮肤感染。

7. 按需进行口腔护理，根据口腔 pH 值选择适宜的溶液。保持口腔清洁，防治口腔感染。

8. 每天注意对眼睛的护理，滴入人工泪液保持角膜湿润。眼睑闭合不全者，用湿纱布遮盖。

9. 病情稳定后可遵医嘱给予鼻饲以保证患者的营养供给。根据病情给予高热量、高蛋白、高维生素、易消化吸收的流质饮食，做好胃肠营养管及鼻饲的护理。不能行胃肠营养者应静脉补充足够的能量。

10. 卧床期间应保持肢体功能位，病情稳定后及早进行肢体的被动锻炼，预防废用综合征。

（五）护理评价

1. 呼吸道是否通畅，能否维持有效呼吸。

2. 生命体征是否稳定。

3. 有无压疮、坠积性肺炎及泌尿系感染的发生。

4. 安全措施是否得当。

5. 口腔、眼部、会阴部是否清洁。

6. 各种管道是否通畅。

（六）健康教育

1. 向患者家属说明造成误吸的原因及后果。

2. 避免引起颅内压增高的诱因，如剧烈咳嗽、用力大便、烦躁等。

3. 指导患者家属定时翻身、叩背及保持肢体功能位，防止或降低肺部并发症及废用综合征的发生。

4. 保持床褥清洁平整，防止皮肤损伤，预防压疮。

5. 指导家属协助进行鼻饲流质饮食，交代鼻饲的注意事项。

十四、高热的护理

（一）定义

高热是指病理性的体温升高,是人体对于致病因子的一种全身反应。高热是指体温在39℃以上,超过41℃称为过高热,高热超过1～2周,尚未查明原因者称不明热。引起发热的病因可分为感染性和非感染性两大类。前者最为多见,如细菌、病毒引起的呼吸道、消化道、尿路及皮肤感染等,后者主要由变态反应性疾病如药物热、血清病以及自主神经功能紊乱和代谢疾病所引起。高热时人体各系统产生一系列相应的变化,如新陈代谢加强,呼吸、心跳次数增加,特别是神经系统兴奋性增高,严重时可出现烦躁、谵妄、幻觉、全身抽搐等,甚至昏迷,因此对高热患者应积极降温,避免高热给患者带来的痛苦。

(二)护理评估

1.评估患者的体温、脉搏、呼吸、血压和伴随症状。

2.评估患者的体液平衡状况。

3.皮肤弹性和精神状态。

4.监测体温,体温超过38.5℃,给予物理降温(如冰袋降温、酒精擦浴等),或遵医嘱给予药物(如消炎痛栓、安痛定等)。降温后30分钟复测体温,在体温单上记录。

5.加强监测,了解血常规、出入量、血清电解质等变化。

6.患者的安全管理。

7.营养状况。

8.注意患者心理变化。

(三)护理问题/关键点

①体温过高;②有受伤的危险;③营养失衡:低于机体需要量;④皮肤完整性受损;⑤心理支持。

(四)护理措施

1.严密观察病情变化,体温高于39℃以上者,应给予物理降温,如冷敷、温水擦浴,冷生理盐水灌肠等,以降低代谢率,减少耗氧量。

2.绝对卧床休息对于躁动、幻觉的患者,护士应守护照料或允许亲人陪护,防止发生意外,同时加用护档,必要时用约束带,以防碰伤或坠床。

3.加强营养支持 给予高热量、高蛋白、高维生素、易消化的流质或半流质饮食,保证每日摄水量达2500～3000ml。

4.应用冰袋物理降温的患者要经常更换冷敷部位,避免局部冻伤。

5.加强口腔护理,每日2～3次,饮食前后漱口,口唇干裂者可涂液状石蜡。

6.做好心理护理,对高热患者应尽量满足其合理需求,保持病室安静,减少探视,室内空气清新,定时开窗通风,保持患者心情愉快。

7.可疑传染病者在确诊前,应做好床边隔离,预防交叉感染。

(五)护理评估

1.患者生命体征是否稳定。

2.观察发热规律、特点及伴随症状,有无大量出汗、抽搐、虚脱、血压下降、神志改变等症状。

(六)健康教育

1.多饮水,每日饮水量至少3000ml。

2.注意口腔护理,每日早晚清洁口腔,饮食前后漱口,如有口唇干燥可涂液状石蜡。

3.保持患者身体清洁,按时擦浴,及时更换衣被。

4.观察发热规律,特点及伴随症状,在患者大量出汗或退热时注意有无虚脱现象。

十五、弥散性血管内凝血的护理

(一)定义

弥散性血管内凝血(DIC)是一种由多病因引起的微血管内富含纤维蛋白血栓所致的出血综合征。由于微循环中广泛形成微血栓,可使凝血因子和血小板大量被消耗,激活纤维蛋白溶解亢进,进而引起继发性纤溶亢进。微血栓广泛沉着于小血管内,是发生在许多疾病一系列复杂病理变化过程中的重要中间环节。可引起组织缺血,脏器功能不全。临床上表现为出血、休克、脏器功能衰竭等症状和体征。

(二)护理评估

1.原发疾病的评估。

2.出血倾向

(1)皮肤黏膜—出现紫癜、淤点或淤斑,口鼻、牙龈出血,关节肿胀疼痛等。

(2)神经系统—颅内出血:表现为头痛、运动和感觉功能丧失、意识改变及瞳孔变化。

(3)消化道出血—腹痛、腹胀、呕吐、低容量血症及大便、呕吐物潜血阳性或显性出血。

(4)泌尿生殖系—血尿、阴道出血。

(5)气道—血性痰液。

(6)引流管—引流出血性液。

(7)穿刺部位有无血肿、渗血。

3.各系统并发症观察

(1)神经系统:意识改变、感觉异常、视觉障碍或运动乏力。

(2)呼吸系统:有无呼吸困难、发绀、咯血、呼吸音改变情况。

(3)循环系统:可有休克表现、皮肤苍白、四肢厥冷、心率加快、脉压缩小、尿量减少等。

(4)肾脏:急性肾衰竭,表现为少尿、无尿、肌酐尿素氮水平升高。

(5)肝脏:黄疸、肝功能衰竭。

(6)消化道:呕吐、腹泻和消化道出血。

4.实验室检查结果(血小板、血红蛋白、PT、APIT、FG、FDP、3P、ABG、肝肾功能)。

(1)血小板计数,FG、FDP、3P等指标在早期一般无明显异常。

(2)3P试验的敏感性和特异性均较差,阳性时已是显性的DIC,且在DIC早期和晚期都可阴性。

5.辅助检查结果　胸片、B超、心超等。

6.心理状况和家庭支持情况。

7.血制品的效果及反应。

8.用药的效果　肝素、凝血酶等。

(三)护理问题/关键点

①生命体征及神志;②出血;③休克;④抗凝治疗;⑤脏器功能衰竭;⑥实验室检查;⑦皮肤淤斑及黏膜出血;⑧教育需求。

(四)护理措施

DIC 的成功处理在于正确识别病因和病因处理,后者是治疗关键。一旦病因根除,整个出血过程就会趋于好转,继后的处理主要是防止再出血和补充凝血因子,以使凝血过程越来越趋于生理状态。

1. 预防与迅速去除病因

(1)针对病因作抗白血病、抗菌、抗休克、抗癌及保肝治疗。

(2)对孕妇进行出、凝血指标检查和产程监护。

2. 休息　严格卧床休息,避免外伤,防止出血。

(1)刷牙使用软毛牙刷,防止牙龈出血,或者使用棉棒。

(2)如需要约束,使用软垫约束带。

(3)避免不必要的穿刺,采血可从留置的动静脉穿刺处采取,如需穿刺,延长按压时间。

(4)避免碰撞等外伤。

3. 适当止血　对于穿刺处渗血可以使用加压包扎或者沙袋压迫;皮下及关节腔出血可以用冰袋冷敷。

4. 进食和营养　消化道出血患者暂禁食;经口进食者给予软食,防止坚硬和刺激性食物。肠内外营养者见相应护理常规。

5. 主要脏器功能的保护,防治 MODS

(1)休克者大量补液,及早纠正低血容量、组织低灌流和缺氧。

(2)改善全身情况,如体液、电解质和酸碱平衡。

(3)MODS 患者最早和最常见发生的是 ARDS,应管理好呼吸,纠正低氧血症,必要时给予机械通气。

(4)防止使用肝肾损害的药物,必要时血液透析。

6. 抗凝治疗　肝素治疗有助于阻止血栓的继续形成,但对已经形成的凝血块无效;肝素可减慢凝血过程,有利于凝血因子的恢复。肝素治疗剂量应该个体化,通常采用持续静脉注射的方式,同时监测凝血功能以调节剂量。

7. 补充凝血因子

(1)凝血因子和血小板被大量消耗,是引起出血的主要因素。在凝血指标和凝血因子、血小板极度消耗的情况下,应补充新鲜血浆、凝血酶原复合物、血小板、纤维蛋白原等血制品,有助于纠正机体凝血与抗凝血间的平衡。

(2)PT 时间延长超过正常对照的 1.3~1.5 倍,应输入新鲜血浆、新鲜冷冻血浆。

(3)纤维蛋白原浓度低于 1.0g/L,应输入冷沉淀物以补充足量纤维蛋白原。使用时切忌剧烈摇动,以免蛋白变性。滴注速度一般以每分钟 60 滴为宜。注意先使制品和溶解液的温度升高到 30~37℃,然后进行溶解。温度过低往往造成溶解困难并导致蛋白变性。本品一旦溶解,应立即使用。

(4)当患者血小板计数<10~20×10⁹/L;或血小板计数<50×10⁹/L,有明显出血症状者,可输入血小板。血小板每单位为 25ml,一次输入常为 200~300ml,即 8~12 单位。领取时动作要轻,不宜过多震荡。血小板存活期短,为确保成分输血的效果,应以新鲜血为宜,且输注的速度以患者可耐受为限。若不能及时输注时在常温下放置,不可冷藏。每 10 分钟轻轻摇动血袋,防止血小板凝聚。

(5)如患者同时需输全血、成分血、血浆,输注顺序:成分血-全血-血浆。同时几种成分同时输注时,应先输血小板和冷沉淀。

(6)输入血制品后,观察临床出血症状及凝血指标有无改善。

8.抗纤溶药物使用

(1)一般只用于 DIC 的继发性纤溶期,并且必须在使用 ATI 和(或)肝素治疗的基础上应用,否则将引起 DIC 恶化和肾衰竭。

(2)主要有氨甲苯酸、氨甲环酸、氨基己酸和抑肽酶。

(3)用药后观察出血是否减少。

(五)护理评价

1.患者生命体征是否稳定。

2.患者有无皮肤淤斑及黏膜出血。

3.患者有无并发症发生。

(六)健康教育

1.不要吃过硬的食物。

2.注意保持大便通畅,避免用力。

3.应减少对皮肤、黏膜的刺激。刷牙时要用软毛牙刷或用棉球擦洗,避免损伤齿龈;衣着稍宽大些,活动时要避免使用锐利工具,尽量避免肢体与外界物体的碰撞,防止皮肤受损。

4.向患者和家属讲解疾病的发生,发展及转归。

5.药物的名称、剂量、作用、用法及副作用,血制品作用的宣教。

十六、多脏器功能不全的护理

(一)定义

1.MODS 是指在同一时间或相继发生的两个以上器官功能的障碍。机体原有器官功能基本健康,功能损害是可逆的,一旦发病机制阻断,及时救治器官功能可望恢复。

2.MODS 的主要高危因素 持续存在感染灶、复苏不充分或者延迟复苏、持续存在炎症病灶、基础脏器功能障碍、年龄＞55 岁、大量反复输血、创伤严重评分≥25 分、嗜酒、营养不良、糖尿病、免疫抑制治疗、恶性肿瘤、抑制胃酸药物、手术意外、胃肠道缺血性损伤、高血糖、高血钠、高乳酸血症等。

(二)护理问题/关键点

①意识及生命体征;②血流动力学;③咳嗽咳痰;④呼吸困难;⑤机械通气;⑥腹内高压/腹部腔隙综合征;⑦应激性溃疡;⑧皮肤黏膜出血点;⑨引流管;⑩大小便;⑪DVT;⑫实验室检查;⑬教育需求。

(三)护理评估

1.一般情况

(1)体温:体温不升及高热都提示病情严重;如果出现寒战随之高热,需要警惕是否是导管相关性血源感染或者局部有脓肿形成。

(2)疼痛及不适:患者的疼痛和不适可以由原发疾病或者手术切口导致,也可以是有创操作或者气管插管、气管切开等留置管道引起。无法主诉疼痛的患者应该根据面部表情、烦躁情况、呼吸机同步性等间接判断患者是否有疼痛或不适。

2.神经系统

(1)观察意识变化,如有镇静,进行镇静评分(Ramsay/RASS 评分),必要时进行谵妄评估,警惕患者出现谵妄。

(2)评估 GCS 评分,评分如有持续下降需要警惕脑水肿和脑功能衰竭。

3.心血管系统

(1)心率、心律:心率加快的因素可以是疼痛、缺氧、高热、贫血、容量不足等,应注意根据病情给予合理的判断。

(2)血压、CVP、末梢循环。必要时监测肺动脉嵌压,心排出量等。对于腹腔内压增高的患者,以及机械通气的患者,评估 CVP 时需要排除这两者的影响。

4.呼吸系统

(1)观察呼吸频率、节律、幅度、发绀、出汗等,听诊呼吸音。

(2)机械通气参数、氧饱和度、血气结果计算氧合指数(氧分压/氧浓度),氧合指数小于 200 提示产生了急性肺损伤。

(3)痰液性状、量,判断气道有无出血、感染及胃肠道有无反流。

(4)检查化验结果:血气结果、痰培养结果、胸片及肺部 CT 结果。

(5)及时发现并发症:胸腔积液、气胸、肺不张、肺水肿等。

5.消化系统

(1)胃肠减压:管道是否通畅,胃液的性状,如呈咖啡色或者血性,提示该患者可能存在应激性溃疡。

(2)营养:肠内营养的耐受情况,警惕胃内容物反流引起吸入性肺炎;肠外营养的患者评估和观察血糖及相应并发症。

(3)观察有无腹胀、腹痛、反跳痛、肠鸣音、腹腔内压力、大便次数和性状。警惕腹腔内感染和肠麻痹。

(4)观察肝功能(重点了解肝酶、胆红素、白蛋白、PT 及 APTT),是否出现黄疸。

(5)必要时监测腹腔内压。

6.泌尿系统

(1)尿量和尿液性状,长期留置导尿者警惕尿路感染的并发症。

(2)化验结果:肌酐、尿素氮、尿常规和尿培养。

7.凝血功能

(1)观察是否有出血倾向:穿刺处、引流管、皮肤或黏膜破损处是否出血,皮肤是否出现淤斑。

(2)化验指标:DIC、PT/APIT、血小板。

8.引流管和皮肤

(1)引流管引流的量、性状、引流管周围的皮肤,长期留置的引流管注意固定情况。

(2)观察动静脉穿刺口皮肤、是否出现相应的并发症:栓塞、感染等。

(3)皮肤、口腔黏膜完整度,及时发现皮肤破损和口腔溃疡。

(4)皮肤水肿程度,注意是否有下肢深静脉血栓形成。

9.其他检查和化验

(1)实验室检查:血常规(特别注意血红蛋白、白细胞计数、血小板计数)要求血红蛋白在 70g/L 以上,血小板计数 5000/mm^3 以下应该输注血小板,5000～30000/mm^3 如果伴有出血倾向者亦需输注血小板,如需要外科手术或者有创操作,则需要血小板在 $50000/mm^3$ 以上。

(2)电解质(特别注意血钾、血糖)维持血糖在 150mg/dl 以下。

(3)关注各种培养结果,以明确感染源。

(4)特殊化验结果:乳酸、C 反应蛋白、D-二聚体。

10.用药效果 镇静药、血管活性药、抗生素、激素等。

(四)护理措施

多脏器功能不全的治疗护理重点在于去除病因和控制感染,有效地维护脏器功能、改善微循环灌注、营养支持,维持机体内环境平衡、增强免疫。

1.休息和体位

(1)卧床休息,减少耗氧量。肢体水肿者抬高患肢超过心脏平面。

(2)人工气道患者常规半卧位,床头抬高 30°以上,以利于肺部通气,防止呼吸机相关性肺炎的发生。

(3)进展为 ARDS 时,可按照医生要求安置俯卧位。

(4)镇静患者按照医生要求调整药物剂量,维持合适的清醒度。

(5)有效约束和床档保护患者,防止意外拔管和坠床。

(6)根据 Braden 评分给予气垫床或者其他预防压疮的措施。

2.口腔护理 用专用的漱口产品进行口腔护理,保持口腔清洁,减少口腔内的定植菌。口腔有溃疡及霉菌应及时局部用药。

3.维持合适的体温 高热患者应用物理降温和药物降温。使用消炎痛栓降温时注意患者出汗和血压情况。低温患者适当保温,可以使用电热毯。

4.呼吸支持

(1)按照氧饱和度及血气结果调整氧疗方式,保证最佳氧合,使氧分压和二氧化碳分压在正常范围内。

(2)妥善固定人工气道,观察有无并发症:气道切口感染、皮肤黏膜破损、气道内出血等。

(3)定时 CPT,每 2 小时翻身,帮助患者排痰。

(4)机械通气:避免大潮气量及高平台压,以 6ml/kg 的小潮气量及<30cmH_2O 的平台压维持通气。尽量用最小的 PEEP 防止肺泡塌陷。积极预防呼吸机相关性肺炎(VAP)的发生。

(5)必要时辅助进行 ECMO 治疗。

5.循环支持

(1)抗休克:适当补充晶体和胶体,在诊断休克的最初 6 小时内,达到中心静脉压(CVP)在 8~12mmHg,平均动脉压(MBP)≥65mmHg,尿量≥0.5ml/(kg·h),上腔静脉血氧饱和度或混合静脉血氧饱和度≥70%;对于腹内压增高和机械通气患者 CVP 维持在 12~15mmHg。

(2)合理使用血管活性药物,常用的药物有去甲肾上腺素和多巴胺。使用时应选用中心静脉给药,并维持血压平稳。

6.营养支持和消化系统功能维护

(1)根据医嘱早期开始肠内营养,参照肠内营养护理常规。

(2)肠外营养见肠外营养护理常规。

(3)按照医嘱使用胰岛素,维持血糖在 150mg/dl 以下。

（4）保持胃肠减压通畅有效。

（5）腹腔内压增高患者见腹内压增高护理常规。

（6）预防应激性溃疡：按医嘱使用洛赛克。洛赛克使用时按照要求化药，新鲜配制，变色的药物不能使用。

（7）肝功能支持：维持良好的血液灌注，控制感染，加强营养支持。严重时考虑人工肝治疗。

7.肾脏功能维护　保证肾脏灌注压力和血流量是保护肾的基础。维持一定的尿量[0.5～1ml/(kg·h)]。避免使用肾毒性药物。必要时持续肾脏替代治疗（CRRT）或者血液透析治疗。见血液透析护理常规。

8.引流管护理　腹腔冲洗的患者注意进出量平衡，必要时适当加热冲洗液。

9.配合药物治疗

（1）镇静止痛治疗：联合使用镇痛和镇静剂，保持患者舒适，减少氧耗。

①芬太尼：镇痛效价是吗啡的 100～180 倍，静脉注射后起效快，作用时间短，对循环的抑制较吗啡轻，快速注入可引起胸壁、腹壁肌肉僵硬而影响通气。

②丙泊酚：起效快，作用时间短，撤药后可迅速清醒，镇静深度容易控制。因乳化脂肪易被污染，故配制和输注时应注意无菌操作，丙泊酚还可以适当降低颅内压。

③力月西：注射过快或剂量过大时可引起呼吸抑制、血压下降。

（2）抗感染：根据培养和药敏结果选择合适抗生素，合理正确使用抗生素，并注意观察不良反应。广谱抗生素长期使用可以导致菌群失调，抗真菌药物对肝肾均有损伤。

（3）激素治疗：用于已经充分容量复苏后仍需要用血管活性药物维持血压的患者，存在绝对和相对肾上腺皮质功能不全者，每日使用量不超过 300mg。长期使用激素患者可出现骨质疏松，血糖增高等并发症。

10.深静脉血栓的预防　遵医嘱使用低分子肝素；使用弹力袜或者防血栓泵；鼓励患者主动或者被动运动。

十七、酸碱平衡紊乱护理

（一）定义

正常状态下，机体有一套调节酸碱平衡的机制。疾病过程中，尽管有酸碱物质的增减变化，一般不易发生酸碱平衡紊乱，只有在严重情况下，机体内产生或丢失的酸碱过多而超过机体调节能力，或机体对酸碱调节机制出现障碍时，进而导致酸碱平衡失调。尽管机体对酸碱负荷有很大的缓冲能力和有效的调节功能，但很多因素可以引起酸碱负荷过度或调节机制障碍导致体液酸碱度稳定性破坏，这种稳定性破坏称为酸碱平衡紊乱。

（二）护理评估

1.病因评估　帮助寻找原因，以便对症处理。

2.系统评估

（1）神经系统

1）意识，定向力等：患者可出现焦虑、激动、强直、抽搐、感觉异常、嗜睡甚至昏迷等不同程度的意识变化。

肌力及反射：酸中毒患者肌张力降低，腱反射减退和消失；碱中毒患者神经肌肉兴奋性增加,有手足搐搦,腱反射亢进。

2)循环系统:心率、心律、血压。代谢性酸中毒(代酸)患者心率加快,心肌收缩力下降,周围血管对儿茶酚胺的敏感性降低,引起心律不齐和血管扩张,血压下降,急性肾功能不全和休克。

(2)呼吸系统

1)呼吸频率、节律、深度,氧饱和度。代酸时呼吸深快,通气量增加,PCO_2下降,可减轻pH值下降幅度,呼气中可带有酮味。

2)代谢性碱中毒(代碱)时呼吸浅慢(保留CO_2,使血HCO_3^-增高)。

3)呼吸性酸中毒(呼酸)时呈现呼吸困难,换气不足、气促、发绀、胸闷。

4)呼吸性碱中毒(呼碱)时由于PCO_2减低,呼吸中枢受抑制,临床表现呼吸由深快转为快浅、短促,甚至间断叹息样呼吸。

(3)皮肤黏膜

1)颜色,温度,出汗情况。

2)化验:电解质(血钾、氯、钠),肝肾功能,ABG。

(三)护理问题/关键点

①意识改变;②血流动力学;③肌力;④呼吸型态;⑤实验室检查。

(四)护理措施

积极防治原发病,纠正酸碱平衡紊乱。

1.卧床休息。

2.对于意识障碍的患者,保护气道,必要时建立人工气道。

3.纠正酸碱平衡紊乱

(1)纠正代谢性酸中毒:严重酸中毒危及生命,则要及时给碱纠正。结合症状及血液化验结果,给予合适的补碱量。原则是宁酸勿碱。必要时血液透析。

(2)纠正碱中毒:轻度碱中毒可使用等渗盐水静滴,重症碱中毒患者可给予一定量酸性药物,如精氨酸、氯化铵等。

(3)纠正呼酸:保持呼吸道通畅,改善肺泡通气,排出过多的CO_2;根据情况可行气管切开,人工呼吸,解除支气管痉挛,祛痰,给氧等措施,给氧时氧浓度不能太高,以免抑制呼吸;并注意其反弹性呼吸性碱中毒。

(4)纠正呼碱:降低患者的通气过度,如精神性通气过度可用镇静剂。为提高血液PCO_2,可使用面罩,以增加呼吸道无效腔,减少CO_2的呼出和丧失。也可吸入含5%CO_2的氧气,达到对症治疗的作用。

4.防止和纠正电解质紊乱

(1)在纠正酸中毒时大量K^+转移至细胞内,引起低血钾,要随时注意纠治低钾。

(2)在使用碱性药物纠正酸中毒后,血钙浓度降低,出现手足抽搐,应静脉给予葡萄糖酸钙。

(3)对于代谢性碱中毒患者,积极纠正低血钾症或低氯血症。

5.原发疾病治疗参考相应护理常规。

(五)护理评价

1.患者有无呼吸形态的紊乱。

2.生命体征是否稳定。

（六）健康教育

1.高度重视易导致酸碱失衡的原发病和诱因的治疗。

2.发生呕吐、腹泻、高热者应及时就诊。

（赵琴）

第二节　神经系统急危重症的护理

一、缺血性脑卒中的护理

（一）概述

脑梗死（cerebral infarction）是最常见的缺血性脑卒中（cerebral ischemic stroke）类型，占全部脑卒中的 60%～80%，是指各种原因引起的脑部血液供应障碍，使局部脑组织发生不可逆性损伤，导致脑组织缺血、缺氧性坏死。脑梗死包括脑血栓形成和脑栓塞。脑血栓形成指脑动脉的主干或其皮层支因动脉粥样硬化及各类动脉炎等血管病变导致血管的管腔狭窄或闭塞，并进而发生血栓形成，造成脑局部供血区血流中断，发生脑组织缺血、缺氧，软化坏死，出现相应的神经系统症状和体征。脑栓塞是指各种栓子随血流进入颅内动脉系统使血管腔急性闭塞引起相应供血区脑组织缺血坏死及脑功能障碍。

（二）病因

最常见的病因为动脉粥样硬化、高血压、高血脂症和糖尿病等可加速脑动脉粥样硬化的发展。其他病因有非特异性脑动脉炎、高同型半胱氨酸血症、动脉瘤、脑淀粉样血管病、Moyamoya 病等。血液学异常引起者较少见。

（三）病理

脑组织对缺血、缺氧损害非常敏感，脑动脉闭塞致供血区缺血超过 5 分钟后即可出现脑梗死。急性脑梗死病灶是由中心坏死区及其周围的缺血半暗带组成。中心坏死区由于严重的完全性缺血致脑细胞死亡，而缺血半暗带内仍有侧支循环存在。

（四）诊断要点

1.临床表现　多见于 50～60 岁以上有动脉粥样硬化的老年人。根据受累部位的不同、侧支循环形成情况的差异等，会出现相应的神经系统的局灶性症状与体征。

（1）颈内动脉系统（前循环）脑梗死：对侧肢体瘫痪、感觉障碍及双眼对侧同向偏盲，优势半球受累尚可出现不同程度的失语、失用和失认。非优势半球受损可有体象障碍。当眼动脉受累时，可出现单眼一过性黑蒙。

（2）椎—基底动脉系统（后循环）：脑梗死表现为眩晕、恶心、呕吐、眼球震颤、吞咽困难。优势半球受累可见失语、失读、失认、失写等症状；非主侧半球受累可出现体象障碍。

2.辅助检查

（1）血液化验：血常规、血糖、血沉、血脂、凝血功能检查等。

（2）心电图。

（3）头颅 CT。

（4）头颅 MRI。

(5)血管影像 DSA、CTA 和 MRA。

(6)经颅多普勒超声(TCD)。

(7)单光子发射计算机断层扫描(SPECT)和正电子发射断层扫描(PET)。

(五)治疗

治疗包括内科治疗、外科治疗和介入治疗。

1.内科治疗

(1)原则：超早期治疗、个体化治疗、防治并发症、整体化治疗。

(2)治疗方法

1)卒中单元(stroke unit)：是指组织住院卒中患者的医疗管理模式。该模式明显降低了脑卒中患者的病死率和病残率。

2)调控血压：急性期当收缩压持续高于 200mmHg 或舒张压高于 120mmHg 时,可用降压药,将血压维持在(170~180)/(95~100)mmHg。

3)调控血糖：血糖超过 11.1mmol/L 时,给予胰岛素治疗。

4)控制脑水肿。

5)超早期溶栓治疗：溶栓应在 4.5 小时内的治疗时间窗内进行才可能挽救缺血半暗带。

6)抗凝治疗：治疗期间应监测凝血功能。

7)降纤治疗：通过降解血中纤维蛋白原,增强纤溶系统活性,抑制血栓形成。

8)抗血小板聚集治疗：可降低死亡率和复发率。

9)神经保护：使用神经保护剂、亚低温治疗、高压氧治疗可能减少细胞损伤、加强溶栓效果,或者改善脑代谢。

2.外科治疗 大面积脑梗死和小脑梗死有脑疝征象者,可行去骨瓣减压加部分梗死脑组织切除术,以挽救患者生命。

手术后常见并发症：

(1)脑卒中：可发生脑出血或脑缺血性脑卒中。

(2)血管损伤：包括血管内膜剥离、管壁破裂、假性动脉瘤等。

(3)再狭窄。

(4)颅神经损伤。

3.介入治疗 动脉溶栓术、血管内支架成形术、经皮血管扩张成形术。

(六)主要护理问题

1.脑组织灌注异常 与脑水肿有关。

2.躯体移动障碍 与偏瘫或平衡能力降低有关。

3.语言沟通障碍 与意识障碍或大脑语言中枢功能受损、气管切开有关。

4.有窒息的危险 与意识障碍或延髓麻痹有关。

5.有皮肤完整性受损的危险 与意识障碍、偏瘫、感知改变、大小便失禁有关。

6.生活自理缺陷 与偏瘫、认知障碍、体力不支有关。

7.吞咽困难 与意识障碍或延髓麻痹有关。

8.有受伤的危险 与偏瘫或躁动有关。

9.排便模式的改变 与意识障碍、感知改变、大小便失禁有关。

10.清理呼吸道低效/无效 与痰液黏稠、排痰无力有关。

11.**焦虑/抑郁**　与偏瘫、失语或缺乏社会支持等有关。

12.**有失用综合征的危险**　与意识障碍、偏瘫所致长期卧床有关。

13.**知识缺乏**　缺乏疾病、药物及护理等相关知识。

14.**潜在并发征**　泌尿系感染、肺部感染、深静脉血栓形成、肢体挛缩、颅内压增高等。

(七)护理目标

1.合理用药,改善脑组织灌注。

2.患者掌握移动躯体的正确方法,在帮助下可进行活动。

3.患者语言功能恢复或能采取各种沟通方式表达自己的需要。

4.患者或家属能采取有效地防止误吸的方法,未发生窒息。

5.患者卧床期间感到清洁舒适,生活需要得到满足。

6.患者能进行自理活动,如梳头、洗脸、如厕、穿衣等。

7.患者恢复到原来的日常生活自理水平。

8.患者能够进食或能够依赖胃管/造瘘管提供所需营养。

9.患者排便恢复正常或未发生相关并发症。

10.患者痰液能够排除,呼吸道通畅。

11.患者有适当的社会交流,有应对焦虑的有效措施,情绪稳定。

12.患者或家属了解疾病、药物及护理等相关知识。

13.患者未发生并发症或早发现、早处理,及早控制病情进展和变化。

(八)护理措施

1.常规护理

(1)病情观察:①严密监测生命体征;②观察神志瞳孔变化情况;③观察患者肌力、肌张力恢复情况;④观察患者皮肤情况。

(2)更换衣物:①指导患者穿衣时先穿患侧,后穿健侧;脱衣时先脱健侧,后脱患侧;②鼓励患者选择穿脱方便的较宽松柔软的棉质衣服,避免穿套头衫;③穿不用系带大小合适的鞋,最好穿防滑鞋。

(3)舒适卧位:①根据患者瘫痪情况,选取适宜的良肢卧位;②头部适当抬高,应避免头颈部过度歪曲、用力。

(4)呼吸道护理:①低氧血症患者给予吸氧;②定时翻身拍背,促进痰液排出,可使用排痰机协助排痰;③痰液黏稠者,可以雾化吸入,帮助稀释痰液;④不能自行咳出痰液者,及时给予吸痰,保持呼吸道通畅;⑤气道功能严重受损者,及时给予气管插管/气管切开,必要时给予机械辅助通气。

(5)大便失禁护理:①尽量掌握患者排便规律,适时给予便盆排便;②饮食调节,增加食物中膳食纤维的含量,有助于恢复肠道功能,形成排便的规律性,能改善大便失禁状况;③患者臀下垫清洁、柔软的尿布,保持尿布平整,一旦有粪便浸渍,需立即更换,并且要随时更换污染的衣物和被单;④腹泻严重时可使用一次性气囊导管插入直肠 15~20 厘米,气囊充气,使导管固定,粪便引流出来,减轻粪便对皮肤的刺激;也有报道称,可使用造口袋粘贴于肛周以保护肛周皮肤;⑤保持肛周皮肤的清洁干燥,每次大便结束后用温水清洗肛周皮肤,皮肤未破损时,可以外擦紫草油或使用透明薄膜保护肛周皮肤;已经破损的皮肤在清洗干净后,可以用溃疡贴保护或局部喷洒溃疡粉促进皮肤的愈合。

（6）小便失禁护理：①女患者可使用柔软、干净的尿布，有尿液后及时更换并且用温水清洗会阴，保持局部清洁干燥；②男患者可使用假性尿袋，减少尿液对皮肤的浸渍必要时安置保留尿管。

（7）防止受伤：①感觉减退或障碍的患者防止烫伤或冻伤，忌用热水袋；②行走不稳的患者，取用适宜的辅助用具，教会患者正确移动躯体的方法；③躁动的患者专人守护，床档保护，防止受伤、坠床，必要时给予保护性约束。

（8）防止误吸：①床旁备吸引装置；②昏迷患者取下义齿；③及时清除口腔中的分泌物及食物残渣；④进食时采取端坐位或半坐卧位、健侧卧位；⑤根据吞咽功能的评定选取适宜的食物及进食方法；⑥必要时安置保留胃管保持气道通畅。

（9）维持水电解质平衡：①准确记录出入量，注意液体出入平衡；②监测电解质并纠正其紊乱，使其维持在正常水平；③通过血气分析纠正酸碱平衡的失调。

（10）有效沟通：①在患者面前讲话时要尊重患者，语气自然，用词慎重；②用多种形式与患者沟通交流，如打手势、实物图片、书写或绘画等；③在康复及语言治疗师的帮助下，逐渐恢复语言功能。

（11）心理护理：①建立优良的环境，使患者心情舒畅，取得患者的信任；②向患者及家属介绍疾病的相关知识，了解疾病病程及预后；③重视患者的主诉，鼓励其表达自身感受、耐心解答患者的疑问；④与患者建立各种形式的有效沟通方式；⑤鼓励患者参与康复及掌握自我护理，增强自信心；⑥指导家属对患者照顾，使患者感到来自家庭的支持关心；⑦根据患者的各类型心理特点，进行针对性心理护理；⑧重视对患者精神情绪变化的监控，及时干预。

2. 下肢深静脉血栓的预防及护理

（1）预防：①积极控制高血压、糖尿病、高血脂、血液高凝状态等危险因素；②注意患肢早期的被动及主动功能训练；③定时翻身拍背、防止瘫痪肢体受压过久，适当抬高患肢；避免在膝下垫硬枕、过度屈髋；④避免在患肢穿刺，减少血管刺激性药物的输入；⑤保持大便通畅，以免增加腹内压，影响下肢静脉回流；⑥患肢可穿弹力袜、使用间歇性充气压力装置；⑦观察患肢有无肿胀、疼痛、皮温改变等体征。

（2）护理：①一旦发生下肢静脉血栓，患肢抬高制动，高出心脏平面 20～30cm；②患肢禁止挤压、按摩、热敷，严格制动，避免发生血栓脱落，形成肺栓塞；③严密观察患肢皮温、色泽、水肿、弹性及肢端动脉搏动情况，每天在同一部位测量两次肢体周径并记录；④严禁在患侧股静脉穿刺，注意保护患侧足背浅静脉及下肢浅静脉，禁忌输注溶栓、抗凝药以外的药物；⑤抗凝及溶栓的护理：严格按医嘱用药，准确计算输入药量及时间控制；密切监测患者凝血功能的变化，观察有无其他部位的出血，防止发生脑出血。

3. 介入手术术前、术后护理

（1）术前护理：①术前禁饮禁食 12 小时；②术区备皮（腹股沟及会阴部）；③术前 1～2 天要让患者练习在床上大小便，防止患者因为术后不习惯在床上解小便而导致充盈性尿失禁；④建立静脉通道时选择左侧上肢，以免影响医生术中操作；⑤术前应记录患者肌力和足背动脉搏动情况，作为术后观察对照，便于及早判断是否有并发症发生。

（2）术后护理：①术后观察：神志、瞳孔、生命体征、四肢活动度，以及穿刺点出血征象；②术后患者需平卧 24 小时。穿刺肢体伸直，禁止蜷曲；③如为动脉溶栓术，则动脉鞘需保留 4～6 小时方可拔除；④穿刺部位护理：术中全身肝素化会导致穿刺点和全身出血风险的增加，局部加压是防止穿刺部位出血最为简便有效地方法。可选择用手按压穿刺点或动脉压迫止血器进行压迫,注意用力适度。注意观察局部穿刺处有无渗血、瘀斑、血肿;⑤注意观察穿刺肢体动脉搏动及色泽,询问患者有无下肢疼痛、麻木现象,若术侧足背动脉搏动较对侧明显减弱和(或)下肢疼痛明显,皮肤色泽发绀,提示有下肢栓塞可能。穿刺点加压包扎过度也可致动脉血运不良,应迅速松解加压包扎绷带;⑥加强凝血机制及血生化的检测。

二、颅内动脉瘤的护理

颅内动脉瘤是由于局部血管异常改变产生的脑血管瘤样突起,是一种神经外科常见的脑血管疾病,多发生于脑底动脉环的动脉分支或分叉部,该处常有先天性肌层缺陷,主要见于成年人(30~60岁),青年人较少。

动脉瘤破裂出血死亡率很高,初次出血死亡率为15%,再次出血死亡率为40%~65%,再次出血最多出现在7天之内。

(一)病因

目前认为主要与以下因素有关:①感染因素;②先天性因素;③动脉硬化;④其他:如创伤、肿瘤、颅内合并动静脉畸形。

(二)病理

组织学检查发现动脉瘤壁仅存一层内膜,缺乏中层平滑肌组织,弹性纤维断裂或消失。瘤壁内有炎性细胞浸润。动脉瘤为囊性,呈球形或浆果状,外观紫红色,瘤壁极薄,98%的动脉瘤出血位于瘤顶。破裂的动脉瘤周围被血肿包裹,瘤顶破口处与周围组织粘连。

(三)诊断要点

1.临床表现

(1)颅内出血:表现为突发头疼、呕吐、意识障碍、癫痫样发作及脑膜刺激症。

(2)局灶体征:巨大动脉瘤常产生压迫症状,可出现偏瘫、动眼神经麻痹及梗阻性脑积水。

(3)脑缺血及脑血管痉挛:脑血管痉挛是颅内动脉瘤破裂后造成脑缺血的重要原因,患者可出现不同程度的神经功能障碍、偏瘫、失语、深浅感觉减退、失明、精神症状等。

2.辅助检查

(1)CT:可明确有无蛛网膜下腔出血(subarachnvid hemorrhage,SAH),确诊 SAH 首选。

(2)腰穿:腰椎穿刺可能诱发动脉瘤破裂出血,故不再作为确诊 SAH 的首选。

(3)MRI:可初步了解动脉瘤的大小及位置。

(4)脑血管造影:是确诊颅内动脉瘤的金标准,对判明动脉瘤的准确位置、形态、内径、数目、血管痉挛和确定手术方案都十分重要。

(5)其他:TCD、MRA、CTA 等。

(四)治疗

1.非手术治疗

(1)绝对卧床休息,抬高床头 30°。

(2)止血。

(3)降低颅内压。

(4)控制血压:预防和减少动脉瘤再次出血。

(5)控制及预防癫痫的发作。

(6)镇静镇痛。

(7)保持大便通畅。

(8)脑血管痉挛的防治。

1)3H治疗：扩容、升压、血液稀释。

2)钙离子拮抗剂：使用尼莫地平，注意输入速度。

3)一氧化氮(NO)：它能拮抗内皮素，而内皮素是脑血管痉挛和延迟性脑缺血的主要原因。

4)重组组织纤维蛋白酶原激活剂。

2.手术治疗

(1)开颅夹闭术：开颅夹闭动脉瘤颈是最理想的方法，为首选。

(2)血管内栓塞术。

(3)孤立术(侧支循环充分时采用)等。

(五)主要护理问题

1.舒适的改变　与疼痛有关。

2.焦虑/恐惧　与患者对疾病的恐惧、担心预后有关。

3.知识缺乏　缺乏疾病相关知识。

4.潜在并发症　颅内再出血、感染。

(六)护理目标

1.患者疼痛减轻，主诉不适感减轻或消失。

2.患者焦虑/恐惧程度减轻，配合治疗及护理。

3.患者及家属了解相关知识。

4.术后未发生相关并发症或并发症发生后能得到及时治疗与处理。

(七)术前护理措施

1.心理护理

(1)向患者或家属解释手术的必要性、手术方式、注意事项。

(2)鼓励患者表达自身的感受。

(3)对个体情况进行有针对性的心理护理。

(4)鼓励患者家属和朋友给予患者关心和支持。

2.营养护理

(1)根据情况给予高蛋白、高维生素、低脂肪、清淡易消化食物。

(2)不能进食者遵医嘱静脉补充热量或行管喂。

(3)针对患者的具体情况，如合并糖尿病、心功能不全、肾功能不全等，给予相应的饮食。

3.胃肠道准备　术前8小时禁食禁饮。

4.病情观察及护理

(1)观察并记录患者血压情况。

(2)观察患者意识、瞳孔、生命体征、尿量和肢体活动情况。

(3)昏迷患者注意观察皮肤状况并加强护理。

(4)绝对卧床休息，保持病室安静，减少探视，尽量减少不良的声、光刺激。

(5)避免各种不良刺激，如用力排便、咳嗽、情绪激动、烦躁等易引起再出血的诱因。

(6)保持大便通畅;保证充分的睡眠和休息;保持情绪稳定。

(7)脑血管造影后的护理

1)严密观察股动脉伤口敷料情况。

2)拔管后按压局部伤口4~6小时,先用手压2小时,再用沙袋压4小时,压力要适度,以不影响下肢血液循环为宜。或者用动脉压迫器压迫穿刺点,2小时后逆时针松解一圈,再压迫6小时后拔除压迫器。

3)密切观察双侧足背动脉搏动,体温及末梢血运情况。

4)嘱患者穿刺侧肢体伸直,24小时制动,不可弯曲。

5.术前常规准备

(1)术前进行抗生素皮试,术晨遵医嘱带入术中用药。

(2)协助完善相关术前检查:心电图、B超、出凝血试验等。

(3)术晨更换清洁病员服。

(4)术晨备皮:术前2小时剃头。

(5)术晨建立静脉通道。

(6)术晨与手术室人员进行患者、药物核对后,送入手术室。

(7)麻醉后置尿管。

(八)术后护理措施

1.神经外科术后护理常规

(1)全麻术后护理常规

1)了解麻醉和手术方式、术中情况、切口和引流情况。

2)持续低流量吸氧。

3)持续心电监护。

4)床档保护防坠床。

5)严密监测生命体征。

(2)伤口观察及护理:观察伤口有无渗血渗液,应及时通知医生并更换敷料。

(3)各管道观察及护理

1)输液管保持通畅,留置针妥善固定,观察穿刺部位皮肤有无红肿。

2)尿管按照尿管护理常规进行,一般术后第2日可拔除尿管,拔管后注意观察患者自行排尿情况。

3)创腔、硬膜外、硬膜下、皮下、脑室、腰穿持续引流等引流管参照引流管护理相关要求。

(4)疼痛护理

1)评估患者疼痛情况:伤口、颅内高压。

2)遵医嘱给予镇痛药物或降压药物。

3)提供安静舒适的环境。

(5)基础护理:做好口腔护理、尿管护理、定时翻身、雾化、患者清洁等工作。

2.神经外科引流管护理

(1)保持通畅:勿折叠、扭曲、压迫管道。

(2)妥善固定

1)颅内引流管与外接引流瓶或引流袋接头应连接牢固,外用纱布包裹,胶布分别将纱布两端与引流管固定,避免纱布滑落。

2)躁动患者在征得家属同意后适当约束四肢。

3)告知患者及家属引流管的重要性,切勿自行拔出。

4)根据引流管的种类和安置目的调整放置高度。

5)引流管不慎脱出,应检查引流管头端是否完整拔出,并立即通知主管医生处理。

(3)观察并记录

1)严密观察引流液性状、颜色、量。

2)正常情况下手术后1~2天引流液为淡血性液,颜色逐渐变淡,若引流出大量新鲜血液或术后血性液逐渐加深,常提示有出血,应通知医生积极处理。

3)引流量过少应考虑引流管阻塞的可能,采用自近端向远端轻轻挤压、旋转引流管方向、适当降低引流管高度等方法进行处理。

4)采用以上方法处理后引流管仍未通畅时,应严密观察患者意识或瞳孔变化,警惕颅内再出血的发生。

5)观察患者伤口敷料情况。

(4)拔管:根据引流量的多少、引流液的颜色、颅内压、引流目的等考虑拔管时间。

3.饮食护理　术后患者清醒后当天禁食,第2天可进半流质饮食,以后逐渐过渡到普食;昏迷患者则于第2天安置保留胃管,给予管喂流质饮食。饮食以高蛋白、高维生素、低糖、清淡易消化食物为宜。

4.体位与活动　患者清醒后抬高床头30°,能改善颈静脉回流和降低颅内压。头部应处于中间位,避免转向两侧。患者术后活动应循序渐进,首先在床上坐,然后在床边坐,再在陪护搀扶下地活动,避免突然改变体位引起脑部供血不足导致头晕或昏倒。

5.健康宣教　颅内动脉瘤患者的出院宣教

(1)饮食:清淡易消化饮食。

(2)复查:3个月后复查。

(3)功能锻炼

1)肢体瘫痪者,保持肢体功能位,由被动锻炼到主动锻炼。

2)失语者,教患者锻炼发音,由简单的字到词组,再到简单的句子。

(4)自我保健

1)保持稳定的情绪。

2)保持大便通畅。

3)保持良好的生活习惯:活动规律;睡眠充足;劳逸结合等。

(5)心理护理:根据患者不同的心理情况进行不同的心理护理。

(九)并发症的处理及护理

(1)术后颅内出血

1)临床表现:①患者意识加深;②双瞳不等大;③引流液颜色逐渐加深;④伤口敷料有新鲜血液渗出;⑤神经功能废损加重。

2)处理:①保守治疗:使用脱水药、止血药;②保守治疗无效者应及时行再次手术。

(2)脑血管痉挛

1)临床表现:①意识加深;②神经废损功能加重。

2)处理:①使用钙离子拮抗剂:如尼莫同;②3H 疗法:扩容、升压、血液稀释。

(3)颅内感染

1)临床表现:①术后 3 天体温持续性高热;②腰穿脑脊液白细胞升高;③脑膜刺激征阳性。

2)处理:①进行药敏试验;②调整抗生素使用;③行物理降温;④持续腰穿引流脑脊液。

三、高血压脑出血的护理

脑出血(intracerebral hemorrhage,ICH)是指脑实质内的出血,以高血压动脉粥样硬化出血最多见。据欧美统计资料报道,ICH 占首次卒中的 10%～15%,30 天病死率为 35%～52%,其中半数死亡发生在最初 2 天内。在我国 ICH 患者主要由于高血压病诱发,所以我国一直沿用高血压脑出血(hypertensive intracerebral hemorrhage,HICH)的诊断。HICH 的发病年龄为 25～85 岁,男性发病率略高于女性。

(一)病因

1.急性高血压　由于血压骤然升高造成颅内出血。

2.慢性高血压　是由于长期高血压致脑血管内退行性改变引起颅内出血。

3.物理因素　剧烈体力活动、寒冷等,导致脑血流量的急剧增加。

4.血管淀粉样变。

5.慢性肾功能衰竭伴凝血功能障碍。

6.系统性红斑狼疮。

(二)病理

1.颅内压变化　血管破裂,血液溢出血管进入脑组织。若出血量较小,血液仅在神经纤维之间渗透,脑组织破坏不大,周围的水肿亦较轻或缺失。若出血量大,则形成血肿,并对周围的脑组织产生压迫,脑组织通过细胞外液的自由移动予以代偿。

2.局部脑血流变化　脑出血后,平均局部脑血流低于正常。但是这种变化与血肿的最大直径无关,亦不依赖于脑的灌注压是否正常或降低,也与脑脊液的排除或颅内压正常与否无明显关系。

(三)诊断要点

1.临床表现　突然的剧烈头痛、恶心、呕吐,偶有癫痫样发作,继之出现不同程度的意识障碍(小量出血可无),破入脑室的出血或侵入脑干的出血常在发病后立即昏迷,大脑半球内的出血,可因颅内压升高而出现进行性意识障碍,神经系统体征随出血部位而异。

(1)基底核出血:常累及内囊而出现三偏症状:对侧偏瘫、偏身感觉障碍和对侧同向性偏盲,这些体征进行性加重,短时间内达到高峰,病情进一步发展,可出现脑干受压征象。

(2)丘脑出血:常侵犯丘脑底部和中脑出现双侧瞳孔缩小或大小不等,光反应消失,因累及内囊而出现症状。

(3)桥脑出血:深昏迷、四肢瘫痪、针尖样瞳孔、中枢性高热,病情常迅速恶化患者在几小时内死亡。

(4)小脑出血:意识清楚,枕部剧痛,频繁呕吐,眩晕,坐立困难等。

2.辅助检查

(1)头颅 CT 平扫:首选检查可迅速明确脑内出血部位、范围和血肿量,以及血肿是否破入脑室等。

(2)MRI:可鉴别诊断脑血管畸形、肿瘤、颅内巨大动脉瘤等。

(3)其他:磁共振血管成像(MRA)、CT血管成像(CTA)或数字减影血管造影(DSA:可明确诊断动脉瘤或血管畸形)。

(四)治疗

总体原则如下:①在发病后最初数小时内阻止或减慢原发出血。②清除有占位效应的脑实质或脑室内血肿以缓解颅内高压。③针对脑内血肿引起的并发症的处理。④对严重脑损伤患者进行全面支持治疗。

1.一般治疗

(1)控制血压:应用药物控制血压,但要避免下降过快、过低。

(2)使用脱水药物降低颅内压。

(3)对症治疗。

2.保守治疗　适用于血肿量较小或有严重手术禁忌证的患者。

3.手术治疗　外科治疗的目的目前主要在于挽救生命、保护功能;清除血肿,降低颅内压,使受压的神经元有恢复的可能性,防止和减轻出血后一系列继发性病理性变化,打破危及生命的恶性循环。

(五)主要护理问题

1.清理呼吸道无效　与意识障碍有关。

2.低效型呼吸型态　与出血压迫呼吸中枢有关。

3.意识型态的改变　与脑组织损害有关。

4.脑组织灌注不足　与出血致脑组织肿胀有关。

5.潜在并发症　脑疝、颅内再出血、消化道出血、感染、深静脉血栓等。

(六)护理目标

1.呼吸道通畅,患者不发生组织缺氧或二氧化碳潴留。

2.呼吸型态得到改善。

3.患者不发生外伤和误吸,患者显示稳定的生命体征,意识逐渐好转。

4.脑水肿减轻。

5.术后未发生相关并发症或并发症发生后能得到及时治疗与处理。

(七)术前护理措施

1.术前常规准备心理护理

(1)向患者或家属解释手术的必要性、手术方式、注意事项。

(2)鼓励清醒患者表达自身感受。

(3)针对个体情况进行针对性心理护理。

(4)鼓励患者家属和朋友给予患者关心和支持。

2.营养护理

(1)根据情况给予高维生素、低盐、低脂肪、易消化食物。

(2)不能进食患者遵医嘱静脉补充热量及管喂营养。

3.胃肠道准备

(1)饮食:术前禁食禁饮8小时,急诊手术例外。

(2)尿管:急诊手术患者安置保留尿管。

4.病情观察及护理

(1)保持环境安静,减少不必要的搬动。

(2)保持呼吸道通畅.持续低流量吸氧。

(3)观察并记录患者血压情况,维持收缩压在180mmHg以下。

(4)严密观察患者意识、瞳孔、生命体征、尿量和肢体活动情况。

(5)昏迷患者注意观察皮肤状况并加强护理。

(6)避免各种不良刺激:如咳嗽、情绪激动、烦躁、过度兴奋、屏气用力、精神紧张等易引起再次出血的诱因。

5.术前常规准备

(1)术前行抗生素皮试,遵医嘱带入术中用药。

(2)协助完善相关术前检查:心电图、B超、出凝血试验等。

(3)更换清洁病员服。

(4)备皮:术前2小时剃头。

(5)建立静脉通道。

(6)与手术室人员进行患者、药物核对后,送入手术室。

(7)麻醉后置尿管。

(八)术后护理措施

1.神经外科术后护理常规

(1)全麻术后护理常规

1)了解麻醉和手术方式、术中情况、切口和引流情况。

2)持续低流量吸氧。

3)持续心电监护。

4)床档保护防坠床。

5)严密监测生命体征。

(2)伤口观察及护理:观察伤口有无渗血渗液,若有,应及时通知医生并更换敷料。

(3)各管道观察及护理

1)输液管保持通畅,留置针妥善固定,注意观察穿刺部位皮肤。

2)尿管按照尿管护理常规进行,一般术后第2日可拔除尿管,拔管后注意观察患者自行排尿情况。

3)创腔、硬膜外、硬膜下、皮下、脑室、腰穿持续引流等引流管参照引流管护理相关要求。

(4)疼痛护理

1)评估患者疼痛情况:伤口、颅内高压、颅内低压。

2)遵医嘱给予镇痛药物或降压药物。

3)提供安静舒适的环境。

(5)基础护理:做好口腔护理、尿管护理、定时翻身、雾化、患者清洁等工作。

2.血压管理 血压监测和护理是高血压脑出血患者护理的重点,具体监测和护理内容如下。

(1)严密监测血压:进行心电监护,每15～30min测血压一次,必要时每5min测血压一次,并做好相应记录。

(2)血压控制标准

1)血压在180/100mmHg以内,原则上不行药物降压处理。

2)进行药物降压应注意避免血压下降过快、过低。

3)有高血压病史的患者,降压幅度应控制在基础血压的15%～20%以内,以不超过20%为宜。

4)颅内压(ICP)升高的患者,其血压控制标准应相应提高,至少保证脑灌注压(CPP=MAP－TCP)在60～80mmHg。

(3)病情观察:无高血压病史的患者,血压升高要高度警惕急性颅内高压(Cushing反应:血压升高、脉搏减慢宏大有力、呼吸深而慢)的可能。

3.神经外科引流管护理

(1)保持通畅:勿折叠、扭曲、压迫管道。

(2)妥善固定

1)颅内引流管与外接引流瓶或引流袋接头应连接牢固,外用纱布包裹,胶布分别将纱布两端与引流管固定,避免纱布滑落。

2)躁动患者在征得家属同意后适当约束四肢。

3)告知患者及家属引流管的重要性,切勿自行拔出。

4)根据引流管的种类和安置目的调整放置高度。

5)引流管不慎脱出,应检查引流管头端是否完整拔出,并立即通知主管医生处理。

(3)观察并记录

1)严密观察引流液性状、颜色、量。

2)正常情况下手术后1～2天引流液为淡血性液,颜色逐渐变淡,若为引流出大量新鲜血液或术后血性液逐渐加深,常提示有出血,应通知医生积极处理。

3)引流量过少应考虑引流管阻塞的可能,采用自近端向远端轻轻挤压、旋转引流管方向、适当降低引流管高度等方法进行处理。

4)采用以上方法处理后引流管仍未通畅时应严密观察患者意识或瞳孔变化,警惕颅内再出血的发生。

5)观察患者伤口敷料情况。

(4)拔管:根据引流量的多少、引流液的颜色、颅内压、引流目的等决定拔管时间。

4.饮食护理　清醒患者术后当天禁食,第2天可进半流质饮食,以后逐渐过渡到普食;昏迷患者则于第2天安置保留胃管,给予管喂流质饮食。

5.体位与活动　患者清醒后抬高床头30°,能改善颈静脉回流和降低ICP,头部应处于中间位,避免转向两侧。患者术后活动应循序渐进,首先在床上坐,然后在床边做,再在陪护搀护下地活动,避免突然改变体位引起脑部供血不足致头晕或昏倒。

6.健康宣教

(1)饮食:低盐(低于5克/日)、低脂肪、低胆固醇、低热量。

(2)药物指导

1)根据医嘱用药。

2)按时服药。

3)切忌突然停药。

4)如有不良反应,及时看就医。

(3)功能锻炼

1)肢体瘫痪者,保持肢体功能位,由被动锻炼到主动锻炼。

2)失语者,教患者锻炼发音,由简单的字到词组,再到简单的句子。

(4)自我保健

1)减轻体重,坚持适当的运动。

2)戒烟。

3)保持稳定的情绪。

4)保持良好的生活习惯:活动规律;睡眠充足;服药定时;劳逸结合等。

5)定期监测血压,维持血压的稳定。

(5)心理护理:进行个体化心理护理。

(九)并发症的处理及护理

1.术后颅内出血

(1)临床表现

1)患者意识加深。

2)双瞳不等大。

3)引流液颜色逐渐加深。

4)伤口敷料有新鲜血液渗出。

5)神经功能废损加重。

(2)处理

1)保守治疗:使用脱水药、止血药。

2)保守治疗无效者应及时行再次手术。

2.颅内感染

(1)临床表现

1)术后 3 天体温持续性高热。

2)腰穿脑脊液白细胞升高。

3)脑膜刺激征阳性。

(2)处理

1)调整抗生素使用。

2)进行物理降温。

3)持续腰穿引流脑脊液。

4)早期行药敏试验。

3.肺部感染

(1)临床表现

1)体温持续性高热。

2)气道痰多。

3)肺部湿啰音。

(2)处理

1)应早期痰培养及药敏试验。

2)运用有效抗生素治疗。

3)加强全身营养支持。

4)加强翻身、拍背、有效排痰。

5)气管切开,吸痰。

4.应激性溃疡(消化道出血)

(1)临床表现:胃管内有血性液或咖啡色液体。

(2)处理

1)抗胃酸药物的使用,质子泵抑制剂:奥美拉唑,耐信等。

2)持续胃肠减压。

3)管喂止血药。

(十)观察护理重点

1.血压监测与护理。

2.引流管的护理。

3.呼吸系统感染的观察与护理。

4.中枢性高热的护理。

5.应激性溃疡的观察及护理。

(阴莹)

第三节　呼吸系统急危重症的护理

一、急性呼吸衰竭的护理

急性呼吸衰竭是指原肺呼吸功能正常,因各种肺部发展的病变,在短时间内引起严重气体交换障碍,产生缺氧或合并二氧化碳潴留。病变发展迅速,抢救不及时,可危及生命。

(一)护理关键

1.监测呼吸、心率等生命体征。

2.保持呼吸道通畅,清除痰液、缓解支气管痉挛、人工气道建立。

3.合理给氧,采用控制性吸氧,使用低浓度持续吸氧,必要时加用机械呼吸通气支持。

4.维持水电解质及酸碱平衡,保证摄入足够的液体和电解质。

5.加强心理护理。

(二)一般护理

1.卧床休息　帮助患者取舒适且有利于改善呼吸状态的体位,一般取半卧位或坐位。

2.给予吸氧　根据血氧采取控制性吸氧。准确量体温、呼吸。认真填写病情记录,抢救过程中的治疗和用药及护理、交接班记录等。

3.建立好静脉通道　严格掌握好输液速度及输液量。

4.饮食　宜进食高蛋白、高脂肪、低糖类,以及适量多种维生素和微量元素的饮食;必要时作静脉高营养治疗。保证营养物质的摄入。

5.记出入液量　准确记录24小时的出入量,注意电解质尤其是血钾的变化。

6.协助患者做好生活护理　保持皮肤和口腔的清洁,防止口腔炎症和呼吸道感染,定时翻身,防止压疮发生。

7.与患者保持良好的沟通　采用语言与非语言的沟通方式,了解患者的心理需求,提供必要的帮助。

8.注意保暖　定期作空气细菌培养,检测空气污染和消毒效果,以最大限度的减少呼吸道感染机会。

(三)症状护理

1.加强心电监护,密切观察24小时心电、血压、呼吸,血氧饱和度监测、注意尿量、意识等情况。

2.呼吸困难的护理

(1)痰液清除:①指导患者深呼吸和有效咳嗽;②协助体位引流、翻身、拍背,每2~3小时一次;③降低痰液黏稠度:口服沐舒坦、竹沥油等;④增加水分:包括多饮水和静脉输液,配合雾化吸入治疗,也可用鼻导管滴注或环甲膜穿刺保留塑料管气管内注入生理盐水,以达到湿润气道,稀释痰液的作用,24小时内湿化液250ml左右;⑤必要时用多孔鼻导管或纤维支气管镜吸出分泌物。

(2)缓解支气管痉挛:选用茶碱类或 β_2 受体激动剂,有助于缓解小气道平滑肌痉挛、降低气道阻力及肺泡压,使痰液易于咳出。

3.缺氧的护理　急性呼吸衰竭,可给予高浓度(>50%)氧疗,但当 PaO_2 达 9.3kPa(70mmHg)时应逐渐降低氧浓度。因长时间吸入高浓度氧可引起氧中毒。

4.呼吸兴奋剂　呼吸兴奋剂提高呼吸肌功率、改善通气,同时,也增加氧耗量和二氧化碳产量。因此,使用时需保持气道通畅,同时适度增加吸入氧浓度。

5.机械辅助通气　经控制性吸氧及应用呼吸兴奋剂后,患者意识障碍仍严重,呼吸费力、浅弱或呈潮式呼吸,$PaCO_2$ 高于 6.67kPa(50mmHg)在 PaO_2 在 8.0kPa(60mmHg)以下,应行机械辅助通气。

(1)保持气管的通畅,要及时吸痰,注意无菌操作,床头铺一无菌治疗盘(内放已消毒的弯盘、钳子2把,治疗碗1个内装呋喃西林溶液、无菌手套1盒)待吸痰时使用,每次吸完痰后用呋喃西林溶液冲洗吸痰管,用完后并把吸痰管弃掉,关闭吸痰装置后把吸痰管接头端放到无菌盘内的治疗碗中。从而减少感染的发生。

(2)注意气道的湿化,一般24小时内气管滴入250ml左右生理盐水,痰液黏稠时用 α—糜蛋白酶稀释,为预防和治疗呼吸道炎症可在雾化液内加入抗生素及其他药物。

(3)注意呼吸频率、节律及血氧饱和度的观察,发现问题及时通知医师处理;并做好各项抢救措施。

(4)患者持续数日高热,体温为 38~39℃,考虑为肺部感染,予以物理降温,头部冰敷及药物降温,并每日4次测体温,按医嘱予抗生素的应用;密切注意体温的变化,注意保暖。

(四)并发症护理

1.肺损伤　以气压伤最常见。肺损伤实质上与高容通气有关,而非高压造成,主张将"气压伤"改为"容积伤",因此控制潮气量可以预防气压伤的发生,目前倾向于选用接近正常自主呼吸的潮气量(6~8ml/kg),尽量使用平台压不超过 30~35cmH₂O。

2.呼吸性碱中毒　当辅助通气水平过高,或采用辅助控制通气模式的患者自主呼吸频率过快时可导致过度通气,出现呼吸性碱中毒,对于Ⅱ型呼吸衰竭的患者应特别注意。

3.氧中毒　长时间吸入高分数氧使体内氧自由基过多,导致组织细胞损伤和功能障碍,称为氧中毒。吸氧浓度可根据血气分析和缺氧情况调节,但氧浓度大于70%,使用一般不超过24小时。

4.呼吸系统感染　是最常见的医院内感染。机械通气的患者由于抵抗力下降,使用广谱抗生素和激素、人工气道的建立、气道湿化不足、吸痰等操作造成呼吸道黏膜损伤、呼吸机管道和湿化装置消毒不严密等因素,使呼吸系统感染的发生率高达9%~67%。因此,注意加强患者营养,药物的选择应综合临床和痰培养结果全面分析。严格执行无菌技术操作及消毒隔离。

(五)心理护理

应多了解和关心患者的心理状况,特别是对建立人工气道和使用机械通气的患者,应经常巡视,让患者说出或写出引起或加重焦虑的因素,指导患者应用放松、分散注意力,以缓解患者的紧张和焦虑。

(六)健康指导

1.疾病知识指导　向患者及家属讲解疾病的发生、发展和转归。语言应通俗易懂。

2.呼吸锻炼的指导　教会患者有效咳嗽、咳痰技术,如缩唇呼吸、腹式呼吸、体位引流、拍背等方法,提高患者的自我护理能力,加速康复,延缓肺功能恶化。

3.用药指导　出院时应将患者使用的药物、剂量、用法和注意事项告诉患者,指导低氧血症的患者及家属学会合理的家庭氧疗方法及注意事项。

4.活动与休息　与患者一起回顾日常生活中所从事的各项活动,根据患者的具体情况指导患者制定合理的活动与休息计划,教会患者避免氧耗量较大的活动,并在活动过程中增加休息。

5.呼吸衰竭的征象及处理　若有气急、发绀加重等变化,应尽早就医。

二、急性呼吸窘迫综合征的护理

急性呼吸窘迫综合征(ARDS)是指肺内、外严重疾病导致以肺毛细血管弥漫性损伤、通透性增强为基础,以肺水肿、透明膜形成和肺不张为主要病理变化,以进行性呼吸窘迫和难治性低氧血症为临床特征的急性呼吸衰竭综合征。

(一)护理关键

1.密切观察病情　监测呼吸与心血管系统。

2.体位　帮助患者取舒适且有利于改善呼吸状态的体位,一般呼吸衰竭的患者取半卧位或坐位。

3.吸氧　保持呼吸道通畅,可给予高浓度(>50%)氧疗。

4.病情观察　密切观察病情及出入量变化,观察用药后反应。

5.进一步加强呼吸道护理　充分做好气道湿化、分泌物引流,是防止感染和提高抗感染效果的关键,预防并发症的发生。

(二)一般护理

1.卧床休息　帮助患者取舒适且有利于改善呼吸状态的体位,一般取半卧位或坐位。

2.给予吸氧　根据血氧采取控制性吸氧。准确量体温、呼吸。认真填写病情记录,抢救过程中的治疗和用药及护理、交接班记录等。

3.建立好静脉通道 严格掌握好输液速度及输液量,了解药物药理作用及可能出现的不良反应。

4.饮食 宜给予高蛋白、高脂肪、低糖类含多种维生素和微量元素的饮食,保证营养物质的摄入。

5.记录出入液量 准确记录24小时的出入量,注意电解质尤其是血钾的变化。

6.协助患者做好生活护理 保持皮肤和口腔的清洁,定时翻身,防止压疮发生。

7.与患者保持良好的沟通 采用语言与非语言的沟通方式,了解患者的心理需求,提供必要的帮助。

(三)症状护理

1.呼吸困难的护理

(1)取坐位或半坐位。

(2)病室内保持温度为22～24℃,湿度为50%～70%,空气洁净清新。

(3)观察呼吸的频率、节律、深浅度、比例的变化及水电解质、酸碱平衡情况,准确记录出入量。

2.咳嗽、咳痰的护理

(1)观察咳嗽性质、时间,有无痰液产生。

(2)嘱患者多饮水,以湿润呼吸道。

(3)指导患者深呼吸和有效咳嗽。协助翻身、拍背,鼓励患者咳出痰液。

(4)遵医嘱给予雾化吸入治疗。

3.发绀的护理

(1)嘱患者绝对卧床休息,以减轻心脏负担,减少耗氧量。

(2)呼吸困难给予高枕卧位或半卧位,持续给予高浓度文丘里面罩吸氧。

(3)给予营养丰富易消化的饮食,少量多餐,防止过饱。

(4)密切观察病情。注意体温、脉搏、呼吸、发绀发生的部位、程度,有无烦躁,呼吸困难等,必要时采动脉血送血气分析检查。

(5)注意呼吸衰竭早期症状,保持呼吸道通畅,备好呼吸兴奋剂,及时通知医师。

(四)并发症护理

1.气压伤 正压通气时肺泡内压明显升高,可使肺泡壁和胸膜脏层破裂出现气胸、纵隔气肿、皮下气肿等气压伤。实质上与高容通气有关,而非高压造成,主张将"气压伤"改为"容积伤",因此控制潮气量可以预防气压伤的发生,目前倾向于选用接近正常自主呼吸的潮气量(6～8ml/kg),尽量使用平台压不超过30～35cmH_2O。

2.呼吸性碱中毒 当辅助通气水平过高,或采用辅助控制通气模式的患者自主呼吸频率过快时可导致过度通气,出现呼吸性碱中毒,对于Ⅱ型呼吸衰竭的患者应特别注意。

3.氧中毒 长时间吸入高分数氧使体内氧自由基过多,导致组织细胞损伤和功能障碍,称为氧中毒。吸氧浓度可根据血气分析和缺氧情况调节,但氧浓度大于70%,使用一般不超过24小时。

(五)心理护理

ARDS患者因呼吸困难、预感病情危重、可能危及生命,常会产生紧张、焦虑情绪。应多了解和关心患者的心理状况,特别是对建立人工气道和使用机械通气的患者,应经常巡视,指导患者应用放松、分散注意力以缓解患者的紧张和焦虑。

(六)健康指导

详见本节上述"急性呼吸衰竭"健康指导。

三、大咯血的护理

大咯血是指一次咯血量超过 200ml;或 24 小时内咯血量超过 400ml;或持续咯血而需输血以维持血容量;以及因咯血而引起气道阻塞导致窒息患者。大咯血是呼吸科急症。其特点是发病急、易引起窒息、失血性休克和急性呼吸衰竭等,如不及时抢救容易造成死亡。

(一)护理关键

1.密切观察生命体征、神志、皮肤和黏膜颜色。

2.立即抱起患者使其下身倒置,使躯干与床呈 45°～90°坡角,并拍击背部,排出气管内的积血,防止血液淹入整个肺部。

3.及时清除血块,首先用开口器撬开牙齿,挖出咽喉部的血块,必要时行气管插管对血块连续负压吸引。

4.吸氧,保持呼吸道通畅,高流量吸氧。

(二)一般护理

1.嘱患者绝对卧床休息,取患侧卧位或平卧位,头偏向一侧,避免血液流向健侧或堵塞气管造成窒息。大咯血停止后未再出者仍需卧床 1 周,对反复咯血者则需卧床 10～15 日,在卧床休息期间注意防止便秘。

2.给予吸氧,保持呼吸道通畅,高流量吸氧,氧流量为 6～8L/min。认真填写抢救过程中的治疗和用药及护理、交接班记录等。

3.建立静脉通道,应用止血药,根据病情决定是否需要输血。

4.根据病情,安排营养丰富、易消化的饮食,以促进康复。大咯血时禁食,待咯血停止后给予温凉的流质饮食,食量由少逐渐增加,保持消化道的通畅,防止便秘。

5.患者因咯血,易产生口臭,影响食欲,为了增进饮食,必须保持口腔的清洁,早晚刷牙各一次,每日用漱口液漱口 3～4 次,防止口腔及呼吸道的感染。

6.急性期协助患者做好生活护理,保持皮肤和口腔的清洁。

7.首先做好安慰工作让患者镇静下来,使其积极配合抢救治疗,必要时对严重烦躁不安的患者给予地西泮 10mg,肌内注射,使之镇静。

(三)症状护理

1.发热护理　大咯血后可有不同程度的体温升高,有的属于吸收热,有的可能是继发感染,可给予物理降温和适量饮水,继发感染时给予抗生素治疗。

2.药物止血　垂体后叶素、普鲁卡因、氨基己酸、酚磺乙胺(止血敏)等药物,根据病情选用。

3.积极治疗原发病　坚持早期、联合、适量、全程的原则。保持呼吸道通畅,根据具体情况给予吸痰或服用去痰药物。

(四)并发症护理

1.大咯血重要的并发症是窒息。窒息是大咯血的主要死亡原因。突然大量咯血常使患者精神恐惧不安。而过度紧张易造成喉头痉挛,不易把血咳出,患者表现为面色苍白、出冷汗、胸闷憋气、躁动不安,对此情况应清理患者口腔、咽部鼻腔中的血块,鼓励咳嗽并轻拍患侧背部。对窒息者,应立即做体位引流,经支气管镜或经鼻气管插管用电动吸引器,边插边吸,连续吸引使呼吸道通畅。

2.要及时发现失血性休克,应根据咯血情况估计出血量,密切观察生命体征,判断患者是否发生失血性休克,如发现四肢末梢湿冷、尿量减少等休克先兆,立即通知医师进行抢救,同时建立静脉通道做好抢救休克的准备,如输血。

3.选择合适的抗菌药物,积极治疗原发病和预防感染。

(五)心理护理

大咯血患者多数精神紧张恐惧,尤其是初次咯血的患者,往往是导致窒息的主要原因。在患者咯血时护士必须保持冷静,安慰患者并配合好抢救工作,迅速给予止血处理,并引导患者将血咳出来,切忌闭口、屏气,以免发生窒息,同时患者应取患侧卧位,冰袋冷敷患侧防止病变扩散至健侧。

(六)健康指导

1.自我护理

(1)发生咯血,特别是咯血量较大时,首先保持镇静,取平卧位,头偏向一侧,将气管内积血轻轻地咳出,勿吞下,也不可坐起,以免引流不畅,导致血块堵塞气道而发生窒息。

(2)认真服药,对于常用的镇咳药、止血药、抗菌药物,要了解用法、注意事项及不良反应。

(3)学会家庭用氧的方法及注意事项。

2.自我监测 对患有可诱发咯血的慢性疾病患者,要避免上呼吸道感染、控制感染防止剧烈咳嗽,以免诱发咯血。一旦发生咯血,若出现心悸、无力、头晕、烦躁、胸闷及喉痒等伴随症状,应立即向医护人员叙述病情,以引起重视。

3.自我保健 注意生活环境清洁、安静、空气新鲜。平时注意用适当方法排痰、清理气道。根据自我实际情况进行体能锻炼。

四、哮喘持续状态的护理

美国胸科协会将"哮喘持续状态"定义为:哮喘从发作初期即出现严重的气道阻塞或发作后哮喘病情加重,并且对常规治疗无效的急性发作性哮喘。因此,哮喘严重发作通常称为"哮喘持续状态"。

(一)护理关键

1.病情观察 密切观察哮喘发作的前驱症状;观察患者意识状态、呼吸频率、节律、深度及辅助呼吸肌是否参与呼吸运动等;检测动脉血气分析和肺功能情况。

2.立即吸氧 一般应用低流量。

3.做好心理护理,避免精神紧张。

(二)一般护理

1.病室不宜摆放花草,避免使用皮毛、羽绒或蚕丝织物。

2.哮喘发作时应绝对卧床休息,极度气急时患者不能平卧,应给予高枕卧位或半卧位,有条件时放一床头小桌,使患者上身尽量前倾,有利于呼吸肌运动和膈肌的扩张。

3.给予吸氧,以40%氧浓度为宜,氧流量为4~5L/min,应持续给氧使动脉血氧饱和度不低于90％,氧分压高于8.0kPa(60mmHg)以上。

4.建立好静脉通道,严格掌握好输液速度及输液量,了解药物药理作用及可能出现的不良反应。

5.饮食宜提供清淡、易消化、足够热量的饮食,避免进食硬、冷、油煎食物。

6.哮喘发作时,患者常会大量出汗,应做好生活护理,保持皮肤和口腔的清洁。

7.缓解紧张情绪,给予心理疏导和安慰,消除过度的紧张状态。

(三)症状护理

1.保持呼吸道通畅　在补充足够液体的基础上,给予雾化吸入、翻身、拍背,促进痰液排出,必要时气管插管。

2.加强心电监护　注意观察心率、心律。因缺氧和药物治疗,均可致心动过速和心律失常。

3.观察并发症　哮喘严重呼吸困难极易产生自发性气胸、呼吸衰竭、电解质紊乱等并发症,应严密观察。

(四)并发症护理

1.呼吸衰竭　经治疗病情无缓解,做好机械通气的准备工作。

2.电解质紊乱　遵医嘱及时、充分补液,纠正水电解质和酸碱平衡紊乱。

3.自发性气胸　密切观察病情变化,若出现突发性胸痛伴呼吸困难及相应气胸体征,应立即报告医师。

(五)心理护理

在进行躯体治疗和生活护理同时,还应对精神因素、情绪异常进行心理护理。应关心、体贴患者。通过暗示、说服、示范、解释,训练哮喘患者逐渐学会放松技巧及转移自己的注意力。

(六)健康指导

1.指导患者增加对哮喘的激发因素、发病机制、控制目的和效果的认识,以提高患者在治疗中的依从性。

2.合理调整饮食,避免进食诱发哮喘的食物和刺激性饮料。

3.避免各种诱发因素,针对个体情况,指导患者有效控制可诱发哮喘的各种因素,如避免摄入引起过敏的食物;避免强烈的精神刺激和剧烈运动;避免持续的喊叫等过度换气功能;不养宠物;避免接触刺激性气体及预防呼吸道感染;戴围巾或口罩避免冷空气刺激。

4.注意劳逸结合,康复期适当进行加强体育锻炼、耐寒锻炼及耐力锻炼,以增强体质。

5.按医嘱服药,患者应了解自己所用各种药物的名称、用法、用量及注意事项,了解药物的主要不良反应及如何采取相应的措施来避免。指导患者或家属掌握正确的药物吸入技术,遵医嘱使用$β_2$受体激动剂和(或)糖皮质激素吸入剂。并定期门诊随访,坚持治疗。

6.指导患者及家属当病情突然变化时应采取简易应急措施。

五、肺源性脑病的护理

肺源性脑病(简称肺性脑病)是肺源性心脏病(肺心病)的一种并发症,也是呼吸衰竭发展到严重阶段,导致严重缺氧和二氧化碳潴留,引起以中枢神经系统功能障碍为主要表现的一组临床综合征。多发生于肺心病的急性发作期。呼吸道感染、使用镇静剂或给氧不当常为诱发因素。

（一）护理关键

1.护理评估　哮喘发作时严重程度、持续时间、诱发或缓解因素,生命体征、精神状态,血气分析、肺功能检查。

2.心理护理　做好心理护理,避免精神紧张。

3.生活护理　提供清淡、易消化、足够热量的饮食,保持皮肤和口腔的清洁。

4.病情观察　密切观察哮喘发作的前驱症状;观察患者意识状态、呼吸频率、节律、深度及辅助呼吸肌是否参与呼吸运动等;检测动脉血气分析和肺功能情况。

5.加强进一步护理　预防并发症的发生。

（二）一般护理

1.绝对卧床休息,呼吸困难时呈半卧位,有精神症状、嗜睡、极度烦躁或出现昏迷者应注意安全,必要时专人护理或加床档,防止意外。

2.给予吸氧,吸氧纠正缺氧是刻不容缓的紧急急救措施,但吸氧要给予低流量,一般鼻管法氧流量为 1～3L/min。认真填写抢救过程中的治疗、用药、护理、交接班记录等。

3.控制液体滴注速度,建立一条静脉通道,用于维持血压,补充血容量,随时静脉用药,液体总量不要过多,以维持总出入量的平衡,一般 24 小时不超过 1500ml,输液速度要慢,每分钟不超过 10～30 滴,保持静脉输液通畅,并注意保护血管。

4.密切观察生命体征,如体温、脉搏、呼吸、血压、神志、皮肤黏膜、瞳孔等变化,记录出入量,控制水的摄入量,以免加重心脏的负担,同时保持大小便通畅,以防止排便用力过度,发生猝死。

（三）症状护理

1.加强心电监护　密切观察 24 小时心电图、血压、呼吸,必要时进行血流动力学监测,注意尿量、意识等情况。

2.肺性脑病的先兆　常有白天嗜睡,夜间不眠,烦躁不安。肺性脑病常常在夜间发生或加重,因此应加强巡视,早发现、早处理。以免延误抢救时机。

3.肺性脑病者动脉血气分析　$PaCO_2$ 增高,低钠血症者可正常。血气分析正常者可除外肺性脑病。

4.保持呼吸道畅通　呼吸道感染加重,分泌物多,易造成气道阻塞或窒息,应立即采取以下措施

（1）吸痰,必要时气管切开。

（2）拍背咳痰,左侧卧位拍右背,坐位时由下往上拍。

（3）痰稠者给予雾化吸入。

5.呼吸兴奋剂的使用　在保持呼吸道通畅的前提下,应用呼吸兴奋剂可有利于兴奋呼吸中枢,增加通气量,减轻缺氧,促进二氧化碳排出。大剂量静脉滴注呼吸兴奋剂时需观察呼吸频率及幅度的变化,注意有无恶心、呕吐、大汗、面肌抽搐或全身惊厥等症状,出现上述症状应马上减慢滴速,并及时通知医师协助处理。

6.合理使用抗生素　有效控制感染是治疗肺性脑病的关键,应尽早做痰培养及药敏试验,合理使用抗生素。在使用抗生素时应遵循"大量、联合、长期"的原则,用药期间注意观察患者的痰量及其性状,如痰量减少、脓稠痰变为白色泡沫痰,说明用药有效。

7.禁用或慎用镇静药　防止引起呼吸抑制,二氧化碳麻醉,抑制咳嗽反射,加重痰液潴

留,故用药时应严密观察患者,如患者有烦躁不安,可给予小剂量的地西泮。

(四)并发症护理

1.心律失常 肺性脑病患者缺氧都较严重,影响心脏供氧;并且呼吸衰竭患者几乎都有酸碱平衡紊乱,其中以酸中毒居多,酸中毒也加重心肌缺氧,所以肺性脑病常合并心律失常。一旦发生,必须严密观察病情变化,如患者主诉心悸、胸闷等,应及时做心电图,及早治疗。

2.上消化道出血 为了扩张支气管、止喘,常常应用激素类、茶碱类药物,此类药物,易引起患者发生应激性溃疡,出现上消化道出血,表现为恶心、吐出咖啡色样物质、排黑便、粪隐血试验阳性。如发现上消化道出血,应立即给予止血药物治疗,并观察血压的变化。

3.电解质紊乱和酸碱平衡失调 呼吸衰竭患者常发生酸碱平衡失调,代谢性酸中毒最常见;呼吸性酸中毒次之;代谢性酸中毒少见。在临床上,酸中毒是呼吸衰竭病例中引起电解质紊乱、心律失常、休克等严重并发症的最常见原因,故肺性脑病患者必须每日做动脉血气分析,甚至每日2次,以及时发现酸碱平衡失调,及时抢救。

4.急性肾衰竭 常导致患者死亡,患者在应用头孢唑林加庆大霉素和(或)呋塞米时最易发生。当每日尿量少于500ml时,应提高警惕,注意补钾盐的量,预防高血钾症的发生。血钾浓度增高对心肌有抑制作用,可使心脏停搏于舒张期。如发现患者尿少,应及时报告医师做相应的处理。

(五)心理护理

肺性脑病患者常为老年患者,性格怪癖、固执,加之久病,缺乏自信心,有时不合作,因此需要多一份耐心,细心进行治疗护理,悉心安慰患者,使之精神愉快,提高战胜疾病的信心,安心休养。

(六)健康指导

1.避免各种诱发因素,注意根据气候冷暖,适宜增减衣着。避免感受外邪,防止发生上呼吸道感染、咳嗽而导致慢性咳喘。

2.饮食以清淡为宜,禁忌辛辣生冷及过甜过咸饮食,有水肿者应安于休息,进低盐或无盐饮食。尤忌饮酒、吸烟及避免接触刺激性气体。

3.在缓解期,根据病情可适当参加锻炼以增强体质。

4.告知患者和家属,在肺心病、心力衰竭、呼吸衰竭的基础上出现表情淡漠、精神不振、嗜睡乏力等中枢神经抑制症状,多为肺性脑病前兆。指导其当病情突然变化时应采取简易应急措施,并立即就医。

六、急性肺梗死的护理

急性肺梗死是指由外界侵入血液循环的物体或折断的部分静脉血栓,被血流带往右心室,从而进入肺动脉,形成肺动脉较大分支闭塞,并由此发生肺动脉血管网,甚至冠状动脉出现急剧的反射性痉挛、支气管痉挛,突发心力衰竭而猝死的一种疾病。当栓塞后产生严重血供障碍时,肺组织可发生坏死,即称肺梗死。

(一)护理关键

1.生命体征观察 如体温、脉搏、呼吸、血压、神志、皮肤黏膜、瞳孔等变化。

2.体位 绝对卧床休息,呼吸困难时呈半卧位,有精神症状、嗜睡、极度烦躁或出现昏迷者应注意安全,必要时专人护理或加床档,防止发生意外。

3.吸氧　给予低浓度、低流量氧气，一般鼻管法氧流量为1～2L/min。

4.做好心理护理　避免精神紧张，提高战胜疾病的信心。

（二）一般护理

1.休息与活动　绝对卧床休息，保持大便通畅，避免便秘、咳嗽等，以免增加腹腔压力，影响下肢静脉血液回流。鼓励患者多做床上下肢主动或被动活动，注意保持患肢的功能，抬高患肢，以利静脉血的回流。密切观察患肢的皮肤颜色、温度、水肿程度，严禁挤压、按摩患肢，防止血栓脱落，造成再次肺栓塞。水肿及压痛缓解后可逐渐下床活动。

2.建立好静脉通　道输液注意更换穿刺部位，不要反复穿刺某一血管，以免损伤血管内膜，引起静脉炎。存在骨盆骨折、下肢骨折时，避免下肢输液。

3.合理饮食　给予低盐、低钠、消淡易消化饮食，少食多餐，少食速溶性易发酸食物，以免引起腹胀。

4.保持大便通畅　减少用力排便所致腹压增高，从而引起的下肢静脉回流受阻。

5.急性期协助患者做好生活护理　保持皮肤和口腔的清洁。

6.加强心理护理　做好术前术后宣教工作，向患者细致地解释适当活动的重要性，取得患者和家属的理解和支持。

7.适时止痛　适当应用止血剂，术后应用止血药应在24～28小时内停止应用，最多不超过72小时。

（三）症状护理

1.加强心电监护　持续多参数监护仪监护，严密观察心率、心律、呼吸、血压、血氧饱和度的变化。

2.溶栓治疗护理　应用尿激酶溶栓治疗期间应进行以下护理。

（1）应绝对卧床休息，避免搬动。

（2）尿激酶不得用酸性液体稀释，应现配现用，在静脉灌注过程中要准确调节输液泵的灌注速度。

（3）注意观察患者皮肤黏膜、齿龈、胃肠道有无出血，注射部位有无血肿，避免不必要的肌内注射，静脉穿刺时尽量做到一针见血，拔针后按压时间要适当延长。

（4）要定时测定出凝血时间、凝血酶原时间及粪隐血试验。

（5）做好抗凝期间的自我护理指导。发现出血倾向，要及时报告医师，及时给予处理。

3.术后护理　行下腔静脉滤网置入术。

（1）观察穿刺处有无出血和血肿，每30分钟巡视一次，若穿刺处出血较多，应报告医师，及时处理。

（2）因穿刺处需加压包扎，应注意观察加压患肢及足背皮肤颜色、温度及足背动脉搏动的情况，防止肢体缺血坏死，穿刺侧肢体伸直制动12小时，防止血栓形成。

4.呼吸道护理

（1）保持呼吸道通畅。按需要及时吸痰，吸痰时严格执行无菌操作，先吸气管内，后吸口腔、鼻腔内的痰液，以免污染气道造成感染，另外负压不宜过大，动作要轻柔，要注意观察呼吸、心率、血压、血氧饱和度的变化，适当提高给氧浓度。

（2）做好气道湿化，雾化吸入每日3次，每2小时用生理盐水冲洗气道一次，防止痰痂形成，阻塞气道。

(3)保持病室清洁及有效的温湿度,室温 20℃左右,湿度 70%。紫外线空气消毒,每日 2 次,每次 1 小时。

(4)呼吸平稳后指导患者进行深呼吸运动,使肺早日膨胀。

(四)并发症护理

1.再栓塞

(1)急性期:患者除绝对卧床外,还需要避免下肢过度屈曲,一般在充分抗凝的前提下卧床时间 2~3 周;保持大便通畅,避免用力,以防下肢血管内压力突然升高,使血栓再次脱落形成新的危及生命的栓塞。

(2)恢复期:需预防下肢血栓形成,如患者仍需卧床,下肢须进行适当的活动或被动关节活动,穿抗栓袜或气压袜,不在腿下放置垫子或枕头,以免加重下肢循环障碍。

(3)观察下肢深静脉血栓形成的征象:观察有无局部皮肤颜色的改变,如发绀等。做好病情观察、溶解血栓、抗凝等护理。

2.右心功能不全的护理 如患者出现右心功能不全的症状,应限制水钠摄入,遵医嘱给予强心剂。

3.低排血量和低血压的护理 当患者心排血量减少出现低血压,甚至休克时,应按医嘱给予静脉输液和升压药物,注意记录液体出入量,当患者同时伴有右心功能不全时尤应注意液体出入量的调整,平衡低血压需输液和心功能不全限制液体之间的矛盾。

(五)心理护理

低氧血症给患者带来濒死感,易产生恐惧、焦虑情绪,对预后感到失望。针对这一心理特点,护理人员要运用语言技巧进行疏导、安慰、解释、鼓励,并以从容镇定的态度、熟练的技术、忙而不乱的工作作风取得患者的信任。同时加强宣教工作,提高患者对疾病的认识,使其树立战胜疾病的信心,以最佳的心理状态配合治疗。

(六)健康指导

1.注意患者一般情况,如肥胖患者、有高脂血症倾向者和老年人,应常规体格检查,发现高脂血症,有针对性地常规抗凝,预防血栓形成。

2.高龄、长期卧床、行手术等患者应注意加强腿部的活动,经常更换体位,术后早期活动及抬高下肢,必要时穿弹性长袜、电刺激腓肠肌和下肢气囊压迫,以减轻下肢血液的淤滞,预防血栓的形成。

3.指导患者及家属当病情突然变化时应采取简易应急措施。

(赵琴)

第四节 消化系统急危重症的护理

一、急性胃扩张的护理

急性胃扩张是指短期内由于大量气体和液体积聚,胃和十二指肠上段高度扩张而致的一种综合征。多数发生于饱餐和腹部手术后。神经功能紊乱、细菌的毒素作用导致胃及肠壁肌肉麻痹是发病的主要因素,也可发生于慢性消耗性疾病长期卧床的患者。是急腹症中一种比较常见的疾病,其发病急、进展快。

(一)护理关键

1.呕吐时患者应取侧卧或半卧位。

2.给予胃肠减压,同时注意保持水电解质及酸碱平衡。

3.有并发症时及时给予对症处理,必要时给予重症监护。

(二)一般护理

1.病室环境　安置患者于安静、舒适、便于照顾和抢救的病室,保持室内整洁,空气新鲜,注意保暖。

2.饮食护理　急性胃扩张患者饮食控制非常重要。胃肠减压期间应禁食水,症状缓解后试进流质饮食。必要时行胃肠外营养支持疗法,保证供给充分热量,维持机体水电解质平衡。

3.卧位　患者应卧床休息,取半坐卧位,头偏向一侧,避免随意搬动,重症患者专人护理。

4.皮肤护理　处于半坐卧位的患者应加强骶尾部等受压部位的皮肤护理,预防压疮的发生,保持床单位清洁、干燥、平整。无摩擦物刺激皮肤,并对受压部位进行按摩。

(三)症状护理

1.恶心、呕吐

(1)针灸治疗或遵医嘱给予止吐药物、镇静药物及解痉药物。

(2)若恶心呕吐持续不止,应查明原因,注意有无水电解质紊乱、急性胃扩张、胃肠道梗阻等。并注意患者的体位,防止呕吐误吸。

2.腹胀、腹痛

(1)同情安慰患者,认真听取其不适感受,并给予及时处理。

(2)观察疼痛的性质、程度,根据具体情况给予药物镇痛或教会患者一些放松技术以减轻疼痛。

(3)积极治疗原发病,消除引起患者疼痛的根本原因。

(4)分散患者注意力,降低机体对疼痛的感受性,如听音乐、与人交谈等。遵医嘱给予镇静、止痛剂,如地西泮、布桂嗪(强痛定)、哌替啶等药物。

(5)腹胀时给予胃肠减压,肛管排气。协助患者多翻身,下床活动。腹部热敷,新斯的明肌内注射等。

3.胃肠减压的护理　胃肠减压是治疗急性胃扩张的重要方法。通过胃肠减压将胃内容物清除干净,纠正由于急性胃扩张引起的一系列病理、生理变化。有效的减压可以减轻腹胀,防止呕吐,促进胃张力的恢复。

(1)胃肠减压期间禁食水,注意口腔清洁和鼻腔清洁湿润。

(2)保持减压管通畅,准确记录每日引流液的量、颜色、性质。

(3)经过治疗后,腹痛、腹胀缓解,肠鸣音恢复时可拔管。

(四)并发症护理

1.内出血

(1)严密观察生命体征及引流液性质,如有明显异常,及时通知主管医师。

(2)给予平卧位、吸氧,遵医嘱输液、输血,使用止血药物等。

(3)积极做好手术止血准备。

2.肺部感染

(1)鼓励患者有效咳嗽、咳痰,协助患者翻身、拍背。取半卧位,病情许可尽早下床活动。

（2）保持病室温度为 22～24℃、湿度为 50％～70％,维持每日液体摄入量。

（3）痰液黏稠时可给予雾化吸入。

（4）遵医嘱应用抗生素及祛痰药物。

3.下肢静脉血栓形成及血栓性静脉炎　多因下肢静脉多次输注高渗液体和刺激性药物等引起。

（1）禁止在有炎症的静脉上输液。

（2）抬高患肢,局部硫酸镁湿热敷,配合理疗和全身性抗生素治疗。

（3）禁忌局部按摩,以防血栓脱落。

（五）健康指导

1.加强饮食卫生宣传,防止暴饮暴食,避免过量进食后立即进行强体力劳动。

2.在创伤、手术、麻醉等应激状况下发现上腹胀满,频繁呕吐时,应及早置胃管进行有效的胃肠减压,并注意纠正水电解质和酸碱平衡紊乱。

3.指导患者学会自我护理、自我保健,避免发病的诱发因素,巩固治疗效果。

4.合理用药知识指导,按照医师出院给药医嘱,教会患者合理用药。

二、急性胰腺炎的护理

急性胰腺炎是多种病因导致胰酶在胰腺内被激活后引起胰腺组织自身消化、水肿、出血甚至坏死的炎症反应。临床以急性上腹痛、恶心、呕吐、发热和血胰酶增高等为特点。

（一）护理关键

1.严密观察生命体征、意识。

2.协助患者绝对卧床休息。必要时协助患者取弯腰、屈膝侧卧位,以减轻疼痛。因剧痛辗转不安者应防止坠床,周围不要有危险物品,以保证患者安全。

3.建立有效静脉通路,注意输注速度及用药反应。

4.加强进一步护理,预防并发症,做好外科手术前准备。

（二）一般护理

1.环境　应置患者于单间抢救室,给予心电监测,备好抢救物品和药品。

2.建立静脉通道　出血坏死型胰腺炎因多数有胆道疾病或继发感染,应给予有效抗生素控制感染。

3.饮食　应禁食行胃肠减压,待病情好转后指导患者进食。

4.生活护理　协助重症胰腺炎患者做好生活护理,加强皮肤护理及口腔护理,定时翻身、拍背。

5.预防感染　严格执行无菌操作规程,病室每日紫外线消毒。

6.心理护理　密切观察患者思想动态,接受患者对疼痛的行为反应,增强患者战胜疾病的信心。

（三）症状护理

1.禁食水和胃肠减压　多数患者需禁食水 1～3 日,明显腹胀者需行胃肠减压,其目的在于减少胃酸分泌,进而减少胰液分泌,以减轻腹痛和腹胀。

2.用药护理　腹痛剧烈者,可遵医嘱给予哌替啶等止痛药,但哌替啶反复使用可致成瘾。禁用吗啡,以防引起 Oddi 括约肌痉挛,加重病情。

（四）并发症护理

1.休克　患者取平卧位,注意保暖,给予氧气吸入。尽快建立静脉通路,按医嘱输注液体、血浆和全血,补充血容量。按医嘱给予升压药,根据血压调整给药速度,必要时测定中心静脉压,以决定输液量和速度。根据患者脱水程度、年龄和心肺功能调节输液速度,及时补充因呕吐、发热和禁食所丢失的液体和电解质,纠正酸碱平衡失调。

2.多器官功能衰竭　准确记录 24 小时出入量,作为补液的依据。观察呕吐物的量及性质,行胃肠减压者,观察和记录引流量及性质。观察患者皮肤黏膜的色泽与弹性有无变化,判断失水程度。定时留取标本,监测血、尿淀粉酶、血糖、血清电解质的变化,做好动脉血气分析的测定。建立有效静脉通路,输入液体及电解质,以维持有效循环血容量。

（五）心理护理

由于突发性的疼痛且来势凶险,患者往往产生不同程度的心理焦虑,惧怕病情发展会有生命危险,所以精神负担大。首先要减轻患者的心理负担,给予正确引导和安慰,以解除其思想顾虑和恐惧心理。针对不同问题作好解释说明工作,鼓励患者树立战胜疾病的信心,充分调动其积极配合治疗和护理。

（六）健康指导

1.疾病知识指导　向患者及家属介绍本病的主要诱发因素和疾病的过程,教育患者积极治疗胆道疾病,注意防治胆道蛔虫症。

2.生活指导　指导患者掌握饮食知识,平时养成规律进食习惯,避免暴饮暴食,戒酒。

3.加强自我观察　定期随访,若出现腹痛、腹胀、呕血、呕吐等症状,及时就医。

4.服药指导　指导患者遵医嘱服药并了解服药须知,如药名、作用、剂量、途径、不良反应及注意事项。

三、暴发性肝功能衰竭的护理

暴发性肝功能衰竭是由多种病因引起大量肝细胞坏死及严重肝功能损害,既往无肝病史并在病后 8 周内出现肝性脑病的综合征。起病急、进展快、病死率高。早期诊断、早期治疗可降低病死率。

（一）护理关键

1.严密观察生命体征、意识、黄疸等,有异常时立即报告医师。

2.绝对卧床休息。

3.持续低流量吸氧,氧流量为 $1\sim2L/min$。

4.建立液路,遵医嘱用药,注意滴速及用药反应。

5.严密监测病情,观察并记录患者的生命体征、24 小时出入量。

（二）一般护理

1.环境　将患者置于抢救室或监护室,给予心电监护,备好抢救用物及设备。

2.卧床休息　患者绝对卧床休息,腹水者取半卧位,病室内保持安静、空气新鲜,集中时间治疗,严格限制探视,保证患者得到充分的休息,病室内定期消毒,防止发生医院感染。

3.饮食护理　给予低脂、高热量、低盐、易消化的食物,戒烟酒,忌辛辣刺激性食物。可进流质和半流质饮食,少量多餐,合理调整食谱,有腹水和肾功能不全患者应控制钠盐摄入量。有肝性脑病先兆者,忌食蛋白,防止血氨增高而致昏迷,有消化道出血者应禁食。

4.口腔护理　观察口腔黏膜有无真菌感染,饭前饭后可用5％碳酸氢钠漱口,昏迷者给予口腔护理,每日2次。

5.病情观察　观察患者的生命体征、瞳孔大小、对光反应、角膜反射及压眶反应等,每日晨起测腹围、体重,观察腹水消退情况,准确记录24小时出入量。

6.皮肤护理　保持皮肤清洁、干燥,及时更换床单及衣裤,保持床单位清洁舒适。昏迷患者,定时翻身、拍背,防止压疮及肺部感染的发生。黄疸较深、瘙痒严重者,可给予抗组胺药物,避免抓破皮肤,引起感染。协助患者温水擦身、剪短指甲。

7.保持大便通畅　大便通畅有利于清除肠内含氮物质。发生便秘者可口服或鼻饲50％硫酸镁30～50ml导泻,也可用生理盐水或弱酸溶液灌肠。

8.安全防护　对昏迷患者,给予安全防护措施,如用床档,用约束带固定四肢,必要时用床单固定,慎用镇静剂。

9.合理使用抗生素　抗生素必须现配现用,以保证药物的稳定性,同时要注意药物禁忌。

(三)症状护理

1.加强心电监护,密切观察病情变化,必要时进行血生化指标监测,注意尿量、意识变化。

2.高黄疸时,胆红素的代谢产物胆盐沉积在皮肤上,可引起皮肤瘙痒,此时应加强皮肤护理。

(1)减短患者指甲,必要时戴手套,防止抓伤皮肤。

(2)保持皮肤清洁,用温水擦洗皮肤,避免用刺激性强的清洁用品。

(3)勤更换内衣裤,穿柔软透气强的棉质内衣裤。

(4)定时翻身,按摩受压部位,促进血液循环,增加皮肤抵抗能力。

(5)注意观察患者皮肤、眼结膜及尿色变化,判断黄疸是否消退。

(四)并发症护理

1.肝性脑病

(1)注意安全,防止坠床、摔伤等。

(2)保持呼吸道通畅,遵医嘱给予吸氧,氧流量以1～2L/min为宜。

(3)清理肠道,给予30％食醋灌肠,每日2次,酸化肠道以减少氨的产生和吸收。

(4)加强基础护理,做好皮肤、口腔、眼部的护理。给予留置尿管,准确记录尿量。

2.消化道出血

(1)立即禁食水,平卧,配合医师进行抢救。

(2)密切观察病情变化,15～30分钟测量生命体征一次,观察呕吐物及粪便的颜色、性状及量,并准确记录24小时出入量。

(3)遵医嘱给予止血药,保护胃黏膜药,输新鲜全血,纠正酸中毒。

(4)出血停止,粪隐血试验阴性后,可给予温、凉的流质食物,应以柔软、易烂食物为宜,避免再次出血。

(5)耐心细致地做好解释工作,安慰体贴患者的疾苦,消除紧张、恐惧心理。

(6)注意保暖。

(五)心理护理

多与患者及家属沟通,讲解疾病的有关知识,使其正确理解自己的病情而积极配合治疗。护士各项操作做到技术娴熟,动作轻柔,增加患者对医护人员的信赖。患者意识恢复后,应指导患者保持安静,保持乐观情绪,消除恐惧心理,增强战胜疾病信心,以最佳心理状态配合治疗。

(六)健康指导

1.指导患者及家属制定合理的饮食原则。

2.使患者对本病的发生、发展及治疗护理全过程有初步了解,并将病情好转情况及时通知患者,调动患者求生积极性。

3.医护应与家属配合,共同做好患者思想工作,消除顾虑,增强战胜疾病信心。

四、急性出血性坏死性肠炎的护理

急性出血性坏死性肠炎是与 C 型产气荚膜芽胞杆菌感染有联系的一种急性肠炎,本病病变主要在小肠,病理改变以肠壁出血坏死为特征。

(一)护理关键

1.严密观察生命体征、精神状态,腹痛剧烈者立即报告医师。

2.绝对卧床休息,立即禁食水,禁食期间输入静脉营养液。

3.每日用生理盐水清洁口腔 2 次。

4.做好心理护理,避免精神紧张。如保守治疗无明显效果,患者腹痛加剧,应考虑手术治疗并做好术前宣教。

(二)一般护理

1.密切注意患者神志、体温等变化,体温高者给予物理降温或药物降温。

2.密切观察患者的血压、脉搏、呼吸、大便性状、尿量等,并详细记录出入量。

3.绝对卧床休息,半卧位或侧卧位,减轻腹部张力,缓解疼痛,不宜多用镇痛剂,有利于观察病情变化。

4.加强皮肤护理,预防压疮发生,骨突出部位必要时加垫小棉圈或气圈。

5.禁食水,腹胀明显时行胃肠减压,做好胃肠减压护理,观察腹胀消退情况及引流液的量、色及性质。禁食期间静脉输入营养液体。

6.快速输液以补充血容量,积极补充有效循环血量,补充热量和营养,纠正电解质紊乱,改善微循环和纠正酸中毒,有血压下降、脉搏细弱、脉速及末梢循环不佳时,积极预防多器官功能衰竭。

7.观察大便情况,仔细观察、记录大便的次数、性质、颜色及量,了解大便变化过程。及时、正确留取大便标本送检。每次便后用温水洗净臀部并涂油膏等,减少大便对皮肤刺激,保持臀部皮肤的完整性。

8.观察呕吐情况,呕吐时,头偏向一侧,及时清除呕吐物,记录呕吐物的色、质及量。

9.早期应用肾上腺皮质激素,可改善毛细血管通透性、抗炎、抗过敏及解毒,但有加重肠出血及肠穿孔的危险。在用药期间应密切观察患者情况,以免产生不良后果。

(三)症状护理

1.腹痛、腹胀护理 禁食水,胃肠减压,遵医嘱补液。

2.呕吐护理

(1)液体支持,对危重患者应建立有效的静脉通道,防止脱水和电解质平衡失调。

(2)呕吐时头偏向一侧,并记录呕吐物的色、质及量。及时清除呕吐物,保持皮肤及床单位清洁。

（四）并发症护理

1.肠梗阻 采用各种支持疗法,其中包括禁食水、胃肠减压、输液及抗感染等综合治疗和护理。根据病情变化行外科手术治疗。

2.肠穿孔 肠管尚无坏死或穿孔者,可给予普鲁卡因肠系膜封闭,以改善病变肠段血循环;病变严重而局限者可作肠切除并吻合;肠坏死或肠穿孔者,可作肠切除、穿孔修补或肠外置术。

3.休克 早期发现休克及时抢救。开始应迅速补充血容量,改善组织缺氧,采用低分子右旋糖酐,山莨菪碱注射液及人工冬眠疗法为主的抢救方案。纠正脱水和电解质失衡。选用适当抗生素控制和预防继发感染。在抗休克治疗的同时进行呼吸支持、供氧、给予强心利尿药物、观察尿量、高温时降温等。

（五）心理护理

让患者充分了解此病的情况,有助于患者消除恐惧感,配合各项检查。如保守治疗无明显效果,患者腹痛加剧,休克症状明显,应考虑手术治疗。做好术前宣教,让患者积极配合治疗,早日康复。

（六）健康指导

1.帮助患者掌握有关饮食的控制、皮肤和口腔卫生等护理知识,并使其了解病情,取得配合。

2.注意饮食卫生,不食用腐败变质食物,避免暴饮暴食和进食生冷油腻食物,及时治疗肠道寄生虫病。

五、上消化道出血的护理

上消化道出血是指十二指肠悬韧带以上的消化道,包括食管、胃、十二指肠、胰、胆道病变引起的出血,以及胃空肠吻合术后的空肠病变出血。上消化道大量出血一般指在数小时内失血量超过1000ml或循环血容量的20%,主要临床表现为呕血和(或)黑便,常伴有血容量减少而引起急性周围循环衰竭,严重者导致失血性休克而危及患者生命。

（一）护理关键

1.密切观察生命体征、意识、出血量。

2.根据病情取适当卧位,凡有重度出血,均应绝对卧床休息,轻者可适当在室内活动;若出现休克时,应取垂头仰卧位,让下肢抬高30°,以保证脑部供血。

3.保持呼吸道通畅,呕血时头偏向一侧,防止窒息或误吸。病情严重者应给予氧气吸入。

4.做好心理护理,协助患者消除恐惧心理。

（二）一般护理

1.口腔护理 由于出血患者抵抗力低,尤其呕血后口腔内会有残留,给口腔内细菌生长创造条件,细菌增多,分解糖类、发酵和产酸的作用增强,易引起口腔感染。因此,必须认真作好口腔护理,每日2次,防止口腔感染。

2.皮肤护理 消化道出血患者,血液循环较差,尤其是便血者,易污染床褥。因此,必须避免局部组织长期受压,应经常更换体位,按摩受压部位局部组织,保持皮肤清洁。每次排便后,用温水擦洗肛周,并涂抹少量滑石粉,或用棉垫、气圈等垫起,保持床褥平整干净。使用便器时,动作要轻,避免拖拉患者,以免损伤皮肤。

3.建立静脉通道 积极补充血容量,及早输血,以恢复和维持血容量及有效循环血量。必要时可先用右旋糖酐或其他血浆代用品,但在 24 小时内右旋糖酐不应超过 1000ml。对食管静脉曲张破裂出血者应及早输新鲜血,由于库存血含氨量较多可诱发肝性脑病。根据病情调整滴速,避免因输液、输血过多、过快而引起急性肺水肿。

4.饮食护理 指导患者合理饮食,对休克急性出血期伴恶心、呕吐、食管静脉曲张破裂出血者应禁食,对少量出血无呕吐者,可选用温凉、清淡、无刺激流质饮食,出血停止后,改为半流质饮食,以后根据病情转为易消化营养丰富的饮食,可少食多餐,不食生硬、粗纤维食物。对食管静脉曲张破裂出血者,应限制钠和蛋白质的摄入量。

5.吸氧 病情严重者应给予氧气吸入,尤其是食管静脉曲张破裂出血者,缺氧易诱发肝性脑病。

6.止血 根据病因采取适当的止血方法,可用三腔二囊管压迫止血或胃内降温法止血。

7.药物护理 遵医嘱及时给予止血药,可选用西咪替丁、垂体后叶素、奥美拉唑、血凝酶、酚磺乙胺、止血芳酸、奥曲肽等,用止血药过程中,根据药物的性质,掌握禁忌证,调节输液速度。肝病患者忌用吗啡、巴比妥类药物。使用特殊药物,如施他宁、垂体后叶素时,应严格掌握滴速,不宜过快,如出现腹痛、腹泻、心律失常等不良反应时,应及时报告医师处理。

8.体位 根据病情取适当卧位,凡有重度出血,均应绝对卧床休息,轻者可适当在室内活动。若出现休克时,应取垂头仰卧位,让下肢抬高 30°,以保证脑部供血。

9.密切观察病情变化 每 15 分钟观察一次,注意呼吸、脉搏、血压、神志的变化,并做好详细记录,注意呕血、便血量、性质,一般胃内储血量达 250～300ml 时,可引起呕血,若出血量在 50～70ml 之间,可出现黑便,若出血量达 500～1000ml 时,则出现全身症状,如头昏、心悸、乏力等,发现异常及时通知医师并配合抢救。

(三)症状护理

1.出血期护理

(1)绝对卧床休息至出血停止。

(2)烦躁者给予镇静剂,门静脉高压出血患者烦躁时慎用镇静剂。

(3)耐心细致地做好解释工作,安慰体贴患者,消除紧张、恐惧心理。

(4)污染被服应随时更换,以避免不良刺激。

(5)迅速建立静脉通路,尽快补充血容量,用 5% 葡萄糖盐液或血浆代用品,大量出血时应及时配血、备血,准备双气囊三腔管备用。

(6)注意保暖。

2.呕血护理

(1)根据病情让患者侧卧位或半坐卧位,防止误吸。

(2)行胃管冲洗时,应观察有无新的出血。

(四)心理护理

观察患者有无紧张、恐惧、悲观、沮丧等心理反应。患者呕血、黑便时情绪紧张,护士应陪护在床旁安慰患者。及时清除一切血迹,以免恶性刺激。耐心解答患者及家属的提问,以减轻疑虑。告诉家属不远离患者,允许家属陪伴,使患者有安全感。

(五)健康指导

1.保持良好心境,正确对待疾病。

2.注意饮食卫生和饮食规律,合理安排作息时间,避免过度劳累。

3.进营养丰富、易消化的食物;避免过饥或暴饮暴食,避免粗糙刺激性食物,或过冷、过热、产气多的食物、饮料;禁烟、浓茶、咖啡等对胃有刺激的食物。

4.在医师指导下用药,对一些可诱发或加重溃疡病症状,甚至引起并发症的药物应忌用,如水杨酸类、利血平、保泰松等。

5.教会患者及家属学会早期识别出血征象及应急措施,出现头晕、心悸等不适,或呕血、黑便时,应立即卧床休息。呕吐时取侧卧位以免误吸,立即送医院治疗。有慢性病者定期门诊随访。

六、下消化道出血的护理

下消化道出血是指十二指肠与空肠移行部十二指肠悬肌(屈氏韧带)以下的小肠和结肠疾患引起的肠道出血,分为慢性隐性出血、慢性少量显性出血和急性大出血三种类型。常常是各种下消化道疾病的最常见症状,也可能是全身性疾病在下消化道的表现之一。因此在治疗上除止血、补充血容量以外,寻找下消化道出血部位、疾病性质进行原发病病因治疗最为重要。

(一)护理关键

1.密切观察生命体征、意识、下消化道出血状况。

2.根据病情取适当卧位,凡有重度出血,均应绝对卧床休息,轻者可适当在室内活动。

3.吸氧　高热患者给予吸氧,氧浓度不超过 40％,流量为 2～4L/min,可保证各重要脏器有足够的氧供应,减轻组织缺氧。

4.加强进一步护理,预防并发症,做好术前准备。

(二)一般护理

1.卧床休息,保持病室安静,为患者提供舒适的睡眠环境。

2.观察出血量及生命体征、电解质变化,观察周围循环及循环血量的变化。

3.在大出血时,每 15～30 分钟测脉搏、血压一次。

4.观察神志、末梢循环、尿量、便血的颜色、性质和量。准确记录 24 小时出入量。

5.有头晕、心悸、出冷汗等休克表现,及时报告医师对症处理并做好记录。

6.大便次数频繁者,每次便后应擦净,保持臀部清洁、干燥,以防发生湿疹和压疮。

7.遵医嘱严格控制饮食,向患者解释控制饮食的目的及饮食对疾病的影响,出血活动期禁食。出血停止后按序给予温凉流质、半流质及易消化的软饮食,出血后 3 日未排大便患者,慎用泻药。

8.由于循环血量的改变,患者容易出现低血容量性休克,因此,上下床或到洗手间都要注意安全,需他人协助,避免跌倒。

9.需要输血治疗时,确保安全、及时,保持静脉输液通畅。

10.观察下消化道出血是否合并穿孔的危险体征,剧烈腹痛、腹部如板僵硬、休克体征。

11.使用特殊药物,如施他宁、垂体后叶素时,应严格掌握滴速,不宜过快,如出现腹痛、腹泻、心律失常等不良反应时,应及时报告医师处理。

12.如患者出现烦躁不安,出冷汗,四肢发凉,血压下降,脉快而弱,肠鸣音活跃,有活动性出血的指征,应及时通知医师。

13.在卧床期间注意皮肤护理。

14.遵医嘱使用止血药,并严密观察用药效果。

(三)症状护理

1.出血期护理

(1)绝对卧床休息至出血停止。

(2)烦躁者给予镇静剂。

(3)耐心细致地做好解释工作,安慰体贴患者,消除紧张、恐惧心理。

(4)污染被服应随时更换,以避免不良刺激。

(5)迅速建立静脉通路,尽快补充血容量,用5%葡萄糖盐液或血浆代用品,大量出血时应及时配血、备血。

(6)注意保暖。

(7)做好外科手术前准备。

2.灌肠护理

(1)体位选择:出血部位在直肠、降结肠、乙状结肠者取左侧卧位,在横结肠、升结肠、回盲部者取右侧卧位。

(2)药液温度:保持温度在38～41℃,药液易被肠黏膜吸收,低于34℃,肠蠕动减弱,不利于药物充分吸收,高于41℃,将会刺激肠黏膜,引起排便反射。

(3)插管深度:出血部位在直肠,插入深度为15～20cm;在乙状结肠以上,插入深度为30～35cm。

(4)滴药速度:出血部位在直肠,滴药速度为每分钟30～40滴,速度太快肠腔快速充盈,直肠压力增高,即引起排便反射,若速度太慢,加温后的药液温度难以维持,在乙状结肠之上,滴药速度为每分钟60～90滴,速度太快不易保留,速度太慢,则压力过低,药液不易进入肠腔内。

(5)待药液灌完后,协助患者变换体位。

(四)心理护理

耐心向患者解释疾病的相关知识,鼓励其树立战胜疾病的信心。经常与患者沟通,耐心解答疑问,提供表达情感的机会。对待患者态度热情,各项护理操作认真细心,取得患者的信任、理解和配合。嘱家属安慰患者,使其心情愉快,增强机体康复能力,促进患者早日康复。

(五)健康指导

1.保持良好心境,正确对待疾病。

2.注意饮食卫生,合理安排作息时间。

3.戒烟、戒酒。

4.向患者及家属宣传相关疾病知识,日常生活应注意事项,掌握相关的急救知识。

5.若黑便次数增多,或转为暗红色,说明有活动性大出血,可口服冰水,每次100～150ml,并立即到医院就诊。

6.对一些可诱发或加重溃疡的症状,甚至引起并发症的药物,应禁用,如阿司匹林、激素类药物、水杨酸类、利血平、保泰松等。

(赵琴)

第五节 循环系统急危重症的护理

一、心力衰竭的护理

心力衰竭是各种心脏疾病致心功能不全的一种综合征,绝大多数情况下是指心肌收缩力下降使心排血量不能满足机体代谢的需求,器官、组织血液灌注不足,同时出现肺循环和(或)体循环瘀血表现一组临床综合征。

(一)护理关键

1.严密观察生命体征、意识、精神状况。

2.体位取坐位,双腿下垂。

3.通过氧疗将血氧饱和度维持在95%～98%水平,以防出现脏器功能障碍,甚至多器官功能衰竭。

4.快速建立有效静脉通道,遵医嘱正确使用药物。

5.做好心理护理,避免精神紧张。

(二)一般护理

1.合理休息 将患者置坐位,双下肢下垂,以减少静脉回流,可减轻心脏负荷。心力衰竭的护理要避免患者过度劳累,除了正常休息,下午要增加数小时卧床;另外,心力衰竭的护理要保证患者夜间睡眠充足,采用高枕或半卧位姿势睡眠可减轻呼吸困难的症状。

2.注意防寒保暖 心力衰竭患者的护理要注意防寒保暖,气候转冷时注意须加强室内保暖,防止上呼吸道感染诱发心力衰竭。

3.饮食护理 患者每日摄入食盐控制在5g以下,重度心力衰竭在1g以下,不吃或少吃咸菜与带盐零食、碱发酵的馒头,适当控制水分摄入。严禁食用刺激性食物;心力衰竭患者应少食多餐,每日分4～5顿饭,每顿切忌吃饱。

4.吸氧 有效的保持气道开放,立即给予高流量鼻导管氧气吸入。肺部听诊有湿啰音时,在湿化瓶内加入50%的乙醇,有利于消除肺泡内的泡沫。病情严重者给予面罩加压给氧,必要时给予气管插管,呼吸机辅助通气。

5.建立静脉通道 使用周围静脉留置针迅速建立静脉通道,并保持通畅,输注血管活性药过程中密切观察血压,根据血压调整用量及输液速度,控制总液量,准确记录出入量。

6.与患者保持良好的沟通,心力衰竭患者常年卧床遭受病痛,对生活缺乏信心,易产生悲观情绪。因此,心力衰竭的护理要多从感情上帮助心力衰竭患者,帮助其建立良好心情。心力衰竭患者自己也要建立平和乐观的心境,过度忧虑紧张反而会加重病情。

7.在患者活动耐力范围内,鼓励患者从事部分生活自理活动。

(三)症状护理

1.加强心电监护 密切观察24小时心电图、血压、呼吸,必要时进行血流动力学监测,注意尿量、意识等情况。

2.急性左心衰竭的处理

(1)坐位,双腿下垂,以减少静脉回流,减轻心脏负担。

(2)吸氧:给氧时在氧气湿化瓶加50%乙醇,有助于消除肺内的泡沫。如患者不能耐受,可降低乙醇浓度至 30％或给予间断吸氧。

（3）吗啡 10mg 皮下注射或哌替啶 50～100mg 肌内注射，必要时亦可静脉注射。伴有昏迷、休克，严重肺部感染，呼吸抑制者禁用，老年患者慎用，可先予半量观察后调整。

（4）强心剂：目前多用毛花苷 C（西地兰）0.2～0.4mg 加入 5％葡萄糖液 20ml 缓慢静脉注射。

（5）快速利尿：呋塞米 20～40mg，静脉注射，以期迅速减少有效循环血量，减轻心脏前负荷和肺淤血及水肿。

（6）血管扩张剂：经上述处理心力衰竭仍未能得到控制时，可采用酚妥拉明或硝普钠等血管扩张药治疗。用药前后必须严密观察血压，心率及临床症状改善情况。硝酸甘油或硝酸异山梨酯（消心痛）舌下含化于病情早期应用亦有效。

3.密切观察病情　注意观察生命体征，脉搏必须数满 1 分钟，注意心律变化。必要时监测心率。

4.做好基础护理与日常生活护理。

（四）并发症护理

应用洋地黄制剂的护理，洋地黄的治疗量和中毒量相近，且无已知的解毒药，故应用此药时要注意给药方法，仔细核对剂量，密切观察洋地黄的中毒症状。

1.用药指征　每次应用洋地黄前应测量脉搏，必要时听心率。婴儿脉率低于 100 次/分，幼儿低于 80 次/分、学龄儿低于 60 次/分时，应报告医师决定是否停药。

2.注意按时按量服药　为了保证洋地黄剂量准确，应单独服用，勿与其他药物混合，如患者服药后呕吐，要与医师联系，决定补服或通过其他途径给药。

3.洋地黄制剂的疗效指标　心率减慢、肝缩小、呼吸改善、尿量增加、安静、食欲好转等。

4.熟悉洋地黄的毒性反应　心率过慢、心律失常、恶心呕吐、食欲减退、色视、视力模糊、嗜睡、头晕等。如出现应先停服洋地黄，报告医师处理。

（五）心理护理

恐惧或焦虑可导致交感神经系统兴奋性增高，使呼吸困难加重。医护人员在抢救时必须保持镇静，操作熟练，忙而不乱，使患者产生信任与安全感，必要时可由家属陪伴，共同鼓励患者，提供情感支持，稳定患者情绪，减轻思想负担。

（六）健康指导

1.预防感冒　在感冒流行季节或气候骤变情况下，患者要减少外出，出门应戴口罩并适当增添衣服，患者还应少去人群密集之处。患者若发生呼吸道感染，则非常容易使病情急剧恶化。

2.适量活动　做一些力所能及的体力活动，但切忌活动过多、过猛，更不能参加较剧烈的活动，以免心力衰竭突然加重。

3.饮食宜清淡少盐　饮食应少油腻，多蔬菜、水果。对于已经出现心力衰竭的患者，一定要控制盐的摄入量。盐摄入过多会加重体液潴留，加重水肿，但也不必完全免盐。

4.健康的生活方式　一定要戒烟、戒酒，保持心态平衡，不让情绪过于兴奋波动，同时还要保证充足的睡眠。

5.提高对治疗的依从性　教会患者服用地高辛前自测脉搏，当脉搏在 60 次/分以下时暂停服药，到医院就诊。当发现体重或症状有变化时亦应及时就诊。

二、心绞痛的护理

心绞痛是冠状动脉供血不足,心肌急剧的、暂时缺血与缺氧所引起的临床综合征。本病多见于男性,多数患者在 40 岁以上,劳累、情绪激动、饱食、受寒、阴雨天气、急性循环衰竭等为常见的诱因。

(一)护理关键

1.密切观察生命体征、意识、胸骨后疼痛的时间。

2.发作时,立即停止活动。不稳定型心绞痛者,应卧床休息,并密切观察。

3.做好心理护理,避免精神紧张。

(二)一般护理

1.心绞痛发作时,立即停止活动,在舌下含化硝酸甘油 0.3～0.6mg 或复方硝酸甘油 1 片,在 2 分钟内即能缓解;或含服硝酸异山梨酯1～2 片,5 分钟内起效,但会有头昏、头胀、头痛、面色潮红及心悸等不良反应,有青光眼患者禁用。

2.快速建立静脉通道,注意滴速及用药反应。

3.饮食宜低脂、低胆固醇、低盐食物,少食多餐以半量清淡流质或半流质饮食。

4.保持大便通畅,必要时服用缓泻剂。

5.发作时协助患者做好生活护理,保持皮肤和口腔的清洁。

6.与患者保持良好的沟通,安慰患者,解除紧张不安情绪,以减少心肌耗氧量。

7.在患者活动耐力范围内,鼓励患者从事部分生活自理活动。

(三)症状护理

1.观察疼痛的部位、性质、程度、持续时间。

2.用药护理　心绞痛发作时给予患者舌下含服硝酸甘油,用药后注意观察患者疼痛变化情况,如服药后 3～5 分钟仍不缓解可重复使用。

3.吸氧　氧气吸入可改善心肌缺氧状况,减轻心绞痛,吸氧流量为 3～4L/min。

(四)心理护理

由于患者病情危重,心理负担大,在康复期间做好心理护理是非常重要的,排除思想顾虑,安慰患者,使其配合治疗,增强治疗信心,保持乐观的情绪并指导其保持静息的方法。

(五)健康指导

1.改变生活方式

(1)合理调整饮食,适当控制进食量,禁忌刺激性食物及烟、酒,少吃动物脂肪及胆固醇、热量、糖类含量较高的食物,多吃蔬菜、水果。

(2)控制体重:在饮食治疗的基础上,结合运动和行为疗法等综合治疗。

(3)适当运动:运动方式以有氧运动为主,注意运动的强度和时间。

(4)戒烟。

(5)减轻精神压力:逐渐改变急躁易怒的性格,保持平和的心态。

2.避免各种诱发因素　告知患者和家属紧张、劳累、情绪激动、饱餐、寒冷刺激等都是心绞痛发作的诱因,应注意尽量避免。

3.病情自我检测指导　教会患者和家属心绞痛发作时的缓解方法,胸痛发作时应立即停止活动或舌下含服硝酸甘油。如不缓解应立即到医院就诊,警惕心肌梗死的发生。

4.按医嘱服药　自我检测药物不良反应。

5.定期复查　告知患者定期复查心电图、血糖、血脂等。

三、急性心肌梗死的护理

急性心肌梗死是指冠状动脉突然完全性闭塞，心肌发生缺血、损伤和坏死，出现以剧烈胸痛、心电图和心肌酶学的动态变化为临床特征的一种急性缺血性心脏病。

（一）护理关键

1.密切观察生命体征、意识，如有剧烈而持久的胸骨后疼痛，立即报告医师。

2.协助患者绝对卧床休息。

3.保持呼吸道通畅，间断或持续给氧，注意氧流量为 2～4L/min。

4.预防并发症，做好术前准备。

（二）一般护理

1.卧床休息　嘱患者绝对卧床休息，必要时给予半卧位，抬高床头 15°～30°，有利于呼吸。急性心肌梗死患者应完全卧床休息 3～7 日，一切日常生活由护理人员帮助解决，避免不必要的翻动，并限制探视，防止情绪波动，从第 2 周开始，非低血压者可鼓励患者床上做四肢活动，防止下肢血栓形成。2 周后可扶患者坐起、病情稳定患者可逐步离床，在室内缓慢走动，对有并发症者应适当延长卧床休息时间。

2.给予吸氧，根据血氧采取不同方式和流量。准确量体温、呼吸。认真填写心跳骤停和恢复时间，抢救过程中的治疗和用药及护理、交接班记录等。

3.建立好静脉通道，严格掌握好输液速度及输液量，了解药物药理作用及可能出现的不良反应。

4.饮食宜低脂、低胆固醇、低盐食物，少食多餐，以半量清淡流质或半流质饮食为主。

5.保持大便通畅，必要时服用缓泻剂。

6.急性期协助患者做好生活护理，保持皮肤和口腔的清洁。

7.与患者保持良好的沟通，了解患者的思想活动，尊重患者的人格，确认患者的痛苦，接受患者对疼痛的行为反应。

8.在患者活动耐力范围内，鼓励患者从事部分生活自理活动。

（三）症状护理

1.加强心电监护　密切观察 24 小时心电图、血压、呼吸，必要时进行血流动力学监测，注意尿量、意识等情况。

2.溶栓治疗　冠状动脉再通后又再堵塞，或虽再通但仍有重度狭窄者，可紧急行经皮腔内冠状动脉成形术放支架术扩张病变血管。

3.气球扩张术后的护理　患者手术后送 CCU（冠心病监护病房）观察治疗，送病房后患者神志清醒。

（1）给予伤口弹性绷带压迫止血，密切观察伤口局部渗血情况。

（2）嘱其平卧 24 小时，术肢伸直。

（3）测血压每 2 小时 1 次，共 4 次，稳定后每小时测 1 次。

（4）鼓励患者多饮水，促进造影剂的排出。

（5）注意观察足背动脉搏动及双足皮温情况，发现异常情况应立即通知医师处理。

4.主动脉内气囊反搏术后的护理

(1)严密观察压力系统上血压的变化。

(2)预防血栓的形成,保持反搏导管的通畅,每小时用肝素盐水(生理盐水250ml加肝素钠25mg)冲洗IABP(主动脉内球囊反搏)导管。并按医嘱对患者给予肝素500~1000U/h恒速静脉注射,保持全身肝素化。由于术中及术后肝素用量较大,注意伤口有否渗血及观察胃液、大小便的颜色,注意有无出血的倾向;并定时监测ACT(激活全血凝固时间),观察凝血时间,如ACT小于200秒,通知医师,以防止血栓形成。

(3)做好管道的护理,严格执行无菌技术操作,并随时观察导管固定情况,防止管道脱落、曲折,保持患者插管的肢体功能位,以保证气囊反搏机的正常运作。由于患者比较烦躁,不能配合,给予绷带固定术肢。

(4)注意足背动脉搏动情况及术肢皮温,有否麻木及发绀,出现上述情况须立即通知医师处理。2周后患者的血压逐步趋于稳定,心功能有所改善,在此期间没有出血、伤口感染的情况出现,决定撤除IABP(主动脉内球囊反搏)机。

(四)并发症护理

1.栓塞 见于起病后1~2周,可引发脑、肾、脾、四肢等动脉栓塞。做好病情观察、溶解血栓、抗凝等护理。

2.心室壁瘤 手术切除或同时做主动脉冠状动脉旁路移植手术,做好术前准备和术后护理。

3.心脏破裂和乳头肌功能失调 需手术治疗者,做好手术准备。

4.心肌梗死后综合征 出现心包炎、胸膜炎或肺炎,有发热、胸痛等症状。做好病情观察及给药护理。

(五)心理护理

由于患者病情危重,心理负担大,在康复期间做好心理护理是非常重要的,排除思想顾虑,安慰患者,使其配合治疗,增强治疗信心,保持乐观的情绪并指导其保持静息的方法。

(六)健康指导

1.积极治疗高血压、高脂血症、糖尿病等疾病,避免肥胖及缺乏运动等不良因素。

2.合理调整饮食,适当控制进食量,禁忌刺激性食物及烟、酒,少吃动物脂肪及胆固醇、热量、糖类含量较高的食物,多吃蔬菜、水果。

3.避免各种诱发因素,如紧张、劳累、情绪激动、便秘、感染等。

4.注意劳逸结合,康复期适当进行康复锻炼。

5.按医嘱服药,随身常备保健盒等,并定期门诊随访,坚持治疗。

6.指导患者及家属当病情突然变化时应采取简易应急措施。

四、急进型恶性高血压的护理

急进性恶性高血压指高血压发病过程中由于某种诱因使血压骤然上升而引起一系列的神经—血管加压效应,继而出现某些脏器功能的严重障碍。血压突然显著升高,收缩压、舒张压均增高,常持续在26.6/17.3kPa(200/130mmHg)以上。

(一)护理关键

1.密切观察生命体征、意识、剧烈头痛,恶心、呕吐、头晕、耳鸣等。

2.头痛时嘱患者卧床休息,抬高床头,改变体位时动作要慢。

3.保持呼吸道通畅。

4.做好心理护理,避免精神紧张。

(二)一般护理

1.治疗护理

(1)口服地西泮 2.5~5mg,以达到镇静作用,避免情绪激动或紧张。

(2)口服降压药物　但降压不宜过猛,血压应控制在略高于正常人水平,以免发生肾功能下降。

(3)出现心、脑、肾严重并发症时,速送医院急救。

(4)宜将舒张压迅速降至安全水平(100~110mmHg),不宜过低,血压急骤降至过低水平,反而会使重要脏器供血不足,导致心、脑、肾功能恶化,还可能发生休克等危险。

(5)患脑血管疾病的患者应特别注意降压适度,因其对体内循环血压突然下降的耐受性更差。

(6)必要时脱水降低颅内压治疗。如精神状态变差时,颅内压可能显著增高,最可能的原因是高血压危象所致的脑水肿,但也可能是抗高血压药物扩张脑血管使脑血流量增加所致。

2.合理膳食

(1)限制钠盐摄入,首先要减少烹调用盐,每人每日食盐以不超过 6g 为宜。

(2)减少膳食脂肪,补充适量蛋白质,多吃素菜和水果,摄入足量的钾、镁、钙。

(3)限制饮酒:乙醇摄入量与血压水平及高血压患病率呈线性相关,高血压患者应戒酒或严格限制。

3.减轻体重　体重增高与高血压密切相关,高血压患者体重降低对改善胰岛素抵抗、糖尿病、高脂血症和左心室肥厚均有益。可通过降低每日热量及盐的摄入,加强体育活动等方法达到。

4.运动　运动不仅可使收缩压和舒张压下降(6~7mmHg),且对减轻体重、增强体力、降低胰岛素抵抗有利。可根据年龄及身体状况选择慢跑、快步走、太极拳等不同方式。运动频度一般为每周 3~5 次,每次持续 20~60 分钟。

5.气功及其他生物行为方法　气功是我国传统的保健方法,通过意念的有道和气息的调整发挥自我调整作用。长期的气功锻炼可使血压控制较好、减少降低药量,并可使脑卒中发生率降低。

6.其他　保持健康的心理状态、减少精神压力和抑郁、戒烟等对高血压患者均十分重要。

(三)症状护理

1.加强心电监护　密切观察 24 小时心电图、血压、呼吸,尿量、意识等情况。

2.迅速降低血压　在监测血压的前提下选择适宜有效的降压药物静脉滴注给药,但短时间血压骤降,可造成重要器官的血流灌注明显减少,应采取逐步控制性降压的方式。

3.伴烦躁、抽搐者　应用地西泮、巴比妥类药物肌内注射或水合氯醛灌肠。

4.吸氧　保持呼吸道通畅。

(四)并发症护理

1.高血压脑病　宜给予脱水剂,如甘露醇;或选择快速利尿剂如呋塞米静脉注射。

2.脑出血　急性期原则上实施血压监测与管理,不实施降压治疗。只有在血压高于 200/

130mmHg时,才考虑严密监测血压的情况下将血压控制在不低于160/100mmHg的水平。

（五）心理护理

避免精神紧张,保持良好的情绪,切勿大喜大悲,性情温和平坦,据研究,激动、暴怒、悲恸之时,血压可比平时升高,因此,高血压患者应保持舒畅、乐观向上的心情,能够自我调节和控制情绪波动,睡眠充足,是保证患者病情稳定的重要因素。

（六）健康指导

1.缓进性高血压患者平时应经常测量血压,一旦发现自己在短时间内出现了血压骤然升高或视力模糊、头痛、头晕、胸痛、心慌、四肢麻木、说话不清楚等症状时,应及时去医院检查。

2.缓进性高血压患者平时要经常去医院检查眼底、化验尿,以确定自己是否有眼、肾等器官的改变。

3.改变不良的生活方式,如戒烟、限酒。

4.早期发现高血压,应坚持长期治疗。

5.合理膳食、减轻体重。

6.进行适当的体力活动。

7.保持心理平衡。

8.指导患者及家属当病情突然变化时应采取简易应急措施。

五、急性心包炎的护理

急性心包炎是心包脏层和壁层的急性炎症,可由细菌、病毒、自身免疫、物理、化学等因素引起。心包炎常是某种疾病表现的一部分或为其并发症,因此常被原发疾病所掩盖,但也可单独存在。

（一）护理关键

1.密切观察呼吸、血压、脉搏、心率、面色等变化。

2.急性心包炎患者应卧床休息,可采取半卧位以减轻呼吸困难。

3.给予氧气吸入,并保持情绪稳定,以免因增加心肌耗氧量而加重病情。

4.做好心理护理,避免精神紧张,做好术前准备。

（二）一般护理

1.保持病室安静、通风,注意保暖,预防上呼吸道感染。

2.急性心包炎患者应卧床休息,给予氧气吸入,并保持情绪稳定,以免因增加心肌耗氧量而加重病情。休息时可采取半卧位以减轻呼吸困难;出现心脏压塞的患者往往采取强迫前倾坐位,应给患者提供可趴俯的床尾小桌,并加床档保护患者,以防坠床。

3.饮食上给予高热量、高蛋白、高维生素、易消化的半流质饮食或软食;如有水肿,应限制钠盐摄入。

4.给予氧气吸入,并保持情绪稳定,以免因增加心肌耗氧量而加重病情。

5.与患者保持良好的沟通,了解患者的思想活动,认真做好解释、安慰工作,使其解除顾虑,树立战胜疾病的信心,积极配合治疗和护理,争取早日康复。

6.在患者活动耐力范围内,鼓励患者从事部分生活自理活动。

7.保持大便通畅,必要时服用缓泻剂。

（三）症状护理

1. 加强心电监护,密切观察心率及心律、血压、呼吸,注意尿量、意识等情况。

2. 有活动性结核者,按医嘱给予抗结核药物治疗,注意观察药物疗效及毒副作用。注意患者之间的呼吸道隔离,定期行房间空气消毒。

3. 有心房颤动而心室率较快时,按医嘱应用洋地黄治疗,注意观察洋地黄的毒副反应,若心率低于 60 次/分,停服药物 1 次。

4. 应用利尿剂的患者,严格记录出入量,注意有无水电解质紊乱。

5. 需行穿刺术的患者(如大量胸腔积液、腹水),护理人员应做好术前解释、准备工作,术中配合和术后护理,注意严格无菌操作,以免继发感染。

(四)并发症护理

1. 心脏压塞　如患者出现面色苍白、呼吸急促、烦躁不安、发绀、血压下降、刺激性干咳、心动过速、脉压小、颈静脉怒张加重、静脉压持续上升等心脏压塞的症状,应立即帮助患者取坐位,身躯前俯,并及时通知医师,备好心包穿刺用品,协助进行心包穿刺抽液。如不能缓解症状,应考虑心包切开引流。

2. 心律失常　建立静脉通道,备好抗心律失常药物及其他抢救药品、除颤器、临时起搏器等。

3. 心肌缺血　心包炎中偶有并发心肌缺血的报道,可能与冠状动脉痉挛、增厚钙化的心包压迫冠状动脉和心脏压塞时冠状动脉血流量减少等有关。

(五)心理护理

1. 患者气急发生后,常常精神紧张,甚至是恐惧心理,陪护人员应守护在旁,给予解释和安慰,消除不良心理因素,取得患者的配合。

2. 在行心包穿刺抽液治疗前,向患者做好解释工作,通过讲解此项治疗的意义、过程、术中配合事项等,减轻恐惧不安情绪。护士可在手术中陪伴患者,给予支持、安慰。

(六)健康指导

1. 心包炎患者的机体抵抗力减弱,应注意充分休息,加强营养。

2. 继续进行药物治疗,教会患者如何正确服药及观察疗效、不良反应。

3. 大多数心包炎可以治愈。结核性心包炎病程较长,鼓励患者坚持治疗;而急性非特异性心包炎则易复发,部分患者可演变为慢性缩窄性心包炎。

4. 饮食可选择高蛋白、高维生素类食物,尤其是结核性、化脓性心包炎的患者机体消耗较大,更应加强营养,提高机体抗病能力。

5. 恢复期可适当活动,掌握劳逸结合的原则,避免过度劳累和剧烈运动。

6. 定期复查。

(黄婷)

第六节　泌尿系统急危重症的护理

一、急性肾衰竭的护理

急性肾衰竭(ARF)是由各种原因引起的肾功能在短时间内(几小时至几周)突然下降而出现的氮质废物滞留和尿量减少综合征。

(一)护理关键

1.密切观察生命体征、意识、尿量。

2.少尿期绝对卧床休息。

3.血液透析按常规护理。

4.做好心理护理,协助患者消除恐惧心理。

(二)一般护理

1.将患者置单间,保持室内空气新鲜、清洁,定期进行空气消毒,以防感染。

2.绝对卧床休息,有抽搐昏迷者应采取保护措施,防止坠床。烦躁不安者,应用镇静剂,保持呼吸道通畅。

3.给予高糖、低脂肪、低蛋白、低盐易消化饮食。

4.严密观察病情变化,观察有无左心衰竭、肺水肿的表现以及肾功能的改变,备好抢救药品。有急性肺水肿时,及时吸氧,液化瓶内放入75%乙醇。

5.准确记录24小时出入量,特别是尿量。无尿者应限制钠盐及水的摄入,每日600~800ml。

6.注意口腔卫生,经常漱口,避免口腔溃烂及口腔炎。加强皮肤护理,预防压疮发生。

7.对贫血或出血者,按医嘱输新鲜血时,滴速宜慢,应注意观察有无输血反应。

8.及时准确应用各种药物,并观察用药效果。

9.监测生命体征、尿量、血尿素氮、血肌酐及血电解质的变化,发现异常,及时报告医师。

10.禁止使用库存血,学会自测尿量、体重。定期随访,监测肾功能、电解质等。

11.指导患者合理安排活动和休息,劳逸结合,防止劳累;严格遵守饮食计划,加强营养,避免发生负氮平衡;注意个人卫生,避免感冒。

(三)特殊护理

1.少尿期护理

(1)绝对卧床休息,注意肢体功能锻炼。

(2)预防感染,做好口腔及皮肤护理,一切处置要严格执行无菌操作原则,以防感染。

(3)如行腹膜透析或血透治疗,按腹透、血透护理常规。

(4)严格限制液体进入量,以防水中毒,按医嘱准确输入液体。

(5)饮食护理:既限制入量又适当补充营养,原则上应是低钾、纸钠、高热量、高维生素及适量蛋白质。

2.多尿期护理

(1)嘱患者多饮水或按医嘱及时补液和补充钾、钠等,防止脱水、低钾和低钠血症的发生。

(2)以安静卧床休息为主。

(3)多尿期供给足够热量和维生素,蛋白质可逐日加量,以保证组织需要,给予含钾多的食物。

3.恢复期护理 控制及预防感染,给予高热量、高蛋白饮食,鼓励逐渐恢复活动,防止出现肌肉无力现象。

4.血液透析的护理 指导患者采取舒适体位,尽量延长静脉置管使用时间,保证及时透析。透析过程中严密观察病情变化,持续监测生命体征,每30分钟测血压一次。透析前后测量体重,准确记录出入液量,保持24小时内出入平衡。透析后注意观察有无出血情况,并注意血压变化。

（四）并发症护理

1.出血　见于原发病、肝素应用及血液透析时。做好病情观察、透析中的护理，及时给予止血、输血等抢救措施。

2.水电解质紊乱　密切监测血液生化指标，遵医嘱补液。

3.感染　由于抵抗力低下、各种操作复杂等。避免各种诱因，遵医嘱给予抗生素。

4.左心衰竭、肺水肿　注意输液速度不可过快。

（五）心理护理

ARF 患者起病急，病情较重，症状多，患者心理压力较大。因此，护士应注意做好保护性医疗，鼓励患者消除顾虑和恐惧心理，如需进行血液透析时，向患者说明血液透析治疗目的、血液透析的过程及透析后可能出现的情况，使患者有充分的心理准备，消除紧张心理，配合治疗，急性期绝对卧床休息，症状减轻后适当增加活动量。加强和患者沟通，增加患者康复的信息，加强护理，使患者具有安全感、信赖感和良好的心理状态。

（六）健康指导

1.进营养丰富的饮食，避免伤肾的食物，增加抵抗力。

2.按医嘱服药，不乱使用药物和毒物进入体内。

3.如有感染与创伤要及时有效地就医。

4.对接触毒性物质的人员，要有安全可靠的防护措施。

5.预防感冒，注意劳逸结合。避免过度劳累。

6.告知患者不要使用肾毒性药物，如氨基糖苷类，用药前一定要咨询医师，不要随便用药。

7.定期随访，并教会其测量和记录尿量的方法。

二、急进性肾小球肾炎的护理

急进性肾小球肾炎（RPGN）是以急性肾炎综合征、肾功能急剧恶化多在早期出现少尿性急性肾衰竭为临床特征，病理类型为新月体性肾小球肾炎的一组疾病。

（一）护理关键

1.生命体征异常、尿量突然急剧减少，应立即报告医师。

2.积极预防并控制感染，病室通风、消毒，给予皮肤及口腔护理。

3.准确执行医嘱，密切观察用药反应。

4.做好心理护理，协助患者消除恐惧心理。

5.协助患者绝对卧床休息。

（二）一般护理

1.提供单人病室，每日开窗通风 2 次，每次 15～30 分钟，每日紫外线空气消毒一次。

2.卧床休息，嘱其绝对卧床休息，下肢水肿明显者抬高下肢。

3.给予低盐、低蛋白饮食，每日每千克体重所给蛋白质量及水分可按急性肾炎原则处理。有并发症者应严格限制水、钠的摄入，供给高热量饮食。

4.协助患者做好生活护理，保持皮肤和口腔清洁。口腔护理每日 2 次，并根据需要选择不同的漱口水，如生理盐水、朵贝液、3％过氧化氢等。

5.密切观察血压、水肿、尿量变化,每日记录血压、尿量,发现有血压上升、尿量减少时,应该警惕心力衰竭、脑水肿、尿毒症、高血压的发生。

6.观察患者体温、脉搏、呼吸、血压、神志变化,发现异常及时报告医师。

(三)用药护理

严格遵医嘱用药,密切观察激素、免疫抑制剂、利尿剂的疗效和不良反应。糖皮质激素可导致水钠潴留、血压升高、血糖上升、精神兴奋、消化道出血、骨质疏松等不良反应。大剂量激素冲击疗法可明显抑制机体的防御能力,必要时需对患者实施保护性隔离,防治继发感染。

(四)并发症护理

按急性肾衰竭护理常规进行护理。

(五)心理护理

1.向患者解释该疾病的病理过程,说明肾穿刺术的重要意义,提供有关该病的国内外最新消息和有关知识。

2.介绍做过肾穿刺术的患者与其认识,让其一起讨论术前、术后的体会,消除患者紧张心理。

3.协助亲人、朋友、社会和家庭,对患者表示关心和支持。

4.做好患者透析及血浆置换前的思想工作。

(六)健康指导

1.患者应注意休息,避免受凉、感冒,注意个人卫生。急性期绝对卧床休息。

2.本病部分患者发病与上呼吸道感染有关,且患病后免疫功能低下,易发生感染,故应避免劳累。

3.向患者及家属强调严格遵守诊疗计划的重要性,不可擅自更改用药和停止治疗;告知激素及细胞毒药物的作用,可能出现的不良反应和服药的注意事项,鼓励患者配合治疗。

4.给予自我病情监测与随访的指导。

(赵琴)

第七节　内分泌系统急危重症的护理

一、糖尿病酮症酸中毒的护理

糖尿病酮症酸中毒(DKA)为最常见的糖尿病急症。主要是由于糖尿病代谢紊乱加重,脂肪酸在肝氧化产生大量酮体,超过机体的处理能力,以至于血酮体增加,尿酮体阳性。临床表现为早期"三多一少"症状加重,酸中毒失代偿后,病情迅速恶化、疲乏、食欲减退、恶心、呕吐、多尿、口渴、头痛、呼吸深快,呼气中有烂苹果味。

(一)护理关键

1.观察生命体征、神志、呕吐物及排泄物的颜色、性质、量,准确记录 24 小时出入量及病情动态变化,必要时给予保留尿管。及时监测血糖、尿糖、血酮体、尿酮体等。

2.协助患者处于舒适体位,绝对卧床休息。

3.补液是抢救糖尿病酮症酸中毒的首要措施,迅速建立两条静脉通路,保证胰岛素及液体量及时补充。熟练掌握输液量及输液速度,准确执行医嘱,严密观察病情变化,根据脱水程度及电解质紊乱情况,调节输液速度,避免由于补液不当造成严重后果。

(二)一般护理

1.环境　有条件的患者应置于单人抢救室内,配备血糖检测仪和尿酮测试物品,必要时给予心电、呼吸、血压、血氧饱和度的监测,配备必要的抢救设备和用物,如氧气装置、吸引装置、急救车和药品等。保持病房安静,空气流通。

2.卧床休息　嘱其绝对卧床休息,减少活动。一切日常生活由护理人员帮助解决。由护理人员协助正确留取尿标本以测尿酮是否转阴。

3.建立静脉通道　补液是抢救糖尿病酮症酸中毒的首要措施。迅速建立两条静脉通路,保证胰岛素及液体量及时补充。熟练掌握输液量及输液速度,准确执行医嘱,根据脱水程度及电解质紊乱情况,调节输液速度,避免由于补液不当造成严重后果。如无心肺功能不全,2小时内快速输入生理盐水 1000～2000ml,第一个 24 小时内总量需达 3000～5000ml,如患者合并心功能不全,遵医嘱置胃管灌液,以减轻心肺负担,避免心力衰竭及肺水肿的发生,或鼓励饮水,也可有效地改善脱水症状。

4.按医嘱准确足量使用胰岛素　抢救糖尿病酮症酸中毒患者,使用小量胰岛素与及时补充液体是非常重要的同步措施。入院立即建立两条静脉通道(最好在同一侧上下肢,另一侧便于测血压及采集血标本),一条快速输注液体及抗生素,另一条给予小剂量胰岛素 6～8U 加生理盐水 100ml,均匀滴注 1 小时,定时监测血糖,如下降至 13.9mmol/L 及以下时,应及时改变液体为 5%葡萄糖液 500ml 加入胰岛素 8U 持续缓慢滴注补液,如有不适应及时报告医师。

5.给予吸氧　根据血氧采取不同的方式和流量。

6.饮食　适当限制患者饮食中含糖及动物脂肪较高的食物及饮食量,餐前查血糖以指导胰岛素用量。注射胰岛素后保证患者按时进食。嘱患者多饮水、多排尿促进尿酮排出。

7.生活护理　危重期协助患者做好生活护理,保持皮肤和口腔清洁,避免口腔内细菌繁殖引起感染。

(三)症状护理

1.如患者有昏迷或意识障碍,保持呼吸道通畅,及时清除呼吸道分泌物及呕吐物,头偏向一侧,防止窒息。必要时吸氧、保暖,烦躁不安者应加床档,加强陪护,以防坠床及创伤等意外。加强口腔护理,保持口腔清洁。昏迷患者口腔护理每日 2 次,应用 pH 试纸选择漱口液,减少口腔异味,防止口腔溃疡。

2.保持皮肤清洁,及时更换汗湿的衣裤。床单位平整、干燥,定时翻身,避免拖拉动作。按摩受压处皮肤,可用 50%红花乙醇按摩,促进血液循环,预防压疮发生。有效的皮肤护理能减少感染机会,减轻患者痛苦。

3.如患者恶心、呕吐明显,应密切观察呕吐程度、呕吐物的颜色、量、次数及患者的难受程度。遵医嘱及时应用止吐药,缓解胃轻瘫等治疗。预防因呕吐而造成的脱水。

(四)并发症护理

1.糖尿病酮症酸中毒昏迷　患者如有意识障碍,严重脱水,甚至休克,应严密观察体温、脉搏、呼吸、血压。患者常需快速大量输液应用胰岛素,易引起脑水肿,如患者治疗中出现恶心、呕吐、头痛、烦躁、双侧瞳孔不等大等症状均应减慢输液。必要时给予 20%甘露醇静脉注射以脱水治疗。

2.高渗性昏迷　同糖尿病酮症酸中毒昏迷护理。

3.糖尿病足　应该注意足部护理,每天用温水泡脚,促进足部血液循环,糖尿病由于周围神经病变,温、痛感觉迟钝,甚至消失,故水温不可过高,可用手先试水温,以免引起烫伤,平时应穿透气性好的松软袜子,最好穿布鞋,避免穿过紧、不合脚或高跟鞋,冬天使用热水袋时避免烫伤皮肤,剪指甲、足甲时应注意不能太短,两侧角应保留,呈一字形,不能自剪鸡眼,对任何微小的足部感染或损伤应及时处理,以免造成溃烂和坏疽,下肢循环障碍的患者应注意保暖,避免肢体压迫太久,避免用刺激性较强的外用药物。

4.低血糖　严格遵医嘱应用胰岛素,并定时监测血糖变化,观察患者有无低血糖反应的表现。如患者血糖<2.8mmol/L,给予50%葡萄糖液40ml静脉注射,对于清醒能自理者,口服50%葡萄糖或食物。对于口服拜糖平的患者应直接应用50%葡萄糖。

5.感染　糖尿病患者容易出现各种感染并发症,如合并肺部感染、泌尿系感染、皮肤、口腔感染等。应以预防为主,在按医嘱使用抗生素的同时,护理人员应帮助重病者翻身、拍背,保持皮肤清洁及注意口腔、会阴部的清洁护理。

（五）心理护理

患者的心理变化对血糖波动有很大的影响,使患者心情愉快,有助于血糖的控制,护理人员应多安慰患者,鼓励其树立战胜疾病的信心,经常进行糖尿病健康教育,使患者对糖尿病知识有所掌握,从而避免并发症的发生,提高生活质量。

（六）健康指导

1.饮食护理　糖尿病酮症酸中毒患者应鼓励其多喝水,每天所需的总热量应根据患者的标准体重和劳动强度来计算,按脂肪、蛋白质、糖类的适当比例及患者的口味制定不同食谱,早餐1/5、中餐2/5、晚餐2/5的热量提供,如昏迷者可留置胃管,鼻饲流质饮食。

2.提高患者治疗的依从性　患者治疗的依从性高低取决于医护人员和患者两个方面。医护人员应选择并作出个体化的治疗方案,随访治疗效果,及时调整治疗方案,患者应遵医嘱服药,不要随意中断胰岛素的治疗或减少胰岛素的用量,坚持定期门诊、坚持改变不良的生活方式。只有医患的良好配合,才能促进患者对糖尿病治疗的依从性。

3.实施健康教育　通过健康教育提高糖尿病患者自我治疗、自我护理的水平,从而减少糖尿病酮症酸中毒的发生率,健康教育内容包括坚持用药、平衡饮食、适当运动、血糖监测、教会患者调整不良心态,帮助患者掌握糖尿病酮症酸中毒的症状和体征,一旦发生能自我识别,及早治疗。

4.预防诱发疾病　患者在合并感染,并发厌食、呕吐、腹泻、脑血管意外、创伤、手术等情况下可诱发糖尿病酮症酸中毒,一旦有上述情况出现,应及时复诊,积极治疗原发病,严密监测血糖,及时发现并处理糖尿病酮症酸中毒。

二、糖尿病乳酸酸中毒的护理

糖尿病乳酸酸中毒是糖尿病患者葡萄糖氧化过程受阻滞,增强了葡萄糖酵解,产生大量乳酸,如乳酸脱氢酶不足,乳酸不能继续氧化成丙酮酸,使乳酸的合成大于降解和排泄,体内乳酸聚集而引起的一种糖尿病急性代谢性并发症。

（一）护理关键

1.运用心电监护全面监护患者血压、心率、呼吸,根据患者病情设置报警上下限及血压间隔时间。

2.对昏迷患者应注意吸痰,以保持呼吸道通畅。

3.迅速给予高流量面罩吸氧,配合湿化装置。

4.迅速开通三条静脉通路,遵医嘱正确快速应用治疗药物。

(二)一般护理

1.环境　有条件的患者应置于单人抢救室内,配备血糖检测仪和尿酮测试物品,必要时给予心电、呼吸、血压、血氧饱和度监测,配备必要的抢救设备和用物,如氧气装置、吸引装置、急救车及药品等。保持病房安静,空气流通。

2.建立三条静脉通道　快速纠正失水,一路静脉滴注小剂量胰岛素;一路静脉滴注碳酸氢钠注射液,应用微量输液泵灌注;一路进行常规补液治疗。熟练掌握输液量及输液速度,准确执行医嘱,根据脱水程度及电解质紊乱情况调节输液速度,避免由于补液不当造成严重后果。

3.遵医嘱给药,严格掌握输液速度。以碳酸氢钠为例,过快易造成碱中毒,过慢酸中毒难以纠正;胰岛素应用要监测血糖,预防低血糖发生;补充氯化钾要见尿补钾,速度不可过快;用药要现用现配,避免浪费和不良反应。严格执行无菌操作,保证用药安全。

4.给予吸氧,以面罩吸氧配湿化装置。

5.饮食应适当限制患者饮食中含糖及动物脂肪较高的食物及饮食量,并指导患者正确服用降糖药物,不可过量服用。

6.危重期协助患者做好生活护理,保持皮肤和口腔的清洁,避免口腔内细菌繁殖引起感染。

7.与患者保持良好沟通,了解患者思想活动,尊重患者人格,确认患者的不适,接受患者对不适症状的行为反应。

(三)症状护理

1.如患者有昏迷或意识障碍,保持呼吸道通畅,及时清除呼吸道分泌物及呕吐物,头偏向一侧,防止窒息。必要时吸氧、保暖,烦躁不安者应加强陪护,以防坠床及创伤等意外。加强口腔护理,保持口腔清洁。昏迷患者口腔护理每日2次,应用PH试纸选择漱口液,减少口腔异味,防止口腔溃疡。

2.保持皮肤清洁,及时更换汗湿的衣裤,床单位平整、干燥,定时翻身,避免拖拉动作。按摩受压处皮肤,可用50%红花乙醇按摩,促进血液循环,预防压疮发生。有效的皮肤护理能减少感染机会,减轻患者痛苦。

3.如患者恶心、呕吐明显,应密切观察呕吐程度、呕吐物的颜色、量、次数及患者的难受程度。遵医嘱及时应用止吐药治疗,预防因呕吐而造成脱水。

4.预防并发症的护理,注意保暖及口腔护理,按时清洁皮肤、翻身以预防压疮和继发感染。

(四)健康指导

1.积极治疗高血压、高脂血症、糖尿病等疾病,正确遵医嘱服药。

2.合理的控制饮食是治疗糖尿病的重要基础措施,必须长期坚持,2型糖尿病的患者要注意在以下方面对患者加以教育,严格控制热量及钠盐的摄入;控制热量摄入以保持患者正常的体重。首先要控制总热量,根据患者标准体重及劳动强度计算其每日所需总热量,按照糖类占总热量的50%～60%,蛋白质占15%～20%,脂肪占20%～30%的比例制定饮食处方,患者三餐的热量分配为 1/5、2/5、2/5 或分四餐为 2/7、2/7、2/7、1/7,糖尿病患者菜肴应尽可能味淡一些,如果有水肿或血压高者,食盐应在 2g/d 以内,尽量不吃腌质食物。

3.乳酸性酸中毒是糖尿病最严重的并发症之一。病死率高达 50% 以上,血乳酸水平＞9.0mmol/L病死率高达 80%。乳酸性酸中毒临床并不多见。正常剂量服用二甲双胍极少出现,服大剂量的二甲双胍容易出现乳酸性酸中毒,应避免。

4.注意劳逸结合,适当进行运动锻炼。糖尿病患者宜在餐后 1～2 小时运动为佳,进行有氧运动方式,如步行、慢跑、爬山、健身操、交谊舞、爬楼梯、太极拳和家务劳动等。其中,散步是简便安全、最易坚持的运动。

5.按医嘱服药,并定期门诊随访,坚持治疗。学会自我监测,控制好血糖、血压、糖化血红蛋白等指标。

6.指导患者及家属当病情突然变化时要及时就诊。

三、糖尿病高渗性非酮症昏述的护理

糖尿病高渗性非酮症昏迷(HNDC)是糖尿病一种较少见的严重急性并发症,以高血糖、高血钠、高血浆渗透压、严重脱水为特点,无明显酮症酸中毒表现,患者常有不同程度意识障碍或昏迷,病死率高,可达 40%～70%。

(一)护理关键

1.监测生命体征、神志,准确记录 24 小时出入量及病情动态变化,及时观察各种化验结果。

2.定时为患者翻身,皮肤护理,预防压疮。

3.建立两条液路,在确诊前提下,遵医嘱,一路静脉滴注胰岛素降低血糖,一路给予补液,以维持有效循环血量。

4.根据患者的身高体重计算出每日的总热量,并给予积极的补充。

(二)一般护理

1.环境 有条件的患者置于单人抢救室内,配备血糖检测仪,必要时给予心电、呼吸、血压、血氧饱和度的监测,配备必要的抢救设备和用物,如氧气装置、吸引装置、急救车、药品等。保持病房安静,空气流通。

2.卧床休息 嘱其绝对卧床休息,减少活动。一切日常生活由护理人员帮助解决。定时翻身皮肤护理,预防压疮。

3.补液护理 HNDC病情危重,抢救关键是平稳地降低血糖、血钠、血浆渗透压浓度。补液是重要的护理措施,还可应用鼻饲胃肠补液配合静脉补液。补液以先快后慢为原则,总输入量按脱水程度或体重的 10%～15% 补充,第一个 2 小时补液量 1500～2000ml,24 小时补液量 6～10L,静脉滴注补总液体量的 1/2,剩余 1/2 由胃肠道补液,至电解质正常后逐渐减少补液量。补液过程中应观察患者的尿量、颈静脉充盈程度,心肺情况。老年患者以及冠心病者,不宜过快、过多。

(1)静脉补液:使用静脉留置针及双通道正压接头,且选择粗、直、远离关节和静脉瓣的血管进行穿刺,以保持静脉通畅。建立两条静脉通路,一条为静脉补液,另一条为输注胰岛素。治疗开始时,先使用生理盐水 250～2000ml,根据血钠、渗透压情况决定是否使用低渗液。补液量需视失水程度,不宜过快、过多,以免发生脑水肿、肺水肿。当血糖下降至 13.9mmol/L

时应开始补5%葡萄糖和钾盐,同时暂停胰岛素治疗并密切监测血糖变化。

(2)胃肠道补液:置胃管(或口服),胃管内注入温开水,温度38~40℃,每小时100~200ml,每次50~100ml,缓慢注入,过快过多会引起胃黏膜出血及液体从胃管内逆流,影响治疗,加重病情。胃肠补液定时定量,每次注水前抽吸胃液检查胃管是否在胃内,并观察是否有胃潴留。

4.静脉应用小剂量胰岛素 是目前治疗本症最常用的方法,以4~6U/h持续静脉滴注,血糖无下降者用量可加倍,血糖降至13.9mmol/L改为输5%葡萄糖液或5%葡萄糖盐液加入胰岛素(葡萄糖:胰岛素为3~4g:1U),直至患者能进糖尿病饮食,改为餐前皮下注射胰岛素。

5.给予吸氧,根据血氧采取不同方式和流量。

6.饮食 适当限制患者饮食含糖及动物脂肪较高的食物及饮食量,餐前查血糖以指导胰岛素用量。注射胰岛素后保证患者进食。

7.危重期协助患者做好生活护理,保持皮肤和口腔的清洁,避免口腔内细菌繁殖引起感染。

8.与患者保持良好沟通,了解患者思想活动,尊重患者人格,确认患者的不适,接受患者对不适症状的行为反应。

(三)症状护理

1.昏迷护理 由于昏迷患者卧床,皮肤抵抗力差,故需保持床单位清洁、干燥、平整,定时更换患者体位,按摩受压处,间隔2小时1次,促进血液循环,预防压疮发生。同时加强基础护理,给予口鼻腔护理(每日2次)、会阴、眼睛、呼吸道、留置胃管护理,定时翻身叩背,保持呼吸道通畅,防止并发症发生。

2.胰岛素治疗护理 该病对胰岛素敏感,平稳降低血糖,改善高糖毒性和高渗性,准确控制胰岛素的用量和速度,对治疗至关重要。采用小剂量胰岛素滴注,以每小时每千克体重0.1U(4~6U/h)速度静脉滴注。应用血糖仪每1~2小时进行血糖监测,根据血糖及时调整胰岛素输液速度,确保顺利平稳降糖。同时注意低血糖反应,触摸患者有无肢冷、脉细弱,清醒患者询问有无头晕、乏力、心慌、出冷汗、明显的饥饿感等不适症状,发现病情变化及时处理。

(四)并发症护理

1.感染 积极抗感染治疗,抗生素要现配现用。

2.心力衰竭 遵医嘱进行抗心力衰竭治疗,密切观察输液速度,严防输液过快诱发心力衰竭。

3.心律失常 应用抗心律失常药物,注意用药后反应。

4.肾衰竭 按肾衰竭护理常规护理。

5.低血糖 严格遵医嘱应用胰岛素,并定时监测血糖变化,观察患者有无低血糖反应的表现。

(五)心理护理

护士要关心体贴患者及家属,进行健康教育及并发症的防护教育,配合医护人员治疗和护理,讲解疾病的相关知识,解除其焦虑情绪。

(六)健康指导

1.讲解有关糖尿病知识及各种并发症的预防,消除其紧张恐惧心理,以便在执行各种治疗护理操作中取得患者及家属的密切配合。

2.实施健康教育　通过健康教育提高糖尿病患者自我治疗、自我护理的水平,从而减少糖尿病高渗性非酮症昏迷的发生率,健康教育内容包括坚持用药、平衡饮食、适当运动、血糖监测、教会患者调整不良心态,帮助患者掌握糖尿病酮症酸中毒的症状和体征,一旦发生能自我识别,及早治疗。

3.预防诱发疾病　患者在合并感染,并发厌食、呕吐、腹泻、脑血管意外、创伤、手术等情况下可诱发,一旦有上述情况出现,应及时复诊,积极治疗原发病,严密监测血糖,及时发现并处理。

四、甲状腺功能亢进症危象的护理

甲状腺功能亢进症(甲亢)危象是内科危象重症之一,伴有一种或多种器官的功能衰竭,如不及时治疗、抢救护理,就会危及生命,主要表现有高热、心动过速或心律失常,左心衰竭、烦躁不安、昏迷,有时伴恶心、呕吐、腹泻、黄疸、精神改变等。

(一)护理关键

1.监测生命体征、神志、情绪、心理状态、出入量及病情动态变化,一旦发现异常情况者立即报告医师。

2.协助患者处于舒适体位,绝对卧床休息。

3.遵医嘱静脉内使用大剂量激素以拮抗应激,并根据患者的病情调整输液滴速。

4.降低血甲状腺激素水平。

5.避免潮湿,及时更换衣物,禁食含碘食物,避免刺激性食物。

(二)一般护理

1.卧床休息　嘱其绝对卧床休息,减少活动。一切日常生活由护理人员帮助解决。因患者出汗较多,又有吐、泻,要充分补充水分,保持电解质平衡,鼓励患者多喝水。

2.建立静脉通道　在用复方碘溶液治疗时,剂量严格按医嘱执行,因复方碘溶液可能对血管有刺激,故浓度不能过高,静脉滴注时要避光,以避免光线对药物作用而影响疗效。速度要缓慢、均匀。

3.吸氧　给予鼻导管或面罩吸氧 6～8L/min 的流量,并保持导管通畅。准确测量体温、呼吸、脉搏及心率。

4.饮食　给予禁碘饮食,嘱患者多饮水,给高热量、高蛋白、高糖及多种维生素饮食,水肿及心力衰竭者给低盐高蛋白饮食,肾功能受损者限制蛋白的摄入,肝功能受损者限制脂肪的摄入,血糖升高者给糖尿病饮食,注意少食多餐。

5.生活护理　危重期协助患者做好生活护理,及时更换衣物避免潮湿,保持皮肤和口腔的清洁,避免感染。

(三)症状护理

1.体液不足的护理

(1)迅速建立静脉通道,及时补液,以维持电解质平衡,保证充足的循环血量。

(2)鼓励患者多饮水。

(3)及时采取降温措施,应用止泻药。

(4)严密观察 24 小时出入量、尿量并记录,以指导补液量。

(5)观察皮肤黏膜脱水的改善情况。

2.体温过高的护理

(1)置单人病室,保持病室空气流通,温度 20～22℃,湿度 50％～70％,每日用紫外线消毒 2 次,每次 30 分钟,用消毒液擦地板每日 2 次。减少探视人数(必要时谢绝探视)、次数,以减少感染机会。

(2)给予乙醇擦浴,冰敷大动脉处,冷藏后输液。按医嘱应用药物降温,但避免应用水杨酸盐降温。

(3)减少衣物,以利降温。加强皮肤护理,及时擦干汗液和更换汗湿的衣物,以防着凉。

(4)供给高热量、高蛋白、高维生素易消化流质或半流质饮食,鼓励多饮水。

(5)加强口腔护理,在晨起、睡前、饭后协助漱口或用生理盐水棉球擦拭,保持口腔清洁湿润。

(6)按医嘱应用抗生素。

(7)密切观察病情,监测生命体征,每 4 小时 1 次,必要时随时测量并记录。

(8)监测血常规,每日复查血常规 1 次,并根据结果补充白细胞或应用升高白细胞药物。

3.心输出量减少的护理

(1)保持环境安静,卧床休息,限制活动,并给予镇静剂。

(2)立即给予氧气吸入,必要时应用 40％～60％乙醇湿化。

(3)必要时应用强心、利尿和血管扩张剂。

(4)根据病情、心功能情况、脱水程度调整输液速度,一般每分钟不超过 60 滴。

(5)观察心率、心律、脉搏、呼吸、血压及皮肤黏膜发绀和尿量情况,及时发现病情变化并及时处理。

(6)宜少食多餐,保持大便通畅。

(7)按医嘱应用抗甲状腺药及肾上腺皮质激素氢化可的松、洋地黄类、普萘洛尔,以缓解症状和抑制甲状腺素的合成和释放。去除诱因,尽快控制心悸、心动过速、多汗等。

4.自理能力低下的护理

(1)经常巡视,协助患者满足生活所需。

(2)协助患者进餐、洗脸、漱口、擦身。

(3)协助患者入厕。

5.个人应对无效的护理

(1)多与患者交谈,鼓励其说出内心的感受。并在语言及行动上表示关心和重视。

(2)讲解不良情绪易诱发、加重疾病,不利于康复。

(3)在心理上支持患者,鼓励其与疾病抗争,使患者处在接受治疗的最佳心理、生理状态。

6.药物的不良反应　肝功能损害护理。

(1)注意休息。

(2)给予低脂、低胆固醇清淡饮食。

(3)应用护肝药,定期复查肝功能。

(4)观察皮肤黏膜黄染情况。

7.孕产妇的护理　孕妇要注意胎心和子宫收缩情况,产妇要注意产后出血量,防止产后出血及感染。

8.突眼的护理

(1)嘱患者佩戴有色眼镜,防止强光和灰尘的刺激。

(2)高枕卧位,遵医嘱使用利尿剂,限制钠盐摄入可减轻眼部水肿。

(3)经常用眼药水湿润眼睛,睡前可用抗生素眼膏。

(4)眼睑不能闭合者用无菌纱布或眼罩覆盖双眼。

(四)心理护理

甲亢危象的患者常伴有恐惧、紧张不安的心理。同时情绪急躁,易受环境因素影响,因此心理护理对稳定患者病情,促进疾病转归可起到积极的作用。护理人员在抢救过程中不可惊惶失措,动作要敏捷、沉着、冷静,操作准确无误,使患者产生安全感。对过度紧张者,可遵医嘱使用镇静剂以稳定其情绪。与患者保持良好沟通,了解患者思想活动,尊重患者人格,确认患者的不适,接受患者对不适症状的行为反应。

(五)健康指导

1.积极治疗原发病甲亢,避免危象的发生。

2.合理调整饮食,患者禁食含碘饮食,多饮水,进食高热量、高蛋白、高糖及多种维生素饮食,水肿、心力衰竭者宜低盐、高蛋白饮食,肾功能受损者限制蛋白的摄入,肝功能受损者限制脂肪的摄入,血糖升高者进糖尿病饮食,注意少食多餐。

3.避免各种诱发因素。

(1)应激状态,如感染、手术、放射性碘治疗等。

(2)严重躯体疾病,如心力衰竭、低血糖症、败血症、脑卒中、急腹症或严重创伤等。

(3)口服过量 TH 制剂。

(4)严重精神创伤。

(5)手术中过度挤压甲状腺。

4.注意劳逸结合,避免过度劳累。

5.按医嘱坚持按剂量、按疗程服药,不可随意减量和停药。并定期复查血常规、肝功以及甲状腺功能指标。了解药物治疗的不良反应:粒细胞减少、药疹、肝功能受损。

6.指导患者及家属当病情突然变化时要及时就诊,争取早就诊,早治疗。

五、甲状腺功能减退危象的护理

甲状腺功能减退(甲减)危象,又称黏液性水肿性昏迷,是由于甲状腺素长期缺乏,以机体功能逐渐反应低下直至昏迷为特征的慢性系统性功能紊乱。常在冬季寒冷时发病,其诱发因素有寒冷、感染、手术、严重躯体疾病、中断 TH 替代治疗和使用麻醉、镇静剂等。

(一)护理关键

1.观察神志、体温、脉搏、呼吸、血压的变化及全身黏液性水肿情况。如体温＜35℃、心动过缓、呼吸浅慢、血压降低、嗜睡等。一旦发现异常情况立即报告医师。

2.协助患者处于舒适体位,定时翻身皮肤护理,绝对卧床休息。

3.按医嘱给予急救药物。

4.加强进一步护理,预防并发症发生。

(二)一般护理

1.环境　有条件的患者应置于单人抢救室内,给予床边心电、呼吸、血压、血氧饱和度的监测,配备必要的抢救设备和用物,如氧气装置、吸引装置、急救车、药品等。

2.卧床休息　嘱其绝对卧床休息,可减少机体耗氧量,保证机体能量供给的需要,注意保暖。

3.建立静脉通道　按医嘱给予急救药物,纠正低血压、低血糖症、低体温等症状,应用氢化可的松和血管活性药物。

4.补充甲状腺激素　首选 $L-T_3$ 静脉注射,每 4 小时 $10\mu g$,或 $L-T_4$ 首次静脉注射 $300\mu g$,以后 $50\mu g/d$,至患者症状改善,清醒后改为口服。

5.吸氧　给予鼻导管或面罩吸氧,根据需要可行气管插管机械通气。治疗呼吸衰竭、低氧血症及二氧化碳潴留。

6.饮食　宜高蛋白、高维生素、低钠、低脂饮食;进食富含粗纤维食物,促进胃肠蠕动;摄入足够的水分,保持大便通畅。

7.危重期　协助患者做好生活护理,保持皮肤和口腔的清洁,避免感染。

8.观察患者皮肤弹性与水肿情况　若皮肤干燥、粗糙、可局部涂抹乳液和润肤油以保护皮肤,避免使用肥皂。定时翻身,防止压疮发生。

9.与清醒患者保持良好沟通,了解患者思想活动,尊重患者人格,确认患者的痛苦。

(三)心理护理

细心观察患者,积极与患者交流,了解和掌握患者心理,因势利导、耐心回答患者提出的问题,针对个体情况进行耐心细致的卫生宣教,讲述甲减危象的诱发因素,提供详细的诊治患者资料,使患者对甲减危象有较全面的认识、积极配合治疗。

(四)健康指导

1.积极治疗原发病,避免危象的发生。

2.合理调整饮食,给予高蛋白、高维生素、低钠、低脂饮食,进食富含粗纤维的食物,促进胃肠蠕动。摄入足够的水分,以保持大便通畅。

3.用药指导

(1)向患者讲解替代治疗的重要性和必要性,指导患者坚持遵医嘱按剂量、按疗程服药,对永久性甲减者需终身服用。

(2)指导患者自我监测甲状腺素服用过量的症状,如多食、消瘦、体重减轻、脉搏>100 次/分、大汗、情绪激动等。

(3)指导需长期激素替代疗法者每 6~12 个月监测甲状腺功能一次。

4.避免各种诱发因素,如寒冷、感染、手术、使用麻醉剂、镇静剂等。

5.指导患者及家属当病情突然变化时及时就诊,争取早就诊,早治疗。

六、肾上腺皮质功能减退危象的护理

肾上腺皮质功能减退危象指由于各种原因导致肾上腺皮质激素分泌不足或缺如而引起的一系列临床症状,可累及多个系统。主要表现为肾上腺皮质激素缺乏所致的症状,如脱水、血压下降、体位性低血压、虚脱、厌食、呕吐、精神不振、嗜睡,甚至昏迷。

(一)护理关键

1.观察神志、体温、脉搏、呼吸和血压等的变化。

2.协助患者处于舒适体位,定时翻身皮肤护理,绝对卧床休息。

3.加强与患者沟通,给予心理支持,避免精神紧张。

4.给予高蛋白、高糖类、高钠、低钾饮食。病情许可时,鼓励多饮水,注意避免进食含钾高的食物以免加重高血钾诱发心律失常。

(二)一般护理

1.嘱患者绝对卧床休息。

2.建立两条静脉通道,并保持静脉输液通畅,按医嘱给予急救药物,按医嘱补充生理盐水、葡萄糖液和糖皮质激素,在用大剂量氢化可的松治疗过程中,应注意观察患者有无面部及全身皮肤发红,以及有无激素所致的精神症状等出现。

3.给予高蛋白、高糖类、高钠、低钾饮食:鼓励患者饮水并补充盐分,昏迷患者及脱水严重患者可置胃管进行胃肠道补液,并按昏迷常规护理。

4.给予吸氧,根据血氧采取不同方式和流量。

5.危重期协助患者做好生活护理,保持皮肤和口腔的清洁,避免感染。昏迷者定时翻身皮肤护理,预防压疮。

6.与患者保持良好沟通,了解患者思想活动,尊重患者人格,确认患者的痛苦。

(三)心理护理

细心观察患者,积极与患者交流,了解和掌握患者心理,因势利导、耐心回答患者提出的问题,针对个体情况进行耐心细致的卫生宣教,讲述肾上腺皮质功能减退危象的诱发因素,提供详细的诊治患者资料,使患者对肾上腺皮质功能减退危象有较全面的认识、积极配合治疗。

(四)健康指导

1.积极治疗肾上腺皮质功能减退症,避免危象的发生。

2.合理调整饮食 给予高蛋白、高糖类、高钠(每日食盐摄入 8～10g)、低钾饮食。注意避免进食含钾高的食物以免加重高血钾,诱发心律失常。摄取足够的钠盐以补充失钠量。如有腹泻时应酌情增加食盐摄入量。

3.用药指导

(1)向患者讲解替代治疗的重要性和必要性,指导患者坚持遵医嘱按剂量、按疗程服药:糖皮质激素宜在清晨时服全药的 2/3,下午 4 时服余下的 1/3,服用时宜与食物或制酸剂一起服用,避免单独或饭前服用,以免损伤胃黏膜。

(3)指导患者自我监测药物疗效和不良反应:如使用盐皮质激素的患者要密切观察血压、肢体水肿、血清电解质等变化。

4.避免各种诱发因素,如感染、创伤、手术、分娩、呕吐、腹泻、突然治疗中断等。

(赵琴)

参考文献

[1]李小鹰,程友琴.老年心血管急危重症诊治策略[M].北京:人民军医出版社,2012.

[2]肖志超,熊慧,蔡绍乾,马业新,郭小梅.手术后并发急性大面积肺血栓栓塞患者溶栓治疗的效果[J].内科急危重症杂志,2013(05):270—271.

[3]李树仁,党懿,荀丽颖.心内科急危重症[M].北京:军事医学科学出版社,2011.

[4]卢善翃,李俊辉,欧阳莎,谭洪毅,潘频华.重症病毒性肺炎合并急性呼吸窘迫综合征的预后危险因素分析[J].中国呼吸与危重监护杂志,2014(06):560—564.

[5]时昭红.消化科急危重症[M].北京:军事医学科技出版社,2010.

[6]曲巍,于波.急性心肌梗死合并室间隔穿孔49例临床分析[J].内科急危重症杂志,2014(05):325—326.

[7]黄建群,齐国先,谷天祥.心脏急症[M].北京:人民卫生出版社,2010.

[8]余丽菲,桂春,林松,甘伟妮,招晓俊,苏晓.急性心肌梗死并发致死性心律失常的危险因素及预后分析[J].内科急危重症杂志,2014(06):376—378+385.

[9]黄志俭,柯明耀,姜燕.呼吸急危重症诊疗概要[M].厦门:厦门大学出版社,2011.

[10]李宾,刘静,黄红霞,黄俊,甘受益.急性心肌梗死溶栓后冠状动脉狭窄程度与心率变异性的相关性分析[J]内科急危重症杂志,2014(06):373—375.

[11]代聪伟,王蓓,褚兆苹.妇产科急危重症救治关键[M].南京:江苏科学技术出版社,2012.

[12]余吉,黄绍崧,林伟,温玉星.大面积脑梗死伴脑疝外科治疗技术改进的初步报告[J]内科急危重症杂志,2014(06):424—425.

[13]齐俊英,田德英.感染性疾病诊疗指南[M].北京:科学出版社,2013.

[14]卢善翃,李俊辉,欧阳莎,谭洪毅,潘频华.重症病毒性肺炎合并急性呼吸窘迫综合征的预后危险因素分析[J].中国呼吸与危重监护杂志,2014(06):560—564.

[15]姚咏明.急危重症病理生理学[M].北京:科学出版社,2013.

[16]张琳,杨薛萍,张金.微创血流动力学监测在心源性休克患者复苏治疗中的作用[J].内科急危重症杂志,2014(03):173—175.

[16]左拥军.临床常见急危重症的救治大全[M].:人民卫生出版社,2010.

[17]张新民,孙琼,许长春,王莹莹,叶敬元,袁世辉,蔡生之,吴娟.颅脑损伤合并脑垂体激素紊乱24例报道[J].中国医药指南,2012(18):56—57.

[18]张海琴,程齐俭,万欢英.支气管哮喘—慢性阻塞性肺疾病重叠综合征的诊治进展[J].中国呼吸与危重监护杂志,2014(02):219—222.

[19]孙永显.常见急症处理[M].北京:中国中医药出版社,2010.

[20]张和细,龚辉.重症胰腺炎合并糖尿病酮症酸中毒、高脂血症1例并文献复习[J].内科急危重症杂志,2013(06):378—379.

[21]何志嵩,李学松.泌尿外科急症[M].北京:人民卫生出版社,2010.

[22]郭轶男.连续性血液净化联合机械通气治疗难治性心力衰竭合并呼吸衰竭的临床观

察[J]内科急危重症杂志,2015(01):44—45.

[23]王瑞,张勇,杨冬山.外科急危重症[M].北京:军事医学科学出版社,2011.

[24]刘纯,夏南,温玉祥,刘克坚,张羿,郭小梅.209例急性肺血栓栓塞临床分析[J]内科急

危重症杂志,2014(03):176—178.

[25]李亚洁.实用内科危重症监护学[M].北京:人民卫生出版社,2009.